内容提要

本书为中医药学高级丛书之一，是新中国成立以来第一次对中医急诊学科发展进行的全面、系统总结。

本书由上篇、中篇、下篇和附篇四部分组成。

上篇系统阐述了中医急诊学术研究现状、学科特点、研究思路与方法、辨证体系，以及急诊危重病病机学；中篇主要介绍中医急诊常见症状的诊疗，并附有典型病例；下篇论述了多种急危重症的诊断、处理原则、急救处理、分证论治、预防护理及现代研究进展等；附篇主要介绍了急诊针刺疗法、常用方究进展等。

中医药学高级丛书

中医急诊学

主　编　姜良铎

副主编　刘清泉　方邦江　孔　立　江其敏

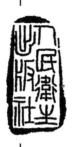

图书在版编目（CIP）数据

中医急诊学/姜良铎主编. —北京：人民卫生出版社，2012.12
（中医药学高级丛书）
ISBN 978-7-117-16276-0

Ⅰ.①中… Ⅱ.①姜… Ⅲ.①中医急症学 Ⅳ.①R278

中国版本图书馆 CIP 数据核字（2012）第 200016 号

人卫社官网	www.pmph.com	出版物查询，在线购书
人卫医学网	www.ipmph.com	医学考试辅导，医学数据库服务，医学教育资源，大众健康资讯

中医急诊学

主　　编：姜良铎
出版发行：人民卫生出版社（中继线 010-59780011）
地　　址：北京市朝阳区潘家园南里 19 号
邮　　编：100021
E - mail：pmph @ pmph.com
购书热线：010-59787592　010-59787584　010-65264830
印　　刷：北京虎彩文化传播有限公司
经　　销：新华书店
开　　本：787×1092　1/16　　印张：32
字　　数：799 千字
版　　次：2012 年 12 月第 1 版　　2023 年 12 月第 1 版第 7 次印刷
标准书号：ISBN 978-7-117-16276-0/R·16277
定　　价：78.00 元

打击盗版举报电话：010-59787491　E-mail：WQ @ pmph.com
（凡属印装质量问题请与本社市场营销中心联系退换）

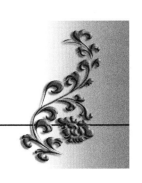

中医药学高级丛书

中医急诊学
编写委员会

主　编

姜良铎

副主编

刘清泉　方邦江　孔　立　江其敏

编　委（按姓氏笔画排序）

王　彤　王光磊　王俊宏　石建华　田鲜美

刘建华　李　雁　杨保林　吴圣贤　汪玉怀

张　君　张晓云　郑　宏　赵红芳　姚　暄

姚卫海　郭　楠　崔应麟　梁晋普　梁腾霄

寇兰俊　蓝海涛　黎烈荣　魏江磊

编写秘书

蔡阳平　梁腾霄

出版者的话

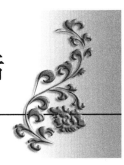

　　《中医药学高级丛书》(第1版)是我社在20世纪末组织编写的一套大型中医药学高级参考书,内含中医、中药、针灸3个专业的主要学科,共计20种。旨在对20世纪我国中医药学在医疗、教学、科研方面的经验与成果进行一次阶段性总结,对20世纪我国中医药学学术发展的脉络做一次系统的回顾和全面的梳理,为21世纪中医药学的发展提供借鉴和思路。丛书出版后,在中医药界反响很大,并得到专家、学者的普遍认可和好评,对中医药教育与中医药学术的发展起到了积极的推动作用,其中《方剂学》分册获得"第十一届全国优秀科技图书三等奖",《中医内科学》获第16批全国优秀畅销书奖(科技类)及全国中医药优秀学术著作一等奖。

　　时光荏苒,丛书出版至今已十年有余。十余年来,在党和政府的高度重视下,中医药学又有了长足的进步。在"读经典,做临床"的学术氛围中,理论探讨和临床研究均取得了丰硕的成果,许多新观点、新方法受到了学界的重视,名老中医学术传承与经验总结工作得到了加强,部分疑难病及传染性、流行性疾病的中医诊断与治疗取得了突破性进展。在这种情形下,原丛书的内容已不能满足当今读者的需求;而且随着时间的推移,第1版中存在的一些问题也逐渐显露。基于上述考虑,在充分与学界专家沟通的基础上,2008年,经我社研究决定,启动《中医药学高级丛书》的修订工作。

　　本次修订工作在保持第1版优势和特色的基础上,增补了近十几年中医药学在医疗、教学、科研等方面的新进展、新成果。如基础学科方面,补充了"国家重点基础理论研究发展计划(973计划)"的新突破、新成果,进一步充实和丰富了中医基础理论,反映了当前我国中医基础学科研究的新思路、新方法;临床学科方面,在全面总结现代中医临床各科理论与研究成果的基础上,更注重理论与临床实践的结合,并根据近十年来疾病谱的变化,新增了传染性非典型肺炎、甲型H1N1流感、艾滋病等疾病的中医理论与临床研究成果,从而使丛书第2版的内容能更加适合现代中医药人员的需求。

　　本次修订的编写人员,在上一版专家学者的基础上,增加了近年来中医各学科涌现出来的中青年优秀人才。可以说此次修订是全国最具权威的中医药学家群体智慧的结晶,反映了21世纪第1个10年中医药学的最高学术水平。

　　本次出版共21种,对上一版的20个分册全部进行了修订,新增了《中医急诊学》分册。工作历时二载,各位专家教授以高度的事业心、责任感,本着求实创新的理念投入编写或修订工作;各分册主编、副主编所在单位也给予了大力支持,在此深表谢意。希望本版《中医药学高级丛书》,能继续得到中医药界专家和读者的认可,成为中医药学界最具权威性、代表性的重要参考书。

　　由于本套丛书涉及面广,组织工作难度大,难免存在疏漏,敬请广大读者指正。

人民卫生出版社

2010年12月

前　言

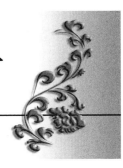

中医急诊学是中医临床医学的重要学科，是一门跨学科、跨专业的新兴学科，是在中医药理论指导下研究临床各科急危重症的诊断、辨证救治、辨证救护的学科。中医急诊学源远流长，从中医学的发展历史来看，历代都有治疗急症的名医和名著，如汉代张仲景及其《伤寒论》，后者奠定了中医急诊六经辨证救治的理论体系；隋唐时期的巢元方及其《诸病源候论》、孙思邈及其《备急千金要方》等发展了急诊学病机理论，并丰富了临床经验；金元时期，中医学理论百家争鸣，尤其是"金元四大家"在中医急诊学理论和实践方面都有新的创见；明清温病学说的创立和兴盛，极大地丰富和完善了中医急诊学理论，从而推动了中医学理论和临床的发展，可以说中医学学术的发展离不开中医急诊学的突破。

进入21世纪以来，全国各中医院校已正式将"中医急诊学"作为一门重要的临床课程列入本科生、七年制及研究生的课堂教学。我们组织编写了普通高等教育"十五"、"十一五"国家级规划教材、新世纪全国高等中医药院校规划教材——《中医急诊学》和卫生部"十一五"规划教材——《中医急诊临床研究》两部教材，在教材中提出了"虚态"、"实态"、"虚实互存态"三态辨证纲领。在专家及政府的大力支持下，2010年中医急诊学被列为国家中医药管理局重点学科，该学科目前已取得了一定的成就。

本书是对近些年来急诊学科发展的一个概括总结。中医急诊学的发展总是实践在前、理论滞后，中医急诊的各个病症的研究水平难以平衡，故各篇章的编写体例不强求完全统一。我们本着从临床实际出发，研究较多的详述，研究内容较少的则略述的精神来编写。上篇探讨了中医急诊学的学术研究现状，中医急诊学学科特点及主要的诊疗思路，中医急诊学进一步发展形成的急诊危重病病机学。中篇主要论述了中医急诊常见症状的诊治。下篇论述了多种急危重症的诊断、鉴别诊断及处理原则等，如危重症、急性中毒及各科内科急症。附篇主要是急诊常用技术、方药、常用实验室诊断指标及中医急诊临床研究样本含量估算。本书可供临床各科医师及研究生、本科生，尤其是急诊工作者参考。

感谢王永炎院士、陈绍宏教授、周平安教授对本书的悉心指导，另外焦勇、林鹏飞、付小芳、吴晓明、韩艳武、李铭宇等在编写及修订过程中做了大量的工作，特此致谢。

本书编写时间较仓促，内容不够全面，难免有疏漏和不足之处，敬请同道指正。

姜良铎

2012年9月

目 录

上篇 总 论

中篇 中医急诊常见症状

下篇 各 论

附　篇

上篇　总论

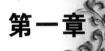

第一章
中医急诊学术研究现状

中医急诊学是一门古老而又新兴的学科,是运用中医学理论和中医临床思维方法研究急危重症的病因病机、证候演变规律、辨证救治与处理等问题的临床学科。其在中医学学术发展的历程中占有重要地位,是中医学学术发展和飞跃的突破口。从中医学的发展历史来看,中医学学术发展的核心是急诊学科的进步。

20世纪中叶至今,中医急诊的研究虽然取得了进展,但因为现代西医学急诊急救发展迅速,对临床急症的救治形成了一套较为完整的常规指南,也逐步形成了"中医治慢、西医救急"的观念,因此,新世纪中医急诊学的研究任重而道远。近20年来,中医急诊学学科发展较快,在确定中医急诊学科地位、内涵外延,常见急危重病的规范化诊治方面进行了深入的研究。1997年中华中医药学会急诊分会的成立,全国11家国家中医药管理局中医急症诊疗中心的建立,标志着中医急诊学这一临床学科的诞生。此后在老一辈中医急诊专家任继学教授、王永炎教授、王左教授、晁恩祥教授、梅广源教授、陈绍宏教授、孙塑伦教授等的带领下,中医急诊学学科从临床、教学、科研方面都取得了明显的进步,尤其是在临床学科的建设方面更加突出,全国三级以上中医院都建立了一定规模的急诊科,所有的中医院校均开设了《中医急诊学》这门临床课,近2/3的院校将其设立为临床主干课,对学科的发展、人才的培养起到了积极的推进作用。

从20世纪50年代开始,中医急诊在吸收古人经验的基础上就进行了探索性的研究,且形成了一定的规模,并取得了良好疗效。例如1954年,石家庄地区运用中医学温病理论和方法治疗流行性乙型脑炎,取得了显著疗效。此后中医急诊的研究范围不断扩大,如急腹症、冠心病心绞痛、急性心肌梗死等,在20世纪70年代均取得了不少的临床经验,但当时是在无统一组织、无计划的情况下进行的。20世纪70年代末、80年代初,中医急诊学进入了一个振兴与发展的时期。政府十分重视中医急症研究的组织工作,如1983年11月,卫生部中医司在重庆召开了全国中医院急症工作座谈会,专题讨论如何开展中医急症工作,并提出了《关于加强中医急症工作的意见》。1984年,国家中医药管理局医政司在全国组织了高热(分南、北方组)、痛证(后分为心痛、胃痛)、厥脱、中风、血证和剂改攻关协作组,后又成立了多脏衰协作组等11个协作组,各地也建立了相应组织,在全国范围内有领导、有计划地开展了中医急症工作。

1984年以来,以这11个急症协作组为龙头,在中医急症诊疗规范化、临床研究、剂型改革、基础与实验研究等方面,对一些急症进行了较全面的研究,并出版了一些急症学专著,从一个侧面反映了中医急诊学的成就与发展趋势。

一、诊断、疗效标准逐步规范化

中医急诊学作为一门临床学科,要与国内外医学接轨,首先就要依据中医理论、中医特色和优势,在临床实践中进行诊疗标准规范化的研究。其内容组成包含病名、诊断、疗效 3 个标准。中医急诊学经典病名是学科发展的重要起点,不可废除,但其广泛的内涵却严重影响着研究水平、学术水平的纵深性提高,不可墨守,必须规范。以王永炎教授为领导的脑病急症协作组对中风病的病名诊断作了深入研究,提出三层诊断法,包括病名、病类、证名的全病名诊断。统一命名为中风病,又称卒中(内中风),相当于西医的急性脑血管病颈内动脉系统病变。病类按有无神识昏蒙分为中经络和中脏腑。证名 9 条,包括中经络 5 条(肝阳暴亢、风火上扰证,风痰瘀血痹阻脉络证,痰热腑实、风痰上扰证,气虚血瘀证和阴虚风动证)和中脏腑 4 条(风火上扰清窍证,痰湿蒙塞心神证,痰热内闭心窍证和元气败脱、心神散乱证)。其病名诊断的描述举例为:"中风病·中脏腑:痰热内闭心窍证"。中风病的病名诊断经全国 30 余个医疗科研单位 2200 多例患者的反复临床验证而具科学性和可行性,极大地推动了中医急诊的学术发展。胸痹急症协作组对胸痹病的病名诊断作了探讨,提出了"病证相配,组合式分类诊断法"。首先将中医病名内涵赋以西医病名,实现规范化。胸痹病相当于冠心病,把 5 个临床类型全部归入中医病名内涵,即胸痹心痛相当于冠心病心绞痛;胸痹心悸相当于冠心病心律失常;胸痹心水相当于冠心病心力衰竭;胸痹心厥相当于冠心病心肌梗死;胸痹心脱相当于冠心病心脏停搏。再分 6 个证名,即心气虚损证、心阴不足证、心阳不振证、痰浊闭塞证、心血瘀阻证和寒凝气滞证。其病名诊断的描述举例为:"胸痹心痛·心气虚损兼痰浊闭塞证"。胸痹病的病名诊断经全国近 20 个医疗科研单位 1800 多例患者的反复临床验证而具科学性和可行性。此外,血证组将吐血黑便的诊断标准定为血由胃来,从窍而出。厥脱组明确厥脱证是指邪毒内陷或内伤脏气或亡津失血所致气机逆乱、正气耗脱的一类病证,以脉微欲绝、神志淡漠或烦躁不安、四肢厥冷为主症,并提出西医学中各种原因引起的休克可参照本证辨证。在病名方面无法运用传统中医学概括者,就及时地推出西医学的病名,如王今达教授领导的多脏衰协作组不仅全名引入了"多脏器功能障碍综合征"的病名,而且较早在国内提出了多脏器功能障碍综合征危重程度的判定标准,同时归纳总结了本病"三证三法"的辨证体系,提出了"菌毒炎并治"的创新理论,在世界危重病医学范围内都具有十分重要的意义。

诊断标准突出诊断要点,从主证与兼证加以描述,并指出诱发因素,还合理吸收西医学如生化、细菌、免疫、X 线、CT、B 超等诊断标准,补充有意义的体征和理化检查内容。

疗效标准采用计量评分法,采用显效、有效、无效、加重四级制。特别是对中医证候学的判断由以往的定性法改为目前的定量法,增强了评定的客观性和可信度。

国家中医药管理局医政司早在 1984 年就组织制订中风、外感高热、胸痹心痛、血证、厥脱证和胃痛 6 个急症的诊疗规范,于 1989 年试行,1990 年 7 月 1 日在全国试行,后又补充了头风、痛证、风温肺热病、温热、多脏衰 5 个诊疗规范,印成《中医急诊诊疗规范》一书在全国推行使用,使中医急症诊疗标准的规范化迈出了可喜而扎实的第一步。

二、辨证方药突出序列化

中医诊治急症的理法,既是对急症临床诊断和治法用药的学术归纳,也是对急症病因、病理、病性、病位和病势的综合分析,具有具体体现中医的整体观和辨证观、融熔理法方药于一体的理论特色,是探索和开拓中医治疗急症的临床基础,所以成为近年各地开展中医治疗急症十分重视的又一思路特点。

保持急症辨证论治的理法特色,从方法学的角度而论,主要是通过有效治法方药的药效学研究来体现,这种研究方法对阐明和印证中医"证"的病机理论及其证治规律,具有现代科技进步的内容。这样"以药探理"的研究方法,为深入探讨急症理法方药的内在联系,揭示急症的治法特点,开拓了新的途径,扩大了一批传统方药的急救应用范围,明显提高了急救的疗效。

目前,中医急症方药的研究已从单一的治法方药向辨证序列方药方面发展,在中医药理论特别是辨证论治原则的指导下,急症方药强调按病种、病机、病情序列配套。如治疗胸痹心痛,速效止痛分辨寒证、热证,研制出组方新、工艺新、标准新的序列方药,在临床配套使用中明显提高了中医诊治胸痹心痛的疗效水平。对暴喘的治疗,中医认为肺肝肾之虚为本,痰瘀交阻为标,但在论治时,攻实则伤正,补虚则助邪,此时应当标本兼治,而不能一味攻邪或扶正;经临床观察,采用一日两方标本兼治法,疗效不仅较一日一方治标法好,而且还较一日一方标本兼治法为佳,投药方法的辨证序列配套也明显提高了临床疗效。另外,中风病、外感高热、急性血证及急性胃痛等病证也分别实施了辨证方法的序列配套,使中医诊治急症的临床疗效明显地迈上了新台阶。

三、抢救手段重视综合性

中医急诊急救,由于历史条件的局限,急救手段和投药途径受到多方限制,致使其理法特色和专长未能充分发挥。因此,能否发挥急救方药的药效,是影响中医急救疗效的重要环节,也是近年来各地集中协作攻关的重要难题。更新中医的应急手段,从临床的角度而论,与急救有效方药的剂型和投药途径的改革密切相关,这些改革包括以下技术进步的内容:①保持中医的理法特色,具有中医理论和经验提供的处方依据;②采取现代临床验证观察分析方法,参考现代诊断检查数据;③经临床验证为可靠的有效急救方药;④按照现代制剂的先进工艺进行试制,并进行相应的药理实验,取得安全有效的实验结果;⑤再经临床随机对照试验,取得客观的疗效评价。通过这样的设计,基本上能反映出新制剂在继承的基础上,有了提高和改进。据近年全国9个急症协作组的不完全统计,已先后推出各种急救中药新制剂共40多个品种,给药途径及剂型有注射液、吸入剂、舌下给药薄膜及含片、结肠灌注剂及栓剂,以及口服剂(口服液、冲剂、散剂、片剂)等,具体药物有清开灵注射液、双黄粉针、穿琥宁注射液、脉络宁注射液、生脉针、参附针、补心气口服液、滋心阴口服液、瓜霜退热灵等。这些新制剂的研制成功大大丰富了急症的救治手段。

采用多种治法联用的急救措施,概言之有内治法和外治法、药物治法和非药物治法等,也指理法方药一体化中的不同治法原理而言。它是在临床辨证之理明确之后,针对不同病症诊断制订的不同治法原则,依此治法原则立方遣药,以求选方对证、用药效专之功。近年来在探索提高中医急症治疗的进程中,多采用多种治法联用,如对急性感染所致急症的治疗采用了如下几种两法联用:活血与清解联用;清解与救阴联用;固脱与清解联用;中西药物的联用等。抢救手段上采取多品种、多制剂、多途径,不但最大限度地满足了中医对急症的应急之需,而且最大限度地发挥了中医救治上综合处理的优势。

四、中医急救理论创新化

中医学的发展历史表明,中医理论的创新和学术上质的飞跃,都首先在急诊医学上有所突破。历史上伤寒和温病的两次学术高峰对中医学的功绩已经载入史册而不可磨灭,当今我们正面临第3次突破,近年来在中医急救理论的创新上已经做了不少的学术准备。在外感高热和多脏器功能障碍综合征的救治上提出了"热毒学说";在急腹症、感染性休克、脑卒中、急性呼吸窘迫综合征(ARDS)、细菌性痢疾和消化道出血的治疗中采用了大黄通下法,运用了"肺与大肠相表里"的理论;对急性脑出血主张运用破瘀化痰、解毒通络法,并在其基础上提出了"毒损脑络"的新理论;对流行性出血热主张运用凉血行瘀、解毒开闭固脱法;对冠心病提出痰瘀同治;中风病的治疗重点已转到先兆病的预防及大康复的概念;在护理上提出了"辨证施护"的观点,以及明确中医学"辨证施护"与西医学"整体护理"之间的关系;提出中药肌肉、静脉针剂的创制等,都是"星星之火",将会带来第3次中医急诊学理论上的突破,真正推动中医学的全面发展。

五、研究方法逐步科学化

临床研究方法一改以往个案报道及病例总结的低水平状态,大力引进了现代科学研究内容,如诊断和疗效评判,采用社会公认的标准;临床观察研究,采取严格的科研设计,遵循随机对照的原则,并按近年西医的疗效评定及要求进行。由于客观指标(包括临床、药效学实验指标)是新药研究必不可少的内容,因而促进了中医急诊制剂作用机制的研究,加强了对急症发生、传变、预后机制的认识。

临床和实验研究引入现代科技方法的结果,既保持了中医特色和优势,又使中医迈入了科学化、现代化的新殿堂。可以预测,基于中医急诊的临床实验学一旦创建和诞生,中医学术的第3次突破必将迅速来临。

虽然中医急诊医学的发展向辨证方药序列化、诊疗标准规范化、急救理论创新化、抢救手段多样化、研究方法科学化的方向有了长足发展,但是中医急诊研究工作中仍存在不少问题,主要表现为:缺乏创新的急诊辨证论治体系;缺乏具有中医特色的应急先进技术手段;缺乏具有中医特色的序列中药新制剂。为了中医急诊研究工作快速、顺利地进行,应加强对中医急诊研究思路与方法学的探讨,以促进中医急诊学的更大发展。

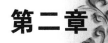

第二章

中医急诊学学科特点

中医急诊的范围非常广泛。临床上，我们将疾病的程度分为 3 个等级，即急症：疾病发生、发展比较紧急，但不一定危及生命；重症：这类疾病比急症带给患者的痛苦要重，而且病情严重，并且很可能威胁到患者的生命；危症：这类疾病一旦发生，患者的生命随时都会受到威胁。这三类疾病中，中医比较擅长的是对于急症和重症的治疗。急诊医学在中医诊疗系统中占有重要的地位。然而，近百年来，中医急诊学科的阵地正在逐渐缩小，但中医急诊仍然具有鲜明的学科特点。

一、急症、重症是中医急诊的临床优势

中医最大的优势在于急症、重症的诊断与治疗，从中医学术几次大的飞跃和中医学发展最为繁荣的几个阶段来看，都与中医药治疗急症、危重症密切相关。东汉著名的中医学家张仲景在《伤寒论》序中谈到"余宗族素多，向余二百，建安纪年以来，犹未十稔，其死亡者，三分有二，伤寒十居其七。"说明当时流行的疾病之危重。从一个侧面反映《伤寒论》所治疾病多是急危重症，并且首次提出六经辨证的思路。晋代葛洪的《肘后备急方》记述的是治疗各种急危重症的单方验方，将危重症、急症的用药以及处理的方法等都囊括在内，其中一些治法是非常有效的，如目前在国际上都非常有名的青蒿素，其原创就是《肘后备急方》以鲜青蒿榨汁治疗疟疾。在金元时期，中医的发展空前繁荣，但最为突出的还是对于危重症的治疗。中医学发展的另一个飞跃是在明清时期，其学术上最为重大的发展是温病学说的兴起。实际上，当时的温病主要是指各种烈性的传染病，当然也属于危重病的范畴。所以，从六经辨证的形成到金元四大家在学术上的发展，再到温病学派中卫气营血、三焦辨证学说的创立，任何一种对于中医学来说具有划时代意义的辨证方法的确立都是根源于危急重症的治疗。因此从历史的渊源上来看，中医本身就是以治疗急症、危重症为主要内容。中医自古以来在许多急症治疗与慢性病调理方面都有很显著的效果，只是随着社会的发展和现代医学的涌入，从事中医急诊的人相对而言越来越少了，很多中医药的学者也逐渐将研究的重点转向慢性病的防治上了，但是近百年以来，尤其是 20 世纪四五十年代以后，整个中医的发展并不是很快，从某种意义上说中医的疗效甚至在退化。究其原因，其中很重要的一点就是中医的研究对象搞错了，重点放在了慢性病的治疗上，却忽略了中医真正的优势所在——急危重病。所以，整个中医学的发展是与急症、危重症的治疗有着密切的关系的。

二、中医学术发展的突破口必须是中医急诊的进展

在 20 世纪 80 年代，我国专门成立了 11 个中医急诊研究协作组，进行了如多脏衰、胸痹心痛、血证、厥脱证和急性热病、急性脑病的研究等。经过大量临床和实验室的研究，确实取

得了一些成果,其中具有标志性的成果有基于急性热病、急性中风研究的清开灵注射液在临床治疗中的应用,基于厥脱证的参附注射液在临床治疗中的应用等。目前政府机构对中医急诊的发展越来越关注。1997年国家中医药管理局在全国11个不同的医院建立了中医急症中心,2007年又确立了23个中医急诊临床基地建设单位,目的就是要拓展中医急症,发展中医急诊学术。而且中华中医药学会已经将中医急诊列为二级学会。从中医教育上来看,已经把中医急诊学作为一门很重要的中医临床专业课进行教授,并且规范、统一了教材。

很多中医界的前辈也在指出中医在急症方面大有潜力。如急性脑血管病,中医治疗非常有优势,但是目前来说疗效并不是非常好,这主要是因为治疗方法混乱,临床研究缺乏科学性,不能够得到共识;对于急性感染性疾病在抗生素出现以前,中医药一直是治疗的重要方法,但其效果并不是很好,否则自古以来不会有众多的医家对于热病进行不懈的研究。随着20世纪抗生素的问世,感染性疾病的病死率明显下降,但是中医在感染性疾病中还是有很大的空间可以发挥其优势。因为随着时间的推移,临床上出现了大量的耐药菌株,尤其是一些重症感染用抗生素治疗后出现的一些不良反应、二重感染、耐药等情况,西医学暂时没有很好的解决办法,而这正是中医值得深入研究的问题。我们在临床研究中发现,通过中医药的介入和应用,二重感染和不良反应等问题能够得到改善,甚至对于耐药菌群也有一定的影响,有赖于今后的进一步研究和探索。中医对于出血类疾病,尤其是中等量的出血具有疗效优势,如消化道出血特别是溃疡类、肿瘤晚期的出血,通过中医治疗可以很快止血。另外,重症哮喘治疗过程中有许多环节是需要中医药参与以弥补现代医学的不足的。通过中西医的结合达到良好的治疗目的和效果,可缩短疗程。急性呼吸衰竭,尤其是慢性呼吸衰竭出现的急性发作,中医也有很多行之有效的传统方法。呼吸衰竭如果危及患者的生命,我们可以首先考虑进行机械通气,上呼吸机,但是上机以后,就出现了其他的问题,如脱机的问题、感染的问题、营养的问题等,这些问题都是机械通气不能解决的,也可能因这些问题使机械通气失败,患者死亡。针对这些,正确使用中医药可以减少上机的比例、缩短上机的时间、减少并发症的发生。在中西医结合领域,如通腑泻下治疗急腹症(包括肠梗阻、阑尾炎等),以及急性心肌梗死、心衰疾病的治疗中,中医不仅有非常重要的地位,而且有确切的疗效。2006年获得全国科学大奖的活血化瘀成果中最重要的一点就是运用活血化瘀的方法对心血管疾病这一领域的治疗。由此可以看出,中医在急症治疗的各个领域都有其非常重要的地位和确切的疗效。

实际上,从20世纪80年代后期到21世纪,有一些医学上的有识之士也已经把研究的注意力转移到危重症上,而不是仅专注于慢性疾病的防治。如中西医结合对于多脏衰的研究、对于急性心肌梗死的研究等。在整个中医学体系中,治疗危重症的经验非常丰富,但是也非常可惜,很多经验已经丢失,甚至已经失传了,需要现代的中医急诊工作者不遗余力地加以研究和发掘。目前许多学者也开始尝试将中医学体系中的一些经验用于本专业的一些危重症的研究,这是非常有前景的一个研究方向。如由北京友谊医院感染危重病医学科王宝恩教授、张淑文教授牵头的北京市科委"十五"重大攻关课题"中西医结合治疗感染性多脏器功能障碍综合征降低病死率的研究",全国有60家医院参加,这一研究成果对建立有中国特色的中西医结合治疗多脏器功能障碍综合征(MODS)的临床诊疗指南具有重大的学术意义。

三、中医急诊的优势是中医思维

目前中医急诊在急诊危重病的诊疗中所占的比例并不算大,出现此现象多是由于很多从事中医急症研究的医者自信心不足,不知道使用中药能否把患者治好,因此在临床中中药与西药混用,中药和西药都在起作用,到头来就不知道是中药起效还是西药起效,这其中还包括一些不良反应的评判。在更深层次上,这也说明他们在临床中并没有正确认识到中医在治疗危重症上的优势和确切的疗效。问题的关键是怎样找出一个面、一个着眼点去具体操作。目前,一提到中医治疗急症就想到中医治疗高热、中风、急腹症等,实际上并不是中医只能治疗这些疾病,而是因为中医在这些领域研究得比较多、比较透,而在其他领域中研究和思考得相对少一些而已。这样对一些急危重病就显得无从下手。在现代危重病领域,中医急诊的研究要由点到面,从治疗一个危重症病例救治过程中的一个点深入,逐步找到一个面,在危重症治疗过程中,逐步达到如果没有中医的参与,其死亡率会明显增加,而中医的合理参与则使治疗的成功率和成活率明显提高,使中医在危重症的治疗中"不再可有可无,而是必不可少"。

另外,目前很多西医医院也在用中药类的制剂,但是对中药的使用多数都没有考虑到辨证施治,也不了解中药的使用方法和宜忌。许多中药制剂的研制和开发偏离了中医传统的理、法、方、药以及辨证体系,在临床上的应用也步入了一个误区,不是中药,而是植物药,如丹参注射液属中医活血化瘀类药,在临床上一提到活血化瘀类的药物许多人就会想到抗凝、扩张动脉等,但是中医的活血化瘀并不是抗凝和扩张血管就能够概括的。丹参注射液一般认为用于实证的治疗,用于虚证的治疗就没有效或还可能出现一些不良反应,一些人因此认为这个药效果不好,实际上是没有做到辨证用药,效果当然不会好。现在对于证效关系的研究极少,其原因主要是这方面的研究难度太大,这从一定程度上限制了中医的发展。但是尽管难,我们也要进行这方面的研究,因为如果长期将这个问题搁置起来,将会导致废医存药情况的发生。还以丹参注射液为例,丹参注射液中的有效成分是丹参酮,具有活血化瘀的作用,但是据研究丹参注射液还具有抗炎、杀菌的作用,可以用于一些肺炎的患者,这就是用"抗凝、扩张血管"解释不清的问题了,但反过来用中医的辨证方法来看,这个患者虽然属肺炎,但其临床表现可能就是一个中医的瘀血证,那么用丹参注射液就是顺理成章的了。但是目前许多人都"丧失"了辨证的能力,只会辨病了,如冠心病用活血化瘀、扩张动脉的药,肺炎用清热解毒、杀灭细菌的药,这种用药方法与中医讲的辨证论治的方法相差很远,这也从一定程度上限制了中医药在急症临床中的应用。因此要呼唤中医临床思维的研究,用中医学思考问题的方法研究急症。

四、急诊人才培养,扬长补短,中西融合

人才是学科发展的核心,没有中医急诊队伍,中医急诊学科的发展将成为空谈。目前的人才建设,应当侧重于临床技能的培养,同时加强中医经典的学习和应用,如《黄帝内经》、《伤寒论》、《金匮要略》、《备急千金要方》、《千金翼方》、《温疫论》等,这些经典著作中蕴涵了中医治疗急症的丰富内容。除此之外,还要有扎实的现代医学的急救知识,因为掌握现代医学急救知识就可弥补中医在急救技术上的不足。作为技术而言,并没有中西医之别,应用现代技术制造的先进设备为中医诊疗服务,更好地扶危济困、济世活人是医学的最大目的。同时我们更应该加强对现代急救技术中医理论内涵的认识,如机械通气技术的使用使中医的

"喘脱"患者起死回生,我们是否可以将其归属于中医学的"回阳固脱法"的范畴等。

　　从传统上来说,并不存在中医急诊学这一个学科,但是中医体系中包含有非常丰富的中医急诊学的内容。从大的方面来说,中医急诊学也属于现代危重病急救医学研究中的一个分支。想要让这一个分支不断地发展壮大,只有通过从事中医急诊学的学者们从不同的角度、不同的领域中对其进行研究和探索,使它的点越来越多、面越来越大,才能最终形成一个比较完整的体系。

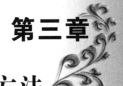

第三章
中医急诊学研究的思路与方法

一、强化中医急诊意识，更新急诊观念

中医治疗急症，首先要解决的问题仍然是观念的更新。这种更新不仅是突破本学科固有束缚的更新，突破中医学者头脑中固有的学科性质的更新，而且是站在时代发展的前沿，综合多学科发展的历史和成就，预测未来发展的趋势，更高层次的更新。只有基于这样一个基点，才能够适应社会的发展，打破封闭僵化、死板教条、故步自封、生搬硬套的桎梏，以活跃的、敏锐的、积极进取的思想，创造一个全新的中医急诊学。

（一）扬长补短的融合竞争意识

中医学之所以几千年来长盛不衰，除了其本身在科学的理论体系支配下所产生的临床疗效的可靠性之外，还在于几千年来中国的广大医疗市场和人民对于这一学科的依赖性。而在 21 世纪的今天，各学科突飞猛进地发展，西医学、现代科学诸如光、电、生物工程等与医学的高度结合所显示出来的优势，及其在人体医学诸多方面的突破，都对中医学的生存和发展提出了挑战。中医学要打破以往的观念，开发急诊研究，提高参与层次，首先面临的就是如何融合现代西医学急诊在疾病诊断方法、诊断技术、抢救技术及抢救药物方面所具有的优势，运用中医学的思维，扬长补短。正因为如此，中医急诊的研究不能脱离现实，必须强化中西医融合的自下而上意识，从现代急诊医学的不足与中医急诊学的长处着眼，从医疗市场的需求和现代急诊医学的空白点入手，开展中医急诊的研究，在融合与竞争意识下求生存、求发展，只有这样才有后劲，才能有所突破，才能具有顽强的生命力。

（二）创新理论的前瞻研究意识

进行急诊研究，囿于原有的医学模式，恪守固有的理论体系和具体的治疗措施，顺其自然地进行，已经不能适应时代的发展和人类卫生保健的需要；必须站立在原有体系之上，洞察西医学发展的趋向，既要看到本学科发展的脉络，也要清晰地了解相关学科的进展，了解其成果对人体科学、医学的相关意义，从而找出中医急诊的研究方向。而今所面临的首要问题就是如何赋予中医急诊学中的精华（包括基本理论、辨证方法、救急技术与药物）以新的生命，从而满足社会的需要，把继承、发展、创新统一起来。所谓前瞻也就是远虑，就是超前意识，在事物发展的初级阶段，就以胆略和学识认清事物发展的线路，瞄准最先进、最具生命力和竞争力的目标，这是制胜的先决条件。无论在基本理论、抢救措施、药物研制方面，还是在证候规范上，都应瞄准世界先进水平，与世界同步，这是搞好中医急诊学、促进其发展成熟的要素。

（三）突出特色与发挥优势的意识

现代中医急诊学是中医学核心理论的升华，应该具有全新的特点和特色，既要具有现代急诊医学的特点,又要具有中医学的特色。在创立现代中医急诊学时,应该强化特色意识,使其不要失去自身的生命力,尽可能地汲取西医学的精华,并赋予其新的中医学特征,真正达到发展中医学学术的目的,形成一种全新的医学体系。

二、突出特点特色,提高临床疗效

临床疗效的提高是任何一门医学存在的前提,没有疗效就没有存在的价值。中医急诊学赖以生存的重要原因就是有较好的临床疗效。

(一) 立足基础理论,做好继承和发扬

《素问·气交变大论》言:"善言古者,必验于今。"没有很好的继承就没有所谓的发扬,中医急诊学发展的关键是如何深入挖掘、整理中医学的精华,达到在突出特色的基础上提高临床疗效的目的。

(二) 坚持辨证救治中医特色思维

辨证论治是中医学的精髓,"辨证救治"是中医急诊学急救的关键,脱离这一理法的特点将无法达到临床疗效,也将可能逐步脱离中医学的特点和特色。创立现代中医急诊学的关键是中医急诊学辨证体系的建立,把中医急诊辨证逐步由经验性过渡到科学性上来,为中医急诊学的研究由点到面铺平道路。

(三) 拓宽急救手段,创新急救技术

在现代科技飞速发展的新形势下,充分地运用现代科学技术,拓宽中医急诊急救的手段,加快中医急救药物的改革。目的是研制高效的中药注射剂,更重要的是发挥中医药的优势,从不同给药途径出发,研制出新型制剂用于临床。古代急诊医学创立了许多急救技术,如自缢急救术、溺水急救术、导尿术等,在中医急诊的发展历史上起到了重要的作用;在现代科技的指导下,如何创立中医急救新技术,也是中医急诊学发展的关键。

三、寻求切入点,加强中医急诊科学研究

中医急诊临床研究应以专科急诊为切入点和突破口,进行深入的探讨和研究。如以中风病急性期为主,探讨出血性中风和缺血性中风中医证候学演变规律、辨证论治体系和系列方药等,不仅推动了中医脑病学科的建立,而且极大地鼓舞了中医急诊研究学者的工作热情,巩固了中医学在急诊危重病诊治上的地位。如王永炎院士等不仅对中风病病名、证候演变规律、辨证论治体系、系列方药等方面进行了深入的临床研究,还提出了"毒损脑络"的新病机,认为"清开灵注射液"是治疗中风病的有效药物,并认为风痰瘀血阻络证是中风病最常见的证候。成都中医药大学陈绍宏经过 20 多年的研究,认为中风病成因与虚、瘀、痰、火、风有关,即元气虚为本,气虚生瘀、血瘀生痰、痰郁化火、火极生风。总之,本病以元气虚为发病之根本,痰瘀互结、痰热生风为病机核心。据此制定出治疗中风病的中风醒脑方,将其制成中风醒脑口服液和中风醒脑颗粒,在临床上取得疗效。

外感发热是常见的中医急诊病证。中医学历代医家在诊治外感发热病方面积累了丰富的临床经验。张仲景的六经辨证体系和叶天士卫气营血辨证体系的创立,奠定了中医治疗外感热病的核心,历代医家虽多有发挥,但不出两大辨证体系的藩篱。近代学者对外感发热病的研究多有发挥,北京中医药大学已故名医董建华院士,提出了 3 期 21 候的论治体系。重庆名家黄星垣通过对外感发热的研究,提出了"热由毒生"的新理论。陈绍宏运用仲景学

说的理论和方药治疗外感发热,即在伤寒论"六经辨证"思想指导下,将"经方"组合,用于治疗外感发热,并借鉴仲景治疗"并病、合病"的指导思想,提出"重三经(太阳、阳明、少阴)、定四型(外感风寒、外感风热、热毒壅盛、湿热互结)"的见解。江苏省中医院奚肇庆等较系统地研究了外感高热的古代、现代文献,对辨证、治疗方法等方面进行了综合分析,对外感热病常见"证"的诊断标准进行了规范化研究;研究认为外感高热以卫分、卫气同病、气分证型多见,其中尤以卫气同病为多,采用卫气同治、透表清气的病因学截断法,简化了外感高热的辨治流程。

急性咳嗽不仅是急诊科常见病证,而且对患者的生活质量产生严重的影响,西医多归属于"咳嗽变异性哮喘"、"感冒后咳嗽"。中日友好医院晁恩祥根据其临床表现具有"风邪"的特征,将其命名为"风咳",率先提出从"风"论治的学术思路,创立了"疏风宣肺,解痉降气"的独特治疗方法。

休克归属于中医学"厥脱"的范畴,早在20世纪70年代中期,以王左为领导的协作组,对该病证进行了深入的研究,研制出"参附青注射液",取得了较好的临床疗效,并对其疗效机制进行了深入研究,开创了中医救治危重病的先河。天津已故中西医结合急诊危重病学家王今达,根据多年的临床经验及理论研究,选用红花、赤芍等中药研制成的纯中药制剂"血必净注射液",具有高效拮抗内毒素和炎性介质的作用,不仅在动物实验中能显著降低休克动物模型的死亡率,而且在临床研究中也显示了其治疗感染性休克的重要作用。北京友谊医院中西医结合危重病学家王宝恩、张淑文等,针对感染性休克及其引发的MODS,提出了"四证四法"的辨证论治方法,即实热证(临床表现为高热、口干欲饮、腹胀便结、舌红苔黄、脉洪数或细数、末梢血白细胞变化)、血瘀证(临床表现为固定性压痛、出血、发绀、舌质红绛、舌下静脉曲张,血流动力学、凝血与纤溶参数和甲襞微循环异常)、腑气不通证(临床表现为腹胀、呕吐、无排便排气、肠鸣音减弱或消失、肠管扩张或积液、腹部X线片有液平)、厥脱证(临床表现为面色苍白、四肢湿冷、大汗、尿少、脉细数或微欲绝、血压下降),并制定了相应的方药辨证施治。

脓毒症是近10余年来急诊危重病研究的热点之一,国内学者从不同角度对其开展了研究。王今达提出了"三证三法"理念,即热毒证与清热解毒、瘀血证与活血化瘀、急虚证与扶正固脱,并提出了"菌毒并治"的新理念,通过30年的研究,开发出了国际上第1个治疗脓毒症的纯中药制剂血必净注射液,取得了很好的临床疗效。王宝恩等针对脓毒症的不同环节,提出了益气通腑法治疗脓毒症急性肠功能障碍,益气活血法治疗脓毒症急性凝血功能障碍,清热解毒法治疗脓毒症炎性反应,益气固脱法治疗脓毒症循环功能障碍,达到了降低严重脓毒症(感染性多脏器功能障碍综合征)病死率的最终目的,同时开发出"促动合剂"、"参芪活血颗粒"等,极大地丰富了脓毒症的中医治疗方法。孔立等经过大量的临床实践,认为脓毒症病机关键是"气机逆乱"。刘清泉等认为脓毒症的基本病机是"正虚毒损、络脉瘀滞",毒邪内蕴是脓毒症的重要发病基础,内陷营血是脓毒症主要的病变层次,瘀滞络脉是脓毒症重要的病位,进而提出了"扶正解毒通络、分层扭转"的治则;而六经营血辨证是脓毒症的基本辨证方法,并在此基础上针对脓毒症不同的病理环节辨证治疗,降低了严重脓毒症的病死率。

心脏停搏是临床上最为危重的疾病,国际上开展了大量的研究,先后推出了不同年代的心肺复苏指南,对于规范心脏停搏的抢救起到了极大的作用,但患者的出院率仍然较低,成为国际急诊危重病研究的难点。近年来,中医药逐步介入该病证的研究,并取得了一定的研究成果,如早期生脉注射液、参附注射液的运用,在一定程度上提高了复苏的成功率;同时主要针对复苏后综合征开展研究,提高复苏后治疗的成功率。

四、确立研究重点,满足学科发展需求

(一) 强化完善学科发展,规范中医急诊病名

中医急诊学是一门新兴的学科,是中医学学科中的新生儿,正处于发育期。我们要以常见急诊危重病为研究对象,提高中医药治疗急危重病的成功率,打破长期以来社会和业内认为中医是“慢郎中”的局面,提高从事中医急诊学科人员的积极性和自信心。急诊学科的发展既是学科发展的需求,又是社会发展的需要,更是医院发展的必需。

就中医急诊学科内涵的发展来看,首先加快中医急诊常见病证中医病名的规范化研究至关重要。因为“名不正言不顺”,严重阻碍本学科的发展。中医急症病名既有别于中医内科及其他相关学科,又与各学科密不可分,因此更要突出中医急诊学科的特点。如“卒心痛”是中医急诊学特有疾病名称,与中医内科学的“胸痹心痛”既相关又有区别,内科学的范围更大,包括了“卒心痛”的概念,而卒心痛重点突出“急诊急救的含义”,重点探讨“厥心痛”、“真心痛”的病机特点和辨证救治规律、护理原则等。其次,研究和发掘中医急诊急救技术,弥补中医急诊之不足。第三,开展常见病中医急救切入点的研究,真正树立中医药在现代急诊危重病学界的地位。第四,加强中医急诊人才的培养是中医急诊学科发展的根基。

(二) 扩大中医急诊学科内涵,满足社会发展需求

随着社会的进步、人民生活水平的提高,人们健康观念的变化和医学模式的转变,对中医药的需求越来越多,对中医学的要求也越来越高,不仅仅局限在保健、慢性病调理方面,对于中医药治疗急诊危重病的需求也会增加,这样就为中医急诊学科的发展创造了新的空间。从另一个方面来讲,发展中医急诊学也是中医学发展的需求。

近二十几年的研究也充分显示了中医急诊学的重要地位,但真正确立中医急诊学在现代急诊医学的地位,仍然需要汲取现代先进的科学技术,在继承中振兴,振兴中发展,以被越来越多的人认可。

(三) 明确学科发展目标,确定发展优先领域

1. 要建立一批中医急诊专科基地,使之成为中医急诊学科发展和临床教学的重要基地,国内外合作和交流的基地;成为中医急诊学科人才培养基地,培养一支结构合理、相对稳定的人才梯队,造就一批学术造诣较深、具有创新思想、在国内外有重要影响的学科带头人;要形成若干个立足于中医药前沿的中医急诊知识创新和技术创新基地,成为中医学科技发展的创新源,重视中医急诊原创性的研究,加强中医急诊科研的支持力度。

2. 规范化研究是任何一个学科发展过程中的必经之路,其中医学学科规范化的研究尤为重要,不仅是医学学科传承的根本,更是学科发展的需求。但医学学科规范化的研究必须建立在临床疗效的基础之上,要围绕常见病、多发病及重大疾病进行,重点加强中医急诊临床病症诊疗指南的制定、修订等,开展诊疗方案优化的研究,开展中医急诊临床疗效评价标

准的制定。

3. 以急诊学科常见病为核心,如休克、脓毒症、外感高热、卒心痛、心肺复苏等,建立较完善的个体化诊疗方案和评价标准体系。

4. 开展临床基础研究,首先是文献的整理和继承;其次是中医急诊学科内涵的进一步梳理,确定中医急诊学科的地位;第三是对中医急诊常见病病名的规范化研究,提高中医急救能力和临床疗效;第四是在确立疾病名称的情况下,开展具有循证医学意义的临床研究。

5. 建立中医急诊学信息数字化网络体系,以文献信息的数字化、网络化为重点,系统建立中医急诊学的相关数据库和信息网络、远程教学、远程诊疗等信息平台。

(四) 中医急诊重大疾病和危重病的研究

1. **外感高热**　外感热病是急诊科最重要的疾病,中医学对其几千年来的研究,积累了丰富的临床经验,但外感高热的变迁,导致不同历史时期存在不能解决的问题。从中医学的发展历史中可以看出,中医学真正的飞跃是对外感高热诊治的进展,如张仲景的六经论治、叶天士的卫气营血论治等,无不体现了中医急诊学科发展的重要地位。当代学科的发展飞跃,疾病谱的变化,感染性疾病的复杂化,耐药菌的广泛感染,已经成为外感发热领域重要的课题,但近年来并没有取得突破性的进展。因此加强外感高热的研究,加强耐药菌感染中医药治疗的研究是学科发展的需求,应该引起足够的重视。

2. **脓毒症**　严重脓毒症和脓毒症休克是各种危重病死亡的重要因素,已经引起了世界医学范围内的高度重视,虽然进行了大量的基础和临床研究,该病症的死亡率仍然高达30%～70%。该病症是一综合征,运用中医学"整体观"、"衡动观"、"辨证论治"及"治未病"的思想,坚持运用中医学研究疾病变化和病机变化,对于降低其病死率具有重要价值。中医学具有该病症突破性的研究的潜能,对该病症的研究不仅能够奠定中医急诊学在现代急诊学中的地位,更重要的是能够造福人类。

3. **急性中毒**　急性中毒是急诊领域的重要病症,长期以来中医急诊对该病症的研究没有实质性的突破,近年来中医药非特异性解毒概念的提出,在急性中毒方面进行了许多有价值的探索,如中药煎剂稀释的洗胃、中药排毒、中药的脏器保护作用等,对降低急性中毒的病死率显示了价值,值得我们深入研究。

4. **心肺复苏**　心肺复苏术是现代急诊医学一项重要的急救技术,几乎成为急诊医学发展的标志,虽然如此,心肺复苏的成功率仍然是低得学界不能接受。如何提高复苏成功率、提高复苏后综合征的生存率,成为急诊医学研究的重要领域。中医学的优势就是复苏后综合征的救治,应该加强循证医学的研究,建立中医心肺复苏的指南,巩固中医急诊的地位。

5. **相关学科急诊的研究**　如卒心痛中医治疗的价值和地位,早期重点干预治疗缺血性中风的循证医学意义,中医外治法对急性脾心痛治疗效果的研究,气血相关理论指导下急性出血性疾病的治疗,虚实理论指导下急性痛证的诊疗等等,中医学逐步切入,救治范围逐步扩大。

涉足急性传染病研究:2003 年"非典"发生以后,急性传染病成为我国医学界研究的重要领域,急诊医学面临急性传染病的威胁尤为突出,加强中医急诊学在急性传染病中的应用对于降低其病死率有重要的价值。

中医学的历史长河显示,中医学学术的发展很大层面是基于急性传染病的发生而发展的,张仲景诊治的"伤寒"、清代吴又可诊治的"温疫",无不是传染病,可见中医学的发展与传染病息息相关。

流行性感冒、禽流感等病毒感染性疾病是当前研究的核心,当然还有其他相关疾病。

总之,在科技高度发达的今天,我们要集中力量,团结协作,大胆汲取现代科技的新成果,多学科交叉研究,发展中医急诊学,推动中医学的进展。

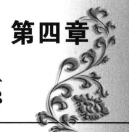

第四章

中医急诊辨证体系

中医治疗学最为突出的理论之一就是辨证论治,历代各家进行了大量的研究和临床实践,对于推动中医学的发展起到了决定性的作用。《黄帝内经》奠定了中医学的理论基础,创立了后世发展的各种辨证体系的雏形。如东汉张仲景基于《灵枢·热病》、《素问·阴阳应象大论》等创立了著名的"六经辨证体系";易水学派创始人张元素基于《黄帝内经》相关理论,在吸收孙思邈、钱乙等前人经验的基础上创立了以寒热虚实为纲的脏腑辨证理论体系;清代温病学家叶天士,在汲取前人研究的基础上创立了治疗温病的"卫气营血"辨证论治体系。从一定意义上讲,各种辨证体系都是在急诊危重病的基础上形成的,也就是说,各种辨证体系实际上就是临床上诊治急诊危重病的基本方法,对于临床急诊危重病临床疗效的提高起到了极大的推动作用。

中医急诊学科理论体系完善的根本之一就是中医急诊学辨证体系的构建,如何让中医急诊学辨证体系更为实用、高效,是我们一直努力研究的核心。近年来,我们提出急诊危重病的病机是"正气虚于一时,邪气突盛而暴发",从而在临床上提出了"三态论治"的辨证论治体系,实际上是一种思路,是对现有的各种辨证体系的综合运用。

一、两纲三态六要

急诊医学临床诊治要求准确快捷,要在极为复杂的临床情况面前能够用最简单的方法,最能够体现临床本质的辨证体系,取得最有效的结果。中医学辨证论治体系中,最简洁的辨证理论体系就是后世在程钟龄"六要"的基础上提出的"八纲辨证",其对中医学的学习起到了提纲挈领的作用。然而,各学科如何运用,存在很大的差异。我们认为在中医急诊学学科领域,八纲辨证的临床使用极为重要,但要有一定的方法和思路,分步进行。首先辨明中医之最高层次,即阴阳两纲;继而对患者的疾病状态进行辨识,即三态论治。所谓三态论治就是基于"虚态"、"实态"、"虚实互存态"3种状态,进而归纳总结出以证候为核心的疾病状态,为临床救治提供准确的方法。

(一)两纲论——急诊辨证的最高层次

所谓两纲实际上是阴阳两纲。阴阳两纲是八纲辨证的总纲,阴阳学说也是中医哲学理论的基础。临床上面对疾病复杂的临床表现,总可以划分阴阳两类,表示疾病总体发展的方向,具有十分重要的临床意义。以阴阳两纲诊断的证候除阴证、阳证以外,还有阴脱、阳脱危重证候。

【阴证与阳证】

1.阴证 凡符合"阴"的一般属性的证候,称为阴证。如里证、寒证、虚证概属阴证范围。

临床表现:不同的疾病,所表现的阴性证候不尽相同,各有侧重。一般常见为:面色黯淡,精神委靡,身重蜷卧,形寒肢冷,倦怠无力,语声低怯,纳差,口淡不渴,大便稀溏,小便清长,舌淡胖嫩,脉沉迟或弱或细涩。

2. 阳证　凡符合"阳"的一般属性的证候,称为阳证。如表证、热证、实证概属于阳证范围。

临床表现:不同的疾病表现的阳性证候也不尽相同。一般常见的有:面色红赤,恶寒发热,肌肤灼热,神烦,躁动不安,语声粗浊或骂詈无常,呼吸气粗,喘促痰鸣,口干渴饮,大便秘结、奇臭,小便涩痛、短赤,舌质红绛,苔黄黑生芒刺,脉浮数、洪大、滑实。

3. 阴证和阳证的鉴别

(1) 阴证

1) 望诊:面色苍白或黯淡,身重蜷卧,倦怠无力,精神委靡不振,舌质淡而胖嫩,舌苔润滑。

2) 闻诊:语声低微,静而少言,呼吸怯弱,气短。

3) 问诊:大便气腥臭,饮食减少,口中无味,不烦不渴,或喜热饮,小便清长短少。

4) 切诊:腹痛喜按,身寒足冷,脉象沉微细涩、弱迟无力。

(2) 阳证

1) 望诊:面色潮红或通红,喜凉,狂躁不安,口唇燥裂,舌质红绛,苔色黄或老黄,甚则燥裂,或黑而生芒刺。

2) 闻诊:语声壮厉,烦而多言,呼吸气粗,喘促痰鸣,狂言叫骂。

3) 问诊:大便或硬或秘或有奇臭,恶食,口干,烦渴引饮,小便短赤。

4) 切诊:腹痛拒按,身热足暖,脉象浮洪数大、滑实而有力。

【阴脱与阳脱】

阴脱与阳脱是疾病的危险证候,辨证稍差,或救治稍迟,死亡立见。阴脱与阳脱是两个性质不同的病证。阴脱的根本原因是机体内大量脱失津液,从而导致阴脱。阳脱的主要病因是阳气亡脱。因为气可随液脱、可随血脱,所以阳脱也常见于汗、吐、下太过以及大出血之后,同时,许多疾病的危笃阶段也可出现阳脱。由于阴阳是依存互根的,所以阴脱可导致阳脱,而阳脱也可以致使阴液耗损。在临床上,要首先分别阴脱、阳脱之主次,及时救治。

1. 阴脱

临床表现:身热肢暖,烦躁不安,口渴咽干,唇干舌燥,肌肤皱瘪,小便极少,舌红干,脉细数无力。通常还以大汗淋漓为阴脱的特征,其汗温、咸而稀(吐、下之阴脱,有时可无大汗出)。

2. 阳脱

临床表现:大汗出、汗凉、味淡微黏,身凉恶寒,四肢厥冷,蜷卧神疲,口淡不渴,或喜热饮,舌淡白润,脉微欲绝。

3. 阴脱与阳脱的鉴别

(1) 阴脱

1) 汗:汗热,味咸,不黏。

2) 四肢:温和。

3) 舌象:红干。

4) 脉象:细数无力。

5）其他：身热，烦躁不安，口渴，喜冷饮。

（2）阳脱

1）汗：汗凉，味淡，微黏。

2）四肢：厥冷。

3）舌象：白润。

4）脉象：微细欲绝。

5）其他：身冷，蜷卧神疲，口淡，喜热饮。

阴阳虽抽象，但结合临床实际阴阳辨证就十分清晰，不仅简便易行，更有助于临床疗效的提高，因此在急诊临证之时，时时关注阴阳，救治方向方才不误。

（二）三态观——急症论治的思维之本

所谓三态就是疾病存在的3种不同的状态，是基于证候基础上的疾病变化过程中的一个横截面。证候可以相对稳定，状态总因不同的内部、外部条件而变化，状态是在不停运动的，把握住状态就更具有针对性，是提高临床疗效的基本途径之一。

所谓三态就是"虚态、实态、虚实互存态"。虚态、实态和虚实互存态不同于两纲的虚证和实证。两纲是静态，因为是静态所以一分为二；三态是动态，而动态情况下是"一分为三"，即在两端论的基础上因为变化而产生了第三种状态，这种认识疾病的基本方法是基于疾病是在不同发展变化的根本规律，而且完全符合中国传统文化"道生一，一生二，二生三，三生万物，万物负阴而抱阳，冲气以为和"的哲学思想。"虚态、实态、虚实互存态"是针对"阴、阳、和"的一种病理变化，尤其是相互对立着的各种表现或事物，这种交错和谐则阴阳平衡，人体正常，不会发生疾病；这种交错在某种因素的作用下，发生了不和谐，阴阳不协调，就会发生疾病，甚至疾病加重导致死亡。

三态观不是一种新的辨证体系，是基于中国经典哲学基础上的一种创新思维方法，这种方法改变了传统的"一分为二"的思想，在间接中重视细节的处理，对于急诊危重病的诊断和治疗具有极大意义。

（三）六要辨证是急诊病机演变的核心

六要就是基于两纲的基础，在三态论的指导下，归纳总结疾病的6种不同状态，即表、里、寒、热、虚、实。通过四诊，掌握了辨证资料之后，根据病位的深浅、病邪的性质、人体正气的强弱等多方面的情况，进行分析综合，归纳为6类不同的状态，称为六要辨证。六要是分析疾病共性的辨证方法，是各种辨证的总纲，在诊断过程中，有执简驭繁、提纲挈领的作用。六要辨证并不意味着把各种证候截然划分为6个区域，它们是相互联系而不可分割的。如表里与寒热虚实相联系，寒热与虚实表里相联系，虚实又与寒热表里相联系。由于疾病的变化往往不是单一的，而是经常会出现表里、寒热、虚实交织在一起的夹杂情况，如表里同病、虚实夹杂、寒热错杂。在一定的条件下，疾病还可出现不同程度的转化，如表邪入里、里邪出表、寒证化热、热证转寒、实证转虚、因虚致实等。在疾病发展到一定阶段时，还可以出现一些与疾病性质相反的假象，如真寒假热、真热假寒、真虚假实、真实假虚等。进行六要辨证，不仅要熟练地掌握各类证候的特点，还要注意它们之间的相兼、转化、夹杂、真假，才能正确而全面地认识疾病，诊断疾病。

【表里】

表里是辨别疾病病位内外和病势深浅的一对纲领。表里是一个相对的概念。就躯壳与内脏而言，躯壳为表，内脏为里；就脏与腑而言，腑为表，脏为里；就经络与脏腑而言，经络为表,脏腑为里。从病势深浅论,外感病者,病邪入里一层,病深一层;出表一层,病轻一层。这种相对概念的认识,在六经辨证和卫气营血辨证中尤为重要。以上是广义之表里概念。狭义的表里是指身体的皮毛、肌腠、经络为外,这些部位受邪,属于表证;脏腑、气血、骨髓为内,这些部位发病,统属里证。表里辨证在外感病辨证中有重要的意义,可以察知病情的轻重,明确病变部位的深浅,预测病理变化的趋势。表证病浅而轻,里证病深而重。表邪入里为病进,里邪出表为病退。了解病的轻重进退,就能掌握疾病的演变规律,取得治疗上的主动权,采取适当的治疗措施。

1. 表证 表证是指六淫疫疠邪气经皮毛、口鼻侵入时所产生的证候。多见于外感病的初期,一般起病急,病程短。表证有两个明显的特点:一是外感时邪,由邪气入侵人体所引起;二是病位在皮毛肌腠,病轻易治。

临床表现:恶寒、发热、头身疼痛,舌苔薄白,脉浮,兼有鼻塞、流涕、咳嗽、喷嚏、咽喉痒痛等。

2. 里证 里证是疾病深在于里(脏腑、气血、骨髓)的一类证候。它是与表证相对而言的。多见于外感病的中、后期或内伤疾病。里证的成因,大致有 3 种情况:一是表邪内传入里,侵犯脏腑所致;二是外邪直接侵犯脏腑而成;三是七情刺激、饮食不节、劳逸过度等因素,损伤脏腑,引起功能失调,气血逆乱而致病。

里证的范围甚广,除了表证以外,其他疾病都可以说是里证。里证的特点也可归纳为两点:一是病位深在;二是病情一般较重。

临床表现:里证病因复杂,病位广泛,症状繁多,常以或寒或热、或虚或实的形式出现,故详细内容见各疾病辨证之中,现仅举几类常见症脉:壮热恶热或微热潮热,烦躁神昏,口渴引饮;或畏寒肢冷,蜷卧神疲,口淡多涎;或大便秘结、小便短赤,或大便溏泄、小便清长;或腹痛呕恶,苔厚脉沉。

3. 半表半里证 外邪由表内传,尚未入于里;或里邪透表,尚未至于表,邪正相搏于表里之间,称为半表半里证。

临床表现:寒热往来,胸胁苦满,心烦喜呕,默默不欲饮食,口苦,咽干,目眩,脉弦等。这种关于半表半里的认识,基本上类同六经辨证的少阳病证。

4. 表证和里证的关系 人体的肌肤与脏腑是通过经络的联系、沟通而表里相通的。疾病发展过程中,在一定的条件下,可以出现表里证错杂和相互转化,如表里同病、表邪入里、里邪出表等。

(1) 表里同病:表证和里证在同一时期出现,称表里同病。这种情况的出现,除初病既见表证又见里证外,多因表证未罢,又及于里,或本病未愈,又加标病,如本有内伤,又加外感,或先有外感,又伤饮食之类。

表里同病的出现,往往与寒热、虚实互见。常见有表寒里热、表热里寒、表虚里实、表实里虚等,详见寒热虚实辨证。

(2) 表里出入

1) 表邪入里:凡病表证,表邪不解,内传入里,称为表邪入里。多因机体抗邪能力降低,或邪气过盛,或护理不当,或误治、失治等因素所致。例如:凡病表证,本有恶寒发热,若恶寒自罢,不恶寒而反恶热,并见渴饮、舌红苔黄、尿赤等症,便是表邪入里的证候。

2) 里邪出表:某些里证,病邪从里透达于外,称为里邪出表。这是由于治疗与护理得当,机体抵抗力增强的结果。例如:内热烦躁,咳逆胸闷,继而发热汗出,或斑疹白瘩外透,这是病邪由里达表的证候。

表邪入里表示病势加重;里邪出表反映邪有去路,病势减轻。掌握表里出入的变化,对于推断疾病的发展转归有重要意义。

5. 表证与里证的鉴别 辨别表证和里证,主要是审察患者的寒热、舌象、脉象等变化。一般来说,外感病中,发热恶寒同时并见的属表证,但热不寒、但寒不热的属里证;表证舌苔不变化,里证舌苔多有变化;脉浮主表证,脉沉主里证。

【寒热】

寒热是辨别疾病性质的两个纲领。寒证与热证反映机体阴阳的偏盛与偏衰。阴盛或阳虚表现为寒证,阳盛或阴虚表现为热证。寒热辨证在治疗上有重要意义。《素问·至真要大论》说:"寒者热之"、"热者寒之",两者治法正好相反。所以寒热辨证,必须确切无误。

1. 寒证 寒证是疾病的本质属于寒性的证候。可以由感受寒邪而致,也可以由机体自身阳虚阴盛而致。

由于寒证的病因与病位不同,又可分为几种不同的证型。如感受寒邪,有侵犯肌表,有直中内脏,故有表寒、里寒之别。内寒的成因有寒邪入侵者,有自身阳虚者,故又有实寒、虚寒之分。这里先就寒证的共性进行分析。

临床表现:各类寒证的临床表现不尽一致,但常见的有:恶寒喜暖,面色㿠白,肢冷蜷卧,口淡不渴,痰涎、涕清稀,小便清长,大便稀溏,舌淡苔白润滑,脉迟或紧等。

2. 热证 热证是疾病的本质属于热性的证候。可以由感受热邪而致,也可以由机体自身阴虚阳亢而致。

根据热证的病因与病位的不同,亦可分别出几种不同的证型。如外感热邪或热邪入里,便有表热、里热之别。里热中,又有实热之邪入侵或自身虚弱造成,则有实热、虚热之分。这里仅就热证的共性进行分析。

临床表现:各类热证的证候表现也不尽一致,但常见的有:恶热喜冷,口渴喜冷饮,面红目赤,烦躁不宁,痰、涕黄稠,吐血、衄血,小便短赤,大便干结,舌红苔黄而干燥,脉数等。

3. 寒热错杂 在同一患者身上同时出现寒证和热证,呈现寒热交错的现象,称为寒热错杂。寒热错杂有上下寒热错杂和表里寒热错杂的不同。

(1) 上下寒热错杂:患者身体上部与下部的寒热性质不同,称为上下寒热错杂,包括上寒下热和上热下寒两种情况。上下是一个相对的概念。如以膈为界,则胸为上,腹为下。而腹部本身上腹胃脘又为上,下腹膀胱、大小肠等又属下。

1) 上寒下热:患者在同一时间内,上部表现为寒、下部表现为热的证候。如胃脘冷痛,呕吐清涎,同时又兼见尿频、尿痛、小便短赤,此为寒在胃而热在膀胱之证候。此即中焦有寒,下焦有热,就其相对位置而言,中焦在下焦之上,所以属上寒下热的证型。

2) 上热下寒:患者在同一时间内,上部表现为热、下部表现为寒的证候。如患者胸中有热,肠中有寒,既见胸中烦热、咽痛口干的上热证,又见腹痛喜暖、大便稀溏的下寒证,就属上热下寒证。

(2) 表里寒热错杂:患者表里同病而寒热性质不同,称为表里寒热错杂,包括表寒里热和表热里寒两种情况。

1) 表寒里热:患者表里同病,寒在表、热在里的一种证候。常见于本有内热,又外感风寒,或外邪传里化热而表寒未解的病证。如恶寒发热,无汗头痛,身痛,气喘、烦躁、口渴,脉浮紧,即是寒在表而热在里的证候。

2）里寒表热：患者表里同病，表有热、里有寒的一种证候。常见于素有里寒而复感风热；或表热证未解，误下以致脾胃阳气损伤的病证。如平素脾胃虚寒，又感风热，临床上既能见到发热、头痛、咳嗽、咽喉肿痛的表热证，又可见到大便溏泄、小便清长、四肢不温的里寒证。

寒热错杂的辨证，除了要辨别上下表里的部位之外，关键在于分清寒热的多少。寒多热少者，应以治寒为主，兼顾热证；热多寒少者，应以治热为主，兼顾寒证。

4. 寒热转化

（1）寒证转化为热证：患者先有寒证，后来出现热证，热证出现后，寒证便渐渐消失，这就是寒证转化为热证。多因机体阳气偏盛，寒邪从阳化热所致；也可见于治疗不当，过服温燥药物的患者。如感受寒邪，开始为表寒证，见恶寒发热、身痛无汗、苔白、脉浮紧，病情进一步发展，寒邪入里热化，恶寒症状消退，反而壮热、心烦口渴、苔黄、脉数等症状相继出现，这就表示其证候由表寒而转化为里热。

（2）热证转化为寒证：患者先有热证，后来出现寒证，寒证出现后，热证便渐渐消失，就是热证转化为寒证。多因邪盛或正虚，正不胜邪，功能衰败所致；也见于误治、失治，损伤阳气的患者。这种转化可缓可急。如热痢日久，阳气日耗，转化为虚寒痢，这是缓慢转化的过程；如高热患者，由于大汗不止，阳从汗泄，或吐泻过度，阳随津脱，出现体温骤降、四肢厥冷、面色苍白、脉微欲绝的虚寒证（阳脱），这是急骤转化的过程。

寒热证的转化，反映邪正盛衰的情况。由寒证转化为热证，是人体正气尚盛，寒邪郁而化热；由热证转化为寒证，多属邪盛正虚，正不胜邪。

5. 寒热真假 当寒证或热证发展到极点时，有时会出现与疾病本质相反的一些假象如"寒极似热"、"热极似寒"，即所谓真寒假热、真热假寒。这些假象常见于病情危笃的严重关头，如不细察，往往容易误诊而危及生命。

（1）真寒假热：是内有真寒而外见假热的证候。其产生机制是由于阴寒内盛格阳于外，阴阳寒热格拒而成，故又称"阴盛格阳"。阴盛于内，格阳于外，形成虚阳浮越、阴极似阳的现象，其表现如身热、面色浮红、口渴、脉大等似属热证，但患者身虽热却反欲盖衣被，渴欲热饮而饮不多，面红时隐时现、浮嫩如妆、不像实热之满面通红，脉大却按之无力，同时还可见到四肢厥冷、下利清谷、小便清长、舌淡苔白等症状。所以，热象是假，阳虚寒盛才是疾病的本质。

（2）真热假寒：是内有真热而外见假寒的证候。其产生机制是由于阳热内盛，阳气闭郁于内，不能布达于四末而形成，或者阳盛于内，拒阴于外，故也称为"阳盛格阴"。根据其阳热闭郁而致手足厥冷的特点，习惯上又把它叫"阳厥"或"热厥"。其内热愈盛则肢冷愈严重，即所谓"热深厥亦深"。其表现如手足冷、脉沉等，似属寒证，但四肢冷而身热不恶寒反恶热，脉沉数而有力，更见烦渴喜冷饮、咽干、口臭、谵语、小便短赤、大便燥结或热痢下重、舌质红、苔黄而干等症。这种情况的手足厥冷、脉沉就是假寒的现象，而内热才是疾病的本质。

辨别寒热真假的要领，除了了解疾病的全过程之外，还应从以下两个方面注意体察：①假象的出现，多在四肢、皮肤和面色方面，而脏腑气血、津液等方面的内在表现则常常如实反映疾病的本质，故辨证时应以里证、舌象、脉象等方面为主要依据。②假象毕竟与真象不同，如假热之面赤，是面色白而仅在颧颊上见浅红娇嫩之色，时隐时现，而真热的面红却是满面通红。假寒常表现为四肢厥冷，而胸腹部却是大热，按之灼手，或周身寒冷而反不欲近衣被，而真寒则是身蜷卧、欲得衣被。

6. 寒证与热证的鉴别　辨别寒证与热证,不能孤立地根据某一症状进行判断,应对疾病的全部表现进行综合观察、分析,尤其是寒热的喜恶,口渴与不渴,面色的赤白,四肢的凉温,以及二便、舌象、脉象等方面更应细致观察。

7. 寒热与表里的关系　寒证、热证与表里相互联系,可形成多种证候,除上述表寒里热、表热里寒外,尚有表寒证、表热证、里寒证、里热证,兹分述如下:

(1) 表寒证:是寒邪侵袭肌表所致的一种病证。

临床表现:恶寒重,发热轻,头身疼痛,无汗,苔薄白润,脉浮紧。

(2) 表热证:是热邪侵袭肌表所致的一种病证。

临床表现:发热,微恶风寒,头痛,口干,微渴,或有汗,舌边尖红赤,脉浮数。

表热证也是表证之一种,特点是发热重、恶寒轻,常常有汗,脉浮而数。

(3) 里寒证:是寒邪内侵脏腑或阳气虚衰的病证。

临床表现:形寒肢冷,面色白,口淡不渴,或渴喜热饮,静而少言,小便清长,大便稀溏,舌质淡,苔白润,脉沉迟。

(4) 里热证:是热邪内侵脏腑或阴液亏损致虚热内生的病证。

临床表现:面红身热,口渴,喜饮冷水,烦躁多言,小便短赤,大便干结,舌质红,苔黄,脉数。

【虚实】

虚实是辨别邪正盛衰的两个纲领。虚指正气不足,实指邪气盛实。虚证反映人体正气虚弱而邪气也不太盛。实证反映邪气太盛而正气尚未虚衰,邪正相争剧烈。通过虚实辨证,可以掌握患者邪正盛衰的情况,为治疗提供依据。实证宜攻,虚证宜补。只有辨证准确,才能攻补适宜,免犯虚虚实实之戒。

1. 虚证　虚证是对人体正气虚弱各种临床表现的病理概括。虚证的形成,有先天不足、后天失养和疾病耗损等多种原因。

由于虚证的临床表现相当复杂,在此仅介绍一些共同的、有规律性的表现。

临床表现:各种虚证的表现极不一致,很难全面概括,常见的有:面色淡白或萎黄,精神委靡,神疲乏力,心悸气短,形寒肢冷,自汗,大便滑脱,小便失禁,舌淡胖嫩,脉虚沉迟;或为五心烦热,消瘦颧红,口咽干燥,盗汗潮热,舌红少苔,脉虚细数。

2. 实证　实证是对人体感受外邪,或体内病理产物堆积而产生的各种临床表现的病理概括。实证的成因有两个方面:一是外邪侵入人体,一是脏腑功能失调以致痰饮、水湿、瘀血等病理产物停积于体内所致。实证随着外邪性质的差异,致病之病理产物的不同,而有各自不同的证候表现。

由于实证的表现也是多种多样的,所以这里也只介绍一些共同的、一般性的问题。

临床表现:由于病因不同,实证的表现亦极不一致,常见的表现为:发热,腹胀痛、拒按,胸闷,烦躁,甚至神昏谵语,呼吸气粗,痰涎壅盛,大便秘结,或下利,里急后重,小便不利,淋沥涩痛,脉实有力,舌质苍老,舌苔厚腻。

3. 虚实错杂　凡虚证中夹有实证,实证中夹有虚证,以及虚实并见者,都是虚实错杂证,如表虚里实、表实里虚、上虚下实、上实下虚等。虚实错杂的证候由于虚和实错杂互见,所以在治疗上便有攻补兼施法。但在攻补兼施中还要分别虚实的孰多孰少,因而用药就有轻重主次之分。虚实错杂中根据虚实的多少有实证夹虚、虚证夹实、虚实并重 3 种情况。

(1) 实证夹虚:此证常常发生于实证过程中正气受损的患者,亦可见于原来体虚而新感外邪的患者。它的特点是以实邪为主,正虚为次。如《伤寒论》的白虎加人参汤证,本来是阳明经热盛,症见壮热、口渴、汗出、脉洪大,由于热炽伤及气阴,又出现口燥渴、心烦、背微恶寒等气阴两伤的症状,这就是邪实夹虚。治疗以白虎攻邪为主,再加人参兼扶正气。

(2) 虚证夹实:此证往往见于实证深重,拖延日久,正气大伤,余邪未尽的患者;亦可见于素体大虚,复感邪气的患者。其特点是以正虚为主,实邪为次。如春温病的肾阴亏损证,出现在温病的晚期,是邪热动灼肝肾之阴而呈现邪少虚多的证候,症见低热不退、口干、舌质干绛,此时治法以滋阴养液、扶正为主,兼清余热。

(3) 虚实并重:此证见于以下两种情况:一是原为严重的实证,迁延时日,正气大伤,而实邪未减者;二是原来正气甚弱,又感受较重邪气的患者。特点是正虚与邪实均十分明显,病情比较严重。如小儿疳积,大便泄泻,贪食不厌,苔厚浊,脉细稍弦。病起于饮食积滞,损伤脾胃,虚实并见,治应消食化积与健脾同用。

4. 虚实转化　疾病的发展过程往往是邪正斗争的过程,而邪正斗争在证候上的反映主要表现为虚实的变化。在疾病过程中,有些本来是实证,由于病邪久留,损伤正气,而转为虚证;有些由于正虚,脏腑功能失常,而致痰、食、血、水等凝结阻滞为患,成为因虚致实证。如高热、口渴汗出、脉洪大之实热证,因治疗不当,日久不愈,可导致津气耗伤,而见肌肉消瘦、面色枯白、不欲饮食、虚羸少气、舌苔光剥、脉细无力等,证已由实转虚。又如病本心脾气虚,常见心悸、气短,久治未愈,突然心痛不止,这是气虚血滞导致心脉瘀阻之证,虚证已转变为实证,治当活血祛瘀止痛。

5. 虚实真假　虚证和实证有真假疑似之分,辨证时要从错杂的证候中辨别真假,以去伪存真,才不致犯"虚虚实实"之戒。辨虚实之真假与虚实之错杂证绝不相同,应注意审察鉴别。

(1) 真实假虚:指疾病本身属实证,但又出现一些似乎是虚证的现象。如热结肠胃,痰食壅滞,大积大聚之实证,却见神情沉静、身寒肢冷、脉沉伏或迟涩等症脉。若仔细辨别则可以发现,神情虽沉静,但语出则声高气粗;脉虽沉伏或迟涩,但按之有力;虽然形寒肢冷,但胸腹久按灼手。导致这类似虚之症脉的原因并不是病体虚弱,而是实邪阻滞经络,气血不能外达,因此称这类症脉为假象,古人称之为"大实有羸状"。此时治疗仍然应专力攻邪。

(2) 真虚假实:指疾病本质属虚证,但又出现一些似乎是实证的现象。如素体脾虚、运化无力,因而出现腹部胀满而痛、脉弦等症脉。若仔细辨别可以发现,腹部胀满有时减轻,不似实证的常满不减;虽有腹痛,但喜按;脉虽弦,但重按则无力。导致这类似实之症脉的原因并不是实邪,而是身体虚弱的结果,故亦定之为假象。古人所谓"至虚有盛候",就是指此而言。治疗应用补法。

虚实真假的鉴别,可概括为以下4点,作为辨别虚实真假的要点,指导临床辨证。①脉象的有力无力,有神无神,浮候如何,沉候如何;②舌质的胖嫩与苍老;③言语发声的亢亮与低怯;④患者体质的强弱,发病的原因,病的新久,以及治疗经过如何。

6. 虚证与实证的鉴别　虚证与实证的证候表现已分别介绍如上,但从临床来看,有一些症状可出现于实证,也可见于虚证。如腹痛,虚证实证均可发生。因此,要鉴别虚实,必须四诊合参,通过望形体、舌象,闻声息,问起病,按胸腹、脉象等多方面进行综合分析。一般来说,虚证必身体虚弱,实证多身体粗壮;虚证者声息低微,实证者声高息粗;久病多虚,暴病多实;舌质淡嫩,脉象无力为虚;舌质苍老,脉象有力为实。

7. 虚实与表里寒热的关系　虚实常通过表里寒热几个方面反映出来,形成多种证候,临床常见的有表虚、表实、里虚、里实、虚热、实热、虚寒、实寒等。

（1）表虚证：表虚证有两种，一是指感受风邪而致的表证，以恶风、自汗为特征，为外感表虚；二是肺脾气虚，卫气不能固密，肌表疏松，经常自汗，易被外邪侵袭的表虚者，属内伤表虚。

临床表现：外感表虚：头痛，项强，发热，汗出，恶风，脉浮缓。内伤表虚：平时常自汗出，容易感冒，兼有面色淡白、短气、动则气喘、倦怠乏力、纳少便溏、舌淡苔白、脉细弱等气虚表现。

（2）表实证：表实证是寒邪侵袭肌表所致的一种证候。

临床表现：发热恶寒，头身疼痛，无汗，脉浮紧。

（3）里虚证：里虚证的内容也较多，各脏腑经络、阴阳气血亏损，都属里虚证的范围。里虚证若按其寒热划分，则可分为虚寒证、虚热证两类。

（4）里实证：里实证包括的内容也较多，不但有各脏腑经络之分，而且还有各种不同邪气之别。里实证若按寒热划分，亦可分为实寒证、实热证两大类。

（5）虚寒证：虚寒证是由于体内阳气虚衰所致的一种证候。

临床表现：精神不振，面色淡白，畏寒肢冷，腹痛喜温喜按，大便溏薄，小便清长，少气乏力，舌质淡嫩，脉微沉迟无力。

（6）虚热证：虚热证是由于体内阴液亏虚所致的一种证候。

临床表现：两颧红赤，形体消瘦，潮热盗汗，五心烦热，咽干口燥，舌红少苔，脉细数。

（7）实寒证：实寒证是寒邪（阴邪）侵袭人体所致的一种证候。

临床表现：畏寒喜暖，面色苍白，四肢欠温，腹痛拒按，肠鸣腹泻，或痰鸣喘嗽，口淡多涎，小便清长，舌苔白润，脉迟或紧。

（8）实热证：阳热之邪侵袭人体，由表入里所致的实证热证。

临床表现：壮热喜凉，口渴饮冷，面红目赤，烦躁或神错谵语，腹胀满痛拒按，大便秘结，小便短赤，舌红苔黄而干，脉洪滑数实。

二、脏腑辨证突出三态观

脏腑辨证是根据脏腑的生理功能、病理表现，对疾病证候进行归纳，借以推究病机，判断病变的部位、性质、正邪盛衰情况的一种辨证方法，是临床各科的诊断基础，是辨证体系中的重要组成部分。

脏腑辨证包括脏病辨证、腑病辨证及脏腑兼病辨证。其中脏病辨证是脏腑辨证的主要内容。由于临床上单纯的腑病较为少见，多与一定的脏病有关，故将腑病编入相关病中进行讨论。脏腑的病变复杂，证候多种多样，本节在三态观的理论指导下研究临床常见的一些证候。

（一）肝与胆病辨证

肝位于右胁，胆附于肝，肝胆经脉相互络属，肝与胆相表里。肝主疏泄，主藏血，在体为筋，其华在爪，开窍于目，其气升发，性喜条达而恶抑郁。胆贮藏排泄胆汁，以助消化，并与情志活动有关，因而有"胆主决断"之说。

【实态】

1. 肝气郁结证　肝气郁结证是指肝失疏泄，气机郁滞而表现的证候。多因情志抑郁，或突然的精神刺激以及其他病邪的侵扰而发病。

临床表现:胸胁或少腹胀闷窜痛,胸闷喜太息,情志抑郁易怒,或咽部梅核气,或颈部瘿瘤,或痞块。妇女可见乳房作胀疼痛,月经不调,甚则闭经。

2. 肝火上炎证 肝火上炎证是指肝脏之火上逆所表现的证候。多因情志不遂,肝郁化火,或热邪内犯等引起。

临床表现:头晕胀痛,面红目赤,口苦口干,急躁易怒,不眠或噩梦纷纭,胁肋灼痛,便秘尿黄,耳鸣如潮,吐血衄血,舌红苔黄,脉弦数。

3. 寒凝肝脉证 寒凝肝脉证是指寒邪凝滞肝脉所表现的证候。多因感受寒邪而发病。

临床表现:少腹牵引睾丸坠胀冷痛,或阴囊收缩引痛,受寒则甚,得热则缓,舌苔白滑,脉沉弦或迟。

4. 肝胆湿热证 肝胆湿热证是指湿热蕴结肝胆所表现的证候。多由感受湿热之邪,或偏嗜肥甘厚腻,酿湿生热,或脾胃失健,湿邪内生,郁而化热所致。

临床表现:胁肋胀痛,或有痞块,口苦,腹胀,纳少呕恶,大便不调,小便短赤,舌红苔黄腻,脉弦数。或寒热往来,或身目发黄,或阴囊湿疹,或睾丸肿胀热痛,或带浊阴痒等。

5. 胆郁痰扰证 胆郁痰扰证是指胆失疏泄,痰热内扰所表现的证候。多由情志不遂,疏泄失职,生痰化火而引起。

临床表现:头晕目眩耳鸣,惊悸不宁,烦躁不寐,口苦呕恶,胸闷太息,舌苔黄腻,脉弦滑。

【虚态】

1. 肝血虚证 肝血虚证是指肝脏血液亏虚所表现的证候。多因脾肾亏虚,生化之源不足,或慢性病耗伤肝血,或失血过多所致。

临床表现:眩晕耳鸣,面白无华,爪甲不荣,夜寐多梦,视力减退或雀目。或见肢体麻木,关节拘急不利,手足震颤,肌肉瞤动,妇女常见月经量少、色淡,甚则经闭。舌淡苔白,脉弦细。

2. 肝阴虚证 肝阴虚证是指肝脏阴液亏虚所表现的证候。多由情志不遂,气郁化火,或慢性疾病、温热病等耗伤肝阴引起。

临床表现:头晕耳鸣,两目干涩,面部烘热,胁肋灼痛,五心烦热,潮热盗汗,口咽干燥,或见手足蠕动,舌红少津,脉弦细数。

【虚实互存态】

1. 肝阳上亢证 肝阳上亢证是指肝肾阴虚,不能制阳,致使肝阳偏亢所表现的证候。多因情志过极或肝肾阴虚,致使阴不制阳,水不涵木而发病。

临床表现:眩晕耳鸣,头目胀痛,面红目赤,急躁易怒,心悸健忘,失眠多梦,腰膝酸软,头重脚轻,舌红少苔,脉弦有力。

肝气郁结、肝火上炎、肝阴不足、肝阳上亢四证的病机,常可互相转化,如肝气久郁,可以化火;肝火上炎,火热炽盛,可以灼烁肝阴;肝阴不足,可致肝阳上亢;而肝阳亢盛又可化火伤阴。所以在辨证上既要掌握其各自特征,又要分析其内在联系,才能作出准确判断。

2. 肝风内动证 肝风内动证是指患者以眩晕欲仆、震颤、抽搐等动摇不定症状为主要表现的证候。临床上常见肝阳化风、热极生风、阴虚动风3种。

(1)肝阳化风证:肝阳化风证是指肝阳亢逆无制而表现动风的证候。多因肝肾之阴久亏,肝阳失潜而暴发。

临床表现:眩晕欲仆,头摇而痛,项强肢颤,语言謇涩,手足麻木,步履不正,或猝然昏倒,不省人事,口眼㖞斜,半身不遂,舌强不语,喉中痰鸣,舌红苔白或腻,脉弦有力。

（2）热极生风证:热极生风证是指热邪亢盛引动肝风所表现的证候。多由邪热亢盛,燔灼肝经,热闭心神而发病。

临床表现:高热神昏,躁热如狂,手足抽搐,颈项强直,甚则角弓反张,两目上视,牙关紧闭,舌红或绛,脉弦数。

（3）阴虚动风证:阴虚动风证是指阴液亏虚引动肝风表现的证候。多因外感热病后期阴液耗损,或内伤久病,阴液亏虚而发病。

临床表现:头晕目眩,肢体发麻,或手足蠕动、震颤,形体消瘦,五心烦热,口燥咽干,舌红少苔,脉细数。

（二）心与小肠病辨证

心居胸中,心包络围护于外,为心主的宫城。其经脉下络小肠,两者相为表里。心主血脉,又主神明,开窍于舌。小肠分清泌浊,具有化物的功能。

【实态】

1. 心火亢盛证　心火亢盛证是指心火炽盛所表现的证候。凡五志、六淫化火,或因劳倦,或进食辛辣厚味,均能引起此证。

临床表现:心中烦躁,夜寐不安,面赤口渴,溲黄便干,舌尖红绛,或生舌疮,脉数有力。甚则狂躁谵语,或见吐血衄血,或见肌肤疮疡,红肿热痛。

2. 痰火扰心证　痰火扰心证是指痰火扰乱心神所出现的证候。多因五志化火,灼液成痰,痰火内盛或外感邪热,夹痰内陷心包所致。

临床表现:发热气粗,面红目赤,痰黄稠,喉间痰鸣,躁狂谵语,舌红苔黄腻,脉滑数;或见失眠心烦,痰多胸闷,头晕目眩,或见语言错乱,哭笑无常,不避亲疏,狂躁妄动,打人毁物,力逾常人。

3. 小肠实热证　小肠实热证是指小肠里热炽盛所表现的证候。多由心热下移所致。

临床表现:心烦口渴,口舌生疮,小便赤涩,尿道灼痛,尿血,舌红苔黄,脉数。

4. 痰迷心窍证　痰迷心窍证是指痰浊蒙闭心窍表现的证候。多因湿浊酿痰,或情志不遂,气郁生痰而引起。

临床表现:面色晦滞,脘闷作恶,意识模糊,语言不清,喉有痰声,甚则昏不知人,舌苔白腻,脉滑;或精神抑郁,表情淡漠,神志痴呆,喃喃自语,举止失常。或突然仆地,不省人事,口吐痰涎,喉中痰鸣,两目上视,手足抽搐,口中如作猪羊叫声。

【虚态】

1. 心气虚证、心阳虚证与心阳暴脱证　心气虚证是指心脏功能减退所表现的证候。凡禀赋不足,年老体衰,久病或劳心过度均可引起此证。心阳虚证是指心脏阳气虚衰所表现的证候。凡心气虚甚,寒邪伤阳,汗下太过等均可引起此证。心阳暴脱证是指阴阳相离、心阳骤越所表现的证候。凡病情危重,危症、险症均可出现此证。

临床表现:心悸怔忡,胸闷气短,活动后加重,面色淡白或㿠白,或有自汗,舌淡苔白,脉虚,为心气虚。若兼见畏寒肢冷,心痛,舌淡胖,苔白滑,脉微细,为心阳虚。若突然冷汗淋漓,四肢厥冷,呼吸微弱,面色苍白,口唇青紫,神志模糊或昏迷,则是心阳暴脱的危象。

心气虚、心阳虚、心阳暴脱三证的鉴别:

相同点:心悸怔忡,胸闷气短,活动后加重,自汗。

不同点:①心气虚:面色淡白或㿠白,舌淡苔白,脉虚;②心阳虚:畏寒肢冷,心痛,面色㿠白或晦暗,舌淡胖,苔白滑,脉微细;③心阳暴脱:突然冷汗淋漓,四肢厥冷,呼吸微弱,面色苍白,口唇青紫,神志模糊,或昏迷。

2. 心血虚证与心阴虚证 心血虚证是指心血不足,不能濡养心脏所表现的证候。心阴虚证是指心阴不足,不能濡养心脏所表现的证候。二者常由久病耗损阴血,或失血过多,或阴血生成不足,或情志不遂,气火内郁,暗耗阴血等因素引起。

临床表现:心悸怔忡,失眠多梦,为心血虚与心阴虚的共有症。若兼见眩晕,健忘,面色淡白无华,或萎黄,口唇色淡,舌色淡白,脉象细弱等症,为心血虚。若见五心烦热,潮热,盗汗,两颧发红,舌红少津,脉细数,为心阴虚。

【虚实互存态】

心脉痹阻证 心脉痹阻证是指心脏脉络在各种致病因素作用下而痹阻不通所反映的证候。常由年高体弱或病久正虚以致瘀阻、痰凝、寒滞、气郁而发作。

临床表现:心悸怔忡,心胸憋闷疼痛,痛引肩背内臂,时发时止。若痛如针刺,并见舌紫黯有紫斑、紫点,脉细涩或结代,为瘀阻心脉。若为闷痛,并见体胖痰多,身重困倦,舌苔白腻,脉沉滑,为痰阻心脉。若剧痛暴作,并见畏寒肢冷,得温痛缓,舌淡苔白,脉沉迟或沉紧,为寒凝之象。若疼痛而胀,且发作时与情志有关,舌淡红,苔薄白,脉弦,为气滞之证。

(三)脾与胃病辨证

脾胃共处中焦,经脉互为络属,具有表里的关系。脾主运化水谷,胃主受纳腐熟,脾升胃降,共同完成饮食物的消化吸收与输布,为气血生化之源,后天之本。脾又具有统血、主四肢肌肉的功能。

【实态】

1. 寒湿困脾证 寒湿困脾证是指寒湿内盛,中阳受困而表现的证候。多由饮食不节,过食生冷,淋雨涉水,居处潮湿,以及内湿素盛等因素引起。

临床表现:脘腹痞闷胀痛,食少便溏,泛恶欲吐,口淡不渴,头身困重,面色晦黄,或肌肤面目发黄,黄色晦暗如烟熏,或肢体浮肿,小便短少,舌淡胖,苔白腻,脉濡缓。

2. 湿热蕴脾证 湿热蕴脾证是指湿热内蕴中焦所表现的证候。常因受湿热外邪,或过食肥甘酒酪,酿湿生热所致。

临床表现:脘腹痞闷,纳呆呕恶,便溏尿黄,肢体困重,或面目肌肤发黄,色泽鲜明如橘皮,皮肤发痒,或身热起伏,汗出热不解,舌红苔黄腻,脉濡数。

3. 食滞胃脘证 食滞胃脘证是指食物停滞胃脘不能腐熟所表现的证候。多由饮食不节,暴饮暴食,或脾胃素弱,运化失健等因素引起。

临床表现:胃脘胀闷疼痛,嗳气吞酸或呕吐酸腐食物,吐后胀痛得减,或矢气便溏,泻下物酸腐臭秽,舌苔厚腻,脉滑。

4. 胃寒证 胃寒证是指阴寒凝滞胃腑所表现的证候。多由腹部受凉,过食生冷,或劳倦伤中,复感寒邪所致。

临床表现:胃脘冷痛,轻则绵绵不已,重则拘急剧痛,遇寒加剧,得温则减,口淡不渴,口泛清水,或恶心呕吐,或伴见胃中水声辘辘,舌苔白滑,脉弦或迟。

5. 胃热证 胃热证是指胃火内炽所表现的证候。多因平素嗜食辛辣肥腻,化热生火,或情志不遂,气郁化火,或热邪内犯等所致。

临床表现:胃脘灼痛,吞酸嘈杂,或食入即吐,或渴喜冷饮,消谷善饥,或牙龈肿痛、齿衄口臭,大便秘结,小便短赤,舌红苔黄,脉滑数。

【虚态】

1. 脾气虚证　脾气虚证是指脾气不足,运化失健所表现的证候。多因饮食失调,劳累过度,以及其他急慢性疾患耗伤脾气所致。

临床表现:纳少腹胀,饭后尤甚,大便溏薄,肢体倦怠,少气懒言,面色萎黄或淡白,形体消瘦或浮肿,舌淡苔白,脉缓弱。

2. 脾阳虚证　脾阳虚证是指脾阳虚衰,阴寒内盛所表现的证候。多由脾气虚发展而来,或过食生冷,或肾阳虚,火不生土所致。

临床表现:腹胀纳少,腹痛喜温喜按,畏寒肢冷,大便溏薄清稀,或肢体困重,或周身浮肿,小便不利,或白带量多质稀,舌淡胖,苔白滑,脉沉迟无力。

3. 中气下陷证　中气下陷证是指脾气亏虚,升举无力而反下陷所表现的证候。多由脾气虚进一步发展,或久泄久痢,或劳累过度所致。

临床表现:脘腹重坠作胀,食后尤甚;或便意频数,肛门坠重;或久痢不止,甚或脱肛;或子宫下垂;或小便混浊如米泔。伴见气少乏力,肢体倦怠,声低懒言,头晕目眩。舌淡苔白,脉弱。

4. 脾不统血证　脾不统血证是指脾气亏虚不能统摄血液所表现的证候。多由久病脾虚,或劳倦伤脾等引起。

临床表现:便血,尿血,肌衄,齿衄,或妇女月经过多,崩漏等。常伴见食少便溏,神疲乏力,少气懒言,面色无华,舌淡苔白,脉细弱等。

5. 胃阴虚证　胃阴虚证是指胃阴不足所表现的证候。多由胃病久延不愈,或热病后期阴液未复,或平素嗜食辛辣,或情志不遂,气郁化火使胃阴耗伤而致。

临床表现:胃脘隐痛,饥不欲食,口燥咽干,大便干结,或脘痞不舒,或干呕呃逆,舌红少津,脉细数。

(四) 肺与大肠病辨证

肺居胸中,经脉下络大肠,与大肠相为表里。肺主气,司呼吸,主宣发肃降,通调水道,外合皮毛,开窍于鼻。大肠主传导,排泄糟粕。

【实态】

1. 风寒犯肺证　风寒犯肺证是指风寒外袭,肺卫失宣所表现的证候。

临床表现:咳嗽,痰稀薄色白,鼻塞流清涕,微微恶寒,轻度发热,无汗,苔白,脉浮紧。

2. 风热犯肺证　风热犯肺证是指风热侵犯肺系,肺卫受病所表现的证候。

临床表现:咳嗽,痰稠色黄,鼻塞流黄浊涕,身热,微恶风寒,口干咽痛,舌尖红,苔薄黄,脉浮数。

3. 燥邪犯肺证　燥邪犯肺证是指秋令燥邪犯肺,耗伤津液,侵犯肺卫所表现的证候。

临床表现:干咳无痰,或痰少而黏,不易咳出,唇、舌、咽、鼻干燥欠润,或身热恶寒,或胸痛咯血,舌红苔白或黄,脉数。

4. 痰湿阻肺证　痰湿阻肺证是指痰湿阻滞肺系所表现的证候。多由脾气亏虚,或久咳伤肺,或感受寒湿等病邪引起。

临床表现:咳嗽,痰多质黏,色白易咯,胸闷,甚则气喘痰鸣,舌淡苔白腻,脉滑。

5. 大肠湿热证　大肠湿热证是指湿热侵袭大肠所表现的证候。多因感受湿热外邪,或饮食不节等因素引起。

临床表现:腹痛,下痢脓血,里急后重,或暴注下泻,色黄而臭,伴见肛门灼热,小便短赤,身热口渴,舌红苔黄腻,脉滑数或濡数。

【虚态】

1. 肺气虚证 肺气虚证是指肺气不足和卫表不固所表现的证候。多由久病咳喘,或气的生化不足所致。

临床表现:咳喘无力,气少不足以息,动则益甚,体倦懒言,声音低怯,痰多清稀,面色㿠白,或自汗畏风,易于感冒,舌淡苔白,脉虚弱。

2. 肺阴虚证 肺阴虚证是指肺阴不足,虚热内生所表现的证候。多由久咳伤阴,痨虫袭肺,或热病后期阴津损伤所致。

临床表现:干咳无痰,或痰少而黏,口燥咽干,形体消瘦,午后潮热,五心烦热,盗汗,颧红,甚则痰中带血,声音嘶哑,舌红少津,脉细数。

(五)肾与膀胱病辨证

肾左右各一,位于腰部,其经脉与膀胱相互络属,故两者相为表里。肾藏精,主生殖,为先天之本,主骨生髓充脑,在体为骨,开窍于耳,其华在发。肾又主水,并有纳气功能。膀胱具有贮尿、排尿的作用。

【实态】

膀胱湿热证 膀胱湿热证是湿热蕴结膀胱所表现的证候。多由感受湿热,或饮食不节,湿热内生,下注膀胱所致。

临床表现:尿频尿急,排尿艰涩,尿道灼痛,尿黄赤混浊或尿血,或有砂石,小腹痛胀迫急,或伴见发热,腰酸胀痛,舌红苔黄腻,脉滑数。

【虚态】

1. 肾阳虚证 肾阳虚证是指肾脏阳气虚衰表现的证候。多由素体阳虚,或年高肾亏,或久病伤肾,以及房劳过度等因素引起。

临床表现:腰膝酸软而痛,畏寒肢冷,尤以下肢为甚,精神委靡,面色㿠白或黧黑,舌淡胖苔白,脉沉弱。或男子阳痿,女子宫寒不孕;或大便久泄不止,完谷不化,五更泄泻;或浮肿,腰以下为甚,按之没指,甚则腹部胀满,全身肿胀,心悸咳喘。

2. 肾阴虚证 肾阴虚证是指肾脏阴液不足表现的证候。多由久病伤肾,或禀赋不足,房事过度,或过服温燥劫阴之品所致。

临床表现:腰膝酸痛,眩晕耳鸣,失眠多梦,男子遗精早泄,女子经少经闭,或见崩漏,形体消瘦,潮热盗汗,五心烦热,咽干颧红,溲黄便干,舌红少津,脉细数。

3. 肾不纳气证 肾不纳气证是指肾气虚衰,气不归元所表现的证候。多由久病咳喘,肺虚及肾,或劳伤肾气所致。

临床表现:久病咳喘,呼多吸少,气不得续,动则喘息益甚,自汗神疲,声音低怯,腰膝酸软,舌淡苔白,脉沉弱。或喘息加剧,冷汗淋漓,肢冷面青,脉浮大无根;或气短息促,面赤心烦,咽干口燥,舌红,脉细数。

(六)脏腑兼病辨证

人体每一个脏腑虽然有其独特功能,但它们彼此之间却是密切联系的,因而在发病时往往不是孤立的,而是相互关联的。常见有脏病及脏、脏病及腑、腑病及脏、腑病及腑。

凡两个或两个以上脏腑相继或同时发病者,即为脏腑兼病。

一般来说,脏腑兼病在病理上有一定的内在规律,凡具有表里、生克、乘侮关系的脏腑,兼病较常见,反之则较少见。因此在辨证时应注意辨析发病脏腑之间的因果关系,这样在治疗时才能分清主次、灵活运用。

脏腑兼病的证候极为复杂,但一般以脏与脏、脏与腑的兼病常见。具有表里关系的病变已在五脏辨证中论述,现对临床最常见的兼证进行讨论。

1. 心肾阳虚证　心肾阳虚证是指心肾两脏阳气虚衰,阴寒内盛所表现的证候。多由久病不愈,或劳倦内伤所致。

临床表现:畏寒肢冷,心悸怔忡,小便不利,肢体浮肿,或唇甲青紫,舌淡黯或青紫,苔白滑,脉沉微细。

2. 心肺气虚证　心肺气虚证是指心肺两脏气虚所表现的证候。多由久病咳喘,耗伤心肺之气,或禀赋不足,年高体弱等因素引起。

临床表现:心悸咳喘,气短乏力,动则尤甚,胸闷,痰液清稀,面色㿠白,头晕神疲,自汗声怯,舌淡苔白,脉沉弱或结代。

3. 心脾两虚证　心脾两虚证是指心血不足,脾气虚弱所表现的证候。多由病久失调,或劳倦思虑,或慢性出血而致。

临床表现:心悸怔忡,失眠多梦,眩晕健忘,面色萎黄,食欲不振,腹胀便溏,神倦乏力,或皮下出血,妇女月经量少色淡、淋漓不尽等,舌质淡嫩,脉细弱。

三、六经辨证是三态论治的具体案例

六经辨证始见于《伤寒论》,是东汉医家张仲景在《素问·热论》等篇的基础上,结合伤寒病证的传变特点所创立的一种论治外感病的辨证方法。它以六经(太阳经、阳明经、少阳经、太阴经、少阴经、厥阴经)为纲,将外感病演变过程中所表现的各种证候总结归纳为三阳病(太阳病、阳明病、少阳病)、三阴病(太阴病、少阴病、厥阴病)六类,分别从邪正盛衰、病变部位、病势进退及其相互传变等方面阐述外感病各阶段的病变特点。凡是抗病能力强、病势亢盛的,为三阳病证;抗病力衰减、病势虚弱的,为三阴病证。

六经病证是经络、脏腑病理变化的反映。其中三阳病证以六腑的病变为基础;三阴病证以五脏的病变为基础。所以说六经病证基本上概括了脏腑和十二经的病变。运用六经辨证,不仅仅局限于外感病的诊治,对内伤杂病的论治也同样具有指导意义。

(一)六经病证的分类

六经病证是外邪侵犯人体,作用于六经,致六经所系的脏腑经络及其气化功能失常,从而产生病理变化,出现一系列证候。经络脏腑是人体不可分割的有机整体,故某一经的病变,很可能影响到另一经,六经之间可以相互传变。六经病证传变的一般规律是由表入里、由经络而脏腑,由阳经入阴经。病邪的轻重、体质强弱,以及治疗恰当与否,都是决定传变的主要因素。如患者体质虚弱,或医治不当,虽阳证亦可转入三阴;反之,如护理较好,医治适宜,正气得复,虽阴证亦可转出三阳。因而针对临床上出现的各种证候,运用六经辨证的方法,来确定何经为病,进而明确该病证的病因病机,确立相应的治法,列出一定的方药,正是六经病证分类的意义所在。

【太阳病证】

太阳病证是指邪自外入或病由内发,致使太阳经脉及其所属脏腑功能失常所出现的临床证候。太阳是阳气旺盛之经,主一身之表,主摄营卫,为一身之藩篱,包括足太阳膀胱经和手太阳小肠经。外邪侵袭人体,大多从太阳而入,卫气奋起抗邪,正邪相争,太阳经气不利,营卫失调而发病;病由内发者,系在一定条件下,疾病由阴转阳,或由里出表。由于患者体质和病邪传变的不同,同是太阳经证,却又有中风与伤寒的区别。

1. 太阳经证　太阳经证是指太阳经受外邪侵袭、邪在肌表,经气不利而出现的临床证候。可分为太阳中风证和太阳伤寒证。

(1) 太阳中风证:太阳中风证是指风邪袭于肌表,卫气不固,营阴不能内守而外泄出现的一种临床证候。临床上亦称之为表虚证。

临床表现:发热,汗出,恶风,头痛,脉浮缓,有时可见鼻鸣干呕。

(2) 太阳伤寒证:太阳伤寒证是指寒邪袭表,太阳经气不利,卫阳被束,营阴郁滞所表现出的临床证候。

临床表现:发热,恶寒,头项强痛,体痛,无汗而喘,脉浮紧。

2. 太阳腑证　太阳腑证是指太阳经邪不解,内传入腑所表现出的临床证候。

(1) 太阳蓄水证:太阳蓄水证是指外邪不解,内舍于太阳膀胱之腑,膀胱气化失司,水道不利而致蓄水所表现出的临床证候。

临床表现:小便不利,小腹胀满,发热烦渴,渴欲饮水,水入即吐,脉浮或浮数。

(2) 太阳蓄血证:太阳蓄血证是指外邪入里化热,随经深入下焦,邪热与瘀血相互搏结于膀胱少腹部位所表现出的临床证候。

临床表现:少腹急结,硬满疼痛,如狂或发狂,小便自利或不利,或大便色黑,舌紫或有瘀斑,脉沉涩或沉结。

【阳明病证】

阳明病证是指太阳病未愈,病邪逐渐亢盛入里,内传阳明或本经自病而起,邪热炽盛,伤津成实所表现出的临床证候。阳明病证为外感病的极期阶段,以身热汗出、不恶寒、反恶热为基本特征。病位主要在肠胃,病性属里、热、实。根据邪热入里是否与肠中积滞互结,而分为阳明经证和阳明腑证。

1. 阳明经证　阳明经证是指阳明病邪热弥漫全身,充斥阳明之经,肠中并无燥屎内结所表现出的临床证候。又称阳明热证。

临床表现:身大热,大汗出,大渴引饮,脉洪大;或见手足厥冷,喘促气粗,心烦谵语,舌质红,苔黄腻。

2. 阳明腑证　阳明腑证是指阳明经邪热不解,由经入腑,或热自内发,与肠中糟粕互结,阻塞肠道所表现出的临床证候。阳明腑证又称阳明腑实证,临床以"痞、满、燥、实"为特点。

临床表现:日晡潮热,手足汗出,脐腹胀满疼痛,大便秘结,或腹中转矢气,甚者谵语,狂乱,不得眠,舌苔多厚黄干燥,边尖起芒刺,甚至焦黑燥裂,脉沉迟而实,或滑数。

【少阳病证】

少阳病证是指人体受外邪侵袭,邪正纷争于半表半里之间,少阳枢机不利所表现出的临床证候。少阳病从其病位来看,是已离太阳之表,而又未入阳明之里,正是半表半里之间,因而在其病变的机转上属于半表半里的热证。可由太阳病不解内传,或病邪直犯少阳,或三阴病阳气来复,转入少阳而发病。

临床表现:往来寒热,胸胁苦满,默默不欲饮食,心烦喜呕,口苦,咽干,目眩,苔薄白,脉弦。

【太阴病证】

太阴病证是指邪犯太阴,脾胃功能衰弱所表现出的临床证候。太阴病中之"太阴"主要是指脾(胃)而言。太阴病证可由三阳病治疗失当,损伤脾阳,也可因脾气素虚,寒邪直中而起病。

临床表现:腹满而吐,食不下,自利,口不渴,时腹自痛,或舌苔白腻,脉沉缓而弱。

【少阴病证】

少阴病证是指少阴心肾阳虚,虚寒内盛所表现出的全身性虚弱的一类临床证候。少阴病证为六经病变发展过程中最危险的阶段。病至少阴,心肾功能衰减,抗病能力减弱,或从阴化寒,或从阳化热,因而在临床上有寒化、热化两种不同证候。

1. 少阴寒化证　少阴寒化证是指心肾水火不济,病邪从水化寒,阴寒内盛而阳气衰弱所表现出的临床证候。

临床表现:无热恶寒,脉微细,但欲寐,四肢厥冷,下利清谷,呕不能食,或食入即吐;或脉微欲绝,反不恶寒,甚至面赤。

2. 少阴热化证　少阴热化证是指少阴病邪从火化热而伤阴,致阴虚阳亢所表现出的临床证候。

临床表现:心烦不寐,口燥咽干,小便短赤,舌红,脉细数。

【厥阴病证】

厥阴病证是指病至厥阴,机体阴阳调节功能发生紊乱所表现出的寒热错杂、厥热胜复的临床证候。厥阴病证为六经病证的较后阶段。厥阴病的发生,一为直中,系平素厥阴之气不足,风寒外感,直入厥阴;二为传经,少阴病进一步发展传入厥阴;三为转属,少阳病误治、失治,阳气大伤,病转厥阴。

临床表现:消渴,气上冲心,心中疼热,饥不欲食,食则吐蛔。

(二) 六经病的传变

传变是疾病本身发展过程中固有的某些阶段性的表现,也是人体脏腑经络相互关系发生紊乱而依次传递的表现。一般认为:"传"是指疾病循着一定的趋向发展;"变"是指病情在某些特殊条件下发生性质的转变。六经病证是脏腑、经络病理变化的反映,人体是一个有机的整体,脏腑经络密切相关,故一经的病变常常会涉及另一经,从而表现出合病、并病及传经的证候。

1. 合病　两经或三经同时发病,出现相应的证候,而无先后次第之分。如太阳经证和阳明经证同时出现,称"太阳阳明合病";三阳经同病为"三阳合病"。

2. 并病　凡一经之病,治不彻底,或一经之证未罢,又见他经证候的,称为并病。并病有先后次第之分。如少阳病未愈,进一步发展而又涉及阳明,称"少阳阳明并病"。

3. 传经　病邪从外侵入,逐渐向里传播,由这一经的证候转变为另一经的证候,称为"传经"。传经与否,取决于体质的强弱、感邪的轻重、治疗的当否3个方面。如邪盛正衰,则发生传变;正盛邪退,则病转痊愈。身体强壮者,病变多传三阳;体质虚弱者,病变多传三阴。此外,误汗、误下也能传入阳明,更可以不经少阳、阳明而径传三阴。但三阴病也不一定从阳经传来,有时外邪可以直中三阴。传经的一般规律有:

(1) 循经传:就是按六经的次序相传。如太阳病不愈,传入阳明,阳明病不愈,传入少阳;三阳病不愈,传入三阴,首传太阴,次传少阴,终传厥阴。一说有按太阳—少阳—阳明—太阴—厥阴—少阴相传者。

(2) 越经传:是不按上述循经次序,隔一经或隔两经相传。如太阳病不愈,不传阳明,而传少阳,或不传阳明、少阳而直传太阴。越经传多由病邪旺盛,正气不足所致。

（3）表里传：即相为表里的经相传。如太阳传入少阴，少阳传入厥阴，阳明传入太阴。表里传是邪盛正虚，由实转虚，病情加剧的表现，与越经传含义不同。

（4）直中：凡病邪初起不从阳经传入，而径中阴经，表现出三阴证候的为直中。

以上所述，都属由外传内，由阳转阴。此外，还有一种里邪出表，由阴转阳的阴病转阳证。所谓阴病转阳，就是本为三阴病而转变为三阳证，为正气渐复、病有向愈的征象。

四、卫气营血辨证是三态论治的经典体现

卫气营血辨证是清代医家叶桂首创的一种论治外感温热病的辨证方法。四时温热邪气侵袭人体，会造成卫气营血生理功能的失常，破坏了人体的动态平衡，从而导致温热病的发生。此种辨证方法是在伤寒六经辨证的基础上发展起来的，又弥补了六经辨证的不足，从而丰富了外感病辨证学的内容。

卫、气、营、血即卫分证、气分证、营分证、血分证这四类不同的证候。当温热病邪侵袭人体，一般先起于卫分；邪在卫分郁而不解，则传变而入气分；气分病邪不解，以致正气虚弱，津液亏耗，病邪乘虚而入营血；营分有热，动血耗阴，势必累及血分。

（一）卫气营血证候的分类

温热病按照卫气营血的方法来辨证，可分为卫分证候、气分证候、营分证候和血分证候四大类。四类证候标志着温热病邪侵袭人体后由表入里的 4 个层次。卫分主皮毛，是最浅表的一层，也是温热病的初起。气分主肌肉，较皮毛深入一层。营血主里，营主里之浅，血主里之深。

1. 卫分证候　卫分证候指温热病邪侵犯人体肌表，致使肺卫功能失常所表现的证候。其病变主要累及肺卫。

临床表现：本证的基本临床特征是发热与恶寒并见，发热较重，恶风（寒）较轻。风温之邪犯表，卫气被郁，奋而抗邪，故发热、微恶风寒。风温伤肺，故咳嗽、咽喉肿痛。风热上扰，则舌边尖红。风邪在表，故脉浮、苔薄，兼热邪则脉数。

2. 气分证候　气分证候是指温热病邪内入脏腑，正盛邪实，正邪剧争，阳热亢盛的里热证候。气分证候为温热邪气由表入里、由浅入深的极盛时期。由于邪入气分及所在脏腑、部位的不同，所反映的证候有多种类型，常见的有热壅于肺、热扰胸膈、热在肺胃、热迫大肠等。

临床表现：发热，不恶寒反恶热，舌红苔黄，脉数；常伴有心烦、口渴、面赤等症。若兼咳喘、胸痛、咯吐黄稠痰者，为热壅于肺；若兼心烦懊侬、坐卧不安者，为热扰胸膈；若兼自汗、喘急、烦闷、渴甚、脉数而苔黄燥者，为热在肺胃；若兼胸痞、烦渴、下利、谵语者，为热迫大肠。

3. 营分证候　营分证候是指温热病邪内陷的深重阶段表现的证候。营行脉中，内通于心，故营分证以营阴受损、心神被扰的病变为其特点。

临床表现：身热夜甚，口渴不甚，心烦不寐，甚或神昏谵语，斑疹隐现，舌质红绛，脉象细数。

4. 血分证候　血分证候是指温热邪气深入阴分，损伤精血津液的危重阶段所表现出的证候。血分证候也是卫气营血病变最后阶段的证候。典型的病理变化为热盛动血，心神错乱。病变主要累及心、肝、肾三脏。临床以血热妄行证和血热伤阴证多见。

（1）血热妄行证：是指热入血分，损伤血络而表现的出血证候。

临床表现：在营分证的基础上，更见烦热躁扰，谵妄，斑疹透露，色紫或黑，吐衄，便血，尿血，舌质深绛或紫，脉细数。

（2）血热伤阴证：是指血分热盛，阴液耗伤而见的阴虚内热的证候。

临床表现：持续低热，暮热朝凉，五心烦热，口干咽燥，神倦耳聋，心烦不寐，舌上少津，脉虚细数。

（二）卫气营血证候的传变规律

在外感温热病过程中，卫气营血证候的传变有顺传和逆传两种形式。

1. 顺传　外感温热病多起于卫分，渐次传入气分、营分、血分，即由浅入深，由表及里，按照卫—气—营—血的次序传变，标志着邪气步步深入，病情逐渐加重。

2. 逆传　即不依上述次序传变，又可分为两种：一为不循经传，如在发病初期不一定出现卫分证候，而直接出现气分、营分或血分证候；一为传变迅速而病情重笃，如热势弥漫，不但气分、营分有热，且血分受燔灼而出现气营同病，或气血两燔。

第五章

急诊危重病病机学

"病机"二字首见于《素问·至真要大论》,如"谨候气宜,无失病机","审察病机,无失气宜","谨守病机,各司其属";又提出了"病机十九条",对临床有重要的指导价值。"病机"二字的原意为"病之机要","病之机栝",含有疾病之关键的意思。疾病是病邪作用于人体,人体正气奋起而抗邪,引起正邪相争,进而破坏人体阴阳平衡,或使脏腑气机升降失常,或使气血功能紊乱,并进而影响全身脏腑组织器官的生理活动,产生的一系列临床表现之总称。急诊危重病病机是阐明急诊危重病发生、发展和变化的规律,旨在揭示急诊危重病发生、变化的本质,是对疾病进行正确诊断和有效救治的理论基础。其内容包括疾病发生的机制、疾病传变的机制、病程演变的机制3个部分。

一、急诊危重病的发病机制

(一) 发病

急症、危重病是人体正常生理功能在某种因素作用下的破坏过程,也就是邪正斗争对机体破坏的过程。在人体的生命活动中,一方面正气发挥着其维持人体正常生理功能的作用,另一方面,人体也无时无刻不在受着邪气的侵袭,正邪二者不断地发生斗争,也不断地取得平衡和统一,保证了人体的健康。因此,疾病的发生决定于正气和邪气双方斗争的结果。中医发病学既强调人体正气在发病上的决定作用,又不排除邪气的重要作用,并且认为邪气在一定条件下也可以起决定性的作用。

1. 邪正斗争与发病

(1) 正气与邪气的概念:正气简称正,通常与邪气相对而言,是人体正常功能及所产生的各种维护健康的能力,包括自我调节能力、适应环境能力、抗邪防病能力和康复自愈能力。正气的作用方式有三:①自我调节,以适应内外环境的变化,维持阴阳的协调平衡,保持和促进健康;②抗邪防病,或疾病发生后驱邪外出;③自我康复,病后或虚弱时自我修复,恢复健康。

邪气又称病邪,简称邪,与正气相对而言,泛指各种致病因素。邪气包括存在于外界环境之中和人体内部产生的各种具有致病或损伤正气作用的因素,诸如六淫、疫疠、七情、外伤及痰饮和瘀血等。

(2) 邪正斗争与发病:疾病的发生、发展和变化是在一定条件下邪正斗争的结果。在疾病的发生、发展过程中,病邪侵害和正气虚弱都是必不可少的因素,既要强调"邪之所凑,其气必虚"(《素问·评热病论》)、"不得虚,邪不能独伤人"(《灵枢·百病始生》),同时也要强调"必有因加而发",因此,预防发病应"避其毒气"。邪气与正气的斗争贯穿于疾病过程的始终,两者既互相联系又相互斗争,是推动疾病发展的动力。邪气与正气的斗争以及它们之间的力量对比常常影响着疾病的发展方向和转归。中医学在重视邪气对疾病发生的重要作用的同时,更重视正气在疾病发生中的主要作用,两者都能起决定作用。

1) 正气在邪正斗争中居主导作用:若人体脏腑功能正常,气血充盈,卫外固密,常足以抗御邪气的侵袭,病邪便难以侵入,即使邪气侵入,亦能驱邪外出,因此,一般不易发病,即使发病也较轻浅、易愈。当正气不足,或邪气的致病能力超过正气抗病能力的限度时,邪正之间的力量对比表现为邪盛正衰,正气无力抗邪,感邪后又不能及时驱邪外出,更无力尽快修复病邪对机体造成的损伤、及时调节紊乱的功能活动,于是发生疾病。所谓"邪之所凑,其气必虚"(《素问·评热病论》)、"凡风寒感人,由皮毛而入;瘟疫感人,由口鼻而入。总由正气适逢亏欠,邪气方能干犯"(《医论三十篇》)。因此,在病邪侵入之后,机体是否发病,一般是由正气盛衰所决定的。正能抗邪,正盛邪却,则不发病;正不敌邪,正虚邪侵,则发病。人体正虚的程度各不相同,因而形成疾病的严重程度不一。一般而言,人感受邪气而生病,多是摄生不当,机体的抵抗力一时性下降,给邪气以可乘之机。邪气侵入以后,人体正气也能奋起抗邪,但在邪气尚未被祛除之前,生理功能已经遭到破坏,所以会有相应的临床症状,从而说明某一性质的疾病已经形成。但是,素体虚弱的患者,往往要待邪气侵入到一定的深度以后,正气才能被激发,因此,其病位较深,病情较重。"邪乘虚入,一分虚则感一分邪以凑之,十分虚则感十分邪"(《医原纪略》)。在一般情况下,正虚的程度与感邪为病的轻重是相一致的。

邪气侵入人体以后,究竟停留于何处而为病,这取决于人体各部位正气之强弱。一般来说,人体哪一部位正气不足,邪气即易于损伤哪一部位而发病。如脏气不足,病在脏;腑气不足,病在腑;经脉不足,病在经脉。

由上可知,人体正气的强弱,可以决定疾病的发生与否,并与发病部位、病变程度及轻重有关。所以,正气不足是发病的主要因素。从疾病的发生来看,人体脏腑功能正常,正气旺盛,气血充盈,卫外固密,病邪就难以侵入,疾病也就无从发生。从人体受邪之后看,正气不甚衰者,即使受邪,也较轻浅,病情多不深重;正气虚弱者,即使轻微受邪,亦可发生疾病或加重病情。从发病的时间来看,正气不很弱者,不一定立即发病,而只有正气不足时,才能立即发病。即只有在人体正气相对虚弱、卫外不固、抗邪无力的情况下,邪气方能乘虚侵入,使人体阴阳失调、脏腑经络功能紊乱,而发生疾病。

2) 重视正气,强调正气在发病中的主导地位,并不排除邪气对疾病发生的重要作用:邪气是发病的必要条件,在一定的条件下,甚至起主导作用。如高温、各种剧毒剂、枪弹刀伤、毒蛇咬伤等,即使正气强盛,也难免不被伤害。疫疠之发生,疫毒之邪成为疾病发生的决定性因素,因而导致了疾病的大流行。所以中医学提出了"避其毒气"的主动预防措施,以防止传染病的发生和播散。

急诊危重病的核心病机是"正气虚于一时,邪气暴盛而突发"。若正气强盛,抗邪有力,则病邪难于侵入,或侵入后即被正气及时消除,不产生病理反应而不发病。如自然界中经常存在着各种各样的致病因素,但并不是所有接触这些因素的人都会发病,此即正能胜邪的结果。若邪气偏胜,正气相对不足,邪胜正负,从而使脏腑阴阳、气血失调,气机逆乱,便可导致疾病的发生。

"邪正相搏"的发病观点有"正气内虚"和"因加而发"之说,认为人体受邪之后,邪留体内,当时可不出现任何症状。由于某种因素,如饮食起居失调,或情志变动等,造成人体气血运行失常,抗病能力衰退,病邪乘机而起与正气相搏而发病。故临床上常见某些疾患随着正气的时衰时盛,而出现时发时愈,或愈而复发的情况。所以,病邪虽可致病,但多是在正气虚衰的条件下,才能为害成病。

由此可见,正气和邪气是相互对抗、相互矛盾的两个方面。正气与邪气不断地进行斗争,疾病的发生决定于正气和邪气双方斗争的结果。急诊危重病就从这两个方面的辩证关系出发,建立了中医急诊学发病的基本观点——正气虚于一时,邪气暴盛而突发。

2. 影响发病的因素 邪正斗争受到机体内外各种因素的影响。机体的外环境包括自然环境和社会环境,主要与邪气的性质和量有关。机体的内环境包括体质因素、精神状态和遗传因素等,与人体正气相关。

(1) 外环境与发病:人生活在不同的地区、不同的时间,拥有不同的工作条件,所处环境各不相同。不同的环境能对人体造成不同的影响,因而其发病情况也有差异。一般来说,人长期生活于某一较为稳定的环境中,便会获得对此种环境的适应性,因此不易生病;若环境突然发生了变化,人在短时间内不能适应这种变化,就会感受外邪而发病。

天人相应,人随着季节气候的演变而产生相应的生理变化。脏腑、经络之气在不同的时令又各有旺衰,人对不同气候的适应能力也有所差异。因此,不同的季节就有不同的易感之邪和易患之病。如春易伤风、夏易中暑、秋易伤燥、冬易病寒等。所谓"四时之气,更伤五脏"(《素问·生气通天论》)。疫疠的暴发或流行,也与自然气候的变化密切相关。反常的气候,一方面使正气的调和能力不及而处于易病状态,另一方面又促成了某些疫疠病邪的滋生与传播,从而易于发生"时行疫气"。

地域不同,其气候特点、水土性质、物产及人们生活习俗的差异便对疾病的发生有着重要影响,甚至形成地域性的常见病和多发病。一般来说,西北之域,地势高峻,居处干燥,气候寒凉而多风,水土刚强,人之腠理常闭而少开,故多风寒中伤或燥气为病;东南之方,地势低下,居处潮湿,气候温暖或炎热潮湿,水土薄弱,人之腠理常开而少闭,故多湿邪或湿热为病。

生活居处与劳作环境的不同,亦可成为影响疾病发生或诱发的因素。例如:生活居处潮湿阴暗或空气秽浊,易感寒湿或秽浊之邪。夏月炎热,在野外操作,容易中暑;冬月严寒,在野外工作,容易受风寒或冻伤;渔民水上作业,易感阴湿之气而发病;矿工在石粉迷雾中劳动,易为尘毒伤肺而成肺痨等。

此外,不良的生活习惯,生活无规律,作息无常,以及个人和环境卫生不佳等,都会影响人体的正气而使人体易患疾病。

(2) 内环境与发病:内环境稳定是生命存在的根本。内环境由脏腑经络、形体官窍等组织结构和精气血津液等生命物质及其功能活动共同构成。人体通过气机升降出入的调节机制保持了内环境的相对稳定。

1) 体质因素:个体的体质特征决定其对某些外邪的易感性及某些疾病的易罹倾向。感受外邪后,发病与否及发病证候演变也往往取决于体质。不同体质的人所易感受的致病因素或好发疾病各不相同,而某一特殊体质的人,往往表现为对某种致病因素的易感性或好发某种疾病。如肥人多痰湿,善病中风;瘦人多火,易得劳嗽;老年人肾气虚衰,故多病痰饮咳喘等。不同体质的人,对相同的致病因素或疾病的耐受性也有所不同。一般来说,体质强壮者对邪气的耐受性较好,不易发病;体质虚弱者对邪气的耐受性较差,容易发病。也就是说,要使体质强壮者发病,邪气必须较盛,而体质虚弱者只要感受轻微之邪就可发病。强壮者发病多实,虚弱者发病易虚。"有人于此,并行并立,其年之长少等也,衣之厚薄均也,卒然遇烈风暴雨,或病或不病,或皆病,或皆不病"(《灵枢·论勇》)。具体来说,不同体质类型的人所能耐受的邪气各不相同。体质的偏阴或偏阳可影响机体对寒热的耐受性。阳偏盛者,其耐寒性高,感受一般寒邪不发病,或稍有不适可自愈,而遇热邪却易病,甚至直犯阳明。阴虚者,稍遇热邪即病,热邪甚则有热中厥阴,出现逆传心包或肢厥风动之变。阴偏盛或阳衰者,其耐热性较高,而感受寒邪却易发病,甚至直中三阴。

2) 精神因素:精神状态受情志因素影响,情志舒畅,精神愉快,气机畅通,气血调和,脏腑功能协调,则正气旺盛,邪气难于入侵;若情志不畅,精神异常,气机逆乱,阴阳气血失调,脏腑功能异常,则正气减弱而易于发病。精神情志因素不仅关系到疾病的发生与否,而且与疾病的发展过程有密切关系。精神情志状态不同,其发病的缓急、病变的证候也不尽一致。大怒、大喜、大悲、大惊等剧烈的情志波动,易于引起急性发病。如五志过极,心火暴盛,阳气怫郁,心神昏冒,则突然倒仆;神虚胆怯之人,有所惊骇,则心神慌乱,气血失主,而骤然昏闷等。

总之,七情为人之常性,但不良的精神情志,不仅能削弱人的正气,使之易于感受邪气而发病,而且又是内伤疾病的重要因素,通过影响脏腑的生理功能而发病。所谓"动之则先自脏郁而发,外形于肢体"(《三因极一病证方论》),最终形成"因郁致病","因病致郁","郁—病—郁"的恶性循环。

急诊发病学认为,疾病的发生关系到正气和邪气两个方面,正气不足是发病的内在因素,邪气是导致发病的重要条件。内外环境通过影响正气和邪气的盛衰而影响人体的发病。如体质、精神状态以及遗传因素等影响着正气的强弱。若先天禀赋不足,体质虚弱,情志不畅,则正气减弱,抗病力衰退,邪气易于入侵而发病。

(二) 发病类型

1. 卒发　卒发又称顿发,即感而即发,有急暴突然之意。一般多见以下几种情况:

(1) 感邪较甚:六淫之邪侵入,若邪气较盛,则感邪之后随即发病。如新感伤寒或温病,是外感热病中最常见的发病类型。外感风寒、风热、燥热、温热、温毒等病邪为病,多感而即发,随感随发。

(2) 情志遽变:急剧的情志波动,如暴怒、悲伤欲绝等情志变化,导致人的气血逆乱,病变顷刻即发,出现猝然昏仆、半身不遂、胸痹心痛、脉绝不至等危急重证。

(3) 疫气致病:发病暴急,来势凶猛,病情危笃,常相"染易",以致迅速扩散,广为流行。某些疫气,其性毒烈,致病力强,善"染易"流行而暴发,危害尤大,故又称暴发。

(4) 毒物所伤:误服毒物、被毒虫毒蛇咬伤、吸入毒秽之气等,均可使人中毒而发病急骤。

(5) 急性外伤:如金刃伤、坠落伤、跌打伤、烧烫伤、冻伤、触电伤、枪弹伤等,均可直接而迅速致病。

2. 伏发　伏发即伏而后发,指某些病邪传入人体后,不即时发病而潜伏于内,经一段时间后,或在一定诱因作用下才发病。如破伤风、狂犬病等,均经一段潜伏期后才发病。有些外感性疾病,也常需经过一定的潜伏期,如"伏气温病"、"伏暑"等均属此类。

新感与伏气是相对而言的。在温病学上,感受病邪之后,迅即发病者,为新感或新感温病。新感温病随感随发,初起即见风寒表证。藏于体内而不立即发病的病邪谓之伏邪,又称伏气。由伏邪所致之病,名为伏气温病。伏气温病初起不见表证,而即见里热甚至血分热证。若内有伏邪,由新感触动而发病,称为新感引动伏邪。

3. 继发 继发系指在原发疾病的基础上继续发生新的急性病证。继发病必然以原发病为前提,二者之间有着密切的联系。如急性病毒性肝炎所致的胁痛、黄疸等,若失治或治疗失当,日久可继发致生"癥积"、"鼓胀"。又如癥瘕、积块、痞块即是胀病之根,日积月累,腹大如箕、如瓮,是名单腹胀;间日疟反复发作,可继发出现"疟母"(脾脏肿大);小儿久泻或虫积,营养不良,则致生"疳积";久罹眩晕,由于忧思恼怒,饮食失宜,劳累过度,有的可发为"中风",出现猝然昏仆、面瘫、半身不遂等症状。

4. 合病与并病 凡两经或三经的病证同时出现者,称为合病;若一经病证未罢,又出现另一经病证者,则称为并病。合病与并病的区别主要在于发病时间上的差异,即合病为同时并见,并病则依次出现。

合病多见于病邪较盛之时。由于邪盛,可同时侵犯两经,如伤寒之太阳与少阳合病、太阳与阳明合病等,甚则有太阳、阳明与少阳之三阳合病者。

至于并病,则多体现于病位传变之中。病位的传变是病变过程中病变部位发生了相对转移的现象,并且原始病位的病变依然存在。在不同类别的疾病中,病位的传变也很复杂,既有一定之传变,亦有无定之传变。所谓一定之传变,多表现出传变的规律,如六经、卫气营血、三焦传变规律等;所谓无定之传变,是指在上述一般规律之外的具体疾病的病后增病,亦可视为并发病症。如脓毒症在其疾病发展过程中可以先后出现发热、黄疸、厥脱、关格、喘促等合病与并病。

5. 复发 所谓复发,是重新发作的疾病,又称为"复病"。复病具有如下特点:临床表现类似初病,但又不仅是原有病理过程的再现,而是因诱发因素作用于旧疾之宿根,机体遭受到再一次的病理性损害而旧病复发。复发的次数愈多,静止期的恢复就愈不完全,预后也就愈差,并常可遗留后遗症。所谓后遗症,是主病在好转或痊愈过程中未能恢复的机体损害,是与主病有着因果联系的疾病过程。

(1) 复发的基本条件:疾病复发的基本条件有三:其一,邪未尽除。就病邪而论,疾病初愈,病邪已去大半,犹未尽除。因为尚有余邪未尽,便为复发提供了必要的条件。若邪已尽除,则不可能再复发。因此,邪未尽除是复发的首要条件。其二,正虚未复。因为疾病导致正气受损,疾病初愈时正气尚未完全恢复。若正气不虚,必能除邪务尽,也不会出现旧病复发。所以,正虚未复也是疾病复发中必不可少的因素。其三,诱因。如新感病邪,过于劳累,均可助邪而伤正,使正气更虚,余邪复炽,引起旧病复发。其他如饮食不慎、用药不当,亦可伤正助邪,导致复发。

(2) 复发的主要类型:由于病邪的性质不同,人体正气的盛衰各异,因而复发大体上可以分为疾病少愈即复发、休止与复发交替和急性发作与慢性缓解期交替 3 种类型。

1) 疾病少愈即复发:这种复发类型多见于较重的外感热病。多因饮食不慎,用药不当,或过早操劳,使正气受损,余火复燃,引起复发。如湿温恢复期,患者脉静身凉,疲乏无力,胃纳渐开。若安静休息,进食清淡易于消化的半流质食物,自当逐渐康复。若饮食失宜,进食不易消化的偏硬或厚味饮食,则食积与余热相搏,每易引起复发,不但身热复炽,且常出现腹痛、便血,甚至危及生命。

2) 休止与复发交替:这种复发类型在初次患病时即有宿根伏于体内,虽经治疗,症状和体征均已消除,但宿根未除,一旦正气不足,或感新邪引动宿邪,即可旧病复发。如哮喘病,有痰饮宿根胶着于胸膈,休止时宛若平人。但当气候骤变,新感外邪引动伏邪,或过度疲劳,正气暂虚,无力制邪时,痰饮即泛起,上壅气道,使肺气不畅,呼吸不利,张口抬肩而息,喉中痰鸣如拽锯,哮喘复发。经过适当治疗,痰鸣气喘消除,又与常人无异。但胸膈中宿痰不除,终有复发之虞。欲除尽宿根,确非易事。

　　3)急性发作与慢性缓解期交替:这种复发类型实际上是慢性疾病症状较轻的缓解期与症状较重的急性发作期的交替。如胆石症,结石为有形之病理产物,会阻碍气机而致肝气郁结。在肝疏泄正常,腑气通降适度时,患者仅感右胁下偶有不适,进食后稍觉饱胀,是谓慢性缓解期。若因情志抑郁,引起肝失疏泄,或便秘,腑气失于通降,或因进食膏粱厚味,助生肝胆湿热,使肝胆气机郁滞不通,胆绞痛发作,症见右胁下剧痛,牵引及右侧肩背,甚则因胆道阻塞而见黄疸与高热,是谓急性发作。经过适当治疗,发作渐轻,又进入缓解期。但是,胆石不除,急性发作的反复出现总是在所难免。

　　从上述3种情况看,第一种是急性病恢复期余邪未尽,正气已虚,适逢诱因而引起复发。若治疗中注意祛邪务尽,避免诱因,复发是可以避免的。第二、第三种皆因病有宿根而导致复发。宿根之形成,一是正气不足,脏腑功能失调,无力消除病邪;一是病邪之性胶着固涩,难以清除。故治疗时,一方面要扶助正气,令其祛邪有力;另一方面应根据宿邪的性质,逐步消除,持之以恒,以挖除病根。尽量减少复发,避免诱因十分重要。因此,必须认真掌握引起复发的主要诱发因素。

　　(3)复发的诱因:复发的诱因是导致病理静止期趋于重新活跃的因素。诱发因素归纳起来主要有如下几个方面:

　　1)复感新邪:疾病进入静止期,余邪势衰,正亦薄弱,复感新邪势必助邪伤正,使病变再度活跃。这种重感致复多发生于热病新瘥之后,所谓"瘥后伏热未尽,复感新邪,其病复作"(《重订通俗伤寒论·伤寒复证》)。因此,强调病后调护,慎避风邪,防寒保暖,对防止复发有着重要的意义。

　　2)食复:疾病初愈,因饮食因素而致复发者,称为"食复"。在疾病过程中,由于病邪的损害或药物的影响,脾胃已伤;"少愈"之际,受纳、腐熟、运化功能犹未复健,若多食强食,或不注意饮食宜忌,或不注意饮食卫生,可致脾胃再伤。余邪得宿食、酒毒、"发物"等之助而复作,以致复发。如胃脘痛、痢疾、痔疾、淋证等新瘥之后,每可因过食生冷,或食醇酒辛辣炙煿之物而诱发;鱼、虾、海鲜等可致隐疹及哮病的复发等。

　　3)劳复:凡病初愈,切忌操劳,宜安卧守静,以养其气。疾病初愈,若形神过劳,或早犯房事而致复病者,称为"劳复"。如某些外感热病的初愈阶段,可因起居劳作而复生余热;慢性水肿,以及痰饮、哮病、疝气、子宫脱垂等,均可因劳倦而复发并加重。某些病症的因劳致复,如中风的复中、真心痛的反复发作等,均一次比一次的预后更为凶险。

　　4)药复:病后滥施补剂,或药物调理运用失当而致复发者,称为"药复"。疾病新瘥,为使精气来复,或继清余邪,可辅以药物调理。但应遵循扶正宜平补、勿助邪,祛邪宜缓攻、勿伤正的原则。尤其注意勿滥投补剂,若急于求成,进行大补,反会导致虚不受补,或壅正助邪而引起疾病的复发,或因药害而滋生新病。

　　气候因素、精神因素、地域因素等也可成为复发的因素。如哮病,或久病咳喘引起的"肺胀",多在气候转变的季节或寒冬复发;许多皮肤疾患的复发或症状的加剧,与气候变化的联系至为密切。眩晕、失眠、脏躁、癫狂,以及某些月经不调病症的复发与加重,便与情志的刺激有关。

　　发病学理论主要是研究与阐述病邪作用于人体,正邪相搏的发病原理,影响发病的因素,发病的途径与类型等,从而构成了中医学急诊发病理论的主要框架。

二、基 本 病 机

（一）邪正盛衰

邪正盛衰是指在疾病过程中，机体的抗病能力与致病邪气之间相互斗争中所发生的盛衰变化。邪正斗争不仅关系着疾病的发生、发展和转归，而且也影响着病证的虚实变化。在疾病的发展变化过程中，正气和邪气的力量对比不是固定不变的，而是在正邪的斗争过程中不断地发生着消长盛衰的变化。随着体内邪正的消长盛衰而形成了病机的虚实变化。虚与实体现了人体正气与病邪相互对抗消长运动形式的变化。"邪气盛则实，精气夺则虚"。致病因素作用于人体之后，在疾病的发展过程中，邪正是互为消长的，正盛则邪退，邪盛则正衰。随着邪正的消长，疾病就反映出两种不同的本质，即虚与实的变化。

1. 虚实的概念

（1）实：所谓实，是指邪气盛而正气尚未虚衰，以邪气盛为主要矛盾的一种病理变化。实所表现的证候称为实证。发病后，邪气亢盛，正气不太虚，尚足以同邪气相抗衡，临床表现为亢盛有余的实证。实证必有外感六淫或痰饮、食积、瘀血等病邪滞留不解的表现。一般多见于疾病的初期或极期，病程一般较短。如外感热病进入热盛期阶段，出现了以大热、大汗、大渴、脉洪大等；或潮热、谵语、狂躁、腹胀满坚硬而拒按、大便秘结、手足微汗出、舌苔黄燥、脉沉数有力等症状，前者称"阳明经证"，后者称"阳明腑证"。就邪正关系来说，它们皆属实，就疾病性质来说它们均属热，故称实热证。此时，邪气虽盛，但正气尚未大伤，还能奋起与邪气斗争，邪正激烈斗争的结局以实热证的形式表现出来。或因痰、食、水、血等滞留于体内引起的痰涎壅盛、食积不化、水湿泛滥、瘀血内阻等病变，都属于实证。

（2）虚：所谓虚，是指正气不足，抗病能力减弱，以正气不足为主要矛盾的一种病理变化。虚所表现的证候称为虚证。由于体质素虚，或疾病后期，或大病久病之后，气血不足，伤阴损阳，导致正气虚弱，正气对病邪虽然还在抗争，但力量已经显示出严重不足，难以出现较剧烈的病理反应，所以临床上出现一系列虚损不足的证候。虚证必有脏腑功能衰退的特殊表现，一般多见于疾病的后期和慢性疾病过程中。如大病、久病，消耗精气，或大汗、吐、利、大出血等耗伤人体气血津液、阴阳，均会导致正气虚弱，出现阴阳气血虚损之证。如崩漏，由于大量出血，其症状除了出血之外，同时伴有面色苍白或萎黄、神疲乏力、心悸、气短、舌淡、脉细等，称为"脾不统血"。就邪正关系而言，心脾生理功能低下，既有脾虚之证，又有心血不足之候，属虚证。

2. 虚实互存　虚实互存包括虚中夹实和实中夹虚两种病理变化。在疾病过程中，邪正的消长盛衰，不仅可以产生单纯的虚或实的病理变化，而且由于疾病的失治或治疗不当，以致病邪久留，损伤了人体的正气；或因正气本虚，无力驱邪外出，而致水湿、痰饮、瘀血等病理产物的凝结阻滞，往往可以形成虚实同时存在的虚中夹实、实中夹虚等虚实错杂的病理变化。

（1）虚中夹实：虚中夹实是指以虚为主，又兼夹实候的病理变化。如脾阳不振之水肿即属于此。脾阳不振，运化无权，皆为虚候；水湿停聚，发为浮肿为实。上述病理变化以虚为主，实居其次。

（2）实中夹虚：实中夹虚是以实为主，兼见虚候的一种病理变化。如外感热病在发展过程中，常见实热伤津之象，因邪热炽盛而见高热、汗出、便秘、舌红、脉数之实象，又兼口渴、尿短赤等邪热伤津之征，病本为实为热，津伤源于实热而属于虚，此为实中夹虚。分析虚实错杂的病机,应根据邪正之孰缓孰急,虚实之孰多孰少,来确定虚实之主次。

3. 虚实转化　急诊危重病发生后,邪正双方力量的对比经常发生变化,因而疾病在一定条件下也常常发生由实转虚、因虚致实的病理变化。

(1)由实转虚:疾病在发展过程中,邪气盛,正气不衰,由于误治、失治,病情迁延,虽然邪气渐去,但是人体的正气、脏腑的生理功能已受到损伤,因而疾病的病理变化由实转虚。如外感性疾患,疾病初期多属于实,表寒证或表热证等由于治疗不及时或治疗不当,护理失宜,或年高体弱,抗病能力较差,从而病情迁延不愈,正气日损,可逐渐形成肌肉消瘦、纳呆食少、面色不华、气短乏力等肺脾功能衰减之虚象,这是由实转虚。

(2)因虚致实:所谓因虚致实,是由于正气本虚,脏腑生理功能低下,导致气、血、水等不能正常运行,产生了气滞、瘀血、痰饮、水湿等实邪停留体内之害。此时,虽然邪实明显,但正气亦不足,脏腑亦衰,故谓之因虚致实。如肾阳虚衰,不能主水而形成的阳虚水停之候,既有肾脏温化功能减退的虚象,又有水液停留于体内的邪实之象,这种水湿泛滥乃由肾阳不足、气化失常所致,故称为因虚致实。实际上,因虚致实是正气不足、邪气亢盛的一种虚实错杂的病理变化。

4. 虚实真假　病机的或实或虚,在临床上均有一定的征象。但必须指出,临床上的征象仅仅是疾病的现象,在一般情况下,即现象与本质相一致的情况下,可以反映病机的虚或实。但在特殊情况下,即现象与本质不完全一致的情况下,在临床上往往会出现与疾病本质不符的许多假象,因而有"至虚有盛候"的真虚假实和"大实有羸状"的真实假虚的病理变化。虽然假象也是由疾病的本质所决定的,是疾病本质的表现,但它并不如真象那样更直接地反映疾病的本质,往往会把疾病的本质掩盖起来。因此,我们要详细地占有临床资料,全面地分析疾病的现象,从而揭示病机的真正本质。

(1)真虚假实(至虚有盛候):真虚假实之虚指病理变化的本质,而实则是表面现象,是假象。如正气虚弱的人,因脏腑虚衰,气血不足,运化无力,有时反而出现类似"实"的表现。一方面可以见到纳呆食少、疲乏无力、舌胖嫩苔润、脉虚无力等正气虚弱的表现,同时又可见腹满、腹胀、腹痛等一些类似"实"的症状。但其腹虽满,却有时减轻,不似实证之腹满不减或减不足言;腹虽胀,但有时和缓,不若实证之常急不缓;腹虽痛,但喜按,与实证之腹痛拒按不同。所以,病机的本质为虚,实为假象,即真虚假实。

(2)真实假虚(大实有羸状):真实假虚的病机本质为实,而虚则是表面现象,为假象。如热结肠胃、痰食壅滞、湿热内蕴、大积大聚等,使经络阻滞,气血不能畅达,反而出现一些类似虚的假象。如热结肠胃,里热炽盛之患者,一方面见到大便秘结、腹满硬痛拒按、潮热谵语、舌苔黄燥等实证的表现,有时又可出现精神委靡、不欲多言,但语声高亢气粗;肢体倦怠,但稍动则舒适;大便下利,但得泻而反快。究其本质,是实而不是虚。

总之,在疾病的发生和发展过程中,病机的虚和实都只是相对的而不是绝对的。由实转虚、因虚致实和虚实夹杂常常是疾病发展过程中的必然趋势。因此,在临床上不能以静止的、绝对的观点来看待虚和实的病机变化,而应以运动的、相对的观点来分析虚和实的病机。

(二)阴阳失调

阴阳失调的病理变化不外阴阳盛衰、阴阳互损、阴阳格拒、阴阳转化以及阴阳亡失等几个方面,其中阴阳的偏盛偏衰是各种疾病最基本的病理变化,这种变化通过疾病性质的寒热而表现出来。

1. 阴阳盛衰　阴阳盛衰是阴和阳的偏盛或偏衰,表现为或寒或热、或实或虚的病理变化,其表现形式有阳盛、阴盛、阳虚、阴虚4种。

(1)阴阳偏盛:阴或阳的偏盛,主要是指"邪气盛则实"的病理变化。"阳盛则热,阴盛则寒"是阳偏盛和阴偏盛的病机特点。前者其病属热属实,后者其病属寒属实。

阳长则阴消,阴长则阳消,所以"阴胜则阳病,阳胜则阴病"(《素问·阴阳应象大论》)是阴偏盛或阳偏盛等病理变化的必然发展趋势。

1)阳盛则热:阳盛是指机体在疾病发展过程中,所出现的阳气偏亢,脏腑经络功能亢进,邪热过盛的病理变化。阳盛则热是由于感受温热阳邪,或感受阴邪而从阳化热,或七情内伤、五志过极而化火,或因气滞、血瘀、痰浊、食积等郁而化热化火所致。阳盛则热的病机特点多表现为阳盛而阴未虚的实热证。阳以热、动、燥为其特点,故阳偏盛产生热性病变,以及燥、动之象,出现发热、烦躁、舌红苔黄、脉数等,故曰"阳盛则热"。由于阳的一方偏盛会导致阴的一方相对偏衰,所以除上述临床表现外,同时还会出现口渴、小便短少、大便干燥等阳盛伤阴,阴液不足的症状,故称"阳盛则阴病",但矛盾的主要方面在于阳盛。

2)阴盛则寒:阴盛是指机体在疾病过程中所出现的一种阴气偏盛,功能障碍或减退,阴寒过盛以及病理性代谢产物积聚的病理变化。阴盛则寒多由感受寒湿阴邪,或过食生冷,寒湿中阻,阳不制阴而致阴寒内盛之故。

一般地说,阴盛则寒的病机特点多表现为阴盛而阳未虚的实寒证。阴以寒、静、湿为其特点,故阴偏盛产生寒性病变,以及湿、静之象,表现为形寒、肢冷、喜暖、口淡不渴、苔白、脉迟等,所以说"阴盛则寒"。由于阴的一方偏盛,常常耗伤阳气,会导致阳的一方偏衰,从而出现恶寒、腹痛、溲清便溏等。这种阳偏衰的表现是由于阴盛所引起的,所以又称"阴盛则阳病"。

"阴盛则阳病",阴盛则阳虚。从病机变化来说,阴盛则阳病虽然也可区分为阳的相对不足和绝对虚损,但是,由于阳主动而易耗散,而且阴寒内盛多因素体阳虚、阳不制阴所致,所以,实际上在阴偏盛时,多同时伴有程度不同的阳气不足,难以明确区分为相对不足和绝对虚损。

(2)阴阳偏衰:阴阳偏衰是人体阴精或阳气亏虚所引起的病理变化。阳气亏虚,阳不制阴,使阴相对偏亢,形成"阳虚则寒"的虚寒证。反之,阴精亏损,阴不制阳,使阳相对偏亢,从而形成"阴虚则热"的虚热证。

1)阳虚则寒:阳虚是指机体阳气虚损,失于温煦,功能减退或衰弱的病理变化。阳偏衰多由于先天禀赋不足,或后天饮食失养,或劳倦内伤,或久病损伤阳气所致。一般地说,其病机特点多表现为机体阳气不足,阳不制阴,阴相对亢盛的虚寒证。阳气不足一般以脾肾之阳虚为主,其中尤以肾阳不足为最。因为肾阳为人身诸阳之本,所以,肾阳虚衰(命门之火不足)在阳偏衰的病机中占有极其重要的地位。由于阳气的虚衰,阳虚则不能制阴,阳气的温煦功能减弱,经络、脏腑等组织器官的某些功能活动也因之而减弱衰退,血和津液的运行迟缓,水液不化而阴寒内盛,这就是阳虚则寒的主要机制。阳虚则寒,虽也可见到面色㿠白、畏寒肢冷、舌淡、脉迟等寒象,但还有喜静蜷卧、小便清长、下利清谷等虚象。所以,阳虚则寒与阴盛则寒不仅在病机上有所区别,而且在临床表现方面也有不同——前者是虚而有寒,后者是以寒为主,虚象不明显。

2)阴虚则热:阴虚是指机体精、血、津液等物质亏耗,以及阴不制阳,导致阳相对亢盛,功能虚性亢奋的病理变化。阴偏衰多由于阳邪伤阴,或因五志过极,化火伤阴,或因久病耗伤阴液所致。一般地说,其病机特点多表现为阴液不足及滋养、宁静功能减退,以及阳气相对偏盛的虚热证。

2. 阴阳互损　阴阳互损是指在阴或阳任何一方虚损的前提下,病变发展影响到相对的一方,形成阴阳两虚的病理变化。在阴虚的基础上,继而导致阳虚,称为阴损及阳;在阳虚的基础上,继而导致阴虚,称为阳损及阴。由于肾藏精气,内寓真阴真阳,为全身阳气阴液之根本,所以,无论阴虚或阳虚,多在损及肾脏阴阳及肾本身阴阳失调的情况下,才易于发生阳损及阴或阴损及阳的阴阳互损的病理变化。

(1) 阴损及阳:阴损及阳系指由于阴液亏损,累及阳气,使阳气生化不足或无所依附而耗散,从而在阴虚的基础上又导致了阳虚,形成了以阴虚为主的阴阳两虚的病理变化。例如,临床常见的遗精、盗汗、失血等慢性消耗性病证,严重耗伤了人体阴精,因而化生阳气的物质基础不足,发展到一定阶段就会出现自汗、畏冷、下利清谷等阳虚之候。这是由阴虚而导致阳虚,病理上称为"阴损及阳"。

(2) 阳损及阴:阳损及阴系指由于阳气虚损,无阳则阴无以生,累及阴液的生化不足,从而在阳虚的基础上又导致了阴虚,形成了以阳虚为主的阴阳两虚的病理变化。例如,临床上常见的水肿一病,其病机主要为阳气不足,气化失司,水液代谢障碍,津液停聚而水湿内生,溢于肌肤。但其病变发展则又可因阴无阳生使阴阳日益亏耗,而见形体消瘦、烦躁生火,甚则瘛疭等阴虚症状,转化为阳损及阴的阴阳两虚证。这是由阳虚而导致阴虚,病理上称为"阳损及阴"。

实际上,由阴或阳的一方不足导致另一方虚损,终究会导致阴阳两虚,只是程度轻重不同而已,这在脏腑、气血病理变化中是屡见不鲜的。因为肾阴为全身阴液之本,肾阳为全身阳气之根,故阳损及阴、阴损及阳最终又总是以肾阳、肾阴亏虚为主要病变。

3. 阴阳格拒　阴阳格拒是阴盛至极或阳盛至极而壅遏于内,使阴气与阳气或阳气与阴气相互阻隔不通的病理变化。阴阳格拒是阴阳失调中比较特殊的一类病机,包括阴盛格阳和阳盛格阴两方面。阴阳相互格拒主要是由于某些原因引起阴或阳的一方偏盛至极而壅遏于内,将另一方排斥于外,迫使阴阳之间不相维系所致。阴阳格拒表现为真寒假热或真热假寒等复杂的病理现象。

(1) 阴盛格阳(真寒假热):阴盛格阳是指阴寒过盛,阳气被格拒于外,出现内真寒、外假热的一种病理变化。如虚寒性疾病发展到严重阶段,其证除有阴寒过盛之四肢厥逆、下利清谷、脉微细欲绝等症状外,又见身反不恶寒(但欲盖衣被)、面颊泛红等假热之象。身反不恶寒、面颊泛红,似为热盛之证,但与四肢厥逆、下利清谷、脉微欲绝并见,知非真热,而是假热。

阴盛格阳又有格阳和戴阳之分。格阳是内真寒而外假热,阴盛格阳于体表(身反不恶寒)。戴阳是下真寒而上假热,阴盛格阳于头面(面赤如妆)。格阳和戴阳均属真寒假热证,其病机同为阴阳格拒。实际上,疾病发展到阴阳格拒的严重阶段,格阳证和戴阳证常常同时出现,只是名称不同而已。

(2) 阳盛格阴(真热假寒):阳盛格阴是指阳盛已极,阻拒阴气于外,出现内真热、外假寒的一种病理变化。阳盛格阴是由于热极邪气深伏于里,阳气被遏,闭郁于内,不能透达于外所致。其病机的本质属热,而临床症状有某些假寒之象,故又称真热假寒。如热性病发展到极期[阳明经证(白虎汤证)、阳明腑证(承气汤证),以及暑厥病等],既有阳热极盛之心胸烦热、胸腹扪之灼热、口干舌燥、舌红等症状,又有阳极似阴的四肢厥冷或微畏寒等症。热势愈深,四肢厥冷愈甚,所以有热深厥亦深、热微厥亦微之说。四肢厥冷是假象,系阳盛于内、格阴于外所致。

4. 阴阳转化 在疾病发展过程中,阴阳失调还可表现为阴阳的相互转化。阴阳转化包括由阳转阴和由阴转阳。

(1) 由阳转阴:疾病的本质本为阳气偏盛,但当阳气亢盛到一定程度时,就会向阴的方向转化。如某些急性外感性疾病,初期可以见到高热、口渴、胸痛、咳嗽、舌红、苔黄等一些热邪亢盛的表现,属于阳证。由于治疗不当或邪毒太盛等原因,可突然出现体温下降、四肢厥逆、冷汗淋漓、脉微欲绝等阴寒危象。此时,疾病的本质即由阳转化为阴,疾病的性质由热转化为寒,病理上称之为"重阳必阴"。"重阳必阴"与"阳证似阴"不同,前者的"阳"和"阴"皆为真,后者的"阳"为真而"阴"为假。

(2) 由阴转阳:疾病的本质为阴气偏盛,但当阴气亢盛到一定程度,就会向阳的方向转化。如感冒初期,可以出现恶寒重发热轻、头身疼痛、骨节疼痛、鼻塞流涕、无汗、咳嗽、苔薄白、脉浮紧等风寒束表之象,属于阴证。如治疗失误,或因体质等因素,可以发展为高热、汗出、心烦、口渴、舌红、苔黄、脉数等阳热亢盛之候。此时,疾病的本质即由阴转化为阳,疾病的性质则由寒转化为热,病理上称之为"重阴必阳"。"重阴必阳"与"阴证似阳"有本质的区别。

5. 阴阳亡失 阴阳亡失是指机体的阴液或阳气突然大量的亡失,导致生命垂危的一种病理变化。阴阳亡失包括阳脱和阴脱。

(1) 阳脱:是指机体的阳气发生突然脱失,而致全身功能突然严重衰竭的一种病理变化。一般地说,亡阳多由于邪盛,正不敌邪,阳气突然脱失所致;也可由于素体阳虚,正气不足,疲劳过度等多种原因,或过用汗法,汗出过多,阳随阴泄,阳气外脱所致。慢性消耗性疾病的亡阳,多由于阳气的严重耗散,虚阳外越所致,其临床表现多见大汗淋漓、手足逆冷、精神疲惫、神情淡漠,甚则昏迷、脉微欲绝等一派阳气欲脱之象。

由于阳气和阴精具有依存互根的关系,亡阳则阴精无以化生而耗竭。所以,亡阳之后,继之往往出现阴竭之变,阳亡阴竭,生命就告终了。

(2) 阴脱:阴脱是指由于机体阴液发生突然性的大量消耗或丢失,而致全身功能严重衰竭的一种病理变化。一般地说,亡阴多由于热邪炽盛,或邪热久留,大量煎灼阴液所致,也可由于其他因素大量耗损阴液而致,其临床表现多见汗出不止、汗热而黏、四肢温和、渴喜冷饮、身体干瘪、皮肤皱褶、眼眶深陷、精神烦躁或昏迷谵妄、脉细数无力或洪大而按之无力。同样,由于阴液与阳气的依存互根关系,阴液亡失,则阳气无所依附而涣散不收,浮越于外,故亡阴可迅速导致亡阳,阴竭则阳脱,阴阳不相维系而衰竭,生命也随之告终了。

综上所述,阴阳失调的病机是以阴阳的属性,以及阴和阳之间存在着的相互制约、相互消长、互根互用和相互转化关系的理论,来阐释、分析、综合机体一切病理现象的机制。因此,在阴阳的偏盛和偏衰之间,亡阴和亡阳之间,都存在着密切的联系。也就是说,阴阳失调的各种病机并不是固定不变的,而是随着病情的进退和邪正盛衰等情况的变化而变化的。

(三) 气血失调

气血是人体脏腑、经络等一切组织器官进行生理活动的物质基础,而气血的生成与运行又有赖于脏腑生理功能的正常。因此,在病理上,脏腑发病必然会影响到全身的气血,而气血的病变也必然影响到脏腑。气血的病理变化总是通过脏腑生理功能的异常而反映出来。由于气与血之间有着密切关系,所以在病理情况下,气病必及血,血病亦及气,其中尤以气病及血为多见。

1. 气失调   气的病变包括气的生成不足或耗散太过、气的运行失常，以及气的生理功能减退等，具体表现为气虚、气陷、气滞、气逆、气闭、气脱等几个方面。

（1）气虚：气虚是指元气不足，全身或某些脏腑功能衰退的病理变化。气虚主要表现在元气不足、脏腑功能活动减退以及机体抗病能力下降等方面，其形成的主要原因多是先天不足，或后天失养，或肺脾肾功能失调，也可因劳伤过度、久病耗伤、年老体弱所致。气虚多见于慢性疾患、老年患者、营养缺乏、疾病恢复期以及体质衰弱等病变。其临床表现以少气懒言、疲倦乏力、脉细软无力等症为重要特点。

气虚和阳虚虽然都是脏腑组织功能活动的衰退和抗病能力的减弱，但气虚是指单纯的功能减退，而阳虚则是在气虚进一步发展的基础上出现了阳气虚少，所以气虚属于阳虚的范畴，气虚可发展为阳虚，但气虚不一定阳虚。其区别在于：气虚是虚而无寒象，而阳虚是虚而有寒象。

由于气与血、津液的关系极为密切，因而在气虚的情况下，必然会影响及血和津液，从而引起血和津液的多种病变。如气虚可导致血虚、血瘀和出血，也可引起津液的代谢障碍，如脾气虚不能运化水湿而形成痰饮、水肿等。

（2）升降失常：升降失常包括气陷、气脱、气滞、气逆和气闭等。

1）气陷：气陷为气虚病机之一，是以气的升举无力，应升反降为主要特征的一种病理变化。气陷多由气虚进一步发展而来。脾宜升则健，脾气虚易导致气陷，常称"中气下陷"。机体内脏位置的相对恒定，全赖于气的正常升降出入运动。所以，在气虚而升举力量减弱的情况下，就会引起某些内脏的下垂，如胃下垂、肾下垂、子宫脱垂、脱肛等，还可伴见腰腹胀满重坠、便意频频，以及短气乏力、语声低微、脉弱无力等症。

2）气脱：气脱是指气虚之极而有脱失消亡之危的一种病理变化。由于体内气血津液严重损耗，以致脏腑生理功能极度衰退，真气外泄而陷于脱绝危亡之境。气脱有虚脱、暴脱之分，精气逐渐消耗，引起脏腑功能极度衰竭者，为虚脱；精气骤然消耗殆尽，引起阴竭阳亡者，为暴脱。如心气虚脱则心神浮越，脉微细欲绝；肝气虚脱则目视昏蒙，四肢微搐；脾气虚脱则肌肉大脱，泻痢不止；肺气虚脱则呼吸息高，鼾声如雷；肾气虚脱则诸液滑遗，呼气困难。阴气暴脱则肤皱眶陷，烦躁昏谵；阳气暴脱则冷汗如珠，四肢厥逆等。

3）气滞：气滞是指某些脏腑经络或局部气机郁滞的病理变化。气滞主要是由于情志内郁，或痰、湿、食、积、瘀血等阻滞，以及外伤侵袭、用力努伤、跌仆闪挫等因素，使气机阻滞而不畅，从而导致某些脏腑经络的功能失调或障碍所致，以闷胀、疼痛为其临床特点。由于人体气机升降多与肝主疏泄、肺主宣降、脾主升清、胃主降浊，以及肠主泌别传导功能有关，故气滞多与这些脏腑功能失调有关。

气行则血行，气滞则血瘀；气行水亦行，气滞则水停。所以气滞可以引起血瘀、水停，形成瘀血、痰饮、水肿等病理变化。

4）气逆：气逆是气机逆乱、失常之统称。气逆主要指气机上逆，是气机升降失常，脏腑之气逆乱的一种病理变化。气逆多由情志所伤，或因饮食寒温不适，或因痰浊壅阻等所致。气逆最常见于肺、胃和肝等脏腑。肺以清肃下降为顺，若肺气逆，则肺失肃降，发为咳逆上气；胃气宜降则和，若胃气逆，则胃失和降，发为恶心、呕吐、嗳气、呃逆；肝主升发，若肝气逆，则升发太过，发为头痛胀、面红目赤而易怒。由于肝为刚脏，主动主升，且又为藏血之脏，因此，在肝气上逆时，甚则可导致血随气逆，或为咯血、吐血，或壅遏清窍而致昏厥。

一般来说，气逆于上，以实为主，但也有因虚而气上逆者。如肺虚而失肃降或肾不纳气，都可导致肺气上逆;胃虚失降也能导致胃气上逆等,属因虚而气逆。

5)气闭:气闭是脏腑经络气机闭塞不通的一种病理变化。气闭多是风寒湿热痰浊等邪毒深陷于脏腑或郁闭于经络,以致某一窍隧失其通顺之常所致。如心气内闭则谵语癫狂,神昏痉厥;胸肺气闭,则胸痹结胸,气喘声哑;膀胱气闭则小便不通;大肠气闭则大便秘结;经络气闭则关节疼痛等。其中以心闭神昏最为严重,一般所说的闭证,主要是指心气内闭而言。

2. 血失调

(1)血虚:血虚是指血液不足,濡养功能减退的一种病理变化。其形成的原因:一是失血过多,如吐血、衄血、月经过多、外伤出血等使体内血液大量丧失,而新血又不能及时生成和补充;二是血液生化不足,脾胃为气血生化之源,脾胃虚弱,化源不足,导致生成血液的物质减少,或化生血液的功能减弱;三是久病不愈,慢性消耗等因素而致营血暗耗;四是瘀血阻滞,瘀血不去则新血不生等,最终导致全身血虚。

血是维持人体生命活动的重要物质之一,对人体具有营养作用。因此,血液虚亏不能营养脏腑组织,必然导致全身或局部失于营养,生理功能逐渐减退等病理变化。其临床表现以眩晕,面色不华,唇、舌、爪甲淡白无华为重要特征。

(2)血瘀:血瘀是指瘀血内阻,血行不畅的一种病理变化。气滞而致血行受阻,或气虚而血运迟缓,或痰浊阻于脉络,或寒邪入血,血寒而凝,或邪热入血,煎熬血液等,均足以形成血瘀,甚则血液瘀结而成瘀血。所以,瘀血是血瘀的病理产物,而在瘀血形成之后,又可阻于脉络,而成为血瘀的一种原因。

血瘀的病机主要是血行不畅。瘀血阻滞在脏腑、经络等某一局部时,则发为疼痛,痛有定处,得寒温而不减,甚则可形成肿块,称之为癥。同时,可伴见面目黧黑、肌肤甲错、唇舌紫黯以及瘀斑、红缕等血行迟缓和血液瘀滞的现象。

血瘀反过来又可加剧气机的郁滞,从而形成气滞导致血瘀、血瘀导致气滞的恶性循环。由于血瘀与气虚、气滞、血寒、血热等病理上相互影响,所以血除有寒热之别外,常常出现血瘀兼气虚、血瘀兼气滞、血瘀兼血虚等病理改变。

(3)血热:血热是指血分有热,血行加速甚则瘀阻的一种病理变化。血热多由外感热邪侵袭机体,或外感寒邪入里化热,伤及血分,以及情志郁结,郁久化火,火热内生,伤及血分所致。

由于血得温则行,故在血热的情况下,血液运行加速,甚则灼伤脉络,迫血妄行,邪热又可煎熬阴血和津液。所以,血热的病理变化以既有热象,又有耗血、动血及伤阴为其特征。

(4)出血:出血是指血液溢于脉外的一种病理变化。其形成多由火气上逆,或热邪迫血妄行,或气虚不能摄血,或瘀血停滞,或因外伤损伤脉络等,使血液不能正常循行而溢于脉外所致。出血之候,随处可见,由于出血部位、原因以及出血量之多寡和血的颜色之不同,可表现出不同的病理现象。

出血过多,不仅可以导致血虚气弱,发展成为气血两虚,从而使脏腑组织功能减退;若突然大量失血,还可致气随血脱,甚则发生阴阳离决而死亡。

此外,血的失常还包括血寒。血寒是血分有寒,血行迟缓的一种病理变化,多因寒邪侵袭或阳虚内寒所致,以肢体手足麻木冷痛、心腹怕冷、腹有块痛、得温则减、女子月经不调为其病变特征。

3.气血关系失调

（1）气滞血瘀：气滞血瘀是指气机郁滞，血行不畅而气滞与血瘀并存的一种病理变化。气滞和血瘀常同时存在。由于气的运行不畅，导致血运的障碍，而形成气滞血瘀；也可因闪挫外伤等因素，而致气滞和血瘀同时形成。在一般情况下，肝主疏泄而藏血，肝的疏泄在气机调畅中起着关键性的作用。因此，气滞血瘀多与肝的生理功能异常密切相关。其次，由于心主血脉而行血，故在心的生理功能失调时，则多先发生血瘀而后导致气滞。气滞血瘀在临床上多见胀满疼痛、瘀斑及积聚癥瘕等症。

（2）气虚血瘀：气虚血瘀是指气虚而运血无力，血行瘀滞，气虚与血瘀并存的一种病理变化。气能行血，气虚则推动无力而致血瘀。轻者，气虚无力，但尚能推动，只不过血行迟缓，运行无力；重者，在人体某些部位，因气虚较甚，无力行血，血失濡养，则可见痿软不用，甚至萎缩，肌肤干燥、瘙痒、欠温，甚则肌肤甲错等气血不荣经脉的具体表现。

（3）气不摄血：气不摄血是指因气的不足，固摄血液的生理功能减弱，血不循经，溢出脉外，而导致咯血、吐血、衄血、发斑、便血、尿血、崩漏等各种出血的病理变化。其中因中气不足、气虚下陷而导致血从下溢时，可见崩漏、便血、尿血等。

（4）气随血脱：气随血脱是指在大量出血的同时，气也随着血液的流失而散脱，从而形成气血两虚或气血并脱的病理变化。气随血脱常由外伤失血或妇女崩漏、产后大出血等因素所致。血为气之载体，血脱则气失去依附，故气亦随之散脱而亡失。

（5）气血两虚：气血两虚即气虚和血虚同时存在的病理变化，多因久病消耗、气血两伤所致，或先有失血，气随血耗，或先因气虚，血的生化无源而日渐衰少，从而形成肌肤干燥、肢体麻木等气血不足之证。

（四）津液失常

津液的正常代谢是维持体内津液的正常生成、输布和排泄之间相对平衡的基本条件。

津液代谢失常是津液的输布失常、津液的生成和排泄之间失去平衡，从而出现津液的生成不足，或是输布失常、排泄障碍，以致津液在体内的环流缓慢，形成水液潴留、停阻、泛滥等病理变化。

1.津液不足　津液不足是指津液在量上的亏少，进而导致内则脏腑，外而孔窍、皮毛失其濡润滋养作用，因之产生一系列干燥失润的病理变化。津液不足多由燥热之邪或五志之火，或高热、多汗、吐泻、多尿、失血，或过用辛燥之剂等引起津液耗伤所致。

津液不足的病理变化因津液亏损程度不同而有伤津和脱液之分。津和液在性状、分布部位、生理功能等方面均有所不同，因而津液不足的病机及临床表现也存在着一定的差异。津较清稀，流动性较大，内则充盈血脉，润泽脏腑，外则达于皮毛和孔窍，易于耗散，也易于补充。如炎夏而多汗，或因高热而口渴引饮；气候干燥季节，常见口、鼻、皮肤干燥；大吐、大泻、多尿时所出现的目陷、螺瘪，甚则转筋等，均属于以伤津为主的临床表现。液较稠厚，流动性较小，是以濡养脏腑，充养骨髓、脑髓、脊髓，滑利关节为主，一般不易损耗，一旦亏损则亦不易迅速补充。如热病后期或久病伤阴，所见到的舌光红无苔或少苔、唇舌干燥而不引饮、形瘦肉脱、皮肤毛发枯槁，甚则肉瞤、手足震颤蠕动等，均属于阴液枯涸以及动风的临床表现。

伤津和脱液在病机和临床表现方面虽然有所区别，但津液本为一体，二者相互为用，病理上互相影响。一般来说，轻者为伤津，重者为脱液。伤津并不一定兼有脱液，但脱液则必兼有伤津，所以说伤津乃脱液之渐，脱液乃津枯之甚。

由于津血同源，故津液亏乏或枯竭必然导致阴血亏乏，出现血燥虚热内生或血燥生风等津枯血燥的病理改变。若津液耗损,使血液减少而血行瘀滞不畅,可以发生血瘀之变,终致津亏血瘀。

气与津液相互依附、相互为用。津液的代谢有赖于气的升降出入运动;气有固摄和气化作用,可以控制和调节津液的生成与排泄。气也要依附于津液而存在,如人体津液大量丢失,气失其依附而随之形成气随液脱的危重状态。

2. 水湿停聚　津液的输布和排泄是津液代谢中的两个重要环节。津液的输布和排泄功能障碍虽然各有不同,但其结果都能导致津液在体内不正常的停滞,成为内生水湿、痰饮等病理产物的根本原因。

津液的输布障碍是指津液得不到正常输布,导致津液在体内环流迟缓,或在体内某一局部发生潴留,因而津液不化,水湿内生,酿成痰饮的一种病理变化。导致津液输布障碍的原因很多,涉及肺的宣发和肃降、脾的运化和散精、肝的疏泄条达和三焦的水道是否通利等各个方面,但其中最主要的是脾的运化功能障碍。

津液的排泄障碍主要是指津液转化为汗液和尿液的功能减退,而致水液潴留,上下溢于肌肤而为水肿的一种病理变化。津液化为汗液,主要是肺的宣发功能;津液化为尿液,主要是肾的蒸腾气化功能。肺肾的功能减弱,虽然均可引起水液潴留,发为水肿,但是肾的蒸腾气化起着主宰排泄的作用。

津液的输布障碍和排泄障碍虽然有别,但亦常相互影响和互为因果,其结果则导致内生水湿,酿成痰饮,引起多种病变。

总之,水湿停聚主要形成湿浊困阻、痰饮凝聚和水液潴留等病理变化。

（1）湿浊困阻:湿浊困阻虽与肺、脾、肾等相关,但以脾不运湿为要。湿之为病最多,"湿伤人隐而缓。隐则莫见,而受之也深;缓则不觉,而发之也迟。"（《医原》）

（2）痰饮凝聚:痰与饮都是脏腑功能失调,津液代谢障碍,以致水湿停聚而形成的病理产物;又是多种疾患的致病因素,导致复杂的病理变化。

（3）水液潴留:水液潴留多由肺、脾、肾等脏腑功能失调,水液代谢障碍,从而使水液潴留体内而发为水肿。水液泛溢肌肤,则头面、眼睑、四肢浮肿,甚则全身水肿。若水邪潴留腹腔,则腹肿胀大,发为腹水。

气可以化水,水停则气阻。津液代谢障碍,水湿痰饮潴留,可导致气机阻滞的病理变化。

3. 津液与气血的关系失调

（1）水停气阻:水停气阻是水液停蓄体内,导致气机阻滞的病理变化。津液的生成、输布和排泄依赖于脏腑气机的升降出入运动,气行则水行。津液的气化失常,则水液停聚而形成水湿痰饮,水湿痰饮阻碍气机运行,水停则气阻。如水饮阻肺,则肺气壅滞,失于肃降,可见胸满咳嗽、喘促不能平卧;水饮凌心,阻遏心气,致使心阳被抑,则可见心悸、心痛;水饮停滞中焦,阻遏脾胃气机,则可致清气不升,浊气不降,而见头昏困倦、脘腹胀满、纳化呆滞、恶心呕吐等症;水饮停于四肢,则可阻滞经脉气血的流通,故除见浮肿外,尚可见肢体沉困或胀痛等症。

（2）气随液脱:气随液脱是由于津液大量丢失,气失其依附而随津液外泄,从而导致阳气暴脱亡失的气阴两脱的病理变化。气随液脱多由大汗伤津,或严重吐泻,耗伤津液所致。

（3）津枯血燥:津枯血燥是指津液亏乏,甚则枯竭,从而导致血燥虚热内生,或血燥生风的病理变化。津液是血液的重要组成部分,津血又同源于后天的水谷精微,若因高热伤津,或烧伤,而使津液大亏,或阴虚劳热,津液暗耗,均会导致津枯血燥,而见心烦、鼻咽干燥、口渴喜饮、肌肉消瘦、小便短少、舌红少津、脉细数等症。

（4）津亏血瘀：津亏血瘀指津液亏损，血液运行不畅的病理变化。津液充足是保持血脉充盈、血液运行通畅的重要条件。若因高热、烧伤，或吐泻、大汗出等因素，从而使津液大量消耗，则津液亏少而血亦亏虚，使血液循行滞涩不畅，即可发生血瘀之病变，临床表现即可在原有津液亏损不足基础上，出现舌质紫绛，或见瘀斑等症。

中篇

中医急诊常见症状

第一章

发　热

一、概　述

　　发热是临床上的一个常见症状,是机体正气抗御病邪和机体内在的阴阳失去相对平衡的一种表现。它可以发生在许多疾病的过程中,由于发热的原因不同,所以其临床表现也不完全一致。中医学一般将发热分为外感发热与内伤发热两大类。李东垣在《内外伤辨惑论》中指出:"外感手背热、手心不热,内伤手心热、手背不热;外感则寒热齐作而无间,内伤则寒热间作而不齐"。何梦瑶在《医碥》中指出:"口苦干燥,大便难,脉洪盛者,为实热;骨痿肉燥,筋缓血枯,皮聚毛落,气短脉虚者,为虚热"。二者的鉴别是:①外感发热:发热较急,病程较短,发热时常伴有恶寒,其寒虽得衣被而不减,手背热甚于手心,热势较高且持续不退,扪之较久则灼手,外邪不除则发热不退。还常伴有头痛,身痛,鼻塞,脉浮,有汗或无汗等。②内伤发热:热势徐缓,病程较长,发热而不恶寒,或虽感恶寒,但得衣被则减;热势不高而烦乱,且手足心热甚于手足背,扪之初觉热,久则不热,持续时间较长。还常伴有头晕神倦,气短懒言,自汗或盗汗,舌质多淡或红而无苔。

　　西医学的感染性发热与非感染性发热可参考本节救治。

二、诊断与鉴别诊断

(一) 诊断要点

　　发热证候繁多,病因复杂,但应抓住虚实,区别表里,诊察热型,审清标本,详察传变。

　　1. 抓住虚实　分清虚实是发热辨证的关键环节。临床上以实证多见,热势急迫,多持续不解,烦渴面赤,尿黄便干,舌红脉实;虚证多见热势缓进,多有波动,气短懒言,尿清便溏,脉象多虚。

　　2. 区别表里　表证多见恶寒发热,鼻塞流涕,苔薄,脉浮数;里证则见烦渴便干,脉沉数,多伴脏腑见证。

　　3. 诊察热型　①恶寒发热:指恶寒与发热同时存在,体温多<39℃,常见于热病早期、卫表诸证等。②壮热:指热势持续,高热不解,无恶寒,体温39~40℃,甚至更高,达数天至2周之久,一日之内体温波动甚小,常见于气分高热、肺系邪热、热盛之暑热、湿热等。③寒热往来:指恶寒与发热交替出现,寒时不热,热时不寒,一日发作数次,常见于少阳病、疟疾等。④潮热:指热势盛衰起伏有时,犹如潮汛一般。外感之潮热多属实证,热势较高,定时又复升高。常见于阳明腑实证、湿温证以及热入营血证等。⑤不规则热:指发热持续时间不定,热势变动并无规律,如时行感冒、外感咳喘、风湿热等。

　　4. 审清标本　即明确发热之病机,邪、毒、热三者之主从顺逆。毒随邪入,热乃毒生,邪毒为本,发热是标;热毒内陷,耗气动血,症见吐衄发斑,则热毒为本,出血是标。

5. 详察传变　发热急证变化迅速,临床必须详察病情,随证治之。外感发热多按六经、卫气营血传变,内伤发热则多按脏腑传变。然亦有越经传、合病、并病及正不束邪而肆意相传者。

(二) 证候诊断

1. 外感发热

(1) 风寒表证:恶寒发热,鼻塞流涕,喷嚏,咳嗽,周身酸楚不适,苔薄白,脉浮。

(2) 风热表证:发热,微恶风寒,头痛微汗,口干咽痛,咳嗽痰微黄,舌尖红,苔薄白微黄,脉浮数。

(3) 暑热表证:发热恶寒,汗出而热不解,头痛,口渴少饮,呕恶心烦,舌红,苔白腻微黄,脉濡而细数。

(4) 湿邪表证:身热不扬,午后热甚,微恶寒,头胀痛,胸闷欲恶,纳食呆滞,口渴不欲饮,苔白微黄而滑腻,脉濡数。

(5) 邪在少阳证:寒热如疟,寒轻热重,口苦胸闷,泛酸呕吐,胸胁胀痛,舌质红,苔白而微黄,脉数而左弦右滑。

(6) 邪热壅肺证:壮热汗出,口渴欲饮,咳嗽或喘促,痰黄稠或痰中带血,胸痛,口渴,舌红苔黄,脉滑数。

(7) 阳明热盛(气分热盛)证:壮热,口渴引饮,面赤心烦,口苦口臭,舌红苔黄,脉洪大有力。

(8) 营血炽热证:身热夜甚,心烦不寐,口渴不饮,斑疹隐隐,神昏谵语,舌质红绛,少苔或剥苔,脉细数。

2. 内伤发热

(1) 气虚发热证:发热,热势或低或高,常在劳累后发作或加剧,倦怠乏力,气短懒言,自汗,易于感冒,食少便溏,舌质淡,苔薄白,脉细弱。

(2) 血虚发热证:发热,热势多为低热,头晕眼花,身倦乏力,心悸不宁,面白少华,唇甲色淡,舌质淡,脉细弱。

(3) 阴虚发热证:午后潮热,或夜间发热,不欲近衣,手足心热,烦躁,少寐多梦,盗汗,口干咽燥,舌质红或有裂纹,苔少甚至无苔,脉细数。

(4) 阳虚发热证:发热而欲近衣,形寒怯冷,四肢不温,少气懒言,头晕嗜卧,腰膝酸软,纳少便溏,面白少华,舌质淡胖或有齿痕,苔白润,脉沉细无力。

(5) 气郁发热证:发热多为低热或潮热,热势常随情绪波动而起伏,精神抑郁,胸胁胀满,烦躁易怒,口干而苦,饮食减少,舌红,苔黄,脉弦数。

(6) 血瘀发热证:午后或夜间发热,或自觉身体某些部位发热,口燥咽干,但不多饮,肢体或躯干有固定痛处或肿块,面色萎黄或晦暗,舌质青紫或有瘀点、瘀斑,脉弦或涩。

(7) 湿郁发热证:低热,午后热甚,胸闷脘痞,全身重着,不思饮食,渴不欲饮,呕恶,大便稀薄或黏滞不爽,舌苔白腻或黄腻,脉濡数。

(三) 鉴别诊断

发热的识别较易,但明确疾病与证候相对较难。

1. 捯真热假寒之象　热极虽可似寒,但毕竟是假象,所以多不难加以鉴别,其要点在于:虽大寒而不欲近衣,口渴而喜冷饮,苔燥而黄、黑起刺,脉滑数而。

2. 假热证　患者自觉发热,倦怠乏力,心烦躁扰,但测体温不高,或由于测量不准,造成假性体温升高,反复检测体温又正常。

3. 不同疾病所致发热的鉴别　可根据发热情况,是否伴发皮疹、关节痛等伴随症状,倾向于某一系统表现,再根据望、闻、问、切四诊去明确辨证与诊断。然对1周以上仍未确诊者,要有针对性地查找毒邪。

三、处 理 原 则

1. 分清主次　发热与兼症的主次:外感发热以高热为主,内伤发热依原发病而别。
2. 审标本　审清导致发热的主要病因病机,分清发热与兼症的标本关系。
3. 察传变　分析由发热而伴发的变证与发热的关系。邪毒内传,营血耗伤,除治发热外,尤当急治变证。

外感发热的治疗当根据其不同的发病阶段而应用不同的治法:初期以宣散、清利、和解为主,重视宣透、清热、利尿药物以及和解少阳药物的应用;中期以和解、调和营卫为主,并适当配伍宣透药物;后期以扶正、调和营卫为主,选用益气养阴和调和营卫之方药。

内伤发热的施治原则为:把握阴阳,首分虚实,辨明气血,归属脏腑,切记勿犯“虚虚实实之戒”,否则将会造成不良后果。实火宜泻,虚火宜补。并根据证候、病机的不同而分别采用有针对性的治法。属实者,宜视肝郁、湿阻及瘀血之异,分别以解郁、除湿、活血为主,适当配伍清热药物;属虚者,应根据气虚、血虚、阴虚及阳虚的不同,分别予以益气、养血、滋阴、温阳之剂,且除阴虚发热可适当配伍清退虚热的药物外,其余均以补为主;对虚实夹杂者,则宜兼顾之,切不可一见发热便使用发散解表及苦寒泻火之剂。内伤发热若予以发散剂则易耗气伤津,予以苦寒剂则易伤脾胃以及化燥伤阴,而使病情缠绵或加重。

四、急 救 处 理

(一) 常规处理

1. 在发热病因未明确之前,禁止滥用退热药、抗生素与激素类药物,以免掩盖病象表现。
2. 常规留观3天,卧床休息,多饮水。
3. 对病情危重者,进行相应的监护与吸氧。

(二) 退热处理

1. 针刺　上肢取曲池、合谷、内关、手三里,下肢取足三里、阳陵泉、三阴交,用毫针刺法,以泻为主。耳针取耳尖、皮质下。
2. 穴位注射　柴胡注射液、银黄注射液0.5ml穴位注射曲池(双)、足三里(双),每6小时1次,热退为止。
3. 滴鼻疗法　三解素滴鼻液(柴胡、金银花、连翘、青蒿等)、复方柴胡滴鼻液(柴胡、薄荷等)3～4滴/次,每侧鼻腔每0.5～1小时2次。
4. 物理降温　荆芥15g,薄荷15g水煎液擦浴,或麻黄10g,薄荷15g水煎液擦浴,得微汗而解,适用于风寒型外感发热。20%石膏煎液擦浴,适用于邪热入里发热。冰袋置头颈部、腋下、腹股沟。
5. 灌肠疗法(冷却后用)　大黄枳实汤(生大黄15g,枳实15g,甘草10g,山药15g,寒水石20g,水煎取汁200ml)保留灌肠30分钟,适用于各种外感发热;清热灌肠汤(生石膏30g,连翘15g,荆芥15g,薄荷15g,芦根30g,赤芍15g,水煎取汁200ml)保留灌肠30分钟,每

2～4小时1次,适用于卫分、气分发热;大柴胡汤(柴胡15g,大黄15g,枳实15g,黄芩15g,半夏10g,白芍15g,水煎取汁200ml)保留灌肠30分钟,适用于胆系感染导致的发热;大承气汤(大黄15g,枳实15g,厚朴15g,芒硝20g,水煎取汁200ml)保留灌肠30分钟,适用于急性坏死性胰腺炎导致的发热。

6. 注射针剂疗法　鱼腥草注射液2～4ml,肌内注射,3～4次/日,适用于一切感染所致发热;银黄注射液2～4ml,肌内注射,3～4次/日,适用于感染所致发热;蒿甲醚注射液2ml,肌内注射,2～3次/日,适用于上呼吸道感染、疟疾所致发热;青蒿素注射液200～300mg,肌内注射,2次/日,适用于外感发热;大蒜注射液20～40ml加入5%葡萄糖注射液500ml,静脉滴注,1次/日,适用于真菌感染导致的发热;鹿蹄草注射液50～120ml加入5%葡萄糖注射液500ml,静脉滴注,1次/日,适用于感染所致发热;醒脑静注射液4ml,肌内注射,1～3次/日,或10～20ml加入5%葡萄糖注射液500ml,静脉滴注,2次/日,适用于肺系感染所致发热;清气解毒针剂400～800ml,静脉滴注,1次/日,适用于细菌、病毒感染导致的发热。

7. 丸剂、散剂、冲剂疗法　紫雪散3～5分/次,3次/日;清热安宫丸1～2丸/次,3次/日;板蓝根冲剂10g,3次/日,用于病毒感染;感冒冲剂12g,3次/日,用于一切感冒。

8. 西药退热　阿司匹林0.5～1g,必要时口服;对乙酰氨基酚0.5～1g,必要时口服;复方氨林巴比妥注射液2ml,肌内注射。

(三) 补液处理

大量饮水,如糖水、盐水、脱水合剂;补液疗法,10%养阴针注射液(生地:麦冬:玄参=0.5:1:1,氯化钠溶液调至等渗)500～1000ml静脉注射或10%增液注射液(生地:麦冬:玄参=1:1:1,葡萄糖溶液调至等渗)500～1000ml静脉注射,用于高热伤津;10%葡萄糖注射液或葡萄糖氯化钠注射液或复方氯化钠注射液1000～2000ml静脉注射。

(四) 合并症处理

1. 止痉　用于热极生风,风火相煽者。针刺:百会、水沟、大椎、少阳、委中,用毫针刺法,强刺激、强捻转。止痉散1.5g,每日3次;琥珀抱龙丸1丸,每日3次;至宝丹1粒,每日3次。

2. 开窍　用于热邪内陷者。针刺以三棱针十宣放血,或取水沟、曲泽、委中放血;取水沟、涌泉、素髎,用毫针刺法,以泻法为主。安宫牛黄丸1丸,每日3次;万氏牛黄清心丸1丸,每日3次;紫雪丹1丸,每日3次;竹沥片5片,每日3次;人工牛黄粉3～5g,每日3次;清开灵注射液10～20ml加入5%葡萄糖注射液500ml中静脉注射。

3. 固脱　用于高热炽盛,邪毒内陷,阴精耗竭,阳气欲脱者。针灸:阳脱者,灸神阙、关元、气海10～20分钟;阴脱者,取素髎、内关、少冲、少泽、中冲、涌泉,中强度刺激,留针20分钟。参麦针50～100ml加入5%葡萄糖注射液200ml中静脉注射,用于阴阳俱脱;参附针10～20ml加入5%葡萄糖注射液100ml中静脉注射,或参附汤(红参10g,制附子10g)水煎频服,用于阳脱;红参10g水煎频服,用于阴脱。

五、分证论治

(一) 外感发热

1. 风寒表证

治法:辛温解表,宣肺散寒。

方药:葱豉汤加味或荆防败毒散。

葱白、淡豆豉、苏叶、杏仁、荆芥、防风,多用于风寒表证之轻证。荆芥、防风、生姜、柴胡、薄荷、川芎、前胡、枳壳、桔梗、茯苓、生甘草、羌活、独活,多用于风寒表证之重证。

2. 风热表证

治法:辛凉解表,清肺透邪。

方药:银翘散。

金银花、连翘、荆芥穗、薄荷、淡豆豉、牛蒡子、桔梗、生甘草、鲜芦根、淡竹叶。

热甚者,加黄芩、板蓝根、青蒿;口渴甚者,加天花粉;痰多者,加贝母、杏仁。

3. 暑热表证

治法:清暑祛湿解表。

方药:新加香薷饮。

香薷、金银花、连翘、厚朴、扁豆花。

暑热偏盛者,加黄连、黄芩、青蒿清暑泄热,并配合鲜荷叶、鲜芦根清暑生津;湿困卫表,身重少汗恶风者,加大豆卷、藿香、佩兰芳香化湿宣表;小便短赤者,加六一散、赤茯苓清热利湿。

4. 湿邪表证

治法:解表疏邪,宣化湿浊。

方药:藿香正气散。

藿香、半夏、厚朴、苏叶、白芷、陈皮、茯苓、白术、大腹皮、桔梗、生姜、大枣、甘草。

5. 邪在少阳证

治法:表里双解,和解少阳。

方药:小柴胡汤。

柴胡、黄芩、半夏、人参、甘草、生姜、大枣。

如寒热如疟,寒轻热重,可用蒿芩清胆汤加减(青蒿、淡竹茹、半夏、赤茯苓、黄芩、枳壳等);如为疟邪或疫毒伏于膜原,则改为达原饮(槟榔、厚朴、草果、知母、芍药、黄芩、甘草)加常山、栀子等;若兼燥结肠腑证,又当予大柴胡汤加减。

6. 邪热壅肺证

治法:清热解毒,宣肺平喘。

方药:麻杏石甘汤。

生石膏、麻黄、杏仁、甘草。

若热毒炽盛者,加黄芩、鱼腥草、金银花、连翘、蒲公英等清热解毒;若肺热痰壅者,加金荞麦、葶苈子泻肺涤痰;若痰壅便秘者,可加大黄、芒硝。

7. 阳明热盛(气分热盛)证

治法:清热解毒,生津止渴。

方药:白虎汤。

生石膏、知母、粳米、甘草。

可加金银花、连翘、黄连、芦根以清热解毒;大便秘结者,加大黄、芒硝通腑泄热;发斑隐隐者,加水牛角、玄参清热凉血。

8. 营血炽热证

治法:清热透营,凉血解毒。

方药:清营汤送服安宫牛黄丸。

犀角(现用水牛角代)、竹叶心、连翘、黄连、生地黄、麦冬、玄参、丹参。

血证酌加牡丹皮、白茅根等。送服安宫牛黄丸、紫雪丹或牛黄清心丸1丸,3次/日,以清热解毒、开窍止痉。

(二)内伤发热

1. 气虚发热证

治法:益气健脾,甘温除热。

方药:补中益气汤。

黄芪、党参、白术、甘草、当归、陈皮、升麻、柴胡。

自汗较多者,加牡蛎、浮小麦、糯稻根以固表敛汗;时冷时热、汗出恶风者,加桂枝、芍药以调和营卫;脾虚夹湿,而见胸闷脘痞、舌苔白腻者,加苍术、茯苓、厚朴以健脾燥湿。

2. 血虚发热证

治法:益气养血。

方药:归脾汤。

黄芪、党参、茯苓、白术、甘草、当归、龙眼肉、酸枣仁、远志、木香。

血虚较甚者,加熟地黄、枸杞子、制首乌以补益精血;发热较甚者,可加柴胡、白薇以清退虚热;由慢性失血所致的血虚,若仍有少许出血者,可酌加三七粉、仙鹤草、茜草、棕榈皮等以止血。

3. 阴虚发热证

治法:滋阴清热。

方药:清骨散。

柴胡、知母、黄连、地骨皮、青蒿、秦艽、鳖甲、甘草。

盗汗较甚者,可去青蒿,加牡蛎、浮小麦、糯稻根以固表敛汗;阴虚较甚者,加玄参、生地黄、制首乌以滋养阴精;失眠者,加酸枣仁、柏子仁、夜交藤以养心安神;兼有气虚而见头晕气短、体倦乏力者,加北沙参、麦冬、五味子以益气养阴。

4. 阳虚发热证

治法:温补阳气,引火归原。

方药:金匮肾气丸。

附子、桂枝、山茱萸、干地黄、山药、茯苓、牡丹皮、泽泻。

气短甚者,加人参以补益元气;便溏腹泻者,加白术、干姜以温运中焦。

5. 气郁发热证

治法:疏肝理气,解郁泻热。

方药:丹栀逍遥散。

牡丹皮、栀子、柴胡、薄荷、当归、白芍、白术、茯苓、甘草。

气郁较甚者,可加郁金、香附、青皮以理气解郁;热象较甚,舌红口干便秘者,可去白术,加龙胆以清肝泻火;妇女若兼月经不调,可加泽兰、益母草以活血调经。

6. 血瘀发热证

治法:活血化瘀。

方药:血府逐瘀汤。

当归、川芎、赤芍、地黄、桃仁、红花、牛膝、柴胡、枳壳、桔梗、甘草。

发热较甚者,可加秦艽、白薇、牡丹皮清热凉血;肢体肿痛者,可加丹参、郁金、延胡索活血散肿定痛。

7. 湿郁发热证

治法:利湿清热。

方药:三仁汤。

杏仁、白蔻仁、薏苡仁、半夏、厚朴、通草、滑石、竹叶。

呕恶者,加竹茹、藿香、陈皮以和胃降逆;胸闷、苔腻者,加郁金、佩兰以芳化湿邪;若湿热阻滞少阳枢机,症见寒热如疟、寒轻热重、口苦呕逆者,加青蒿、黄芩清解少阳。

六、预防护理

1. 卧床休息,病室温度适宜,空气清新,避免直接吹风。

2. 观察患者体温变化,每 4 小时测体温、脉搏、呼吸 1 次,并做好记录。

3. 体温 39℃以上者,应根据病情给予适宜的降温方法,如冰敷、50％乙醇溶液或温水擦浴等物理降温,必要时遵医嘱给予药物退热。降温处理后半小时测量体温 1 次,做好记录。

4. 高热同时伴有恶寒者不可冷敷,以免固闭邪气,导致传变。

5. 出汗后用毛巾拭干,换去湿衣,使患者舒适。避免当风受凉。

6. 中药宜温服,服后多饮水,盖被安卧,观察身热汗出情况。

7. 饮食宜进清淡、富营养的半流质,以新鲜蔬菜、水果为宜,如马齿苋、藤菜、雪梨、橙子等,忌油腻之品。

8. 鼓励患者多饮水,如温开水、淡盐水、茅根煎汤代茶,每日饮水量不少于 2000ml。

9. 保持口腔清洁,可用淡盐水漱口。

10. 养成良好的排便习惯,保持大便通畅,可以吃一些香蕉、番薯、蜜糖水等,以通腑泄热。

11. 内伤发热的预防关键在于消除病因,因此一方面要注意摄生,保持气和神平,作息有时,起居适度,饮食有节,精神愉悦,使阴平阳秘,而无病灾;另一方面,要积极治疗外感疾病,避免导致脏腑阴阳气血的虚损。

12. 预防性用药 冬季风寒当令,可用贯众、紫苏、荆芥各 16g,甘草 3g,水煎温服,连服3 天;夏时暑湿当令,可用藿香、佩兰各 10g,薄荷 5g,煮汤以代饮料。

七、文献选读

《素问·阴阳应象大论》:"阳胜则热,阴胜则寒;重寒则热,重热则寒。"

《素问·至真要大论》:"寒者热之,热者寒之。"

《素问·调经论》:"阳虚则外寒,阴虚则内热,阳盛则外热,阴盛则内寒。"

《格致余论》:"阴虚则发热,夫阳在外为阴之卫,阴在内为阳之守。精神外驰,嗜欲无节,阴液耗散,阳无所附,遂致浮散于肌表之间而恶热也。"

《景岳全书·杂证谟·寒热》:"至若内生之热,则有因饮食而致者,有因劳倦而致者,有因酒色而致者,有因七情而致者,有因药饵而致者,有因过暖而致者,有因阴虚而致者,有偶感而致者,有积累而致者,虽其所因不同,而病候无过表里,故在外者但当察经络之深浅,在内者但当察脏腑之阴阳……治热之法,凡微热之气,宜凉以和之;大热之气,宜寒以制之;郁热在经络者,宜疏之发之;结热在脏腑者,宜通之利之。"

《湿热病篇》:"湿热之邪不自表而入,故无表里可分,而未尝无三焦可辨……"

【附】典型病例

病例1

龚某，男，22岁，2003年2月9日入院。

病史摘要：患者于4天前早起锻炼身体后始感身体不适，乏力，纳差，至2月8日自觉身热，测体温39.5℃，午后6时达40℃，急去医院就诊，经用抗炎、解热、输液诸措施，体温降至38.5℃，回家后体温复升，复去医院，重复上述措施效果不显，下午以"发热待查"入院治疗。入院后经主治医师先后应用麻黄汤、柴胡桂枝汤加减，高热下挫，但低热不退，并出现持续呃逆症状，经中西药治疗效果不佳。2月15日，患者仍有低热（37.2～38℃），呃逆较频，甚则呕吐，大便干结，舌质偏红而苔少，脉虚弦数。证属高热伤阴，胃气虚弱，气机逆乱；拟清热养阴，益气和胃，降逆止呃。方用竹叶石膏汤加味[生石膏30g，麦冬15g，太子参20g，法半夏10g，怀山药15g（易粳米），枇杷叶10g，竹茹10g，柿蒂6g，生甘草6g，水煎服]。服药1剂，低热全退，呃逆停止，胃纳增进，感觉良好，于2月23日痊愈出院。

按：患者连续发热10天。初始为外感风寒证明显，经辛温解表、和解少阳之后病情改善，体温下降，但低热持续不除，且呃逆频繁，综合治疗未见效果。因高热损伤气阴证候明显，低热不除，实为气阴亏损，余邪未清所致。其呃逆频繁，亦为胃虚气逆而引发，故用竹叶石膏汤加减，以清热养阴、益气和胃。服药1剂，则热退呃止。竹叶石膏汤乃仲景为热病后期，余热未清而气液两伤之证而设。舌红苔少，脉象虚数是临床应用本方的必具指征。热病后期，形体羸瘦、虚烦少气、身热多汗、气逆欲吐等症是本方的适应证。热病后期，余热未清，此时只清热而不益气生津，则气阴难于恢复，若只益气生津而不清热，又恐邪热复炽，死灰复燃。叶天士所谓"炉烟虽息，灰中有火"。唯有清补并行，方为两全之法。诸药合用，清热而兼和胃，补虚而不恋邪，实为一首清补结合之良方。本案在竹叶石膏汤基础上，加用枇杷叶、竹茹、柿蒂以弥补该方和胃降逆之不足，从而显著提高了降逆止呃的效果。

病例2

袁某，男，20岁，2003年1月27日入院。

病史摘要：不规则发热1个月。患者于2002年12月26日为庆祝生日而聚餐后发热，继而腹泻呕吐，治疗5天呕泻止，转为午后或傍晚发热，特点为午后至傍晚（5～6时）体温升高至39～40℃，伴见面红目赤，约持续1小时体温略有下降，至晚约11—12时汗出热退。在门诊用抗生素、抗病毒药、解热药、输液等治疗无效。近1周来全天发热，体温以午后为甚（38℃），伴轻微干咳，门诊以"发热待查"入院。入院症见身热畏寒，热时无汗，汗出热退，口干欲饮，大便偏干，尿黄灼热，神疲乏力，咽痒，语音偏浊，干咳少痰，咳引胸痛，舌红，苔薄黄略腻，脉弦数略浮。体检无异常发现，门诊查白细胞计数$5.12×10^9$/L，尿常规（-），血培养（-），肥达反应正常。入院后按寒热郁于少阳，肺气不畅，治以和解少阳为主，兼疏宣肺气，方用小柴胡汤化裁（柴胡24g，黄芩15g，法半夏10g，太子参30g，甘草3g，大枣6枚，桔梗8g，杏仁10g，橘络3g，水煎服）。当日下午体温39.2℃，服药后未出汗，自诉身体烘热，察其面红目赤，身有微汗，至夜晚10时遍体出汗，汗后舒畅，体温37.8℃，继而又高热，且持续在38.8～39.6℃。按小柴胡汤化裁已服4天，疗效不显。查房细察患者病情，发热持续，微有恶寒，汗出热减，继而复热，伴口干，干咳无痰，语音较浊，二便尚调，苔白微腻，舌质偏红，脉浮弦紧数，发热时感鼻塞。考虑寒湿之邪郁遏肺卫，试用五积散解表达里。药用当归6g，川芎6g，白芍6g，苍术10g，陈皮10g，厚朴10g，枳壳10g，茯苓15g，法半夏10g，麻黄6g，白芷10g，干姜8g，桂枝6g，桔梗10g，甘草6g（1月31日服用）。服药1剂，最高体温38.7℃，有下降趋势;2月2日体温最高为38.4℃(傍晚),最低为37.4℃(上午)。原方继续服用,体温逐渐稳步下降,2月9日体温已趋正常(37.2℃),患者要求出院服药(五积散原方)。经随访,出院后体温完全正常,症状消失。

按:患者不规则发热月余,屡经中西医治疗发热不解。从发病治疗经过分析如下:一是发病时间正值寒冬腊月,气候寒冷,易感受风寒病邪致病。同时又逢生日聚餐,过食膏粱厚味之品,而导致食滞胃肠,脾胃升降失常,故而出现发热、呕吐、泄泻等风寒夹滞、脾胃失和之证。此时如果正确运用"解表和中"方药,如藿香正气散之类进行治疗,可能有较好效果。但这一阶段治疗以西医抗感染、输液为主,致使卫阳抑遏,寒邪郁闭,毛窍闭塞,肺气失宣,是发热持续不解的重要原因。二是患者发热虽持续1个月,但入院时仍呈现发热、畏寒、无汗、脉浮等风寒表实证候。由于病者年轻体壮,寒邪易从阳化热,因而又同时并见口干欲饮、大便偏干、尿黄灼热、舌红苔黄、脉弦数等热郁见症,提示病邪有入里化热趋势。入院后按寒热郁于少阳,肺气不畅(干咳少痰、咳引胸痛)论治,施以小柴胡汤化裁,服药4天郁热受挫,但体温仍持续在38.8~39.6℃,汗出热减,继而复热。由此说明,本案患者不属少阳半表半里证,故小柴胡汤未能取效。三是患者发热微恶寒、汗出热减、继而复热、语音浊、干咳、鼻塞脉浮等症,显然是寒邪郁闭,卫阳被遏,肺气失宣所致。其中发热可得汗而减,更能提示前段治疗解表发汗方药未真正到位,说明辨证施治有误。病者虽有口干、舌红等热象,这是阳郁所致,不影响辛温发散药的使用。苔白微腻提示患者有寒邪夹湿。寒为阴邪,其性凝滞收引,寒邪郁表,腠理闭塞,卫阳被遏不得宣泄,故发热恶寒无汗、得汗则热减,正如《黄帝内经》指出:"体若燔炭,汗出而散"。湿性黏滞,湿邪郁肺,肺气不宣,故干咳痰少、语音重浊持续不解。综合分析考虑,本患者为寒湿之邪郁遏肺卫,试用五积散解表达里。服药1剂,体温有下降趋势,方连续服用7剂,体温已趋正常,亦无化热化燥证候出现。五积散(《太平惠民和剂局方》)组方为白芷、川芎、炙甘草、茯苓、桔梗、当归、肉桂、芍药、半夏、陈皮、枳壳、麻黄、苍术、厚朴、干姜。严用和《严氏济生方》指出:"冬冒风寒,身热头痛,无汗恶寒,宜进五积散"。此方为阴阳表里通用剂,具有解表温中除湿作用,发表温里,一方统治多病,适用于外感风寒,内伤生冷,表现为身热无汗、头身痛、胸满恶食、呕吐腹痛,以及妇女血气不和、心腹疼痛、月经不调等属于寒证者。五积散方除主治寒、食、气、血、痰五邪之郁积外,对表里内外、脏腑经络之寒湿阴邪悉皆能治。正如汪切庵在《医方集解》中将五积散归入表里之剂,称其为"解表温中除湿之剂,祛痰、消痞、调经之方","能散寒积、食积、气积、血积、痰积,故名五积"。

第二章

神　昏

一、概　述

神昏是因外感实邪热毒，逆传心包，神明被扰；或因内伤诸疾，阴阳气血逆乱，浊邪上犯，或蒙蔽心神，或闭塞清窍，或耗散元气，导致神志不清为特征的急危重症。神昏病名首载于宋代《许叔微医案》："神昏，如睡，多困，谵语，不得眠。"临床以神志不清、不省人事为主要特征，表现为呼之不应、昏不知人，伴有引起神昏的原发病症状。本病可于任何季节和各年龄阶段发病，多为疫毒痢、消渴、癃闭、鼓胀、中暑、中风等各种急、慢性病证发展到一定阶段后出现的急、危、重证。

神昏的病因有外感、内伤之分，究其发病必犯心、脑而成。脑为髓海，元神之府，内寓神机，机用之权，清窍为出入之所。心藏神，主血脉，行气血上奉于脑，神机得血则功能畅开，得气则神机乃发。神机需心脑相辅而成，又需五脏、五志以助之。故外感疫毒之邪，热毒内盛，亦有痰瘀火毒，浊邪上扰，阴阳气血逆乱，皆可致心脏受邪，窍络闭塞，神明失主，发为神昏。本病病位本在心脑，标在五脏；病性有虚实之分，但以实证居多。

二、诊断与鉴别诊断

（一）诊断要点

1. 病史特征　多有外感邪毒或虚衰劳损的病史。

2. 主要症状　神志不清，不省人事，轻者嗜睡昏蒙，重者昏不知人。

3. 发病特点　起病多急骤。

4. 血、尿、便常规，血糖，肝、肾功能，血气分析，脑脊液检查，头颅 CT、MRI 检查等，有助于诊断。

（二）证候诊断

1. 闭证

（1）风火闭窍证：神昏谵语，面红目赤，两目斜视或直视，头晕头痛，心烦易怒，尿赤便干，舌质红或绛，苔黄燥，脉弦有力。

（2）热闭心包证：神昏谵语，甚则昏愦不语，高热烦躁，身热夜甚，或见四肢厥冷，舌红绛，苔黄少津，脉滑数或细数。

（3）腑实燥结证：神昏谵语，躁扰不宁，大便秘结，腹中胀满，面红身热，心烦不安，口干口臭，舌质深红，苔黄燥或起芒刺，脉沉实有力。

（4）痰湿蒙窍证：神昏呆滞，时昏时醒或意识蒙眬，身热不扬，面色晦暗，胸闷呕恶，痰涎壅盛，或有喉中痰鸣，舌质淡，舌体胖大有齿痕，苔白腻，脉沉滑或濡。

2. 脱证

(1) 亡阴证：神志昏迷，汗出如油，喘息气促，目合口开，身体枯槁，或面红身热，眼窝深，舌干红，少苔或剥脱苔、有裂纹，脉微细弱或虚大而数。

(2) 亡阳证：昏愦不语，面色苍白，甚则口唇青紫，手足厥冷，呼吸气微，冷汗淋漓，二便失禁，舌淡润，脉微欲绝或浮数而空。

（三）鉴别诊断

1. 晕厥 素有眩晕病史，表现为突然眩晕昏仆，神志不清，大汗淋漓，四肢厥冷，多为一过性意识丧失，一般移时苏醒复如常人；神昏则为意识不清，不经积极救治，常难以在短时间内苏醒，病情较重。

2. 痫病 常有先天因素，或有头部外伤史，以青少年为多见，表现为突然昏仆，不知人事，抽搐，口吐涎沫，两目上视，小便失禁，口中作猪羊叫声，常反复发作，每次症状类似，苏醒缓解后一如常人；神昏如未经治疗，一般难以自行恢复，并伴有引起神昏原发病证的症状体征。

3. 癔症 多发于青壮年，妇人常见，表现为阵发性意识丧失，可有昏睡、强直性昏厥，但常可追溯到明显精神因素，可自行缓解、苏醒，或经暗示治疗而获救；神昏发病前常无明显精神因素，如不经治疗常不可自行缓解。

三、处 理 原 则

治疗上以开窍醒神为总的治疗原则。根据症状及病因病机，本病可分为闭证和脱证。闭证当以开窍启闭为主，根据其属阳闭或阴闭而分别采用辛凉开窍或辛温开窍之法；脱证当以回阳固脱为主，根据其属亡阳或亡阴而分别采用温阳益气或养阴益气之法。

四、急 救 处 理

对确诊为神昏者，急则治其标，应立即采取综合疗法以开窍醒神。

（一）闭证

1. 阳闭

(1) 中药注射剂

1) 清开灵注射液：5％葡萄糖注射液 250ml 中加入清开灵注射液 20ml，静脉滴注，每日 1～2 次。

2) 醒脑静注射液：0.9％氯化钠注射液 500ml 中加入醒脑静注射液 20ml，静脉滴注，每日 1～2 次。

3) 50％大黄注射液：5％葡萄糖注射液 200～300ml 中加入 50％大黄注射液 40～80ml，静脉滴注，每日 1～2 次。

(2) 中药丸剂

1) 安宫牛黄丸：每次 2 丸，每 6 小时 1 次，口服或鼻饲。

2) 紫雪丹：每次 3～6 粒，每日 3 次，口服或鼻饲。

3) 至宝丹：每次 1 粒，每日 2～3 次，口服或鼻饲。

(3) 针灸：取穴为水沟、素髎、百会、内关、十宣、合谷、太冲、丰隆、涌泉。水沟、素髎用雀啄灸，以患者面部表情变化为度；内关用捻转泻法，持续行针 2～3 分钟；十宣用三棱针点刺放血；合谷、太冲、丰隆、涌泉用泻法。

2.阴闭

(1)中药丸剂

1)苏合香丸:每次1~2丸,每6~8小时1次,口服或鼻饲。

2)玉枢丹:每次1~2丸,每6~8小时1次,口服或鼻饲。

(2)针灸:取穴为水沟、素髎、百会、内关、十宣、合谷、太冲、阴陵泉、足三里。水沟、素髎用雀啄灸,以患者面部表情变化为度;内关用捻转泻法,持续行针2~3分钟;十宣用三棱针点刺放血;合谷、太冲用泻法;阴陵泉、足三里平补平泻。

(二) 脱证

1.亡阴证

(1)生脉注射液:0.9%氯化钠注射液100ml中加入生脉注射液60ml,静脉滴注,每日1次。

(2)生脉饮煎剂:口服或鼻饲,每日2次。

(3)针灸:取穴为百会、素髎、神阙、关元、三阴交、太溪、涌泉。素髎用强刺激泻法;百会、关元用艾条悬灸30~60分钟,神阙用隔盐灸法,直至四肢转温为止;三阴交、太溪、涌泉用补法或可用温针灸。

2.亡阳证

(1)参附注射液:5%葡萄糖注射液250ml中加入参附注射液60ml,静脉滴注,每日1次。

(2)参附汤煎剂:口服或鼻饲,每日2次。

(3)针灸:针刺取穴为百会、素髎、神阙、气海、关元、哑门、劳宫、合谷、足三里。素髎用强刺激泻法;百会用艾条悬灸30~60分钟,关元、气海用大艾炷灸法,神阙用隔盐灸法;合谷、足三里用补法或可用温针灸。

五、分 证 论 治

(一) 闭证

1.风火闭窍证

治法:清火息风,醒神开窍。

方药:羚角钩藤汤。

羚羊角、钩藤、桑叶、菊花、生地黄、白芍、生甘草、川贝母、鲜竹茹、茯神。

高热烦渴者,可加石膏、知母;风动抽搐较频者,可加蝉蜕、僵蚕;便干、便秘者,可加生大黄等。

2.热闭心包证

治法:清心开窍。

方药:清宫汤。

水牛角、玄参、连翘心、竹叶、莲子心、连心麦冬。

痰热盛见神昏痰鸣者,可加天竺黄、竹沥、胆南星;肌肤斑疹、谵语者,加服安宫牛黄丸。

3.腑实燥结证

治法:通腑泄热。

方药:大承气汤。

大黄、芒硝、厚朴、枳实。

气分热甚见高热烦渴者,改用白虎承气汤;兼见热闭心包者,改用牛黄承气汤;津枯便燥者,改用增液承气汤。

4. 痰湿蒙窍证

治法:燥湿化痰,醒神开窍。

方药:涤痰汤。

半夏、橘红、胆南星、石菖蒲、竹茹、枳实、人参、茯苓、甘草。

兼有血瘀见舌黯有瘀斑,脉涩者,可加桃仁、红花、丹参;四肢厥冷者,可加附子、桂枝、细辛等。

（二）脱证

1. 亡阴证

治法:益气养阴,敛阳止汗。

方药:生脉散。

人参、麦冬、五味子。

阴虚内热甚者,可加生地黄、知母、鳖甲;汗出较多者,可加山茱萸、麻黄根、煅龙牡等。

2. 亡阳证

治法:益气回阳,扶正固脱。

方药:参附汤。

人参、熟附子。

汗出不止者,可加山茱萸、黄芪、煅龙骨、牡蛎;兼有血瘀者,可加丹参、桃仁、红花。

此外,本证为神昏危急之证,根据病情,采取吸氧、升压、强心、扩血管等综合急救措施。

六、预 防 护 理

（一）生命体征观察

定时准确测量记录体温、脉搏、呼吸、血压、神志、瞳孔、心电图、出入量、舌象、脉象。

（二）保持呼吸道通畅

患者一般仰卧,将头偏向一侧,吸氧;避免痰阻气道,除采用常规吸痰方法外,中药可用鲜竹沥水频服,若痰量很多,可针刺印堂、天突、丰隆等穴;如有舌后坠,应用舌钳拉出,以免窒息;如出现牙关紧闭,口噤不开,极易出现咬破嘴唇或舌头而发生意外,同时亦不利于排痰及给药,中药可用乌梅、冰片或生南星擦牙,若口噤开后,再用纱板填塞于两齿之间。

（三）防止并发症

长期昏迷者,按时翻身拍背,骨突之处用气圈或棉垫衬托,避免压疮;若发生压疮,除常规抗感染治疗外,中药可用五味清毒饮水煎服、普济褥疮膏外用治疗,保持患压疮处清洁卫生、干燥通风。保证二便通畅,三日未行大便者,可鼻饲番泻叶水煎液或按摩下腹部,必要时可用甘油剂灌肠。

（四）加强饮食护理

忌食肥甘厚味、辛辣之品,因肥甘辛辣之类能助热生火,导致肝火或心火亢盛,加重痰浊蒙蔽清窍或痰火扰心之证。饮食应富有营养,易于消化,可鼻饲高热量、高蛋白、高维生素的流质饮食。

（五）加强功能锻炼

针对患者的肌肉、关节进行适当按摩,促进肌肉神经的兴奋性,保持肢体各关节的功能活动,以防止因长期卧床而致肌肉萎缩、关节变形僵硬而造成的肢体活动功能障碍。保持病室内安静整洁,空气流通。

七、文 献 选 读

《伤寒论·辨阳明病脉证并治》:"阳明病,谵语有潮热,反不能食者,胃中必有燥屎五六枚也。若能食者,但硬耳,宜大承气汤下之。"

《景岳全书·杂证谟·非风》:"如阳脱寒甚者,仍宜灸关元、气海、神阙,以回其阳气。""灸非风卒厥危急等证:神阙,用净盐炒干,纳于脐中令满,上加厚姜一片盖定,灸百壮至五百壮。"

《症因脉治·中风总论》:"内有积热,外中风邪,经络不通,发热自盛,热极生痰,上熏心肺,神识昏迷,则不语作矣。"

《通俗伤寒论》:"热陷包络神昏,非痰迷心窍,即瘀阻心孔。"

《温病条辨·上焦篇》:"邪入心包,舌謇肢厥,牛黄丸主之,紫雪丹亦主之。""温毒神昏谵语者,先与安宫牛黄丸、紫雪丹之属,继以清宫汤。"

《温病条辨·中焦篇》:"湿热上焦未清,里虚内陷,神识如蒙。"

《类证治裁》:"阴阳互根,相抱不脱……汗多亡阳,神气乱,魂魄离,即脱阳也。"

【附】典型病例

李某,男,33岁,工人。因发热9天,神志不清,反复抽搐6天入院。经西医检查确诊为"病毒性脑膜炎"。行气管切开、人工呼吸机维持呼吸、抗感染、神经营养剂等治疗,仍昏迷不醒,发热不退,时时抽搐。刻下症见身热汗出,昏愦不语,舌謇,口唇紧闭,喉中痰多,舌边尖红,苔黄厚腻,脉弦滑数、重按无力。诊断为痰浊闭窍,蒙蔽心包。治以清心解毒,豁痰开窍。处方:①安宫牛黄丸,早晚各1丸,凉开水溶化后鼻饲。②生石膏(先煎)30g,石菖蒲、川贝母、胆南星各10g,天竺黄、知母、连翘、瓜蒌皮各12g,大青叶、太子参各20g,天花粉、板蓝根各15g。每日1剂,取汁400ml,分4次鼻饲。服药1周后,患者神志已转清,对答尚可,热亦退,二便调。但现症见汗多,舌边尖红苔黄白,脉数无力。病情明显好转,治宜清除余邪,益气生津。处方:①西洋参10g(炖服)。②太子参、板蓝根、连翘、天花粉各15g,瓜蒌皮、白扁豆花各15g,川贝母6g,糯稻根30g,甘草3g,每日1剂,水煎服。调治月余而愈。

按:脑膜炎神昏的发生,主要由于邪热内陷,炽伤津液,且与痰浊、瘀血相互胶结,上扰于心,神明失司而致;此外,肺、胃、肝、肾的病变,通过不同的途径上扰于心,亦能导致神昏。温病为外感温热之邪所致。本病神昏以邪热内陷为主因,而邪热内陷的根本原因为素体阴虚与邪气猖厥。阴虚之体每易感受温邪,并内陷入里;热邪猖獗,正不胜邪亦易内陷,两者互相影响、互为因果。夫热入营血,上入心包,神明失用;温热邪气,灼液成痰,痰火互结,迷塞心窍,或湿热郁蒸,酿成痰浊,蒙蔽心包,或素体痰盛,痰与热合,上扰心窍。热灼津液,血液浓稠,黏滞成瘀,瘀热互结,或湿邪黏滞。温热为患,易阻气机,气血停滞或素有宿血,复感热邪,热与血结,阻滞络脉,堵塞心窍,神明失用。

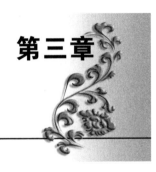

第三章

呕 吐

一、概 述

呕吐一词最早见于《黄帝内经》,《素问·六元正纪大论》有云"土郁之发……呕吐霍乱"。呕吐既是中医病名,又是临床常见症状,可见于除脾胃病证之外其他多种急慢性病证中。呕与吐所指不同,历代医家就已区别,东垣指出"呕者有物有声,吐者有物无声",然二者于临床常同时出现,较难分开,况且在辨证论治上大致相同,故后世多统称。本处讨论的呕吐是指因胃失和降、气机上逆导致胃中之物经口吐出的一种病证。

呕吐的病因较多,主要包括外感六淫、饮食不节、七情内伤等所致的实证,以及脏腑亏弱等所致的虚证,且常常相互影响;病位在胃,但肝脾多有涉及;病机在于胃失和降,气机上逆。目前已有学者从分子生物学角度研究胃气上逆的机制,观察到动物呕吐发作时体内5-羟色胺(5-HT)、5-羟吲哚乙酸(5-HIAA)含量明显升高。

本病可见于西医学多种疾病之中,多为急症,如急性胃炎、急性胰腺炎、肠梗阻、胆囊炎、急性脑血管病及一些烈性传染病等。症状严重时,可导致严重水电解质紊乱、贲门撕裂、低血容量性休克等急危重症。

二、诊断与鉴别诊断

(一) 诊断要点

本病以呕吐胃中之物(包括食物、水液诸物)或干呕无物为主症,发作次数不等,常有胃脘胀痛、食欲不振、嘈杂吞酸等兼见症,疾病可缓可急,故其证候多由于寒热虚实之别而表现多样。

(二) 证候诊断

1. 实证

(1) 外邪犯胃证:突发呕吐,起病较急,发热恶寒,头痛,胸脘满闷,不思饮食,舌苔白,脉濡缓。

(2) 饮食积滞证:呕吐酸腐,脘腹胀满,食入更甚,吐后则舒,大便干溏不定,气味臭秽,舌苔厚腻,脉滑实。

(3) 痰饮内停证:呕吐痰涎,胸脘痞满,不思饮食,头晕,或呕而肠鸣,舌苔白腻,脉滑。

(4) 肝气犯胃证:呕吐反酸,嗳气频作,胸胁胀满,烦闷不舒,情志不遂更甚,舌红,苔稍腻,脉弦滑。

2. 虚证

(1) 脾胃亏虚证:每因饮食不慎而发呕吐,时作时止,纳食不香,脘痞满闷,面色萎黄少华,倦怠乏力,大便稀溏,舌淡,苔薄白,脉弱。

(2) 胃阴不足证:呕吐频繁量少,时有干呕,口干咽燥,胃中嘈杂,似饥而不欲食,舌红少津,脉细数。

(三) 鉴别诊断

1. 反胃　本病属呕吐范畴,临床表现以恶心、呕吐为主,病位在胃,亦由胃气上逆而致。然反胃多因脾胃虚寒,不能腐熟水谷精微,食入不化致病,表现为食滞胃中,过时尽吐,吐后自觉舒适,即"暮食朝吐,朝食暮吐";而呕吐发病并无规律,既可见食入即吐,亦可见时吐时止。

2. 噎膈　虽有呕吐症状,然以进食困难、自觉梗阻食不得入为主要表现,病位在食管,病情较重,治疗困难,症状难以纠正,预后不良。

三、处 理 原 则

基于本病病机,其治疗法则以和胃降逆为主,当首辨虚实,次辨寒热,再辨可止与否。

(一) 实者重在祛邪,虚者重在扶正,均可辅以和胃降逆之品,则呕自止

关于本病治法,自古以来所云众多,其中较为推崇的当属《伤寒论》、《金匮要略》条文中所记载的治呕方法。"呕吐哕"是《伤寒论》中出现较多的症状之一,其所涉及的条文达 70 多条,六经病均涉及呕吐,有方有证者 43 条;《金匮要略》中论治呕吐,集中体现在《呕吐哕下利病脉证治》、《腹满寒疝宿食病脉证治》、《妇人妊娠病脉证并治》、《妇人产后病脉证治》、《痰饮咳嗽病脉证并治》等篇。其立法严谨,用药精当。总结仲景止呕方法,大致可分为解表调和营卫、和解少阳、清热祛火、养阴清热、温阳散寒、蠲饮化浊、辛开苦降、涌吐治呕通因通用;分析其中治法,皆为审证求因,辨证论治,并非拘泥于一方一药。

(二) 呕吐当辨可吐与止呕

当呕吐如为胃有痈脓、食滞、毒物等有害之物,不可见呕止呕,甚至可用探吐法催吐,待邪去呕自止,对于日后治疗本病意义深远。

四、急 救 处 理

呕吐急性期患者服药困难,首选外治法。常用治法包括针灸、耳穴按压、中药保留灌肠等。

(一) 针灸

1. 取足阳明经穴为主,寒证可留针配合灸法,热证针刺快出。选穴以中脘、胃俞、足三里、内关为主,辨证配穴。热证配用合谷、金津;寒证配用上脘;痰浊配丰隆;食积配下脘;肝逆配太冲、阳陵泉;脾虚则配用脾俞、章门。

2. 水针　选足三里、灵台,穴位注射甲氧氯普胺注射液 2ml,每日 1 次。

3. 耳针　选胃、肝、神门、脑,捻转强刺激,每日 1 次。

4. 灸法　可选隔姜灸神阙穴。

(二) 耳穴按压

取耳穴为胃、神门、皮质下,用 75％乙醇溶液消毒耳部皮肤,王不留行贴压穴位,并按压穴位,每日 5 次,每次 3～5 分钟,以产生酸麻微痛及热感为宜。双耳交替进行,每耳隔日 1 次。

(三) 中药保留灌肠

多用于以实热为主证的患者,以大黄甘草汤(大黄 30g、生甘草 15g)为主方,随证配加药

物（夹痰饮者加全瓜蒌 30g，夹瘀者加桃仁 15g，气虚者加生黄芪 30g，阴虚者加生地黄 15g），通因通用，胃气和降则呕止。若患者因邪滞胃肠而呕吐，则是机体的自我保护性反应，不可止呕，应注意补充液体、电解质。

五、分 证 论 治

（一）实证

1. 外邪犯胃证

治法：解表祛邪，和胃降逆。

方药：藿香正气散。

藿香、半夏、厚朴、苏叶、白芷、陈皮、茯苓、白术、大腹皮、桔梗、生姜、大枣、甘草。

风寒重，无汗者，可加荆芥、防风；风热重者，可加银翘散；兼见食积、嗳腐吞酸者，可减白术、甘草，加焦三仙。

2. 饮食积滞证

治法：消食化滞，和胃降逆。

方药：保和丸。

山楂、神曲、半夏、茯苓、陈皮、连翘、莱菔子。

实热壅腑，腹胀便秘者，加用小承气汤；若误食不洁、腐败之物，欲吐不能者，用瓜蒂散探吐。

3. 痰饮内停证

治法：化痰蠲饮，和胃降逆。

方药：小半夏汤合苓桂术甘汤加减。

半夏、生姜、茯苓、桂枝、炒白术、炙甘草。

气滞不通而腹痛者，加厚朴、枳实行气；若头晕甚者，可加半夏白术天麻汤；若痰饮化热，烦闷口苦者，可加黄连温胆汤。

4. 肝气犯胃证

治法：疏肝理气，和胃降逆。

方药：四逆散合半夏厚朴汤加减。

柴胡、枳实、芍药、炙甘草、半夏、厚朴、茯苓、生姜、苏叶。

肝火盛者，加左金丸；兼见便秘腹胀痛者，可用大柴胡汤；气滞血瘀，两胁刺痛者，可用膈下逐瘀汤。

（二）虚证

1. 脾胃亏虚证

治法：健脾益气，和胃降逆。

方药：香砂六君子汤。

人参、白术、茯苓、甘草、陈皮、半夏、砂仁、木香、生姜。

脾阳虚者，可加附子、干姜；若胃虚气逆，可用旋覆代赭汤；中气虚甚者，合用补中益气汤。

2. 胃阴不足证

治法：滋阴养胃，降逆止呕。

方药：麦门冬汤。

麦冬、半夏、人参、甘草、粳米、大枣。

阴虚甚伴有五心烦热者,加用天花粉、知母养阴清热;阴虚便秘者,加火麻仁、蜂蜜。

六、预 防 护 理

对于呕吐患者的护理,主要分为一般护理和辨证施护两方面。

(一) 一般护理

1. 病房环境应安静,温度适宜,避免嘈杂,空气流通。

2. 在患者呕吐过程中,应保持头高脚低侧卧位,使头偏向一侧,有利于呕吐物流出,防止呕吐物误吸气管后窒息,吐后尽量保持侧卧位,尤其对于婴幼儿,必要时可采取俯卧位。

3. 呕吐后应及时清理口腔,神志清楚者嘱其温水漱口,对于婴幼儿可使用棉签擦出,神志不清者可负压吸引口腔内异物。

4. 有条件的情况下迅速建立静脉通路,以方便补液及用药治疗。

(二) 辨证施护

主要包括饮食营养及情志护理两方面。

1. 外邪犯胃证 本证患者多吐势剧烈,不宜常规进食,待症状缓解后可先进流食,逐渐过渡至半流食,以清淡易消化为主,忌甜腻、油腻之品;患者情绪多烦躁、焦虑,应尽量少去打扰,嘱安静休息,帮助患者放松情绪。

2. 饮食积滞证 本证患者多厌食明显,应告知患者吐出食积,不可盲目止吐,进食宜缓,待稳定后可进流食,忌硬固难化之物;宣传教育患者不可暴饮暴食,以免病情复发。

3. 痰饮内停证 本证患者病势多缠绵,症状多发,平素进食以温热细软之物为主,忌冷凉黏腻之品,以免助邪;情绪上消除紧张,鼓励患者保持乐观,避免接触阴冷潮湿之地。

4. 肝气犯胃证 本证患者多情绪急躁易怒,并且情志发病多见,应加以疏导,帮助患者平复心情,忌食辛辣、油腻之品,尤其应注意控制饮酒。

5. 脾胃亏虚证 本证患者平素多羸弱多病,不耐寒冷,饮食以温热、营养丰富易消化为主,忌食刺激性食物,可适当活动,以不劳累为度;情绪上多表现淡漠,倦怠,可鼓励患者增加战胜疾病的信心,保持乐观向上的心态。

6. 胃阴不足证 本证患者较喜凉润,饮食以清淡滋阴之品为佳,忌食香燥、辛辣之品,以防更损胃阴,宜少食多餐,加强自我控制,避免过食肥美厚味。

七、文 献 选 读

《素问·至真要大论》:"诸痿喘呕,皆属于上……诸逆冲上,皆属于火……诸呕吐酸,暴注下迫,皆属于热。"

《素问·举痛论》:"寒气客于肠胃,厥逆上出,故痛而呕也。"

《金匮要略·呕吐哕下利病脉证治》:"先呕却渴者,此为欲解。先渴却呕者,为水停心下,此属饮家。"

《金匮要略·痰饮咳嗽病脉证并治》:"呕家本渴,渴者为欲解,今反不渴,心下有支饮故也。"

《诸病源候论·脾胃诸病呕吐候》:"呕吐者,皆由脾胃虚弱,受于风邪所为也。若风邪在胃则呕,膈间有停饮,胃内有久寒,则呕而吐。"

《三因极一病证方论·呕吐叙论》:"呕吐虽本于胃,然所因亦多端,故有寒、热、饮食、血气之不同,皆使人呕吐。"

《丹溪心法·呕吐》:"凡有声有物谓之呕吐,有声无物谓之哕。胃中有热,膈上有痰者……有久病呕者,胃虚不纳谷也。"

《东垣试效方·呕吐哕门》:"夫呕吐哕者,俱属于胃。胃者,总司也,以其气血多少为异耳。如呕者,阳明也,阳明多血多气,故有声有物,血气俱病也。"

《医学入门》:"湿呕有声有物,食已则呕,干呕空呕无物,总属阳明气血俱病,故呕比吐为重。"

【附】典型病例

病例 1

舒某,女,62 岁,因呕吐厌食反复发作 2 个月,加重 3 天入院。症见厌食、恶心呕吐,呕吐物为黄绿色黏液痰涎,不能进食,饮食下咽,旋即呕吐出,中西药物,入口复出,心烦失眠,情绪烦躁,口干渴,小便量少,大便不畅,三五日一行,舌红无苔,脉弦细数。初诊分析患者阴伤水结,但因呕吐日久,阴不足而化热,热瘀于内,水热互结,单独养阴恐难奏效,按伤阴水热互结、邪气上逆犯胃论治,方用猪苓汤加味(猪苓 30g,茯苓 15g,泽泻 15g,阿胶 10g,滑石 10g,焦山楂 15g,焦神曲 15g,生甘草 6g,水煎服)。嘱患者多次少量频服,7 剂后呕吐次数明显减少,可进半流食,且饮食量逐渐增加,二便正常。复诊投以健脾和胃、疏肝理气方药,调理半月后病情稳定出院。

病例 2

王某,女,28 岁,因恶心呕吐频作入院。患者妊娠 2 个月,近 2 周恶心呕吐频作,进食量明显减少,甚至食入即吐,不能闻饭菜之味,日渐消瘦,自服维生素 B_6 及多潘立酮片,红糖水冲服香砂养胃颗粒,症状更甚,3 日无大便,舌质红,苔黄白浊腻,脉弦滑。追问病史,患者平素嗜食辛辣肥甘之品,性急烦躁,伴有胸胁胀满,工作上多忧思,时有咳痰色黄。初诊考虑患者体内痰火较盛,又自服温热之品,更助痰火上逆,当先治以清热化痰宣肺,肺与大肠相表里,肺气宣降则肠腑得通,胃气亦下降,投以黄连温胆汤加减(黄连 5g,青陈皮各 15g,茯苓 15g,清半夏 10g,枳壳 10g,竹茹 10g,紫苏子 10g,莱菔子 15g,冬瓜子 15g,全瓜蒌 15g,生甘草 6g,水煎服)。服药 2 剂后,解黏液之便较多,胸胁胀满遂减,恶心呕吐缓解,可进食。复诊患者自诉仍偶有呕吐,上方去冬瓜子,加旋覆花 15g、代赭石 10g、生姜 9g、大枣 20g,服药 4 剂后呕恶消失。再诊诉食欲尚差,进食不香,首方去全瓜蒌,加苍白术各 15g、焦山楂 15g、焦神曲 15g,服药 8 剂后病瘥。

第四章

眩 晕

一、概 述

眩指视物旋转,晕指自感周围景物或自身旋转不定而站立不稳。眩与晕可单独出现,也可同时存在,有时伴有头痛、恶心、呕吐、耳鸣等症状,轻者闭目即止,重者如坐舟车,呕恶出汗,甚或短暂晕厥,或共济失调,或心悸脉迟。

眩晕一病,最早见于《黄帝内经》,称之为"眩冒",认为与髓海不足、血虚、邪中等多种因素有关。《金匮要略》则认为,痰饮是眩晕的重要致病因素之一,说:"心下有支饮,其人苦冒眩,泽泻汤主之"。金元大家朱丹溪则强调"无痰则不作眩",提出了痰水致眩学说。明代张介宾在《景岳全书·杂证谟·眩运》中强调指出"无虚不能作眩。"清代虞抟《医学正传·眩晕》指出眩晕的发病有痰湿及真水亏久之分,也有瘀血所致,治疗眩晕亦当分别针对不同体质及证候,辨证治之。此外,还有"眩晕者,中风之渐也"的记载,认识到眩晕与中风之间有一定关系。

眩晕可因情志过极、饮食失节、失血、劳倦过度、跌仆外伤等原因引起,形成"风、火、痰、瘀、虚"五大病理改变而发病。病因虽复杂,但总与肝、脾、肾三脏关系密切,分实证、虚证、虚实夹杂证三大类。属于虚者居多,主要责之于肝肾阴虚精亏,或是心脾气血不足。实证多由于风阳上扰,或痰浊壅遏,或瘀血阻络所致。就急症眩晕而言,多为中风、厥脱等心脑血管病症的先兆,也有因梅尼埃病、颈椎病、贫血等迁延不愈而症状加重所发,以实证及虚实夹杂证更为多见。现代医学中的梅尼埃病、晕动病、高血压、椎-基底动脉供血不足、低血压、贫血、神经症及头部外伤后眩晕等,均可参照本症进行辨证论治和急救处理。此外,风邪、暑湿上受之感冒也可出现头昏晕沉,当参照感冒治之。

二、诊断与鉴别诊断

(一)诊断要点

1. 审虚实 眩晕分实证、虚证、虚实夹杂证三大类。凡兼头重头胀、胸闷欲恶、肢体发麻、脉弦滑或弦涩者,多属实证;如兼头脑空痛、心悸气短、腰膝酸软、脉细弱、劳则即发、动则加重者,多属虚证。

2. 辨标本 眩晕以肝肾阴虚、脾气不足、气血亏虚为本,痰湿、瘀血、肝风、肝火为标。急性发作常以标实为主。不同证候可相兼出现,急性发作时尤以肝风夹有痰湿为多见,且常风火相煽为患。

3. 辨风火痰瘀 凡平素即有头昏耳鸣、健忘失眠等表现,并因情绪激动而发者,多属风火为患;如平素即有口黏、少食、多寐等表现,每因劳累而发,发时苔厚腻、脉滑者,则属痰浊作祟;如平素即有头顶定点疼痛、手指发麻等表现,或因跌仆撞击乃至颈项转动而发,舌有瘀点、瘀斑或脉涩者,乃属瘀血使然。

4. 分证型　参见"分证论治"。

5. 度病势　除应注意由虚兼实及由实转虚的变化趋势外,更重要的是及时了解有无演变为中风或厥脱之征象。如见有头胀痛、项背掣痛、肢体麻木者,应力防中风;如见面色苍白、胸闷烦躁、肢冷汗出者,则当慎防厥脱。

(二)证候诊断

1. 风邪外袭证　头晕头痛,恶风身热,鼻塞流涕,舌淡红,苔薄白,脉浮。

2. 肝阳上亢证　眩晕耳鸣,头痛且胀,每因烦劳或恼怒而头晕头痛加剧,心烦易怒,少寐多梦,口苦咽干,舌质红少津,苔薄黄,脉弦。

3. 痰浊中阻证　眩晕,倦怠,头重如蒙,胸闷,时吐痰涎,少食多寐,舌胖,苔浊腻或白厚而润,脉滑或弦滑。

4. 瘀血阻络证　眩晕,头刺痛,项背掣痛,手指发麻,唇色紫黯,舌有紫斑或瘀点,脉弦涩或细涩。

5. 肾精不足证　眩晕,精神委靡,腰膝酸软,或遗精、滑泄,耳鸣,发落,齿摇,舌瘦嫩,苔少或无,脉弦细或弱。

6. 气血亏虚证　眩晕动则加剧,劳累即发,神疲懒言,气短声低,面白少华或萎黄,心悸失眠,纳减体倦,舌淡胖嫩、边有齿印,苔少或薄,脉细或虚大。

(三)鉴别诊断

1. 中风　中风以突然昏仆,不省人事,口舌歪斜,半身不遂,失语,或不经昏仆而仅以半身不遂为特征。中风昏仆与眩晕之甚者相似,眩晕之甚者亦可仆倒,但无半身不遂及不省人事、口舌歪斜诸症。也有部分中风患者,以眩晕、头痛为其先兆表现,故临证当注重中风与眩晕的区别与联系。

2. 厥证　厥证以突然昏仆、不省人事、四肢厥冷为特征,发作后可在短时间内苏醒,严重者可一厥不复而死亡。眩晕严重者也有欲仆或晕旋仆倒的表现,但眩晕患者无昏迷、不省人事的表现。

三、处 理 原 则

急性眩晕以实证或虚实夹杂、本虚标实证为多见,故急者多选用息风、潜阳、清火、化痰、活血等法以治其标为主,辅以补养气血、益肾、养肝、健脾等法以治其本,不可概用苦寒清泄之品。

四、急 救 处 理

(一)一般处理
安静卧床休息。

(二)针灸定眩晕

1. 体针　可取太冲、内关、印堂等穴平补平泻针刺,已辨明为实证者用泻法,虚证者用补法或改予艾灸;实证也可用泻法针刺风池、百会、内关,配穴取丰隆、三阴交、阳陵泉、行间,留针10～20分钟;虚证也可用补法针刺翳风、天柱、肾俞,配穴取关元、足三里、三阴交、悬钟、太溪,留针10～20分钟。

2. 耳针　可取双耳晕听区间歇捻转针刺,或取神门、肝、肾、内分泌、交感等耳穴埋针或按压。

3. 穴位注射　合谷、太冲、翳风与内关、风池、四渎两组穴隔日轮流以有关中西药物穴位注射。

4. 血压高者可采用放血疗法,取大椎、曲池、委中、十宣;耳穴取降压沟、降压点、高血压点;也可用梅花针叩打背部、腰部、骶部两侧。

（三）药物定眩

1. 天麻 10～15g/d 水煎代茶饮;菊花 15～30g/d 水煎代茶饮;钩藤 12～15g/d 水煎代茶饮。

2. 全天麻胶囊(为天麻经加工成细粉制成)每次 2～6 粒,每日 3 次。功能平肝息风止痉,用于肝风上扰所致的眩晕、头痛、肢体麻木、癫痫抽搐者。

3. 愈风宁心片(为葛根经加工制成的浸膏片)每次 5 片,每日 3 次。功能升清解痉止痛,增强脑及冠状动脉血流量,用于高血压头晕、头痛、颈项疼痛、冠心病、心绞痛、神经性头痛、早期突发性耳聋。

4. 夏枯草膏(为夏枯草加工制成的膏剂)每次 9g,每日 2 次。功能清火、散结、消肿,用于火热内蕴所致的头痛、眩晕、瘰疬、瘿瘤、乳痈肿痛,以及甲状腺肿大、淋巴结结核、乳腺增生病见上述证候者。

5. 十滴水每次 2～5ml,口服。用于因中暑而引起的头晕。

6. 眩晕宁冲剂(泽泻、白术、茯苓、陈皮、半夏、女贞子、墨旱莲、菊花、牛膝、甘草)每次 4g,每日 3 次。功能健脾利湿、益肝补肾,用于痰湿内阻、阴亏阳亢的头晕恶心。

7. 天麻注射液每次 2～4ml,每日 1～2 次,穴位注射、肌内注射,或以 0.9%氯化钠注射液 250ml 稀释后静脉滴注。用于肝阳上亢者。

8. 川芎嗪注射液每次 160～320mg,以 0.9%氯化钠注射液 250ml 稀释后静脉滴注,每日 1～2 次。用于瘀血阻络者。

9. 复方丹参注射液每次 10～20ml,以 0.9%氯化钠注射液 250ml 稀释后静脉滴注,每日 1～2 次。用于瘀血阻络者。

10. 生脉注射液或参麦注射液每次 50～100ml,以 0.9%氯化钠注射液稀释后静脉滴注,每日 1 次。用于气阴两虚者。

（四）治兼证

对所兼剧烈头痛、频繁呕吐、虚脱等应分别给予相应处理,参见相关章节。虚脱者,可取关元、气海、足三里艾灸。

五、分 证 论 治

1. 风邪外袭证
治法:疏风解表。
方药:川芎茶调散。
川芎、荆芥、白芷、羌活、甘草、细辛、防风、薄荷叶。
发热重,面红目赤、口渴溲黄者,为夹有热邪,可予芎芷石膏汤加减;头昏头重、肢体困重者,多夹湿邪,可予羌活胜湿汤化裁;夏季暑湿内侵,头昏胸闷、汗出不畅、干呕不食者,用黄连香薷饮加藿香、佩兰、荷叶、竹茹、知母等清暑化湿。

2. 肝阳上亢证
治法:平肝潜阳,滋养肝肾。

方药:天麻钩藤饮。

天麻、钩藤、生决明、栀子、黄芩、川牛膝、杜仲、益母草、桑寄生、夜交藤、茯神。

肝火过盛者,可加龙胆、菊花、牡丹皮等,以增强清肝泄热之力;大便秘结者,可加用当归龙荟丸泻肝通腑;手足麻木,甚则震颤、筋惕肉瞤者,为阳动化风之势,乃中风之先兆,需重用镇肝潜阳之品,如龙骨、牡蛎、珍珠母等;兼见腰膝酸软、遗精疲乏、舌红无苔、脉弦细数者,属肝肾阴虚,肝阳上亢,宜用育阴潜阳法,可用大定风珠。

3. 痰浊中阻证

治法:燥湿祛痰,健脾和胃。

方药:半夏白术天麻汤。

半夏、白术、天麻、陈皮、茯苓、甘草、生姜、大枣、蔓荆子。

眩晕较甚,呕吐频作者,加代赭石、竹茹、生姜镇逆止呕;脘闷不食,加白蔻仁、砂仁芳香和胃;耳鸣重听,加葱白、郁金、石菖蒲通阳开窍;痰阻气急,郁而化火,症见头目胀痛、心烦口苦、渴不欲饮、苔黄腻、脉弦滑者,宜温胆汤加黄连、黄芩等苦寒燥湿之品化痰泄热。

4. 瘀血阻络证

治法:祛瘀通络。

方药:血府逐瘀汤。

当归、生地黄、桃仁、红花、枳壳、赤芍、柴胡、甘草、桔梗、川芎、牛膝。

血虚寒凝者,改用四物汤合桂枝汤化裁煎服。

5. 肾精不足证

治法:偏阴虚者,补肾滋阴;偏阳虚者,补肾助阳。

方药:补肾滋阴,以左归丸(熟地黄、山药、枸杞、山茱萸、川牛膝、鹿角胶、龟甲胶、菟丝子)为主方。补肾助阳,以右归丸(熟地黄、山药、山茱萸、枸杞子、菟丝子、鹿角胶、杜仲、肉桂、当归、附子)为主方。

眩晕较甚者,加龙骨、牡蛎、磁石、珍珠母;遗精者,加莲须、芡实、桑螵蛸、覆盆子;眩晕较甚,阴虚阳浮者,二方均可加龙骨、牡蛎、珍珠母等以潜浮阳,同时应注意突发中风之可能。

6. 气血亏虚证

治法:补养气血,健运脾胃。

方药:血虚为主者,以归脾汤(白术、当归、白茯苓、黄芪、龙眼肉、远志、酸枣仁、木香、甘草、人参、生姜、大枣)为主方;气虚为主者,以补中益气汤(黄芪、人参、白术、炙甘草、当归、陈皮、升麻、柴胡、生姜、大枣)为主方;气血俱虚者,以八珍汤(当归、川芎、白芍、熟地黄、人参、白术、茯苓、炙甘草)为主方。

兼脾阳虚衰者,加干姜、肉桂;偏于脾虚气陷者,加黄芪、升麻;血虚甚者,可加熟地黄、阿胶、紫河车粉(另冲服),并重用人参、黄芪补气生血;因失血引起者,分析其出血病因,治疗原发病。

六、预 防 护 理

(一) 避免和消除致病因素

眩晕的发生,多与饮食不节、劳倦过度、情志失调等因素有关。因此,预防眩晕之发生,需要避免和消除能导致眩晕发生的各种内、外致病因素。要坚持适度参加体育锻炼,增强体质,注意锻炼颈、肩部肌肉,避免突然、剧烈地改变头部体位,防止急剧转头,避免高空作业;

保持心情舒畅,情绪稳定,防止七情内伤;注意劳逸结合,避免体力和脑力的过度劳累,防止房劳过度;饮食有节,防止暴饮暴食、过食肥甘醇酒及过咸伤肾之品;尽量戒烟戒酒。以上各项有助于预防眩晕的发作及发病。

（二）注意病后治疗与调护

眩晕发病后要及时治疗,注意安静休息,严重者当卧床休息;注意饮食清淡,保持情绪稳定,避免突然、剧烈的体位改变和头颈部运动,以防眩晕症状的加重,或发生昏仆。有眩晕史的患者,当避免剧烈体力活动,避免高空作业。以上各项措施对于促进眩晕患者早期康复大有益处。

（三）警惕"眩晕乃中风之渐"

眩晕一证在临床较多见于高血压患者,其病机以虚为主,其中因肝肾阴亏、肝阳上亢而导致的眩晕较为常见。此型眩晕若肝阳暴亢,阳亢化风,可夹痰夹火,窜走经隧,患者可以出现眩晕头胀、面赤头痛、肢麻震颤,甚则昏倒等症状,此时当警惕有发生中风的可能。对于此类患者,当严密监测血压、神志、肢体肌力、感觉等方面的变化,以防病情突变,还应嘱患者平素忌恼怒急躁、忌肥甘醇酒之品,按时服药,控制血压,定期就诊,监测病情变化。

七、文 献 选 读

《素问·至真要大论》:"诸风掉眩,皆属于肝。"

《素问·至真要大论》:"厥阴之胜,耳鸣头眩,愦愦欲吐,胃膈如寒,大风数举。"

《灵枢·大惑论》:"邪中于项,因逢其身之虚,其入深,则随眼系以入于脑,入于脑则脑转,脑转则引目系急,目系急则目眩以转矣。"

《灵枢·海论》:"脑为髓之海,其输上在于其盖,下在风府……髓海有余,则轻劲多力,自过其度;髓海不足,则脑转而鸣,胫酸眩冒,目无所见,懈怠安卧。"

《金匮要略·痰饮咳嗽病脉证并治》:"心下有支饮,其人苦冒眩。"

《素问玄机原病式·五运主病》:"所谓风气甚而头目眩晕者,由风木旺必是金衰不能制木,而木复生火,风火皆属阳,多为兼化,阳主乎动,两动相搏,则为之旋转,故火本动也,焰得风则自然旋转。"

《丹溪心法·头眩》:"头眩,痰挟气虚并火,治痰为主,挟补气药及降火药。无痰则不作眩,痰因火动,又有湿痰者,有火痰者。"

《玉机微义·头眩门》:"眩晕一症,人皆称为上升下虚所致,而不明言其所以然之故。盖所谓虚者,血与气也;所谓实者,痰涎风火也。"

《医学正传·眩运》:"外有呕血而眩冒者,胸中有死血迷闭心窍而然。"

《医学正传·眩运》:"眩晕者,中风之渐也。"

《景岳全书·杂证谟·眩运》:"丹溪则曰无痰不能作眩,当以治痰为主,而兼用他药。余则曰无虚不能作眩,当以治虚为主,而酌兼其标。孰是孰非,余不能必,姑引经义(上气不足,髓海不足)以表其大意如此。"

《证治汇补·眩晕》:"以肝上连目系而应于风,故眩为肝风,然亦有因火、因痰、因虚、因暑、因湿者。"

《临证指南医案·中风门》:"平日怒劳忧恐,以致五志火气交并于上,肝胆内风,鼓动盘旋……固为中厥之萌。苦降辛泄,少佐微酸,折其上腾之威,使清空诸窍,勿使痰浊壮火蒙蔽,乃暂药之权衡也。"

【附】典型病例

病例 1

田某,女,42 岁,教师。患精神衰弱,经常失眠,头眩,心悸,又因工作紧张,连夜失眠,血压急剧上升。头眩晕,耳鸣,心悸,恶心脘满,心烦气短,食欲减退,有时彻夜不眠,血压 205/103mmHg,舌红,苔黄腻,左脉弦细而数,右脉细数。西医诊断:高血压。中医辨证:肝阳上亢,阴虚火旺。治法:育阴潜阳,平肝泻火。方药:钩藤 30g,生地 24g,青葙子 24g,夏枯草 24g,生赭石 24g,白蒺藜 18g,紫贝齿 18g,杜仲 18g,桑寄生 18g,磁石 15g,胆星 10g,琥珀 1g(冲),朱砂 1g(冲),水煎服,连服 3 剂。1 剂后睡眠 6 小时,醒后精神好转,眩晕减轻;3 剂后烦热心悸均减,恶心胸胁胀满消失,食欲增进,舌淡红,脉弦细不数。是阴气渐复,肝阳清敛,仍以前法治疗。方药:钩藤 30g,夏枯草 24g,生赭石 24g,黄芩 24g,茺蔚子 24g,桑寄生 24g,玄参 24g,何首乌 15g,地龙 15g,胆星 10g,栀子 6g,琥珀 1.5g(冲),朱砂 0.6g(冲),水煎服。连服 4 剂,大便有时溏泄 1~2 次,头不眩晕,夜能安睡,食欲增加,舌质转淡,苔不黄,血压降至 165/108mmHg,是肝热肃清,真阴尚未复原。原方减栀子、黄芩,加杜仲、牛膝、玉竹之类,连服 10 剂,症状消失,血压 140/100mmHg。原方配成丸药,经常服用,巩固疗效。

按:本例系肝肾阴阳失调,因肝肾阴虚,肝阳上亢,而致上盛下虚,出现头晕、耳鸣、心悸、心烦气短、脘满恶心、食欲减退、失眠等症状。左脉弦细而数,右脉细数,系肾阴不足,阴虚阳亢。在治疗中以药物调节阴阳之平衡,阳盛者清肝阳,阴虚者益肾阴。阴虚则潜降失职,阳亢则兴奋偏盛,最易引起失眠。故潜镇安神可用生赭石、磁石、朱砂、琥珀等,使患者易于入睡,此为治疗和稳定血压的有效方法。(《邢锡波医案集》)

病例 2

丁光迪曾治一男性患者,59 岁,教师,患心肌梗死后经常头昏眩晕。出院 3 天后,突然眩晕目黑,卧床不能起,起则头脑如空,耳鸣欲倒,瞑目畏光,欲得安静,短气不欲言,身如在浮云中,软散如瘫,畏寒,心慌,舌嫩隐紫而少苔,脉细而迟,按之微弦。心率 50 次/分钟,血压 90/60mmHg。辨证属气虚眩晕,荣卫不足,心肺两虚。治以益气升阳,养心复脉。方用生脉散、当归补血汤、川芎散合方加减。处方:西洋参 15g(另浓煎频饮),麦冬 20g,五味子 5g,黄芪 50g,当归 10g,炙甘草 7g,炙远志 10g,石菖蒲 10g,柴胡 5g,防风 10g,川芎 7g,赤芍 10g,水煎服。两日服完 3 剂,得寐,眩晕亦安。后方小其制,去柴、防,调理而愈,无大反复。血压上升至 120/80mmHg。

按:眩晕急性发作虽以肝风上亢、痰浊上扰等实证为多见,但也有气血亏虚所致者。此病例大补气血,佐以升举清阳,即奏佳效。(《当代名医临证精华·头痛眩晕专辑》)

第五章

抽 搐

一、概 述

抽搐是指由各种原因引起的四肢不自主抽动的症状。正常的四肢运动是在脑神的支配下,通过经络而使筋肉相互协调地收缩与松弛。脑神失用,经气不利,筋肉挛急失纵,则可发生四肢肌肉不自主抽动,即为抽搐。

中医学认为,抽搐属"内风"范畴,与肝、脑神的关系最为密切,其病机关键在于神机不用,筋肉失纵。多由风、火、痰、虚引起,病位多与心、肝、脑神、神有关,而以肝、脑神为主。

抽搐之症常见于脑系疾病、中毒、传染病、头颅内伤、厥病类疾病、子痫、产后痉病、小儿惊风、破伤风、狂犬病等疾病中。

二、诊断与鉴别诊断

(一) 诊断要点

本病主要表现为四肢或躯体不自主抽动,可伴有四肢肌张力增高,并可伴发热、神昏、呕吐、瞳孔缩小、目直及口吐涎沫等症。辅助检查:应注意精神意识状态、四肢肌张力、颈项有无强硬、瞳仁有无不等或缩小变化。一般需做血常规、尿常规、便常规检查,可选做脑脊液常规及生化、血糖、肝肾功能、血气分析、B超、脑电图、头部CT等检查,以提供确定诊断的依据。

(二) 证候诊断

1. 风痰闭神证 突然昏仆,肢体抽搐或瘫痪,喉中痰鸣,口吐涎沫,苔白腻,脉弦滑。

2. 热盛动风证 壮热汗出,口渴,躁扰不宁,甚则神昏,四肢抽搐,颈项强直,两目上视,面赤,舌质红绛,苔黄,脉数。

3. 肝阳化风证 头痛眩晕,项强不舒,肢体麻木,震颤或抽搐,急躁易怒,或见昏迷,口苦,面红目赤,舌红,苔黄,脉弦细。

4. 阴虚风动证 头痛眩晕,腰酸耳鸣,心烦失眠,肢体麻木,震颤甚或抽搐,小便短黄,大便干结,舌红,少苔,脉数。

5. 风毒入络证 四肢抽搐,牙关紧闭,舌强口噤,或肌肉震颤,或苦笑面容,或半身不遂,或口眼㖞斜,头痛眩晕,舌红,苔腻,脉弦。

6. 脾阳(虚)动风证 四肢抽搐无力,肌肉瞤动,肢体发麻,食少,腹胀,便溏,神疲乏力,肢凉,眩晕,体瘦,面色萎黄,舌淡,苔薄白,脉缓弱。

7. 暑热动风证 高热神昏,手足抽搐,角弓反张,牙关紧闭,唇甲青紫,烦躁不安,胸闷气促,舌红,苔燥无津,脉细促。

8. 浊毒闭神证 神志蒙眬,烦躁嗜睡,四肢间断抽搐,反应迟钝,恶心呕吐,口中有尿臭或异常气味,舌淡,苔白腐或腻,脉弦。

（三）鉴别诊断

1. 抽搐起病突然,伴高热头痛、呕吐者,为春温(痉)、暑温(痉)、疫毒痢等传染病,以小儿多见;另外,尚需考虑痫毒内陷、黄耳伤寒、脑痨、颅脑痈、脑部寄生虫病等。

2. 抽搐与黄疸、脑神症状同时并见,并出现肝功能异常,肝脏大小、质地等变化者为肝病,见于肝热病、肝瘟、鼓胀、肝癌等。

3. 小儿急性发病,高热、抽搐者,多为急惊风;小儿体弱,久病而抽搐者,为慢惊风。

4. 老年人原有风眩,突然抽搐而并见肢体偏瘫,或伴神昏、呕吐、二便失禁、失语等症者,多为中风,头部 CT 能鉴别出血性中风和缺血性中风。脑脊液检查发现血性脑脊液亦有助于出血性中风的确诊。任何年龄患心痹日久者,亦可并发缺血性中风。

5. 幼年或年轻发病,既往可有类似发作史,突然仆倒、意识丧失、两目上视,出现抽搐,口吐涎沫,或口中怪叫,移时苏醒,醒后如常人,脑电图检查发现异常者,为痫病。

6. 因受精神刺激而出现抽搐,发作易受暗示影响,发作时脑电图无阳性改变者,多为气(郁)厥,以女性多见。

7. 消渴病患者见抽搐症状,应考虑为消渴厥,血糖、尿酮体检查有助于诊断。

8. 抽搐、尿少,伴口中尿味,见于急性或慢性肾病,或因患风眩而致肾功能严重损害者,为肾厥。

9. 有被狂犬咬伤史,症见抽搐,伴躁动不安、恶闻水声者,多为狂犬病。

10. 旧法接生分娩或出生时脐带损伤的新生儿,出现抽搐症状者多为脐风。成人外伤后未注射破伤风抗毒素而出现抽搐症状者,需考虑为破伤风。

11. 暑季高温环境下发病,见抽搐、高热汗出、烦躁、口渴或呕恶腹痛、头痛者,多属中暑之暑风。

12. 妇女妊娠后期出现小腿抽筋,为妊娠下肢抽筋;妊娠末期出现抽搐,血压严重增高者,为子痫;新产后出现抽搐,为产后痉病。

13. 一侧面部短暂发作性肌肉抽搐、剧痛,为面风痛;小腿或指、趾发作性筋肉剧痛、僵硬、屈伸不利,为转筋;发作性四肢肌肉僵直、绷急疼痛,为肉痉。

三、处 理 原 则

抽搐一证,有外感和内伤之分、虚实之异,病因不同,其临床证候亦有差别,治疗上亦不同,常以实则泻之、虚则补之为治疗原则。一般四肢阵阵抽搐,或持续之抽搐,常伴壮热谵语神昏,甚至角弓反张者,属实;抽搐呈手足蠕动,热势不甚,神惫或迷蒙者,属虚。属实者多责之于肝阳,治疗上以平肝潜阳、息风止痉为法;属虚者多责之于肾阴,治疗上多以滋阴息风为主。

四、急 救 处 理

（一）患者处于绝对安静环境,卧床休息,禁食

（二）中药针剂

1. 清开灵注射液 5%葡萄糖注射液 250ml 中加入清开灵注射液 20ml,静脉滴注,每日 1 次。

2. 醒脑静注射液 0.9%氯化钠注射液 500ml 中加入醒脑静注射液 20ml,静脉滴注,每日1次。

（三）中成药

安宫牛黄丸、紫雪丹、至宝丹、牛黄清心丸、大定风珠、牛黄惊风片（牛黄抱龙丸）、琥珀惊风片（琥珀抱龙丸）、牛黄镇惊丸、止痉散、猴枣散、瓜霜退热灵、安脑丸等口服。

（四）止痉中药

全蝎、钩藤、地龙、蜈蚣、僵蚕、乌梢蛇、白附子、南星、蝉蜕等，可在辨病、辨证基础上选用。

（五）针灸

1. 体针 水沟、素髎、百会等为首选穴，实证用泻法，虚证用补法。

2. 穴位注射 地龙注射液，大椎、合谷、曲池穴位注射，每穴0.5～1ml。

3. 耳针 取神门、皮质下，用强刺激。

4. 灯火蘸 用灯心草蘸清油点燃，以明火对准印堂、水沟、颊车、角孙、神阙、大椎等穴，一触即起，可听到"啪"声，止痉效速。

五、分 证 论 治

1. 风痰闭神证

治法：祛风涤痰开窍。

方药：涤痰汤配服苏合香丸。

制半夏、陈皮、茯苓、竹茹、枳实、甘草、生姜、大枣、制南星、石菖蒲。

痰黄、苔黄腻者，去生姜、大枣，加竹沥、黄芩、黄连。

2. 热盛动风证

治法：清热解毒，开窍息风。

方药：羚角钩藤汤配服紫雪丹。

山羊角、桑叶、川贝母、鲜生地黄、鲜竹茹、钩藤、菊花、茯神、白芍、甘草，常加地龙、全蝎。

壮热、口渴者，加石膏、知母；便秘、腹胀者，加大黄、芒硝、枳实；斑疹、舌绛者，加牡丹皮、紫草。

3. 肝阳化风证

治法：平肝潜阳，息风解痉。

方药：镇肝熄风汤。

龟甲、玄参、天冬、白芍、甘草、龙骨、牡蛎、牛膝、代赭石、川楝子、麦芽、茵陈。

烦躁、目赤、口苦者，加龙胆、牡丹皮；便秘者，加大黄、芒硝、芦荟。

4. 阴虚风动证

治法：滋阴息风。

方药：三甲复脉汤。

阿胶、地黄、麦冬、白芍、炙甘草、牡蛎、麻仁、鳖甲、龟甲。

心烦失眠者，加栀子、酸枣仁、合欢皮、夜交藤；血虚者，加当归、白芍、何首乌、鸡血藤等。

5. 风毒入络证

治法：祛风止痉。

方药：玉真散或五虎追风散。

天南星、防风、白芷、天麻、羌活、白附子；或蝉蜕、南星、天麻、全蝎、僵蚕。

发热者,加石膏、黄芩、黄连、连翘、金银花;抽搐频作者,加地龙、红蓖麻根;痰涎壅盛者,加竹沥、天竺黄等。

6. 脾阳(虚)动风证

治法:温阳补气息风。

方药:可保立苏散。

胡桃肉、补骨脂、山茱萸、枸杞、酸枣仁、当归、白芍、人参、黄芪、白术、甘草。

纳呆、腹胀者,加砂仁、炒麦芽、鸡内金、陈皮;肢冷、便溏者,加桂枝、干姜、炮附子等。

7. 暑热动风证

治法:清热祛暑息风。

方药:羚角钩藤汤配服紫雪丹。

山羊角、桑叶、川贝母、生地黄、竹茹、钩藤、菊花、茯神、白芍、甘草。

8. 浊毒闭神证

治法:开窍清浊。

方药:菖蒲郁金汤配服苏合香丸。

石菖蒲、郁金、牡丹皮、栀子、连翘、竹沥、玉枢丹、灯心草、木通。

六、预 防 护 理

1. 抽搐发作时,立即将患者置于侧卧位或仰卧位,头偏向一侧防止呕吐物吸入。保持呼吸道及血循环通畅,及时吸去口咽部分泌物,以免发生吸入性肺炎或窒息。

2. 舌下坠的患者应用舌钳将舌拉出,也可将患者头部放低,下颌托起,开放呼吸道,必要时插入口咽通气管或行气管切开术,以确保呼吸道通畅。抽搐时不可强行喂水或喂药。

3. 将纱布包裹的压舌板放在上下磨牙之间,以防舌咬伤;牙关紧闭者,不可强行撬开,以免损伤牙齿。

4. 松解衣领、裤带,抢救动作要轻,尽量减少不必要的刺激,要有专人护理,同时加用床档,防止坠床、撞伤、跌伤。

5. 不要强行限制发作,如在肢体抽搐时不能将肢体用力按压或屈曲,避免意外伤害。

6. 保持病房安静,光线柔和适宜,避免声、光刺激。

7. 吸氧,加强监护,注意观察患者体温、呼吸、心率、血压、肤色及瞳孔大小等。

七、文 献 选 读

《素问·大奇论》曰:"心脉满大,痫瘛筋挛。肝脉小急,痫瘛筋挛……二阴急为痫厥。"

《素问·至真要大论》:"诸风掉眩,皆属于肝……诸热瞀瘛,皆属于火……诸暴强直,皆属于风。"

《灵枢·经筋》:"经筋之病,寒则反折筋急。"

《灵枢·邪气脏腑病形》:"肺脉急甚为癫疾……脾脉急甚为瘛疭。"

《诸病源候论·小儿杂病诸候·痫候》:"其发之状,或口眼相引,而目睛上摇,或手足掣纵,或脊背强直,或颈项反折,或屈指如数。"

《诸病源候论·小儿杂病诸候·风痫候》:"病发时,身软时醒者,谓之痫;身强直反张如弓,不时醒者,谓之痉。"

《备急千金要方·少小婴孺》:"少小所以有痫病及痉病者,皆由脏气不平故也。"

《太平圣惠方·治肝脏中风诸方》:"治肝中风,筋脉拘急,言语謇涩,头项强直,四肢不利,心膈烦壅,头目旋眩。宜服羚羊角散方。"

《太平圣惠方·治肝风筋脉抽掣疼痛诸方》:"夫肝含于血,而主于筋。肝血既虚,不能荣养,致风邪所侵,搏于筋脉,荣卫气弱,气血不行,故令筋脉抽掣疼痛也。"

《伤寒明理论》:"或缩或伸,动而不止者,名曰瘛疭,俗谓之搐者是也。"

《婴童百问·惊痫》:"其候神气佛郁,瞪眼直视,两目牵引,口噤涎流,腹肚膨紧,手足搐掣……或项背反张,或腰脊强直。但四肢柔软,发而时醒者为痫。若一身强硬,终日不醒则为痉矣。"

《古今医鉴·五痫》:"发则卒然倒仆,口眼相引,手足搐搦,背脊强直,口吐涎沫,声类畜叫,食顷乃苏。"

《证治准绳·杂病·神志门》:"痫病仆时,口中作声,将醒时吐涎沫,醒后又复发,有连日发者,有一日三五发者";"癫者,或狂或愚,或歌或笑,或悲或泣,如醉如痴,言语有头无尾,秽洁不知,积年累月不愈……狂者,病发之时,猖狂刚暴,如伤寒阳明大实发狂,骂詈不避亲疏,甚则登高而歌,弃衣而走,逾垣上屋,非力所能,或与人语所未尝见之事……痫病发则昏不知人,眩仆倒地,不省高下,甚而瘛疭抽掣,目上视,或口眼㖞斜,或口作六畜之声。"

《景岳全书·杂证谟·痉证》:"凡属阴虚血少之辈,不能养营筋脉,以致搐挛僵仆者,皆是此证。"

《景岳全书·杂证谟·癫狂痴呆》:"癫病多由痰气。凡气有所逆,痰有所滞,皆能壅闭经络,格塞心窍,故发则旋晕僵仆,口眼相引,目睛上视,手足搐搦,腰脊强直,食顷乃苏。"

《张氏医通》:"瘛者,筋脉拘急也,疭者,筋脉弛纵也,俗谓之搐是也。"

《医宗金鉴·癫痫总括》:"癫疾始发意不乐,甚则神痴语不伦。狂怒凶狂多不卧,目直骂詈不识亲。痫发吐涎昏噤倒,抽搐省后若平人。"

《医碥》:"抽搐者,手足频频伸缩也。"

《温病条辨·下焦篇》:"热邪深入下焦,脉沉数,舌干齿黑,手指但觉蠕动,急防痉厥,二甲复脉汤主之。""热邪久羁,吸烁真阴,或因误表,或因妄攻,神倦瘛疭,脉气虚弱,舌绛苔少,时时欲脱者,大定风珠主之。"

《温病条辨·痉病瘛病总论》:"痉者,强直之谓,后人所谓角弓反张,古人所谓痉也。瘛者,蠕动引缩之谓,后人所谓抽掣、搐搦,古人所谓瘛也。"

《温热经纬·薛生白湿热病篇》:"湿热证,三四日即口噤,四肢牵引拘急,甚则角弓反张,此湿热侵入经络脉隧中,宜鲜地龙、秦艽、威灵仙、滑石、苍耳子、丝瓜络、海风藤、酒炒黄连等味。""木旺由于水亏,故得引火生风,反焚其木,以致痉厥。"

《杂病广要·脏腑总证》:"发搐,属肝家邪热,热则生风,风主掉眩故也。"

《肝病证治概要·肝风证治》:"气热风动,高热汗出,口渴欲饮冷,手足瘛疭,或颈项强直,舌苔黄燥,脉弦滑数有力。""血虚风动,头昏耳鸣,目涩畏光,偏枯在左,脉左缓大,或四肢经络牵掣,或麻木不仁。"

【附】典型病例

王某,女,40岁,既往诊断慢性肾炎,近2个月急性发作入院。

病史摘要:患者既往诊断慢性肾炎,近2个月急性发作,初起全身浮肿,治疗后,水肿消失,继之出现头晕、耳鸣、失眠多梦,手足有时抽搐可持续10～20分钟,发作时测血压为210/120mmHg。尿常规示:蛋白(＋＋＋＋),红细胞(＋＋),颗粒管型(＋)。西医诊断为肾炎而致的高血压抽搐证,治疗10余天不见好转,故转中医治疗。现症:头晕耳鸣,失眠多梦,梦中易惊,手足时有抽搐,周身乏力,腰酸痛,口干苦,无浮肿,舌质红,苔薄微黄,脉弦细稍数。测血压160/110mmHg。考虑此为肾阴亏乏、水不涵木、虚风内动之证,治以滋水涵木、平肝息风,拟大定风珠加减。处方:生白芍30g,生牡蛎20g,生地黄15g,阿胶珠12g,五味子10g,麦冬12g,天麻6g,柏子仁10g,怀牛膝15g,陈皮10g,炙甘草10g,水煎后入鸡子黄1枚。药进7剂,头晕、睡眠、抽搐好转,耳鸣如故,上方去麦冬,加黄芪30g、当归6g,再予7剂而愈。

按:肝藏血主筋,肾藏精主水,精血互化,乙癸同源;又肝为风木之脏,其主筋有赖于肾水滋养,一旦有疾,二者常相互影响,或母病及子,或子病及母,终则二者同病。今患者肾水亏乏,阴精欲竭,母病及子,水亏木不荣,使筋脉失养而拘挛,发为抽搐。然阴虚当补,阳亢宜潜,风动需息,故取味厚滋补的大定风珠加减治疗,填补欲竭之真阴,潜摄未尽之浮阳,平息内动之肝风,使阴平阳秘,机体康复。

第六章

厥 脱

一、概 述

　　厥脱包括厥证和脱证,是内科常见急症。两者均发病急骤,临床特点有部分相同之处,都可表现为面色苍白、四肢厥冷、出冷汗,脉搏细弱或脉微欲绝、脉象散乱,神情淡漠或烦躁不安,重者可猝然昏仆、不省人事等。厥证有虚实之分,包括气厥、血厥、痰厥、食厥、暑厥等,多以一时性昏仆为特征,主要病机为气血逆乱。脱证多以邪毒内陷,脏腑败伤,气血津液严重受损,阴阳互不维系为病机特点,分为气脱、阴脱、阳脱、阴阳俱脱。脱证多属虚实夹杂,以虚为主,而不一定有一时性昏仆、四肢厥冷的表现。厥证不论虚实,如救治失当,可进一步发展为阴阳两脱之证。厥、脱可以同时出现,临床并称为厥脱证。现代医学的各类休克均可参考本证救治。

二、诊断要点与鉴别诊断

(一)诊断要点

　　厥脱证起病急骤,病情重,可发于各年龄段,常有明确病因。情志不遂,五志过极常是气厥、血厥实证的病因;素体痰盛,痰随气升常是痰厥的病因;暑厥则有夏季暑热的季节性因素;脱证常有久病体虚,继发于大吐、大汗、大泄、大失血后。厥证轻者可移时苏醒,厥证重者和脱证如不及时救治,可迅速危及生命。其临床表现:早期多见面色苍白,四肢发冷,心悸多汗,气短乏力,尿少,烦躁不安,神情淡漠,脉搏细弱;后期或病情重者多见昏不知人,唇甲发绀,四肢厥冷,呼吸短促,无尿,脉微欲绝,或脉象散乱。

　　厥脱证可分为气厥、血厥、痰厥、食厥、暑厥,气脱、阴脱(亡阴)、阳脱(亡阳)、阴阳俱脱。气脱表现为面色苍白,神情淡漠,声低息微,气短乏力,汗漏不止,四肢微冷,舌淡苔白,脉微弱;阴脱表现为神情恍惚或烦躁不安,面色潮红,口干欲饮,尿少色黄,肢厥不温,脉细数或沉微欲绝;阳脱多为亡阴之后演变而成,突然大汗不止或汗出如油,四肢厥冷,神情恍惚,心慌气促,二便失禁,舌卷舌颤,脉微欲绝;阴阳俱脱;厥脱之重症,多见神志昏迷,目呆口张,瞳仁散大,喉中痰鸣,气少息促,汗出如油,舌卷囊缩,周身俱冷,二便失禁,脉微欲绝。

(二)证候诊断

　　1. 热毒内陷证　烦热不宁,口渴,溺赤便秘,便下腐臭,谵妄,舌燥苔黄,脉数。

　　2. 瘀血内阻证　突然昏仆,牙关紧闭,面赤唇紫,舌黯红,脉弦。

　　3. 气虚阳脱证　手足逆冷,冷汗不止,神清淡漠,尿少或二便失禁,面色苍白或晦暗,舌淡苔白,脉微欲绝。

　　4. 气虚阴脱证　面唇苍白,发热烦躁,心悸多汗,口渴喜饮,尿少色黄,肢厥不温,脉细数或沉微欲绝。

5. 阴阳俱脱证　神志昏迷,目呆口张,瞳仁散大,喉中痰鸣,气少息促,汗出如油,舌卷囊缩,周身俱冷,二便失禁,脉微欲绝。

(三) 鉴别诊断

1. 中风　中风病可有猝然昏仆、四肢厥冷之症,但中风病多伴有口舌歪斜、言语不利、半身不遂等症,故与本病不难鉴别。

2. 痫病　痫病是一种发作性神志异常之病,常突然发病,神志不清,双目凝视,或肢体抽搐;重者猝然昏倒,口吐涎沫,两目上视,牙关紧闭,或口中作猪羊叫声,移时苏醒,醒后无异常,可反复发作,每次相似。厥脱证无此特点。

3. 神昏　神昏是以神志不清为特征的急危重症,不是一个独立的疾病,是多种急慢性疾病危重阶段所表现出的常见临床症状,可突发或在疾病发展过程中逐渐出现。症状表现为神志不清,甚者对外界刺激毫无反应,可伴见抽搐、喉中痰鸣、口唇发绀等症。

三、处 理 原 则

厥脱证属危急重候,治疗应首先明辨虚实。具体而言,若厥而气壅息粗,喉间痰鸣,或烦热不宁,抽搐反张,脉多实或滑数者,属实;若厥而气息微弱,自汗淋漓,肤冷肢凉,嗜睡蜷卧,脉沉细而欲绝者,即为脱象,属虚。厥证属实证者通常有明确原因,与情志变化密切相关,如五志过极、气机逆乱所致气厥、血厥实证的治疗当灵活运用醒脑开窍、顺气活血之法;若厥证由热毒内陷所致,又当清热解毒固脱并重。脱证与厥证属虚证,总体治疗原则以益气救阴、回阳固脱为主。

四、急 救 处 理

(一) 急救原则

厥脱证属危急重候,病情复杂且多变,临证应分秒必争,迅速稳定患者血压、呼吸、心率、体温等基础生命体征。

1. 快速准确进行病情评估　厥脱病情有轻重之别,轻者发病时间不长,气息相对平和,无痰阻,四肢微凉,少尿,脉有力而不乱,无神志异常,或有一时神昏,而移时苏醒;重者四肢逆冷重,气息急促或微弱,无尿,可见痰鸣,脉至如喘,或迟缓散乱,神志昏迷较重。

2. 详查病史寻找病因　厥脱乃多种病因所致,审明病因对厥脱的治疗至关重要。若气机逆乱、肝阳暴张所致厥脱,当平肝顺气与救逆兼用;若厥脱系热毒内陷所致,当清热解毒固脱并重;若大出血所致亡阴亡阳,当益气摄血、回阳救逆同治;若厥脱由暑热引起,当迅速使患者摆脱热环境,同时给予物理降温。脱证多有年老、久病,正气衰微病史。

(二) 急救治疗

1. 常规处理　保持安静,稳定患者情绪,鼻导管或面罩吸氧,心电监护,开通静脉通路,补液治疗等。

2. 中成药治疗

(1) 益气养阴固脱:生脉注射液 20～40ml 静脉推注,1～2 小时 1 次,直到脱离厥脱状态;或生脉注射液 100ml 加入等渗液体稀释静脉滴注,每天 2 次;或选用参麦注射液,用法与生脉注射液同。

(2) 益气回阳固脱:参附注射液 20～40ml 静脉推注,1～2 小时 1 次,直到脱离厥脱状态。

（3）清热解毒醒脑开窍：清开灵注射液 40～120ml 加入等渗液体稀释静脉滴注，或醒脑静注射液 20～40ml 加入等渗液体静脉滴注，每日 1 次。

（4）活血解毒通络：血必净注射液 50～100ml 加入等渗液体静脉滴注，每日 1～2 次。

3. 针灸治疗　针灸具有疏通经络、调整气血、平衡阴阳之功效，对厥脱具有一定的救治之用。

（1）实证：水沟、素髎、合谷、内关、十宣、涌泉，选择 1～2 个穴位强刺激，留针，间断捻针。

（2）虚证：足三里、三阴交、水沟、涌泉、百会、神阙、关元，选择 1～2 个穴位中度刺激，留针，间断捻针。体温低或阳脱者宜灸，可灸百会、神阙、关元、涌泉。

五、分证论治

1. 热毒内陷证

治法：清热解毒，醒神开窍。

方药：白虎汤。

生石膏、知母、水牛角片、生大黄、牡丹皮。

若气壅息粗、喉间痰鸣、脉滑者，宜豁痰行气，用导痰汤加竹沥、姜汁、海浮石、石菖蒲、郁金等。

2. 瘀血内阻证

治法：活血化瘀，调畅气机。

方药：血府逐瘀汤。

当归、生地黄、桃仁、红花、枳壳、赤芍、柴胡、甘草、桔梗、川芎、牛膝。

若面红肢麻、头晕急躁，气血逆乱于上者，宜潜阳泻火，加石决明、钩藤、牛膝、泽泻、夏枯草等。

3. 气虚阳脱证

治法：益气回阳固脱。

方药：参附汤合当归四逆汤。

人参、制附片、干姜、当归、细辛、桂枝。

4. 气虚阴脱证

治法：养阴益气固脱。

方药：生脉散合固阴煎。

人参、麦冬、五味子、熟地黄、黄精、山茱萸、黄芪、怀山药、甘草。

5. 阴阳俱脱证

治法：回阳救阴。

方药：参附汤合生脉散。

人参、制附片、麦冬、五味子、干姜、山茱萸等。

若唇面爪甲发绀者，加丹参、赤芍、红花、川芎等。

六、预防护理

（一）一般护理

厥脱是内科常见急症，对厥脱重症患者要加强护理。应建立特别医护记录，详细观察病情变化,注意神志、呼吸、血压、心率、体温、出入量等生命体征变化。保持室内安静、通风。保持患者口腔、皮肤、尿道清洁。体温低者要注意保暖。

(二)中医护理

1. 调节情志　因情志不遂、五志过极所致的厥脱实证患者,应避免情绪刺激,保持患者情绪平稳,避免因情绪原因导致外伤。如遇到大便干结,痰热腑实重的患者,应采用通下化痰法,必要时给予中药灌肠,保持大便通畅。

2. 虚证患者应卧床休息,以免进一步耗伤气血。

3. 饮食宜清淡,容易消化,避免油腻厚味加重痰湿。

七、文 献 选 读

《素问·生气通天论》:"大怒则形气绝,而血菀于上,使人薄厥。"

《素问·厥论》:"阳气衰于下,则为寒厥;阴气衰于下,则为热厥。""厥或令人腹满,或令人暴不知人。"

《灵枢·决气》:"精脱者,耳聋;气脱者,目不明;津脱者,腠理开,汗大泄;液脱者,骨属屈伸不利,色夭,脑髓消,胫酸,耳数鸣;血脱者,色白,夭然不泽,其脉空虚,此其候也。"

《灵枢·五乱》:"乱于臂胫,则为四厥。乱于头,则为厥逆。"

《伤寒论·辨厥阴病脉证并治》:"凡厥者,阴阳气不相顺接,便为厥。厥者,手足逆冷者是也。"

《临证指南医案·脱》:"脱之名,惟阳气骤越,阴阳相离,汗出如油,六脉垂绝,一时急迫之症,方名为脱。"

【附】典型病例

李某,男,65岁,主因左臂麻木伴呕吐、头晕2小时入院。患者因与家人生气后下午2时发作左手臂麻木,恶心头晕,呕吐1次。入院查体过程中突然大汗淋漓,面色苍白,头晕,胸闷,肢冷,无胸前区疼痛,恶心欲吐。患者既往有冠心病、高血压病史,否认糖尿病病史,否认药敏史。入院体格检查:P 45次/分钟,R 35次/分钟,BP 80/60mmHg,神清,紧张,皮肤湿冷,双侧瞳孔等大等圆,对光反射灵敏,心律齐,心音低,双肺呼吸音粗,未闻及干湿啰音,腹软,无压痛及反跳痛,双下肢不肿。舌淡苔白,脉沉细。理化检查心肌酶谱升高,心电图显示Ⅱ、Ⅲ、aVF导联ST波改变。诊断:急性下壁心肌梗死,心源性休克。中医诊断:卒心痛,心阳虚脱。即刻给予多功能重症监测,吸氧,生脉注射液60ml静脉推注,参附注射液100ml入0.9%氯化钠注射液100ml静脉滴注以益气回阳固脱,并予阿托品1支入壶,羟乙基淀粉500ml扩容,半小时后给予阿替普酶(爱通立)溶栓。9:04PM患者心电监护示心室颤动,给予电除颤200J、300J各1次,除颤成功,并分次给予胺碘酮、多巴胺纠正心律失常,升高血压。经积极抢救,患者病情稳定,转病房进一步介入治疗,安装心脏起搏器。

按:厥脱发病急,变化快,迅即逆转。因感受邪毒,或内伤五脏,失血亡津,创伤剧痛,导致气血逆乱,阴阳耗脱,发为厥病。厥脱乃危急之候,当及时救治为要,醒神回厥是主要的治疗原则。

第七章

急　黄

一、概　述

急黄即黄疸病中的急性阳黄证候,指由于热毒炽盛或外感天行疫疠之邪而引起的急骤发黄,是内外科共有的一种危急重症。其特点是猝然起病,身目重度黄染呈金黄色,溲黄如茶而量少,伴高热、烦渴、胸腹胀满、恶心呕吐,甚则神昏谵语、吐衄便血、肌肤紫斑。

古籍中对此类病症有"急黄"、"瘟黄"的记载。"急黄"一症首见于《诸病源候论·黄疸诸候·急黄候》:"卒然发黄,心满气喘,命在顷刻,故云急黄也。"《明医杂著》、《沈氏尊生书》将其中具有传染性的称为"瘟黄",指出"瘟黄杀人最急"。

急黄可因猝感湿热之邪或偶触疫毒秽气而发,也可因饮食酒毒内伤所致。不论外邪或内邪,无不壅滞于脾胃,交蒸于肝胆,以致气机不畅或络脉瘀阻,迫使胆液外泄,浸渍肌肤,下注膀胱,发为急黄;甚者热毒炽烈,直入营血,肆虐肝肾,蒙蔽神明,以致神志昏蒙、吐衄发斑。若脾胃素虚,不仅更易为内外之邪所感,而且所发急黄也势必更为复杂和严重。黄疸颜色常随病程逐趋加重,病性几乎均属邪实或兼有不同程度正虚之证。

急黄发病急,来势猛,传染性强,男女老幼均可发病,有些可造成局部或较大范围的流行。现代医学中的急性传染性黄疸型肝炎、急性中毒性肝损伤、肝脓肿,以及传染性单核细胞增多症等疾病所引起的急性重型肝炎、亚急性重型肝炎、肝损伤出现黄疸表现者,均可参照本病救治。

二、诊断与鉴别诊断

(一) 诊断要点

1. 审病因　新出生的婴儿发病,多为胎黄,与先天由母体所受湿热有关;3 岁以内幼儿发病,时值蚕豆成熟之际的三五月,则多为蚕豆黄;青壮年发病,形体肥胖,多为胆腑瘀热之急黄;年龄不拘而皆相染易者,属疫毒所致瘟黄。黄疸鲜明,高热烦渴,溲赤便结,苔黄燥者,多因热邪亢盛;黄疸欠光泽,身热不扬,呕恶纳呆,苔厚腻,脉滑数者,多因湿邪久郁;黄疸深重,尿少尿闭,或神昏谵语,或衄血便血,均属疫毒鸱张。

2. 辨病位　急黄为热毒炽盛于里所致,辨治当分脏腑。兼脘腹胀满、呕恶纳呆者,病位主要在脾胃;兼胁肋胀痛、口苦烦躁者,病位主要在肝胆;兼神昏谵语、尿闭衄血者,病位深及心营。但瘟黄初起多有恶寒发热、头重肢楚等先兆表现,病位兼涉肌表,为表里同病。

3. 分证型　参见证候诊断和分证论治。

4. 辨标本　急黄为邪盛标急为主之证,但脾胃素亏者更易发病,而且湿热疫毒进一步耗气伤阴,因此可迅速转化成邪盛正虚、标本兼急之证,从而滋生各种凶险变证,或是导致正虚邪恋、迁延不愈之势。

5. 度病势　急黄发病急,来势猛,临证必须随时注意病情变化,观察黄疸色泽、神志、二便及舌苔脉象以判断病势。黄疸颜色常随病程逐趋加重,色泽鲜明、神清气爽者,为病轻之顺证;颜色晦滞、烦躁不宁者,为病重之逆证;黄疸颜色逐渐变浅,表示病情趋向好转;黄疸颜色逐渐加深,提示病情趋向恶化。大便变白、状如黏土者,为脾阳衰惫无力驱散阴霾;尿少或无尿者,为脾病及肾,气化无权,或阴津耗竭,阳无以化;二者均提示病情已濒垂危。

（二）证候诊断

1. 湿热弥漫表里证　白睛轻度黄染,恶寒发热,头胀头痛,胸闷纳呆,肢体酸楚,疲乏无力,小溲色黄,舌苔薄腻,脉象浮弦或濡数。

2. 湿热蕴结中焦证　身目俱黄,尿黄短赤,发热口渴,脘腹胀满,恶心呕吐,乏力纳呆,舌红,苔黄,脉象数。热偏盛者,黄染鲜明,高热不解,心烦便干,舌红苔燥;湿偏盛者,黄染少泽,身热不扬,头重身困,少饮便溏,舌苔厚腻,脉象兼滑;湿热俱盛者,胸闷烦热,时欲呕恶,渴不多饮,小便赤涩,苔或燥或腻,脉象滑数。

3. 热毒内扰心营证　身目发黄,迅速加深,高热尿闭,腹胀胁痛,或躁动不安,或神昏谵语,或鼻衄、齿衄、肌衄、呕血、黑便、身发斑疹,舌质红绛,苔黄褐干燥或腐浊,脉象弦细而数。

（三）鉴别诊断

急黄属阳黄范畴,发病急骤、发展变化迅速且有较强传染性,可与一般的阳黄相区分。此外,急黄还应与阴黄、萎黄相鉴别。阴黄黄色晦暗如烟熏状,食少纳呆,神疲乏力,畏寒肢冷。萎黄肌肤淡黄无泽,两目、小便均不黄,常伴眩晕耳鸣、心悸少寐,且二者发展较缓慢,易与急黄相鉴别。

三、处理原则

急黄为火热疫毒炽盛、邪盛标急或邪盛正虚、标本兼急之证,虽以黄疸急发为主要表现,但不能以退黄为唯一目的。治疗时当以清热、凉血、解毒为主,以缓标急,兼以通腑,并据湿邪轻重施化湿、利湿之法,宜热退湿清,否则易成正虚邪恋、缠绵不愈之势。此外,还应注意保胃气、存津液,勿过用苦寒伤胃、香燥破气、利渗伤阴之品。

四、急救处理

（一）常规处理

卧床休息,多饮水;避免应用对肝脏损害较大的药物。传染者注意隔离。

（二）退黄治疗

1. 针刺退黄　取肝俞、中脘、足三里、阳陵泉、公孙、胆囊穴,以泻法针刺。

2. 药物退黄

（1）茵栀黄注射液(茵陈提取物、栀子提取物、黄芩苷、金银花提取物)每次10～20ml,用5%或10%葡萄糖注射液250～500ml稀释后静脉滴注;症状缓解后可改用肌内注射,每次2～4ml。功能清热、解毒、利湿、退黄。用于肝胆湿热,面目悉黄,胸胁胀痛,恶心呕吐,小便黄赤;急性、慢性肝炎属上述证候者。

（2）茵陈、大黄、茯苓、虎杖、栀子、龙胆、玉米须适量煎服代茶饮。

（3）茵陈、大黄适量水煎灌肠。

（4）鲜苦瓜捣烂取汁滴鼻。

（三）降酶药物

五味子、垂盆草、田基黄、平地木、虎杖、茵陈、板蓝根、连翘、龙胆、青叶胆、紫草、糯稻根、三白草、乌桕皮均有降低转氨酶的作用。

五、分证论治

1. 湿热弥漫表里证

治法：宣表清里，化湿退黄。

方药：麻黄连翘赤小豆汤合茵陈蒿汤。

麻黄、连翘、赤小豆、茵陈、栀子、大黄。

恶寒发热重者，可合柴苓汤。

2. 湿热蕴结中焦证

治法：清热退黄，利湿化浊。

方药：茵陈蒿汤。

茵陈、栀子、大黄。

热盛者，合用大黄硝石汤；湿热者，合用茵陈五苓散、甘露消毒丹；胁痛较甚者，可加柴胡、郁金、川楝子等疏肝理气之品；恶心欲吐者，可加橘皮、竹茹；心中懊侬者，可加黄连、龙胆；脘腹胀闷者，加枳实、厚朴。

3. 热毒内扰心营证

治法：清心解毒，凉血救阴。

方药：犀角散。

水牛角、黄连、升麻、栀子、茵陈、生地黄、牡丹皮、玄参、石斛。

衄血甚者，可加用仙鹤草、地榆炭、柏叶炭等凉血止血之品，或改以犀角地黄汤加味；神昏者，可加石菖蒲，或配服安宫牛黄丸、至宝丹以凉开透窍；尿少尿闭者，可加通草、白茅根、车前草、大腹皮等清热利尿之品。

六、预防护理

1. 急黄患者均需卧床休息，调节情志，保持乐观情绪。其中瘟黄者应严格隔离，所有用具严格消毒。必须注意观察黄疸色泽、神志、二便等的变化，以便及时掌握病情变化和发现各种逆变先兆。

2. 注意口腔卫生，保持皮肤清洁和大便通畅，清淡饮食，以谷物菜蔬为主，少食荤腥及豆类，忌食辛辣之品，禁烟禁酒，多饮水。

七、文献选读

《诸病源候论·黄疸诸候·急黄候》："脾胃有热，谷气郁蒸，因为热毒所加，故卒然发黄，心满气喘，命在顷刻，故云急黄也。有得病即身体面目发黄者，有初不知是黄，死后乃身目黄者。其候，得病但发热心战者，是急黄也。"

《备急千金要方》："凡遇时行热病，多必内瘀发黄。"

《明医指掌·黄疸》："虽云湿热，不可纯用寒凉，必佐之以甘温，君之以渗泄，则湿易除，热易解，其病自愈。若纯用凉药，重伤脾土，湿未必除，热未必去，反变为腹胀者矣。"

《景岳全书·杂证谟·黄疸》："胆伤则胆气败而胆液泄，故为此证。"

《医门法律·黄疸》:"湿热郁蒸而发黄,其当从下夺,亦须仿治伤寒之法,里热者始可用之。重则用大黄硝石汤,荡涤其湿热,如大承气汤之例。稍轻则用栀子大黄汤,清解而兼下夺,如三黄汤之例。更轻则用茵陈蒿汤,清解为君,微加大黄为使,如栀豉汤中加大黄如搏棋子大之例。"

《临证指南医案·疸》:"阳黄之作,湿从火化,瘀热在里,胆热液泄,与胃之浊气共并,上不得越,下不得泄,熏蒸遏郁,侵于肺则身目俱黄,热流膀胱,溺色为之变赤,黄如橘子色,阳主明,治在胃。"

《沈氏尊生书·黄疸》:"又有天行疫疠以致发黄者,俗称之瘟黄,杀人最急。"

【附】典型病例

马某,男,21岁。自1968年发现肝功能异常,而后曾出现过黄疸,经住院治疗而愈。1971年2月因过劳受凉,又出现黄疸,经检查并有腹水,于3月1日再次住院。4月2日黄疸加重,腹水增多,请中医会诊。查血清谷丙转氨酶432U/L、絮浊反应18.5马氏单位,黄疸指数>100单位,总胆红素30.8mg/dl,直接胆红素22.2mg/dl,间接胆红素8.6mg/dl,白蛋白3.5g/dl,球蛋白3.1g/dl,凝血酶原时间25.5秒,凝血酶原活动度47%。曾用氢化可的松、青霉素、安体舒通及血浆、葡萄糖等支持疗法。症见:神志尚清,反应呆钝,一身金黄如橘皮色,两胁疼痛,脘腹胀满,口干思饮,大便不畅,舌红,苔黄干,脉弦滑。西医诊断:病毒性肝炎,亚急性肝坏死(肝昏迷前期)。中医辨证:湿毒热邪炽盛,波及心肝,弥漫三焦,势欲动风。治法:泻热解毒,清肝凉血。方药:茵陈60g,黄连10g,黄芩15g,黄柏15g,酒军10g,栀子15g,金银花10g,蒲公英15g,地丁15g,野菊花15g,板蓝根30g,草河车15g,枳实10g,瓜蒌30g,半夏10g。上方水煎后分4次服,并送服局方至宝丹,每次半丸,每日2丸。经中西医结合治疗,尿量每日维持在3000ml左右,前方茵陈有时加至90g。至5月中旬腹水减轻,黄疸逐渐消退,复查肝功能已有好转,黄疸指数30单位,血清总胆红素6.4mg/dl,直接胆红素5.0mg/dl,间接胆红素1.4mg/dl,谷丙转氨酶220U/L、絮浊反应6马氏单位。患者自觉症状减轻,舌苔薄白,脉沉滑。西药逐渐减量,中药以健脾益气养血为主,辅以清热利湿调理。

按:患者原为慢性肝炎,因过劳受凉而急性发作。病势危重,湿毒热邪炽盛,弥漫三焦,心肝热盛,风火相煽,势欲动风。此阶段属于邪实而正气尚支,元气未脱,邪盛尚未深陷,窍蒙而未闭,故应集中药力以攻邪为主。方用茵陈蒿汤、黄连解毒汤、五味消毒饮合方加减。全方直泻三焦燎原之火,荡涤血分蕴蓄之毒热。因其药性大苦大寒,对于正气未衰者相宜,若正气已虚,邪气内陷,就不能放胆逐邪。方中又有涤痰宽胸之品,并合局方至宝丹芳香开窍,以防肝风欲动、痰热攻心之势。由于抓住了主要矛盾,突出以祛邪为主,力挽逆流,转危为安。(《关幼波临床经验选》)

第八章

喘 促

一、概 述

喘促是以"呼吸急促,张口抬肩,鼻翼扇动,倚息不能平卧,汗出,面唇青紫,甚者神昏"为特征的一种急性病症。喘促以"气闭、气逆、气陷、气脱"为病机特点,发病急骤,病势凶险,证候复杂多变。

西医多种肺部病症如肺炎、支气管哮喘、慢性阻塞性肺疾病急性发作、急性呼吸窘迫综合征、急性特发性间质性肺炎、急性肺水肿等可参照本病症救治。

二、诊断与鉴别诊断

(一) 诊断要点

1. 呼吸困难、发绀、心悸。

2. 化验出现低氧血症和碳酸血症。

3. 伴有各种精神、神经障碍症状,如头痛、烦躁不安、言语障碍、精神错乱、抽搐或震颤等,更严重者出现嗜睡、昏迷。

(二) 证候诊断

1. 邪热壅肺证 喘促气急,鼻翼扇动,高热汗出,口渴烦躁,或伴有咳嗽,咯黄稠痰,舌红苔黄,脉数。

2. 痰饮闭肺证 喘促气急,痰涎壅盛,胸闷短气,舌淡胖,苔薄、水滑,脉弦、虚、数。

3. 大气下陷证 喘促,气短不足以息,神疲懒言,动则尤甚,舌淡,脉细弱无力。

4. 阴竭阳脱证 喘促气极,呼多吸少,气短难续,肢冷汗出,甚者神昏,舌淡,苔白,脉微、沉细无力。

(三) 鉴别诊断

喘促与气短的鉴别:喘促与气短同为呼吸异常,但喘促是以呼吸困难,甚至张口抬肩,不能平卧为主要特征,有虚实之别。实证声高气粗,虚证声低气弱。气短即少气,是以呼吸浅促、气息低微、说话时感觉气不够用为主要特征,属气虚不足所致,多为患者的自觉症状,不若喘促有形可征。

三、处理原则

喘促当以"实者泻之、留者攻之、虚者补之"为治则。基本治法为开宣肺气,泻肺平喘,升陷固脱。

四、急救处理

1. 吸氧,建立静脉通道

2. 24 小时监测神志、呼吸、血压、心率

3. 针剂

(1) 痰热清注射液 20ml,加入 5％葡萄糖注射液 250ml 内,每日 1 次,静脉滴注。用于痰饮闭肺证。

(2) 生脉注射液 20～40ml,加入 5％葡萄糖注射液 250ml 内,每日 1～2 次,静脉滴注。用于阴竭阳脱证。

(3) 参附注射液 20～40ml,加入 5％葡萄糖注射液 250ml 内,每日 1～2 次,静脉滴注。用于阴竭阳脱证。

4. 针灸

(1) 针刺:肺气壅闭者,取大椎、风门、肺俞。痰涎壅盛者,加天突穴。

(2) 艾灸:气陷、气脱者,艾灸百会、涌泉、足三里、肺俞。

五、分证论治

1. 邪热壅肺证

治法:清热,泻肺,平喘。

方药:麻黄杏仁甘草石膏汤。

麻黄、杏仁、甘草、石膏。

伴高热痰盛、腹胀便秘者,合宣白承气汤;伴神昏谵语者,加安宫牛黄丸。

2. 痰饮闭肺证

治法:祛痰逐饮,开肺平喘。

方药:葶苈大枣泻肺汤合苓桂术甘汤合瓜蒌薤白半夏汤。

葶苈子、大枣、茯苓、桂枝、白术、甘草、瓜蒌、薤白、清半夏。

3. 大气下陷证

治法:补中益肺,升陷定喘。

方药:加味升陷汤。

黄芪、知母、党参、白术、柴胡、升麻、桔梗、炙甘草。

4. 阴竭阳脱证

治法:救阴固脱,纳气定喘。

方药:参附汤合都气丸加鹅管石。

人参、附子、熟地黄、山茱萸、山药、五味子、茯苓、泽泻、牡丹皮、鹅管石。

六、预防护理

1. 注意气候变化,避免受寒,防止外邪诱发。

2. 慎戒异气异味,避灰尘、花粉等刺激,积极戒烟。

3. 饮食宜清淡,节厚味,忌生冷、辛辣、肥甘之品。

4. 平时可常服扶正固本中药,积极锻炼身体,增强机体抗病能力。

七、文 献 选 读

《素问·大奇论》："肺之雍,喘而两胠满。"

《灵枢·五阅五使》："肺病者,喘息鼻胀。"

《灵枢·本脏》："肺高则上气肩息咳。"

《灵枢·五邪》："邪在肺,则病皮肤痛、寒热、上气喘、汗出、咳动肩背。"

《三因极一病证方论·喘》："夫五脏皆有上气喘咳,但肺为五脏华盖,百脉取气于肺,喘既动气,故以肺为主。"

《丹溪心法·喘病》："七情之所感伤,饱食动作,脏气不和,呼吸之息,不得宣扬而为喘急。亦有脾肾俱虚、体弱之人,皆能发喘。"

《景岳全书·杂证谟·喘促》："实喘者有邪,邪气实也;虚喘者无邪,元气虚也。"

第九章

疼　痛

《素问·举痛论》："帝曰：其痛或卒然而止者；或痛甚不休者；或痛甚不可按者；或按之而痛止者；或按之无益者；或喘动应手者；或心与背相引而痛者；或胁肋与少腹相引而痛者；或腹痛引阴股者；或痛宿昔而成积者；或卒然痛死不知人，有少间复生者；或痛而呕者；或腹痛而后泄者；或痛而闭不通者。凡此诸痛，各不同形，别之奈何？"中医急症中常见的疼痛包括以下几种：头痛、卒心痛、急性脾心痛、胁痛、脘腹痛、腰痛，其中急性头痛、脘腹痛、腰痛在本章节中分述之。

第一节　急　性　头　痛

一、概　　述

头痛是以外感或内伤之邪导致的脉络绌急，窍络不通，或气血亏虚，髓海失养，清窍不利，而出现以头部疼痛为主症的疾病。头痛在古代文献中有"真头痛"、"脑痛"之称。如《灵枢·厥病》就有记述"真头痛，头痛甚，脑尽痛，手足寒至节，死，不治。"《中藏经》云："病脑痛，其脉缓而大者，死。"可见"真头痛"、"脑痛"为头痛之急危重症。另有"脑风"、"头风"、"首风"，亦指头痛。

头痛是临床常见症状。头痛急症，以实证为主，发病急暴，表现剧烈，甚至其痛如劈，多见于外感疫疠邪气，或风、火、痰、瘀所致，也可由内伤劳倦，中气不足，清窍失养所致。本病可在多种急慢性疾患中出现，相当于现代医学的血管神经性头痛、某些感染性疾病、部分颅内病变及颈椎疾病引起的头痛等。

二、诊断与鉴别诊断

(一) 诊断要点

首先应详细询问病史，可以概括了解头痛的原因，缩小诊断范围，有利于集中力量进行必要查体，甚至只通过问病史即可确诊，所以询问病史十分重要。病史的重点是：头痛的性质、部位、时间性、诱因以及先兆症状和其他伴随症状。

1. 头痛的时间性　头痛发作的时间性对诊断头痛有重要参考价值。如眶上神经引起的头痛，多发生于感冒后几天，或发生于感冒后期，而且疼痛上午较重，下午较轻，一旦遇风寒则加重。额窦炎也是上午重、下午轻，但鼻塞不通时加重。而屈光不正、眼疲劳等引起的头痛则是用眼过多时开始，尤其是近距离费眼的细致工作时头痛加重。

2. 头痛性质　有时根据头痛的性质可以判断头痛的病因。如原发性三叉神经痛表现为颜面部发作性、短暂的电击样疼痛。咽后部发作性疼痛向耳及枕部放射常是舌咽神经痛的特点。血管性头痛则为搏动跳动样头痛。但临床上某种类型的头痛其性质可表现多样性。

3. 头痛部位 头痛的部位对病灶的诊断仅有参考价值。一般颅外病变头痛与病灶一致，或位于病灶附近，如颅源性、鼻源性和齿源性头痛。青光眼引起的头痛多位于眼的周围或眼上部。头颅深部病变或颅内病变时，头痛部位与病变部位不一定符合，小脑幕以上的病变疼痛多位于病变的同侧，以额部为多，并向颞部放射。小脑幕以下肿瘤头痛多位于后枕部。

4. 头痛伴随症状

（1）剧烈恶心、呕吐：常为高颅压的症状，多见于肿瘤或脑膜炎。突发性头痛伴有恶心、呕吐，吐后头痛缓解者，可见于血管性头痛。

（2）伴有明显的眩晕：头痛时伴有明显眩晕者，多见于后颅凹病变，如小脑肿瘤、桥小脑角瘤、椎-基动脉缺血、小脑脓肿等。

（3）伴有视力障碍及其他眼部症状：某些眼源性头痛（如青光眼）和某些部位的脑瘤，可以有短暂的视力减退或视力模糊；椎-基底动脉缺血也可有短暂的视力减退；血管性头痛发作前可有视觉先兆，如闪烁性暗点、偏盲等。

（4）精神症状：病程早期出现精神症状意义较大，如早期出现淡漠或欣快，可能为额叶肿瘤。

（5）自主神经症状：头痛时常常伴有面色苍白、多汗、恶心、呕吐等自主神经症状，可见于血管性头痛。

（6）伴有脑神经麻痹及其他神经科体征：伴有神经科体征者，多见于脑肿瘤及各种脑血管病。

（二）证候诊断

1. 头痛轻证

（1）风寒证：痛起病急，巅头痛甚，痛连项背，恶风畏寒重，发热轻，鼻流清涕，遇冷加重，口不渴，舌质淡红，苔薄白，脉浮紧。

（2）风湿证：头重如裹，昏沉疼痛，阴雨天加重，脘满纳呆，肢体困重，大便或溏，舌苔白腻，脉濡或滑。

（3）风热证：头胀痛，甚至头痛如裂，以头额痛为主，身热恶风，身痛，面红目赤，口苦咽干，口渴欲饮，小便黄，大便秘，舌质红，苔薄黄，脉浮数。

（4）痰浊上泛证：出现头痛昏沉如裹，胸脘满闷，呕吐痰涎，目胀，纳呆，舌质淡，舌体胖大边有齿痕，苔厚腻，脉沉滑或弦滑。

（5）瘀血阻窍证：头痛如锥如刺，痛有定处，反复发作，绵延日久，耳鸣耳聋，舌质瘀黯或有瘀斑，脉弦涩。

（6）肝阳化风证：巅顶胀痛，痛连颈项，恶心呕吐，耳鸣，心烦易怒，失眠口苦，面红耳赤，舌质黯红，苔黄，脉弦数或缓。

（7）中气亏虚证：头痛隐隐，以后枕部为甚，或伴头晕、恶心，心悸不宁，面色少华，神疲乏力，遇劳加重，舌质淡，苔白，脉沉细弱。

2. 头痛重证

（1）感受疫毒，气营两燔证：头痛如劈，烦躁不安，恶心呕吐，壮热，口渴，神志恍惚，甚则抽搐,角弓反张,舌质红或绛,苔黄或腻或燥,脉洪大或滑数。

(2) 阳亢络破,瘀阻窍闭证:头痛如劈,持续不得缓解,伴有呕恶、项强,可诊断为"真头痛"。舌质红,脉弦数。病情危重,进展快,严重者会危及生命。

(三) 鉴别诊断

1. **眩晕** 头痛与眩晕可单独出现,也可同见。眩晕是以视物旋转、如坐舟车、旋转不定、头晕或目眩为主症,以内伤为主因。而头痛是以疼痛为主症,严重者可伴有恶心呕吐,甚至神志不清,其病因与外感和内伤均有关。

2. **真头痛** 真头痛发病急骤,突然剧烈头痛,持续痛,阵发加重,甚至伴有喷射状呕吐、手足逆冷,肢体痉挛或抽搐,病情凶险,进展快。

3. 引起头痛常见的因素如一般外感、高血压、颈椎病等,严重的有中枢感染性疾病、脑血管病及肿瘤、代谢异常等。注意鉴别头痛的部位、性质及致病因素。必要时需借助头颅CT 或 MRI 检查确诊,并辅以实验室检查,以免造成误诊、漏诊。

三、处 理 原 则

根据头痛的病因病机以散风解表、平肝潜阳、息风通络为主要治法,再根据临床兼症辅以其他药物。

四、急 救 处 理

(一) 针灸

用于治疗头痛轻证。

1. **毫针法** 取太阳、印堂、风池、百会、合谷、列缺、太冲穴,留针 15~20 分钟,用泻法。循经取穴:①前头痛:太阳、印堂、列缺、合谷;②头顶痛:百会、四神聪、太冲、涌泉;③头项痛:百会、后溪、风池、昆仑;④偏头痛:头维、风池、外关、列缺。

2. **灸法** 头风痛,灸囟会、百会、前顶等穴;痛连目者,灸上星、四神聪、后顶等穴。艾炷宜小于半枣核状。风热者忌用。

(二) 刺血法

偏头痛日久不愈者,可用纱布在太阳穴上水平线作圆圈紧扎头部,使患侧太阳穴颞颥部络脉怒张,以三棱针或圆利针砭刺,出黯红色血数滴,并针耳门、率谷、角孙等穴,其痛可止。

(三) 拔罐法

取太阳、印堂、风池等穴,每次以小罐拔罐数分钟。风热者禁用。

(四) 按摩法

按摩太阳、印堂、头维、百会、上星、风池、合谷、列缺、外关、太冲、太溪等穴,用一指禅法按摩。

(五) 外敷熏洗法

肉桂末酒调外敷巅顶、太阳穴,用于寒凝头痛。吴茱萸末醋调敷足心,用于阳热上亢头痛;川芎 9g、白芷 9g、防风 9g、细辛 3g、当归 10g,煎水熏洗头部,用于风寒头痛。

(六) 静脉注射法

1. 清开灵注射液 30ml,加入 5% 葡萄糖注射液 250ml 或 0.9% 氯化钠注射液 250ml 内,静脉滴注,每日 1~2 次。用于外感风热或肝阳化风或瘀血阻窍型头痛。

2. 注射用盐酸川芎嗪 120mg,加入 5% 葡萄糖注射液 250ml 或 0.9% 氯化钠注射液

250ml 内,静脉滴注,每日 1 次。用于瘀血头痛。

五、分 证 论 治

(一)头痛轻证

1. 风寒证

治法:祛风散寒。

方药:川芎茶调散。

川芎、荆芥、白芷、羌活、甘草、细辛、防风、薄荷、清茶。

2. 风湿证

治法:祛风胜湿。

方药:羌活胜湿汤。

川芎、藁本、羌活、独活、防风、蔓荆子、甘草。

3. 风热证

治法:疏风清热。

方药:芎芷石膏汤。

川芎、生石膏、白芷、菊花、羌活、藁本。

4. 痰浊上泛证

治法:化痰湿,定虚风。

方药:半夏白术天麻汤。

天麻、半夏、白术、茯苓、陈皮、黄柏、干姜、苍术、泽泻、党参、神曲、黄芪。

5. 瘀血阻窍证

治法:活血化瘀,通络止痛。

方药:通窍活血汤。

麝香、川芎、赤芍、桃仁、生姜、老葱、黄酒、红花、红枣。

6. 肝阳化风证

治法:平肝潜阳。

方药:天麻钩藤饮。

天麻、钩藤、石决明、栀子、黄芩、川牛膝、杜仲、益母草、桑寄生、夜交藤、茯神。

7. 中气亏虚证

治法:益气升阳。

方药:益气聪明汤。

黄芪、甘草、党参、升麻、葛根、蔓荆子、芍药、黄柏。

(二)头痛重证

1. 感受疫毒,气营两燔证

治法:清气凉血,醒神开窍。

方药:清营汤。

金银花、连翘、水牛角、丹参、玄参、生地黄、麦冬、竹叶卷心、黄连。

2. 阳亢络破,瘀阻窍闭证

治法:平肝潜阳。

方药:镇肝熄风汤。

水牛角、羊角粉、代赭石、石决明、白芍、天冬、玄参、生龙牡、麦芽、牛膝、川楝子、生甘草。

伴有血瘀证候者,可加三七、蒲黄等活血止血;伴有痰热腑实者,合用承气类以通腑泻下。

六、预 防 护 理

1. 密切观察患者头痛的程度、时间、性质,以及伴随症状如面色、神志、呕吐、发热、抽搐等情况,并做好记录。

2. 饮食宜清淡、易消化,忌油腻辛辣之品,戒烟酒嗜好。

3. 畅情志,适寒温,勿过劳。

七、文 献 选 读

《素问·五脏生成》:"头痛巅疾,下虚上实,过在足少阴、巨阳,甚则入肾。"

《伤寒论·辨厥阴病脉证并治》:"干呕,吐涎沫,头痛者,吴茱萸汤主之。"

《景岳全书·杂证谟·头痛》:"凡诊头痛者,当先审久暂,次辨表里。盖暂痛者必因邪气,久病者必兼元气。以暂痛言之,则有表邪者,此风寒外袭于经也,治宜疏散,最忌清降;有里邪者,此三阳之火炽于内也,治宜清降,最忌升散;此治邪之法也。"

第二节 脘 腹 痛

一、概 述

脘腹痛包括胃脘痛及腹痛,是由于外邪侵袭,饮食不节或不洁,情志所伤或毒物损伤所引起的以上腹部近心窝处或腹部脐周突然发作性疼痛为主的病症。临床表现为脘腹部突然剧痛,时作时止,或伴有脘腹胀满,嗳腐吞酸,恶心呕吐,不思饮食,大便或结或溏,严重者疼痛持续不已,或规律性疼痛,进饮食或饥饿时加重。其病位在中焦,与胃、肝、脾、大肠有密切的关系,急性发作者其病性多属于实证,亦有邪实与正虚并见者。

本病常见于腹部多种疾病。脘腹位居中焦,其上邻居心脏,其内肝、脾、胰,并有胃、胆、大肠、小肠以及泌尿生殖器官和动静脉血管。脘腹痛主要指胃肠的痉挛或炎症引起的疼痛,其本身病变较轻,但与相邻其他脏器、组织危重病的鉴别是诊断本病的重点,故临证时重在鉴别。

二、诊断与鉴别诊断

(一) 证候诊断

突然发作,或有反复发作史,以饮食不节或不洁、感受外邪、情志抑郁忧伤为诱因,出现脘腹部疼痛,伴有食欲不振、恶心呕吐、嘈杂反酸、脘腹胀满、大便异常等症状即可诊断该病。

1. 实证

(1) 寒邪内盛证:脘腹猝然疼痛,时作时止,遇寒加重,得热则舒,口淡无味,或呕吐清涎,小便清长,大便结或溏泄,舌质紫黯,苔白腻,脉沉紧。

(2) 湿热内蕴证:患者因嗜饮烈酒或恣食肥甘辛辣之品而诱发,脘腹阵痛,痛势急迫,口苦口黏不欲饮,心烦嘈杂,胸脘痞满,身重纳呆,肛门灼热,大便不爽,小便短赤,舌质红,苔黄腻,脉滑数或濡数。

（3）肝郁气滞证:因郁怒忧思而发,脘腹胀痛,串连及两胁,伴有呃逆、嗳气频作,善叹息,嘈杂吞酸,痛引少腹,得暖气、矢气后减轻,舌质黯,苔薄白,脉弦。

（4）食积内滞证:因暴饮暴食后出现的脘腹痛,伴有脘腹饱胀、拒按,呕吐嗳腐,吐后减轻,厌食,矢气臭秽,舌质红,苔厚腻,脉弦滑。

（5）瘀血阻滞证:脘腹痛如针刺或刀割,痛有定处,拒按,入夜痛甚,或见呕血、黑便,面色晦暗,舌质紫黯或黯红,边有瘀斑,脉细涩或弦涩。

2.虚证

中虚脏寒证:腹痛绵绵,时作时止,喜热恶寒,痛时喜按,饥饿及劳累后加重,神疲气短,怯寒肢冷,大便溏薄,舌质淡,苔白,脉沉细。

（二）鉴别诊断

1.卒心痛（急性冠状动脉综合征）　若疼痛位于上腹部近心窝处,需与卒心痛相鉴别。在古代文献中就常把胃痛与心痛混称,在临床实践中,也有卒心痛(如急性下壁心肌梗死)患者表现为上腹部痛,或伴有恶心呕吐,故表现为胃痛的患者,尤其是老年患者,均应与卒心痛鉴别。二者在病史,疼痛的性质、程度及预后方面均有差别。胃痛者,一般有消化道疾病史,疼痛位置固定,呈阵发性,以钝痛或胀痛为主,疼痛时不影响患者活动,并伴有呕吐、嗳腐吞酸、大便异常等消化道症状,心电图及酶学检测无异常改变;卒心痛者,多有心脏病或高脂血症病史,疼痛的表现绞急如割,痛彻胸背,伴有憋闷、濒死感,汗出,发作时患者会立即静止不动,心电图 ST-T 段异常,心肌酶异常。卒心痛病情重,预后差,救治不及时随时有生命危险。

2.急性脾心痛（急性胰腺炎）　有胆道疾患或蛔虫病史,以暴饮暴食、酗酒、创伤、感染为诱因,发作时上腹部剧烈疼痛,以胀痛为甚,呈带状分布,可向腰背及左肩胛下放射。严重者,可伴发全身症状,甚至出现多脏器功能衰竭。血尿淀粉酶水平增高,B 超示胰腺组织肿大或兼腹部液性暗区。

3.穿肠痈（急性胃肠穿孔）　有或无胃肠溃疡病史,突发上腹痛,迅速遍及全腹,呈板状腹,肠鸣音消失。全腹压痛呈板状,肠鸣音消失,肝浊音界缩小或消失。立位腹平片可见膈下游离气体。

4.急性胆胀（急性胆囊炎）　有胆囊炎、胆结石病史或无,饮食油腻为诱因,右上腹胆囊区疼痛向右肩背部放射,查体墨菲征阳性。腹部 B 超可见胆囊肿大,胆壁不光滑,或有强回声团后伴声影。

5.与其他系统疾病需鉴别的还有如急性肠梗阻、泌尿系结石、腹主动脉瘤、肠系膜栓塞、妇科急腹症等,请参看有关教材。

三、处理原则

处理原则:祛邪止痛。

四、急救处理

（一）针灸

1.处方　内关、中脘、足三里。嗳气胁痛者,加丘墟、太冲;胀闷者,加建里、章门;呕吐酸水者,加丘墟、胆俞。

2. 方法 内关、中脘、足三里均施以消法,体弱者用平补平泻法。留针 20 分钟。寒证加艾炷灸中脘、足三里。

(二) 按摩法

在第 2～4 胸椎棘突处用手指按压,有时可立即止痛。或用轻快的一指禅推法和摩法于上脘、中脘、下脘、气海、天枢等处进行操作,然后揉按这些穴位,并同时揉按足三里、脾俞、胃俞和内关各 10 分钟。

(三) 穴位注射

选穴:胃俞、脾俞、相应夹脊穴、中脘、内关、足三里。

方法:选用红花注射液、当归注射液 2ml 注射于上述穴位,每次 2～3 穴。

(四) 中成药

1. 胃苏冲剂 1 包,冲服,每日 3 次,适用于食积气滞胃痛。

2. 延胡索止痛软胶囊 2～4 粒,每日 2～4 次。

3. 气滞胃痛冲剂 1～2 包,口服,每日 2～3 次,适用于气滞胃痛。

4. 加味保和丸 1 丸,每日 2 次,适用于食积胃痛。

5. 附子理中丸,每次 6g,每日 2 次,适用于寒性胃痛。

五、分 证 论 治

(一) 实证

1. 寒邪内盛证

治法:温中散寒,理气止痛。

方药:良附丸。

高良姜、香附。

寒重者,加干姜、吴茱萸;气滞者,加陈皮、木香;瘀阻者,可加九香虫、丹参;兼有表证者,加苏叶、生姜以解表散寒,或藿香正气散加减;重者,用附子理中丸;少腹拘急冷痛者,用暖肝煎。

2. 湿热内蕴证

治法:清热化湿,理气和中。

方药:连朴饮。

厚朴、黄连、石菖蒲、清半夏、淡豆豉、焦栀子、芦根。

便结者,合用大承气汤清热通下;如小腹拘急疼痛伴小便频数,用八正散加减。

3. 肝郁气滞证

治法:疏肝和胃,理气止痛。

方药:柴胡疏肝散。

柴胡、香附、枳壳、川芎、陈皮、白芍、甘草。

痛甚者,加延胡索、川楝子、佛手以增强理气止痛功效;呃逆者,加旋覆花、代赭石以顺气降逆;泛酸者,加乌贼骨、煅瓦楞子。

4. 食积内滞证

治法:消积导滞,和胃止痛。

方药:保和丸。

神曲、山楂、莱菔子、陈皮、半夏、茯苓、连翘。

重者,枳实导滞丸或厚朴三物汤;若胃脘胀痛重者,加香附、枳壳理气宽中;若苔黄、便秘者,加大黄、芒硝以荡涤通腑。

5. 瘀血阻滞证

治法:理气化瘀止痛。

方药:活络效灵丹。

乳香、没药、当归、丹参。

大便色黑、便隐血阳性者,加白及粉、三七粉、大黄粉;小腹痛者,可用少腹逐瘀汤。

(二) 虚证

中脏虚寒证

治法:温运脾阳,散寒止痛。

方药:黄芪建中汤。

黄芪、白芍、桂枝、炙甘草、生姜、大枣、饴糖。

泛吐痰涎者,加陈皮、姜半夏、白术以健脾化痰;嘈杂反酸者,加煅瓦楞子、吴茱萸;内寒盛者,加理中汤。

六、预防护理

1. 密切观察患者疼痛的部位、性质、疼痛程度,发现腹痛剧烈并伴有四肢厥冷、大汗淋漓、面色苍白时,宜迅速鉴别是否为急腹症或其他危重症。

2. 在未明确诊断之前,禁用麻醉止痛剂。

3. 发作时禁饮食或予少量流食,避免刺激性食物。

4. 宜保暖,避免情志刺激。

七、文献选读

《素问·举痛论》:"寒气客于肠胃之间,膜原之下,血不得散,小络急引故痛……寒气客于肠胃,厥逆上出,故痛而呕也。"

《素问·六元正纪大论》:"木郁之发……民病胃脘当心而痛,上支两胁,膈咽不通,食饮不下。"

《医学正传·胃脘痛》:"致病之由,多由纵恣口腹,喜好辛酸,恣饮热酒煎煿,复餐寒凉生冷,朝伤暮损,日积月深,自郁成积,自积成痰,痰火煎熬,血亦妄行,痰血相杂,妨碍升降,故胃脘疼痛。"

《景岳全书·杂证谟·心腹痛》:"凡三焦痛证,惟食滞、寒滞、气滞者最多,其有因虫、因火、因痰、因血者,皆能作痛。大都暴痛者多有前三证,渐痛者多由后四证。"

《症因脉治·腹痛论》:"痛在胃之下,脐之四旁,毛际之上,名曰腹痛……痛在脐上,则曰胃痛,而非腹痛。"

第三节 腰 痛

一、概 述

腰痛是指以腰部或腰脊疼痛为主要症状的一种病证。可表现在腰部的一侧或两侧。腰痛与肾有密切的关系。外感、内伤均可导致。因腰为肾之府,乃肾之精气所溉之域;肾与膀胱相表里,足太阳经所过之;此外,任、督、冲、带诸脉,亦布其间,故劳累、久病、年老体衰或房室不节以致肾精亏虚,无以濡养筋脉而发生腰痛;或外感风寒湿热诸邪,以湿性黏滞,最易痹着腰部而致外感腰痛。内外二因,又相互影响,如《杂病源流犀烛·腰脐病源流》指出:"腰痛,精气虚而邪客病也……肾虚其本也,风寒湿热痰饮,气滞血瘀闪挫其标也,或从标,或从本,贵无失其宜而已。"

现代医学的部分泌尿生殖系统疾病、风湿病、腰肌劳损、脊椎及脊髓疾病等所致腰痛,可参照本证辨证论治。

二、诊断与鉴别诊断

(一) 证候诊断

1. 实证

(1) 寒湿痹阻证:感受寒湿之邪,出现腰部冷痛重着,转侧不利,逐渐加重,静卧痛不减,遇阴雨天加重,舌质淡黯,舌苔白腻,脉沉迟缓。

(2) 湿热痹阻证:感受湿热之邪,腰部弛痛,痛伴有热感,梅雨季节或暑天疼痛加重,活动后可减轻,或见肢节红肿,烦热口渴,小便赤,大便黏滞不爽,舌质红,舌苔黄腻,脉滑数或濡数。

(3) 瘀血阻络证:因跌仆坠堕而损伤,导致腰痛如刺,痛有定处,日轻夜重,轻者俯仰不便,重者不能转侧,动则痛剧,痛处拒按,舌质黯紫,或有瘀斑,脉涩或弦。

2. 虚证

肾虚腰痛证:常因久劳或久坐而出现,腰痛隐隐,以酸软为主,喜揉喜按,腰膝酸软无力,遇劳更甚,卧则减轻,常反复发作,或伴有少腹拘急,夜尿频多,面色㿠白,四末不温,少气乏力,或见五心烦热,失眠易怒,面色潮红,口干咽燥,舌质淡红,舌少苔,脉沉细或细数。

(二) 鉴别诊断

1. 首先应鉴别引起腰痛的原因,是属于脊柱疾患、脊柱旁软组织疾患或脊神经病变,以及泌尿生殖系统疾病。

2. 与肾痹鉴别 腰痛是以腰脊或脊旁一侧或两侧疼痛为主;肾痹是指腰背强直弯曲,不能屈伸而致行动坐卧困难,多由骨痹日久发展而成。

三、处 理 原 则

本病以扶正祛邪,通络止痛为治则;以散寒、清热、利湿,通络止痛,或补益肝肾、壮腰健骨为治法。

四、急 救 处 理

(一) 针法

一般取肾俞、委中、腰俞、夹脊,局部腧穴或阿是穴。寒湿者,加风府、腰阳关;劳损者,加膈俞、次髎;肾虚者,加命门、志室、太溪。根据证候的虚实,酌用补泻或平补平泻或与灸法并用。剧烈腰痛者,可于委中穴放血,或于腰部穴拔火罐。

(二) 敷贴法

1. 制草乌15g,生姜10g,盐少许,共捣研成细末,加酒少许炒热,布包外敷贴痛处,适用于寒湿腰痛。

2. 当归、川芎、乳香、没药各 30g,醋 300ml,先将诸药在醋中浸泡 4 小时,再移入锅内加热至沸,然后以纱布放入醋内浸透,趁热敷贴腰痛处,冷则更换,每次连续敷 4～6 小时,每日 1 次,适用于瘀血腰痛。

(三) 熨法

肉桂 30g,吴茱萸 90g,生姜 120g,葱白 30g,花椒 60g,共炒热,以绢帕包裹,熨痛处,冷则再换炒热,适用于肾虚腰痛。

(四) 推拿疗法

先在腰部疼痛处及其周围应用㨰法或推法,配合按肾俞、大肠俞、居髎及压痛点,根据辨证加用有关穴位或适当配合相应的动作运动,然后再用按、揉、擦等法。

(五) 中成药

1. 小活络丸,每次 1 丸,每日 2 次。用于跌仆闪挫,瘀血阻络腰痛。

2. 壮腰健肾丸,每次 1 丸,每日 2 次。用于肾虚寒湿阻络腰痛。

3. 腰痹通胶囊,每次 3 粒,每日 3 次。用于腰椎间盘轻度突出腰痛。

4. 麝香壮骨膏,局部外贴,用于软组织病变腰痛。

五、分 证 论 治

(一) 实证

1. 寒湿痹阻证

治法:散寒祛湿,温通经络。

方药:甘姜苓术汤。

制附子、干姜、炙甘草、白术、茯苓、杜仲、独活、牛膝、薏苡仁。

2. 湿热痹阻证

治法:清热利湿,舒筋通络。

方药:四妙散。

苍术、黄柏、薏苡仁、忍冬藤、萆薢、木瓜、防己、牛膝、甘草。

3. 瘀血阻络证

治法:化瘀通络,行痹止痛。

方药:身痛逐瘀汤。

当归、川芎、桃仁、红花、秦艽、羌活、香附、没药、五灵脂、地龙、牛膝等。

(二) 虚证

肾虚腰痛证

治法:补肾益精。

方药:金匮肾气丸。

熟附子、肉桂、熟地黄、山药、枸杞子、山茱萸、菟丝子、茯苓、牡丹皮、泽泻、桑寄生、龟甲、牛膝、车前子。

六、预 防 护 理

1. 急性腰痛要卧硬板床休息,不可强力活动甚至负重。

2. 因跌仆闪挫导致腰痛,要及时诊治,注意腰部保暖,加用腰托固护,切忌自行按摩、扳、捬。

3. 因劳累太过导致肾虚腰痛,要避免久坐久卧,防止感受寒湿外邪,适当活动腰部。

七、文 献 选 读

《素问·刺腰痛》:"腰痛,引项脊尻背"、"腰痛,腰中如张弓弩弦"、"腰痛,痛引肩"、"腰痛不可以俯仰"。

《金匮要略·五脏风寒积聚病脉证并治》:"腰以下冷痛,腹重如带五千钱,甘姜苓术汤主之。"

《诸病源候论·腰背痛诸侯》:"凡腰痛有五:一曰少阴……二曰风痹……三曰肾虚……四曰脊腰,坠堕伤腰,是以痛。五曰寝卧湿地,是以痛。"

第十章

出　血

一、概　述

出血为内科常见急症,属于中医"血证"范畴。凡血液不循常道,溢于口鼻诸窍之鼻衄、齿衄、呕血、便血、尿血及溢于肌肤之间的肌衄,均属于本证范畴。其中鼻衄归属于五官科,齿衄为口腔科,肌衄为皮肤科,因此内科出血主要是指呕血、咳血、便血及尿血等。出血多为热邪所迫,血热妄行;或饮食不节,助热动血;或肝炎上逆,血随火升;亦有劳倦内伤,瘀滞脉络及阳气亏乏,气不摄血所致。本篇所论主要为急诊所常见之需紧急处理之出血,主要包括呕血、咳血、尿血及便血。

二、诊断与鉴别诊断

内科之急症出血,多起病急速,出血量大,需紧急救治,否则常可导致气随血脱或惊厥等危症,甚至死亡,因此临床需要准确判断并采取及时有效的治疗。

(一) 诊断要点

出血辨证首先要分别其寒热虚实,其次辨其部位脏腑。

1. **实热证**　其病因可为外邪入里化热所致或肝气郁结化热或脾胃湿热内生;其证候表现为出血势急,量多,色红,伴有发热、口干、大便干、尿黄等。

2. **虚热证**　多为病久阴虚内热所致,临床表现为出血量少,色红或淡红,可伴潮热、盗汗、口干等症。虚证主要是气虚证,是脾胃气虚、气不摄血所致;其证候表现为出血多势缓,血量或多或少,血色黯红或色红中夹紫黯色血块,病势缠绵,多伴乏力、纳差等;若病情进一步发展,气损及阳则表现为虚寒证。

3. **辨病位**　咳血病位在肺,有肺热壅盛及肝火上犯之分;呕血病位在胃肠,有胃火上冲、肝火犯胃、脾不统血之异;尿血病位在膀胱,有湿热下注、阴虚火旺及脾肾两虚之分;便血在大肠,可分为湿热下注、脾胃虚寒。

(二) 证候诊断

1. **胃火内壅证**　呕血、咯血多见,出血量多,血色鲜红,面红口渴,喜凉,易饥,便干,尿黄,舌红,苔黄,脉数或滑数有力。

2. **血热妄行证**　多由外感之邪入里化热,血热妄行不循常道所致。可咳血、呕血、便血、尿血、肌衄、鼻衄等多种出血单见或并见。表现为发热或高热,出血或多或少,鲜红,烦渴,甚至表现为热入心包之神昏、谵语、躁扰不宁等病状,舌绛红,脉数或滑数。

3. **阴虚火旺证**　多见于热病后期或久病阴虚之人,可见咳血、尿血、呕血等。表现为血色淡红,量少,口干,饮水不多,潮热,盗汗,眠差,舌红无苔,脉细数。

4. **气不摄血证**　久病体虚,心脾不足,可为吐血、便血、尿血、咳血等。表现为出血量或多或少,色淡红或黯红夹杂血块,面色苍白无华,体倦乏力,纳少,舌淡体胖,苔薄白,脉细缓无力。

5.湿热蕴结证 见于便血、尿血。表现为血色不鲜红,或血色紫黑如赤豆汁,胸膈胀闷,腹部疼痛,饮食减少,舌苔黄腻。

(三)鉴别诊断

血证的鉴别主要包括呕血与咳血、呕血与便血及实证与虚证的鉴别。

1.呕血与咳血 两者都由口腔而出,因此二者在临床上有时较难区分。咳血多先有咳嗽、咳痰等症状表现,咳血之先有咽痒,可伴有胸闷或胸痛,多为痰中带血,如既往有呼吸系统病史可辅助诊断;呕血多原有消化系统疾病史,呕血前有恶心、胃脘部不适或疼痛,可伴有食物残渣,如一次出血量较大可同时伴有便血。

2.呕血与便血 同为消化道出血,呕血主要是指胃及十二指肠出血,便血主要是指肠道出血。如胃或十二指肠出血量少,可不出现呕血而表现为黑便,而肠道出血则以便鲜血为主,可表现为粪便表面带血或血便相混。便血又有远血和近血之分,其中血在便前而出者为近血,于便后而出者为远血。同时应注意,如肠道出血滞留时间较长亦可表现为黑便,或胃、十二指肠出血量较大而可出现鲜血便。

三、处 理 原 则

血证的治则以急则治标为主,先以止血为先以稳定生命体征,严防脱证的发生。同时应根据病位、病因、病性及病程的不同分别治之。上溢之实证,忌用升散,以免火气升腾加重病情;虚证宜滋补,忌用寒凉克伐,免伤脾胃之阳,有碍气血生化。下行之血,实者治宜清化,忌防固涩,以防留邪停瘀;虚者治宜固涩,忌用通利,以防耗气伤阴。外邪入里化热者,宜清热解毒凉血为主;肝火上炎者,宜疏肝泄热凉血;湿热下注者,宜清热通利;气虚失摄者,宜益气健脾摄血,兼阳虚者宜温阳;肾虚失摄者,宜补肾固涩;阴虚内热者,宜养阴清热,凉血止血。病程短者病势重,病程长者病势缓。治疗处理出血急症,首先应加强监护,其次要掌握好治血的三大要点,即澄源塞流为先、治血当治气及治血应治火,还要注意出血治疗的选方用药。

四、急 救 处 理

出血急证可予云南白药口服,同时加服保险子,如出血量大,生命体征不稳可急予独参汤灌服或生脉饮、参附注射液静脉推注以防发生脱证。

五、分 证 论 治

1.胃火内壅证
治法:清胃泻火,凉血止血。
方药:泻心汤加十灰散,或清心凉膈散。
大黄、黄连、黄芩、茜草、侧柏叶、牡丹皮等。
肝火犯胃者,可加用龙胆、栀子炭、白茅根、青黛等。

2.血热妄行证
治法:清热解毒,凉血止血。
方药:犀角地黄汤加十灰散或黄连解毒汤加十灰散。
水牛角、生地黄、牡丹皮、紫草、大黄、侧柏叶炭、栀子、连翘、大小蓟、黄芩等。

3. 阴虚火旺证

治法:滋阴清热止血。

方药:滋水清肝饮或茜根散。

生地黄、阿胶、牡丹皮、玄参、紫草、龟甲、女贞子、墨旱莲、知母、侧柏叶、大小蓟、茅根等。

4. 气不摄血证

治法:补益心脾,摄血止血。

方药:归脾汤。

人参、黄芪、酸枣仁、龙眼肉、炙甘草、白术、远志、茯苓、棕榈炭等。

气虚及阳者,加用附子、灶心土、炮姜等温阳益气,如为便血可选用黄土汤,肾阳虚加用山茱萸、山药、杜仲炭等。

5. 湿热蕴结证

治法:清热化湿,凉血止血。

方药:地榆散合赤小豆当归散。

何首乌、肉桂、地榆、白芷、赤小豆、当归。

六、预 防 护 理

(一) 一般护理

保持患者安静、少动,做心理工作以减轻恐惧心理,密切观察生命体征变化。咳血及呕血者,注意保持气道通畅,严防气道阻塞而窒息;咯血不畅而有呼吸困难者,可头低脚高位及头偏向一侧。饮食不宜辛辣,禁酒及烟,保持室内空气清新、流通。

(二) 辨证护理

实热证室温宜凉爽,或居空调房,少衣被,宜清凉、易消化饮食,保持大便通畅;虚热证亦宜清凉饮食,可食用梨汁、藕汁等具有清热生津之品;气虚及虚寒证室温宜温暖,多加衣被以保暖。

(三) 按病护理

呕血者早期量多宜禁食,病情缓解或量少可适当进流质凉饮食,保持大便通畅;咳血者宜适当止咳,保持呼吸道通畅,进流质易消化饮食;便血者保持大便通畅,不宜久蹲,宽衣解带以减轻腹压,多食富含纤维素的饮食。

七、文 献 选 读

《素问·举痛论》:"怒则气逆,甚则呕血及飧泄"。

《素问·厥论》:"太阳厥逆,僵仆呕血善衄……阳明厥逆,喘咳身热,善惊衄呕血。"

《三因极一病证方论·尿血证治》:"病者小便出血,多因心肾气结所致,或因忧劳,房室过度,此乃得之虚寒,故养生云,不可专以血得热为淖溢为说,二者皆致尿血,与淋不同,以其不痛,故属尿血,痛则当在血淋门。"

《丹溪心法·咳血》:"咳血者,嗽出痰内有血者是。"

《证治要诀·嗽血》:"热壅于肺能嗽血,久嗽损肺亦能嗽血。壅于肺者易治,不过凉之而已;损于肺者难治,已久成劳也。"

《医学入门·血类·便血》:"自外感得者曰肠风,随感随见,所以色鲜,多在粪前,自大肠气分来也;自内伤得者曰脏毒,积久乃来,所以色黯,多在粪后,自小肠血分来也。"

《景岳全书·杂证谟·血证》:"血动之由,惟火惟气耳。"

《张氏医通·下血》:"不可纯用寒凉,必加辛散为主,久之不愈,宜理胃气,兼升举药,故大便下血,多以胃药收功,不可徒用苦寒也。"

《临证指南医案·吐血》:"若夫外因起见,阳邪为多,盖是证者,阴分先虚,易受天之风热燥火也。至阴邪为患,不过其中之一二耳。"

《血证论·咳血》:"人必先知咳嗽之原,而后可治咳血之病。盖咳嗽固不皆失血,而失血则未有不咳嗽者。"

《血证论·吐血》:"仲景治血以治冲为要。冲脉丽于阳明,治阳明即治冲也。阳明之气,下行为顺,今乃逆吐,失其下行之令,急调其胃,使气顺吐止,则血不致奔脱矣,此时血之原委,不暇究治,惟以止血为第一要法。血止之后,其离经而未吐出者,是为瘀血,既与好血不相合,反与好血不相能,或壅而成热,或变而为痨,或结瘕,或刺痛,日久变证,未可预料,必亟为消除,以免后来诸患,故以消瘀为第二法。止吐消瘀之后,又恐血再潮动,则须用药安之,故以宁血为第三法。邪之所凑,其正必虚,去血既多,阴无有不虚者矣,阴者阳之守,阴虚则阳无所附,久且阳随而亡,故又以补虚为收功之法。四者乃通治血证之大纲,而纲领之中,又有条目,今并详于下方云。"

【附】典型病例

段某,男,38岁,干部,1960年10月1日初诊。

病史摘要:旧有胃溃疡病,并有胃出血史。前20日大便隐血检查阳性,近因过度疲劳,加之外出逢大雨受冷,饮葡萄酒一杯后,突然发生吐血不止,精神委靡。急送某医院检查为胃出血,经住院治疗两日,大口吐血仍不止,恐导致胃穿孔,决定立即施行手术,迟则将失去手术机会。而患者家属不同意,半夜后请蒲老处一方止血。蒲老曰:"吐血已两昼夜,若未穿孔,尚可以服药止之。"询其原因,由受寒饮酒致血上溢,未可以凉药止血,宜用《金匮要略》侧柏叶汤,以温通胃阳、消瘀止血。处方:侧柏叶三钱,炮干姜二钱,艾叶二钱,浓煎取汁,兑童便60ml,频频服之。次晨吐血渐止,脉沉细涩,舌质淡,无苔。原方再进,加西洋参四钱益气摄血、三七(研末吞)二钱止血消瘀,频频服之。次日血止,后续调理。

按:慢性胃溃疡长期未愈导致的并发症,见出血量多,若投大剂凉血止血之品,则治之谬也。

下篇 各论

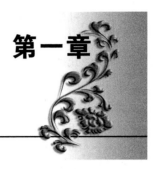

第一章

危 重 症

第一节 猝 死

一、概 述

世界卫生组织将6小时内发生的非创伤性、不能预期的突然死亡,称为猝死。由心脏原因意外引起的猝死,称为心脏猝死。据统计,心脏猝死占全部死亡中的比例逐步增加,在西方国家中已高达25%~30%,我国约占5%且呈上升趋势。

心脏停搏(cardiac arrest)是指心脏受到严重打击而发生的突然停搏。能及时有效地采取措施,可使之获得新生,这些措施称为心肺复苏。随着"脑死亡"概念的建立,近年在复苏过程中特别注重脑缺血和再灌注损伤的防治,提出了"脑复苏",因此更确切地说应是心肺脑复苏。

中医学对本病有大量的文献记载,可归属于"猝死、厥证、神昏",认为本病因宗气外泻,心之脏真逆乱外现,真气耗散;或邪实气机闭阻,升降否隔,气血暴不周流,阴阳偏竭不交,气机离决,神散而成。如《素问·调经论》中有"气复反则生,不反则死"的论述,《灵枢·五色》云:"雷公曰:人不病卒死,何以知之?黄帝曰:大气(邪之意)入于脏腑者,不病而卒死矣。雷公曰:病小愈而卒死者,何以知之?黄帝曰:赤色出两颧,大如拇指者,病虽小愈,必卒死。黑色出于庭,大如拇指,必不病而卒死。"在《华佗神方》中有详细的治疗猝死的心肺复苏方法,如"一人以手按据胸上,数动之,一人摩将其臂胫屈伸之,若已僵,但渐渐屈之,并按其腹,如是一炊顷,气从口出"等,可见中医学在对猝死的研究上已经取得了一定的经验。

二、诊断与鉴别诊断

(一)诊断要点

1. 心脏停搏的先兆征象

(1)在心电监护下发现频发、多源、成对出现或RonT的室性期前收缩,短阵室性心动过速,心室率低于50次/分钟,QT间期显著延长等。

(2)无心电监护下发现低心排出量状态,听诊有严重心律失常,出现呼吸微弱或暂停,眼球上窜、呆眼凝视、瞳孔散大等脑活动异常表现,突然出现抽搐等。

2. 心脏停搏的症状

(1)意识突然丧失(心脏停搏后10秒内)或伴有短暂抽搐(心脏停搏后15秒),有时伴眼球偏斜;昏迷,多发生于心脏停搏30秒后;瞳孔散大,多在心脏停搏后30~60秒内。

(2)呼吸停止或呼吸微弱;呼吸断续呈叹息样,随即停止,多发生于心脏停搏后20~30秒。

（3）大动脉搏动消失，脉搏扪不到，血压测不出。

临床上，切勿要求上述表现完全具备时才确立诊断。最可靠的临床征象是意识突然丧失伴呼吸停止或微弱；大动脉（如颈动脉和股动脉）搏动消失应该扪诊颈动脉了解有无搏动，但如果是非医务人员，不要强求此条件，切不可为了寻及大动脉而丧失抢救的最佳时机。

3. 心电图诊断　根据心电图的特点分为 3 种类型。

（1）心室颤动（室颤）：心室肌发生极不规则的快速而又不协调的颤动。心电图上 QRS-T 波群消失，代之以连续不规则的室颤波，频率达 200～400 次/分钟。室颤最常见（约占 90％）且复苏成功率最高，尤其是室颤波粗大而快速者。

（2）电机械分离：缓慢而无效的心室自身节律，频率 20～30 次/分钟以下。心电图上有间断出现的、宽而畸形、振幅较低的 QRS 波群，但心脏听诊时听不到心音，也扪不到脉搏，预后颇差，复苏困难。

（3）心脏（室）停顿：心脏（室）完全丧失了收缩活动。心电图上无 P-QRS-T 波或仅可见到心房激动的 P 波，复苏成功率较室颤者低。

（二）证候诊断

1. 气阴两脱证　神委倦怠，面㿠气短，四肢厥冷，心烦胸闷，尿少，舌质深红或淡，少苔，脉虚数，或微，或伏。

2. 元阳暴脱证　神志恍惚，或昏愦不语，面色苍白，四肢厥冷，舌质淡润，脉微细欲绝或伏而难寻。

3. 痰瘀毒蒙窍证　神志恍惚，气粗息涌，喉间痰鸣，或息微不调，面色晦暗或赤，口唇、爪甲黯红，舌质隐青，苔厚浊或白或黄，脉沉实或伏。

三、处 理 原 则

尽早实施心肺脑复苏。

四、急 救 处 理

心肺复苏（CPR）是针对心脏、呼吸骤停所采取的抢救措施。

（一）基本生命支持（BLS）的适应证

1. 呼吸骤停　当呼吸骤停或自主呼吸不足时，保证气道通畅，进行紧急人工通气非常重要，可防止心脏发生停搏。心脏停搏早期，可出现无效的"叹息样"呼吸动作，但不能与有效的呼吸动作相混淆。

2. 心脏停搏　心脏停搏时血液循环停止，各重要脏器失去氧供，如不能在数分钟恢复血供，大脑等重要的生命器官将发生不可逆的损害。

（二）现场复苏程序

BLS 的判断阶段极其关键，患者只有经准确判断后，才能接受更进一步的 CPR。判断时间要求非常短暂、迅速。

1. 判断患者反应　当目击者如非医务人员发现患者没有呼吸、不咳嗽、对刺激无任何反应（如眨眼或肢体移动等）时，即可判定呼吸心跳停止，并立即开始 CPR。

2. 启动急救医疗服务系统（EMSS）　拨打急救电话后立即开始 CPR。对溺水、严重创伤、中毒者应先 CPR 再电话呼救，并由医师在电话里提供初步的救治指导。如果有多人在场，启动 EMSS 与 CPR 应同时进行。

3. 患者的体位　须使患者仰卧在坚固的平(地)面上,如要将患者翻转,颈部应与躯干始终保持在同一个轴面上;如果患者有头颈部创伤或怀疑有颈部损伤,只有在绝对必要时才能移动患者,对有脊髓损伤的患者不适当地搬动可能造成截瘫。将双上肢放置身体两侧,这种体位更适于 CPR。

4. 开放气道　舌根后坠是造成呼吸道阻塞最常见的原因,因为舌附在下颌上,意识丧失的患者肌肉松弛使下颌及舌后坠,有自主呼吸的患者,吸气时气道内呈负压,也可将舌、会厌或两者同时吸附到咽后壁,产生气道阻塞。此时可采取以下 3 种方法打开气道,并清除患者口中的异物和呕吐物,用指套或指缠纱布清除口腔中的液体分泌物。清除固体异物时,一手按压开下颌,另手示指将固体异物钩出。

(1) 仰头抬颏法:把一只手放在患者前额,用掌根把额头用力向后推,使头部向后仰;另一只手的手指放在下颏处,向上抬颏,使牙关紧闭,下颏向上抬动(图 1)。勿用力压迫下颌部软组织,否则有可能造成气道梗阻,避免用拇指抬下颌。

(2) 双手抬颌法:抢救者位于患者头侧,双手紧推双下颌角,下颌上移,拇指牵引下唇,使口微张(图 2)。此法适用于颈部有外伤者。因此法易使抢救者操作疲劳,也不易与人工呼吸相配合,故在一般情况下不予采用。

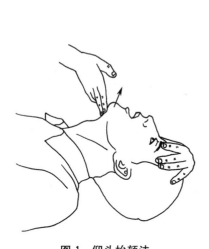

图 1　仰头抬颏法

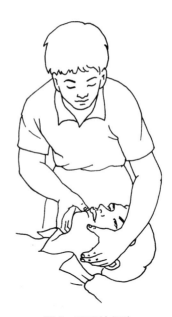

图 2　双手抬颌法

(3) 仰头抬颈法:把一只手放在前额,用掌根把额头用力向后推,使头部向后仰;另一只手放在患者项部垂直向上提起,使头保持后仰的位置(图 3)。

5. 人工呼吸

(1) 检查呼吸:开放气道后,先将耳朵贴近患者的口鼻附近,感觉有无气息,再观察胸部有无起伏动作,最后仔细听有无气流呼出的声音(将少许棉花放在口鼻处,亦可清楚地观察到有无气流)。若无上述体征可确定无呼吸,判断及评价时间不得

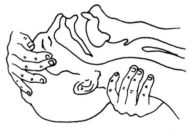

图 3　仰头抬颈法

超过 10 秒。大多数呼吸或心搏骤停患者均无呼吸,偶有患者出现异常或不规则呼吸,或有明显气道阻塞征的呼吸困难,这类患者开放气道后即可恢复有效呼吸。开放气道后发现无呼吸或呼吸异常,应立即实施人工通气;如果不能确定通气是否异常,也应立即进行人工通气。

(2) 口对口人工呼吸:口对口人工呼吸是一种快捷有效的通气方法,呼出气体中的氧气(含 16%～17%)足以满足患者需求。口对口人工呼吸时(图 4),要确保气道通畅,捏住患者的鼻孔,防止漏气,急救者用口唇把患者的口全罩住,呈密封状,缓慢吹气,每次吹气应持续 2 秒以上,每次吹气时观察患者胸部上抬即可确保吹气时胸廓隆起,通气频率应为 10～12 次/分钟。为减少胃胀气的发生,对大多数成人在吹气持续 2 秒以上给予 10ml/kg(约 700～1000ml)潮气量可提供足够的氧合。

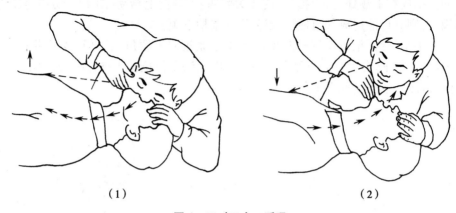

(1)　　　　　　　　　　　　　　(2)

图 4　口对口人工呼吸

(3) 口对鼻人工呼吸:口对口人工呼吸难以实施时应推荐采用口对鼻人工呼吸,尤其是患者牙关紧闭不能开口、口唇创伤时。救治溺水者最好应用口对鼻人工呼吸方法,因为救治者双手要托住溺水者的头和肩膀,只要患者头一露出水面即可行口对鼻人工呼吸。

(4) 口对面罩人工呼吸:用透明有单向阀门的面罩,急救者可将呼气吹入患者肺内,可避免与患者口唇直接接触,有的面罩有氧气接口,以便口对面罩人工呼吸的同时供给氧气。用面罩通气时双手把面罩紧贴患者面部,加强其闭合性,则通气效果更好。

(5) 球囊面罩装置:使用球囊面罩可提供正压通气,一般球囊充气容量约为 1000ml,足以使肺充分膨胀,但急救中挤压气囊难保不漏气,因此,单人复苏时易出现通气不足,双人复苏时效果较好。双人操作时,一人压紧面罩,一人挤压皮囊。

6. 循环支持

(1) 脉搏检查:行 CPR 前不要求非专业急救人员检查颈动脉搏动,只检查循环体征。但对于专业急救人员,仍要求检查脉搏,以确认循环状态,而且检查颈动脉所需时间应在 10 秒以内完成。

(2) 检查循环体征:非专业人员应通过看、听、感知患者呼吸以及其他机体运动功能,仔细鉴别正常呼吸和濒死呼吸。对专业急救人员,检查循环体征时,要一方面检查颈动脉搏动,一方面观察呼吸、咳嗽和运动情况。专业人员要能鉴别正常呼吸、濒死呼吸,以及心脏停搏时的其他通气形式,评价时间不要超过 10 秒。如果不能肯定是否有循环,则应立即开始胸外按压。1 岁以上的患者,颈动脉比股动脉要易触及,触及方法是患者仰头后,急救人员一手按住前额,用另一手的示、中指找到气管,两指下滑到气管与颈侧肌肉之间的沟内即可触及颈动脉(图5)。

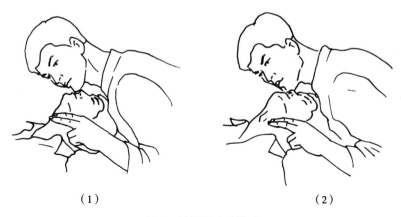

(1)   (2)

图5　触摸颈动脉搏动

(3) 胸外按压:胸外按压部位在胸骨下1/3与中1/3交界处(图6),按压频率为100次/分钟。在气管插管之前,无论是单人还是双人CPR,按压、通气比均为30:2(连续按压30次,然后吹气2次),气管插管以后,按压与通气可能不同步,此时可用5:1的比率。

1) 胸外按压术:①固定恰当的按压位置,用手指触到靠近施救者一侧患者的胸廓下缘;②手指向中线滑动,找到肋骨与胸骨连接处;③将另一手掌贴在紧靠手指的患者胸骨的下半部,原手指移动的手掌重叠放在这只手背上,手掌根部长轴与胸骨长轴确保一致,保证手掌全力压在胸骨上,可避免发生肋骨骨折,不要按压剑突;④无论手指是伸直,还是交叉在一起,都应离开胸壁,手指不应用力向下按压。

2) 确保有效按压:①肘关节伸直,上肢呈一直线,双肩正对双手,以保证每次按压的方向与胸骨垂直(图7)。如果按压时用力方向不垂直,部分按压力会丧失,从而影响按压效果。②对正常形体的患者,按压幅度为4～5cm,为达到有效的按压,可根据体形大小增加或

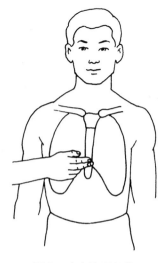

图6　确定按压部位

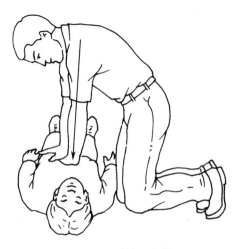

图7　心脏按压姿势

减少按压幅度,最理想的按压效果是可触及颈或股动脉搏动。但按压力量以按压幅度为准,而不仅仅依靠触及脉搏。③每次按压后,双手放松使胸骨恢复到按压前的位置,血液在此期间可回流到胸腔;放松时双手不要离开胸壁,一方面使双手位置保持固定,另一方面,减少胸骨本身复位的冲击力,以免发生骨折。④在1次按压周期内,按压与放松时间各为50%时,可产生有效的脑和冠状动脉灌注压。⑤在15次按压周期内,保持双手位置固定,不要改变手的位置,也不要将手从胸壁上移开,每次按压后,让胸廓回复到原来的位置再进行下一次按压。

(4) 单人或双人 CPR(图8,图9):①判定:确定患者是否无反应(拍或轻摇患者并大声呼唤)。②根据当地实际情况,及时启动 EMSS。③气道:将患者安放在适当的位置,开放气道。④呼吸:确定是否无呼吸,还是通气不足。如患者无反应,但有呼吸,又无脊椎损伤时,将患者置于侧卧体位,保持气道通畅。如患者无反应,也无呼吸,将患者置于平躺仰卧位,即开始以 30∶2 的按压-通气比率进行人工呼吸及胸外按压。开放气道通气时,查找咽部是否有异物,如有异物立即清除。⑤循环:检查循环体征,开始通气后,观察对最初通气的反应,检查患者的呼吸、咳嗽、有无活动,专业人员还应检查颈动脉搏动(不超过10秒),如无循环征象,立即开始胸外按压。开放气道后,缓慢吹气2次,每次通气时间为2秒,再行胸外按压30次,完成4个30∶2的按压-通气周期。⑥重新评价:行4个按压-通气周期后,再检查循环体征,如仍无循环体征,重新行 CPR。

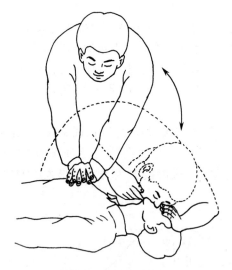 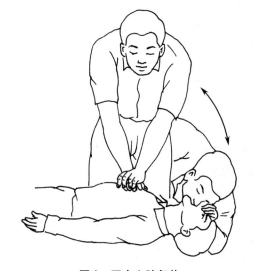

图8 单人心肺复苏　　　　　　　　　　图9 双人心肺复苏

(5) 恢复体位(侧卧位):对无反应,但已有呼吸和循环体征的患者,应采取恢复体位。因为,如患者继续取仰卧位,其舌体、黏液、呕吐物有可能梗阻气道,采取侧卧位后可预防此类情况的发生。

(三)除颤与除颤方法

1. 电除颤 早期电除颤的理由:①引起心搏骤停最常见的致命心律失常是室颤,在发生心搏骤停的患者中约80%为室颤;②室颤最有效的治疗是电除颤;③除颤成功的可能性随着时间的流逝而减少或消失,除颤每延迟1分钟成功率将下降7%~10%;④室颤可能在数分钟内转为心脏停止搏动。因此,尽早快速除颤是生存链中最关键的一环。

（1）除颤波形和能量水平：体外除颤仪包括两类除颤波形：单相波和双相波，不同的波形对能量的需求有所不同。单相波电除颤：首次电击能量 200J，第 2 次为 200～300J，第 3 次为 360J。双相波电除颤：早期临床试验表明，使用 150J 可有效终止院前发生的室颤。低能量的双相波电除颤是有效的，而且终止室颤的效果与高能量单相波除颤相似或更有效。自动体外除颤仪（automated external defibrillators，AEDs）是近几年来发展的一种新的除颤设备，能够识别并语音提示。

（2）除颤效果的评价："除颤指征"：重新出现室颤，3 次除颤后，患者的循环体征仍未恢复，复苏者应立即实施 1 分钟的 CPR，若心律仍为室颤，则再行一组 3 次的电除颤（注：如一次除颤成功，不必再做第 2 次），然后再行 1 分钟的 CPR，并立即检查循环体征，直至仪器出现"无除颤指征"信息或实行高级生命支持（ACLS）。不要在一组 3 次除颤过程中检查循环情况，因为这会耽搁仪器的分析和电击，快速连续电击可部分减少胸部阻抗，提高除颤效果。

（3）无除颤指征：①无循环体征：AED 仪提示"无除颤指征"信息，检查患者的循环体征，如循环未恢复，继续行 CPR，3 个"无除颤指征"信息提示成功除颤的可能性很小。因此，行 1～2 分钟的 CPR 后，需再次行心律分析，心律分析时，停止 CPR。②循环体征恢复：如果循环体征恢复，检查患者呼吸，如无自主呼吸，即给予人工通气，10～12 次/分钟；若有呼吸，将患者置于恢复体位，除颤器应仍连接在患者身体上，如再出现室颤，AED 仪会发出提示并自动充电，再行电除颤。

2. 胸前叩击 胸前叩击可使室性心动过速转为窦律，其有效性据报道在 11%～25%。极少数室颤可能被胸前重叩终止。由于胸前叩击简便快速，在发现患者心脏停搏、无脉搏，且无法获得除颤器进行除颤时可考虑使用。

（四）进一步生命支持（ACLS）

1. 进一步维持有效的换气和循环 采用面罩或气管插管法，后者效果更好，有条件时应及早采用。在给予面罩或气管插管后，可予人工球囊挤压或呼吸机进行机械辅助呼吸。在维持有效换气的同时，仍需坚持人工胸外心脏按压。近来研制的心肺复苏器能自动控制，每按压胸廓 5 次进行 1 次吹入氧气动作，可减少心脏损伤和肋骨骨折等并发症，尚可使医护人员腾出时间来进行其他复苏措施。

开胸心脏按压术的效果较胸外按压优越，其适应证为：

（1）胸廓或脊柱畸形，或其他原因所致的心脏移位。

（2）某些心脏病，如室壁瘤、心房黏液瘤、严重左房室瓣狭窄、心肌撕裂或穿破、人工瓣膜置换术后或心包压塞。

（3）某些胸部病变，如严重肺气肿、气胸、血胸和胸部挤压伤。

（4）发生在手术过程或妊娠后期的心脏停搏。

现已证明，在常规复苏术无效时建立心肺旁路（体外循环）是有价值的抢救方法，且比开胸心脏按压所造成的损伤小得多。

2. 建立静脉通路 循环骤停后，应迅速建立静脉通路。一般可选颈外静脉，有条件时可行颈内静脉或锁骨下静脉穿刺插管。也可气管内给予利多卡因、肾上腺素等。心内注射应只作为静脉未开通或气管插管前的给药途径。

3. 药物治疗

（1）肾上腺素：标准剂量是每次 1mg 静脉注射（不论体重）；高剂量的肾上腺素可能更

有效,曾经推荐使用递增剂量(1mg,3mg,5mg)或大剂量(5mg 或 0.1mg/kg)。

(2) 加压素:加压素是一种天然的抗利尿激素,在高剂量时,产生非肾上腺素能的外周血管收缩作用。研究发现,经过心肺复苏并存活者内源性加压素水平较高,因此推论外源性加压素对于心脏停搏的患者可能有益。

(3) 血管加压素:目前被认为是在 CPR 期间可替代肾上腺素的一种药物。血管加压素被建议在 CPR 中应用,但其临床效应仍未完全确定。对于院外成人心脏停搏的患者予以 40U 血管加压素或 1mg 肾上腺素,如果需要的话,再予以肾上腺素运用;对于难治性 CPR,在给予血管加压素后使用肾上腺素可能会较单独使用肾上腺素效果要更好。

(4) 氨茶碱:在 CPR 期间,由于心肌缺血导致的间质内内源性腺苷的聚集,而产生阿托品抵抗性缓慢而无效的心肌收缩。氨茶碱是非特异性的腺苷受体拮抗剂,能在多种情况下逆转缺血诱导的缓慢而无效的心肌收缩,同时还可以刺激肾上腺分泌肾上腺素。患者在最初剂量的肾上腺素和阿托品运用后,仍为心室静止者,予以 250mg 的氨茶碱。目前认为,在院外心脏停搏的阿托品抵抗性缓慢而无效的心肌收缩治疗中,加用氨茶碱可能是个有前景的干涉方法。

(5) 胺碘酮:胺碘酮属 Ⅲ 类抗心律失常药物,静脉使用可以阻断钠、钾、钙离子通道以及 α-受体、β-受体,适用于治疗房性或室性心律失常,尤其伴有严重心脏功能障碍者。在 CPR 中,持续性室性心动过速或心室颤动(简称室颤)引起心脏停搏,使用电除颤和肾上腺素后,可以使用胺碘酮。胺碘酮对于控制血流动力学稳定的室性心动过速、多形性室性心动过速以及不明起源的宽 QRS 心动过速均有效。目前建议其负荷量为 150~300mg 溶于 20~30ml 0.9% 氯化钠注射液或低分子右旋糖酐注射液中快速静脉滴注,对复发或顽固性室性心动过速(VT)/心室颤动(VF)补充 150mg 静脉推注,继以 1mg/min 静脉滴注 6 小时,以后 0.5mg/min 维持,24 小时总量不超过 2g。在 CPR 中,连续 3 次除颤失败的室颤被定义为休克依赖型室颤,在所有的心脏停搏中其发生率约为 10%~25%,其死亡率约为 87%~98%。在休克依赖型室颤的治疗中,双相波除颤被认为是个有效的选择。胺碘酮的运用也被认为是个可被接受的、安全的、有效的干涉措施。

(6) 碳酸氢钠:心搏骤停和复苏时,由于组织酸中毒和酸血症是一个动态发展过程,其程度取决于心搏骤停的时间和 CPR 时的器官血流水平。在 CPR 期间,足量的肺泡通气和组织血流的恢复是控制酸碱平衡的基础,这要求首先要胸外按压,然后迅速恢复自主循环。目前碳酸氢钠只建议用于原有代谢性酸中毒、高钾血症、苯巴比妥类药物过量和心室静止时间较长者,对于后者只限于在除颤、心脏按压、建立人工气道、辅助呼吸、血管收缩剂无效的情况下,才考虑用药。使用时,建议予以 1mmol/kg 起始量,如有可能,根据血气分析和实验检查结果得到的碳酸氢盐和计算碱剩余来调整碳酸氢钠的用量。

(五) 心脏搏动恢复后的治疗

1. 维持有效循环　心脏复跳后常有心律失常,其原因包括原发疾患、复苏过程所致的心肌缺氧、电解质紊乱和体温过低等。处理心律失常时应分析其原因并分别加以处理。低心排血量或休克时,可通过纠酸、选用多巴胺或多巴酚丁胺等正性收缩药物治疗。经常规治疗,血流动力学仍不稳定时,应做血流动力学监测并根据监测结果进行治疗。

2. 维持有效呼吸　心跳恢复后患者自主呼吸不出现,常提示有严重脑缺氧,根本问题在于防治脑缺氧和脑水肿。刚出现自主呼吸时往往呼吸很浅且慢、弱,应继续使用机械通气,保持呼吸道通畅,是维持有效呼吸的前提,因此,经常吸痰、排除喉头及气管内分泌物极为重要。

3. 防治脑缺氧和脑水肿 也称脑复苏,是心肺脑复苏能否成功的关键。缺氧性脑损伤的严重程度与心脏停搏的时间密切相关。脑复苏的基本措施应强调维护心肺功能和一定的平均动脉压,治疗脑水肿。

(1) 控制过度换气:将动脉血二氧化碳分压控制在 25～35mmHg(3.3～4.7kPa),动脉血氧分压控制在 100mmHg(13.3kPa),pH 控制在 7.3～7.6 水平,有利于脑循环自主调节功能恢复和降低颅内压。

(2) 冬眠降温:低温可降低颅内压和脑代谢,提高脑细胞对缺氧的耐受力。降温措施越早越好。用冰帽实施头部重点降温,在体表大血管处(如颈、腹股沟、腋下)放置冰袋,亦可用冰水毛巾擦洗全身。冬眠药物有助于降温及防止物理降温过程中的寒战反应,异丙嗪50mg、二氢麦角碱 0.6mg,肌内注射,每 4～6 小时 1 次。需长时间降温时,可选用氟哌利多2.5～5mg 静脉滴注,因氟哌利多可降低脑的耗氧量而对呼吸或心血管无明显影响。降温一般掌握在 33℃,不要低于 31℃。降温需持续到听觉、痛觉恢复和出现四肢协调活动为止,一般为 2～5 日。降温与复温均应力求平稳。

(3) 利尿脱水:应在血压平稳后尽早使用。常选用 20％甘露醇 1～2g/kg 快速静脉滴注,每日 2～4 次。也可选用呋塞米、白蛋白、地塞米松。激素不仅能保持血-脑屏障和毛细血管的完整性,防治脑水肿,而且还能改善循环功能,稳定溶酶体膜,防止细胞自溶和死亡,故为常用之药。脱水疗法需维持 1 周左右。

(4) 高压氧治疗:通过增加血氧含量及弥散力,提高脑组织内氧含量,改善脑缺氧并能降低颅内压,对脑复苏有利。

4. 维持水、电解质和酸碱平衡 必须记录水的出入量,严密观察电解质、动脉血气分析及血细胞比容,及时加以纠正。

5. 防治急性肾衰竭 心脏停搏时间较长或复苏后持续低血压,或用大剂量收缩血管药物后可并发急性肾衰竭。急性肾衰竭的防治关键在于尽量缩短复苏时间,复苏后留置导尿管详细记录尿量。如心功能正常、血压正常而出现少尿,在排除血容量不足之后,可试用呋塞米 40～80mg 静脉注射,经注射呋塞米后无效则应按急性肾衰竭处理。

6. 防治继发感染 因患者昏迷、机体抵抗力低,加之抢救时静脉切开、气管切开、导尿、使用激素等而易于并发感染。最常见的是肺炎,其次是伤口感染、尿路感染等。病原体以耐药金黄色葡萄球菌、铜绿假单胞菌常见,也可以是真菌。复苏过程中注意无菌操作,加强支持疗法和护理,选用对肾无毒性的抗生素。

五、分 证 论 治

1. 气阴两脱证
治法:益气救阴。
方药:生脉散
人参、麦冬、五味子。

2. 元阳暴脱证
治法:回阳固脱。
方药:通脉四逆汤
川附片、干姜、炙甘草。

3. 痰瘀毒蒙窍证

治法:豁痰化瘀解毒,开窍醒神。

方药:菖蒲郁金汤

石菖蒲、广郁金、炒栀子、连翘、菊花、滑石、竹叶、牡丹皮、牛蒡子、竹沥、姜汁、玉枢丹。

六、预 防 护 理

预防心脏停搏根本上是防治器质性心脏病或影响心脏的其他因素,其中最重要的是防治冠心病。复苏成功与否与早期识别、早期抢救有关,因此普及心肺复苏的知识与技术具有十分重要的意义。在最易发生心脏停搏的场所,如急诊室、手术室、冠心病监护病房等,均应有健全的复苏设备和专门训练的复苏队伍。及时发现心脏停搏的先兆征象,有助于预防心脏停搏的发生或提高复苏的成功率。注意防止心脏停搏的复发,如对持续性室性心动过速或室颤的存活者采用内、外科治疗或植入自动心脏起搏转复除颤器等。

七、文 献 选 读

《素问·热论》:"大气皆去,病日已矣。"

《素问·调经论》:"血之与气并走于上,则为大厥,厥则暴死,气复反则生,不反则死。"

《灵枢·五色》:"雷公曰:人不病卒死,何以知之? 黄帝曰:大气入于脏腑者,不病而卒死矣。雷公曰:病小愈而卒死者,何以知之? 黄帝曰:赤色出两颧,大如拇指者,病虽小愈,必卒死。黑色出于庭,大如拇指,必不病而卒死。"

《金匮要略·水气病脉证并治》:"大气一转,其气乃散。"

《肘后备急方·卒死论》:"凡卒死……皆天地及人身自然阴阳之气,忽有乘离否隔上下不通,偏竭所致。故虽涉死境,犹可治而生,缘气未都竭也。"

《肘后备急方·厥论》:"尸厥之病,卒死而脉犹动,听其耳中循循如啸声,而股间暖是也,耳中虽然啸声而脉动者,故当以尸厥,救之方。"

《备急千金要方·备急》:"卒死无脉,无他形候,阴阳俱竭故也。"

《备急千金要方·备急》:"(对卒死者)仰卧,以物塞两耳,竹筒内口中,使两人痛吹之,塞口旁,无令气得出。半日,死人即噫,噫即勿吹也。"

八、现 代 研 究

近年关于中医药抢救猝死的研究较少,相关内容可参见其他现代医学关于猝死的抢救治疗研究。心肺复苏成功后的中医治疗研究,可参见本章脓毒症、多脏器功能障碍综合征等节的相关内容。

第二节 脓 毒 症

一、概 述

脓毒症指由感染引起的全身炎症反应综合征(SIRS),证实有细菌存在或有高度可疑感染灶。其诊断标准包括下列 2 项或 2 项以上体征:①体温>38℃或<36℃;②心率>90 次/

分钟；③呼吸频率＞20次/分钟或$PaCO_2$＜32mmHg(4.27kPa)；④外周血白细胞计数＞12×10^9/L或＜4×10^9/L，或未成熟粒细胞百分比＞10%。有资料表明，脓毒症患者中，菌血症阳性率约为45%；菌血症者也不一定表现为脓毒症，约26%呈现体温正常。

需要强调的是，从本质上讲脓毒症系一个临床综合征。一种综合征应该包括多种症状、体征及实验室指标。要实施脓毒症的临床试验，首先必须明确客观、可重复的纳入标准。在早期的研究中，多采用临床综合指标判断作为标准。

脓毒症的基本病机是正虚毒损、络脉瘀滞。脓毒症发生的关键有三：其一是正气的不足；其二是毒邪内蕴，"毒"乃广义之毒，包括痰、瘀、火热、湿浊等；其三是络脉瘀滞，气血失运，脏腑、四肢、百骸失于濡养。正虚毒损、瘀滞络脉是脓毒症的基本病机，由于正气不足，毒邪内蕴，内陷营血，络脉气血营卫运行不畅，导致毒热、瘀血、痰浊内阻，瘀滞络脉，进而令各脏器受邪而损伤，引发本病。

二、诊　　断

脓毒症的诊断参数分为3类：一是临床特征，突出了脓毒症的临床特点，在临床使用过程中只要诱发因素明确，符合两项以上即可；二是全身炎性反应导致的炎症损伤出现的生物化学变化，是诊断脓毒症的客观指标；三是判断脓毒症病情轻重的指标。临床使用中要三者参合使用，互相弥补，以提高脓毒症诊断的敏感性和准确性。

（一）诊断标准

1. 感染参数　确诊的感染或高度疑似的感染，同时具备下列临床特征：

（1）发热（体温＞38℃）或低体温（体温＜36℃）。

（2）心率＞90次/分钟或大于不同年龄正常心率的2个标准差。

（3）气促，呼吸频率＞25次/分钟。

2. 炎性反应参数

（1）白细胞增多（白细胞计数＞12×10^9/L）或白细胞减少（白细胞计数＜4×10^9/L），白细胞计数正常但杆状核＞10%，淋巴细胞计数减少。

（2）C-反应蛋白（CRP）＞正常2个标准差。

（3）前降钙素＞正常2个标准差。

（4）血浆内毒素＞正常2个标准差。

（5）血清生物蝶呤＞正常2个标准差。

（6）高血糖（血糖＞10mmol/L或717mg/dl）而无糖尿病病史。

3. 器官功能障碍指标

（1）低血压状态（收缩压＜90mmHg，平均动脉压＜70mmHg，或成人收缩压下降值＞40mmHg）；心排指数＜315L/(min·m^2)，或皮肤苍白试验阳性。

（2）低氧血症（氧合指数PaO_2/FiO_2＜300）；或血清乳酸＞3mmol/L。

（3）明显水肿或液体正平衡＞20ml/kg超过24小时；急性少尿，尿量＜15ml/(kg·h)持续2小时以上；或每日血肌酐增加≥133μmol/L。

（4）高胆红素血症（总胆红素＞4mg/L，或70mmol/L）。

（5）血小板减少（＜10×10^{12}/L）；或凝血异常（INR＞115或APTT＞60秒）。

（6）腹胀（肠鸣音减少）持续时间超过24小时。

（7）意识状态为格拉斯哥评分小于14分（表1）。

表 1 格拉斯哥(Glasgow)昏迷量表

反应	功能状态	得分
睁眼反应	有目的的、自发性的	4
	口头命令	3
	疼痛刺激	2
	无反应	1
语言反应	定向正确、可对答	5
	定向不准	4
	不恰当的词汇	3
	含混的发音	2
	无反应	1
运动反应	服从医嘱	6
	对疼痛局部刺激,感 到疼痛	5
	逃避疼痛刺激	4
	刺激时呈屈曲反应	3
	刺激时呈伸展反应	2
	无反应	1

符合 1 中的两项以上和 2 中的一项以上指标即可诊断为脓毒症;在以上的基础上出现 3 中的任何一项以上指标者诊断为严重脓毒症;出现 3 中的任何两项以上指标者诊断为多脏器功能障碍综合征。

(二) 临床分型

1. 根据原发病分型

(1) 原发性脓毒症:指找不出原发性疾病者。

(2) 继发性脓毒症:指原发疾病可寻者,如烧伤型脓毒症、急性胰腺炎型脓毒症、肺炎型脓毒症、急性重症胆管炎型脓毒症、阴性菌感染型脓毒症、阳性菌感染型脓毒症等。

2. 根据病情轻重分型

(1) 脓毒症

(2) 严重脓毒症

(3) 脓毒性休克

(三) 证候诊断

1. 高热

(1) 热毒内盛,枢机不利证:高热伴寒战反复发作,烦躁,或神昏,或喘促,或腹胀便秘,或恶心呕吐,舌质红苔白,脉数。

(2) 瘀毒损络,气营两燔证:高热,或神昏,或疼痛如针刺刀割,或痛处固定不移,或病情常在夜间加重,或伴有肿块,或伴有出血,舌质紫黯或有瘀斑,脉沉迟或沉弦。

2. 凝血功能紊乱

(1) 瘀毒损络,气营两燔证:参看脓毒症高热。

(2) 气虚阳脱,瘀毒损络证:喘急,冷汗淋漓,四肢不温或厥冷,出血或神昏,或发热,舌淡苔白水滑,脉微欲绝。

（3）气虚阴脱，瘀血损络证：身热骤降或高热不解，烦躁不安，颧红，神疲气短，汗出，口干不欲饮，舌质红少苔，脉细数无力。

3. 脓毒症休克

气虚阳脱阴竭证：身热骤降或高热不解，烦躁不安，喘急，冷汗淋漓，四肢不温或厥冷，或颧红，或出血，或神昏，舌质红苔白，或少苔而润，脉细数无力。

三、处 理 原 则

（一）扶正解毒通络、分层扭转是脓毒症的主要治法

扶正，尤其是补气通阳，使阳气畅达，恢复络脉出入自由、充盈满溢的正常状态，有利于驱邪外出，防止内生毒邪的进一步损害。在脓毒症早期就应顾及正气，在疾病进展中更要注意回阳固脱、顾护正气，后期应养阴益气、保护脏真。通络，可以畅通络中气血、减少毒邪的蕴积，改善各脏腑的温煦濡养，应贯穿脓毒症治疗的全程。解毒，以祛除外来和内生的毒邪，是脓毒症治疗的核心环节之一。在此基础上，根据患者的具体表现可以使用清热解毒、活血化瘀、理气化痰等治法，将有助于祛除络脉受损后蓄积的病理产物，恢复机体营卫和谐、气血调畅的整体环境。

（二）六经及卫气营血辨证是脓毒症的根本辨证方法

六经相传、卫气营血相传与脓毒症的发生发展相类同，卫分证、太阳病与脓毒症代偿期的临床征象是吻合的。以非特异性临床综合征为特点，气分证、阳明病、少阳病是脓毒症的失代偿期与明确的炎症病灶或明确的炎症特征的共同反应；营分证、血分证、三阴病是严重脓毒症、多系统和器官衰竭（MSOF）的重要特征。由此可见，六经辨证是脓毒症辨证论治的基本辨证体系，卫气营血辨证是六经辨证的补充和发展，进一步完善了六经辨证体系。两者可以融会贯通，真正解决历史上寒、温统一的千古难题。脓毒症的发展规律并不是一成不变的，按照六经、卫气营血的传变规律，在临床过程中可有直中等变化（如直中少阴发生少阴病者），更有失治误治（如太阳病、少阳病的失治误治）出现变证、坏证者，临证之时要灵活运用。

四、急 救 处 理

脓毒症最有效的方法应该以脓毒症发病机制为基础。遗憾的是，由于脓毒症的发病机制目前尚未完全清楚且难以掌握，即使在今天，这种针对发病机制的治疗方法仍然存在很大的不确定性而不能成为主流。与病因性治疗相比，针对脓毒症所致多系统和器官损害的支持性治疗，在过去几十年间却已经取得长足的进步，使患者的存活时间不断延长，以致一些学者提出建议：应该将评估脓毒症患者预后的时间从目前的 28 天延长至 3～6 个月，这便是对支持治疗进步这一事实的反映。

支持治疗几乎涉及了全身所有的器官或系统。它们包括血流动力学支持、呼吸支持、控制病灶、使用抗生素、肾替代治疗、抗凝治疗、营养支持、恰当使用镇静剂/麻醉剂、免疫调理，以及其他支持治疗等。对此，过去几十年间已经积累了丰富的经验。2003 年，参与拯救脓毒症战役（surviving sepsis campaign，SSC）行动的 11 个学术团体的 44 位专家，以近 10 年的文献资料为基础，按照循证医学的基本原则，共同商讨和制订了新的脓毒症治疗指南，推荐了多达 40 余项治疗建议。应该说这是目前关于脓毒症治疗方法最权威的指导性意见。

1. 早期液体复苏

(1) 一旦发现低血压或乳酸性酸中毒即要开始复苏。要在复苏开始的 6 个小时内达到以下目标:中心静脉压(CVP)8～12mmHg;平均动脉压(MAP)≥65mmHg;尿量≥0.5ml/(kg·h);中心静脉或混合静脉氧饱和度(SaO₂)≥70%。

(2) 如果 CVP 已经达到 8～12mmHg 而 SaO₂ 还没有达到 70%,则可以输血使血细胞比容≥30%,同时或单独给予多巴酚丁胺,最大剂量可以到 20μg/(kg·min)。

应用机械通气或在心室顺应性降低的情况下,要求 CVP 达到 12～15mmHg。

2. 抗生素治疗

(1) 在脓毒症被识别并且留取标本后,应该在 1 小时内便开始静脉内的抗生素治疗。

(2) 开始的经验性治疗应该使用对可疑病原菌(细菌或真菌)有活性,并且能够穿透(进)病灶的一种或几种抗生素。为此,应该参照社区或本医院细菌流行病学资料进行选择。

(3) 抗菌治疗 48～72 小时后通常要根据细菌学和临床资料对其有效性进行再评估,目的是能够换用窄谱抗生素。一旦病原菌被明确,没有证据证明联合用药优于单一用药,抗生素通常须连续使用 7～10 天,取决于临床对治疗的反应。

(4) 如果临床症状被证明是由非感染因素所致,应及时停用抗生素。

3. 病原的控制

(1) 应该对每个脓毒症患者进行感染病灶的评估,并给予引流、清除或移除(有潜在感染可能性的器械)等处理。

(2) 选择控制感染的方法时要权衡利弊,应采用对生理干扰最小的方法。

(3) 对于腹腔脓肿、胃肠道穿孔、肠缺血等形成的感染灶,在复苏开始后要早处理。

(4) 如果血管通路是潜在感染源,则在建立另一通路后即刻拔除。

4. 液体治疗

(1) 复苏液可用天然或人工的胶体或晶体液,没有证据支持使用哪类液体更好。

(2) 对可疑的低容量血症患者给予补液试验,30 分钟左右输入晶体液 500～1000ml,或胶体液 300～500ml,并可以视患者的反应和耐受性重复使用(包括血压、尿量增加,或出现超负荷的证据)。

5. 血管加压剂

(1) 如果恰当的补液试验仍不能使血压和器官灌注得到恢复,应给予血管加压剂治疗。在面临威胁生命的低血压时,允许在低容量尚未被完全纠正的输液期间暂时使用血管加压剂。

(2) 对于脓毒性休克,去甲肾上腺素和多巴胺是首选血管加压剂。

(3) 低剂量多巴胺不应用于严重脓毒症的肾保护治疗。

(4) 所有需要使用血管加压剂的患者均应该建立动脉测压。

(5) 对已经接受足够液体复苏和大剂量常用的血管加压剂后,仍不能提升血压的顽固性休克,可以考虑使用血管加压素,成人剂量为 0.01～0.04U/min。

6. 正性心肌力药物治疗

(1) 对已经接受足够液体复苏而心排出量仍低的患者,可以使用多巴酚丁胺。如果同时合并低血压,则联用血管加压剂。

(2) 不推荐将心排指数提高到预设水平的治疗策略。

7. 激素

(1) 对已接受足够液体复苏,但仍需要用升压药维持血压的脓毒性休克,推荐静脉给予氢化可的松 200～300mg/d,分 3～4 次或持续给药,连用 7 天。

(2) 可以用 250μg 的促肾上腺皮质激素(ACTH)试验来鉴别适合使用激素的患者,如果试验开始 30～60 分钟后血液可的松水平增加>9μg/dl,则应该中断激素治疗。但不应该为等待试验结果而不启动激素治疗。

(3) 当休克被纠正后,应该降低激素用量。

(4) 在治疗结束后,仍应该使用小剂量激素维持。

(5) 在使用糖皮质激素的同时,可以考虑同时给予盐皮质激素氟氢可的松(Fludrocortisone)50μg,口服,4 次/日。

(6) 不应为治疗脓毒性休克而使激素剂量>300mg/d。

(7) 无休克时,不推荐用激素治疗脓毒症。但对有使用激素或内分泌疾病治疗史的患者,可以继续维持激素治疗或给予应激剂量的激素。

8. 重组人激活蛋白C(RhAPC) 在 APACHE Ⅱ>25、多器官衰竭(MOF)、脓毒性休克、ARDS,以及对出血风险没有绝对禁忌证,或没有可能弊大于利的相对禁忌证的高危患者,推荐使用重组人激活蛋白 C(RhAPC)。

9. 血液制品的使用

(1) 一旦组织低灌注已经解决,并且不存在明显的冠状动脉疾病、急性出血或乳酸性酸中毒等情况时,仅在血红蛋白(Hb)降低到 70g/L 以下才可考虑输血,并维持在 70～90g/L。

(2) 脓毒症患者如果伴有贫血,不推荐使用促红细胞生成素,但如合并肾衰竭则例外。

(3) 对无出血或没有计划进行有创性操作的患者,不推荐常规使用新鲜冰冻血浆来纠正实验室显示的凝血异常。

(4) 不推荐抗凝血酶用于严重脓毒症和脓毒性休克的治疗。

(5) 在严重脓毒症,如血小板计数<5×10⁹/L 时,不管有无出血,都应补充血小板;在血小板计数为(5～30)×10⁹/L 时,会有明显的出血风险,故也可考虑输血小板。对于即将接受外科手术或其他有创性操作的患者来说,经典的要求是血小板计数≥50×10⁹/L。

10. 机械通气

(1) 在 ARDS/急性肺损伤(ALI)应该避免使用导致高平台压的高潮气量。在开始时 1～2 小时先使用较低的潮气量,然后降至 6ml/kg,并维持平台压<30cmH₂O。

(2) 患者能够耐受为降低平台压和潮气量而出现的高碳酸血症(注:本指南没有提供"可允许的高碳酸血症"的数据,欧洲加强治疗学会训练教材提供的数据为 65～70mmHg)。

(3) 应以不使呼气末肺塌陷为前提,设置最低的呼气末正压通气(PEEP),同时确保足够的氧合。其方法可以通过滴定式地增加 PEEP,寻找达到最高顺应性的 PEEP 值来确定。

(4) 对于吸氧水平和平台压力较高,并且对变换体位无不良后果的患者,可考虑采用俯卧位通气。

(5) 除非有禁忌,对行机械通气的患者应采取半卧位,头部抬高 45°。

(6) 应该为机械通气患者制订脱机程序。如果患者满足以下标准,便可以进行自主呼吸试验以决定脱机的可能性:①可被唤醒;②无升压药支持,血流动力学稳定;③没有新出现具有潜在严重危害的情况;④维持中的通气量和 PEEP 水平较低;⑤所需氧浓度能够安全地被面罩或鼻导管提供。自主呼吸试验方法是同时提供低水平的压力支持和 $5cmH_2O$ 的持续气道正压通气(CPAP),或者使用 T 管。

11. 镇静、麻醉及神经肌肉阻滞剂

(1) 对需要使用镇静剂的机械通气患者应该制订程序,包括镇静目标和标准化的客观评价方法。

(2) 每天都需要中断或减少镇静剂的输入,直到患者能够被唤醒。如果必要,应重新"滴定"给药的方式。

(3) 应该尽可能避免使用神经肌肉阻滞剂。如果必须使用并超过 1 个小时,则应在对阻滞深度进行监测下使用。

12. 血糖控制

(1) 患者一旦稳定,应连续使用胰岛素将血糖浓度控制在$<8.3mmol/L$(150mg/dl)的水平。开始时,要 30~60 分钟测量 1 次血糖。待血糖稳定后,改为 4 小时复查 1 次。

(2) 血糖控制策略应该包括营养治疗方案,并最好采用经胃肠道途径。

13. 肾替代治疗 对于急性肾衰竭,如果没有血流动力学不稳定,连续血滤与间断血透的效果是一样的。但在血流动力学不稳定的患者,连续血滤能够更容易地管理好液体平衡。目前尚没有证据支持在无肾衰竭的脓毒症患者有使用连续血滤的必要。

14. 碳酸氢盐治疗 对于因低灌注导致的乳酸性酸中毒,如果 $pH \geqslant 7.15$,不推荐把碳酸氢盐用于改善血流动力学或减少升压药用量的治疗目的。

15. 预防深静脉血栓 对脓毒症患者应该用普通肝素或低分子肝素进行预防深静脉血栓的治疗。如果有使用肝素的禁忌情况(如血小板减少症、严重凝血病、活动性出血、新近发生的颅内出血等),可以改用机械的方法,如逐级加压或间断加压设备,除非有外周血管疾病。在严重脓毒症、有过深静脉血栓病史的十分高危的患者,推荐药物治疗和机械治疗联合应用。

16. 预防应激性溃疡 对所有严重脓毒症患者都应该给予预防应激性溃疡的治疗。H_2受体阻滞剂比硫糖铝(Sucralfate)更有效。没有就 H_2受体阻滞剂和质子泵抑制剂的疗效进行过对比,但在提高 pH 方面效果是一样的。

五、分 证 论 治

(一) 高热

1. 热毒内盛,枢机不利证

治法:燮理透表,宣肺解毒。

方药:大柴胡汤合麻杏石甘汤。

柴胡、黄芩、清半夏、生大黄、青蒿、生石膏、生白芍、生麻黄、生姜、大枣、生甘草、杏仁。

如神昏者,加用安宫牛黄丸;腹胀、便秘者,加枳实、芒硝。

血必净注射液具有良好的改善体温的作用,是目前国际上唯一治疗脓毒症的中药制剂。

2. 瘀毒损络,气营两燔证

治法:活血解毒,清营透气。

方药:清营汤。

水牛角、生地黄、赤芍、牡丹皮、淡竹叶、羚羊角粉、金银花、连翘。

出现阳明腑实者,合用大承气汤,荡涤肠胃;伴神昏者,加用安宫牛黄丸。

(二) 凝血功能紊乱

1. 瘀毒损络,气营两燔证　参看脓毒症高热治疗。

2. 气虚阳脱,瘀毒损络证

治法:益气回阳,活血通络。

方药:参附汤加味。

红人参、制附片、山茱萸、当归、红花。

伴神昏者,加牛黄清心丸;发热者,加黄芪、升麻。

3. 气虚阴脱,瘀血损络证

治法:益气养阴固脱,活血通络。

方药:生脉散加味。

生晒参、麦冬、五味子、丹参、当归、红花。

(三) 脓毒症休克

气虚阳脱阴竭证

治法:益气回阳固脱。

方药:生脉散加味。

红人参、麦冬、五味子、制附片、山茱萸、红花。

六、预 防 护 理

(一) 饮食与液体的摄取

1. 向患者解释发热是一种消耗性疾病,一方面代谢增加,使各种营养素大量消耗,如糖、脂肪、蛋白质、维生素等,另一方面由于交感神经兴奋,胃肠蠕动减弱,消化液分泌减少,影响食物消化吸收,因此,宜给予高热量、高蛋白、高维生素饮食,并注意进食易消化的流质或半流质食物。

2. 患者消化不良,食欲不振,故应依其饮食爱好,提供美味可口的饮食,并嘱其少量多餐,以增进食欲。

3. 指导患者了解摄取充足液体的重要性。除非有肾脏疾病或心脏疾病的限制,否则应保证每日入水量在 3000ml 左右,防止脱水并促进毒素和代谢产物的排出。同时,向患者解释不等到口渴时才喝水的原因。对不能进食者,应给予静脉输液或鼻饲。

4. 指导患者在天热或运动后增加液体的摄取,防止中暑。

5. 若患者有脱水现象,应监测出入水量,并维持出入量的平衡。

(二) 观察发热症状和体温的变化

1. 让患者了解发热的早期现象,如皮肤发红、头痛、疲劳、缺乏食欲等。

2. 监测生命体征,定时测体温,一般每日 4 次,高热时每 4 小时 1 次。行降温处理,半小时后再测 1 次,直至退热后 3 天,同时注意呼吸、脉搏、血压的变化。

3. 测量患者摄入量、出量,如尿量、体重,了解体液平衡情况。

4. 监测患者血、尿检验报告值,如白细胞计数、电解质等。

(三) 穿着与舒适方面

1. 评估患者是否穿着过多或被盖过于暖和,指导其正确穿衣或盖被,以利散热。

2. 患者寒战时,宜给予保暖,预防感冒。

3. 注意调节室温和环境 适宜的室温可防止不必要的能量消耗。体温上升期,由于寒战,室温应稍高些,环境应舒适、安静,避免噪声、直射光线、污染空气与知觉的刺激。

4. 注意休息 发热时由于代谢增加,消耗多、进食少,故体质虚弱,休息可使代谢维持在最低水平。高热者应绝对卧床休息,低热者可酌情减少活动。

5. 口腔护理 发热患者,唾液分泌减少,口腔黏膜干燥,口腔内食物残渣利于细菌繁殖,同时由于维生素的缺乏和机体抵抗力下降,易引起口腔炎和溃疡,故应协助患者晨起、餐后、睡前漱口,保持口腔清洁,并减轻口唇干裂、口干、口臭及舌苔等现象。

6. 皮肤护理 高热患者在退热时,往往大量出汗,故应随时擦汗并更换汗湿的衣物、被套、床单,防止受凉,保持皮肤清洁、干燥,对长期卧床者,还应协助翻身,防止并发症的产生。

7. 及时给予患者降温 一般体温超过39℃以上才给予物理降温,包括局部冷敷(前额、腋下、腹股沟处等)、全身冷疗(25%～35%的乙醇溶液擦浴、32～34℃温水擦浴、4℃冰盐水灌肠等)。物理降温无效时,还可用药物降温法,并应严格掌握药物适应证及注意事项。

七、现 代 研 究

对于脓毒症的病因病机,郎继孝等总结赵炳南老中医经验认为,毒血症的主要病机乃气阴两亏,故在毒血症之早期正盛邪实,治当重用解毒但不忘顾护气阴,在毒血症之后期,正虚邪实,有肝肾阴竭之虞,更应益气护阴为主。马超英等认为,感染性疾病的始动病因虽多为温热毒邪,但邪气深入营血,灼伤气阴,血液为之瘀滞,瘀热互结、蕴毒酿痰,内闭脏腑,导致心、脑、肾等重要脏器的功能严重紊乱,神明失主,易成热毒瘀邪内闭血分、正气耗散的内闭外脱证。治则当以祛邪开闭为主,扶正固脱为辅,即重用清热解毒、活血化瘀,兼以养阴益气之剂。周学平、华明华认为气滞血瘀是脓毒性休克的重要病理基础,故在立法处方上,无论是养阴还是助阳,均要重视祛瘀之环节,强调补虚基础上需祛瘀,补中有开。

王左等针对邪毒内陷所致厥脱证(脓毒性休克)患者应用具有回阳救逆作用的参附青注射液和参附注射液治疗,发现具有不同程度的升压、减慢心率与呼吸作用,神志转清、汗出停止、四肢转温、脉转有力。马超英等认为对于脓毒症的治则当以祛邪开闭为主,扶正固脱为辅,即重用清热解毒、活血化瘀,兼以养阴益气之剂,方用具有清热解毒、通瘀开窍化浊之功的牛珀至宝丹合参麦注射液。万兰清等以开闭固脱法为主治疗流行性出血热休克100例,选用参麦及参附益气养阴、扶阳固脱,同时根据邪闭性质分别选用开热闭的清开灵注射液、醒脑静注射液、安宫牛黄丸等口服;或开瘀闭的牛珀至宝丹、加味桃仁承气汤口服或直肠给药;湿闭者则用自拟宣畅三焦方(麻黄、杏仁、桔梗、藿香、陈皮、大腹皮、厚朴、茯苓、猪苓、泽泻、大黄等),总有效率为94.0%,高于常规西医治疗组(总有效率75.0%),差异具有显著性($P<0.05$)。此外,通腑法在脓毒症的治疗中也具有重要作用,陈德昌等研究认为,大黄对创伤后脓毒症的胃肠道机制有明显的阻断作用。

在基础研究方面,目前认为中医药治疗具有以下作用:

1. 改善心、肺、肝、肾功能障碍。

2. 改善血液流变学。

3. 保护溶酶体、线粒体的结构完整和功能正常。

4. 拮抗肿瘤坏死因子(TNF-α)等体液因子。

5. 拮抗内毒素。

6. 抗脂质过氧化与清除氧自由基。

参 考 文 献

1. 郎继孝,李松林,唐由君.赵炳南益气养阴法治疗败血症探究[J].辽宁中医杂志,1997,24(2):541.

2. 马超英,耿耘,彭仁才,等.牛珀至宝丹拮抗内毒素的实验研究[J].中国危重病急救医学,1999,11(9):559-560.

3. 周学平.厥脱证病机特征探析[J].中国中医急症,1994,3(3):129-130.

4. 华明华.厥脱证临床诊治体会[J].天津中医,1991(3):9-11.

5. 王左,方正龙,郑舜华.回阳救逆法治疗邪毒内陷所致厥脱证[J].中成药,1994,16(1):28.

6. 万兰清,马超英,耿耘,等.开闭固脱法治疗流行性出血热休克100例临床研究[J].中西医结合实用临床急救学,1996,3(4):151.

7. 陈德昌,景炳文,杨兴易,等.大黄对创伤后危重病脓毒症患者的治疗作用[J].中华创伤杂志,2003,19(1):34-35.

第三节 多脏器功能障碍综合征

一、概 述

多脏器功能障碍综合征(multiple organ dysfunction syndrome,MODS)是由严重感染、严重免疫紊乱、创伤、烧伤以及各种休克所引起的,以严重生理紊乱为特征的临床综合征,其临床特征是多个器官序贯或同时发生的多个器官功能障碍或衰竭。严格来讲,多脏器功能障碍综合征是在严重感染、创伤、烧伤、休克及重症胰腺炎等疾病过程中,发病在24小时以上,出现2个或2个以上的器官或系统序贯性的功能障碍或衰竭。若发病在24小时内死亡者,则属于复苏失败,需排除。本病概念大约形成于20世纪70年代初期,中医学对本病的论述同样也出现在此时,因此没有固定的中医病名,在此完全引入现代急诊医学的概念。

本病的概念涵盖在中医学的"温病、伤寒变证、脱证"等疾病中,中医学对本病没有明确的病名进行专项的论述,抢救治疗可参阅上述疾病进行辨证救治。

二、诊断与鉴别诊断

(一) 诊断要点

目前国际上尚没有公认的诊断标准,为了便于临床使用,以1997年修订的Fry-MODS诊断标准为中心,提出本病的诊断要点如下:

1. 循环系统 收缩压低于90mmHg,并持续1小时以上,或需要药物支持才能使循环稳定。

2. 呼吸系统 急性起病,氧合指数[氧合指数＝动脉血氧分压/吸入氧浓度(PaO_2/FiO_2)]≤200mmHg(无论是否应用PEEP),X线正位胸片见双侧肺浸润,肺动脉嵌顿压≤18mmHg或无左房压力升高的证据。

3. 肾 血肌酐>177μmol/L伴有少尿或多尿,或需要血液净化治疗。

4. 肝 血胆红素>34.2μmol/L,并伴有转氨酶水平升高,大于正常值2倍以上,或已出现肝性脑病。

5. **胃肠** 上消化道出血,24 小时出血量超过 400ml,或胃肠蠕动消失不能耐受食物,或出现消化道坏死或穿孔。

6. **血液** 血小板计数$<50\times10^9$/L 或降低 25％,或出现 DIC。

7. **代谢** 不能为机体提供所需的能量,糖耐量降低,需要用胰岛素;或出现骨骼肌萎缩、无力等表现。

8. **中枢神经系统** 格拉斯哥昏迷评分<7分。

在发病诱因的情况下,加上以上两种以上情况出现就可诊断。

(二) 证候诊断

本病临床表现复杂,因原发病不同所表现出的临床证候也不尽相同,是一种动态的变化。根据其临床表现将其分为虚实两类,病变的初期以实证为主,表现为"正盛邪亦盛"的病理变化;随着病情的不断深入发展,病变表现为"虚实夹杂"的复杂证候;最后突出在"正衰邪衰"的状态,由脏器的功能失调最终发生"脏器衰竭"的局面。

1. **初期** 多表现为实证。

(1) 毒热内盛证:高热持续不退,烦躁,神昏,恶心呕吐,舌质红绛,脉数。

(2) 瘀毒内阻证:高热,或神昏,或疼痛状如针刺刀割,痛处固定不移,常在夜间加重,肿块,出血,舌质紫黯或有瘀斑,脉沉迟或沉弦。

2. **中晚期** 多表现虚实夹杂之证,以虚证为主。

(1) 气阴耗竭证:身热骤降,烦躁不安,颧红,神疲气短,汗出,口干不欲饮,舌质红少苔,脉细数无力。

(2) 阳气暴脱证:喘急,神昏,大汗淋漓,四肢厥冷,脉微欲绝,舌淡苔白。

(三) 鉴别诊断

多脏器功能障碍综合征是在某种诱因的作用下,所产生的一系列病理过程,所强调的关键是疾病在不停地发生变化,同各种慢性疾病器官长期失代偿时所产生的多个器官衰竭不同,其鉴别要点在于以下几个方面:

1. 多脏器功能障碍综合征患者发病前大多器官功能良好,休克和感染是其主要病因,大都经历了严重的应激反应或伴有全身炎性反应综合征或免疫功能低下。

2. 发生功能障碍或衰竭的器官往往不是原发因素直接损伤的器官。

3. 从最初打击到远隔器官功能障碍,时间上常有几天或数周的间隔。

4. 多脏器功能障碍综合征的功能障碍与病理损害在程度上往往不相一致,病理变化也缺乏特异性,主要发现为广泛的炎性反应,如炎性细胞浸润、组织水肿等,而慢性器官衰竭失代偿时,以组织细胞坏死、增生为主,伴有器官的萎缩和纤维化。

5. 多脏器功能障碍综合征病情发展迅速,一般抗休克、抗感染及支持治疗难以奏效,死亡率很高;而慢性的衰竭可经过适当的治疗而反复缓解。

6. 多脏器功能障碍综合征除非到终末期,器官功能和病理改变一般是可以逆转的,一旦治愈,临床不遗留后遗症,不会复发,也不会转入慢性病程。

三、处 理 原 则

(一) 控制原发病

控制原发病是 MODS 治疗的关键,如感染者积极引流感染灶和合理使用有效的抗生素;创伤者积极清创,预防感染;休克的患者争分夺秒地进行休克复苏等。

(二) 动态观察病情变化和动态增减医嘱

MODS患者病情变化快,动态监测病情变化、动态增减医嘱是非常重要的一项内容。虽然动态器械监测非常重要,但不能取代医护人员的床旁监护,二者要有机结合,这是抢救患者成功的重要基础。

(三) 改善氧代谢,纠正组织缺氧

通过改善心脏泵功能、增加血红蛋白浓度、提高血氧分压,来增加氧的输送;同时降低氧的消耗。

(四) 代谢支持与代谢调理

代谢支持是指为机体提供适当的营养底物,以维持细胞的代谢需求。与营养支持不同的是,代谢支持既防止底物供应受限影响器官的代谢和功能,又避免底物供应过剩增加器官的负担。代谢调理是代谢支持的必要补充,是指应用药物和生物制品,降低代谢率,促进蛋白的合成,以调理机体的代谢。

四、急 救 处 理

本病病情危重且复杂,临床上一定要中西医结合,主次分明,全力抢救,方可达到一定的疗效。"菌毒并治"理论(即由王今达教授在20世纪70年代提出的新理论)的运用,极大地提高了本病的抢救成功率,尤其是针对感染性疾病诱发的MODS,能显著降低死亡率。北京友谊医院王宝恩教授、张淑文教授总结的"四证"的运用,即实热证(高热、口干欲饮、腹胀便结、舌红苔黄、脉洪数或细数、末梢血白细胞变化)、血瘀证(固定性压痛、出血、发绀、舌质红绛、舌下静脉曲张、血液流变学、凝血与纤溶参数和甲襞微循环异常)、腑气不通证(腹胀、呕吐、无排便排气、肠鸣音减弱或消失,肠管扩张或积液、腹部X线片有液平)、厥脱证(面色苍白、四肢湿冷、大汗、尿少、脉细数或微欲绝、血压下降),有一定的临床指导意义。另外,MODS病情变化快,因此,加强器官功能的监测十分重要,在某种情况下,比诊断更为重要。

(一) 改善心脏功能和血液循环

MODS常发生心功能不全、血压下降、微循环淤血、动静脉短路开放血流分布异常、组织氧利用障碍,故应对心功能及其前、后负荷和有效血容量进行严密监测,确定输液量、输液速度,晶体液与胶体液、糖液与盐水、等渗液与高渗液的科学分配,血管活性药的合理搭配,在扩容基础上联合使用多巴胺、多巴酚丁胺和酚妥拉明加硝酸甘油、硝酸异山梨酯或硝普钠,对血压很低的患者加用间羟胺,老年患者宜加硝酸甘油等扩冠药。白蛋白、新鲜血浆的应用,不仅能补充血容量有利于增加心搏量,而且能维持血浆胶体渗透压,防止肺间质和肺泡水肿,增加免疫功能。全血的使用宜控制,血细胞比容在40%以下为好。血管扩张剂的使用有利于减轻心脏前、后负荷,增大脉压差,促使微血管管壁黏附的白细胞脱落,疏通微循环。洋地黄和中药人参、黄芪等具有强心补气功效。纳洛酮对各类休克均有效,尤其感染性休克更需使用。

(二) 加强呼吸支持

肺是敏感器官,ALI、ARDS时肺泡表面活性物质破坏,肺内分流量增大,肺血管阻力增加,肺动脉高压,肺顺应性下降,导致PaO_2降低;随着病程迁延、炎性细胞浸润和纤维化形成,治疗更棘手。呼吸机辅助呼吸应尽早使用,PEEP是较理想模式,但需注意对心脏、血

管、淋巴系统的影响,压力宜渐升缓降,一般不宜超过 $15cmH_2O$。潮气量宜小,防止气压伤和肺部细菌和其他病原体向血液扩散。吸氧浓度不宜超过 60%,否则可发生氧中毒和肺损害。晚近提出为了保证供氧维持一定 PaO_2 水平,而 $PaCO_2$ 可以偏高,所谓"允许性高碳酸血症"。加强气道湿化和肺泡灌洗是清除呼吸道分泌物、防治肺部感染、保护支气管纤毛运动的一项重要措施。避免使用呼吸兴奋药,而激素、利尿剂、支气管解痉药和血管扩张剂的合理应用,糖皮质激素大剂量、短疗程使用,气道内给予地塞米松有利于提高 PaO_2 水平,对 ALI、ARDS 的治疗有好处。晚近使用一氧化氮(NO)、液体通气(liquid ventilation)、膜肺(ECMO)和血管内气体交换(IVOX)等治疗。

(三) 肾衰竭的防治

注意扩容和血压维持,避免或减少应用血管收缩药,保证和改善肾血流灌注。多巴胺和酚妥拉明、硝普钠等扩肾血管药物具有保护肾功能并阻止血液中尿素氮、肌酐水平上升的作用。床旁血液透析和持续动静脉超滤(CAVHD)及血浆置换内毒素清除具有较好效果。呋塞米等利尿药对防治急性肾衰竭有一定疗效,但注意过大剂量反而有损于肾实质。

(四) 胃肠道出血与麻痹和肝衰竭的处理

MODS 的研究热点转移至消化道,其难点是肠源性感染及其衰竭。消化道出血传统采用西咪替丁、雷尼替丁等 H_2 受体拮抗剂,降低胃酸,反而促使肠道细菌繁殖,黏膜屏障破坏,毒素吸收,细菌移居引起肠源性肺损伤、肠源性脓毒血症,加剧 MODS 发展。MODS 患者肠道中双歧杆菌、拟杆菌、乳杆菌明显低于正常人,专性厌氧菌与黏膜上皮细胞紧密结合形成一层"生物膜",有占位性保护作用,当大量应用抗生素治疗 MODS 时,该膜遭破坏导致肠道菌群失调,故应用微生态制剂是有益的。中药大黄经临床和基础研究证明具有活血止血、保护肠黏膜屏障、清除氧自由基和炎性介质、抑制细菌生长,以及促进胃肠蠕动、排出肠道毒素等作用,对胃肠道出血、保护胃肠功能、防治肝衰竭均有较好疗效。剂量 3～10g,每日 2～3 次,亦可灌肠 10～30g。大剂量维生素 C 对保肝和体内清除氧自由基有益。

(五) DIC 的防治

需早检查、早医治,一旦血小板计数进行性下降,有出血倾向时,应尽早使用肝素。因 MODS 各器官损害呈序贯性,而 DIC 出现高凝期和纤溶期可叠加或混合并存,故肝素不仅用于高凝期,而且亦可在纤溶期使用,但剂量宜小,给药方法采用输液泵控制,静脉持续滴注,避免血中肝素浓度波动。血小板悬液、新鲜全血或血浆、冷沉淀粉、凝血酶原复合物和各种凝血因子等的补充,以及活血化瘀中药均有较好疗效。

(六) 营养与代谢管理

MODS 时机体常处于全身炎性反应高代谢状态,热能消耗极度增加,由于体内儿茶酚胺、肾上腺素、胰高血糖素等升血糖激素分泌亢进,而内源性胰岛素阻抗和分泌相对减少,又因肝功能受损,治疗中大剂量激素应用和补糖过多导致难治性高血糖症和机体脂肪利用障碍,造成支链氨基酸消耗过大,组织蛋白分解,出现负氮平衡,同时蛋白急性丢失,器官功能受损,免疫功能低下。采用营养支持的目的是:①补充蛋白质及过度消耗的能量;②增加机体免疫和抗感染能力;③保护器官功能和创伤组织修复的需要。热卡分配非蛋白热卡 30kcal/(kg·d),葡萄糖与脂肪比为(2～3):1,根据笔者经验,氨基酸,尤其支链氨基酸比例增加,如需加大葡萄糖必须相应补充胰岛素,故救治中需增加胰岛素和氨基酸量。新近发现,MODS 患者体内生长激素和促甲状腺素均减少,适当补充可有较好效果。中长链脂肪乳剂可减轻肺栓塞和肝损害,且能提供热能以防治代谢衰竭。重视各类维生素和微量元素的补充。深静脉营养很重要,但不能完全代替胃肠营养,现已认识创伤早期胃肠道麻痹主要在胃及结肠,而小肠仍存在吸收功能,故进行肠内营养有利于改善小肠供血,保护肠黏膜屏障。肠黏膜营养不仅依赖血供,而且50%的小肠黏膜营养和80%的结肠黏膜营养需来自肠腔内营养物质。但注意MODS肠内营养采用持续胃内滴注,可使胃酸分泌减少,pH升高,致细菌繁殖,应以间断法为宜,而空肠喂养可避免胃中pH升高。代谢紊乱除与缺乏营养支持有关外,主要与休克、低氧和氧耗/氧供(VO_2/DO_2)失衡关系密切,故要视酸碱、水电解质失衡和低氧血症的情况给予纠正。

(七)免疫与感染控制

重点在于控制院内感染和增加营养。MODS患者细胞和体液免疫、补体和吞噬系统受损,易产生急性免疫功能不全,增加感染概率。应选用抗革兰阴性杆菌为主的广谱抗菌药,注意真菌的防治。为了减轻抗真菌药的毒副作用,可用两性霉素B脂质体。全谱标准化血清蛋白和丙种球蛋白的使用有利于增强免疫机制。结核菌在MODS有抬头趋势,应注意监测及控制。预计肿瘤坏死因子(TNF)单克隆抗体、白细胞介素(IL)和血小板活化因子(PAF)受体拮抗剂以及超氧化物歧化酶(SOD)等的出现,对MODS的救治疗效能有提高。警惕深静脉插管引起感染发热。晚近提出为了避免肠源性肺损伤和脓毒症,采用肠道给予难吸收抗生素的所谓"选择性消化道去污染术",可降低肺感染的发生率。总之,MODS的救治主要是祛除病因,严密监测,综合救治。

五、分 证 论 治

对本病的辨证救治要处处体现中医学"不治已病治未病"的学术思想,运用中医学的"衡动观",把握证候的"虚实"。临床上将本病分为两期进行救治。

1. 实证期 多表现为毒热内盛证和瘀毒内阻证。

治法:解毒泻热,化瘀理气,醒神开窍。

方药:承气汤合犀角地黄汤。

水牛角、生大黄、生地黄、炒栀子、枳实、赤芍、牡丹皮。

以阳明腑实为主者,当用大承气汤,荡涤肠胃;瘀血证为主者,加丹参、红花等;以神昏为主者,加用安宫牛黄丸。

2. 虚证期 多表现为气阴耗竭证和阳气暴脱证。

治法:救阴回阳,醒神固脱。

方药:

阴竭者以生脉散。

人参、麦冬、五味子、山茱萸。

阳脱者以参附汤。

人参、制附片。

六、预 防 护 理

1. MODS病情隐蔽、发展迅速,在观察病情时,除了注意原发性器官的损伤外,更应该关注远隔器官的功能变化,尤其是肺、胃肠等。

2. 要有先进的监护设备,配备血气分析、全自动血生化分析仪、各类型呼吸机、血液净化设备及各种抢救设备和药品。

3. 建立中心静脉通道。

4. 监测呼吸、心率、心律、血压、出入量等的变化。

七、现 代 研 究

(一) 理论研究

作为与多脏器功能障碍综合征相对应的中医病名,有研究者提出"脏竭症"这一新名称,取多脏腑合病或并病,表现多种证候,多个脏腑精气衰竭之意。

刘清泉等认为,MODS的病因可以是外感,也可以是由于手术、创伤、病理、产科等,外感热毒之邪最易耗气伤阴,创伤、手术等也可致气随血脱,在气阴两虚的基础上瘀血、痰浊内生,蕴结成毒或与外感热毒互结,瘀、毒、痰、浊阻滞经络,致营卫气血津液输布贯通失司,脏器功能紊乱。纵观其发展过程,SIRS、MODS乃气机逆乱,亢而为害,壮火食气造成气的耗竭;病由气及血,耗气动血,最终导致气血衰败,脏腑功能衰竭。孔立等提出,如将 SIRS、ALI 和 MODS 看做是一个疾病过程,其发展规律则符合由气及血的规律,初期乃气机逆乱,亢而为害,壮火食气造成气的耗竭;病情由气及血,耗气动血,最终导致气血衰败,脏腑功能衰竭。并认为气机之乱始于一处,五脏皆乱始于肺。

(二) 临床研究

1. 通腑泻下 通腑泻下法能荡涤肠胃,使实邪积滞排出,对 MODS 时肠道屏障有明显的保护作用,并显著减轻肠源性内毒素造成的肺损伤,使呼吸功能得以恢复,抑制过度炎性反应对组织器官的损害。陈德昌等对 1090 例 MODS 患者的临床研究显示,累及 4 个以上脏器的患者中,伴胃肠衰竭的患者经大黄治疗后其存活率达 52.6%,显著高于非大黄治疗组(17.4%),表明大黄对 MODS 有明显作用。陈德昌等研究认为,大黄对创伤后脓毒症的胃肠道机制有明显的阻断作用。崔克亮等发现大承气汤能改善 MODS 患者的体内 TNF-α、IL-1、IL-6 等炎性介质水平,显著降低 MODS 患者病死率。邱奇等发现大承气颗粒具有清除氧自由基、减少炎症因子等作用,对感染所致的 SIRS/MODS 患者具有整体调控作用,有利于阻断 SIRS/MODS 的发展。李军茹研究发现大柴胡汤可促进 MODS 患者的胃肠功能恢复,明显降低血浆的内毒素水平。

2. 清热解毒 王今达教授提出了"菌毒并治"理论,使用西药强有力的杀菌作用迅速控制感染,同时利用中药消除内毒素引起的中毒,防止机体各系统出现衰竭,并在此基础上研制了血必净注射液,已被批准为用于治疗 MODS 的国家二类新药。

3. 其他治法 活血化瘀、扶正祛邪等治法在 MODS 的治疗中也发挥着重要作用。徐杰军等发现丹参注射液可明显提高 MODS 患者的抢救成功率,降低死亡率,缩短疗程。赵玉娟等报道参麦注射液可以明显降低 MODS 患者的呼吸、脉搏频率及体温,改善其生命体征。

(三) 基础研究

近年来,动物实验显示一些单味中药及提取物如黄芪、丹参、银杏叶制剂、雷公藤提取物、三七总皂苷、黄芩提取物等,可通过抑制转录因子(NF-κB)的激活以减轻组织或器官的炎症损伤。热毒清、热毒平、清瘟败毒饮、黄连解毒汤等清热解毒的方药均具有拮抗内毒素的作用。

参 考 文 献

1. 刘清泉,李雁,范兰俊.多器官功能失常综合征中医病因病机及治法探讨[J].北京中医药大学学报,2000,23(3):57-58.

2. 孔立,卢笑晖,江涛.全身炎症反应综合征的根本病机是气机逆乱[J].中国中西医结合急救杂志,2005,12(2):68-70.

3. 陈德昌,杨兴易,景炳文,等.大黄对危重病患者多器官功能衰竭综合征的防治研究[J].中华急诊医学杂志,2004,13(2):103-106.

4. 陈德昌,景炳文,杨兴易,等.大黄对创伤后危重病脓毒症患者的治疗作用[J].中华创伤杂志,2003,19(1):34-35.

5. 崔克亮,曹书华,王今达.大承气汤对多器官功能障碍综合征防治作用的临床研究[J].中国中西医结合急救杂志,2003,10(1):12-15.

6. 邱奇,崔乃强,吴成中.大承气冲剂对腹腔感染所致 SIRS/MODS 的治疗作用[J].中国中西医结合外科杂志,2004,10(4):239-243.

7. 李军茹.大柴胡汤加味治疗多脏器功能失常综合征及对血浆内毒素影响的观察[J].浙江中医杂志,2005,6:264-265.

8. 王今达,雪琳.细菌、内毒素、炎性介质并治——治疗重症脓毒症的新对策[J].中国危重病急救医学,1998,10(6):323-325.

9. 徐杰军,夏庆,王蕾.丹参注射液在多脏器功能失常综合征治疗中的应用及其意义[J].中医药学报,2001,29(4):56-57.

10. 赵玉娟,张伟龙,吴胜群.参麦注射液对多脏器功能失常综合征患者生命体征影响的观察[J].临床荟萃,2000,15(15):704.

第四节　急性呼吸窘迫综合征

一、概　　述

急性呼吸窘迫综合征(acute respiratory distress syndrome,ARDS)是一种以进行性呼吸困难和顽固性低氧血症为特征的急性呼吸衰竭。患者原有的心肺功能正常,而由于多种原因如休克、严重感染、创伤、大手术、输液输血过量等引起广泛的肺泡-毛细血管膜的损伤使肺脏血管与组织间液体运行功能紊乱,形成一种非心源性肺水肿,死亡率高达50％以上。

本病属于中医学"喘证"、"暴喘"等疾病的范畴,尚缺乏系统中医论治的描述。

二、诊断与鉴别诊断

(一) 西医诊断与鉴别诊断

1. 诊断依据

(1) 有发病的高危因素,如重症感染、多发伤、重度烧伤、重症胰腺炎等。

(2) 急性起病、呼吸频数和(或)呼吸窘迫。

(3) 低氧血症　$PaO_2/FiO_2 \leqslant 200mmHg$。

(4) 胸部 X 线检查示两肺浸润阴影。

（5）肺毛细血管楔压（PCWP）≤18mmHg 或临床上能除外心源性肺水肿。

凡符合以上 5 项可诊断。

2. 鉴别诊断　本病应该与下列疾病相鉴别：

（1）心源性肺水肿：急性呼吸窘迫综合征应该除外心脏原因所致的肺水肿。心源性肺水肿多有高血压、冠心病等病史，可反复发作，发病急，端坐呼吸，咳白色泡沫样痰，严重者出现粉红色泡沫样痰，两肺广泛哮鸣音及大中水泡音，呈混合性呼吸困难；ARDS 起病前往往无心肺基础性疾病，发病进程相对缓慢，发绀明显，缺氧严重，但比较安静，平卧位。心源性肺水肿胸片表现为心脏影增大，肺小叶间隔水肿增宽，出现克氏 B 线及 A 线，肺动脉楔压（PAWP）≥2.6kPa（20mmHg）；ARDS 早期胸片无异常改变，中晚期呈斑片状阴影并融合，呈"白肺"样改变，PAWP＜2.6kPa（20mmHg）。在治疗上，心源性肺水肿通常经强心、利尿、扩血管并控制诱发因素后可较为迅速缓解；ARDS 治疗困难，其低氧血症呈进行性加重，难以纠正。

（2）气胸：主要临床表现为胸痛、呼吸困难，尤其是张力性气胸呼吸困难更为突出。但根据胸片检查不难鉴别。严重肺挫伤导致气胸亦可以并发 ARDS。

（二）中医诊断、辨证分型与类证鉴别

1. 诊断、分型　由于中医学中没有相应的病名，故直接使用急性呼吸窘迫综合征这一病名。

本病临床证候因原发病不同而变化多端，临床上根据病机变化的特点归纳为虚实两候。病变的初期以实证为主，表现为正盛邪亦盛的临床特点，随着病情的发展则出现虚实夹杂的复杂证候，进一步发展则可能出现正气大脱的危候。早期根据表现分为气营两燔证；中期虚实夹杂较为复杂，应根据实际情况分析气血阴阳的不足；晚期正气大脱，表现为一派脱证征象。

2. 辨证要点　关键要注意区分虚实，尤其是疾病发展到中期，虚实夹杂且其虚象在一定程度上易被掩盖。当出现汗出增多、呼吸急促且神疲倦怠、四末不温等，就应注意虚象的情况，及早加以干预。

3. 证候诊断

（1）早期（毒瘀内阻，气机不畅；热入营血，扰动心神）：呼吸急促，壮热躁动，肌肤发斑或呕血、便血，或大便秘结，或腹胀，神昏谵语，舌红或红绛或紫黯，舌苔厚腻或较燥，脉象沉实。

（2）中期（瘀毒伤正，邪退正衰）：高热渐退，汗出渐多，呼吸急促，神疲倦怠，甚者神昏日重，四末不温，舌质逐渐开始变淡，腻苔或水滑苔渐现，出现虚脉。

（3）晚期（正气耗散，阴阳欲竭）：呼吸急促，神疲淡漠，声低息微，汗漏不止，四肢微冷，舌淡，苔白腻，脉微弱；或突然大汗不止，或汗出如油，神情恍惚，四肢逆冷，二便失禁，舌卷而颤，脉微欲绝。

4. 类证鉴别

（1）与喘证相鉴别：喘证的症状相对较轻，且一般不会出现难以纠正的呼吸困难，但喘证如果不能很好控制，也可以发展为急性呼吸窘迫综合征。

（2）与心力衰竭相鉴别：心力衰竭之前往往有胸痹、眩晕等疾病的基础，发病急剧，端坐呼吸，痰量多且色白有泡沫；而本病常有创伤、外感发热、脱证、急性脾心痛等病史，呼吸急促，但能平卧，痰量少。

三、处 理 原 则

注意虚实方面的变化,注意本病病情危重,应中西医结合治疗。

四、急 救 处 理

(一) 病因治疗

ARDS 常继发于各种急性原发病,及时有效地祛除原发病,阻断致病环节是防治 ARDS 的根本策略,尤其是抗休克、抗感染等治疗。

(二) 保护肺泡-毛细血管膜,减轻肺间质水肿

1. 肾上腺皮质激素 肾上腺皮质激素有很强的抗感染、稳定细胞膜、降低补体活性、防止白细胞和血小板聚集而黏附血管壁而形成微血栓、保护肺泡Ⅱ型上皮细胞等作用,可以有效地促进肺间质液的吸收、缓解支气管痉挛、抑制肺纤维化的形成。宜早期、大剂量、短疗程应用(一般不超过 1 周)。如甲基泼尼松龙 800~1500mg,2~3 天后减量。但在应用激素时应充分考虑到激素的不良反应,如使感染更加难以控制、升高血糖和血压等,因此应该使用足量、广谱抗生素,并加强对血糖、血压的监测。

2. 改善微循环、降低肺动脉高压 应用血管扩张剂如酚妥拉明、山莨菪碱和中药如川芎、丹参等,注意对血小板、凝血功能的监测,若发现 DIC,早期使用肝素治疗。酚妥拉明 20~40mg,持续 24 小时泵入,以收缩压不低于 90mmHg 为宜。山莨菪碱 20~40mg,15~20 分钟静脉注射,每日 1 次,病情好转后减量或停用。肝素 1mg/kg 静脉滴注,30 分钟滴入,随后以 100~150mg 持续 24 小时泵入,并观察血小板和血凝情况。

3. 保持液体量,维持胶体压 每日液体量应该根据出量进行调整,使出量与入量相平衡或出量稍大于入量。为加速水肿液的排出,可以使用呋塞米,每日 40mg 静脉注射。白蛋白的使用有争议,因 ARDS 为肺毛细血管损伤,通透性增加,胶体液有可能渗入间质而加重肺水肿,一般不建议早期应用。

4. 其他 肺泡表面活性物质,其应用于新生儿呼吸窘迫综合征取得良好效果,用于成人疗效不确切,且价格昂贵。超氧化物歧化酶、前列腺素 E_2 等也在研究中。

(三) 纠正低氧血症

低氧血症是 ARDS 的直接致死因素,其临床特征即为难以纠正的低氧血症。可先采用高流量面罩吸氧,如果仍不能维持氧分压则应该考虑使用机械通气。

机械通气根据 ARDS 本身的特点应注意以下几方面:

(1) 潮气量 8~10ml/kg,成人 400~600ml,不宜过高,因 ARDS 时肺为不均质性,过高的潮气量会出现局部严重气压伤。

(2) 呼气末正压通气(PEEP)不应过高,一般维持在 6~20mmHg。

(3) 氧浓度:尽量使氧浓度维持在 60% 以下,以免进一步加重肺部损伤。

(4) 吸呼比:正常吸呼比为 1:(1.5~2),但是 ARDS 应该延长吸气时间,使氧气交换更为充分,可以达到 1:1,甚至采用反比呼吸。

(5) 容许性高碳酸血症:传统通气策略要求维持动脉血气在正常或接近正常范围,但是在 ARDS 患者中,可能为此付出肺损伤的代价,因此近年来提出了容许性高碳酸血症的通气策略。即可以视情况使二氧化碳分压维持在 50~100mmHg,最好控制在 70mmHg

以下。

（四）支持治疗

ARDS患者处于高代谢状态,应予以强有力的营养支持治疗。

五、分 证 论 治

1. 早期（毒瘀内阻,气机不畅;热入营血,扰动心神）

治法:解毒清营,凉血通腑。

方药:犀角地黄汤合承气类方。

水牛角、生地黄、赤芍、牡丹皮、生大黄、芒硝、生甘草。

阳明腑实甚者,重用大黄;瘀血明显者,加用地鳖虫、水蛭;神昏者,合用安宫牛黄丸等。

2. 中期（瘀毒伤正,邪退正衰）

治法:扶正祛邪。

方药:犀角地黄汤合生脉散。

水牛角、生地黄、赤芍、牡丹皮、人参、麦冬、五味子。

气虚、阳虚明显者,加炮附子、肉桂;有阳脱之象者,重用人参,加炮附子、山茱萸;阴伤重者,加鲜石斛、生山药、白茅根,更甚者,重用五味子或山茱萸。

3. 晚期（正气耗散,阴阳欲竭）

治法:扶正固脱。

方药:生脉散合参附汤。

人参、麦冬、五味子、附子。

偏于阳者,重用人参、炮附子,加肉桂粉冲服;偏于阴者,重用山茱萸、麦冬,减附子用量。

六、预 防 护 理

本病死亡率极高,因此早期预防、早期治疗就十分重要。对于重症感染、多发伤、烧伤、重症胰腺炎等易并发本病者,应注意观察患者的呼吸频率,监测血气,出现氧合指数＜250时,就应考虑急性肺损伤,及早加以干预,而氧合指数＜200,则认为已进入急性呼吸窘迫综合征了。

七、现 代 研 究

急性肺损伤(ALI)/急性呼吸窘迫综合征(ARDS)的发病与如下机制相关:水通道蛋白(AQP)在肺内液体的吸收及转运方面具有重要的作用,AQP-1、AQP-5可能参与了ALI液体的异常转运。在细胞因子中,肿瘤坏死因子-α被认为是重要的ALI时早期释放的细胞因子,白细胞介素-6和白细胞介素-10具有抗感染作用,白细胞介素-8水平升高与ALI的发病率和病死率密切相关,可溶型 fractalkine 分子被认为在 ALI 的炎性反应中发挥着重要作用。肺脏中性粒细胞参与了 ALI 的发生、发展,中性粒细胞弹性蛋白酶通过破坏或分解肺表面活性物质增加肺泡表面张力,促进血液的渗漏,导致 ALI/ARDS。

黏膜免疫研究可能成为阐释"肺肠相关"机制的突破点。随着现代免疫学尤其是黏膜免疫研究的深入,使人们越来越相信消化系统和呼吸系统两大黏膜器官组织之间存在密切联系。黏膜免疫系统(MIS)分泌一类与黏膜相关的免疫球蛋白 sIgA,是黏膜免疫主要的功能执行者。sIgA 主要存在于初乳、唾液、胃肠液、支气管,这在一定程度上证明了 sIgA 是联系各处黏膜免疫的共同分子基础。人体肺、肠组织的正常功能与 sIgA 在消化道和呼吸道黏膜的功能相关。有学者曾经指出,sIgA 是体现肺与大肠相表里的重要物质基础之一。因此,黏膜免疫研究可能成为阐释 ALI/ARDS"肺肠相关"机制的突破点。

参 考 文 献

1. 刘薇,赵津生. 从分子生物学角度探究 ALI/ARDS 的发病机制[J]. 医学综述,2010(17):2580-2583.

2. 李志军,李银平. 肺与大肠相表里学说与多器官功能障碍综合征[J]. 中国中西医结合急救杂志,2004,11(3):131.

3. 靳文学,杨宇. 从粘膜免疫系统看"肺与大肠相表里"[J]. 四川中医,2005,23(12):1.

第二章

急　性　中　毒

第一节　急性酒精中毒

一、概　　述

酒精即乙醇。各种酒类饮料中均含有不同浓度的酒精,其中白酒中酒精的含量可达50％～60％,而啤酒中的酒精含量仅 2％～5％。成人一次口服最低致死量约为纯酒精250～500ml。病情严重者可危及生命。长期过量饮酒,由于胃肠道受损害,摄食量减少,营养的吸收和代谢发生障碍:抑制维生素 B_1 吸收和在肝脏储存;影响磷脂类合成,可产生神经系统损害;乙醇与肝细胞内蛋白质分子共价结合,影响对脂肪酸的利用,使甘油三酯形成增多,可致高甘油三酯血症和脂肪肝,造成肝细胞损伤。

酒精中毒归属中医学"酒害"、"酒毒"、"酒臌"、"酒胀"、"酒厥"等病症。核心病机为"饮酒过度,停积不散,蕴滞于胃,散流诸脉,熏蒸脏腑,令人志乱",证候特征是"酒毒内盛,邪实内闭"。

二、诊断与鉴别诊断

(一) 诊断

1. 病史　发病前有饮酒史。

2. 临床表现　急性酒精中毒的临床表现因人而异,中毒症状出现迟早也各不相同,与饮酒量、血中乙醇浓度呈正相关,也与个体敏感性有关。主要表现为神经系统和消化系统的症状,以神经系统损害最多见。临床上大致分为 3 期:

(1) 兴奋期:血乙醇浓度>500mg/L,出现头昏、乏力、自控力丧失,自感欣快、言语增多,喜怒无常,粗鲁无礼或有攻击性行为,也可沉默、孤僻或入睡。

(2) 共济失调期:血乙醇浓度>1500mg/L,患者动作不协调,步态蹒跚、行动笨拙、言语含糊不清,眼球震颤、视物模糊、复视,恶心、呕吐、嗜睡等。

(3) 昏迷期:血乙醇浓度>2500mg/L,患者昏睡,颜面苍白,体温降低,皮肤湿冷,口唇微绀,呼吸减慢、心跳加快、血压下降,二便失禁,严重者可发生呼吸、循环衰竭而危及生命。也有因咽部反射减弱,饱餐后呕吐,导致吸入性肺炎或窒息而死亡。

急性中毒患者苏醒后常有头痛、头晕、乏力、恶心、纳差等症状,少数可出现低血糖症、肺炎、急性肌病等并发症。根据饮酒史、呼出气有浓厚乙醇味,不同程度的神志障碍、血中乙醇浓度测定可作出诊断。

3. 实验室和辅助检查

(1) 血乙醇浓度测定:血中可以测得乙醇。

（2）血液生化检查：急性中毒可出现低血糖、低血钾、低血镁和低血钙。

（3）动脉血气分析：急性中毒患者表现不同程度的代谢性酸中毒。

（4）心电图：可见心律失常和心肌损害的心电图改变。

（5）头颅 CT：有头部外伤或有局部神经学体征时，进行 CT 检查以除外硬膜下血肿。

（二）证候诊断

1. 酒毒犯胃，气机逆乱证　恶心呕吐，呼气、呕吐物有酒味，腹痛腹泻，甚则呕血、便血、昏睡、神昏谵语，狂躁，舌质深红，苔黄腻，脉弦数。

2. 毒损气血，脏腑虚衰证　面色苍白，口流清涎，四肢厥冷，语声低微，或口中喃喃自语，甚则昏迷，遗溺，脉微细弱。

（三）鉴别诊断

1. 颅脑疾病　可出现昏迷、二便失禁、言语障碍、肢体不利等症状，但多有颅内感染、脑血管意外、脑外伤等病史。

2. 代谢性疾病　糖尿病酮症酸中毒、非酮症高渗性糖尿病、低血糖等可出现意识障碍、昏迷，应注意相鉴别。

3. 镇静催眠药中毒　有大量服用药物史，血液、尿液及胃液中药物浓度检测对诊断具有一定的参考价值。

（四）病情评估及高危因素

1. 病情评估　当过量酒精进入体内时，超过了肝的氧化代谢能力，即在体内蓄积，并进入大脑。乙醇的代谢产物乙醛使患者先处于兴奋状态，逐渐转入抑制状态，继之皮质下中枢、小脑、延脑血管运动中枢和呼吸中枢相继受抑制，严重急性中毒可发生呼吸、循环衰竭。乙醛对肝亦有直接毒性作用，可导致肝细胞受损，造成肝细胞变性坏死；亦可直接损伤胃黏膜导致胃黏膜糜烂出血。

2. 高危因素　患有心脑血管疾病、糖尿病、肝病、消化性溃疡的患者为高危因素，饮酒过量易引发相应并发症，应适当限制饮酒。

三、处 理 原 则

急性酒精中毒轻者无需特殊处理，卧床休息、注意保暖可自行恢复。中毒症状较重、昏迷者，应迅速治疗，大多数患者可在数小时内缓解。

中医急救原则：醒神开窍、和胃止呕、祛邪排毒、扶正固脱。

西医急救原则：维持呼吸、循环功能，催吐、洗胃、导泻，支持治疗。

四、急 救 处 理

（一）一般处理

1. 保持气道通畅、鼻导管吸氧。

2. 应严密监测神志、脉搏、呼吸、体温、血压、心律（率）和心功能状态。

3. 兴奋躁动者宜适当约束，共济失调者严格限制活动，以免摔伤或撞伤。

4. 对烦躁不安或过度兴奋者可用小剂量地西泮，避免用吗啡、氯丙嗪、苯巴比妥类镇静药。

5. 清醒者迅速催吐，期间注意预防吸入性肺炎。

（二）急救处理

1. 中毒症状较重，出现神志障碍或昏睡者进行气管内插管后洗胃。催吐、洗胃、导泻对清除胃肠道内残留乙醇可有一定作用。

2. 维持有效循环血容量，纠正水电解质紊乱和酸碱平衡。应用葡萄糖注射液、维生素 B_1、维生素 B_6 静脉滴注加速乙醇在体内氧化，防止肝肾功能损害。

3. 纳洛酮治疗　纳洛酮能促进乙醇在体内转化，使血乙醇浓度明显下降，逆转急性乙醇中毒对中枢的抑制作用，可作为非特异性的催醒药。肌内或静脉注射，每次 0.4～0.8mg。必要时可间隔 1 小时左右重复应用，直至患者清醒。重度中毒患者的首次剂量可用 0.8～1.2mg。

4. 血乙醇浓度＞5000mg/L，伴有酸中毒或同时服用其他可疑药物者，宜及早进行血液透析治疗。

（三）并发症的治疗

急性酒精中毒容易并发出血性胃炎和消化性溃疡，中毒症状较重者宜及早给予奥美拉唑钠或泮托拉唑钠 40mg 静脉滴注。有呼吸抑制时给予呼吸兴奋剂，必要时呼吸机辅助呼吸治疗。

五、分 证 论 治

1. 酒毒犯胃，气机逆乱证

治法：和中解毒。

方药：甘草泻心汤。

生甘草、黄芩、黄连、干姜、半夏、大枣、生晒参。

2. 毒损气血，脏腑虚衰证

治法：回阳救逆。

方药：四逆汤合四君子汤。

炮附子、干姜、甘草、人参、茯苓、白术。

六、预 防 护 理

1. 密切观测病情变化，监测生命体征。保持病室安静，通风。

2. 清醒者进流质饮食或易消化的饮食，忌辛辣燥热及滋腻之品。急性出血者当禁食水。

3. 昏迷者保留胃管，留置尿管，勤翻身，以防压疮发生。

4. 改变生活方式，节制饮酒。

七、现 代 研 究

（一）文献研究

郭建鹏等总结中医古籍和现代文献，认为急性酒精中毒首先是酒毒壅胃，损伤脾胃，运化不利，然后胃气上逆或痰湿内生，最后根据其他脏腑虚实情况出现酒浊扰心、引动肝风，或火与痰并、上扰心神，甚则痰火闭塞心窍，抑或火热灼阴，阴损及阳，气阴两亏而现酒厥。这一观点已通过现代研究得到间接证实。章忠林等将急性酒精中毒的病因病机分为"毒热内郁，扰乱神明""毒热炽盛，热极生风""毒热互结，元神耗散"3 个阶段，其中"毒热炽盛，热极生风"为病情变化的转折点。

历代本草中明确记载有解酒作用的药物约 40 余味,根据它们的主要性能可归为 3 类:
①清热利尿类(药性多偏寒凉,具清热解毒等作用):如葛根、葛花、西瓜、香蕉、甘蔗、莱菔子、赤小豆花、绿豆粉、藕等;②生津止渴类(味甘酸、性平和,具解酒、消食、生津及强壮作用):如枳椇子、橙子、柑、金橘、杨梅、橄榄、柚、橘、柿、山楂、盐肤子、五味子等;③芳香化湿类(性味多辛温,具健胃止呕、化湿醒脾等作用):如草豆蔻、白豆蔻、红豆蔻、肉豆蔻、丁香、草果、扁豆等。

(二)临床研究

王旭东使用酒仙胶囊(雄黄、全蝎、白豆蔻、丁香、麦芽、薏苡仁、莱菔子)治疗急性酒精中毒患者 27 例,除 1 例重度患者配合输液治疗外,均单独口服本品获愈,消除症状最快者 10 分钟,最慢者 12 小时。邹世光等以藿香正气散加减方治疗急性酒精中毒患者 61 例,痊愈 56 例,无效 5 例。柳繁秀采用中药(山大黄、黄芪、厚朴、枳实等组成)灌肠治疗急性酒精中毒,疗效满意。

对于较为严重的酒精中毒,通常采用中西医结合方式进行治疗。陈永斌等抢救 84 例急性重度酒精中毒患者,发现采用中药醒酒汤(葛花、枳椇子、葛根、泽泻、茯苓、麦门冬、红参、干地黄、党参、神曲、陈皮、竹茹、生姜、郁金)灌胃联合纳洛酮治疗急性重度酒精中毒能够缩短病程,使患者清醒迅速,疗效优于单用纳洛酮($P<0.05$)。陈俊梅采用中药葛根联合洗胃和基础治疗,治疗 80 例急性酒精中毒患者,治疗组治愈率 97.5%,明显高于对照组 80%($P<0.01$),且治疗组神志清醒时间、症状消失时间均明显短于对照组,认为葛根能明显提高急性酒精中毒患者的治愈率,降低死亡率。王应鹏等以盐酸纳洛酮与醒脑静合用抢救重度乙醇中毒,总有效率 100%,并可减少盐酸纳洛酮剂量,明显缩短患者症状消失时间。

(三)实验研究

中药解酒药具有降低血乙醇浓度、缩短醒酒时间、延长醉酒潜伏期的作用,目前认为其机制可能包括以下因素:①阻止消化道对乙醇的吸收;②增强肝脏解毒和酶解及利尿作用,加速体内乙醇的分解排泄;③增加脑和冠状血管流量而缓解中毒症状。

参 考 文 献

1. 郭建鹏,刘岩,方亮,等.急性酒精中毒的中医论治及方药研究[J].中医药学报,1998,5(6):9-11.
2. 章忠林,柏喜桂,周保林.急性酒清中毒证治探讨[J].中国中医急症,2006,3(3):276.
3. 孙龙川.本草解酒药物辑要[J].江西中医药,1992,23(1):55.
4. 王旭东."酒仙"胶囊治疗急性酒精中毒观察[J].湖南中医学院学报,1991,11(2):27.
5. 邹世光.藿香正气散加减治疗急性酒精中毒[J].四川中医,1993(3):29.
6. 柳繁秀.中药灌肠治疗急性酒精中毒[J].湖北中医杂志,2009,31(8):65.
7. 陈永斌,贺杰,邓永宾.中药醒酒汤在急性重度酒精中毒救治中的应用[J].甘肃中医,2009,22(4):27-28.
8. 陈俊梅.中药葛根治疗急性酒精中毒 40 例[J].亚太传统医药,2010,6(1):54-55.
9. 王应鹏,李晓明,沙富荣.中药醒脑静治疗急性乙醇中毒 33 例[J].第四军医大学学报,2001,22(20):1891.

第二节 急性镇静催眠药中毒

一、概 述

镇静催眠药是指具有镇静、催眠作用的中枢神经系统抑制药,可分为4类:①苯二氮草类:如地西泮、阿普唑仑等;②巴比妥类:如苯巴比妥、戊巴比妥等;③非巴比妥、非苯二氮草类:如水合氯醛、格鲁米特等;④吩噻嗪类:如氯丙嗪、奋乃静等。一次大量服用可引起急性镇静催眠药中毒。

中医学对本病没有论述,但根据本病症的特点可以归属于"脱证、神昏"等病症,核心病机为"邪毒内侵,气机逆乱",证候特点为"邪毒内盛,大实之象"。

二、诊断与鉴别诊断

(一)诊断

1. 病史 有大剂量服药史。

2. 临床表现

(1) 苯二氮草类中毒:主要临床表现为嗜睡、头晕、言语不清、意识模糊、共济失调。

(2) 巴比妥类中毒:中毒表现与服药剂量有关,依病情轻重分为:

1) 轻度中毒:服药量为催眠剂量的2～5倍,表现为嗜睡、记忆力减退、言语不清、判断及定向障碍。

2) 中度中毒:服药量为催眠剂量的5～10倍,患者昏睡或浅昏迷,呼吸减慢,眼球震颤。

3) 重度中毒:服药量为催眠剂量的10～20倍,患者呈深昏迷,呼吸浅慢甚至停止,血压下降、体温不升,可并发脑水肿、肺水肿及急性肾衰竭。患者常死于呼吸或循环衰竭。

(3) 非巴比妥、非苯二氮草类中毒:轻、中度中毒患者表现为嗜睡和共济失调,重度中毒患者出现昏迷、呼吸和循环衰竭。顿服水合氯醛10g以上可引起严重中毒。

(4) 吩噻嗪类中毒:最常见表现为锥体外系反应:①帕金森综合征;②静坐不能;③急性肌张力反应,如斜颈、吞咽困难、牙关紧闭等;④可引起血管扩张、血压降低、心动过速、肠蠕动减慢等。

3. 实验室和辅助检查

(1) 药物浓度测定:血液、尿液及胃液药物定性测定有助于诊断。

(2) 血液生化检查:电解质、血糖、肝功能、肾功能。

(3) 其他检查:心电图检查,严重患者需查动脉血气分析。

(二)证候诊断

邪毒内侵,气机逆乱证:初起患者嗜睡,呼之能应,言语不清,脉沉弱。若邪毒内陷,终致阴阳俱衰,表现为昏睡不醒、呼之不应、四肢厥冷、呼吸气微,脉微欲绝。

(三)鉴别诊断

镇静催眠药中毒一般症状较轻,出现深昏迷、严重低血压和呼吸抑制时应与颅脑疾病、代谢性疾病及其他中毒所致的昏迷相鉴别。

(四)病情评估及高危因素

1. 病情评估 苯二氮草类中毒呼吸抑制作用较小,很少出现长时间深度昏迷、休克及呼吸抑制等严重症状。巴比妥类对中枢神经系统有广泛抑制作用,对脑干(特别是网状激活系统)、小脑和脑皮质作用明显,可抑制延髓呼吸和血管运动中枢。短效中毒剂量为3～6g,长效中毒剂量为6～10g。摄入10倍以上催眠剂量时,可抑制呼吸而致死。非巴比妥、非苯二氮䓬类中毒对中枢神经系统的作用与巴比妥类相似,临床表现亦与之相似。吩噻嗪类中毒病情严重者可发生昏迷、呼吸抑制。

2. 高危因素 急性镇静催眠药中毒主要是因为一次过量服用药物所致,剂量越小,中毒越轻;剂量越大,中毒越快、越重。老年人和儿童抵抗力弱,中毒发生快并且病情重。长期生活或工作压力过大,造成情绪不稳定、精神紧张或抑郁,有自杀倾向者应予高度重视。长期服药者,突然停药或减量会引起戒断综合征。心脏病患者、肝肾功能不全的患者发生中、重度急性中毒后易出现严重并发症,应及时处理。

三、处 理 原 则

本病当中西医结合治疗,西医的特异性解毒药物和中医非特异性解毒治疗的联合使用,可有效降低病死率。中医当祛邪解毒,振奋心阳,回阳救逆,醒神开窍。西医急救当催吐洗胃、清除毒物,补液利尿、维护重要器官功能。

四、急 救 处 理

(一) 一般处理

1. 心电监护,建立静脉通路。

2. 鼻导管吸氧,维持血氧浓度。

3. 加强支持疗法,保护重要器官。

(二) 急救处理

1. 评估和维护重要器官功能 主要是维持呼吸、循环和脑功能,应用纳洛酮等药物促进意识恢复。严重者需进行气管插管,呼吸机辅助呼吸。

2. 清除体内尚未吸收的毒物 毒物清除越早、越彻底,病情改善越明显,预后越好。

(1) 催吐:适用于神志清楚,并能配合的患者,昏迷惊厥者禁忌催吐。嘱患者饮温水300～500ml,用手指或压舌板刺激咽喉壁或舌根诱发呕吐,不断重复,直至胃内容物完全吐出为止。药物催吐可用吐根糖浆15～20ml加入200ml水中分次口服。

(2) 洗胃:一般在服毒后6小时内洗胃效果最好。但即使超过6小时,由于部分毒物仍残留于胃内,多数情况下仍需洗胃。对昏迷、惊厥患者洗胃时应注意呼吸道保护,避免发生误吸。

(3) 导泻:洗胃或灌入泻药有利于清除肠道内毒物,常用盐类泻药,如20%硫酸钠或20%硫酸镁15g溶于水中,口服或经胃管注入。

3. 促进已吸收毒物的排出

(1) 强化利尿:如无脑水肿、肺水肿、肾功能不全等情况,可快速输入葡萄糖或其他晶体溶液,然后静脉注射呋塞米,促进毒物随尿液排出。

(2) 碱化尿液:静脉滴注碳酸氢钠溶液,调节滴速维持血pH 7.45～7.50,尿pH 8.0。2～4小时监测一次电解质水平和治疗效果。

(3) 血液净化治疗:经过积极治疗病情仍有恶化的患者应当进行血液透析或血液滤过。

4. 特效解毒药物的应用 氟马西尼是苯二氮䓬类特异性拮抗剂,能竞争性抑制苯二氮草受体,阻断该类药物对中枢神经系统的作用。用法:氟马西尼 0.2mg 缓慢静脉注射,必要时重复使用,总量可达 2mg。巴比妥类及吩噻嗪类中毒目前尚无特效解毒药物。

5. 对症治疗 主要针对吩噻嗪类中毒。措施包括:

(1) 中枢抑制较重时应用苯丙胺、安钠咖等。

(2) 如有帕金森综合征可选用盐酸苯海索、氢溴酸东莨菪碱。

(3) 肌肉痉挛及肌张力障碍者应用苯海拉明。

(4) 低血压应以扩充血容量为主,必要时使用血管活性药物。

(5) 如有心律失常发生,根据心律失常的类型选择抗心律失常药物。

五、分 证 论 治

邪毒内侵,气机逆乱证

治法:祛邪解毒,调畅气机。

方药:金银花甘草三豆汤。

金银花、甘草、黑豆、绿豆、赤小豆、生大黄。

若出现昏睡不醒,呼之不应,四肢厥冷,呼吸气微,脉微欲绝,合参附汤:绿豆、白茅根、金银花、生甘草、石斛、丹参、大黄、竹茹、人参、附子。

六、预 防 护 理

1. 患者应卧床休息,严密观察病情变化,详细记录体温、脉搏、呼吸、血压等生命体征。

2. 进流质饮食或清淡易消化之品,少食多餐,不能吞咽者予流质饮食鼻饲。

3. 注意口腔护理,勤翻身,防止压疮和肺炎发生。

4. 昏迷者留置尿管,保持二便通畅。

5. 加强心理护理。故意服毒者,应有专人守护,做好患者的思想工作,解除其精神负担,消除心病,树立正确的人生观,配合治疗。

七、现 代 研 究

林来胜等治疗 57 例安定类药物中毒患者,在西医常规处理基础上洗胃后胃管注入导泻饮(生大黄粉、芒硝、泽泻、茯苓、石菖蒲),结果苏醒时间、症状消失时间短于对照组,低钾、低钠出现率低于对照组,从而认为在西医常规处理基础上加用导泻饮治疗安定类药物中毒昏迷具有促醒快、症状消失快及水电解质紊乱发生率低等优点。孔淑芬收治口服药物中毒患者 90 例,采用中药煎剂导泻(牵牛子、大黄、厚朴、火麻仁、首乌、枳实、升麻等)联合反复洗胃能早期、彻底、充分、有效地清除毒物,有良好的临床疗效。段跃水采用口服或经胃管注入大承气汤,静脉滴注醒脑静注射液联合西医常规治疗(洗胃、纳洛酮等),全部病例在 24 小时内恢复意识。

参 考 文 献

1. 林来胜,郭胜. 导泻饮治疗安定类药物中毒昏迷临床观察[J]. 中国中医急症,2005,14(10):948-949.

2. 孔淑芬. 中药煎剂联合反复洗胃抢救口服药物中毒的临床研究[J]. 护理实践与研究,2010,7(20):14-15.

3. 段跃水. 中西医结合治疗抗精神病药物中毒 36 例[J]. 临床心身疾病杂志,2004,10(3):206-207.

第三节 一氧化碳中毒

一、概　　述

一氧化碳(CO)是含碳物质不完全燃烧所产生的一种无色、无味和无刺激性气体,不溶于水。吸入过量一氧化碳即可发生急性一氧化碳中毒,又称为煤气中毒。一氧化碳中毒的主要原因包括生活性、职业性或意外情况中毒。工业生产和生活燃料燃烧不完全产生大量一氧化碳并泄露、环境通风不良或防护不当时,空气中一氧化碳浓度超过容许范围是发生中毒的先决条件。

一氧化碳中毒后,形成的碳氧血红蛋白(COHb)与氧结合能力差,使血液携氧能力降低引起组织、细胞严重缺氧,出现不同程度的中枢神经系统功能障碍。

二、诊断与鉴别诊断

(一) 诊断

1. 病史　一氧化碳接触史,且通风不良,防护不好。生活性中毒多有同居室人发病,职业性中毒多为意外事故,集体发生。

2. 临床表现　临床表现与血液碳氧血红蛋白(COHb)的浓度有关。急性一氧化碳中毒分为轻、中、重度 3 种临床类型:

(1) 轻度中毒:血 COHb 浓度达 10%～20%。表现为头晕、头痛、恶心、呕吐、全身乏力。

(2) 中度中毒:血 COHb 浓度达 30%～40%。皮肤黏膜可呈现"樱桃红"色,上述症状加重,出现兴奋、判断力减退、运动失调、幻觉、视力减退、意识模糊或浅昏迷。

(3) 重度中毒:血 COHb 浓度达 30%～50%。出现抽搐、深昏迷、低血压、心律失常和呼吸衰竭,部分患者因误吸发生吸入性肺炎。受压部位皮肤易发生水疱或压迫性横纹肌溶解,可释放肌球蛋白而导致急性肾衰竭。

3. 实验室和辅助检查

(1) 血液 COHb 测定:血液 COHb 浓度测定是诊断 CO 中毒的特异性指标,且能反映 CO 暴露时间长短,也可判断 CO 中毒的严重程度。

(2) 动脉血气分析:急性 CO 中毒患者氧分压(PaO_2)和动脉血氧饱和度(SaO_2)降低,二氧化碳分压($PaCO_2$)正常或轻度降低,中毒时间较长者,常呈代谢性酸中毒,血 pH 和剩余碱降低。

(3) 脑电图:急性 CO 中毒时,脑电图常呈现弥漫性低波幅慢波。

(4) 头部 CT:CO 中毒昏迷患者应进行头部 CT 检查,以除外脑梗死、脑出血或脑水肿等。

(二) 证候诊断

1. 实证(毒陷心脑,扰乱神明)　头痛、头晕、乏力、恶心呕吐,皮肤呈"樱桃红"色,四肢抽搐、神昏谵语,舌质深红,苔黄腻,脉弦数。

2. 虚证(邪毒内阻,气血耗伤)　心悸气短,表情淡漠,呼吸气微,肢体痿软,二便失禁,甚者昏迷不醒,脉微欲绝,舌淡红,苔白腻,脉沉细无力。

(三) 鉴别诊断

病史询问有困难时,应与其他气体中毒、安眠药中毒、脑血管意外和糖尿病酮症酸中毒等相鉴别。

(四) 病情评估及高危因素

1. 病情评估 一氧化碳中毒是以中枢神经系统功能障碍为主要临床表现的疾病。CO中毒的严重性与空气中CO浓度和暴露时间密切相关。CO中毒时,脑和心肌常先出现缺氧性损害,严重者发生脑水肿,心搏、呼吸停止。

急性一氧化碳中毒患者在意识恢复后2个月内,约3%～10%的患者发生迟发性脑病。表现为:①精神异常或意识障碍,呈现痴呆、木僵、谵妄或去大脑皮质状态;②锥体外系神经障碍,出现帕金森综合征的表现;③锥体系损害,如偏瘫、失语、病理反射阳性或大小便失禁;④大脑皮质局限性功能障碍,如失语、失明、不能站立或继发癫痫;⑤脑神经及周围神经损害,如视神经萎缩、听神经损害及周围神经病变等。年龄40岁以上、原发性高血压、脑力劳动、暴露CO时间较长或脑CT异常者,更易发生迟发性脑病。

CO中毒是由于机体感受了污秽湿浊之邪,邪性属火,火毒之邪滞于体内,极易伤阴耗液,而致肝阴不足,筋脉失养,虚风内动,或热极风动,出现肢软抽搐、肌肉颤动。火毒易上窜入脑,扰乱神明,"脑为髓之海"。髓海不定则头昏头晕、神志混乱,甚则昏迷不省人事,严重时可致阴竭阳脱。

2. 高危因素 冬春季气候寒冷,取暖条件差,居室内火炉没有安装烟囱或通风不良,易造成CO中毒;生活中使用煤气烧水做饭,如果燃烧不完全或煤气泄漏,空气中CO浓度升高,可导致CO中毒;厂矿使用煤气或生产煤气的车间,通风设备条件差,防护不当,可导致集体性CO中毒。患有慢性阻塞性肺疾病和冠心病的患者对血液COHb浓度升高敏感性增强,中毒后易并发多脏器衰竭。儿童、老年人和原有心肺疾病者是CO中毒的高危人群。

三、处 理 原 则

中医急救原则:通闭醒神,回阳固脱。

西医急救原则:迅速纠正缺氧,防治脑水肿,预防迟发性脑病发生。

四、急 救 处 理

(一) 一般处理

1. 撤离中毒环境 发现中毒患者应立即撤离现场,转移至空气清新环境。

2. 保持呼吸道畅通 昏迷患者,应松开衣领,注意观察意识状态和监测生命体征。

(二) 急救处理

1. 迅速纠正缺氧 氧疗能加速血液COHb解离和CO排出,是治疗CO中毒最有效的方法。

(1) 面罩吸氧:神志清醒者应用密闭面罩吸氧,氧流量5～10ml/min。通常持续吸氧2天才能使血液COHb浓度降至15%以下。症状缓解和血液COHb浓度降至5%时可停止吸氧。

(2) 高压氧治疗:高压氧治疗能增加血液中物理溶解氧含量,提高总体氧含量,较正常吸氧缩短血液COHb半衰期快4～5倍,缩短昏迷时间和病程,预防迟发性脑病发生。

2. 机械通气　对昏迷、窒息或呼吸停止患者都应及时气管内插管,进行机械通气。

3. 脑水肿治疗　严重 CO 中毒后,24～48 小时脑水肿达高峰。应积极采取以下措施,降低颅内压和恢复脑功能。

（1）脱水治疗:①50％葡萄糖溶液 500ml 静脉输注;②20％甘露醇 1～2g/kg 静脉滴注(10ml/min),一次 6～8 小时,症状缓解后减量;③呋塞米 20～40mg 静脉注射,一次 8～12 小时。

（2）糖皮质激素:地塞米松 10～30mg/d,疗程 3～5 天。

（3）抽搐治疗:地西泮 10～20mg 静脉注射,抽搐停止后苯妥英钠 0.5～1.0g 静脉滴注,根据病情 4～6 小时重复应用。

（4）促进脑细胞功能恢复:常用静脉药物有三磷酸腺苷、辅酶 A、细胞色素 C、大剂量维生素 C 和 γ-氨酪酸。

4. 对症支持治疗　注意水、电解质代谢紊乱,预防感染,及时发现并治疗迟发性脑病。

五、分 证 论 治

1. 实证(毒陷心脑,扰乱神明)
治法:清心开窍,通闭醒神。
方药:菖蒲郁金汤。
石菖蒲、炒栀子、鲜竹叶、牡丹皮、郁金、连翘、灯心草、竹沥。

2. 虚证(邪毒内阻,气血耗伤)
治法:益气固脱,回阳救逆。
方药:回阳救逆汤。
熟附子、干姜、肉桂、人参、白术、茯苓、陈皮、炙甘草、五味子。

六、预 防 护 理

1. 采用高浓度面罩给养或鼻导管给养(流量应保持 8～10L/min)。给养时间一般不超过 24 小时,以防发生氧中毒和二氧化碳潴留。中、重度 CO 中毒患者,以及老年人或妊娠妇女 CO 中毒首选高压氧治疗。

2. 密切观察病情,注意生命体征变化。注意患者神经系统的表现及皮肤肢体受压部位的损害情况。

3. 准确记录 24 小时出入量,注意液体的滴速,防止肺水肿和脑水肿的发生。

4. 昏迷并高热患者经抢救苏醒后应绝对卧床休息,观察 2 周,避免精神刺激。

5. 加强预防 CO 中毒的宣传。居室内火炉要安装烟囱。烟囱室内结构要严密,室外要通风良好。厂矿使用煤气或产生煤气的车间、厂房要加强通风,加强对 CO 的监测报警。进入高浓度 CO 环境内执行紧急任务时,要戴好特制的 CO 防毒面具、系好安全带。

6. 出院时留有后遗症者,应鼓励患者继续治疗的信心,如痴呆或智力障碍者应嘱其家属悉心照顾,并教会家属对患者进行语言和肢体锻炼的方法。

七、现 代 研 究

（一）病因病机
柏喜桂等将一氧化碳中毒的病机概括为:①浊毒侵袭,治节失司:浊毒(一氧化碳)之气,经口鼻、呼吸道进入体内,致肺之治节失司,肺朝百脉,宣发肃降受损,气机运行失常,致气机逆乱,肺主气功能紊乱。②痰浊阻窍,神明受损:肺朝百脉,治节失司,气机逆乱,积津成痰,痰与浊毒互结,阻塞清窍,元神失用;另痰浊之毒,郁而化热,热极生风,痰热浊毒夹肝风则兼见抽搐。③阴阳衰竭,神无所倚:痰浊之毒,致气机逆乱,内闭神窍,耗伤元阳,则见内闭外脱;亦可使元阳耗竭,表现为阳气欲脱。万金娥等认为,一氧化碳中毒主要是毒邪入内,化痰化热,上则蒙蔽清窍,扰乱神明之府,下则瘀阻三焦通道,影响气机运行。

(二) 中医治疗

武宏采用中医辨证方法治疗一氧化碳中毒 160 余例,将其分为痰火扰心、脾虚痰浊、血瘀气滞、脾肾亏损 4 型,分别采用"泻火逐痰,醒脑开窍"、"益气健脾,化痰开窍"、"活血行气,通窍健脑"、"补肾益脾,健脑生髓"4 种治法,取得较好疗效。柏喜桂等依据临证经验,将一氧化碳中毒作以下论治:①浊毒蒙窍型,治以芳香辟秽、降浊开窍,方选菖蒲郁金汤加减。②痰热阻窍型,治以清热涤痰、开窍解毒,采用静脉滴注清开灵注射液,鼻饲涤痰汤加减。③闭脱分为 3 型:阴闭治以豁痰开窍、降浊启闭,静脉滴注醒脑静注射液、川芎嗪注射液,鼻饲至宝丹合苏合香丸;内闭外脱证治以清热开窍、回阳固脱,采用静脉滴注清开灵注射液、生脉注射液,鼻饲安宫牛黄丸合独参汤;脱证治以回阳救逆、固脱复脉,采用静脉滴注参附注射液或生脉注射液。此外,万金娥等主张以清化痰热、解毒开窍为主要治法,并运用具有此类功效的温胆汤为基本方加减用于临床抢救,取得了令人满意的效果。

参 考 文 献

1. 柏喜桂,周保林. 急性一氧化碳中毒证治探讨[J]. 中国中医急症,2005,12(12):1192-1193.

2. 万金娥,韩珍慧,张方钰. 高压氧配合中药治疗重度 CO 中毒迟发性脑病 2 例[J]. 中国医药指南医药学刊,2005,3(1):86-87.

3. 武宏. 中药辨治一氧化碳中毒后迟发性脑病[J]. 辽宁中医杂志,2006,5(10):1285.

第四节　有机磷农药中毒

一、概　　述

有机磷农药是当今生产和使用最多的农药,品种达百余种,大多属剧毒或高毒类。根据毒力可将其分为:①剧毒类:甲拌磷(3911)、内吸磷(1059)、对硫磷(1605)、丙氟磷(DFP)等;②高毒类:甲基对硫磷、氧乐果、敌敌畏、马拉氧磷、速灭磷、谷硫磷、保棉丰等;③中度毒类:乐果、乙硫磷、敌百虫、久效磷、除草磷、倍硫磷、杀螟松等;④低毒类:马拉硫磷、氯硫磷、锌硫磷等。由于生产、运输或使用不当,或防护不周,可发生急、慢性中毒,也可因误服、自服或污染食物的摄入而引起急性中毒。

有机磷农药易挥发,有蒜臭味,通常在酸性环境中稳定,遇到碱性则容易分解,可经呼吸道和皮肤吸收,迅速随血流分布到全身各个器官组织。有机磷农药是一种神经毒物,吸收后在体内广泛抑制胆碱酯酶的活力,使乙酰胆碱不能被分解而大量积累,引起神经功能紊乱,出现一系列中毒症状和体征。口服中毒者多在 10 分钟至 2 小时内发病;吸入中毒者 30 分钟内发病;皮肤吸收中毒者常在接触后 2～6 小时发病。

二、诊断与鉴别诊断

（一）诊断

1. 病史　有有机磷农药接触史或吞服史。

2. 临床表现

（1）急性中毒：口服中毒潜伏期短，首发症状为恶心、呕吐，呕吐物及呼吸有特殊的蒜臭味。经皮肤或呼吸道吸收中毒者潜伏期长，中毒症状相对较轻。全身中毒症状与摄入量明显呈正相关，典型中毒症状有 3 类表现：

1）毒蕈碱样症状——M 样症状：患者多汗、流涎、恶心呕吐，腹痛腹泻，支气管平滑肌痉挛、分泌物增多，心率减慢，瞳孔缩小。

2）烟碱样症状——N 样症状：肌张力增强、肌纤维震颤、肌束震颤、心率加快，甚至全身抽搐，可因呼吸肌麻痹而死亡。

3）中枢神经系统症状：头昏、头痛、眼花、软弱无力、意识模糊，甚至昏迷、抽搐，可因中枢性呼吸衰竭而死亡。

（2）反跳：是指急性有机磷农药中毒，特别是乐果和马拉硫磷口服中毒者，经积极抢救临床症状好转，达稳定期数天至 1 周后病情突然急剧恶化，再次出现胆碱能危象，甚至发生昏迷、肺水肿或突然死亡。这种现象可能与皮肤、毛发和胃肠道内残留的有机磷农药被重新吸收以及解毒药减量过快或停用过早等因素有关。

（3）迟发性多发性周围神经病变：少数患者在急性中毒症状消失后 2～3 周可发生感觉型和运动型多发性神经病变，主要表现为肢体末端烧灼、疼痛、麻木，以及下肢无力、瘫痪、四肢肌肉萎缩等。

（4）中间综合征（IMS）：是指急性有机磷农药中毒所引起的一组以肌无力为突出表现的综合征。因其发生在急性中毒胆碱能危象控制之后、迟发性神经病变发生之前，故被称为中间综合征，发生率约为 7%。主要表现为第 3～7 和第 9～12 对脑神经支配的肌肉、屈颈肌、四肢近端肌肉以及呼吸肌的肌力减弱和麻痹。IMS 多发生在急性中毒后 24～96 小时，个别短至 10 小时，长达 7 天。患者在意识清醒的情况下，出现部分或全部上述肌肉无力或麻痹，表现为不能抬头、上下肢抬举困难、不能睁眼和张口、吞咽困难、声音嘶哑、复视、咀嚼不能、转动颈部和耸肩力弱、伸舌困难等。严重时，呼吸肌（膈肌和肋间肌）麻痹（RMP），出现胸闷、憋气、发绀、呼吸肌活动幅度减弱、呼吸浅速，常迅速发展为呼吸衰竭。如不及时建立人工气道，辅以机械通气，患者可很快死亡。呼吸衰竭是 IMS 的主要致死原因。

（5）非神经系统损害的表现：尚可出现心、肝、肾损害和急性胰腺炎、横纹肌溶解症等表现。

3. 实验室检查

（1）血胆碱酯酶活力测定（ChE）：血胆碱酯酶活力不仅是诊断有机磷农药中毒的特异性标志酶，还能用来判断中毒程度轻重，评估疗效及预后。

（2）尿中有机磷农药分解产物测定：对中毒诊断和鉴别诊断有指导意义。

（3）其他检查：重度中毒患者胸部 X 线可发现肺水肿影像。心电图常见室性心律失常、尖端扭转型室性心动过速、心脏阻滞和 QT 间期延长。疑有迟发性神经病时应检查肌电图、神经传导功能，并与其他神经疾病鉴别。

（二）证候诊断

本病来势凶险,早期除个别体质弱者外,一般多表现为邪盛标急之证;若度过危险期,晚期则表现为邪去正衰之虚证。

1. 实证　恶心,呕吐,呕吐物或呼出气有大蒜样气味,腹痛,腹泻,头晕,头痛,烦躁不安,肌肉震颤,甚则神昏谵语,舌红苔腻,脉滑数。

2. 虚证　头晕耳鸣,筋惕肉瞤,呕恶清涎,腹痛腹泻,惊悸怔忡,甚则汗出肢凉,呼吸气微,二便自遗,脉微细欲绝。

（三）鉴别诊断

1. 食物中毒　发病前有不洁饮食史,表现为胃脘部或脐周疼痛,恶心、呕吐、腹泻,多为黄色水样或稀便。无肌肉震颤、瞳孔缩小、肺水肿等表现。

2. 阿片类中毒　阿片类中毒患者可见瞳孔缩小、呼吸抑制、肺水肿等临床表现,应注意与有机磷农药中毒相鉴别。通过病史、患者呼出气味、ChE 活性测试,可与之鉴别。瞳孔缩小、大汗流涎和肌肉震颤这三点是有机磷农药中毒特有的体征。虽然近年来一些少数新类型农药有时也出现以上三点症状和体征,但参考 ChE 活力测定,仍可鉴别是否为有机磷农药中毒。

3. 其他杀虫剂中毒　菊酯类杀虫药中毒,呼出气和胃液无特殊臭味;杀虫脒中毒,以嗜睡、发绀、出血性膀胱炎为主要特征,无瞳孔缩小、大汗淋漓、流涎等表现。二者胆碱酯酶活力均正常。

（四）病情评估及高危因素

1. 病情评估　有机磷农药是一种神经毒物,经胃肠道吸收迅速而完全,经皮肤和呼吸道吸收较慢。吸收后在体内广泛抑制神经系统胆碱酯酶的活力,使乙酰胆碱不能被酶分解而大量积聚,引起神经生理紊乱,造成中毒,出现一系列毒蕈碱样、烟碱样和中枢神经系统中毒的临床表现,严重者可因昏迷和呼吸衰竭而死亡。

急性有机磷农药中毒的程度取决于中毒量和中毒途径。口服中毒者潜伏期短,多在 10 分钟至 2 小时内发病;吸入中毒者 30 分钟内发病;皮肤吸收中毒者常在接触后 2～6 小时发病。根据中毒的程度,临床上分为 3 级:①轻度中毒:以 M 样症状为主,而无肌肉震颤和意识障碍,胆碱酯酶活力 50%～70%(正常人胆碱酯酶活力为 100%);②中度中毒:M 样症状加重,出现 N 样症状,但无意识障碍,胆碱酯酶活力 30%～50%;③重度中毒:除 M 样、N 样症状外,还伴有意识障碍,合并脑水肿、肺水肿、呼吸衰竭等,胆碱酯酶活力在 30% 以下。

古代中医学家对中毒有诸多论述。最早有关中毒的记载见于《金匮要略·禽兽鱼虫禁忌并治》:"所食之味,有与病相宜,有与身为害,若得宜则益体,害则成疾,以此相危,例皆难疗。"可见,早在古代,医家就已经意识到毒物侵入人体、渗入血脉,致使气血失调、功能紊乱,终致脏器受损、阴阳离决。

2. 高危因素　生产及使用有机磷农药过程中防护不当,易吸收中毒;误服或误食被有机磷农药污染的食物可经胃肠道吸收而中毒,饮酒可促进毒物的吸收而致中毒症状加重。儿童、年老体弱者中毒后临床症状重,病死率高。

三、处 理 原 则

急性有机磷农药中毒病情危急,需紧急处理,特别是中、重度中毒的患者,病情变化快,当中西医结合救治。

中医急救原则：急驱毒邪、开窍醒脑、益气回阳、扶正固本。

西医急救原则：迅速彻底清除毒物，阻止毒物的继续吸收，促进有毒物质的排泄，特效解毒剂的应用，积极处理并发症。

四、急 救 处 理

（一）清除毒物

1. 脱离污染源　立即脱离中毒现场，脱去污染的衣服，清洗污染的皮肤、毛发、指甲。眼部污染时，用2%碳酸氢钠溶液或0.9%氯化钠注射液冲洗。

2. 洗胃　口服中毒者用清水、2%碳酸氢钠溶液或1：5000高锰酸钾溶液洗胃。常规洗胃可以反复多次，直到洗出液无蒜臭味。注意敌百虫中毒时禁用碳酸氢钠溶液洗胃，因为碳酸氢钠可将敌百虫转化为敌敌畏；对硫磷中毒时，禁用高锰酸钾溶液洗胃，高锰酸钾可将对硫磷氧化为对氧磷，使毒性显著增强。

3. 导泻　洗胃后继用甘露醇250～500ml或硫酸镁60～100ml口服导泻，促进毒物排泄。

4. 血液净化治疗　可有效清除血液中的有机磷农药，提高治愈率，在治疗重症有机磷农药中毒中具有显著疗效。血液净化治疗应在中毒后1～4天内进行，每天1次，每次2～3小时，以提高清除效果。

（二）特效解毒剂的应用

1. 应用原则　早期、足量、联合、重复用药。

2. 胆碱酯酶复能剂　为肟类化合物，常用药物有氯解磷定（PAM-Cl）、碘解磷定（PAM-I）和双复磷（DMO4）。

胆碱酯酶复能剂能有效解除烟碱样症状，迅速控制肌纤维颤动。由于胆碱酯酶复能剂不能复活已老化的胆碱酯酶，故必须及早应用。常见不良反应有一过性眩晕、口苦、咽干、恶心、呕吐、视物模糊、颜面潮红、血压升高、全身麻木和灼热感等。用量过大或注射过快时还可引起癫痫样发作、呼吸抑制、心律失常、中毒性肝病及胆碱酯酶抑制加重。

3. 抗胆碱药　此类药物可与乙酰胆碱争夺胆碱能受体，从而阻断乙酰胆碱的作用。与胆碱酯酶复能剂类联合应用有互补、增效作用。

（1）阿托品：为阻断毒蕈碱（M）样作用和解除呼吸中枢抑制的有效药物。因其不能阻断烟碱受体，故对N样症状和呼吸肌麻痹所致的周围呼吸衰竭无效，对胆碱酯酶复活亦无帮助。阿托品治疗时，应根据中毒程度轻重选用适当剂量、给药途径及间隔时间，同时严密观察患者的神志、瞳孔、皮肤、心率和肺部啰音变化情况，及时调整用药，使患者尽快达到阿托品化并维持阿托品化，而且还要避免发生阿托品中毒。

阿托品化是指应用阿托品后，患者瞳孔较前扩大，出现口干、皮肤干燥、颜面潮红、心率增快、肺部湿性啰音消失等表现，此时应逐步减少阿托品用量。如患者瞳孔明显扩大，出现神志模糊、烦躁不安、谵妄、惊厥、昏迷及尿潴留等情况，则提示阿托品中毒，应立即停用阿托品，酌情给予毛果芸香碱对抗治疗，必要时采取血液净化治疗。

临床上很少单独应用阿托品治疗有机磷农药中毒，尤其对于中、重度中毒者，必须将阿托品与胆碱酯酶复能剂联合应用。两药合用时应减少阿托品剂量，以免发生阿托品中毒。

特效解毒剂的治疗量见表2。

表 2　有机磷农药中毒解毒药的剂量与用法

药　名	用药阶段	轻度中毒	中度中毒	重度中毒
胆碱酯酶复能剂				
氯解磷定	首剂	0.5～0.75g,稀释后缓慢静脉注射	0.75～1.5g,稀释后缓慢静脉注射	1.5～2.0g,稀释后缓慢静脉注射,30～60 分钟后视情况重复首次剂量的 1/2
	以后	必要时 2 小时后重复 1 次	0.5g,稀释后缓慢静脉注射,每 2 小时 1 次,共 3 次	1.0g/h,静脉滴注,6 小时后若病情显著改善,可停药观察
碘解磷定	首剂	0.4g,稀释后缓慢静脉注射	0.8～1.2g,稀释后缓慢静脉注射	1.0～1.6g,稀释后缓慢静脉注射,30 分钟后视情况重复 0.6～0.8g
	以后	必要时 2 小时后重复 1 次	0.4～0.8g,稀释后缓慢静脉注射,每 2 小时 1 次,共 3 次	0.4g/h,静脉滴注,6 小时后若病情显著改善,可停药观察
双复磷	首剂	0.125～0.25g,肌内注射	0.5g,肌内注射或稀释后静脉注射,2～3 小时后可重复 0.25g	0.5～0.75g,稀释后静脉注射,30 分钟后可重复 0.5g
	以后	必要时 2～3 小时后重复 1 次	0.25g,肌内注射,酌情用药 1～3 次	0.25g,稀释后静脉注射,每 2～3 小时 1 次,共 2～3 次
抗胆碱药				
阿托品	开始	2～4mg,皮下注射,每 1～2 小时 1 次	首剂 5～10mg,静脉注射;随后 1～2mg,静脉注射,每 30 分钟 1 次	首剂 10～20mg,静脉注射;随后 2～5mg,静脉注射,每 10～30 分钟 1 次
	阿托品化后	0.5mg,皮下注射,每 4～6 小时 1 次	0.5～1mg,皮下注射,每 4～6 小时 1 次	0.5～1mg,皮下注射,每 2～6 小时 1 次
戊羟利定（长托宁）	首剂	1～2mg,肌内注射	2～4mg,肌内注射	4～6mg,肌内注射
	45 分钟后	视情况重复 1～2mg	视情况重复首剂半量 1～2 次	视情况重复首剂半量 1～2 次
	阿托品化后	1～2mg,肌内注射,每 8～12 小时 1 次	1～2mg,肌内注射,每 8～12 小时 1 次	1～2mg,肌内注射,每 8～12 小时 1 次

　　阿托品中毒和重度有机磷农药中毒的鉴别见表 3。

　　(2) 戊羟利定:是一种新型抗胆碱药。在抢救急性有机磷农药中毒时,戊羟利定较阿托品具有以下优势:①拮抗腺体分泌、平滑肌痉挛等 M 样症状的效应更强;②除拮抗 M 受体外,还有较强的拮抗 N 受体作用,可有效解除乙酰胆碱在横纹肌神经-肌肉接头处过多蓄积所致的肌纤维颤动或全身肌肉强直性痉挛,而阿托品对 N 样受体几乎无作用;③具有中枢和外周双重抗胆碱效应,且其中枢作用强于外周;④不引起心动过速,可避免药物诱发或加重心肌缺血,这一点对合并冠心病和高血压的中毒患者尤为重要;⑤半衰期长,无需频繁给药;⑥每次所用剂量较小,中毒发生率低。由于存在以上优点,目前推荐用戊羟利定替代阿托品作为有机磷农药中毒急救的首选抗胆碱药物。

表3 阿托品中毒和重度有机磷农药中毒的鉴别

	阿托品中毒	重度有机磷农药中毒
神经系统	有精神兴奋的症状(谵妄、躁动、幻觉、摸空、抽搐等)	精神委靡、昏迷或抽搐
抽搐的特点	面部肌肉抽动,四肢肌肉痉挛、僵硬、强直性惊厥	腓肠肌、上臂肌肉震颤,蜷曲样痉挛性抽搐
皮肤	潮红、干燥	不潮红
瞳孔	轻度扩大	多数缩小,濒死时扩大
体温	高达40℃以上	一般无高热
口腔、支气管分泌物	少或无	多
肠蠕动	减弱	增强
膀胱	尿潴留	尿失禁

戊羟利定治疗有机磷农药中毒也要求达到阿托品化,其判定标准与阿托品治疗时相似,但心率增快不作为判断标准之一。

(三)对症支持治疗

有机磷农药中毒的主要死因为肺水肿、呼吸衰竭、休克、脑水肿、心脏停搏等。因此,对症治疗重在维护心、肺、脑等生命器官功能,包括:①保持呼吸道通畅,一旦出现呼吸肌麻痹,应及早行气管插管或切开,并予以呼吸机辅助呼吸,直至自主呼吸稳定;②发生肺水肿时应以阿托品治疗为主;③休克者给予血管活性药物;④脑水肿者应予甘露醇和糖皮质激素脱水;⑤有心律失常表现根据心律失常类型选用适当的抗心律失常药物;⑥及时纠正电解质紊乱和酸碱平衡失调。

五、分证论治

1. 实证 邪毒内侵,胃气上逆,气机逆乱,清阳受扰。

治法:解毒祛邪。

方药:绿豆甘草汤。

绿豆、白茅根、金银花、生甘草、石斛、丹参、大黄、竹茹。

2. 虚证

治法:益气回阳固脱。

方药:参附汤。

人参、附子。

六、预防护理

1. 严密观察病情变化,详细记录生命体征,注意神志、瞳孔的变化。

2. 进食流质饮食,不能进食者予鼻饲。

3. 注意口腔护理,勤翻身、拍背排痰,预防压疮和肺炎的发生。

4. 昏迷患者呼吸道分泌物增加,应随时吸痰,以防发生窒息和感染。

5. 洗胃过程中,如有呼吸、心搏骤停,应立即停止洗胃并进行抢救。

6. 做好心理护理,了解患者中毒的原因,根据不同的心理特点进行心理疏导。

7. 有自杀倾向者,需有专人看护,防止意外发生。

七、文 献 选 读

《景岳全书·杂证谟·诸毒》:"禽兽自死者,俱有毒,不可食。鱼无腮者,有毒,腮大者亦有毒。鳖肚下有红藻纹者,有毒。蟹腹下有毛者,有毒。煮酒初出火者,有毒。江南谓之火头酒,饮之则生痔、溢血。夏月饮食但过宿者,即有毒。夏月酒在铜锡器中过夜,即有毒。铜器盖热食,气上蒸成汗,滴下食中,即有毒。炊汤过宿,饮之有毒,盥洗则生疥。桃、杏仁,双仁者毒,能杀人。果未成核者,俱有毒,令人发疮疖。夏秋果熟落地,虫缘者,有毒,人食之作漏。屋漏水有毒,人食之有胀而死者;用之沐手,则生浸淫之疥,屡验。泽中死水有毒,饮之令人生瘕。汤池中温泉水不可饮,令人胀闷,惟澡浴可以疏风愈疥癣。盖其泉自硫黄中出,故温也。患疥者,宜饱食入浴之,连日数次,汗透而愈;体虚者,不可轻浴。""凡解诸药毒者,宜以荠苨汁、白扁豆汁、绿豆汁、甘草汁、饧糖汁、米糖汁、蚕蜕纸烧灰,随便用之,俱可解。凡解毒药汤剂,不可热服,宜凉饮之。盖毒得热而势愈盛也。虽然,此特以热毒为言耳。若解木鳖、菌蕈、黄连、石膏之类以中阴毒者,岂仍避热而犹堪以寒饮乎?此有医案在呕吐门,当兼察之。"

《本经逢原·山草部·甘草》:"《千金方》云:甘草解百药毒,如汤沃雪。有中乌头、巴豆者,甘草入腹即定,验如反掌。方称大豆解百药毒,予每试之不效,加甘草为甘豆汤,其验甚捷。岭南人解蛊,凡饮食时,先用炙甘草一寸嚼之,其中毒随即吐出。"

八、现 代 研 究

(一) 病因病机

孟愈等认为有机磷农药中毒的病因病机在于机体被寒饮湿毒所伤,致使肠胃及其相表里的肺、脾、心功能失调或衰竭。葛淑芬根据历代中医典籍及医家的认识,把急性有机磷农药中毒的病因病机归纳为以下几个方面:①毒邪入胃,胃失和降;②毒邪入胃,上攻头目;③毒邪闭阻肺气,肺失宣降;④毒邪蓄积于肾,耗伤肾气,气化失常;⑤毒邪内陷厥阴,耗液伤津,阴虚阳亢,肝风内动;⑥毒邪上攻于心,心气、心阴被耗,心失所养;⑦毒邪内陷心包,蒙蔽神明或夹痰蒙蔽神明。

(二) 辨证论治

梁兴伦等整理有关文献,总结经验将有机磷农药中毒分为邪结胃肠、痰湿阻滞、痰浊上扰、气虚阳微、火热内扰、脾虚痰恋6型。对于邪结胃肠型采用清除毒邪、上下分消治则,给予大黄甘草散;痰湿阻滞型治以化痰利湿、祛瘀通络,采用涤痰汤加减;痰浊上扰型治以化痰降浊、开窍醒神,方用礞石滚痰丸;气虚阳微型治以益气回阳,采用参附汤口服或独参注射液静脉推注;火热内扰型治以清热除烦、养阴生津,采用白虎汤加减;脾虚痰恋型治以健脾利湿,采用六君子汤或参苓白术散加减。葛淑芬对有机磷农药中毒进行辨证论治:①毒邪入胃型采用导泻和胃、解毒祛邪治法,方用枳实导滞丸加减。②毒邪上攻头目型治以通腑解毒、通络止痛,方药采用黄连上清丸加减。③毒邪闭阻肺气型治以泄毒宣肺、降气定喘,方药采用定喘汤加味。④毒邪蓄积于肾治以泄毒祛邪、通利小便,采用八正散加味。⑤毒邪内陷厥阴治以凉肝息风、增液舒筋解毒之法,方用羚角钩藤汤化裁。⑥对于毒邪上攻于心,采用益气养阴生津、清心解毒祛邪之法,使用生脉注射液、参麦注射液静脉滴注或丹参针静脉滴注,可同时给予清宫汤加味。⑦毒邪内陷心包,治以扶正醒脑、清心开窍祛邪,给予醒脑静注射液静脉注射;对于脱证者治以益气回阳救逆,予参附注射液静脉注射,参麦注射液或生脉注射液静脉注射。刘军将65例急性有机磷中毒患者随机分为治疗组和对照组,两组洗胃后在基本治疗基础上,对照组经胃管注入20%甘露醇导泻,治疗组经胃管注入大承气汤,结果治疗组总有效率为94.12%,对照组总有效率为87.10%,治疗组胆碱酯酶活力恢复正常时间快于对照组,住院时间短于对照组($P<0.01$)。孟愈等以攻下逐饮、通阳祛毒为治法参与抢救46例有机磷农药中毒患者取得满意效果。张敏等在西医常规治疗基础上加用中药熏蒸(桂枝、荆芥、细辛、茯苓、泽泻、苏合香、生姜、甘草。年老气虚型加人参、黄芪;阴虚型加熟地黄、麦冬;血虚型加当归),治疗组阿托品化出现时间、胆碱酯酶活力的恢复及患者住院天数均短于对照组($P<0.01$),未出现中间综合征,治愈率有所提高。

参 考 文 献

1. 孟愈,秦国荣.加用"解磷汤"抢救急性有机磷农药中毒的体会[J].中西医结合实用临床急救,1998,5(5):222.

2. 葛淑芬.急性有机磷农药中毒的中医辨治探微[J].中西医结合实用临床急救,1997,8(8):381-382.

3. 梁兴伦,朱巧云.有机磷农药中毒中医辨证分型临床研究[J].中国中医急症,1993,2(6):249-250.

4. 刘军,夏荣,王伟.急性有机磷中毒早期足量使用胆碱酯酶复活剂与胆碱酯酶活性的关系[J].中国老年学杂志,2005,25(10):25-26.

5. 张敏,倪代梅,班文明.中药熏蒸配合治疗急性有机磷农药中毒疗效观察[J].中国中医急症,2010,19(10):37.

第三章

内 科 急 症

第一节 感 冒

一、概 述

感冒是感受触冒风邪或时行病毒,引起肺卫功能失调,出现鼻塞、流涕、喷嚏、头痛、恶寒、发热、全身不适等主要临床表现的一种外感疾病。感冒又有伤风、冒风、伤寒、冒寒、重伤风等名称。时行感冒的病情较重,发病急,全身症状显著,可以发生传变,化热入里,继发或合并他病,具有广泛的传染性、流行性。

感冒为常见多发病,其发病之广,个体重复发病率之高,是其他任何疾病都无法与之相比的。一年四季均可发病,以冬春季为多。轻型感冒虽可不药而愈,重症感冒却能影响工作和生活,甚至可危及小儿、老年体弱者的生命,尤其是时行感冒暴发时,迅速流行,感染者众多,症状严重,甚至导致死亡,造成严重后果。而且,感冒也是咳嗽、心悸、水肿、痹证等多种疾病发生和加重的因素。故感冒不是小病,须积极防治。中医药对普通感冒和时行感冒均有良好疗效,对已有流行趋势或流行可能的地区、单位,选用相应中药进行预防和治疗,可以收到显著的效果。

感冒有普通感冒与时行感冒之分,中医感冒与西医感冒基本相同,普通感冒相当于西医的普通感冒、上呼吸道感染,时行感冒相当于西医的流行性感冒。

二、诊断与鉴别诊断

(一) 中医证候诊断

1. **风寒感冒** 恶寒重,发热轻,无汗,头痛,肢节酸疼,鼻塞声重,时流清涕,喉痒,咳嗽,痰吐稀薄色白,舌苔薄白,脉浮或浮紧。

2. **风热感冒** 发热,微恶风寒,或有汗,鼻塞喷嚏,流稠涕,头痛,咽喉疼痛,咳嗽痰稠,舌苔薄黄,脉浮数。

3. **暑湿感冒** 发生于夏季,面垢身热汗出,但汗出不畅,身热不扬,身重倦怠,头昏重痛,或有鼻塞流涕,咳嗽痰黄,胸闷欲呕,小便短赤,舌苔黄腻,脉濡数。

4. **体虚感冒** 年老或体质素虚,或病后,产后体弱,气虚阴亏,卫外不固,容易反复感冒,或感冒后缠绵不愈,其证治与常人感冒不同。

(1) 气虚感冒:素体气虚者易反复感冒,感冒则恶寒较重,或发热,热势不高,鼻塞流涕,头痛,汗出,倦怠乏力,气短,咳嗽、咳痰无力,舌质淡苔薄白,脉浮无力。

(2) 阴虚感冒:阴虚津亏,感受外邪,津液不能作汗外出,微恶风寒,少汗,身热,手足心热,头昏心烦,口干,干咳少痰,鼻塞流涕,舌红少苔,脉细数。

5. 中毒性流感　高热不退,神昏谵语,手足抽搐或颈项强直,舌质红绛,脉弦数。

(二) 西医诊断

诊断依据

(1) 根据气候突然变化,有伤风受凉、淋雨冒风的经过,或为时行感冒正流行之际。

(2) 起病较急,病程较短,病程 3～7 天,普通感冒一般不传变。

(3) 初起鼻咽部痒而不适,鼻塞、流涕、喷嚏,语声重浊或声嘶,恶风,恶寒,头痛等;继而发热,咳嗽,咽痛,肢节酸重不适等。部分患者兼有胸闷,恶心,呕吐,食欲减退,大便稀溏等症。

时行感冒呈流行性发病,多人同时发病,迅速蔓延。起病急,全身症状显著,如高热、头痛、周身酸痛、疲乏无力等,而肺系症状较轻。

(4) 四季皆有,以冬春季为多见。

(三) 鉴别诊断

1. 外感咳嗽　当感冒出现发热恶寒、咳嗽时,易与外感咳嗽相混,其鉴别应以主症为主。若发热恶寒症状突出者,按感冒论治;咳嗽吐痰,甚则喘息症状突出者,辨为外感咳嗽病证。

2. 外感头痛　当感冒出现发热恶寒、头痛时,易与外感头痛相混,其鉴别应以主症为主。若发热恶寒症状突出者,按感冒论治;若头痛明显,以其为主要痛苦者,应辨为外感头痛病证。

3. 风温肺病　感冒与早期风温肺病都有肺卫方面的症状,但感冒一般病情轻微,发热不高或不发热,病势少有传变,服解表药后多能汗出热退,病程较短。而风温肺病的病情较重,咳嗽较甚,或咳则胸痛,甚或咳铁锈色痰,必有发热,甚至高热寒战,服解表药后热虽暂减,但旋即又起,多有传变,由卫而气,入营入血,甚则神昏、谵妄、惊厥等。

4. 鼻渊　感冒与鼻渊均可见鼻塞流涕,或伴头痛等症。但鼻渊多流浊涕且味腥臭,感冒一般多流清涕,并无腥臭味;鼻渊眉额骨处胀痛、压痛明显,一般无恶寒发热,感冒寒热表证明显,头痛范围不限于前额或眉骨处;鼻渊病程漫长,反复发作,不易断根,感冒愈后不再遗留鼻塞、流腥臭浊涕等症状。

三、处 理 原 则

(一) 解表达邪

感冒由外邪客于肌表引起,应遵循《素问·阴阳应象大论》"其在皮者,汗而发之"之意,采用辛散解表的法则,祛除外邪,邪去则正安,感冒亦愈。解表之法应根据所感外邪寒热暑湿的不同,而分别选用辛温、辛凉、清暑解表法。时行感冒的病邪以时行病毒为主,解表达邪又很重视清热解毒。

(二) 宣通肺气

感冒的病机之一是肺失宣肃,因此宣通肺气有助于使肺的宣肃功能恢复正常。肺主皮毛,宣肺又能协助解表,宣肺与解表相互联系,又协同发挥作用。

(三) 照顾兼证

虚人感冒应扶正祛邪,不可专事发散,以免过汗伤正。病邪累及胃肠者,又应辅以化湿、和胃、理气等法治疗,照顾其兼证。

四、急救处理

物理降温包括酒精擦浴、温水擦浴、冰袋外敷等。药物降温可用口服、肌内注射或入壶解热退热类药物。

五、分证论治

1. 风寒感冒

治法：辛温解表，宣肺散寒。

方药：荆防败毒散。

荆芥、防风、柴胡、薄荷、羌活、独活、川芎、枳壳、前胡、桔梗、茯苓、甘草。

风寒重，恶寒甚者，加麻黄、桂枝，头痛加白芷，项背强痛加葛根；风寒夹湿，身热不扬，身重苔腻，脉濡者，用羌活胜湿汤加减；风寒兼气滞，胸闷呕恶者，用香苏散加减；表寒兼里热，又称"寒包火"，发热恶寒，鼻塞声重，周身酸痛，无汗口渴，咽痛，咳嗽气急，痰黄黏稠，或尿赤便秘，舌苔黄白相兼，脉浮数者，需解表清里，用双解汤加减。

风寒感冒可用成药如午时茶、通宣理肺丸等，轻证亦可用生姜 10g、红糖适量，煎水服用。

2. 风热感冒

治法：辛凉解表，宣肺清热。

方药：银翘散。

金银花、连翘、薄荷、荆芥、淡豆豉、桔梗、牛蒡子、甘草、竹叶、芦根。

发热甚者，加黄芩、石膏、大青叶清热；头痛重者，加桑叶、菊花、蔓荆子清利头目；咽喉肿痛者，加板蓝根、玄参利咽解毒；咳嗽痰黄者，加黄芩、知母、浙贝母、杏仁、瓜蒌壳清肺化痰；口渴重者，重用芦根，加天花粉、知母清热生津。

时行感冒，呈流行性发生，寒战高热，全身酸痛，酸软无力，或有化热传变之势，重在清热解毒，方中加大青叶、板蓝根、蚤休、贯众、石膏等。

风热感冒可用成药银翘解毒片（丸）、羚翘解毒片、桑菊感冒冲剂等。时行感冒用板蓝根冲剂等。

3. 暑湿感冒

治法：清暑祛湿解表。

方药：新加香薷饮。

香薷、金银花、连翘、厚朴、扁豆。

暑热偏盛，加黄连、青蒿、鲜荷叶、鲜芦根清暑泄热；湿困卫表，身重少汗恶风，加清豆卷、藿香、佩兰芳香化湿宣表；小便短赤，加六一散、赤茯苓清热利湿。

暑湿感冒或感冒而兼见中焦诸症者，可用成药藿香正气丸（片、水、软胶囊）等。

4. 气虚感冒

治法：益气解表。

方药：参苏饮。

人参、茯苓、甘草、苏叶、葛根、半夏、陈皮、桔梗、前胡、木香、枳壳、生姜、大枣。

表虚自汗者，加黄芪、白术、防风益气固表；气虚甚而表证轻者，可用补中益气汤益气解表。凡气虚易于感冒者，可常服玉屏风散，增强固表卫外功能，以防感冒。

5. 阴虚感冒

治法：滋阴解表。

方药：加减葳蕤汤。

白薇、玉竹、葱白、薄荷、桔梗、淡豆豉、甘草、大枣。

阴伤明显，口渴心烦者，加沙参、麦冬、黄连、天花粉清润生津除烦。

6. 中毒性流感

治法：清心开窍，凉血息风。

方药：清宫汤。

玄参心、莲子心、竹叶卷心、连翘心、水牛角尖（磨，冲）、连心麦冬。

送服：①高热：安宫牛黄丸，1 丸，每日 2 次；②昏迷：至宝丹，每日 1～2 丸；③抽搐：紫雪丹，每次 1 管，每日 1～2 次。

清开灵注射液 20～40ml，加入液体中静脉滴注。

六、预 防 护 理

加强体育锻炼，增强机体适应气候变化的调节能力，在气候变化时适时增减衣服，注意防寒保暖，慎接触感冒患者以免时邪入侵等，对感冒的预防有重要作用。尤其是时行感冒的流行季节，预防服药一般可使感冒的发病率大为降低。主要药物有贯众、大青叶、板蓝根、鸭跖草、藿香、佩兰、薄荷、荆芥等。不过随着季节的变化，预防感冒的药物亦有所区别。如冬春季用贯众、紫苏、荆芥；夏季用藿香、佩兰、薄荷；时邪毒盛，流行广泛用板蓝根、大青叶、菊花、金银花等。常用食品如葱、大蒜、食醋，亦有预防作用。

感冒患者应适当休息，多饮水，饮食以素食流质为宜，慎食油腻难消化之物。卧室空气应流通，但不可直接吹风。药物煎煮时间宜短，取其气全以保留芳香挥发有效物质，无汗者宜服药后进热粥或覆被以促汗解表，汗后及时换干燥洁净衣服以免再次受邪。

七、文 献 选 读

《素问·玉机真脏论》："是故风者百病之长也，今风寒客于人，使人毫毛毕直，皮肤闭而为热，当是之时，可汗而发也。"

《伤寒论·辨太阳病脉证并治》："太阳中风，阳浮而阴弱。阳浮者，热自发；阴弱者，汗自出。啬啬恶寒，淅淅恶风，翕翕发热，鼻鸣干呕者，桂枝汤主之。"

《丹溪心法·中寒》："伤风属肺者多，宜辛温或辛凉之剂散之。"

《症因脉治·伤寒总论》："外感风寒，从毛窍而入，必从毛窍而出，故伤寒发热症，首重发表解肌。"

《证治汇补·伤风》："如虚人伤风，屡感屡发，形气病气俱虚者，又当补中，佐以和解，倘专泥发散，恐脾气益虚，腠理益疏，邪乘虚入，病反增剧也。"

《类证治裁·伤风》："惟其人卫气有疏密，感冒有浅深，故见症有轻重……凡体实者，春夏治以辛凉，秋冬治以辛温，解其肌表，风从汗散；体虚者，固其卫气，兼解风邪，恐专行发散，汗多亡阳也。"

《时病论·春伤于风大意》："风为六气之领袖，能统诸气，如当春尚有余寒，则风中遂夹寒气，有感之者是为风寒；其或天气暴热，则风中遂夹热气，有感之者是为风热。"

八、现 代 研 究

(一) 风寒感冒

中医研究院以正柴胡饮(柴胡、陈皮、防风、甘草、生姜等)冲剂治疗普通感冒 666 例,用药后症状消失率在 86.8%～51.8%,症状消失的顺序为流泪、四肢酸痛、全身不适,喷嚏、头痛头晕、流涕、鼻塞、咽痛和咳嗽,总有效 526 例(79%),疗效明显优于板蓝根冲剂组。杜怀堂等以荆防针(荆芥、防风、羌活、独活)肌内注射治疗风寒感冒 30 例,用药 24 小时退热观察,退热作用与安痛定针剂相当,解除症状方面优于安痛定,不良反应小于安痛定。

表寒里热感冒一般寒热并治。杨家棣以麻杏石甘汤加味(荆芥、防风、杏仁、连翘、生麻黄、生石膏、生甘草、金银花)随证加减,治疗空调感冒 97 例,总有效率 97%。

(二) 风热感冒

刘双根等以速效退热合剂(柴胡、黄芩、羌活、大黄、葛根、金银花、连翘、生石膏、大青叶、板蓝根、甘草)治疗外感高热 62 例,结果体温恢复正常 58 例(93.55%),无效 4 例。孙英才等以清开灵注射液联合鱼腥草注射液治疗上呼吸道感染 153 例,治愈率 98%,与西药氨苄青霉素联合病毒唑疗效相当。

(三) 暑湿感冒

刘征利等以香石清解袋泡剂(香薷、金银花、连翘、薄荷、荆芥、生石膏、知母、射干、板蓝根、藿香、滑石、熟大黄、甘草)治疗夏季病毒性上呼吸道感染发热 239 例,并与青霉素、口服感冒清热冲剂或板蓝根冲剂对照,结果治疗组显效 179 例,有效 60 例,无效 0 例,显效率 74.89%,有效率 100%;对照组无显效者,有效 6 例,无效 74 例,有效率 7.5%。毛智荣以湿感汤(藿香、法半夏、淡竹叶、防风、川厚朴、桔梗、茯苓、薏苡仁、白蔻仁)随证加减治疗感冒 136 例,痊愈 133 例,无效 3 例。

(四) 时行感冒

游振旺以三黄石膏汤(黄连、黄芩、黄柏、栀子、淡豆豉、麻黄、石膏、生姜、大枣、细茶)治疗流感高热症 53 例,6 小时内退热 7 例(13.2%),12 小时内退热 16 例(30.2%),24 小时内退热 32 例(60.2%),36 小时内退热 45 例(84.9%),48 小时内退热 51 例(96.2%),48 小时后退热 2 例,全部有效。胡万华以穿琥宁注射液治疗流行性感冒 52 例,对照组 48 例均给予病毒唑注射液治疗,结果治疗组痊愈 43 例(82.7%)、显效 6 例(11.5%)、无效 3 例(5.8%),总有效率 94.2%,显著优于对照组的 77%。于香军等以正柴胡饮(柴胡、防风、陈皮、赤芍、甘草、生姜)治疗流行性感冒 108 例,总有效率 98%。

(五) 体虚感冒

吴向红等以加味真武汤(制附片、茯苓、白芍、生姜、白术、黄芩)治疗感冒 33 例,其中 27 例已采用多种中西药物治疗 5 天以上而未显示效果,总有效率 85.7%。阮文辅以藿附豉汤(藿梗、淡附子、干姜、甘草、淡豆豉)随症加减治疗少阴兼太阳证 68 例,均治愈。严强以滋阴通下清透法(石斛、玄参、麦冬、生地、远志、生大黄、金银花、大青叶、板蓝根、薄荷、杏仁)治疗病毒性感冒 197 例,痊愈 45 例,显效 79 例,有效 61 例,无效 12 例,总有效率 93.91%。

(六) 预防研究

牛汝楫以健康人群 4431 人口服蟛蜞菊制剂预防流行性感冒,对照组 4527 人不服任何药物,两组发病率分别为 3.9% 和 9.1%,差异显著。

参 考 文 献

1. 正柴胡饮临床验证协作组.正柴胡饮治疗普通感冒的临床观察[J].中医杂志,1985(12):13.

2. 杜怀堂,冯世纶,周平安,等.荆防针治疗风寒表证发热临床疗效观察[J].中医杂志,1985(10):39.

3. 杨家楝.麻杏石甘汤加味治疗空调感冒 97 例[J].河南中医,1995,15(5):278.

4. 刘双根,杨社香.速效退热合剂治疗外感高热 62 例[J].中原医刊,1995(4):55.

5. 孙英才,张继宾,艾木尔别克.清开灵、鱼腥草注射液联用治疗上呼吸道感染 153 例[J].新疆中医药,1997,15(4):10.

6. 刘征利,张礼壁,赵素兰,等.香石清解袋泡剂治疗病毒性上感高热 239 例[J].中医杂志,1992,33(8):29.

7. 毛智荣.湿感汤治疗感冒 136 例临床观察[J].江西中医药,1995,26(4):37.

8. 游振旺.三黄石膏汤治疗流感高热症[J].福建中医药,1997(1):73-74.

9. 叶雪琴,吕于谋.浅谈中药袋泡剂[J].福建中医药,1997,28(1):44.

10. 胡万华.穿琥宁注射液治疗流感 52 例临床观察[J].浙江中西医结合杂志,1997,7(2):94.

11. 于香军,姜金英.正柴胡饮治疗流行性感冒 108 例[J].实用中医内科杂志,1997,11(1):30.

12. 吴向红,祝源隆.加味真武汤治疗感冒 33 例[J].四川中医,1995(6):34.

13. 阮文辅.藿附豉汤治疗少阴兼太阳证 68 例[J].福建中医药,1995,26(4):58.

14. 严强.滋阴通下清透法治疗病毒性感冒 197 例[J].中医药学报,1995(6):19.

15. 牛汝楫.螃蜞菊防治流行性感冒的研究[J].中西医结合杂志,1986,6(1):29.

附 甲型 H1N1 流感

一、概 述

通过对中医药治疗温疫古今文献的复习,结合甲型 H1N1 流感的临床特征,在中医疫病理论指导下,对甲型 H1N1 进行个案的研究。在对典型病例分析研究的基础上,运用温病学"卫气营血辨证"和伤寒"六经辨证"的理论,对甲型 H1N1 流感的病因属性、核心病机进行了探讨分析,认为本病归属于中医的"温疫",系"风热毒邪"为患,提出了详细的辨证论治方案。在方案的指导下对轻型患者的研究表明,中医药治疗的效果与"抗病毒"药疗效相当,同时对重症、危重症进行了典型病例分析,提出了重症、危重症的核心病机和治疗方案,结合西医的治疗,介绍了治疗的经验和体会,并以典型的形式分析了中医药在急诊危重病的治疗价值。

2009 年 3 月,墨西哥和美国等地先后暴发新型流感,随后波及世界各地。此病毒为新型甲型流感 H1N1 病毒,该毒株包含有猪流感、禽流感和人流感 3 种流感病毒的基因片断。甲型 H1N1 流感的潜伏期一般为 1～7 天,普遍易感,以青壮年为主。早期症状与普通流感相似,包括发热、咳嗽、喉痛、身体疼痛、头痛、发冷和疲劳等,有些还会出现腹泻或呕吐、肌肉痛或疲倦、眼睛发红等。部分患者病情可迅速进展,来势凶猛、突然高热、体温超过 39℃,甚至继发严重肺炎、急性呼吸窘迫综合征、肺出血、胸腔积液、全血细胞减少、肾衰竭、休克、呼吸衰竭及多器官损伤,导致死亡。

甲型 H1N1 流感归属中医"温疫"范畴。疫病是一类传染性极强,可造成大面积流行,起病急,危害大,病死率较高的疾病的总称。早在《黄帝内经》中就有疫病的记载,如《素问·刺法论》云:"黄帝曰:余闻五疫之至,皆相染易,无问大小,病状相似。"《素问·六元正纪大论》云:"厉大至,民善暴死。"复习和研究中医药在治疗温疫方面积累的经验,对防治新型流感具有重要的意义。

(一) 从中医疫病理论认识甲型 H1N1 流感

中医学对于疫病病因的认识,随着不同时期疫病的流行及临床实践逐渐深入。早在两千年前的《黄帝内经》中就基于中医学经典的"五运六气"学说,提出了"五疫"的概念。东汉张仲景在《伤寒杂病论》一书中提出"时行之气"为疫病之源,他说:"凡时行者,春时应暖,而复大寒;夏时应热,而反大凉;秋时应凉,而反大热;冬时应寒,而反大温。此非其时而有其气,是以一岁之中,长幼之病多相似者,此则时行之气也。"而后,魏晋时期医家王叔和提出了疫病乃"伏寒变温"的理念,为后世温病学派的"伏邪"学说做了铺垫。金元时期医家刘完素以运气学说立论,阐发"主火热"理论,提出"六气致病"说。他认为:"六气皆从火化、燥化"和"六经传受,由浅至深,皆是热证",倡导初起治以辛凉解表,入里则用泻火养阴之法,为后世温病学派的建立奠定了基础。明末清初医家吴又可基于自己治疗疫病的经验,著《温疫论》一书,提出:"夫瘟疫之为病,非风、非寒、非暑、非湿,乃天地间别有一种异气所感。"极大地丰富和充实了中医疫病理论。

疫病的发病与感受疫邪深浅及本身正气盛衰相关。《素问·刺法论》云:"岐伯曰:不相染者,正气存内,邪不可干"。吴又可在《温疫论》中提出:"正气充满,邪不易入;本气充满,邪不易入;本气适逢亏欠,呼吸之间,外邪因而乘之","或遇饥饱劳碌,忧思气怒,正气被伤,邪气始得张溢。"而李东垣在其名著《内外伤辨惑论》中指出"脾胃一虚,肺气先绝",脾胃气虚,则阳气下陷;元气不足,则阴火上冲。他提出了"益气升阳"的治则,并以"补中益气汤"为主方配合四时用药加减,丰富了疫病病机及治疗理论。

由此可见,中医学在诊治疫病方面积累了丰富的临床经验,针对"寒、热、暑湿、疫疠之气"等具有较完整的诊治体系和方药。对于外感疫疠之邪的诊断治疗,关键是看病邪的性质和邪犯部位的深浅。由此考察甲型 H1N1 流感,必当从邪气的寒热属性、邪犯部位的深浅入手。其核心病机的探讨,决定其辨证论治的方法。

甲型 H1N1 流感轻型病例的临床研究表明:其主要特点是"发热、口渴、咽痛、咳嗽少痰、不恶寒,舌质红、苔薄、脉浮数";其病因为"风热疫毒";其核心病机是"风热毒邪,犯及肺卫"。

(二) 从中医疫病的辨证论治认识甲型 H1N1 流感的治疗

中医对疫病有寒疫、温疫和杂疫之分,因其病邪的性质不同而有不同的治疗方法,对甲型 H1N1 流感的临床防治提供了重要的价值。

1. 寒疫　乃伤寒毒气所致,属伤寒病范畴,以汉代张仲景《伤寒论》六经辨证体系来辨证治疗。

太阳病:症见恶寒发热、头项强痛、脉浮等太阳经表受邪、营卫失和表现。选方:麻黄汤、桂枝汤、葛根汤、大青龙汤、小青龙汤、麻杏石甘汤、葛根芩连汤等。

阳明病:若邪化热入里,发展至邪热炽盛的极期阶段,症见但热不寒、口渴、汗出,甚或腹痛胀满拒按、大便秘结等胃肠燥实表现。选方:三承气汤、白虎汤。

少阳病:邪正交争于半表半里,症见往来寒热、胸胁苦满、默默不欲饮食、心烦喜呕、口苦、咽干、目眩等胆腑气郁、枢机不利表现。选方:柴胡类方。

太阴病:病邪深入三阴,症见吐利、腹满而痛、喜温喜按等脾阳虚弱、寒湿留困表现。选方:理中汤。

少阴病：症见无热恶寒、手足厥冷、下利清谷、精神委靡、昏沉欲睡、脉沉微细等心肾阳虚、阴寒内盛表现。选方：四逆汤。

厥阴病：症见消渴、气上撞心、心中疼热、饥而不欲食、食则吐蛔或呕吐、下利等上热下寒、寒热错杂表现。选方：乌梅丸。

2. 温疫 为温热邪气所致，属温病范畴，临床中又以其或夹火热毒邪，或兼湿热秽浊而有不同的辨治理论。

（1）温热毒邪所致温疫：以卫气营血辨证体系及三焦辨证体系论治。

卫气营血辨证中，邪在卫分、气分者病情轻浅；邪入营分、血分者，病情深重。温病的传变有顺传和逆传两种，由卫分到气分，进而发展到营分、血分者，为顺传。卫分证直接陷入营分证者，为逆传。由于温病病情复杂多变，卫、气、营、血4个阶段并非截然分开，因此，在临床上往往有不同阶段的证候相互交织错杂的表现，如卫气同病、气血两燔等。

卫分证：是温热病邪侵犯肺与皮毛所表现的证候，表现为发热、咽干、咳嗽、口渴、舌苔薄白、脉浮等，主方为辛凉轻剂银翘散。

气分证：是温热病邪由表入里、阳热亢盛的里热证候，多由卫分证转化而来，表现为身体壮热、不恶寒、反恶热、汗出而热不解、舌红、苔黄、脉数，主方为辛凉重剂麻杏石甘汤、白虎汤。

营分证：为温热病邪内陷营阴的深重阶段，病位多在心与心包络，以营阴受损、心神被扰为特点，可见身热夜甚、口干而不甚渴饮、心烦不寐、甚则神昏谵语，或见斑疹隐隐、舌质红绛、脉象细数。方选清营汤。

血分证：为邪热深入血分而引起耗血动血的证候，是卫气营血病变的最后阶段，也是温热病发展演变过程中最为深重的阶段，累及脏腑以心、肝、肾为主。其临床特点是身热、躁扰不安，或神昏谵狂，吐血，衄血，便血，尿血，斑疹密布，舌质深绛，脉细数。方选犀角地黄汤。

三焦辨证认为温病一般始于上焦手太阴肺，然后传入中焦脾胃，最后终于下焦肝肾。三焦病证亦可以相兼互见。在三焦辨证中，邪在上焦主要表现为手太阴肺经和手厥阴心包经的病变；邪在中焦则表现为脾胃功能障碍的证候；邪入下焦，主要反映出足厥阴肝和足少阴肾的病变。上、中二焦病变，多属实证；下焦病变，多为虚证。吴鞠通指出："温病由口鼻而入，鼻气通于肺，口气通于胃，肺病逆传则为心包，上焦病不治，则传中焦，胃与脾也；中焦病不治，则传下焦。始上焦，终下焦"。其治疗原则为"治上焦如羽，非轻不举；治中焦如衡，非平不安；治下焦如沤，非重不沉"。

上焦病证：温邪上受，首先犯肺，外感温热病的初期常表现为肺卫症状，属手太阴肺经。传变有二，顺传则发展为中焦病证，逆传则出现心包证。上焦病证主要是指温邪侵犯肺经及逆传心包的证候，也包括头面、胸胁等的病证。表现为发热，微恶风寒，无汗或少汗，口微渴，咳嗽，咽红肿痛，苔薄白，舌边尖红，脉浮数；或神昏谵语，或昏愦不语，舌謇，肢厥，舌红或绛。

中焦病证：温热之邪由上焦传入中焦，出现足阳明胃、足太阴脾、手阳明大肠病变者为中焦病证。脾胃同处中焦，胃为阳土，脾为阴土，胃主燥以降为安，脾主湿得升则健。中焦病证常表现为阳明的燥化与太阴的湿化。表现为发热不恶寒，反恶热，日晡益甚，面目俱赤，呼吸气粗，腹满胀痛，便秘，口干咽燥，小便涩，舌红苔黄，或焦黑有刺，脉沉实；或身热不扬，头胀身重，胸闷脘痞，小便不利，大便不爽或溏泄，苔腻或黄腻，脉濡数。

下焦病证：温热之邪侵袭到下焦，出现足厥阴肝、足少阴肾等病变者为下焦病证。肝肾同源，同处下焦，温热之邪劫灼下焦，常表现为肝肾阴伤的证候。表现为身热面赤，手足心热甚于手背,或夜热早凉,口干,舌燥,神倦,脉虚大;或手足蠕动,心中憺憺大动,舌绛苔少,脉虚。

(2)湿热秽浊邪气所致温疫称为杂疫,以其"邪伏募原",多以吴又可《温疫论》中的"表里传变"论治,主要方剂有达原饮等。

2009年甲型H1N1流感发生于春末夏初,此时人体阳气弛张,湿气渐盛,蕴积可化热。若逢疫疠之气流行,兼夹秽浊,由口鼻而入,感而发病。外感毒邪,内蕴积热,外邪内热合而发病,化生毒热,蕴生瘀毒,内舍脏腑;正气虚损则阳气下陷,疫毒邪热得乘其位,弥漫三焦,耗气伤津;气血耗伤,进而内闭外脱,终致危象。鼻通于肺,肺与大肠相表里,则邪热移于大肠或因其兼夹秽浊,可见腹满、腹胀或泄泻等症。可见甲型H1N1流感属于中医学"温疫"的范畴,其病情传变符合"卫气营血"的传变规律,在考察甲型H1N1流感临床特征的基础上制订方案,并进行了临床研究。

二、分 证 论 治

基于中医学治疗疫病的理论及我们在2009年5月至2010年1月间的临床研究和中西医结合治疗甲型H1N1流感轻型患者的安全有效和安全性的研究及近30例重症患者的治疗经验,充分利用现有资料,采用观察性研究和个案分析研究方法,分析总结我国甲型H1N1流感危重病例的发病特点、临床症状、并发症、疾病发展演变规律、死亡原因、中医证候特点、中医核心病机以及中药干预效果,进一步完善中医对甲型H1N1流感危重病例的认识水平和救治水平,力求进一步降低病死率,制订了本辨证治疗方案。

(一)轻症辨证治疗方案

1. 风热犯卫证 急性上呼吸道感染表现为本证候者,可参照辨证论治。

主症:发病初期,发热或未发热,咽红不适,轻咳少痰,无汗。

舌脉:舌质红,苔薄或薄腻,脉浮数。

治法:疏风清热。

基本方药:金银花、连翘、桑叶、菊花、桔梗、牛蒡子、竹叶、芦根、薄荷、生甘草。

煎服法:水煎服,每日1～2剂。

加减:苔厚腻者,加藿香、佩兰;咳嗽重者,加杏仁、枇杷叶;腹泻者,加黄连、木香;咽痛重者,加锦灯笼。

若表现为呕吐、腹泻、进食药物困难者,可先用黄连6g,苏叶10g水煎频服,可达到止呕的目的。

常用中成药:疏风清热类中成药疏风解毒胶囊4粒,每日3次,病情重者3粒,4小时1次;也可选用香菊胶囊、银翘解毒类、桑菊感冒类、双黄连类口服制剂、藿香正气类、葛根芩连类制剂等。

2. 热毒袭肺证 急性上呼吸道感染表现本证候者,可参照辨证论治。

主症:高热,咳嗽,痰黏咳痰不爽,口渴喜饮,咽痛,目赤。

舌脉:舌质红,苔黄或腻,脉滑数。

治法:清肺解毒。

基本方药:炙麻黄、杏仁、生石膏、知母、浙贝母、桔梗、黄芩、柴胡、生甘草。

煎服法:水煎服,每剂水煎400ml,每次口服200ml,每日2次,必要时可日服2剂,200ml,6小时1次口服。

加减:便秘者,加生大黄;持续高热者,加青蒿、牡丹皮。

常用中成药:清肺解毒类中成药如连花清瘟胶囊 4 粒,每日 3 次,病情重者 3 粒,4 小时 1 次;金莲清热泡腾片 1 片,6 小时 1 次;也可选用银黄类制剂等。

(二) 重症辨证治疗方案

1. 毒热壅肺证　重症肺炎,ALI/ARDS 早期表现为本证候者,可参照辨证论治

主症:多见于发病的 1～3 天,持续高热,咳嗽咳痰,痰少或无痰,气短,或心悸,躁扰不安,舌红,苔薄腻或灰腻,脉滑数。

治法:清热泻肺,解毒散瘀。

基本方药:炙麻黄、生石膏、炒杏仁、知母、鱼腥草、葶苈子、金荞麦、黄芩、浙贝母、生大黄、丹参、瓜蒌。

煎服法:水煎,浓煎 200ml,口服、鼻饲或结肠滴注,每日 1～2 剂。

加减:腹胀便结者,加枳实、元明粉(冲服);肢体抽搐者,加羚羊角(冲服)、僵蚕、广地龙;呼吸短促、汗出、脉细者,加西洋参。若出现呼吸短促、汗出、脉细者,加西洋参、生晒参。

2. 毒热闭肺证　重症肺炎,ALI/ARDS 表现为本证候者,可参考辨证论治。

主证:多见于发病的 2～4 天,持续高热,剧烈咳嗽,入夜尤甚,无痰或痰少,乏力气促,活动后加重,舌红或淡、体胖多津,苔腻,脉沉实。

治法:开闭宣肺,清热解毒。

基本方药:葶苈子、瓜蒌皮、生石膏、杏仁、法半夏、炙麻黄、黄芩、细辛、浙贝母、赤芍、西洋参。

煎服法:水煎,浓煎 200ml,口服、鼻饲或结肠滴注,每日 1～2 剂。

加减:出现热深厥深,热毒内闭,气血不能外达,症见四肢逆冷,可于上方中加入柴胡、枳壳;出现汗出、神疲者,加红参、西洋参。

(三) 危重症辨证治疗方案

1. 毒损肺络,津血外渗证　出血性病毒性肺炎、重度肺炎出现低氧血症者表现为本证候,可参考进行辨证论治。

主症:多见于发病的 3～5 天,高热或不发热,咳嗽频作,痰中带血,或咳吐粉红血痰,气促不能活动,口唇发绀,舌质胖、色黯,脉沉实或虚数。

治法:解毒泻肺,分清泻浊。

基本方药:赤芍、丹参、生石膏、知母、生甘草、黄芩、生大黄、萆薢、蚕砂、仙鹤草、西洋参、三七块。

煎服法:水煎 200ml,口服、鼻饲或结肠滴注,每日 1～2 剂。

生晒参 30g 浓煎频服。

中药注射剂:热毒宁注射液 20ml 加入 500ml 液体静脉滴注,或喜炎平注射液 250～500mg 加入 500ml 液体静脉滴注;血必净注射液 100ml 加入 500ml 液体静脉滴注;痰热清注射液 20ml 加入 500ml 液体静脉滴注;醒脑静注射液 40ml 加入 500ml 液体静脉滴注;生脉注射液或参麦注射液 100ml 加入 250ml 液体静脉滴注。

2. 毒邪内陷,内闭外脱证　感染中毒性休克、多脏器衰竭表现为本证候者,可参考进行辨证论治。

主症:发病的 5～7 天以后,高热或低体温,喘闷或机械通气辅助通气,大量清稀泡沫血水,神志淡漠甚至昏蒙,面色苍白或潮红,冷汗自出或皮肤干燥,四肢不温或逆冷,舌黯淡、体

胖,苔白腻,脉微细数,或脉微弱。

治法:益气固本,清热解毒,分清化浊。

基本方药:①生晒参、麦冬、山茱萸、三七,浓煎频服;②生晒参、炮附子、五味子、炙麻黄、陈皮、细辛、浙贝母、丹参、萆薢、晚蚕砂、赤芍、金银花。

煎服法:水煎 200ml,口服、鼻饲或结肠滴注,每日 1～2 剂。

中药注射液:参附注射液 50～100ml 加入 250ml 液体静脉滴注;生脉注射液 60～100ml 加入 250ml 液体静脉滴注;参麦注射液 60～100ml 加入 250ml 液体静脉滴注。

(四) 危重症恢复期

主症:神疲,乏力,低热,咳嗽气短,纳差,舌淡红,苔薄。

治法:益气养阴,活血化痰。

基本方药:太子参、南沙参、麦冬、丹参、浙贝母、杏仁、佛手、焦三仙。

煎服法:水煎服,口服,每日 1 剂。

加减:若病后余邪不尽,肺络瘀阻者,影像学表现为肺纤维化,加生黄芪、广地龙、白果、赤芍、知母。

中药注射剂使用注意事项:宜严格遵从药物说明书的使用剂量与使用方法;并注意与其他静脉药物间隔适当时间,在用中药注射剂后以 0.9%氯化钠注射液冲管。

儿童用药注意事项:上述饮片和注射剂的用量均为成人量,儿童用药宜在中医师指导下酌减。

三、中医药治疗甲型 H1N1 流感的经验与体会

(一) 对甲型 H1N1 流感轻症的疗效

基于以上治疗方案开展了多种临床研究,表明中医药对于轻症具有良好的疗效,在退热、减少住院日、核酸转阴方面与西药比较具有同等的疗效,也就是说中药可以单独治疗甲型 H1N1 流感轻症患者。

(二) 对重症、危重症的中医核心病机及其演变规律分析

甲型 H1N1 流感重症以高热、剧烈咳嗽、痰少或痰多、呼吸急促、胸腹灼热多见,脉象多为沉实。有较明显的时间观念,3～5 天是加重的时间点,危重之象以咯吐血痰或咳血、后 1～2 天喘促、脉多见虚象、舌质淡胖多津为多。据此分析,其核心病机为毒热壅肺、甚则闭肺,损伤肺络,耗伤正气,邪毒内陷,导致气不摄血或气不摄津出现血性痰液,进而出现手足不温之热深、厥深至气亡脱,如见呼吸短促、汗出、脉细等。该病属于中医学“温病”范畴,但不完全符合“卫气营血”的传变规律,始终留连于气分,伤气伤阳;其轻症在卫分,危重症则留连气分传变三阴经,出现厥脱之变。新的传变规律值得进一步关注和研究。

(三) 重视西医治疗对中医证候的影响

重症患者早期的西医液体复苏及抗生素治疗,对中医证候产生的影响是不容忽视的。从中医学的观点分析,热毒之邪的特点是耗气伤津,临床可见津液大伤的表现。但是在患者早期的液体复苏及抗生素治疗后,患者中很少见到津伤,而多表现为耗气伤阳之象。中医对于休克者,可以从脱证论治,其临证应见脉微欲绝等,但是血管活性药物的使用使得脉微欲绝等见症并不多见。故而对重症患者的中医证候分析时,必须考虑现代医学多种治疗手段对中医证候的干预,综合分析。

（四）把握重症患者的不同病理阶段进行辨证论治

中医早期介入：中医在甲型 H1N1 发病早期及时介入治疗，既体现"既病防变"的治未病思想，可以取得较好疗效，也可能是降低重症病例病死率的重要因素。

针对危重症的核心病机"毒热"治疗：治疗应注重清热解毒、活血解毒、宣肺化痰，中药注射液可选用喜炎平注射液、热毒宁注射液、痰热清注射液、清开灵注射液、血必净注射液，根据其病机演变特点有伤气之证，可以加用生脉注射液顾护正气。

针对凝血功能紊乱的治疗：由凝血功能紊乱导致的弥散性血管内凝血（DIC），因其多表现为瘀毒互结，中医治疗当重用活血化瘀解毒之法，如早期可在中药汤剂中加入丹参、赤芍防止邪气入营动血；中药注射液可选用血必净注射液。根据中医"气血相关理论"及病机的演变趋势，可加用补气扶正之法，如生脉注射液或参麦注射液。

防止疾病向 MODS 转化：邪毒耗伤正气，导致正气亡脱，故在本病的治疗过程中要时刻注意扶助正气，加用红参、西洋参、生黄芪等药物，中药注射液可选用生脉注射液、参脉注射液、参附注射液等。

四、病 案 举 例

田某，女，57 岁，因"右上腹疼痛 3 天，加重伴胸闷气急 2 天，意识障碍 1 天"于 2009 年 11 月 13 日 20：05 以"甲型 H1N1 流感危重症"收入 ICU。

患者于 3 天前受凉后出现右上腹疼痛，为阵发性游走性疼痛，伴有气促，无发热、咳嗽、咳痰，无恶心、呕吐、黄疸、腹泻、腹胀，院外输液治疗（具体不详），症状无明显好转；2 天前症状加重，伴有胸闷及呼吸困难，活动后明显心累，夜间可平卧，无端坐呼吸，无心前区疼痛，无压榨性疼痛，治疗无明显好转；1 天前出现意识障碍，呼之无反应，无抽搐及大小便失禁。入某医院诊疗，血气分析：pH 7.141，PCO_2 19.1mmHg，PO_2 60mmHg，BE 22mmol/L，K^+ 5.2mmol/L，SO_2 92%；血常规：WBC 21.52×10^9/L，N 93%，PLT 88×10^9/L，Hb 139g/L；生化：白蛋白 26.7g/L，球蛋白 46g/L，GLU 42.8mmol/L，BUN 14.12mmol/L，尿酸 630μmol/L，ALP 224U/L，渗透压 327mmol/L；尿常规：尿酮体（＋＋＋），尿糖（＋＋＋），血凝正常。诊断为：①高渗性昏迷；②慢性阻塞性肺疾病加重期；③代谢性酸中毒，高钾血症；④低蛋白血症。入院后予以气管插管，呼吸机辅助呼吸，补液治疗，小剂量胰岛素泵入，入院 26 小时总计输入 12 500ml，白蛋白 20g，尿量 4000ml，采咽拭子示甲型 H1N1 流感病毒核酸检测阳性确诊后转入。

患者基本信息：慢性支气管炎病史 20 余年，长期使用激素。出现双下肢水肿，有"多食、多饮、多尿"等症状。否认有流感样症状患者及甲型 H1N1 流感确诊患者接触史。

体检：T 36.5℃，P 102 次/分钟，R 21 次/分钟，BP 108/68mmHg，SpO_2 98%，深昏迷。体型肥胖，全身可见多处瘀斑，球结膜高度水肿，左睑结膜出血，双侧瞳孔等大等圆，对光反射灵敏。口唇不发绀，颈软，脑膜刺激征阴性。桶状胸，双肺呼吸音对称，双肺满布湿啰音，偶可闻及干鸣音。心率 102 次/分钟。腹围 100cm，腹部张力增高，全腹无压痛、反跳痛，肝脾未扪及，移动性浊音可疑阳性，肠鸣音 3～4 次/分钟，双上肢肘关节以下、下肢膝关节以下凹陷性水肿。

诊断：①甲型 H1N1 流感危重症；②重症肺炎；③糖尿病，糖尿病酮症酸中毒，高渗性昏迷；④慢性阻塞性肺疾病急性加重期，肺源性心脏病，低氧血症；⑤高钾血症；⑥低蛋白血症。

治疗：内科疾病护理常规、传染病护理常规，奥司他韦 150mg，每日 2 次抗病毒；头孢曲松钠2.0g,静脉滴注每日1次;左氧氟沙星0.6g,静脉滴注每日1次抗感染;有创呼吸机通气,支持对症处理。

2009年11月13日21:30中医会诊:昏迷状态,面色青黄,体型肥胖,四末不温,全身可见多处瘀斑,球结膜高度水肿,左睑结膜及球结膜出血,口唇无发绀。脉沉促,重按乏力。因有创呼吸机通气,无法诊视舌苔。中医辨证属气虚血瘀,治宜大补元气、活血化瘀,静脉用生脉注射液、血必净注射液,方用生脉散合桃红四物汤加减(生晒参20g,麦冬20g,炙黄芪60g,丹参30g,赤芍20g,川红花10g,当归20g,川芎10g,茯苓20g,炙甘草10g。2剂,水煎服,每次200ml,每4小时1次)。另用生晒参30g、麦冬20g,2剂,浓煎频服,每日1剂,每次100ml,每4小时1次。

2009年11月14日7:30浅昏迷,对疼痛刺激有反应,全身可见多处瘀斑,球结膜高度水肿,左睑结膜及球结膜出血,双侧瞳孔等大等圆,对光反射灵敏。口唇不发绀,肠鸣音3~4次/分钟,双上肢、下肢膝关节以下凹陷性水肿,肢端温暖。12:00呼之能睁眼,面色青黄。脉沉数。双上肢、下肢膝关节以下凹陷性水肿,肢端温暖。血糖7.6mmol/L。病情稍有转机,继续静脉注射生脉注射液、血必净注射液和中药汤剂鼻饲。

2009年11月15日12:30中医会诊:患者神清,面见血色,颧部见毛细血管扩张,体型肥胖,瘀斑未见增加,球结膜高度水肿,左睑结膜及球结膜出血,口唇无发绀。左脉如常,右脉关以上弦滑。因有创呼吸机通气,无法诊视舌苔。T 36.9℃,P 76次/分钟,R 17次/分钟,BP 123/75mmHg,SpO$_2$ 98%。证象见缓,治如前法,生脉散合桃红四物汤加减(生晒参20g,麦冬20g,炙黄芪60g,丹参30g,赤芍20g,红花10g,当归20g,川芎10g,茯苓20g,炙甘草10g。2剂,水煎服,每次200ml,每4小时1次)。

患者于16日脱机,7天后出院。

第二节 风温肺热病

一、概 述

肺热是指风热邪毒犯肺,热壅肺气,肺失清肃,以骤起发热、咳嗽、胸痛、烦渴等为主要表现的疾病。

《黄帝内经》最早记载肺热的病名,《素问·刺热》曰:"肺热病者,先淅然厥,起毫毛,恶风寒,舌上黄,身热。热争则喘咳,痛走胸膺背,不得大息,头痛不堪,汗出而寒。"叶天士《外感温热篇》曰:"温邪上受,首先犯肺。"清代陈平伯《外感温病篇》曰:"风温为病,春月与冬季居多,或恶风,或不恶风,必身热咳嗽渴,此风温证之提纲也。"因肺热与风温的症状、病邪、病位相似,故近年有合称风温肺热病之名。

本病相当于现代医学的急性肺炎、支气管周围炎和急性支气管炎等急性肺部感染性疾病。

二、诊断与鉴别诊断

(一)中医证候诊断

1. 风热犯肺证 身热无汗或少汗,微恶风寒,咳嗽痰少,头痛,口微渴,舌边尖红,苔薄白,脉浮数。

2. 痰热壅肺证 身热烦渴,汗出,咳嗽气粗,或痰黄带血,胸闷胸痛,口渴,舌红苔黄,脉洪数或滑数。

3. 肺胃热盛证 身热,午后为甚,心烦懊恼,口渴多饮,咳嗽痰黄,腹满便秘,舌红,苔黄或灰黑而燥,脉滑数。

4. 热入营血证 咳嗽,咳痰黄稠或痰中带血,身热夜甚,心烦躁扰,甚或时有谵语,肌肤红疹点,或吐血便血咽干,口不甚渴饮,舌红绛无苔,脉细数。

5. 热闭心包证 壮热,烦躁不安,口渴不欲饮,甚则神昏谵语、痉厥或四肢厥冷,舌绛少津,苔黄,脉弦数或沉数。

6. 气阴两虚证 身热渐退,干咳痰少而黏,自汗神倦,纳少口干,舌红少苔,脉细或细数。

7. 邪陷正脱证 呼吸短促,鼻翼扇动,面色苍白,大汗淋漓,甚则汗出如油,四肢厥冷,发绀,烦躁不安,身热骤降;或起病无身热,面色淡白,神志逐渐模糊;舌质淡紫,脉细数无力,或脉微欲绝。

(二) 西医诊断

1. 临床表现

(1) 以发热、咳嗽、咳痰、胸痛、气急、烦渴为主症。初起时可有恶寒或寒战,咳痰黏稠,或为血性、铁锈色痰,严重者壮热不退,甚至神昏谵语,或抽搐昏厥,或面白、冷汗、肢厥、脉微。

(2) 冬春多见,常有受寒、疲劳、气候变化等诱因。

(3) 肺部呼吸音减弱,或可闻及干湿啰音。

(4) 肺部 X 线和外周血象可协助诊断。

2. 理化检查

(1) 血象:血白细胞总数及中性粒细胞百分比升高者,属细菌性感染;正常或偏低者以病毒性感染为主。

(2) 痰液检查:痰液直接涂片或培养可以找到病原体。

(3) X 线:胸部 X 线透视或摄片可见一侧或两侧肺叶或肺段炎性阴影。

(三) 鉴别诊断

1. 急性上呼吸道感染 以鼻咽部症状为主,咳嗽较轻,缺乏肺部体征等可资鉴别。

2. 流行性感冒 急性起病,群体发病,以发热、头痛、乏力、全身酸痛不适等全身症状为主,结合流行情况以及咽部病毒分离或血清抗体的检查,可以明确诊断。

3. 其他疾病 如支气管肺炎、肺结核、肺癌、肺脓肿、麻疹、百日咳等疾病可有急性支气管炎的症状,结合病史、体征及实验室检查等,可资鉴别。

三、处 理 原 则

风温肺热病的病变过程即是卫气营血的传变过程,在治疗上,首先要掌握卫气营血的辨证要点,如发热类型、恶寒与否、口渴程度、出汗情况、神志表现、有无斑疹,以及舌象、脉象等变化。治疗则遵循叶天士所言:"在卫汗之可也,到气才可清气,入营犹可透热转气……入血就恐耗血动血,直须凉血散血。"

四、急 救 处 理

(一) 物理降温,呼吸困难者吸氧

(二) 常用中成药

1. 双黄连粉针剂 30mg/kg 加入 5% 葡萄糖注射液 250ml 中,静脉滴注,每日 1～

2次。

2. 清开灵注射液　40ml加入5％葡萄糖注射液250ml中,静脉滴注,每日1～2次。

3. 穿琥宁注射液　40mg加入5％葡萄糖注射液250ml中,静脉滴注,每日1～2次。

4. 醒脑静注射液　20mg加入5％葡萄糖注射液250ml中,静脉滴注,每日1～2次。

5. 安宫牛黄丸　每次1丸,每日1～2次,口服或鼻饲。

6. 紫雪丹　每次1丸,每日1～2次,口服或鼻饲。

五、分证论治

1. 风热犯肺证

治法:辛凉解表,宣肺清热。

方药:银翘散。

金银花、连翘、竹叶、荆芥、牛蒡子、淡豆豉、薄荷、甘草、桔梗、芦根。

加减:头胀痛甚者,加桑叶、菊花;咳嗽痰多者,加贝母、前胡、杏仁;咳痰黄稠者,加黄芩、知母、瓜蒌皮;身热较著者,加石膏、鸭跖草;乳蛾红肿疼痛者,加一枝黄花、土牛膝、玄参。

2. 痰热壅肺证

治法:清热化痰,宣肺止咳。

方药:麻杏石甘汤合苇茎汤。

麻黄、杏仁、生石膏、甘草、瓜蒌、薏苡仁、桃仁、芦根。

加减:痰多黏稠者,加瓜蒌、海蛤粉;喘不得卧,痰壅便秘者,加大黄、葶苈子;痰黄有腥味者,加鱼腥草、金荞麦根、蒲公英、冬瓜子;身热甚者,加石膏、知母、金银花。

3. 肺胃热盛证

治法:清肺透邪,清胃通腑。

方药:栀子豉汤合调胃承气汤。

栀子、淡豆豉、甘草、大黄、芒硝。

加减:热甚者,重用生石膏,加黄芩、黄连、栀子、桑白皮、鱼腥草;喘甚者,加紫苏子、莱菔子;痰黏稠、难出者,加竹沥、天竺黄、浙贝母、海蛤壳豁痰逐顽;胸闷者,加枳壳、瓜蒌皮。

4. 热入营血证

治法:清营凉血,化痰止咳。

方药:清营汤合犀角地黄汤。

水牛角片、生地黄、麦冬、金银花、连翘、玄参、丹参、黄连、竹叶、牡丹皮、赤芍。

加减:痰热甚者,加鲜竹沥、胆南星、瓜蒌皮,或送服猴枣散;腑实便秘者,加大黄、芒硝、枳实;若出血,加茅根、茜草、地榆;动风抽搐者,加羚羊角、钩藤,常汤药送服安宫牛黄丸、紫雪丹、至宝丹。

5. 热闭心包证

治法:清营泻热,清心开窍。

方药:清宫汤。

玄参、莲子心、竹叶、连翘、水牛角片、麦冬。

加减:若腑实便秘者,加大黄、芒硝;痰涎壅盛者,加竹沥、天竺黄或送服猴枣散;热甚动风抽搐者,加羚羊角、钩藤,并予紫雪丹、安宫牛黄丸、至宝丹。

6. 气阴两虚证

治法:甘寒生津,滋养肺胃。

方药:沙参麦门冬汤。

沙参、玉竹、麦冬、桑叶、扁豆、天花粉、生甘草。

加减:若热未净者,加知母;渴甚者,加石斛;咳甚者,加杏仁;纳呆者,加谷芽等。

7. 邪陷正脱证

治法:固脱救逆。

方药:阴脱者用生脉散;阳脱者用参附汤。

生脉散:人参、麦冬、五味子;参附汤:人参、附子。

六、预 防 护 理

1. 注意保暖,忌用热水袋。急性期应卧床休息,以减少组织对氧的需要,帮助机体组织修复。

2. 高蛋白、高热量、高维生素、易消化的饮食。高热时给予清淡半流质饮食。鼓励患者多饮水,有利于毒素排出。

3. 遵医嘱给予抗生素,并观察疗效及有无不良反应。

4. 做好心理护理,消除患者烦躁、焦虑、恐惧的情绪。

5. 积极预防上呼吸道感染,如避免受凉、过度劳累。天气变化时及时增减衣服,感冒流行时少去公共场所。

6. 减少异物对呼吸道的刺激,鼓励患者戒烟。

7. 适当锻炼身体,多进营养丰富的食物。保持生活规律、心情愉快,增强机体抵抗力。

七、文 献 选 读

《伤寒论》:"太阳病,发热而渴,不恶寒者,为温病。若发汗已,身灼热者,名风温。风温为病,脉阴阳俱浮,自汗出,身重,多眠睡,鼻息必鼾,语言难出。若被下者,小便不利,直视,失溲;若被火者,微发黄色,剧则如惊痫,时瘛疭;若火熏之,一逆尚引日,再逆促命期。"

《诸病源候论》:"伤寒病,其人先苦身热,溢干而渴,饮水即心下满,洒然身热,不得汗,恶风,时咳逆者,此肺热也。"

《备急千金要方》:"邪克于肺,则寒热、上气喘、汗出,咳动肩背,喉鸣,甚则唾血……胸满气喘,痰盛粘稠,皆肺气热也。"

《内外伤辨惑论》:"夫嗽者,五脏皆有,皆因内伤脾胃,外感风邪。皮毛属肺,风寒随元府而入,腠理开张,内外相合,先传肺而入,遂成咳嗽,乃肺热也。寒化热,热则生痰,故喘满也。经云:喉中介介如梗状,甚则嗽血也,胸满气喘,痰盛稠粘,皆肺气热也。"

《外感温热篇》:"温邪上受,首先犯肺,逆传心包。肺主气属卫,心主血属营。辨营卫气血,虽与伤寒同,若论治法,则与伤寒大异也。""大凡看法,卫之后方言气,营之后方言血。在卫汗之可也,到气才可清气,入营犹可透热转气,如水牛角、元参、羚羊角等物,入血就恐耗血动血,直须凉血散血,如生地、丹皮、阿胶、赤芍等物。"

《外感温病篇》:"风温为病,春月与冬季居多,或恶风,或不恶风,必身热咳嗽渴,此风温证之提纲也。"

《温病条辨》:"肺病先恶风寒者,肺主气,又主皮毛,肺病则气贲郁不得捍卫皮毛也。舌上黄者,肺气不化则湿热聚而为黄苔也。喘,气郁极也。咳,火克金也。胸膺,背之腑也,皆天气主之,肺主天气,肺气郁极,故痛走胸膺背也,走者,不定之词。不得太息,气郁之极也。头痛不堪,亦天气贲郁之极也。"

八、现 代 研 究

(一)理论研究

近年来,随着对温病卫气营血证候病理变化本质的研究深入,关于本病的病因病机有学者提出新见解。张学文、黄星垣均认为"热毒"为温病的病因,主张清热解毒应贯穿卫气营血证各阶段。徐应抒等发现,卫气营血证中血液流变学改变均属高黏综合征。龚婕宁等认为肺热证的病理改变为热壅肺气、血络瘀阻,提出清肺活血法为肺热证基本治法,并通过动物实验观察到病毒性肺热证家兔模型免疫功能降低,血液黏度增高,微循环障碍,提示肺热证存在血瘀倾向。邓泽军认为热病伤阴是外感高热症的基本病机,清热养阴应成为贯穿热病的基本治法,并以清热养阴法治疗外感高热卫气同病 87 例,总有效率 89.7%。任继学教授认为肺热病之起因缘于毒邪,毒邪包括了有生命之毒邪(如细菌、病毒、支原体、衣原体等)和无生命之毒邪(如物理的、化学的毒素,大气污染等),本病的发生发展是既有伏邪内潜,又有毒邪之感,二者互引而成。高淑贞认为温病是由温邪引起的以发热为主症,具有热象偏重、易化燥伤阴等特点的一类急性外感热病,提出温病必须存津,津若不存,温病难治。陈少东等亦认为气阴两伤是肺热证的基本病机之一,贯穿于肺热证发病全程,治疗上应时时顾护阴津。

(二)临床研究

1. 辨证论治 辨证肺热病有多种方法,尚缺乏统一的体系。有研究者采用分期辨证法将肺热病分为早、中、晚 3 期 8 证论治:①早期:风热犯肺证,方用银翘散;湿热束表证,方用藿朴夏苓汤。②中期:热邪壅肺证,方用麻杏甘石汤;湿热留连证,方用蒿芩清胆汤;痰热结胸证,方用小陷胸汤合栀子豉汤;热壅胸膈证,方用凉膈散。③晚期:热入心营证以清营汤送服紫雪丹;热厥阴竭证用参麦注射液合生脉犀地汤。也有按照卫气营血辨证分 4 种证型论治:①半表半里证,方用小柴胡汤合清肺饮;②痰热壅肺证,方用清肺饮;③热闭心营证,方用清营汤;④气阴两虚证,方用清营汤合沙参麦冬汤。有研究者将老年肺炎辨证为 4 型:①风温犯肺证,方用银翘散加荸草、鸭跖草等;②肺热壅盛证,方用三黄泻心汤合麻杏甘石汤,酌加丹参、川芎、桃仁等;③正虚欲脱证,治以生脉散合参附龙牡汤加减,取红参汤频服,酌情选用安宫牛黄丸、至宝丹、紫雪丹;④肺胃阴伤证,治以沙参麦冬汤加减。

2. 病证结合 有研究者治疗腺病毒肺炎,采用分期辨证法分肺炎初期、肺炎中期和肺炎后期 3 期 19 个证型论治,临床收到良好疗效。也有对肺脓肿采用分期辨证法分初期、成痈期、溃脓期及恢复期 4 个阶段施治。初期为风热袭表、内壅于肺所致,宜疏散风热、清肺化痰,以银翘散加减;成痈期为热毒壅肺、热壅血瘀所致,宜清热解毒、化瘀散结,以千金苇茎汤加减;溃脓期属热毒炽盛、血败肉腐所致,宜排脓、清热、解毒,以桔梗汤合千金苇茎汤加减;恢复期属气阴两虚、邪去正虚所致,宜润肺化痰、益气养阴,用清燥救肺汤加减。2003 年北京中医药大学附属东直门医院收治 30 例 SARS 患者,在糖皮质激素、抗病毒、机械通气等辨病和对症治疗等基础上,结合中医辨证论治,可明显改善症状,认为 SARS 发病基本遵循卫气营血辨证规律。疫疠犯肺、气分热盛阶段以清热宣肺、涤痰止咳和清热解毒、泻肺开闭为治则,方用五虎汤合葶苈大枣泻肺汤加减。

3. 中成药

（1）注射剂

痰热清注射液：张立波等在头孢哌酮、病毒唑等西药治疗基础上加用痰热清注射液治疗肺部感染 100 例，与单纯西药治疗相对照，结果表明应用痰热清注射液治疗肺部感染，对促进痰液排出、改善呼吸状况及湿性啰音等效果显著，并可缩短病程，防止并发症，治疗组总有效率明显高于对照组。

鱼腥草注射液：屠东升在常规内科治疗基础上加用鱼腥草注射液治疗下呼吸道感染 120 例，总有效率明显高于单纯西医治疗组。

莲必治注射液：毕美芬采用西医常规治疗及联合应用莲必治注射液治疗急性呼吸道感染患儿各 150 例，结果显示加用莲必治注射液有良好的退热效果，不良反应不明显。

其他：近 10 年来，治疗风温肺热病的新制剂中，针剂除广泛用于临床的鱼腥草、双黄连（粉针）、痰热清、穿琥宁、清开灵注射液外，刘茂甫等自拟解卫清气注射液治疗急性外感发热 136 例，总有效率为 91.9%。范淑惠根据卫气营血辨证，结合风温肺热病的特点分 3 期，自拟知石清解针剂治疗本病，并设对照组依据不同病因选用抗生素，发现治疗组疗效优于对照组。

（2）雾化吸入：何刚采用自拟中药方剂（麻黄、银杏、浙贝母、射干、沉香、木香、黄芪、虎杖、贯众、甘草）雾化吸入治疗毛细支气管炎，与使用病毒唑雾化吸入相对照，结果证明中药雾化及吸入疗效优于病毒唑，是毛细支气管炎的有效治疗措施。张淳在抗感染、平喘、氧疗等综合治疗基础上，用鱼腥草注射液超声雾化治疗毛细支气管炎 40 例，3～9 天后喘憋及咳嗽症状明显减轻，疗效显著。齐慧茹等以复方连柴雾化剂（连翘、紫花地丁、柴胡、板蓝根、荆芥、重楼）治疗小儿急性上呼吸道感染 50 例，总有效率 98%。

（3）保留灌肠：中医学认为"肺与大肠相表里"，同时中药保留灌肠可使药物有效成分被直肠黏膜直接吸收，通过经络循行作用于肺脏，发挥清宣通降化痰之作用。卢友兰等应用自拟安肺排毒汤（桑白皮、桔梗、芦根、桃仁、杏仁、薏苡仁、连翘根、鱼腥草、川贝母、甘草）直肠滴注保留灌肠，配合西药对症治疗老年肺部感染 34 例，取得较好的临床疗效。赖善中等以自拟清热解毒液（金银花、大黄、大青叶、石膏、知母、生甘草）保留灌肠治疗肺炎、急性支气管炎等急性感染性疾病，其中急性肺炎 30 例，治疗有效率达 80%。

参 考 文 献

1. 申锦林，于为民.张学文教授治疗热病急症经验之一——毒瘀[J].中国中医急症，1995，4(3)：127.

2. 冯涤尘.论黄星垣高热急症学术成就[J].中国中医急症，2001，10(3)：121.

3. 徐应抒，李跃英，廖大忠，等.温病卫气营血证候 103 例的微循环和血液流变学研究[J].中医杂志，1986，27(8)：39.

4. 龚婕宁.论温病肺热证与清肺活血法[J].中国中医基础医学杂志，1997，4(2)：8.

5. 龚婕宁，杨进，陆平成.家兔病毒性肺热证模型的建立[J].中国中医基础医学杂志，1995，1(3)：46.

6. 邓泽军.清热养阴法治疗外感高热卫气同病 87 例临床观察[J].广州中医药大学学报，1998，15(3)：170.

7. 任继学.毒邪肺热病辨证论治[J].中医药通报，2005，4(6)：7-10.

8. 高淑贞.温病存津要义之浅见[J].中华医学研究杂志.2003，3(3)：260.

9. 陈少东，卢红蓉.肺热证气阴两伤病机的探讨[J].中华中医药杂志，2007，22(6)：390-391.

10. 魏喜保，艾利民.风温病 126 例临床分析[J].湖北中医杂志，1984(6)：16-18.

11. 王成祥.辨证老年风温肺热 55 例[J].中国中医急症,1992,1(1):13-16.

12. 胡克明.风温肺热病 100 例临床分析[J].浙江中医学院学报,1995,19(3):12-13.

13. 李德珍,杨铭,王志刚.蒲辅周辨证小儿腺病毒肺炎经验介绍[J].新中医,2003,35(2):7-9.

14. 朱晓红,修宗昌,杨春山.肺脓肿的辨证举例[J].长春中医学院学报,1997,13(62):25.

15. 张立波,邝军,陈功,等.痰热清注射液治疗肺部感染 100 例[J].中原医刊,2007,34(10):40.

16. 屠东升.鱼腥草注射液治疗下呼吸道感染 120 例临床观察[J].天津中医药,2005,22(1):81.

17. 毕美芬.联合应用莲必治治疗急性呼吸道感染 150 例[J].中医药临床杂志,2006,18(5):465-466.

18. 刘茂甫,王晋源,孟庆雯,等.解卫清气注射液治疗急性发热证的临床及实验研究[J].中国医药学报,1991,6(2):16.

19. 范淑惠,戴双明,李同新.知石清解针剂治疗风温肺热病 20 例[J].陕西中医,1994,15(4):159.

20. 何刚.中药雾化吸入治疗毛细支气管炎临床研究[J].国际医药卫生导报,2005,11(4):96-97.

21. 张淳.鱼腥草注射液超声雾化治疗毛细支气管炎 40 例体会[J].基层医学论坛,2005,9(11):1053.

22. 齐慧如,李芳,张小京.复方连柴雾化剂治疗小儿急性上呼吸道感染 50 例[J].中国中医基础医学杂志,2000,6(5):47.

23. 卢友兰,周长泉.中药直肠滴注治疗老年肺部感染的临床护理[J].河北中医,2005,27(7):547.

24. 赖善中,王燕,罗盛标,等.清热解毒液保留灌肠治疗急性感染性疾病 240 例[J].中国中医急症,2007,16(3):354-355.

附 严重急性呼吸道综合征

一、概 述

严重急性呼吸道综合征(severe acute respiratory syndrome,SARS)是由 SARS 冠状病毒(SARS-CoV)引起的一种具有明显传染性、可累及多个脏器系统的特殊肺炎。临床上以发热、乏力、头痛、肌肉关节酸痛等全身症状和干咳、胸闷、呼吸困难等呼吸道症状为主要表现,部分病例可有腹泻等消化道症状;胸部 X 线检查可见肺部炎性浸润影、实验室检查外周血白细胞总数不高或降低、抗菌药物治疗无效是其重要特征。重症病例表现为明显的呼吸困难,并可迅速发展成为急性呼吸窘迫综合征(acute respiratory distress syndrome,ARDS)。

近距离呼吸道飞沫是传播的主要方式,气溶胶传播是经空气传播的另一种方式,通过手接触传播是另一种重要的传播途径;SARS 的潜伏期通常限于 2 周之内,一般约 2～10 天。

实践表明,积极应用中医药早预防、早治疗、重祛邪、早扶正、防传变,可以取得良好的防治效果。

二、诊断与鉴别诊断

(一) 中医诊断依据

根据 SARS 的病机演变,早期以邪犯卫表、湿热郁阻、疫毒壅肺为多见;进展期以气营两燔、肺闭喘憋、热入心营、喘憋欲脱、邪入心包和内闭外脱证为多见;恢复期以气阴亏虚、痰瘀阻络证为多见,由于患者感邪轻重不一,恢复期病变较为复杂多样,又可分为心肺气虚、肝肾阴虚、瘀毒伤骨、湿热内阻、热瘀阻络、脾虚湿阻、肝郁气滞、心神失养等证。分期证型多有重叠、交错、合并、兼见出现。

1. 早期 本期一般为病初的 1～7 天。起病急,以发热、乏力、干咳为主要临床表现。

疫毒之邪外受,正邪交争,实多而虚少。邪盛表现为发热、恶寒、头身疼痛;疫邪犯肺、肺失肃降而干咳;气阴两虚表现为乏力、气短、口渴。

2. 进展期　多发生在病程的8～14天,个别患者可更长。本期以呼吸困难、高热为特征。疫毒之邪郁闭肺气,正邪交争,虚实夹杂,痰湿瘀阻肺络,肺失宣降,表现为呼吸困难、气促胸闷、憋气喘息;肺气受损可累及心气、肾气。

3. 恢复期　本期多见气短、乏力、咳嗽、胸闷,动则尤甚,或见心悸;胁痛、骨痛、腰膝酸软、肢体沉重等。以邪退正虚、络脉瘀阻为基本病机。主要表现在心肺气虚、肝肾阴虚、瘀毒伤骨、肝郁气滞4个方面。心肺气虚、肺络瘀阻可见胸闷、气短、活动后呼吸困难,或见心悸等;肝肾阴虚、络脉瘀阻可见胁痛、纳差、乏力、咳嗽等;瘀毒伤骨可见骨痛、腰膝酸软、肢体沉重等;肝气郁结、心神失养可见焦虑、失眠、心慌、忧郁、悲伤,甚者悲观厌世等心理障碍表现。

(二) 中医鉴别诊断

本病应与中医学中的感冒、时行感冒、风温肺热病、麻疹等相鉴别。

1. 感冒(普通感冒)　初起以卫表及鼻咽症状为主,鼻塞、流涕、喷嚏、咳嗽、头痛、恶寒、发热、全身不适、脉浮;肺部X线检查一般无炎性改变;实验室检查中性粒细胞减少,或正常,淋巴细胞增多或正常,痰培养一般正常,病原学检查可有相应发现。

2. 时行感冒(流行性感冒)　多呈流行性,在同一时期发病人数剧增,且病症相似,多突然起病,恶寒、发热、头痛、周身酸痛、疲乏无力,病情一般较感冒为重。一般不会出现气急、呼吸困难等表现;肺部X线检查一般无炎性改变;实验室检查中性粒细胞减少,或正常,淋巴细胞增多或正常,病原学检查可有相应发现。

3. 风温肺热病　发热,恶寒,身痛,胸痛,咳嗽,咳痰,色黄或痰中带血,传染性小;肺部X线检查示淡片状或大片状阴影,胸片进展比较慢;实验室检查血白细胞计数或可升高,中性粒细胞增多,病原学检查可有相应发现。

4. 成人麻疹　高热,咳嗽,羞明流泪,发热第2、3天左右出现口腔黏膜斑,发热第3、4天之后出现皮疹,为孤立的红色斑丘疹,初发于耳后、发际、颊部等处,蔓延于全身;肺部X线检查一般无炎症改变;实验室检查血白细胞计数正常或降低。

此外,在有发热、咳嗽、咳痰的情况下,要与麻疹、肺痨、肺痈、喘证、哮病、肺癌、肺胀、悬饮等呼吸系统疾病相鉴别。

(三) 西医诊断依据

从流行病史、临床症状和体征、一般实验室检查、胸部X线影像学变化,配合SARS-CoV PCR检测阳性并排除其他表现类似的疾病来作出SARS的诊断。

1. 流行病史　患者在近2周内有与SARS患者接触,尤其是密切接触(指与SARS患者共同生活,照顾SARS患者,或曾经接触SARS患者的排泄物,特别是气道分泌物)的历史;或患者为与某SARS患者接触后的群体发病者之一;或患者有明确的传染他人,尤其是与其接触后多人患有SARS的证据,可以认为该患者具有SARS的流行病学依据。

2. 症状　常以发热为首发和主要症状,体温一般高于38℃,常呈持续性高热,可伴有畏寒、肌肉酸痛、关节酸痛、头痛、乏力、干咳、少痰、咽痛、胸闷,严重者渐出现呼吸加速,气促,甚至呼吸窘迫;部分患者出现腹泻、恶心、呕吐等消化道症状。

3. 体征　SARS患者的肺部体征常不明显,部分患者可闻少许湿啰音,或有肺实变体征。偶有局部叩诊浊音、呼吸音减低等少量胸腔积液的体征。

4. 一般实验室检查　在病程2～7天时白细胞计数一般不升高,部分患者可降低;常有淋巴细胞计数减少(若淋巴细胞计数<0.9×10^9/L,对诊断的提示意义较大;若淋巴细胞计数介于 0.9×10^9/L～1.2×10^9/L,对诊断的提示仅为可疑);部分患者血小板减少。常于发病早期即见 CD4$^+$ 细胞、CD8$^+$ 细胞计数降低,二者比值基本正常或降低。

5. **胸部影像学检查** 病变初期肺部出现不同程度的片状、斑片状磨玻璃影,少数为肺实变影。阴影常为多发或(和)双侧改变,并于发病中呈进展趋势,部分患者进展迅速,短期内融合成大片状阴影。当肺部病变处于早期阶段,磨玻璃影淡薄或其位置与心影和(或)大血管影重合时,X 线胸片可能难以发现。故如果早期 X 线胸片阴性,尚需每 1～2 天动态复查。若有条件,可安排胸部 CT 检查,有助于发现早期轻微病变或与心影和(或)大血管影重合的病变。必须定期进行胸部 X 线影像学复查,以观察肺部病变的动态变化情况。

6. **特异性病原学检测**

(1) SARS-CoV 血清特异性抗体检测:发病 10 天后(免疫荧光试验,若采用酶联免疫吸附试验,则在发病 21 天后),患者血清内可以明确检测到 SARS-CoV 的特异性 IgG 抗体。绝大多数在 28 天内 IgG 抗体阳转或抗体的滴度从进展期至恢复期升高 4 倍以上,具有病原学诊断意义。IgM 抗体通常在发病第 7 天开始可以在血清中检测出,14 天左右达高峰,以后逐渐下降。由于特异性不强,仅有参考的诊断价值。

(2) SARS-CoV 核酸(RNA)检测:准确的 SARS-CoV 的 RNA 检测具有早期诊断意义。采用荧光定量 RT-PCR 方法在排除污染及技术问题的情况下,从呼吸道分泌物或粪便等人体标本中检出 SARS-CoV 的 RNA,尤其是多次、多种标本和多种检测试剂盒的 SARS-CoV RNA 阳性,对病原学诊断有重要支持意义。但其特异性和敏感性尚有待进一步论证。

(3) 其他的早期诊断方法:免疫荧光抗体检测鼻咽或气道脱落细胞,基因芯片等检测方法尚有待进一步研究。

(四) 西医鉴别诊断

SARS 的诊断目前主要为临床诊断,在相当程度上属于排除性诊断,在作出 SARS 诊断前需要排除能够引起类似临床表现的其他疾病。

普通感冒、流行性感冒、一般细菌性肺炎、军团菌性肺炎、支原体肺炎、衣原体肺炎、真菌性肺炎、艾滋病和其他免疫抑制患者(器官移植术后等)合并肺部感染、一般病毒性肺炎是需要与 SARS 进行鉴别的重点疾病。其他需要鉴别的疾病还包括肺结核、流行性出血热、肺部肿瘤、非感染性间质性肺疾病、肺水肿、肺不张、肺栓塞、肺血管炎、肺嗜酸性粒细胞浸润症等。对于有 SARS 类似临床综合征的病例,若规范地进行抗菌治疗后无明显效果,有助于排除细菌或支原体、衣原体性肺部感染。

三、处 理 原 则

临床上应以对症支持治疗和针对并发症的治疗为主,应尽量避免多种药物(如抗生素、抗病毒药、免疫调节剂、糖皮质激素等)长期、大剂量地联合应用。

(一) 早治疗

早诊断,尽早使用中医药。

(二) 重祛邪

该病为疫毒之邪感之,明代吴又可强调"逐邪为第一要义",故清热解毒、透邪化浊要贯穿治疗的始终。

（三）早扶正

由于气阴亏虚病机始终存在,故在患病早期若有虚象出现时,应及时扶正。

（四）防传变

病机初见端倪即可采取措施,用药先于病机病势,以阻止传变,防范其他脏器的损伤。

四、急救处理

尽管多数 SARS 患者的病情可以自然缓解,但大约有 30％的病例属于重症病例,其中部分可能进展至急性肺损伤或 ARDS,甚至死亡。因此对重症患者必须严密动态观察,加强监护,及时给予呼吸支持,合理使用糖皮质激素,加强营养支持和器官功能保护,注意水电解质和酸碱平衡,预防和治疗继发感染,及时处理合并症。

（一）监护与一般治疗

一般治疗及病情监测与非重症患者基本相同,但重症患者还应加强对生命体征、出入液量、心电图及血糖的监测。当血糖高于正常水平时,可应用胰岛素将其控制在正常范围,可能减少并发症及降低病死率,但应注意避免低血糖。

（二）呼吸支持治疗

重症 SARS 应该经常监测脉搏容积血氧饱和度(SpO_2)的变化。活动后的 SpO_2 下降是呼吸衰竭的早期表现,应该给予及时处理。

1. 氧疗　对于重症的病例,即使在休息状态下无缺氧的表现,也应给予持续鼻导管吸氧。有低氧血症者,通常需要较高的吸入氧流量,使 SpO_2 维持在 93％或以上,必要时可选用面罩吸氧。应尽量避免脱离氧疗活动(如上洗手间、医疗检查等)。若在吸氧流量≥5L/min(或吸入氧浓度≥40％)条件下,SpO_2<93％,或部分患者经充分氧疗后,SpO_2 虽能维持在 93％,但呼吸频率仍在 30 次/分钟或以上,呼吸负荷仍保持在较高的水平,此时应及时考虑无创人工通气。

2. 无创正压人工通气(NIPPV)　NIPPV 可以改善呼吸困难的症状、改善肺的氧合功能,有利于患者度过危险期,有可能减少有创通气的需要。其应用指征为:①呼吸次数>30次/分钟;②吸氧 5L/min 条件下,SpO_2<93％。禁忌证为:①有危及生命的情况,需要紧急气管插管;②意识障碍;③呕吐、上消化道出血;④气道分泌物多和排痰能力障碍;⑤不能配合 NIPPV 治疗;⑥血流动力学不稳定和有多器官功能损害。

NIPPV 常用的模式和相应参数如下:①持续气道正压通气(CPAP),常用的压力水平一般为 4~10cmH_2O;②压力支持通气＋呼气末正压通气(PSV＋PEEP),PEEP 水平一般 4~10cmH_2O,吸气压力水平一般 10~18cmH_2O。FiO_2<0.6 时,应维持 PaO_2≥70mmHg,或 SpO_2≥93％。

应用 NIPPV 时应注意以下事项:选择合适的密封的鼻面罩或口鼻面罩;全天持续应用(包括睡眠时间),间歇<30 分钟。开始应用时,压力水平从低压(如 4cmH_2O)开始,逐渐增加到预定的压力水平;咳嗽剧烈时应考虑暂时断开呼吸机管道以避免气压伤的发生;如应用无创正压人工通气 2 小时仍未达到预期效果(SpO_2≥93％,气促改善),可考虑改为有创通气。

3. 有创正压人工通气　对 SARS 患者实施有创正压人工通气的指征为:①使用NIPPV 治疗不耐受,或呼吸困难无改善,氧合改善不满意,PaO_2<70mmHg,并显示病情有恶化趋势;②有危及生命的临床表现或多器官衰竭,需要紧急进行气管插管抢救者。

人工气道建立的途径和方法应该根据每个医院的经验和患者的具体情况来选择。

为了缩短操作时间,减少有关医务人员交叉感染的机会,在严格防护情况下可采用经口气管插管或纤维支气管镜诱导经鼻插管。气管切开只有在已经先行建立其他人工气道后方可进行,以策安全。

实施有创正压人工通气的具体通气模式可根据医院设备及临床医师的经验来选择。一般可选用压力限制的通气模式。比如,早期可选择压力调节容量控制＋呼气末正压通气(PRVC＋PEEP)、压力控制或容量控制＋呼气末正压通气(PC＋PEEP、VC＋PEEP),好转后可改为同步间歇指令通气＋压力支持通气＋呼气末正压通气(SIMV＋PSV＋PEEP),脱机前可用压力支持通气＋呼气末正压通气(PSV＋PEEP)。

通气参数应根据"肺保护性通气策略"的原则来设置:①应用小潮气量(6~8ml/kg),适当增加通气频率,限制吸气平台压<35cmH$_2$O;②加用适当的PEEP,保持肺泡的开放,让萎陷的肺泡复张,避免肺泡在潮气呼吸时反复关闭和开放引起的牵拉损伤。治疗性PEEP的范围是5~20cmH$_2$O,平均为10cmH$_2$O左右。同时应注意因PEEP的升高对循环系统的影响。

在通气的早期,应予充分镇静,必要时予肌松剂,防止人机不协调和降低耗氧,有利于避免患者用力呼气、咳嗽和躁动时导致呼气末肺容量下降,以及随后的氧合功能下降。下列镇静药可选用:①咪唑安定,先予3~5mg静脉注射,再予0.05~0.2mg/(kg·h)维持;②异丙酚,先予1mg/kg静脉注射,再予1~4mg/(kg·h)维持。在此基础上可根据需要间歇使用吗啡类药物,必要时加用肌松药。肌松药可选罗库溴铵4mg静脉注射,必要时可重复使用。

(三) 糖皮质激素的应用

对于重症且达到急性肺损伤标准的病例,应该及时规律地使用糖皮质激素,以减轻肺的渗出、损伤和后期的肺纤维化,并改善肺的氧合功能。目前多数医院使用的成人剂量相当于甲基强的松龙80~320mg/d,具体可根据病情及个体差异来调整。少数危重患者可考虑短期(3~5天)甲基强的松龙冲击疗法(500mg/d)。待病情缓解或(和)胸片有吸收后逐渐减量停用,一般可选择每3~5天减量1/3。

(四) 临床营养支持

由于大部分重症患者存在营养不良,因此早期应鼓励患者进食易消化的食物。当病情恶化不能正常进食时,应及时给予临床营养支持,采用肠内营养与肠外营养相结合的途径,非蛋白热量25~30kcal/(kg·d),适当增加脂肪的比例,以减轻肺的负荷。中/长链混合脂肪乳剂对肝功能及免疫方面的影响小。蛋白质的入量为1~1.5g/(kg·d),过多对肝肾功能可能有不利影响。要补充水溶性和脂溶性维生素。尽量保持血浆白蛋白在正常水平。

(五) 预防和治疗继发感染

重症患者通常免疫功能低下,需要密切监测和及时处理继发感染,必要时可慎重地进行预防性抗感染治疗。

五、分 证 论 治

(一) 早期

疫毒初犯,邪或犯于肺卫,或湿热郁阻,进而湿热疫毒壅滞于肺。此期以发热、高热为主,治疗以清热解毒为主,兼以化湿,防止传变。

1. 疫毒犯肺证

治法:清肺解毒,化湿透邪。

方药:金银花、连翘、黄芩、柴胡、青蒿、白蔻仁、杏仁、生薏苡仁、沙参、芦根。

加减:无汗者,加薄荷;热甚者,加生石膏、知母;苔腻甚者,加藿香、佩兰。

2. 湿热郁阻证

治法:清热化湿,宣肺止咳。

方药:生石膏、连翘、薄荷、杏仁、薏苡仁、藿香、白蔻仁、甘草。

加减:表证明显者,加柴胡、青蒿;恶心呕吐重者,加半夏、竹茹;腹泻重者,加黄连、炮姜。

3. 疫毒壅肺证

治法:清热解毒,宣肺化湿。

方药:生石膏、知母、炙麻黄、金银花、炒杏仁、生薏苡仁、浙贝母、太子参、生甘草。

加减:气短、乏力重者,去太子参,加西洋参;痰中带血者,加桑叶、仙鹤草;便秘者,加全瓜蒌、生大黄;脘腹胀满、便溏不爽者,加焦槟榔、木香。

(二) 进展期及重症

湿热疫毒壅肺入里,由卫气及营血,肺闭喘憋渐有脱证出现,治疗以清热、化湿浊、益阴固阳。

1. 气营两燔证

治法:清营泄热,宣肺化湿。

方药:白虎汤合清营汤。

生地黄、赤芍、牡丹皮、郁金、白蔻仁、连翘、芦根、黄连、栀子、金银花、丹参、水牛角、石膏、麻黄。

加减:气短乏力重者,加西洋参;便秘者,加全瓜蒌、生大黄(后下)。

2. 热入心营证　见于进展期。

治法:清热凉营,化浊宣肺。

方药:水牛角、羚羊角粉、生地黄、玄参、桑白皮、郁金、葶苈子、金银花、连翘。

加减:气短乏力重者,加西洋参;便秘者,加全瓜蒌、生大黄;咳嗽者,加紫菀、款冬花。

3. 肺闭喘憋证　多见于进展期及重症 SARS。

治法:清热泻肺,祛瘀化浊,佐以扶正。

方药:葶苈子、桑白皮、黄芩、郁金、全瓜蒌、蚕砂、萆薢、丹参、败酱草、西洋参。

加减:气短疲乏喘重者,加山茱萸;脘腹胀满、纳差者,加厚朴、麦芽;口唇发绀者,加三七、益母草。

4. 喘憋欲脱证　见于进展期及重症 SARS。

治法:益气敛阴,固脱开闭。

方药:生脉饮。

人参、麦冬、五味子、山茱萸、炮姜、石菖蒲、郁金、藿香、萆薢、蚕砂、瓜蒌、丹参。

加减:口唇发绀者,加三七、益母草;脘腹胀满、纳差者,加厚朴、麦芽。

5. 邪入心包证　见于重症 SARS。

治法:化湿通络,豁痰开窍。

方药:羚羊角粉、栀子、金银花、丹参、石菖蒲、郁金、瓜蒌、胆南星、猴枣散。

加减:气短疲乏喘重者,加西洋参、山茱萸;脘腹胀满、纳差呕恶者,加厚朴、制半夏。

6. 内闭外脱证　见于重症 SARS。

治法:益气敛阴,回阳固脱,化浊开闭。

方药:红参、炮附子、山茱萸、麦冬、郁金、三七。

加减:神昏者,上方送服安宫牛黄丸;冷汗淋漓者,加煅龙牡;肢冷者,加桂枝、干姜。

(三)恢复期

恢复期热退湿去,以气阴亏虚、痰瘀阻络为主,可有其他症状,总以益气养阴、化痰通络治疗,出现其他兼证可有所偏重。

1. 气阴亏虚,痰瘀阻络证

治法:益气养阴,化痰通络。

方药:党参、沙参、麦冬、丹参、赤芍、紫菀、浙贝母、桔梗。

2. 湿热内阻证

治法:苦辛通降,化湿清热。

方药:藿香、连翘、白蔻仁、黄芩、茵陈蒿、杏仁、黄芩、石菖蒲、厚朴、焦槟榔、栀子。

3. 热瘀阻络证

治法:通络活血,宽胸畅肺。

方药:旋覆花、茜草、郁金、藿香、瓜蒌皮、黄芩、杏仁、炙杷叶。

4. 肝肾阴亏证

治法:清涤余邪,补养肝肾。

方药:桑叶、金银花、芦根、青蒿、生地黄、阿胶、麦冬。

5. 脾虚湿阻证

治法:健脾除湿。

方药:党参、茯苓、白术、扁豆、陈皮、半夏、藿香、桔梗、杏仁、款冬花。

6. 心肺气虚证

治法:养心益肺。

方药:太子参、西洋参、麦冬、五味子、丹参、红花、白果。

7. 肝郁气滞证

治法:疏肝养阴。

方药:柴胡、白芍、枸杞、牡丹皮、薄荷、香附、茵陈、川楝子。

8. 心神失养证

治法:养心安神。

方药:炒枣仁、远志、茯神、黄芪、茯苓、太子参、琥珀、生龙骨、生牡蛎。

疾病高热期及喘憋期可静脉滴注双黄连注射液、清开灵注射液、川琥宁注射液、鱼腥草注射液。气阴亏虚明显者可以静脉滴注参麦注射液。口服清开灵口服液、清热解毒口服液、藿香正气口服液或胶囊、瓜霜退热灵胶囊、紫雪、新雪颗粒、梅花点舌丹、六神丸、安宫牛黄丸、牛黄清心丸等等。

内闭外脱者可用参附注射液、参麦注射液大剂量静脉滴注,必要时参附注射液或参麦注射液静脉推注。

恢复期气阴两亏者可静脉滴注参麦注射液、参脉注射液、黄芪注射液,夹瘀者可静脉滴注丹参注射液、川芎嗪注射液。口服生脉饮口服液、百令胶囊、金水宝胶囊、补中益气丸、宁心宝胶囊。

用药注意:清热化湿是SARS治疗的关键,但临床用药要注意以下几方面:一是清热要慎用苦寒之品,苦能伤胃,寒性凝滞,一般用辛凉辛寒之品。二是注意透热宣肺。湿热内蕴,肺失宣肃为 SARS 的病机特点,因此透与宣要贯穿于治疗的始终,尤其是疾病的初期。三是注意益气养阴。邪热内郁,势必耗气伤阴,因此益气养阴在 SARS 治疗中也非常重要。养阴之时要注意少用滋腻之品,通常用清滋之品。四是注意化湿浊。湿浊闭阻于肺,涉及中焦,易与瘀血相合,湿瘀阻络,胶结难化,故要宣化湿浊与通肺络并重。

六、预 防 护 理

(一) 预防

1. 基本原则

(1) 根据中医防治疾病的理论和经验,实施预防,注意养生保健,合理饮食,劳逸适度,增强体质。在 SARS 流行地区,对接触或可疑接触 SARS 患者的人,可在医师的指导下合理应用中医药预防方法和措施。

(2) 在应用中药预防时,要区别不同情况,因时、因地、因人选择中药预防处方。老人、儿童应在医师的指导下服用;慢性疾病患者及妇女经期、产后慎用;孕妇禁用。中药预防处方不宜长期服用,一般服用 3～5 天。服用中药预防处方后感觉不适者,应立即停止服药,并及时咨询医师;对中药预防处方中的药物有过敏史者禁用;过敏体质者慎用。不要轻信所谓秘方、偏方、验方,应由执业医师开具处方使用预防中药。

2. 生活、行为预防

(1) 在 SARS 流行期间或有 SARS 病例发生的区域,要避免过多外出,避免去公共场所,如商场、医院等人群密度较大、通风不良的场所,在乘坐电梯或公交车等交通工具时要戴口罩。

(2) 家庭居室注意开窗通风,保持清洁,定期消毒。

(3) 在家庭或医院有已知 SARS 病例发生后,与 SARS 患者接触的人员要进行隔离观察,不能进入公共场所。

3. 心理预防

(1) 正确认识 SARS 的流行性、危害性,防止不必要的紧张,客观分析疫情,学习、了解预防疾病的方法。经常与亲人、朋友交流信息,沟通感情,保持良好的心态。

(2) 得知自己的亲人或朋友患病后,应该正确对待,面对现实,不要惊慌失措,切实做好自己生活环境的消毒防护。若与患者有过密切接触,应该按照卫生防疫部门的要求进行隔离观察。若自己有身体不适等情况,当及时就诊,不要心存侥幸或回避诊疗。避免过度紧张,保持乐观的心态。

4. 药物预防 在心理、行为、生活预防的同时,也可以配合药物预防,积极服用中药有较好的预防作用。此外,积极治疗慢性呼吸道及其他原有疾病,有助于提高对本病的抵抗力。

基本方:

处方一:太子参、败酱草、生薏苡仁、桔梗。

功能:益气化湿,清热解毒。适用于素体气虚,兼有湿热者。

处方二:鱼腥草、野菊花、茵陈、草果。

功能:清热解毒,利湿化浊。适用于素体湿毒内盛者。

处方三:芦根、连翘、金莲花、薄荷。

功能:清热解毒。适用于内热偏盛,易感风热者。

处方四：生黄芪、金银花、白术、防风、藿香、北沙参。

功能：健脾养阴，化湿解毒。适用于气阴两虚，素体有湿，易于感冒者。

处方五：党参、佩兰、连翘、苏叶、大青叶。

功能：益气化湿解毒。适用于素体气虚湿重者。

（二）护理

1. 饮食调理

（1）早期：患者连续高热，体力消耗较大，应加强营养，提高抗病能力。根据中医辨证施膳的理论，宜给予清热生津、调理脾胃之品，给患者补充含丰富蛋白质的食物（如牛奶、豆浆、鸡蛋等）和富含维生素、纤维素的食物（如新鲜的蔬菜、水果、谷类食品）。同时注意补钙，可适当饮用骨头汤，或配合服用钙剂和鱼肝油。

（2）进展期：患者呼吸困难，乏力，喘憋气促。宜给予清肺化痰，益气健脾之品。以营养丰富、易于消化、清淡不易生痰的食物为主，忌食辛辣刺激、油腻生痰之品。可注意食用新鲜水果蔬菜，如梨、橘子、枇杷等，多饮水，或用鲜芦根、梨、贝母等煎水饮用。

（3）恢复期：此期患者正气大伤，或有余邪未尽、痰瘀阻络，饮食宜给予益气养阴、醒脾开胃之品。慎用温补之品，以防敛邪碍胃。山药薏米粥（山药、薏米、莲肉、大枣各少量，粳米100g）、枸杞百合粥（枸杞、百合、山药、大枣等各少量，粳米100g）等可经常食用，可收益气养阴、调补脾胃之效。

2. 调摄精神　SARS是一种突发的烈性传染病，患者及群众对此都非常恐惧。SARS患者患病后长期处于一种隔离封闭状态，缺乏与外界沟通产生的强烈的孤独感、恐惧感，多种因素可能产生的精神焦虑急躁、自卑自闭心理等不良反应，均是SARS患者常见的情志不调的情况。"思则气结，恐则气下，惊则气乱"，情志不调可以导致人体的脏腑功能失调，气机逆乱，机体免疫功能紊乱，抵抗力低下，不利于患者的治疗与康复。对此，应针对患者的异常心理变化，加强与患者的交流、沟通，帮助患者正确认识病情，了解SARS的发生发展规律，对患者讲解健康教育知识和心理指导，帮助患者消除孤独、恐惧的不良心理因素，树立战胜疾病的信心，使患者保持心态平和、情绪稳定、气机调畅，积极配合治疗，以利于早日康复。对于病愈后仍有心理障碍的患者当给予适当的心理治疗，配合中药治疗以达到调畅气机、疏肝养阴的目的。

3. 起居调理　SARS患者在患病期间应注意卧床休息，病房内要保持空气流通，定期消毒。患者在发热期高热汗出，适时增减衣服，防止汗出当风，避免复感外邪。患者患病后为减少传染性，要注意戴口罩、勤洗手、消毒液漱口、鼻腔内滴药等。患者在喘憋期要注意减少活动，多卧床休息。后期体温正常符合出院标准，出院居家观察2周，尽可能保持居室环境相对独立。注意室内通风、空气消毒。

4. 康复锻炼　SARS患者消耗较大，当注意休息，减少活动。在后期可以适当活动，但此时患者的活动量宜小不宜大，可以采取床边活动。活动时间宜短不宜长，动作宜慢不宜快，应循序渐进，量力而行。

5. 追踪检查　恢复期的患者监测肺功能、肝肾功能和骨质损伤的改变：SARS患者在出院后应予复诊，观察胸闷气短、呼吸困难、骨痛、下肢乏力、行走困难等症状的变化，定期复查X线胸片、肺功能、血氧饱和度、肝肾功能、骨密度、髋关节X线片、股骨头MRI等检查项目，以观察肺功能、肝肾功能、骨质损伤。

七、文 献 选 读

《礼记》:"孟春行秋令,则民大疫;冬春行夏令,则民多疾疫。"

《素问·刺法论》:"五疫之至,皆相染易,无问大小,病状相似。"

《素问·六元正纪大论》:"丑未之纪……二之气……其病温厉大行,远近咸若。"

《温疫论·<伤寒例>正误》:"春温、夏热、秋凉、冬寒,乃四时之常,因风雨阴晴稍为损益。假令春应暖而反多寒,其时必多雨;秋应凉而热不去,此天地四时之常事,未必为疫。"

《温疫论·原病》:"疫之所着,有天授,有传染,所感虽殊,其病则一。凡人口鼻之气,通乎天气,本气充满,邪不易入……昔有三人,冒雾早行,空腹者死,饮酒者病,饱食者不病,一邪所着,又何异也。"

《温疫论·四损不可正治》:"凡人大劳、大欲及大病、久病后,气血亏虚,阴阳并竭,名为四损。当此之际,忽又加疫,邪气虽轻,并为难治,以正气先亏,邪气自陷。"

《温疫论·知一》:"至又杂气为病,一气自成一病,每病因人而变,统而言之,其变不可胜言。"

《温疫论·论阳证似阴》:"捷要辨法,凡阳证似阴,外寒而内必热,故小便血赤;凡阴证似阳者,格阳之证也,上热下寒,故小便清白长,但以小便赤白为据,以此推之,万不失一。"

《温疫论·应补诸证》:"假令先虚后实者,或因他病先亏,或因年高血弱,或因内伤劳倦,或因新产下血过多,或旧有吐血及崩漏之证,时疫将发,即触动旧疾,然后疫气渐渐加重。"

《湿热病篇》:"太阴内伤,湿饮停聚,客邪再至,内外相引,故病湿热。此皆先有内伤,再感客邪,非由腑及脏之谓。若湿热之证,不挟内伤,中气实者,其病也微,或先因于湿,再因饱劳而病者,亦属内伤挟湿,标本同病。"

《广温热论》:"瘟疫一见头疼发热,舌上即有白苔,且厚而不滑,或色兼淡黄,或粗如积粉。"

《医学心悟·寒热虚实表里阴阳辨》:"一病之寒热,全在口渴与不渴,渴而消水与不消水,饮食喜热与喜冷,烦躁与厥逆,溺之长短赤白,便之溏结,脉之迟数之分。"

第三节 喘 病

一、概 述

喘病是指由于外感或内伤,导致肺失宣降、肺气上逆,或气无所主、肾失摄纳,以致呼吸困难,甚则张口抬肩、鼻翼扇动、不能平卧等为主要临床特征的一种病证。严重者可由喘致脱而出现喘脱之危重证候。喘病古代文献也称"鼻息"、"肩息"、"上气"、"逆气"、"喘促"等。

喘病是以症状命名的疾病,既是独立性疾病,也是多种急、慢性疾病过程中的症状,若伴发于其他疾病时,应结合其他疾病的证治规律而治疗。本节主要讨论以喘促为临床特征的病证。

喘病主要见于西医的喘息性支气管炎、肺部感染、肺炎、肺气肿、心源性哮喘、肺结核、硅沉着病以及癔病性喘息等疾病,当这些疾病出现喘病的临床表现时,可参照本节进行辨证论治。

二、诊断与鉴别诊断

(一)中医证候诊断

1. 实喘

(1)风寒闭肺证:喘息,呼吸气促,胸部胀闷,咳嗽,痰多稀薄色白,兼有头痛,鼻塞,无汗,恶寒,或伴发热,口不渴,舌苔薄白而滑,脉浮紧。

(2)痰热遏肺证:喘咳气涌,胸部胀痛,痰多黏稠色黄,或夹血色,伴胸中烦热,面红身热,汗出口渴喜冷饮,咽干,尿赤,或大便秘结,苔黄或腻,脉滑数。

(3)痰浊阻肺证:喘而胸满闷窒,甚则胸盈仰息,咳嗽痰多黏腻色白,咯吐不利,兼有呕恶纳呆,口黏不渴,苔厚腻色白,脉滑。

(4)饮凌心肺证:喘咳气逆,倚息难以平卧,咳痰稀白,心悸,面目肢体浮肿,小便量少,怯寒肢冷,面唇青紫,舌胖黯,苔白滑,脉沉细。

(5)肝气乘肺证:每遇情志刺激而诱发,发病突然,呼吸短促,息粗气憋,胸闷胸痛,咽中如窒,咳嗽痰鸣不著,喘后如常人,或失眠、心悸,平素常多忧思抑郁,苔薄,脉弦。

2. 虚喘

(1)肺气虚证:喘促短气,气怯声低,喉有鼾声,咳声低弱,痰吐稀薄,自汗畏风,极易感冒,舌质淡红,脉软弱。

(2)肾气虚证:喘促日久,气息短促,呼多吸少,动则喘甚,气不得续,小便常因咳甚而失禁,或尿后余沥,形瘦神疲,面青肢冷,或有跗肿,舌淡苔薄,脉微细或沉弱。

(3)喘脱证:喘逆甚剧,张口抬肩,鼻翼扇动,端坐不能平卧,稍动则喘剧欲绝,或有痰鸣,咳吐泡沫痰,心慌动悸,烦躁不安,面青唇紫,汗出如珠,肢冷,脉浮大无根,或见歇止,或模糊不清。

(二)西医诊断

1. 以喘促气逆,呼吸困难,甚至张口抬肩,鼻翼扇动,不能平卧,口唇发绀为特征。

2. 多有慢性咳嗽、哮病、肺痨、心悸等病史,每遇外感及劳累而诱发。

3. 两肺可闻及干湿性啰音或哮鸣音。

4. 实验室检查支持引起呼吸困难、喘促的西医有关疾病的诊断,如肺部感染有血白细胞总数及中性粒细胞百分比升高,或X线胸片有肺纹理增多或有片状阴影等依据。

(三)鉴别诊断

1. 气短 喘病与气短同为呼吸异常,但喘病以呼吸困难、张口抬肩,甚至不能平卧为特征;气短亦即少气,呼吸微弱而浅促,或短气不足以息,似喘而无声,亦不抬肩撷肚,不像喘病呼吸困难之甚。如《证治汇补·喘病》说:"若夫少气不足以息,呼吸不相接续,出多入少,名曰气短。气短者,气微力弱,非若喘症之气粗迫也。"但气短进一步加重,可呈虚喘表现。

2. 哮病 哮指声响言,为喉中有哮鸣音,是一种反复发作的疾病;喘指气息言,为呼吸气促困难,是多种急慢性疾病的一个症状。一般来说,哮必兼喘,喘未必兼哮。

三、处理原则

喘病的治疗原则是按虚实论治。实喘治肺,治以祛邪利气,应区别寒、热、痰、气的不同,分别采用温宣、清肃、祛痰、降气等法。虚喘治在肺肾,以肾为主,治以培补摄纳,针对脏腑病机,采用补肺、纳肾、温阳、益气、养阴、固脱等法。虚实夹杂,下虚上实者,当分清主次,权衡标本,适当处理。

喘病多由其他疾病发展而来,积极治疗原发病是阻断病势发展、提高临床疗效的关键。

四、急 救 处 理

(一) 祛除诱因

努力消除各种可能引起的感染性和非感染性诱因。在非感染性诱因中,虽然某些大环境因素是短时期内或个人能力所难以解决的,但微环境中某些因素则是我们能够控制和避免的,如烹调油烟、主动和被动抽烟、屋尘、螨虫寄生与污染等。此外,我们注意到,近年来随着生活水平的提高,我国中部地区冬季家庭热空调或其他取暖措施使用增加,但对湿化注意不够,室内空气十分干燥,慢性阻塞性肺疾病患者呼吸道分泌物更加黏稠不易咳出,促使病情加重。故在家庭取暖时应注意保持室内空气足够湿化,如使用加湿器或水壶加热以散发水蒸气。关于消除和治疗感染性诱因的基本措施是使用抗生素,但应特别强调合理用药,包括明确治疗指征、选择有效的抗生素,使用适合的剂量和合理的疗程,在医师指导下用药等。

(二) 保持气道通畅

其措施包括祛痰(祛痰药和物理疗法,如翻身拍背促进咳嗽排痰)、舒张支气管(即解除支气管痉挛)。有人认为,在急性加重期合理应用激素不仅有利于解痉,而且具有抗炎等多种作用,有利于较快改善症状。呼吸衰竭的患者,需要气管插管和人工呼吸,以畅通气道。

(三) 改善缺氧和二氧化碳潴留

(四) 防治并发症

在基础肺功能严重损害的慢性阻塞性肺疾病急性加重时,易并发呼吸衰竭、心力衰竭和其他器官功能损害,以及代谢紊乱等。预防的关键是及早治疗。同样重要的是避免其他可能加重心肺及其他器官功能负担的因素,如超过耐受能力的体力活动、饮食不当(过饱或过咸),以及不适当使用安眠药、镇咳药或镇静剂等。

五、分 证 论 治

(一) 实喘

1. 风寒闭肺证

治法:散寒宣肺。

方药:麻黄汤。

麻黄、桂枝、杏仁、甘草。

喘重者,加紫苏子、前胡降逆平喘。若寒痰阻肺,见痰白清稀量多泡沫,加细辛、生姜、半夏、陈皮温肺化痰,利气平喘。若得汗而喘不平,可用桂枝加厚朴杏仁汤和营卫、利肺气。若素有寒饮内伏,复感客寒而引发者,可用小青龙汤发表温里。若寒邪束表,肺有郁热,或表寒未解,内已化热,热郁于肺,而见喘逆上气、息粗鼻扇、咳痰黏稠,并伴形寒身热、烦闷口渴、有汗或无汗、舌质红、苔薄白或黄、脉浮数或滑者,用麻杏石甘汤解表清里、宣肺平喘,还可加黄芩、桑白皮、瓜蒌、葶苈子、射干等以助其清热化痰。

2. 痰热遏肺证

治法:清泄痰热。

方药:桑白皮汤。

桑白皮、黄芩、黄连、栀子、杏仁、贝母、半夏、紫苏子。

若痰多黏稠,加瓜蒌、海蛤粉清化痰热;喘不得卧,痰壅便秘,加葶苈子、大黄涤痰通腑;痰有腥味,配鱼腥草、金荞麦根、蒲公英、冬瓜子等清热解毒,化痰泄浊;身热甚者,加生石膏、知母、金银花等以清热。

3. 痰浊阻肺证

治法:化痰降逆。

方药:二陈汤合三子养亲汤。

半夏、陈皮、茯苓、甘草、紫苏子、白芥子、莱菔子。

可加苍术、厚朴等燥湿理脾行气,以助化痰降逆。痰浊壅盛,气喘难平者,加皂荚、葶苈子涤痰除壅以平喘。若痰浊夹瘀,见喘促气逆、喉间痰鸣、面唇青紫、舌质紫黯、苔腻浊者,可用涤痰汤加桃仁、红花、赤芍、水蛭等涤痰祛瘀。

4. 饮凌心肺证

治法:温阳利水,泻肺平喘。

方药:真武汤合葶苈大枣泻肺汤。

茯苓、芍药、白术、生姜、附子、葶苈子、大枣。

喘促甚者,可加桑白皮、五加皮行水去壅平喘。心悸者,加酸枣仁养心安神。怯寒肢冷者,加桂枝温阳散寒。面唇青紫甚者,加泽兰、益母草活血祛瘀。

5. 肝气乘肺证

治法:开郁降气。

方药:五磨饮子。

沉香、槟榔、乌药、木香、枳实。

本证在于七情伤肝,肝气横逆上犯肺脏,而上气喘息,发病之标在肺与脾胃,发病之本则在肝,属气郁寒证。因而应用本方时,还可在原方基础上加柴胡、郁金、青皮等疏肝理气之品以增强解郁之力。若气滞腹胀、大便秘者,又可加用大黄以降气通腑,即六磨汤之意。伴有心悸、失眠者,加百合、酸枣仁、合欢花等宁心安神。精神恍惚,喜悲伤欲哭,宜配合甘麦大枣汤宁心缓急。本证宜劝慰患者心情开朗,配合治疗。

(二)虚喘

1. 肺气虚证

治法:补肺益气。

方药:补肺汤合玉屏风散。

人参、黄芪、白术、五味子、熟地黄、紫菀、桑白皮。

若寒痰内盛,加钟乳石、紫苏子、款冬花温肺化痰定喘。若食少便溏,腹中气坠,肺脾同病,可予补中益气汤配合治疗。若伴咳呛痰少质黏,烦热口干,面色潮红,舌红苔剥,脉细数,为气阴两虚,可用生脉散加沙参、玉竹、百合等益气养阴。痰黏难出,加贝母、瓜蒌润肺化痰。

2. 肾气虚证

治法:补肾纳气。

方药:金匮肾气丸合参蛤散。

山药、山茱萸、熟地黄、泽泻、茯苓、牡丹皮、肉桂、附子。

若见喘咳,口咽干燥,颧红唇赤,舌红少津,脉细或细数,此为肾阴虚,可用七味都气丸合生脉散以滋阴纳气。如兼标实,痰浊壅肺,喘咳痰多,气急满闷,苔腻,此为"上实下虚"之候,治宜化痰降逆、温肾纳气,可用苏子降气汤加紫石英、沉香等。肾虚喘促,多兼血瘀,如面、唇、爪甲、舌质黯黑、舌下青筋显露等，可酌加桃仁、红花、川芎等活血化瘀。

3. 喘脱证

治法：扶阳固脱，镇摄肾气。

方药：参附汤合黑锡丹。

人参、附子。

可加用黑锡丹镇摄浮阳，纳气定喘，加龙骨、牡蛎、山茱萸以固脱。同时还可加服蛤蚧粉以纳气定喘。若呼吸微弱，间断难续，或叹气样呼吸，汗出如洗，烦躁内热，口干颧红，舌红无苔，或光绛而紫赤，脉细微而数，或散或芤，为气阴两竭之危证，治应益气救阴固脱，可用生脉散加生地黄、山茱萸、龙骨、牡蛎以益气救阴固脱。若出现阴竭阳脱者，加附子、肉桂急救回阳。

六、预 防 护 理

慎风寒，戒烟酒，饮食宜清淡，忌食辛辣刺激及甜黏肥腻之品。平素宜调畅情志，因情志致喘者，尤须怡情悦志，避免不良刺激。加强体育锻炼，提高机体的抗病能力等有助于预防喘病的发生。

喘病发生时，应卧床休息，或取半卧位休息，充分给氧。密切观察病情的变化，保持室内空气新鲜，避免理化因素刺激，做好防寒保暖，饮食应清淡而富营养，消除紧张情绪。

七、文 献 选 读

《素问·逆调论》："不得卧，卧则喘者，是水气之客也。"

《素问·至真要大论》："诸气膹郁，皆属于肺。"

《灵枢·本神》："肺气虚则鼻塞不利，少气。实则喘喝，胸盈仰息。"

《灵枢·经脉》："肾足少阴之脉……是动则病……喝喝而喘。"

《严氏济生方·喘》："将理失宜，六淫所伤，七情所感，或因坠堕惊恐，涉水跌仆，饱食过伤，动作用力，遂使脏气不和，荣卫失其常度，不能随阴阳出入以成息，促迫于肺，不得宣通而为喘也。"

《仁斋直指附遗方论·喘嗽》："有肺虚夹寒而喘者，有肺实夹热而喘者，有水气乘肺而喘者……如是等类，皆当审证而主治之。"

《丹溪心法·喘》："肺以清阳上升之气，居五脏之上，通荣卫，合阴阳，升降往来，无过不及，六淫七情之所感伤，饱食动作，脏气不和，呼吸之息，不得宣畅而为喘急。亦有脾肾俱虚，体弱之人，皆能发喘。又或调摄失宜，为风寒暑湿邪气相干，则肺气胀满，发而为喘。又因痰气皆能令人发喘。治疗之法，当究其源。如感邪气则驱散之，气郁即调顺之，脾肾虚者温理之，又当于各类而求。"

《医学入门·辨喘》："呼吸急促者，谓之喘；喉中有响声者，谓之哮。虚者气乏身凉，冷痰如冰；实者气壮胸满，身热便硬。"

《诸证提纲·喘证》："凡喘至于汗出如油，则为肺喘；而汗出发润，则为肺绝……气壅上逆而喘，兼之直视谵语，脉促或伏，手足厥逆，乃阴阳相背，为死证。"

《景岳全书·杂证谟·喘促》："实喘者气长而有余，虚喘者气短而不续。实喘者胸胀气粗，声高息涌，膨膨然若不能容，惟呼出为快也；虚喘者慌张气怯，声低息短，惶惶然若气欲断，提之若不能升，吞之若不相及，劳动则甚，而惟急促似喘，但得引长一息为快也。"

八、现 代 研 究

(一) 辨证论治

辨证论治是治疗喘病的传统研究方法。叶继长辨证论治老年慢性喘息型支气管炎108例。辨证分别采用清热化痰、宣肺平喘法（麻黄、甘草、生石膏、鱼腥草、桑白皮、苏子、瓜蒌、黄芩、莱菔子、杏仁、陈皮、枳实）；温化寒痰、宣肺平喘法（麻黄、炙甘草、桂枝、干姜、杏仁、款冬花、陈皮、法夏、茯苓、苏子、厚朴）；益肺补肾、纳气定喘法（党参、麦冬、山药、蛤粉、枸杞、茯苓、五味子、枣皮、补骨脂、菟丝子、炙甘草）；补肾纳气、健脾化痰法（党参、焦术、法夏、补骨脂、枸杞、车前子、茯苓、陈皮、淫羊藿、蛤粉、菟丝子、地龙）；滋阴纳气法（沙参、麦冬、太子参、丹皮、山药、枸杞、五味子、熟地、蛤粉、地龙、茯苓、泽泻）等法治疗，结果：临床控制43例，显效38例，好转25例，无效2例。

(二) 专方论治

以专方为主，随症加减，是喘病研究的重要形式，也取得了较好效果。

徐小玉等以益气免疫冲剂（红参须、茯苓、白术、刺五加、山茱萸等）治疗气虚证慢性阻塞性肺病72例，治疗后喘息明显改善，与治疗前喘息症状积分比较，差异极显著（$P<0.01$）。治疗后淋巴细胞 CD3、CD4、CD8 均值明显提高，CD4/CD9 比值过高和过低得到双向纠正，其均值显著下降，体液免疫紊乱亦得到一定程度的改善。李育龙以侧柏叶阳和汤（侧柏叶、鹿角胶、炒白芥子、熟地、生石膏、灵磁石、肉桂、麻黄、杏仁、山药、生甘草）治疗寒喘48例，结果显示症状消失44例，明显减轻4例。张银根等对寒喘患者随机分组，用寒喘舒片（麻黄、干姜、紫菀、细辛、半夏、旋覆花、代赭石等）治疗200例，用小青龙汤对照200例。结果显示，寒喘舒片对慢性支气管炎和支气管哮喘的疗效较小青龙汤为优，对主要临床症状和体征的作用均比小青龙汤更为明显。实验表明，寒喘舒片对由氯乙酰胆碱-磷酸组胺引起的豚鼠哮喘具有平喘作用，并具有明显的扩张支气管平滑肌的作用。经动物实验，寒喘舒片还能提高免疫功能，以 IgA、IgM 提高更为明显，还具有止咳抗炎作用。沈方治疗喘息型慢性支气管炎急性发作期105例，药用一支黄花、制大黄、炙麻黄、生甘草、生石膏、鸭跖草、生赭石、枳实、制南星。发热39℃以上加羚羊角粉、柴胡；胸透见炎症阴影、血白细胞计数 $15\times10^9/L$ 以上及并发支气管肺炎者加鱼腥草、白花蛇舌草；喘重加虫类药。结果：临床控制82例，显效11例，好转、无效各6例，总有效率94.3%。

(三) 活血化瘀

活血化瘀开窍是当前治疗慢性呼吸衰竭急性发作的重要治法。周为民对32例慢性呼吸衰竭急性发作患者以中医为主治疗。方法：①保持气道通畅，及时吸痰，定期拍背，采取体位排痰。湿润气道，以鱼腥草针4ml、丹参针2ml加0.9%氯化钠注射液至40ml，雾化吸入，每日2次。必要时气管插管或气管切开。②持续低流量吸氧，氧浓度<35%。③药物由丹参、川芎、赤芍、红花、菖蒲、郁金、胆星、鱼腥草、金荞麦、虎杖、制半夏、生甘草等组成，每日1剂，重症每日2剂，7日为1个疗程。结果：用药后24～48小时内显效的患者为17例（53.1%），疗程结束后显效19例（59.4%），有效9例（28.1%），无效4例（12.5%），总有效率为87.5%。经治疗前后对比观察，患者动脉血氧分压（PaO_2）、动脉血二氧化碳分压（$PaCO_2$）、肺泡动脉氧分压差（$A\text{-}ADO_2$）、呼吸指数（R1）等指标的变化均显著改善（P 值均<0.01）。

魏赞美用丹参注射液结合西药治疗老年喘息型慢性支气管炎33例，并与常规西药治疗的 20 例对照,观察临床症状缓解期,治疗前后血氧分压(PaO_2)、血二氧化碳分压($PaCO_2$)及肺功能(FEV_1、PEFR)变化情况。结果表明,治疗组 33 例,显效 26 例(78.8%);对照组 20 例,显效 11 例(55.0%),两组显效率比较有显著性差异($P<0.05$)。

参 考 文 献

1. 叶继长. 补虚泻实法治疗老年喘息型慢性支气管炎 113 例[J]. 福建中医药,1989,20(5):19.

2. 徐小玉,刘全让,陈静,等. 益气免疫冲剂治疗气虚证慢性阻塞性肺病 72 例观察[J]. 中国中西医结合杂志,1996,16(2):81.

3. 李育龙. 侧柏叶阳和汤治疗寒喘 48 例疗效观察[J]. 内蒙古中医药,1991,10(3):4.

4. 张银根,张惠勇. 温阳抗寒合剂治疗支气管哮喘 98 例临床观察[J]. 中国医药学报,1996,11(4):234.

5. 沈方. 喘息型慢性支气管炎急性发作期 105 例病例分析[J]. 中医杂志,1991,32(11):11.

6. 周为民. 对 32 例慢性呼吸衰竭急性发作的病例分析[J]. 中国中医急症,1995,4(3):105.

7. 魏赞美. 丹参注射液治疗老年喘息型慢性支气管炎 33 例临床观察[J]. 中国中西医结合杂志,1996,16(7):402.

第四节　哮　　病

一、概　　述

哮病多因感受外邪,或饮食情志等失调,引动内伏于肺的痰气,阻塞气道,使肺气不得宣降所致,以突然出现呼吸喘促、喉间痰鸣有声为主要表现。

本病相当于现代医学的"支气管哮喘"、"喘息性支气管炎"。本节主要讨论哮病急性发作期。

二、诊断与鉴别诊断

(一) 中医证候诊断

1. 寒哮证　呼吸急促,喉中哮鸣如水鸡声,胸膈满闷如塞,咳不甚,咳痰量少,痰色白、稀薄而有泡沫,或呈黏沫状,面色晦滞带青,形寒怕冷,口不渴,或渴喜热饮,天冷或受寒易发,苔白滑,脉弦紧或浮紧。

2. 热哮证　喘而气粗息涌,喉中痰鸣如吼,胸高胁胀,咳呛阵作,咳痰黏浊稠厚,排吐不利,或黄或白,烦闷不安,汗出,面赤,口苦,口渴喜饮,不恶寒,舌质红,苔黄腻,脉滑数或弦滑。

3. 寒包热哮证　喉中哮鸣有声,呼吸急促,喘咳气逆,发热、恶寒、无汗、头身痛,烦躁、口干欲饮、便干、胸膈烦闷、咳痰不爽、痰黏色黄或黄白相间,舌苔白腻微黄,脉弦紧。

4. 风痰哮证　喉中痰涎壅盛,声如拽锯,或鸣声如吹哨笛,喘急胸满,或胸部憋塞,但坐不得卧,无明显寒热倾向,面色青黯,起病多急,常倏忽来去,发前自觉鼻、咽、眼、耳发痒,喷嚏,鼻塞,流涕,随之迅速发作,舌苔厚浊,脉滑实。

5. 虚哮证　喉中哮鸣如鼾,声低,气短息促,动则喘甚,发作频繁,甚则持续喘哮,口唇、爪甲青紫,舌质紫黯,咳痰无力,痰涎清稀或质黏起沫,面色苍白,形寒肢冷,口不渴,舌质淡,脉沉细。或颧红唇紫,咽干口渴,烦热,舌质红,脉细数。

6. 喘脱危证　哮病反复久发,喘息鼻扇,张口抬肩,气短息促,烦躁,昏蒙,汗出如油,脉浮大无根,四肢厥冷,舌质青黯,苔腻或滑,脉细数不清。

(二) 西医诊断

1. 临床表现

(1) 多与先天禀赋有关,有过敏史或家族史。

(2) 发作突然,发作时喉中哮鸣有声,呼吸困难,甚则张口抬肩,鼻翼扇动,不能平卧,或口唇指甲发绀。约数小时至数分钟后缓解。

(3) 呈反复发作性,常因气候变化、饮食不当、情志失调、劳累等因素而诱发。发作前多有鼻痒、喷嚏、咳嗽、胸闷等先兆。

(4) 两肺可闻及哮鸣音,或伴有湿啰音。

2. 理化检查

(1) 血常规:嗜酸性粒细胞百分比可增高,如并发感染可有白细胞总数增高,中性粒细胞百分比增高。外源性者,血清 IgE 值增加显著,痰液涂片可见嗜酸性粒细胞。

(2) 胸部 X 线或 CT 检查:一般无特殊改变,久病可见肺气肿体征,呈过度充气状态,并发呼吸道感染可见肺纹理增加及炎症性浸润阴影。

(3) 肺功能检查:发作期有关呼吸流速的全部指标均显著下降,重证哮喘气道阻塞严重,可使 $PaCO_2$ 上升,表现为呼吸性酸中毒。

(三) 鉴别诊断

1. 喘证　哮与喘两者均有呼吸喘促。但哮有宿根,为一种发作性的疾病,喉中痰鸣有声;喘则常并发于各种急慢性疾病之中,气促不能连续以息。哮必兼喘,喘未必兼哮。如明代秦景明《症因脉治》曰:"哮与喘似同实异,短息喉中如水鸡者,乃谓之哮;但张口抬肩,不能转息者,谓之喘。"《医学正传·哮喘》指出:"哮以声响名,喘以气息言。夫喘促喉间如水鸡者谓之哮,气促而连续不能以息者谓之喘。"

2. 心力衰竭　症见喘促不得卧,伴喉中痰鸣时与哮病相似。但心力衰竭以喘促、心悸为主症,咯吐粉红色泡沫痰,有原发心脏病史;而哮喘是一种发作性痰鸣气喘的肺系疾患。

三、处 理 原 则

哮病发作时以邪实为主,有寒、热、痰偏重的不同,根据"急则治其标"的原则,寒哮宜温化宣肺,热哮宜清化肃肺,痰哮宜涤痰利窍。喘脱当回阳救逆或救逆固脱。

四、急 救 处 理

(一) 吸氧

鼻导管或面罩吸氧。

(二) 中成药

1. 止喘灵注射液　2ml 肌内注射,每日 2～3 次。

2. 银黄气雾剂吸入。

3. 紫金丹　1.5g 口服,冷哮哮吼时服。

4. 双黄连注射液　60mg/kg 加入 5％葡萄糖注射液 500ml 中静脉滴注,每日 1 次。

5. 猴枣粉　每次 0.3g,每日 2 次。

(三) 单方验方

1. 曼陀罗叶制成烟卷状,发作时点燃吸入。

2. 皂角 15g 煎水,浸白芥子 30g,12 小时后焙干,每次 1～1.5g,每日 3 次,用于哮病发作时痰壅气道者。

3. 鲜竹沥水每次 10ml,每日 3 次。

(四) 针灸

发作时取定喘、天突、内关,咳嗽痰多加孔最、丰隆。每次 1～2 穴,强刺激,留针 30 分钟,每日 1 次。背部可加拔火罐。

耳针疗法:取定喘、内分泌、皮质下可缓解发作。

五、分 证 论 治

1. 寒哮证

治法:温肺散寒,化痰平喘。

方药:射干麻黄汤。

射干、麻黄、生姜、细辛、紫菀、款冬花、大枣、半夏、五味子。

加减:痰壅喘逆不得卧者,合三子养亲汤、皂荚;表寒里饮,寒象明显者,小青龙汤加紫苏子、杏仁、白芥子、橘皮等。咽干口燥,痰涎稠黏,咯吐困难者,加服祛痰灵;沉寒痼冷,顽痰不化(喘哮甚剧,恶寒背冷,痰白呈小泡沫,舌苔白而水滑,脉弦缓有力)者,服紫金丹(每服米粒大 5～10 粒,临睡前冷茶送服,连服 5～7 日)。若发作频繁,喉中痰鸣如鼾,声低、气短不足以息,咳痰清稀,面色苍白,汗出肢冷,舌淡苔白,脉沉弱;治以温阳补虚,降气化痰;方选苏子降气汤。若呼吸急促,喉中哮鸣,咳嗽不已,咳痰清稀,胸膈满闷,面色晦滞带青,或见头痛,畏寒,身热,苔薄白,脉浮紧;治以疏风散寒,宣肺平喘;方选苏陈九宝汤(麻黄解表散寒,宣肺平喘;苏叶、杏仁、薄荷解表平喘;细辛、半夏、陈皮、生姜温肺化痰;甘草调和药物)。

2. 热哮证

治法:清热宣肺,化痰平喘。

方药:定喘汤。

白果、麻黄、款冬花、半夏、桑白皮、紫苏子、黄芩、甘草、杏仁。

加减:痰稠胶黏者,加知母、瓜蒌仁、胆南星、浙贝母、海蛤粉以清化热痰;气息喘促者,加葶苈子、地龙以泻肺清热平喘;便秘者,加大黄、芒硝;内热偏盛者,加石膏、金银花、鱼腥草。

3. 寒包热哮证

治法:解表散寒,清化痰热。

方药:小青龙加石膏汤。

麻黄、芍药、细辛、干姜、炙甘草、桂枝、半夏、五味子、生石膏。

加减:表寒重者,加桂枝、细辛;喘哮、痰鸣气逆者,加紫苏子、葶苈子、射干;痰稠黄胶黏者,加黄芩、前胡、瓜蒌皮。

4. 风痰哮证

治法:祛风涤痰,降气平喘。

方药:三子养亲汤。

白芥子、紫苏子、莱菔子。

加减:痰壅喘急、不能平卧者,加葶苈子、猪牙皂角泻肺涤痰,或控涎丹;感受风邪而发作者,加苏叶、防风、苍耳草、蝉蜕、地龙。

5.虚哮证

治法:补肺纳肾,降气化痰。

方药:平喘固本汤(验方)。

党参、五味子、虫草、胡桃肉、灵磁石、沉香、紫苏子、款冬花、法半夏、坎脐、橘红。

加减:肾阳虚者,加附子、鹿角片、补骨脂、钟乳石;肺肾阴虚者,加沙参、麦冬、生地黄、当归;痰气瘀阻、口唇青紫者,加桃仁、苏木;气逆于上,动则气喘者,加紫石英、磁石。

6.喘脱危证

治法:补肺纳肾,扶正固脱。

方药:回阳急救汤合生脉饮。

党参、山药、白芍、山茱萸、炙甘草、代赭石、朱砂、麦冬、五味子。

加减:喘急面青,烦躁不安,汗出肢冷,舌淡紫,脉沉细者,另吞黑锡丹,镇纳虚阳,温肾平喘固脱,每次服用3~4.5g,温水送下;阳虚甚,气息微弱,汗出肢冷,舌淡,脉沉细数者,加肉桂、干姜;气息急促,心烦内热,汗出黏手,口干舌红,脉沉细数者,加生地黄。

六、预 防 护 理

1.环境安静,避免精神刺激,减少对患者情绪的影响,保证充分休息。给予营养丰富、清淡的饮食。多吃水果和蔬菜,忌食诱发哮喘的食物,如鱼、虾。

2.根据哮喘发作的规律制定作息时间。

3.保持口腔清洁,增进食欲。保持皮肤干爽。

4.急性发作期,医护人员态度要沉着冷静,给患者以安全感。缓解期患者会产生焦虑、悲观的情绪,查找致敏原和诱发因素。

5.指导患者认识到哮喘发作的先兆征象,如鼻、咽痒,干咳,打喷嚏,胸闷。

6.避免接触刺激性气体,如烟雾、灰尘、油烟。

7.居室内禁放鲜花,禁养猫狗等宠物。

8.缓解期加强体育锻炼,提高机体免疫力。

9.积极预防上呼吸道感染,劳逸结合。指导患者正确使用气雾喷雾剂。

七、文 献 选 读

《素问·阴阳别论》:"阴争于内,阳扰于外,魄汗未藏,四逆而起,起则熏肺,使人喘鸣。"

《金匮要略·肺痿肺痈咳嗽上气病脉证治》:"咳而上气,喉中水鸡声,射干麻黄汤主之。"

《诸病源候论·咳嗽病诸候·呷嗽候》:"呷嗽者……其胸膈痰饮多者,嗽则气动于痰,上搏喉咽之间,痰气相击,随嗽动息,呼呷有声。"

《诸病源候论·气病诸候·上气候》:"肺病令人上气,兼胸膈痰满,气机壅滞,喘息不调,致咽喉有声,如水鸡之鸣也。"

《景岳全书·杂证谟·喘促》:"喘有夙根,遇寒则发,或遇劳即发者,亦名哮喘。"

《症因脉治·哮病》:"哮病之因,痰饮留伏,结成窠臼,潜伏于肺,偶有七情之犯,饮食之伤,或外有时令之风寒束其肌表,则哮喘之症作矣。"

《医学实在易·热症十条》:"哮证,寒邪伏于肺俞,痰窠结于肺膜,内外相应,遇风寒暑湿燥火六气之伤即发,伤酒伤食亦发,动怒动气亦发,役劳房劳亦发,一发则肺俞之寒气,与肺膜之浊痰,狼狈相依,窒塞关隘,不容呼吸,而呼吸正气,转触其痰,齁齁有声。"

八、现 代 研 究

(一) 病因病机

中医学认为本病为宿痰内伏于肺,复加外感、饮食、情志、劳倦等因素,以致痰阻气道,肺气上逆所致。然各医家认识与辨证施治又有所不同。

陈陶后认为,哮喘病机虽繁,证候虽多,但总不离感受外邪,引动内伏之痰,内外相合,壅塞气道,使肺失宣降而发为哮喘。外邪又必以风邪为先导,或夹寒、夹热、夹湿。现代医学所谓的烟尘、浊气、药粉等过敏原,其致病符合风邪"善行数变"的特点,故其属于中医学"风"之范畴。沈敏认为"风盛痰阻,气道挛急"是本病的主要发病机制。褚艾妮也认为风、毒、痰、虚是哮喘发病的基本病理因素,其中与风致病的关系最为密切,无论外风、内风都是哮喘发病的基本因素。徐丽华也认为哮喘发作除痰瘀外,风亦为重要因素。

靖玉仲认为,本病属痰饮病中的伏饮范畴,痰为哮喘的主要病因,因七情、饮食和外感而诱发。冯新格强调了痰瘀互结在本病中的重要性,认为哮喘反复发作,迁延不愈,是因肺气闭阻,宣降失常影响了肺脏布津行血,使津液聚而成痰,血滞成瘀,是痰瘀相互为患的结果。梁直英认为,风痰壅阻为哮喘发作期的主要病机,治宜祛风化痰,解痉平喘。段元盛认为,少阳枢机不利,气机郁遏,上逆于肺而致哮喘频作,气机失调是哮喘反复发作的诱因。

李晓月认为,肺主一身之气,血液正常运行除依赖心气的推动作用外,还有赖肺的正常宣肃。肺的功能失常,必然导致气的升降失调及宗气的虚少,气为血帅,气行则血行,气滞则血滞,终致瘀血内阻。瘀血既是一种病理现象,又是哮喘发病的病理基础之一。夏光欣认为气滞导致血瘀痰阻,揭示肝与哮喘的关系。临床上可见情志刺激诱发哮喘发作。

沈自尹等强调在哮喘的发作期及缓解期,肾气不足是其"本虚"的主要原因,确立补肾的法则。吴银根等认为"肺气不利"是哮喘的主要病机;曹世宏等认为脾胃气虚—肺气不足—肾失蒸化—卫外不固—痰饮内生—哮喘发作为哮喘发病的机制和病理过程;陈立翠认为,肺肾气虚在小儿哮喘中非常重要,强调本病素体肾虚为内因,呼吸困难的根本在于"肾不纳气"。靖玉仲认为本病起始在肺,长期发作后导致肺气日益耗散,后累及脾肾,形成肺热肾虚之本虚标实证;李国友等认为,脾、肺、肾三脏虚弱,加之顽痰、宿痰可以形成持续性的哮喘。

(二) 中医治疗

1. 辨证论治 研究历代文献对本病的分类,有以病性为依据者,如冷哮、热哮、实哮、虚哮等;有以病因为依据者,如风哮、痰哮、食哮、鱼腥哮、卤哮、糖哮、醋哮等。治疗方法也各有不同,辨证大致有以下几方面:

如李石青认为哮喘发作期从表里分类,可以抓住病机重点,加强治疗的针对性。大凡风寒外束,或夹饮邪,皆属表,为清邪;而痰火、痰浊、瘀阻等皆属里,为浊邪。有研究者从脏腑角度主张肺脾同治,用哮喘灵(麻黄、杏仁、生石膏、黄芩、黄连、黄柏、甘草等)以治肺,用哮喘平(党参、茯苓、白术、鸡内金、焦三仙、甘草等)以治脾,1天两方同用,间隔服药,意在标本兼治,扶正祛邪,观察111例患者,总有效率为97%。也有主张肝肺同治,并立有五法,分别为疏肝理肺法(香附、郁金、苏子、赤白芍、炒丹皮、柴胡、黄芩、苏梗、清半夏、钩藤、枳壳、白前、杏仁等)、清肝泻肺法(龙胆草、山栀、青黛、黄芩、蛤蚧、连翘、丹皮、钩藤、桑叶、川贝、竹茹、枇杷叶等)、通肝畅肺法(旋覆花汤加桃仁、地龙、桂枝、射干、生牡蛎、露蜂房、泽兰、僵蚕、郁金等)、平肝降肺法(羚羊钩藤汤加减)及滋肝润肺法(一贯煎或滋水清肝饮加减),试用于临床亦获良效。

2. 专方加减治疗 吴兴和自拟四虫祛风固本汤治疗哮喘 64 例(基础方:全蝎、地龙、白僵蚕、蝉蜕各 12g,地肤子、蛇床子、炙苏子、苦参、旋覆花、炙甘草各 12g,鱼腥草、三叶青各 30g,炙款冬花、炒党参、炒白术各 15g,炙甘草 6g)。对照组 60 例,基础方去前 4 味,余药剂量相同。两组病例兼夹风寒表证加苏叶、荆芥、防风各 12g;属风热者加金银花、连翘、黄芩各 12g;肺肾阴虚者加玉竹、黄精各 30g。结果,治疗组效果明显优于对照组。李慧等采用温胆汤治疗哮喘 56 例,偏热者加桑白皮 15g,黄芩 10g,偏寒者加细辛 3g、干姜 8g,结果总有效率为 91.1%。张芬兰等自拟中药汤剂治疗哮喘 30 例(基础方:柴胡 15g,枳实 15g,炙麻黄 10g,杏仁 10g,地龙 15g,白僵蚕 10g,蝉蜕 10g,郁金 10g,厚朴 15g,炙甘草 10g),喘而心悸者加旋覆花 10g、代赭石 15g,闻异味而喘甚者加白鲜皮 15g,痰黄黏稠难咳者加桑白皮 15g、黄芩 15g、胆南星 10g,痰多呈泡沫者加半夏 10g、陈皮 15g,痰清易咳者加炮姜 10g、细辛 15g,病情重配合抗炎解痉平喘等综合治疗,疗效明显。郑国华等自拟莱菔子散治疗支气管哮喘,取得了良好的疗效。李馥媛以芪蝎龙搜风固本汤(黄芪、全蝎、僵蚕、炙麻黄、半夏、地龙、紫菀、葶苈子、苏子、陈皮)治疗支气管哮喘,兼夹风寒表证加紫苏叶,风热表证加黄芩、鱼腥草,肺肾两虚证加黄精、白术,有效率 78.9%。严桂珍等用益肾补肺平喘汤(巴戟天、补骨脂、细辛、生黄芪、沙参、蜜麻黄、杏仁、款冬花、紫苏子、桑白皮、藿香、川厚朴、甘草)加减治疗哮喘发作期患者并随证加减,总有效率 95%。

3. 其他治疗 以经络理论为指导,通过中药、针灸等方法刺激相应穴位来治疗哮喘已有悠久历史。常用的经络穴位疗法包括针灸、敷贴、穴位注射等,均有一定疗效。如杜兵宾等采用针刺双侧肺俞、心俞、膈俞、肾俞、定喘等穴,针后用中药(白芥子、延胡索、细辛、甘遂、丁香、肉桂,共研细末)姜汁调膏,外敷穴位,胶布固定,初、中、末伏各 1 次,连用 3 年,总有效率为 96.5%。邱华等参清代陈修园治哮喘方,选肺俞、尺泽、膻中等穴贴敷治疗,总有效率达 90%。

王鹏等用蛤蚧河车大造丸配合静脉滴注复方丹参注射液 20ml,每日 1 次,中药超声雾化吸入(鱼腥草、白果、石韦)、穴位注射黄芪注射液及光量子氧透射治疗等综合疗法治疗哮喘 61 例,临床治愈 27 例,显效 24 例,总有效率 88.5%。朱文翔等采用麻白合剂(麻黄、白果、杏仁、枳实、辛夷、细辛、丹参、川芎、黄芩、甘草等)雾化吸入治疗支气管哮喘急性发作 42 例,总有效率为 92.9%。王乐平等用喘息平灌肠液(麻黄、杏仁、鱼腥草、白芥子、洋金花等)治疗小儿哮喘 104 例,每日 1~2 次保留灌肠,并设 654-2 保留灌肠 45 例作对照,治疗组无论起效时间、哮鸣音消失时间、药效持续时间以及显效、有效率等均明显优于对照组($P<0.01$)。李振乾等采用自拟葶苈平喘栓(将葶苈子 24g,皂荚 10g,麻黄 12g,杏仁 6g,大黄 12g,芒硝 3g,大枣 3g 制成栓剂,每支含原生药 10g)进行治疗,治疗组 151 例,对照组 51 例采用桂龙宁胶囊(每粒 0.3g),结果控显率分别为 57.93%、40.48%,总有效率为 89.68% 和 76.19%。杨振汉等治疗哮喘 55 例,治疗组自拟马杏止哮散(将马钱子 20g、地鳖虫 15g、北杏仁 15g 打碎,加水调成糊状)外敷双侧涌泉穴 24 小时,同时戒烟,哮喘急性发作期加用必可酮气雾剂雾化吸入,对照组吸入必可酮气雾剂,2 组连续治疗 30 日,并观察 3~6 个月,治疗组疗效明显高于对照组。

参 考 文 献

1. 彭红星.陈陶后教授治疗小儿哮喘经验[J].山西中医,1995,11(2):5-6.

2. 沈敏,阎璐,张莜芳.平喘抗炎胶囊治疗支气管哮喘疗效观察[J].中国中医药信息杂志,2004,11(9):814-816.

3. 褚艾妮.风、毒、痰、虚是哮喘发病的基本病理因素[J].中医药信息,1999(1):3-4.

4. 徐丽华.支气管哮喘发作期中西医分型关系探讨[J].实用中西医结合杂志,1998,11(8):692.

5. 王庆兰.靖玉仲治疗支气管哮喘的经验[J].山东中医药杂志,2000,19(5):299-300.

6. 冯新格.吴银根妙用药对治疗支气管哮喘[J].浙江中医药杂志,1999,34(12):507-508.

7. 梁直英.射麻止喘液治疗哮喘近期疗效及其机理[J].广州中医药大学学报,2000,17(1):20-23.

8. 段元盛.小柴胡汤治疗支气管哮喘12例[J].新中医,2000,32(2):47.

9. 李晓月,陈玉龙.瘀血与支气管哮喘的关系[J].中医研究,1998,11(3):6.

10. 夏光欣.论肝与哮喘[J].陕西中医,1993,14(4):161.

11. 冯新格,吴银根.治疗支气管哮喘经验[J].吉林中医药.2000(1):9-10.

12. 史锁芳,曹世宏.治疗支气管哮喘经验[J].江西中医药,1998,29(6):7-8.

13. 陈立翠.补肾法治疗小儿支气管哮喘探讨[J].成都中医药大学学报,1999,22(3):5-9.

14. 王庆性,靖玉仲.治疗支气管哮喘的经验[J].山东中医杂志,2000,19(5):299-300.

15. 李国友,王刚.麻银翘汤合西药治疗婴幼儿哮喘37例[J].四川中医,2000,18(9):38.

16. 史锁芳,李石青.治疗支气管哮喘持续发作的经验[J].江苏中医,1995,16(8):3.

17. 吴兴和.四虫祛风固本汤治疗支气管哮喘急性发作期64例临床观察[J].中医杂志,2001,42(8):476-477.

18. 李慧,高敏.温胆汤加减治疗支气管哮喘56例[J].河北中医,2004,24(5):365.

19. 张芬兰,姜海燕,魏婷.疏肝理肺法治疗支气管哮喘30例[J].长春中医药大学学报,2002,18(3):13-14.

20. 郑国华,王义珍.莱菔子散治疗支气管哮喘[J].陕西中医,2002,23(3):270.

21. 李馥嫒.芪蝎龙搜风固本汤治疗支气管哮喘78例观察[J].实用中医药杂志,2004,20(5):229.

22. 严桂珍,余传星,李希.益肾补肺平喘汤治疗支气管哮喘发作期42例临床观察[J].中国中医药科技,2000,7(6):382.

23. 杜兵宾,杨俊艳.针刺加中药外敷法治疗支气管炎及哮喘的疗效观察[J].针灸临床杂志,1999,15(6):7.

24. 王鹏,管洪钟,赵丽娟,等.中医药综合治疗缓解期哮证[J].吉林中医药,1998,18(3):26-27.

25. 朱文翔,孙洪维.中药超声雾化吸入治疗支气管哮喘临床观察[J].中国中医急症,1998,7(1):3.

26. 王乐平,许桂英,刘宏波,等.喘息平保留灌肠液定喘的临床和实验研究[J].中国中医急症,1998,7(3):102.

27. 李振乾,魏素丽,陈选京,等.葶苈平喘栓治疗支气管哮喘151例[J].陕西中医,2003,24(10):881-882.

28. 杨振汉,谢志中,宋爱群.马杏止哮散外敷治疗支气管哮喘55例[J].中华新医学,2003,4(16):1478-1479.

第五节 肺 痈

一、概 述

肺痈是因热毒壅肺,使肺叶生疮,血败肉腐,形成痈脓,而以骤起发热、咳嗽、胸痛、咯腥臭脓血痰为主要表现的内脏痈病类疾病。本病相当于"肺脓肿"。

二、诊断与鉴别诊断

(一)中医证候诊断

1. 初期 发热微恶寒,咳嗽,咯黏液痰或黏液脓性痰,痰量由少渐多,胸痛,咳时尤甚,呼吸不利,口干鼻燥,舌苔薄黄或薄白,脉浮数而滑。

2. 成痈期 身热转甚,时时振寒,继则壮热不寒,汗出烦躁,咳嗽气急,胸满作痛,转侧不利,咳吐浊痰,呈现黄绿色,自觉喉间有腥味,口干咽燥,舌苔黄腻,脉滑数。

3. 溃脓期 突然咯吐大量血痰,或痰如米粥,腥臭异常,有时咯血,胸中烦满而痛,甚则气喘不能平卧,仍身热面赤,烦渴喜饮,舌质红,苔黄腻,脉滑数或数实。

4. 恢复期 身热渐退,咳嗽减轻,咯吐脓血渐少,臭味亦减,痰液转为清稀,或见胸胁隐痛,难以久卧,气短乏力,自汗,盗汗,低热,午后潮热,心烦,口干咽燥,面色不华,形瘦神疲,舌质红或淡红,苔薄,脉细或细数无力。

(二)西医诊断

1. 发病多急骤,常突发寒战高热,咳嗽胸痛,呼吸气粗。

2. 咯吐大量黄绿色脓痰或脓血痰,气味腥臭。

3. 局部叩诊呈浊音,听诊呼吸音减弱或增强,语颤音增强,可闻及支气管呼吸音或湿性啰音。

4. 血常规检查白细胞总数及中性粒细胞百分比增高。痰培养有致病菌。胸部 X 线摄片,肺部可见大片浓密炎症阴影,或见透亮区及液平面。

(三)鉴别诊断

1. 细菌性肺炎 早期肺脓肿与细菌性肺炎在症状及 X 线表现上很相似。细菌性肺炎中,肺炎球菌肺炎最常见,常有口唇疱疹、铁锈色痰而无大量黄脓痰。胸部 X 线片示肺叶或肺段实变或呈片状淡薄炎性病变,边缘模糊不清,但无脓腔形成。其他有化脓性倾向的如葡萄球菌肺炎、肺炎杆菌肺炎等。痰或血的细菌分离可作出鉴别。

2. 空洞性肺结核 发病缓慢,病程长,常伴有结核毒性症状,如午后低热、乏力、盗汗、长期咳嗽、咯血等。胸部 X 线片示空洞壁较厚,其周围可见结核浸润病灶,或伴有斑点、结节状病变,空洞内一般无液平面,有时伴有同侧或对侧的结核播散病灶。痰中可找到结核杆菌。继发感染时,亦可有多量黄脓痰,应结合过去史,在治疗继发感染的同时,反复查痰可确诊。

3. 支气管肺癌 肿瘤阻塞支气管引起远端肺部阻塞性炎症,呈肺叶、肺段分布。癌灶坏死液化形成癌性空洞。发病较慢,常无或仅有低度毒性症状。胸部 X 线片示空洞常呈偏心、壁较厚、内壁凹凸不平,一般无液平面,空洞周围无炎性反应。由于癌肿经常发生转移,故常见到肺门淋巴结肿大。通过 X 线体层摄片、胸部 CT 扫描、痰脱落细胞检查和纤维支气管镜检查可确诊。

4. 肺囊肿继发感染 肺囊肿呈圆形、腔壁薄而光滑,常伴有液平面,周围无炎性反应。患者常无明显的毒性症状或咳嗽。若有感染前的 X 线片相比较,则更易鉴别。

三、处 理 原 则

上呼吸道、口腔的感染灶必须加以根治。口腔手术时,应将分泌物尽量吸出。昏迷或全身麻醉患者,应加强护理,预防肺部感染。早期和彻底治疗是根治肺脓肿的关键。

治疗原则为抗感染和引流。

治疗肺脓肿病期在 3 个月以内者,应采用全身及药物治疗。包括抗生素全身应用及体位引流,局部滴药、喷雾及气管镜吸痰等。经上述治疗无效则考虑外科手术治疗。

手术适应证:

1. 病期在 3 个月以上,经内科治疗病变未见明显吸收,而且持续或反复发作有较多症状者。

2. 慢性肺脓肿有突然大咯血致死的威胁,或大咯血经积极药物治疗仍不停止者,应及时手术抢救。

3. 慢性肺脓肿如因支气管高度阻塞而感染难以控制者,应在适当准备后进行肺切除。

4. 慢性肺脓肿与其他病灶并存,或不能完全鉴别,如结核、肺癌、肺真菌感染等,也需要肺切除治疗。

术前准备:包括改善患者全身情况,加强营养,间断输血,全身用抗生素,体位排痰,局部喷雾,气管内滴药等。经住院 3~6 周准备,痰量减少至每天 50ml 以下;痰由黄脓稠变为白黏稀薄;食欲、体重有所增加;血红蛋白含量接近正常,体温、脉搏趋于平稳,则可进行手术。

手术范围:肺脓肿的手术难度大、出血多,病变往往跨叶,手术范围不宜太保守,尽可能不做肺段或部分肺叶切除,而多数是超过肺叶范围,甚至需要全肺切除。

手术并发症:常见的有失血性休克、支气管瘘及脓胸、吸入性肺炎、食管瘘等。

四、急救处理

(一)抗生素治疗

急性肺脓肿的感染细菌包括绝大多数的厌氧菌都对青霉素敏感,疗效较佳,故最常用。剂量应根据病情而定,严重者静脉滴注 240 万~1000 万 U/d,一般可用 160 万~240 万 U,每日分 2~3 次肌内注射。在有效抗生素治疗下,体温约 3~10 天可下降至正常。一般急性肺脓肿经青霉素治疗均可获痊愈。脆性类杆菌对青霉素不敏感,可用林可霉素 0.5g,每日 3~4 次口服,或 0.6g 每日 2~3 次肌内注射,病情严重者可用 1.8g 加于 5%葡萄糖注射液 500ml 内静脉滴注,每日 1 次;或氯林可霉素 0.15~0.3g,每日 4 次口服;或甲硝唑 0.4g,每日 3 次口服。嗜肺军团杆菌所致的肺脓肿,红霉素治疗有良效。抗生素疗程一般为 8~12 周,或直至临床症状完全消失,X 线片显示脓腔及炎性病变完全消散,仅残留条索状纤维阴影为止。在全身用药的基础上,加用局部治疗,如环甲膜穿刺、鼻导管气管内或纤维支气管镜滴药,常用青霉素 80 万 U(稀释 2~5ml),滴药后按脓肿部位采取适当体位,静卧 1 小时。血源性肺脓肿为脓毒血症的并发症,应按脓毒血症治疗。

(二)痰液引流

祛痰药如氯化铵 0.3g、氨溴索 30mg、化痰片 500mg、祛痰药 10ml,每日 3 次口服,可使痰液易咳出。痰液浓稠者,可用气道湿化如蒸气吸入、超声雾化吸入等以利痰液的引流。患者一般情况较好,发热不高者,体位引流可助脓液的排出。使脓肿部位处于高位,在患部轻拍,2~3 次/日,每次 10~15 分钟。有明显痰液阻塞征象,可经纤维支气管镜冲洗并吸引。

(三)外科治疗

支气管阻塞疑为支气管癌;慢性肺脓肿经内科治疗 3 个月,脓腔仍不缩小,感染不能控制;或并发支气管扩张、脓胸、支气管胸膜瘘;大咯血有危及生命之虞时,需外科治疗。

五、分证论治

1. 初期

治法:清热散邪。

方药:银翘散。

金银花、连翘、芦根、竹叶、荆芥、薄荷、淡豆豉、桔梗、甘草、牛蒡子。

若内热转甚,身热,恶寒不显,咳痰黄稠,口渴者,酌加石膏、黄芩、鱼腥草以清肺泄热。痰热蕴肺,咳甚痰多,配杏仁、浙贝母、桑白皮、冬瓜仁、枇杷叶肃肺化痰。肺气不利,胸痛,呼吸不畅者,配瓜蒌皮、郁金宽胸理气。

2. 成痈期

治法:清肺化瘀消痈。

方药:千金苇茎汤合如金解毒散。

苇茎、薏苡仁、冬瓜仁、桃仁、黄芩、黄连、栀子、黄柏、甘草、桔梗。

另可酌加金银花、蒲公英、紫花地丁、鱼腥草、败酱草等以加强清热解毒。大便秘结者,加大黄通腑泻热。热毒瘀结,咯脓浊痰,腥臭味甚者,可合犀黄丸以解毒化瘀。咳痰黄稠,酌配桑白皮、瓜蒌、射干、海蛤壳以清化痰热。痰浊阻肺,咳而喘满,咳痰浓浊量多,不得平卧者,加葶苈子以泻肺泄浊。胸满作痛,转侧不利者,加浙贝母、乳香、没药散结消痈。

3. 溃脓期

治法:排脓解毒。

方药:加味桔梗汤。

桔梗、薏苡仁、贝母、橘红、金银花、甘草、葶苈子、白及。

另可加黄芩、鱼腥草、野荞麦根、败酱草、蒲公英等清肺解毒排脓。咯血酌加牡丹皮、栀子、蒲黄、藕节、三七等凉血化瘀止血。痈脓排泄不畅,脓液量少难出,配山甲片、皂角刺以溃痈排脓,但咯血者禁用。气虚无力排脓者,加生黄芪益气托里排脓。津伤明显,口干舌燥者,可加玄参、麦冬、天花粉以养阴生津。

4. 恢复期

治法:益气养阴清肺。

方药:沙参清肺汤合竹叶石膏汤。

黄芪、太子参、粳米、北沙参、麦冬、石膏、桔梗、薏苡仁、冬瓜仁、半夏、白及、合欢皮。

低热者,可酌加功劳叶、地骨皮、白薇以清虚热。若脾虚食少便溏者,加白术、茯苓、山药补益脾气,培土生金。若邪恋正虚,咳嗽,咯吐脓血痰日久不净,或痰液一度清稀而复转臭浊,病情时轻时重,反复迁延不愈,当扶正祛邪,益气养阴,排脓解毒,酌加鱼腥草、败酱草、野荞麦根等清热解毒消痈。

六、预防护理

1. 并发症的处理

(1) 脓胸或脓气胸:如脓肿破溃入胸膜腔,可有突发性胸痛,明显气急,呼吸困难,发绀,听诊时呼吸音减弱或消失,胸部 X 线摄片提示脓气胸或脓胸,应给予胸腔穿刺抽液或引流治疗,必要时请胸外科会诊治疗。

(2) 咯血:应给予止血等对症处理,加强引流,对于反复大量咯血经内科治疗效果差的患者,可考虑请胸外科会诊。

（3）窒息:对于脓痰或脓血痰甚多或体质虚弱患者,应加强监护,以免大量脓痰涌出和血液凝固无力咳出而致窒息。同时准备好吸痰器等急救物品。

2. 保持口腔清洁,以杜绝诱发下呼吸道感染的机会。

3. 加强痰液引流,保持口腔、呼吸道通畅,慎用镇静、镇痛、镇咳类药物。

七、文 献 选 读

《金匮要略·肺痿肺痈咳嗽上气病脉证治》:"风伤皮毛,热伤血脉;风舍于肺,其人则咳,口干喘满,咽燥不渴,多唾浊沫,时时振寒。热之所过,血为之凝滞,蓄结痈脓,吐如米粥。始萌可救,脓成则死。"

《医门法律·肺痿肺痈门》:"凡治肺痈病,以清肺热,救肺气,俾其肺叶不至焦腐,其生乃全。故清一分肺热,即存一分肺气,而清热必须涤其壅塞,分杀其势于大肠,令秽浊脓血日渐下移为妙。"

《证治汇补·胸膈门》:"久咳不已,浊吐腥臭,咳则胸中隐隐痛,口中辟辟燥,脉实滑数,大小便涩数,振寒吐沫,右胁拒按,为肺痈之病。因风寒内郁,痰火上凑,邪气结聚,蕴蓄成痈。"

《张氏医通·肺痈》:"肺痈危证……若溃后大热不止,时时振寒,胸中隐痛,而喘汗面赤,坐卧不安,饮食无味,脓痰腥秽不已者难治;若喘鸣不休,唇反,咯吐脓血,色如败卤,浦臭异常,正气大败,而不知痛,坐不得卧,饮食难进,爪甲紫而带弯,手掌如枯树皮,面艳颧红,声哑鼻煽者不治。"

《杂病源流犀烛·肺病源流》:"肺痈……无论已成未成,总当清热涤痰,使无留壅,自然易愈。凡患肺痈,手掌皮粗,气急脉数,颧红鼻煽,不能饮食者,皆不治。"

《类证治裁·肺痈》:"肺痈毒结有形之血,血结者排其毒。""肺痈由热蒸肺窍,致咳吐臭痰,胸胁刺痛,呼吸不利,治在利气疏痰,降火排脓。"

《柳选四家医案·环溪草堂医案·咳喘门》:"肺痈之病……初用疏瘀散邪泻热,可翼其不成脓也;继用通络托脓,是不得散而托之,使速溃也;再用排脓泄热解毒,是既溃而用清泄,使毒热速化而外出也;终用清养补肺,是清化余热,而使其生肌收口也。"

八、现 代 研 究

肺脓肿的治疗,抗生素在控制急性炎症的作用方面比较强,能使体温较快下降,全身中毒情况有所改善,但抗生素不具有祛痰排脓的作用。中药除了能控制急性炎症外,同时还有祛痰排脓的作用,能促使肺部脓腔内的脓痰很快地排出,而使空洞早期闭合,并能改善神疲纳呆、夜寐汗出及一般虚弱情况。临床研究也证实,中医药治疗肺痈有较大优势。

（一）治法研究

有研究者认为肺痈乃大热大毒之证,不能套用一般清热解毒的常法处理,必须趁正气未衰之机,速战速决,用势专力猛之药,攻下泻热,俾邪有出路,使病可速愈,故应在清热解毒的基础上,加用大承气之类,合用葶苈大枣泻肺汤、泻白散等,以攻逐痰热,起釜底抽薪、急下承阴的作用,即使大便不干硬,也可借用。也有主张必须清热解毒和化瘀排脓双管齐下。对此也有不同意见,认为在肺痈初期,相当于化脓性肺炎阶段,用药不宜过于寒凉,以防肺气郁遏,邪热伏闭,迁延不解。

（二）方药研究

有研究者对肺脓肿急性期，用金银花、蒲公英、鱼腥草、天花粉、桔梗、浙贝母、赤芍、当归尾、乳香、没药、炮山甲、皂角刺、防风、白芷，同时加用抗生素。后期热毒症状已除，用生黄芪、薏苡仁、太子参、天花粉、金银花、茯苓、桔梗、瓜蒌仁、川贝母、当归、生甘草；停用抗生素或改为间断使用抗生素。20例中临床治愈19例，退热时间平均5.8天，疼痛消失时间平均4.2天，X线检查透光区或液平面消失时间平均16天。张运知中西医结合治疗肺脓疡110例，中药用鲜苇茎、鱼腥草、冬瓜仁、薏苡仁、炒桃仁、桔梗、黄芩、生甘草。初起寒战高热、血象较高者，加金银花、连翘；胸疼、咳嗽、吐脓痰较多者，加瓜蒌仁、川贝；久病体弱者，酌加党参、黄芪。西医采用体位引流排脓、输液、输血等。结果痊愈68例，好转29例，无效13例，总有效率88.18%。

南通市中医院采用成氏家传治肺痈之金荞麦，经临床验证达千余例，疗效满意。中国医学科学院药物研究所提取其主要成分——黄烷醇，制成片剂和浸膏片，两者效果大致相同，患者在服药后脓痰大量排出，热挫纳增，空洞也随之缩小，液平消失，病灶逐步吸收而痊愈。有人从金荞麦中提取双聚原矢车菊苷元制成金荞麦Ⅱ号片治疗肺脓肿49例，痊愈39例，好转6例，无效4例。此外，鲜芦根、土茯苓、大青叶、鱼腥草等单药均被证实治疗肺痈疗效明确。

参 考 文 献

1. 朱良春，魏长春，叶景华，等.肺脓疡证治[J].中医杂志,1987(7):11-15.
2. 金卫平，郭华莹.肺痈治验一得[J].实用中医内科杂志,1998,12(1):32-33.
3. 朱学.金荞麦Ⅱ号片治疗肺脓肿临床观察[J].江苏中医,1991,12(12):34.
4. 张运知.中西医结合治疗肺脓疡110例[J].河南中医,1991,11(5):24.
5. 刘远坝.中西医结合治疗肺脓肿20例[J].广西中医药,1990(2):10.
6. 周端求.银芩参茜桔甘汤治疗肺脓肿(溃脓期)76例[J].中国民间疗法,1996(1):36.
7. 石学波.三仁化瘀汤治疗慢性肺脓肿8例[J].山东中医杂志,1993(4):27.

第六节 急 肺 衰

一、概 述

肺衰是指肺之脏真受伤，气力衰竭，呼吸错乱，百脉不畅而引起的急危重症。本病病情险恶，易危及生命。

肺衰之病名始见于唐代《备急千金要方·诊候》，称为"肺气衰"；《医参·五脏》："肺主皮毛，皱纹多且深则肺衰矣。"

西医学呼吸衰竭可参照本篇辨证论治。呼吸衰竭是指各种原因引起的肺通气和（或）换气功能障碍，不能进行有效的气体交换，导致缺氧和（或）二氧化碳潴留，从而引起一系列生理功能和代谢紊乱的临床综合征。在海平面，静息状态，呼吸空气条件下，动脉血氧分压（PaO_2）<60mmHg 称Ⅰ型呼吸衰竭，如二氧化碳分压（$PaCO_2$）>50mmHg 称Ⅱ型呼吸衰竭。

急性呼吸衰竭（acute respiratory failure,ARF）是指突发因素引起短时间内肺通气或换气功能障碍而发生的呼吸衰竭,以Ⅰ型呼吸衰竭为多见。因病变发展迅猛,机体尚未建立有效的代偿,不及时抢救将会危及患者生命。

二、诊断与鉴别诊断

(一) 中医证候诊断

1. 实证

(1) 痰热壅盛证:喘促气急,喉间痰鸣,痰稠且黄,发热口渴,烦躁不安,时有抽搐,口干,舌质红,苔黄厚,脉滑数。

(2) 热陷心包证:喘促气急,高热夜甚,头痛,烦躁不安,呕吐,谵语神昏,心烦不寐,口不甚渴,舌质红绛,脉细数。

(3) 阳明腑实证:发热不恶寒,喘促气憋,腹胀满痛,大便秘结,小便短赤,舌苔黄燥,脉洪数。

2. 虚证

(1) 气阴两竭证:呼吸微弱,间断不续,或叹气样呼吸,时有抽搐,神志昏沉,精神委靡,汗出如油,舌红无苔,脉虚细数。

(2) 肺气亏虚,心血瘀阻证:喘促气短,动则喘甚,喘不能卧,浮肿,腰以下为甚,按之凹陷,心悸心慌,尿少肢冷,颜面晦暗,口唇发绀,舌质淡胖或紫黯,苔白滑腻,脉沉涩无力。

(二) 西医诊断

呼吸衰竭是由于各种原因,引起肺不能完成有效的气体交换,导致缺氧和二氧化碳潴留,从而产生一系列的病理生理改变的临床综合征。

1. 临床表现

(1) 轻症呼吸衰竭:呼吸困难,呼吸加快,偶有呼吸节律改变。口唇发绀,轻度烦躁不安或精神委靡。

(2) 中症呼吸衰竭:呼吸困难,三凹征加重,呼吸浅快,节律不整,时有叹息样呼吸,潮式呼吸或双吸气,偶有呼吸暂停。口唇发绀明显(有时呈樱红色),嗜睡或躁动,对针刺反应迟钝。

(3) 重症呼吸衰竭:呼吸困难,三凹征明显或反而不明显,呼吸由浅快转为浅慢,节律紊乱,常出现下颌呼吸和呼吸暂停,呼吸音减低,口唇发绀加重,四肢末端发绀,发凉,昏睡或昏迷,甚至惊厥。严重者可出现脑水肿(球结膜水肿或视盘水肿)、脑疝(瞳孔两侧大小不等)等危重改变。

2. 血气指标

Ⅰ型呼吸衰竭(轻症呼吸衰竭):海平面吸室内空气时 $PaO_2 \leqslant 8kPa(60mmHg)$,$PaCO_2 < 6.67kPa(50mmHg)$。

Ⅱ型呼吸衰竭:$PaO_2 \leqslant 8kPa(60mmHg)$,$PaCO_2 \geqslant 6.67kPa(50mmHg)$。〔中症呼吸衰竭 $PaCO_2$ 为 $6.67 \sim 9.20kPa(50 \sim 69mmHg)$,重症呼吸衰竭 $PaCO_2 \geqslant 9.33kPa(70mmHg)$〕。

主要指标就是 $PaO_2 < 8kPa(60mmHg)$ 或伴有 $PaCO_2 > 6.67kPa(50mmHg)$,临床上还要排除心内解剖分流和原发于心排血量降低等情况。

(三) 鉴别诊断

1. 鉴别急性呼吸衰竭和慢性呼吸衰竭　急性呼吸衰竭是指呼吸功能原来正常,由于各种突发原因,引起通气或换气功能严重损害,突然发生呼吸衰竭的临床表现,如脑血管意外、药物中毒抑制呼吸中枢、呼吸肌麻痹、肺梗死、ARDS 等,因机体不能很快代偿,如不及时抢救,会危及患者生命。

慢性呼吸衰竭多见于慢性呼吸系统疾病,如慢性阻塞性肺疾病、重度肺结核等,其呼吸功能损害逐渐加重,虽有缺氧,或伴 CO_2 潴留,但通过机体代偿适应,仍能从事个人生活活动,称为代偿性慢性呼吸衰竭。一旦并发呼吸道感染,或因其他原因增加呼吸生理负担所致代偿失调,出现严重缺氧、CO_2 潴留和酸中毒的临床表现,称为失代偿性慢性呼吸衰竭。

2. 急性喉气管支气管炎 多见于 6 个月至 3 岁的婴幼儿,几乎均由病毒引起,临床特征为声嘶、讲话困难、咳嗽时疼痛、可呈犬吠声,常有发热,体检可见喉部水肿、充血,局部淋巴结肿大和触痛,可闻及喘息声。病情严重者出现呼吸困难、三凹征、呼吸过速、吸气喘鸣甚至窒息。颈正位 X 线片可见声门下气管壁的隆起部分消失,因黏膜水肿而呈倒"V"字形狭窄,或称尖塔征狭窄,向下超过梨状窝下缘。

3. 慢性阻塞性肺疾病 慢性阻塞性肺疾病包括慢性支气管炎、阻塞性肺气肿及部分哮喘所致的气流阻塞不断进展的疾患。慢性阻塞性肺疾病患者在一些诱因作用下,如感染、手术等使呼吸功能增加,进一步使潮气量减低出现明显的通气-血流比例失调,同时肺泡有效通气量减低,从而导致 Ⅱ 型呼吸衰竭。临床表现除了原发病本身症状(气促、反复咳嗽咳痰或喘息)外,主要是缺氧及 CO_2 潴留引起的多个器官功能紊乱,表现为呼吸衰竭(呼吸加快),心律不齐,血压增高,心率加快,烦躁不安或淡漠、嗜睡等神经精神症状,还有多汗、球结膜水肿等。Petty 曾总结了慢性阻塞性肺疾病呼吸衰竭临床上主要表现为:不安;精神错乱;心动过速;出汗;中心性发绀;头痛;低血压;肌肉颤动、运动失调;胸廓扩张无力;呼吸抑制;瞳孔缩小、视盘水肿。意识丧失在呼吸衰竭早期,神经系统及循环系统异常可以是首现症状。诊断主要依靠动脉血气分析,氧分压低于 8.0kPa(60mmHg),二氧化碳分压高于 6.67kPa(50mmHg)。

4. 神经系统疾病引起的呼吸衰竭 许多严重神经系统疾患可导致呼吸衰竭,并成为导致患者死亡的原因,病因分为中枢性和外周神经性两大类。

中枢性原因以感染、颅脑外伤、颅内占位病变、脑血管病、各种中毒等较多见,病理基础主要是脑水肿损害呼吸中枢使通气功能障碍,进一步加重呼吸衰竭,而形成恶性循环。早期表现为过度通气,还可表现为呼吸节律的改变,可有呼吸暂停和各种不同类型的周期性呼吸(常见的为潮气呼吸),进一步发展则可使呼吸频率和潮气量减低,甚至呼吸骤停。

外周神经性原因是运动神经元和外周神经的病变和损伤,如急性感染性多发性神经根炎、脊髓灰质炎、破伤风等,其主要引起呼吸肌的麻痹和痉挛,以致不能完成正常的呼吸动作而造成通气不足,排痰无力或困难造成呼吸道梗阻,进而形成肺不张和肺部感染,使呼吸衰竭加重。

总之,神经系统病因引起的呼吸衰竭虽然原发病各有不同,但有共同特点:其一是常伴有意识障碍,其二是肺部大都正常(早期),其三大多无力咳嗽排痰。

5. 睡眠呼吸暂停综合征 指每晚 7 小时睡眠中每次发作呼吸暂停 10 秒以上,呼吸暂停反复发作在 30 次以上。可分为 3 型:①阻塞型:指鼻和口腔无气流,但胸腹式呼吸仍然存在;②中枢型:指鼻和口腔气流与胸腹式呼吸运动同时暂停;③混合型:指一次呼吸暂停过程中,中枢型呼吸暂停与阻塞型呼吸暂停交替出现。

中枢型与阻塞型睡眠呼吸暂停综合征的临床表现不同:①阻塞型患者大多在发病前数

年,睡眠时鼾音很大,致发生呼吸暂停症,打鼾与呼吸暂停间歇、交替出现,上呼吸道阻塞气流停止时鼾声停止,通气恢复时鼾声又复出现,憋气后而醒来。患者夜间失眠,早晨头痛,白昼睡眠过度。患者智力减退,个性改变,性功能减退,运动耐力减低,约 50% 的患者并发高血压,由于频繁低氧血症,久之形成肺动脉高压,最后发生肺源性心脏病乃至心力衰竭,部分患者在夜间猝死。阻塞型患者通常肥胖。②中枢型患者正常体型,失眠、嗜睡少见,睡眠时经常觉醒,轻度、间歇性打鼾,睡眠时呼吸暂停时间长短不一,约 15～20 秒不等,频繁发生。

对疑诊患者,睡眠时整夜监测记录脑电图、眼动图、肌电图、鼻和口腔气流连续测定、胸腹式呼吸测定、脉搏监测及记录血氧饱和度等,可以确诊并可分型了解病情轻重。

6. 急性呼吸窘迫综合征 外科的某些疾病如胸腺肿瘤、胸腹部广泛严重烧伤、胸部外伤及手术肺内大出血等,都可导致呼吸衰竭,表现为呼吸频率改变、发绀及动脉血气分析变化。

临床还须鉴别各种病因引起的呼吸衰竭,首先须排除心内解剖分流和原发于心排出量降低等病因引起的 PaO_2 下降和 $PaCO_2$ 升高;其次须鉴别各种不同的引起急性呼吸衰竭的病因。可借助病史、临床表现和多种辅助检查手段确诊。注意两种不同类型的呼吸衰竭——呼吸道梗阻为主或肺部广泛病变为主所致的呼吸衰竭的鉴别。

三、处 理 原 则

急性呼吸衰竭为喘证之急候、重候,甚或出现喘昏、喘脱。该病是由肺、脾、肾、心四脏虚损,感受外邪而致。肺、脾、肾、心亏虚是内因,痰、瘀、水、饮、毒为其病理因素。急性呼吸衰竭的临床表现多为实证,依临床辨证多施以通下法、清营法、清热化痰法、活血化瘀法等。中医治疗措施的早期介入可有效缓解症状、缩短病程,并减少抗生素和机械通气使用的疗程,减少并发症,故而具有相当大的优势。

四、急 救 处 理

1. 首先积极治疗原发病,去除诱发因素。

2. 24 小时监测意识、呼吸、血压、心率,出入量。根据病情动态随访血气分析。积极改善通气,选用有效抗生素控制患者感染。定时翻身拍背,促进痰液排出,定时吸痰。补充足够的水分,应用祛痰药降低痰的黏稠度以利排出。使用支气管扩张剂(氨茶碱、β-受体兴奋剂等)解除气道痉挛,既可改善通气,又利于排痰;肾上腺皮质激素具有非特异性、抗炎作用可减轻呼吸道黏膜水肿、充血,可选用地塞米松或氢化可的松静脉滴注。经上述治疗仍无效,或一开始就属于重症呼吸衰竭者,可以采用气管插管或气管切开进行机械通气。

3. 纠正低氧 慢性呼吸衰竭患者的呼吸中枢对二氧化碳的刺激已不敏感,其兴奋性主要靠低氧刺激来维持。如果单纯给氧尤其是高浓度吸氧,虽然暂时缓解缺氧,但是由于呼吸中枢的兴奋性降低,二氧化碳潴留更趋严重,以至导致二氧化碳麻醉,所以主张低浓度、低流量、持续给氧。给氧途径可采用鼻导管、鼻塞法、面罩法等。同时注意吸入氧气应加温加湿。

4. 积极预防和处理各种合并症 如酸碱失衡、水电解质紊乱、心力衰竭、休克、心律失常、消化道出血、DIC、肝肾衰竭等。

5. 参附汤送服黑锡丹。

五、分 证 论 治

(一) 实证

1. 痰热壅盛证

治法:清肺化痰平喘。

方药:千金苇茎汤。

苇茎、冬瓜仁、薏苡仁、桃仁。

加减:痰黄难以咯出者,加全瓜蒌、海蛤粉、川贝母以清化痰热;痰热闭窍,出现神昏者,可加用石菖蒲、醒脑静注射液醒脑开窍,针刺内关、水沟;夹杂瘀热者,加赤芍、丹参、三七、牡丹皮等;伤阴者,加麦冬、西洋参、五味子。

中成药:十味龙胆花颗粒、六神丸或安宫牛黄丸。或礞石滚痰丸 9g,每日 2 次,口服。复方鲜竹沥口服液,每次 15ml,每日 3～4 次,口服。牛黄蛇胆川贝散,每次 1g,每日 2 次,口服。

中药注射剂:用痰热清注射液 30ml 加入 250ml 液体中,每日 1 次,静脉滴注;穿琥宁注射液 400～600mg 加入 250ml 液体中,每日 1～2 次,静脉滴注。

2. 热陷心包证

治法:清心开窍。

方药:清营汤。

水牛角、生地黄、金银花、连翘、玄参、黄连、竹叶、牡丹皮、麦冬。

加减:大便不通者,可加大黄、芒硝、厚朴等;伤阴者,加石斛、麦冬、西洋参、五味子等;高热者,加石膏、知母。

中成药:清开灵口服液、至宝丹以加强清热除痰开窍之力。或安宫牛黄丸 1 丸,每日 3 次,口服或鼻饲。

中药注射剂:醒脑静注射液、清开灵注射剂等。

3. 阳明腑实证

治法:治宜宣肺泻下。

方药:大承气汤。

大黄、厚朴、芒硝、枳实。

加减:热甚者,加石膏、知母、黄连等;大便秘结甚者,可加大大黄剂量,加蒲公英、益母草等,并可用中药大承气汤保留灌肠。

中成药:大黄胶囊或通腑醒神胶囊。

中药注射剂:清开灵注射液等。

(二) 虚证

1. 气阴两竭证

治法:益气养阴固脱。

方药:生脉散合炙甘草汤。

人参、麦冬、五味子、炙甘草、大枣、生地黄、火麻仁、阿胶、桂枝。

加减:若大汗淋漓、汗出如洗者,加龙骨、牡蛎以加强益气固脱之力;阳脱者,加熟附子、肉桂以加强回阳救脱之力;暴喘下脱、肢厥滑泻者,加黑锡丹以止泻固脱平喘。

中成药:用参脉注射液或参附注射液。

2. 肺气亏虚,心血瘀阻证

治法:温通心肺。

方药:真武汤合葶苈大枣泻肺汤。

炮附子、白术、茯苓、芍药、生姜、葶苈子、大枣。

加减:气机不利、胸胁满闷者,加白芥子、旋覆花祛痰降气;咳甚者,加干姜、细辛、五味子敛肺止咳。

中成药:六神丸,每次 10 粒,每日 3 次,口服。猴枣散,每次 0.3g,每日 2 次,口服。桂龙咳喘宁胶囊,每次 4 粒,每日 3 次,口服。

中药注射剂:鱼腥草注射液 50ml,每日 2 次,静脉滴注。复方丹参注射液 30ml 加入5％葡萄糖注射液 250ml,每日 2 次,静脉滴注。参麦注射液 30ml 加入 5％葡萄糖注射液250ml,每日 2 次,静脉滴注。参附注射液 100ml 加入 5％葡萄糖注射液 250ml,每日 2 次,静脉滴注。

六、预 防 护 理

1. 保证呼吸道通畅,改善肺泡的气体交换,正确使用各种通气给氧装置。

2. 防止下呼吸道细菌污染,对建立人工气道,包括气管插管和气管切开套管,应及时清除导管内分泌物。

3. 加强血流动力学的监护,保证组织血液的有效灌注。严密观察血压、中心静脉压、心率、心排出量。

4. 在保证患者血容量的同时,严格注意因快速大量输液可能发生的超负荷输液,严格记录液体和电解质出入量,以防止肺水肿或全身水肿的形成。

5. 定时翻身拍背,改换体位,防止痰液淤积、肺不张、感染及压疮。

6. 肺衰是由哮病、肺胀、肺痨等病证发展而来,因而预防本病首先应预防以上各种病证。

7. 肺衰的发生与外感风邪、热毒、烧伤和金刃伤等创伤、感染疫毒、劳倦过度等有密切的关系,甚至可由其诱发。因此,预防感冒、温病的发生,平素小心谨慎,防止意外伤发生,对预防本病证亦有重要的意义。

8. 肺衰患者的肺、脾、肾诸脏的气化功能紊乱,而浊邪内盛,表现为正虚浊阻。正虚则卫外功能减弱,浊阻则气血不和,营卫失调,易受外邪侵袭,常使肺衰病情加重。故病室要求通风,冷暖适宜,要有充足的阳光,保持室内空气新鲜,避免烟雾、粉尘的污染。病室须每日用食醋熏蒸消毒。患者应高枕位或半卧位,减轻肺瘀血。及时吸痰,保持气道通畅。

9. 肺衰患者一般需要给予高热量、高蛋白、富有维生素的饮食,饮食宜清淡,食量应适当控制,忌食辛辣、荤腥、油腻之品。

10. 肺衰患者常有腹胀等脾胃失健的证候,中药汤剂宜浓煎,宜少量多次分服。若药进即吐者,可用生姜汁点舌,或口含糖姜片。若服药后胃脘不舒,宜增加服药次数,减少每次服药量,或改用针剂。

11. 严密观察和记录肺衰患者的病情变化,对了解预后、确定治疗和护理原则有很大的帮助。必须经常注意患者心脏搏动次数和节律、血压、呼吸、出入量、面色、舌苔、脉象的变化。

七、文 献 选 读

《金匮玉函经》："肺衰则气上，其魄自掩藏；心虚则不定，诸藏受羁映。"

《景岳全书·杂证谟·喘促》："气喘之病，最为危候。"

《杂病源流犀烛·咳嗽哮喘源流》："喘因虽多，而其原未有不由虚者，元气衰微，阴阳不接续，最易汗脱而亡，一时难救。古人言诸般喘证，皆属恶候也。盖人身气血阴阳，如连环式样一般，两圈交合之中，一点真阳，命也，牵扯和匀，即呼吸调息也。若不接续，即见鼻扇唇青，掀胸抬肚，张口摇肩等状，脉亦不续，无神即死，故凡喘皆不可忽视也。"

八、现 代 研 究

（一）病因病机

多数医家认为本病属本虚标实之证。本虚即肺、肾、心、脾虚损，为产生本病的主要原因；感受外邪是引起本病的主要诱因；痰浊塞肺、血瘀水阻是其产生变证的主要根源。痰瘀互阻、虚实互患的病理恶性循环，最终伤及阴阳气血，累及五脏。

（二）辨证论治

有研究者按急性呼吸衰竭的病因及发病特点，将本病分为：①肺肾两虚兼外感：见于呼吸衰竭合并呼吸道感染。外感风寒者，治以疏风解表、温肺化痰，药用桂枝、麻黄、五味子各3g，细辛、射干、半夏、陈皮、前胡、紫菀、款冬花、杏仁各10g；"寒包火"者，治以解表清里、宣肺平喘，药用麻黄、桂枝、射干、紫菀、款冬花、半夏、陈皮、桑白皮、黄芩各10g，生石膏30g；外感风热者，治以辛凉解表、清肺化痰、止咳平喘，药用连翘、桑叶、桑白皮、杏仁、射干、半夏、陈皮、紫菀、百部、山栀子各10g，麻黄、生大黄（后下）各6g，金银花15g，鱼腥草30g。②阳虚水泛，水气凌心：多见于呼吸衰竭合并心功能不全，治以健脾温肾、清肺化痰、利水行瘀，药用制附子、麻黄各6g，炒白术、桑白皮、大腹皮、陈皮、半夏、苏子、杏仁、川贝、当归、赤芍、川芎、黄芩各10g，党参20g，鱼腥草30g。③痰热瘀结，蒙蔽心窍：多见于呼吸衰竭合并肺性脑病的初中期阶段，治以涤痰开窍，药用胆南星、陈皮、半夏、竹茹、黄芩、石菖蒲、郁金、丹参、赤芍各10g，连翘、金银花各15g。根据痰、热、喘、风、痰而随证加味。④元阳欲脱：多见于肺性脑病较严重者，治以益气养阴、温阳固脱救逆，药用红参、制附片、麦门冬、郁金、胆南星、橘红、制半夏、杏仁各10g，麻黄、五味子各6g。

也有将该病先分期、后辨证进行治疗，其中急性期分为：①风寒型：肺功能不全，上呼吸道感染初期，治以疏风散寒、宣肺化痰，方用金沸草散加减；②风热型：呼吸道感染加重期，治以辛凉解表、化痰平喘，方用桑菊饮合麻杏石甘汤加减；③脾肾阳虚，水气凌心证：呼吸衰竭合并心力衰竭，治以健脾化湿、温阳利水，方用真武汤加减；④痰浊闭窍证：呼吸衰竭合并肺性脑病，治以清热化痰、芳香开窍，方用温胆汤加减；⑤肝风内动证：呼吸衰竭呼吸性酸中毒合并代谢性碱中毒，治以清肺化痰、平肝息风，方用麻杏石甘汤合羚羊钩藤汤加减；⑥阳微欲绝证：呼吸衰竭合并败血性休克，治以温补脾肾、回阳救逆，方用参附龙牡汤加减。

（三）专方专药

有研究者用丹参、赤芍、川芎、红花、生甘草等制成浓缩液治疗32例呼吸衰竭急性发作，总有效率达87.5%，且治疗前后患者 PaO_2、$PaCO_2$、肺泡动脉氧分压差、呼吸指数等均明显改善。另有研究表明，呼吸衰竭患者经菖蒲雾化合剂治疗后即刻动脉血气分析、肺阻抗血流图、肺功能均明显改善，3天后更加明显。

（四）针灸治疗

针刺已被用于呼吸衰竭的治疗,有实验证明针刺可兴奋呼吸、平喘解痉。运用醒脑开窍法,针刺水沟、内关、气舍、三阴交、足三里,配合西药治疗肺性脑病呼吸衰竭,血气指标、临床症状的改善均明显优于纯西药组。

（五）评述

中医各家对呼吸衰竭的病机认识基本一致,即本虚标实。本虚为肺、脾、肾虚,累及心、肝;标实为痰浊、瘀血内停。大多数中医药治疗是在西医常规治疗基础上(如抗感染、吸氧、纠正酸碱失衡等)进行的,即采用中西医结合的综合治疗方法。从治疗结果看,两者联合治疗可取长补短,协同互助,的确能缩短病程,提高疗效。但是,目前对急性呼吸衰竭的诊治研究也存在一些问题,如临床辨证证候的分类不统一,临床疗效评定标准不一致,且大多数研究未设立对照组,因此,临床缺乏可比性,同时也使其可信性大大降低。

参 考 文 献

1. 王琦,武维屏,田秀英,等.肺胀病机及益气活血化痰法的运用[J].中国医药学报,1995,10(3):29.
2. 李若均.肺胀伏邪的演化规律和特点[J].山西中医,1994,10(3):5.
3. 田玉美.肺胀病病因证治述要[J].湖北中医杂志,1995,17(1):32.
4. 杨开柏.慢性肺心病急性加重期病因病机探讨[J].山西中医,1994,3(10):5.
5. 欧阳忠义,柯兴桥.中医呼吸病学[M].北京:中国医药科技出版社,1994:254.
6. 李友林.对慢阻肺肺心病缓解期病机的认识[J].北京中医药大学学报,1995,18(2):15.
7. 洪素兰,陈永辉,裴晓华.实用中医呼吸病学[M].北京:中国中医药出版社,1995:381.
8. 张志铭,王佩华.调气消痰化瘀法治疗肺心病呼吸衰竭疗效观察[J].天津中医,1995,12(5):14.
9. 周晓虹,符为民,杨廷光,等.活血化痰开窍法治疗32例慢性呼吸衰竭急性发作的临床疗效分析[J].中国中医急症,1995,4(3):105.
10. 薛华.辨证治疗呼吸衰竭31例[J].浙江中医杂志,1996(10):449.
11. 陶凯.曹庆德呼吸衰竭临证治要[J].北京中医,1993(3):18.
12. 施杞.中国中医年鉴[M].北京:中国中医药出版社,1995:134.
13. 奚肇庆,程永红.汪履秋老中医治疗肺心病经验[J].新中医,1996(5):3.
14. 李瑞兰,刘启松.化痰祛瘀法治疗慢性呼吸衰竭50例[J].陕西中医,1994,15(4):146.
15. 胡元奎,范淑蕙,许建秦,等.中西医结合治疗呼吸衰竭37例临床观察[J].陕西中医,1989,10(11):485.
16. 刘启松,李瑞兰.益气活血汤治疗肺心病失代偿期的临床观察[J].吉林中医药,1994(1):14.
17. 陶凯,周晓园,林惠娟,等.菖蒲雾化合剂治疗慢性呼吸衰竭失代偿期临床研究[J].中医杂志,1996,37(3):161.
18. 张玉玲.针刺治疗肺性脑病呼衰的临床观察[J].中国中医急症,1993,2(1):34.

第七节 咳 血

一、概 述

咳血是指来自肺或气管之血,随咳嗽而出的症状。多由外伤,或外邪犯肺,肝火犯肺,阴虚火旺,或气不摄血等使肺络受损,血溢脉外而致。

咳血见于多种疾病,许多杂病及温热病都会引起咳血。内科范围的咳血,主要见于呼吸系统的疾病,如支气管扩张症、急性气管-支气管炎、慢性支气管炎、肺炎、肺结核、肺癌等。

二、诊断与鉴别诊断

(一) 中医证候诊断

1. 燥热伤肺证　喉痒咳嗽,痰中带血,口干鼻燥,或有身热,舌红少津,苔薄黄,脉数。

2. 肝火犯肺证　咳嗽阵作,痰中带血或纯血鲜红,胸胁胀痛,烦躁易怒,口苦,舌质红,苔薄黄,脉弦数。

3. 阴虚肺热证　咳嗽痰少,痰中带血,或反复咳血,血色鲜红,口干咽燥,颧红,潮热盗汗,舌质红,脉细数。

(二) 西医诊断

1. 咳血鲜红,常呈泡沫状或与痰液混杂。

2. 多数患者有反复咳血史,或有明显消瘦史,或有潮热盗汗史,或有心脏病史等。

3. 胸部 X 线摄片有助于明确诊断。

4. 必要时行肺部 CT、痰液结核杆菌、痰液脱落细胞、血清肿瘤抗原等检查以明确咳血原因。

(三) 鉴别诊断

1. 咳血与吐血　咳血与吐血血液均经口出,但两者截然不同。咳血是血由肺来,经气道随咳嗽而出,血色多为鲜红,常混有痰液;咳血之前多有咳嗽、胸闷、喉痒等症状,大量咳血后,可见痰中带血数天,大便一般不呈黑色。吐血是血自胃而来,经呕吐而出,血色紫黯,常夹有食物残渣;吐血之前多有胃脘不适或胃痛、恶心等症状,吐血之后无痰中带血,但大便多呈黑色。

2. 咳血与口腔出血　鼻咽部、齿龈及口腔其他部位出血的患者,常为纯血或随唾液而出,血量少,并可见口腔、鼻咽部病变的相应症状,可与咳血相区别。

三、处 理 原 则

(一) 止血药物应用

1. 垂体后叶素　可收缩小动脉,减少肺内血流,降低肺循环压力,使出血部位血管收缩而止血。该药物作用快,止血效果好,为大咳血患者首选药物。但有高血压、冠心病及妊娠妇女禁用。大咳血时用垂体后叶素 10～20U 加入 5% 葡萄糖注射液 500ml 内缓慢静脉滴注,或用垂体后叶素 10～20U 静脉注射,每 6～8 小时注射 1 次。在用药时要注意观察患者血压、脉搏变化及有无严重不良反应。

2. 普鲁卡因　该药能降低肺循环压力且有镇静作用,对普鲁卡因过敏者禁用,适用于不能用垂体后叶素者。普鲁卡因皮试阴性者,用普鲁卡因 60～80mg 加入 25% 或 10% 葡萄糖注射液 20ml 内缓慢静脉注射,10～15 分钟注射完,可 6～8 小时重复使用;亦可用 160mg 普鲁卡因加入 5% 葡萄糖注射液 500ml 缓慢静脉滴注。如无禁忌,亦可与垂体后叶素交替应用。

3. 地塞米松　不能应用以上药物的大咳血患者,可用地塞米松 10mg 加入 25% 葡萄糖注射液 20ml 静脉注射,每 4～6 小时 1 次,咳血好转后可逐渐减量。

4. 血凝酶　可肌内注射、静脉注射及局部应用止血。

5. 其他止血药物　凝血酶、抗血纤溶芳酸、6-氨基己酸、鱼精蛋白锌及中药三七粉、云南白药均可应用,但疗效均不及上述几种。

(二)控制感染

咳血患者多有呼吸道炎症存在,炎症控制不好,不利于止血,应用强有力的抗生素药物。

(三)输血

大咳血患者在咳血期间输少量新鲜血,有利于止血,除失血性休克外,咳血时不宜输血。

(四)气腹疗法

腹腔注入空气,使膈肌抬高,肺受压,活动减少而止血。此法对下叶支气管扩张和纤维空洞性肺结核有效。首次注气 600~700ml,以后每周补气 400ml 左右,但膈肌有粘连者不能做人工气腹。

(五)外科手术治疗

内科治疗无效的大咳血患者,如出血部位明确而又能耐受胸外手术的患者,可考虑手术治疗。如一次咳血 500ml 以上且频繁咳血、有窒息危险者,可行紧急手术治疗。

(六)支气管内压塞、支气管动脉栓塞法

如有条件可采用此种方法止血。大咳血患者入院 24 小时内可做纤维支气管镜检查,局部灌洗找出出血部位后,用导管气囊做压塞止血,24 小时放气后数小时不再出血者,即可拔除。

(七)治疗原发病

针对病因治疗,使止血药物充分发挥作用,可防止再咳血。

四、急　救　处　理

(一)咳血急救措施

1. 发现患者大咳血后,如果出现极度烦躁不安,表现恐惧或精神呆滞,喉头作响,呼吸浅速或骤停,应立即撬开患者的口腔,尽量清理出口腔、咽喉部积存的血块,恢复呼吸道通畅。

2. 让患者取头低脚高位,家属可用手掌拍击背部,倒出气管或肺内的血液和血块。为了帮助恢复血液循环,可用毛毯保温。

3. 如果发现意识丧失、呼吸停止,应马上做到保证呼吸道畅通,进行人工呼吸。

(二)注意事项

1. 咳血患者最危险的是发生失血性休克。当患者有脸色青紫、出冷汗、脉搏微弱时要特别注意。

2. 在进行急救的同时要安慰患者,因为稳定情绪是十分必要的。其次是不要让患者看到吐出的血,这样才能确保急救取得理想的效果。

五、分　证　论　治

1. 燥热伤肺证

治法:清热润肺,宁络止血。

方药:桑杏汤加减。

苏叶、杏仁、沙参、浙贝母、淡豆豉、栀子、梨皮。

加减:津伤较甚,加玄参、天冬、天花粉等养阴润燥。痰热蕴肺,肺络受损,症见发热、面红、咳嗽、咳血、咳痰黄稠、舌红、苔黄、脉数者,可加桑白皮、黄芩、知母、栀子、大蓟、小蓟、茜

草等,以清肺化痰、凉血止血;热势较甚,咳血较多者,加连翘、黄芩、白茅根、芦根,冲服三七粉。

2. 肝火犯肺证

治法:清肝泻火,凉血止血。

方药:泻白散合黛蛤散加减。

桑白皮、地骨皮、海蛤壳、甘草、青黛、粳米。

加减:肝火较甚,头晕目赤,心烦易怒者,加牡丹皮、栀子清肝泻火。若咳血量较多,纯血鲜红,可用犀角地黄汤加三七粉冲服,以清热泻火,凉血止血。

3. 阴虚肺热证

治法:滋阴润肺,宁络止血。

方药:百合固金汤加减。

百合、麦冬、玄参、生地黄、熟地黄、当归、白芍、贝母、甘草、白及、藕节、白茅根、茜草等。

加减:本证可合用十灰散凉血止血。反复及咳血量多者,加阿胶、三七养血止血;潮热、颧红者,加青蒿、鳖甲、地骨皮、白薇等清退虚热;盗汗者,加糯稻根、浮小麦、五味子、牡蛎等收敛固涩。

六、预 防 护 理

1. 注意饮食有节,起居有常,劳逸适度。宜进食清淡、易于消化、富有营养的食物,如新鲜蔬菜、水果、瘦肉、蛋类等,忌食辛辣香燥、油腻炙煿之品,戒除烟酒。

2. 避免情志过极。对血证患者要注意精神调摄,消除其紧张、恐惧、忧虑等不良情绪。

3. 注意休息。重者应卧床休息,严密观察病情的发展和变化,若出现头昏、心慌、汗出、面色苍白、四肢湿冷、脉芤或细数等,应及时救治,以防发生厥脱之证。

七、文 献 选 读

《丹溪心法·咳血》:"咳血者,嗽出痰内有血者是。"

《证治要诀·嗽血》:"热壅于肺能嗽血,久嗽损肺亦能嗽血。壅于肺者易治,不过凉之而已;损于肺者难治,已久成劳也。"

《景岳全书·杂证谟·血证》:"血动之由,惟火惟气耳。"

《血证论·咳血》:"人必先知咳嗽之原,而后可治咳血之病。盖咳嗽固不皆失血,而失血则未有不咳嗽者。"

八、现 代 研 究

(一)辨证论治

在辨证论治方面,全国血证协作组对咯血等6种血证分别制定了辨证分型标准及相应的治法、方药,使现今各医家在辨证治疗血证时有章可循。以近年的文献报道看,从火热角度出发辨证论治血证的方法基本与全国血证协作组规定的标准相一致。咳血辨证分型有:①外感袭肺型:多因感受风热燥邪所致,治法多采用清热凉血,兼清外邪,常用药有金银花、连翘、黄芩、山栀子、白茅根、茜草、侧柏叶等。若兼肺阴不足者,常合桑杏汤。②痰热壅肺型:治以清热化痰、凉血止血。常选药有葶苈子、贝母、金荞麦根、天葵子、生大黄、桑白皮、黄芩、知母、牛膝等。③肝火犯肺型:常选用泻白散、黛蛤散、一贯煎等加减。④阴虚肺热型:常以百合地黄汤为代表方治疗。

（二）专方专药

近年来专方专药的研制受到重视,并开发出了一批临床疗效确切、能够适用于血证急症的成药。有研究将紫地宁血散治疗咯血 40 例与安络血 30 例作对照,治疗组治愈及显效率 80%,明显优于对照组的 53%。血宁冲剂口服同时用鱼腥草穴位注射治疗咯血 24 例总有效率 91.6%,明显优于西药组,且中药组内肺热、肝火、阴虚三型疗效差异不明显。大黄醇提片治疗咯血 34 例,平均止血时间 3.8 天,明显优于西药组的 8.6 天。青白汤(海蛤壳、黄芩、白及、紫菀、款冬花、杏仁、百部、桑白皮、青黛)治疗支气管扩张咯血 46 例,痊愈 35 例,显效 7 例,有效 2 例,无效 2 例,平均止血时间 3.12 天,对照组分别为 4 例、6 例、7 例、9 例、5.73 天。治疗组疗效及止血时间明显优于对照组,而尤以肝火犯肺及肺热壅盛的止血时间为短。

（三）剂型研究

近年中医药治疗血证在传统汤剂为主的基础上,出现了利于保存、使用方便、能随时应急的散剂、片剂、口服液和针剂等。如大黄醇提片、复方诃黄液(由诃子、大黄、枯矾组成)、金不换注射液、黄及散等,这些剂型的出现,极大地方便了中医临床急诊工作。

参 考 文 献

1. 吴明华.咯血证治举隅[J].安徽中医学院学报,1994,13(3):49.
2. 韦云龙.中西医结合治疗肺结核咯血 31 例[J].南京中医学院学报,1994,10(6):16.
3. 韩智,时银芝.肺结核咯血 136 例疗效观察[J].国医论坛,1991(4):25.
4. 陈卫平,毕士佐.四二汤治疗支气管扩张症 29 例[J].辽宁中医杂志,1989(3):32.
5. 张惠臣,刘国普,陈志雄.紫地宁血散治疗支气管扩张咯血的疗效观察[J].中药新药与临床药理,1995,6(3):6-7.
6. 陈健.血宁冲剂加药物穴位注射治疗咯血体会[J].中国中医急症,1994,3(1):10.
7. 侯萦,焦东海,钱尚统.大黄醇提片治疗肺咯血 34 例的疗效观察[J].冶金医药情报,1990(3):51-52.
8. 陈克进,刘耀先,洪亨惠.青白汤治疗支气管扩张咯血的临床研究[J].中国中医急诊,1994,3(2):57-58.
9. 杜上鑑,戴克逊,李东园,等.大黄止血有效成分的研究[J].中成药研究,1983(7):29.
10. 徐志.槐米炭凝血止血作用的实验研究[J].广西中医药,1990,13(1):44.
11. 巴元明.止血贴剂外敷涌泉穴治疗咯血的药理研究[J].中国中医急诊,1994,3(4):186.

第八节　卒　心　痛

一、概　　述

突然发作,以胸骨后或左胸前区发作性憋闷、压迫性钝痛,向左肩背或左前臂内侧放射为特点的心系急症,称为"卒心痛"。疼痛剧烈,多伴汗出、焦虑,持续时间超过 15 分钟以上者,称真心痛;疼痛程度较轻,持续时间较短,在 3～5 分钟内能够缓解者,称厥心痛;因同是猝然而发、痛势剧烈,故统称"卒心痛"。《严氏济生方·心痛》论述真心痛与厥心痛的证候及病机特点是:"夫心乃诸脏之主,正经不可伤,伤之则痛,若痛甚手足青过节者,名曰真心痛。

真心痛者,旦发夕死,夕发旦死;若乍间乍甚成疹而不死者,名曰厥心痛,不过邪气乘于心之别络也"。相当于现代医学冠心病中的急性冠状动脉综合征、心肌梗死。

二、诊断与鉴别诊断

(一) 中医证候诊断

1. 寒凝心脉证　胸闷、胸痛彻背,口唇青紫,心悸、汗出,身寒肢冷,甚则喘息不能平卧,舌淡紫,脉沉紧。

2. 瘀热内阻证　胸痛剧烈,烦躁,口干口渴,舌红,苔黄腻,脉弦。

3. 气虚阳脱证　精神委靡,面色苍白,大汗淋漓,呼吸微弱,胸闷、心痛向后背放散,四肢不温,舌淡润滑,脉微欲绝。

(二) 西医诊断

1. 主要症状　①近期心绞痛发作频繁、剧烈;②突发持续剧烈胸痛:心前区为主,常向左或右上肢、下颌、上腹部、后背等放射;③气短;④烦躁不安;⑤大汗,皮肤湿冷;⑥面色苍白;⑦恶心呕吐;⑧咳嗽;⑨心悸乏力。

2. 急诊检查

(1) 体格检查:①口唇青紫,末梢发绀;②心界增大;③心率增快,少数可减慢;④心尖部可出现第一心音减弱,第三、第四心音奔马律,粗糙的收缩期杂音等;⑤心力衰竭者,两肺可闻及湿啰音;⑥心源性休克,可出现休克相关体征。

(2) 辅助检查:①心电图检测:ST 段呈弓背向上抬高单相曲线;ST 段压低或 T 波倒置、低平;心电图呈动态改变。②动态检测心肌损伤标志物、心肌酶谱:cTnI、cTnT 的敏感性和特异性最强,增高为正常值 2 倍以上者,可确诊为急性心肌梗死(表4)。③超声心动图:与心电图相对应的缺血表现为节段性室壁运动异常。④冠状动脉造影:冠状动脉狭窄70%以上,或完全闭塞。

表4　心肌损伤标志物及心肌酶谱

	肌红蛋白	心肌肌钙蛋白		CK-MB	GOT	LDH-同工酶
		cTnI	cTnT			
首先出现时间(h)	1～4	2～4	2～4	2～4	8～12	12～24
高峰时间(h)	4～8	10～24	10～24	12～24	18～24	72
维持时间(d)	0.5～1	5～10	5～14	2～4	3～5	8～14

3. 诊断要点

(1) 真心痛

1) ST 段抬高型心肌梗死(STEMI):①缺血性胸痛(发作可无诱因,疼痛时间长、剧烈,有濒死感,含服硝酸甘油无效;伴发大汗、恶心呕吐等;亦可疼痛部位及特点都不典型,表现为牙痛、下颌痛、腹痛等,或表现为心力衰竭);②ST 段抬高或新出现和可能新出现的左束支传导阻滞(LBBB)高度可疑的心肌损伤;③心肌损伤标志物呈动态改变(cTnT、cTnI 于发病 3～6 小时后即增高,CK、CK-MB 增高 2 倍以上),cTnT、cTnI 为最特异和敏感的心肌坏死指标。

2) 非 ST 段抬高型心肌梗死(NSTEMI):①缺血性胸痛(特点同心绞痛);②ST 段压低

或 T 波倒置;③心肌损伤标志物呈动态改变(cTnT、cTnI 超过正常值 3 倍以上即可诊断)。

(2)厥心痛

不稳定型心绞痛(UAP):①缺血性胸痛;②ST 段压低或 T 波倒置,或无明显变化;③心肌损伤标志物无动态改变。

(三)鉴别诊断

1. 急性肺栓塞　长期卧床、下肢骨折、有盆腔手术史或下肢深静脉血栓等病史;以呼吸困难为主要表现,可伴胸痛、胸闷、心悸、气短、咳嗽、咯血等;可伴急性肺动脉压增高和右心功能不全,以及左心心搏量急剧减少体征:肺动脉 P_2 亢进、收缩期喷射样杂音,颈静脉充盈,肝大,下肢浮肿,甚至休克等。辅助检查:血气分析:持续吸氧难以纠正的低氧血症;心电图:可呈 $S_I Q_{III} T_{III}$ 波形;D-二聚体<0.5mg 则可除外肺栓塞;影像学表现:X 线片示尖端指向肺门、底端指向胸膜的楔形阴影,螺旋 CT 可明确诊断。核素心肌通气-灌注扫描、肺血管造影等亦有助于鉴别诊断。

2. 主动脉夹层　胸痛发作开始即达到高峰,呈撕裂样剧痛,可放射至背、肋、腹、腰和下肢,可持续数天或数小时,硝酸甘油不缓解;大多有高血压、动脉硬化病史;心电图无动态演变;两上肢的血压和脉搏有明显差别;可有休克表现如面色苍白、大汗淋漓、肢冷等,但血压下降与之不一定平行,早期可有高血压;主动脉夹层部位可触及搏动性肿块;可出现急性神经系统症状如下肢偏瘫等;胸部 X 线片可见进行性主动脉增宽或外形不规则;CT、心脏超声、MRI 等可明确诊断。

3. 急性心包炎　较剧烈而持久的心前区疼痛,呼吸咳嗽时加剧,但胸痛多与发热同时出现,早期可有胸膜摩擦音,后者和疼痛在心包出现渗液时消失,全身症状不如急性心肌梗死(AMI)严重;心电图除 aVR 外,其余导联均有广泛的 ST 段弓背向下的抬高、T 波高耸直立,无异常 Q 波出现;心肌损伤标志物通常正常,cTnI、CK-MB 可增高,但无动态改变。

4. 急性重症心肌炎　有发病前驱感染史,主要表现为胸痛、气短、心悸等,可有心动过速、室性奔马律、心力衰竭、心脏扩大等体征,CK-MB、cTnI、cTnT 增高,心电图主要表现为室性期前收缩、房室传导阻滞、ST-T 改变,心脏超声示心脏扩大、波动减弱及室壁运动减弱,心内膜心肌活检有助于病因诊断。

5. 自发性气胸　以突发呼吸困难、胸闷为主要表现,可伴胸痛,多局限,呈针刺样或刀割样,有时向患侧肩部放射。查体:患侧胸廓饱满,呼吸音减弱或消失,叩诊鼓音。影像学表现:X 线片示弧形外凸阴影,阴影内为被压缩的肺组织,阴影外为无肺纹理的胸腔气体;CT 可显示胸片不清的气胸。

6. 其他　临床需与急性胆囊炎、急性胰腺炎、消化性溃疡以腹痛为主要表现的急腹症相鉴别;除外心神经症、带状疱疹、反流性食管炎、肋间神经痛、肋软骨炎、颈心综合征。

三、处 理 原 则

急性心肌梗死急性期的治疗原则是:挽救濒死的心肌,防止梗死扩大,缩小心肌缺血范围,及时处理严重心律失常和各种并发症,如乳头肌功能失调或断裂、心脏破裂、栓塞、心室膨胀瘤、心肌梗死后综合征等,保护和维持心脏功能,防止猝死。

中医:温阳散寒,化瘀清热,益气固脱,活血止痛。

四、急 救 处 理

真心痛:ST 段抬高者,立即溶栓或介入再灌注治疗,不必等血清学指标结果。

厥心痛:心电图不能确定者,抗血小板凝聚、抗缺血、止痛、对症治疗,密切监测心电图、血清学及症状、体征的变化,根据病情予以相应处理。

(一) 一般处理

1. 立即送至抢救室,迅速做18导联心电图。

2. 吸氧　持续鼻导管吸氧,严重左心衰、肺水肿和机械并发症者,即伴有严重低氧血症,需面罩给氧或气管插管并机械通气。

3. 抽血查血常规、肝肾功能、心肌酶谱、心肌损伤标志物,查尿常规,必要时查急诊血气分析、床旁胸片等。

4. 监测　持续血压、心电和血氧饱和度监测,以便及时发现和处理心律失常、血流动力学异常和防治低氧血症。

5. 建立静脉通道　保持给药途径畅通。

对于胸痛、神倦乏力、面色苍白、四肢不温、大汗出、舌淡黯、脉沉弱无力者,可给予生脉注射液100ml,参附注射液50ml,以20~30ml/h持续静脉滴注,益气温阳复脉;或生脉注射液60ml加入0.9%氯化钠注射液250ml中静脉滴注。(中药对于扶助正气,益气温阳固涩有明显的作用)

对于胸痛、胸闷、因情绪激动而发病、舌淡紫有瘀斑、脉弦滑者,可予丹参注射液20ml,或丹红注射液30ml,或川芎嗪注射液80mg等,任选一种加入0.9%氯化钠注射液250ml静脉滴注。

6. 无阿司匹林过敏或无急性和近期消化道出血征象者,立即嚼服阿司匹林(160~325mg)。对于阿司匹林过敏或有禁忌的患者,给予氯匹格雷首服300mg,以后75mg/d维持;无禁忌证者或二者同服。

7. 镇痛　剧烈胸痛患者,可予吗啡3mg静脉注射,必要时5分钟重复1次,总量不超过15mg。不良反应:恶心、呕吐、低血压和呼吸抑制。呕吐等可予阿托品0.5mg拮抗;一旦出现呼吸抑制,可每隔3分钟给予纳洛酮0.4mg静脉注射拮抗之。

8. 硝酸甘油　急性冠状动脉综合征患者只要无禁忌证通常使用硝酸甘油静脉滴注。用法:硝酸甘油30mg加入0.9%氯化钠注射液44ml,以1ml/h(相当于$10\mu g/min$)持续泵入,每5~10分钟增加0.5~1ml剂量,直至症状控制。血压正常者动脉收缩压降低10mmHg,或高血压患者动脉收缩压降低30mmHg,为治疗有效剂量。或硝酸异山梨酯注射液,2ml/h持续泵入,用法同上。(改善心肌缺血,作用明显)

对于AMI合并低血压,或下壁伴右室梗死时,慎用硝酸酯类药物,此时,可予丹红注射液30mg加入0.9%氯化钠注射液250ml静脉滴注。伴有汗多、面色苍白、心悸气短、乏力,或血压较低者,同时可予生脉注射液100ml,以10~20ml/h持续泵入。对于舌紫黯有瘀斑、脉弦滑者,可予丹红注射液30mg加入0.9%氯化钠注射液250ml同时静脉滴注。

9. 抗凝治疗　低分子肝素4000~6000U(60U/kg,最多6000U)每12小时皮下注射1次,连续3~5天。

10. 其他药物的使用　β-受体阻滞剂在无该药禁忌证的情况下,及早、小剂量开始,个体化常规使用,如倍他乐克从6.25mg每日2次口服开始。血管紧张素转换酶抑制剂(ACEI)类药物在无禁忌证的情况下,早期从低剂量开始逐渐增加剂量,如卡托普利6.25mg每日3次口服。

11. 卧床休息　血流动力学稳定的患者卧床1~3天,对病情不稳定及高危患者延长卧床时间。

12. 纠正水电解质平衡失调。

13. 饮食和通便 AMI需禁食至胸痛消失,然后给予流质、半流质饮食,逐步过渡到正常饮食。所有患者应用缓泻剂,以防止便秘时用力所致心律失常、心力衰竭发作。

在整个发病过程中,随时监测心电图及心肌损伤标志物的动态变化,明确诊断分型。

(二)再灌注治疗

1. 经皮冠状动脉介入治疗(PCI)(入院90分钟内)

适应证:

(1) 所有胸痛伴ST段抬高或新发左束支传导阻滞患者。

(2) ST段抬高,伴溶栓禁忌证的患者。

(3) 对于非ST段抬高型急性心肌梗死或不稳定性心绞痛:

1) 需进行紧急(120分钟内)介入治疗的高危特点:①非ST段抬高进展性心肌梗死;②强化抗心绞痛药物治疗后,仍反复发生心绞痛,ST段压低大于2mm或T波倒置较深;③心力衰竭或血流动力学不稳定临床状态(休克)。

2) 需早期进行(72小时内)血管造影/血运重建的高危特点:①肌钙蛋白水平增高;②ST段或T波动态改变大于0.5mm(有或无症状);③糖尿病;④肾功能减退:肾小球滤过率(GFR)<60ml/(min·1.73m^2);⑤射血分数(EF)<40%;⑥心肌梗死后早期心绞痛;⑦PCI后6个月内;⑧曾行冠状动脉搭桥术(CABG)。

2. 溶栓(入院30分钟内)

(1) 判断溶栓适应证:2个或2个以上相邻导联ST段抬高(胸导≥0.2mV,支导≥0.1mV),或提示AMI病史伴左束支传导阻滞,起病<12小时,年龄<75岁。

(2) 禁忌证及注意事项:①既往任何时间发生过出血性脑卒中,1年内发生过缺血性脑卒中或脑血管事件;②颅内肿瘤;③近期(2～4周)活动性出血;④可疑主动脉夹层;⑤入院时严重且未控制的高血压(>180/110mmHg)或慢性严重高血压病史;⑥目前正在使用治疗剂抗凝剂(国际标准化比率INR 2～3),已知的出血倾向;⑦近期(2～4周)有创伤史,包括头外伤、创伤性心肺复苏或较长时间(>10分钟)的心肺复苏;⑧曾经使用链激酶(尤其5天至2年内使用者)或对其过敏者,不能重复使用链激酶;⑨近期(<3周)外科大手术;⑩近期(<2周)在不能压迫部位的大血管穿刺;⑪妊娠;⑫活动性消化性溃疡。

(3) 溶栓方法

1) 尿激酶:尿激酶150U加入0.9%氯化钠注射液100ml,30分钟内滴完;每4～6小时查活化部分促凝血酶原激酶时间(APTT),当其至正常的1.5～2倍后,予低分子肝素0.4～0.6ml皮下注射,每日2次(3～5天)。

2) 阿替普酶(rt-PA):肝素4000～5000U入壶冲击,rt-PA首先8ml入壶,然后42ml在90分钟内静脉滴完,之后肝素以700～1000ml/h持续泵入,每4～6小时查APTT,使其保持至正常的1.5～2倍,使用2～3天后,低分子肝素0.4～0.6ml皮下注射,每日2次(3～5天)。

(4) 溶栓再通指标:血清CK-MB峰值提前出现(在发病14小时内);抬高的ST段于2小时内回降大于50%;胸痛于2小时内基本消失;2小时内出现再灌注性心律失常(短暂的加速性室性自主节律、房室或束支传导阻滞突然消失,下壁心肌梗死出现一过性窦性心动过缓、房室传导阻滞或低血压状态)。

(5) 监测:溶栓开始3小时内、溶栓前及开始后每半小时做1次心电图,共做6次。其后 12 小时、24 小时,以后每天 1 次,有不适症状时随时复查心电图。溶栓前及溶栓后 4～6 小时、8～10 小时、14～16 小时、22～24 小时,以及发病后每天查 1 次心肌酶谱。

3. 冠状动脉搭桥术

适应证:充分药物治疗无效的进展性心肌缺血,严重左主干或左主干等同病变,伴有心功能不全的三支病变。

五、分 证 论 治

1. 寒凝心脉证

治法:祛寒通脉,宽胸散结。

方药:乌头赤石脂丸合瓜蒌薤白桂枝汤。

制川乌、赤石脂、高良姜、荜茇、全瓜蒌、薤白、桂枝。

静脉输液治疗:参附注射液 100ml 静脉滴注。

2. 瘀热内阻证

治法:化瘀清热,活血止痛。

方药:四妙勇安汤加三七。

当归、玄参、金银花、生甘草、三七块。

3. 气虚阳脱证

治法:温补心阳,化瘀通络。

方药:参附汤合丹参饮加干姜、山茱萸。

红参、制附片、丹参、檀香、砂仁、干姜、山茱萸。

静脉输液治疗:参附注射液 100ml 静脉滴注及生脉注射液 100ml 静脉滴注。

六、预 防 护 理

(一) 急性冠状动脉综合征(ACS)的预防护理

患者发病时有明显的胸痛表现,一旦发生胸痛,首先要让患者安静平卧或坐着休息,不要让患者自行走动,更不要慌忙搬动患者,经测量血压后,立刻给予舌下含服硝酸甘油片 0.3～0.6mg,鼻导管给氧,马上做床旁心电图。疼痛较剧时,静脉(或肌内)注射吗啡止痛,立即开放静脉通道,静脉滴注硝酸甘油,进行床旁心电监护,严密监测心率、心律、血压和氧饱和度变化,准备好急救器材,必要时要行心电除颤抢救。做好静脉滴注硝酸甘油的护理,严格观察病情变化。

(二) 饮食与通便

饮食宜清淡、易消化、产气少并富含维生素、优质蛋白质及纤维素。每天保证必需的热量和营养,少食多餐,避免因过饱而加重心脏负担,忌烟酒。心功能不全和高血压患者应限制钠盐摄入,同时正确记录出入水量。要保持排便通畅,用力排便将使腹压和血压升高,机体耗氧量增加,易诱发心绞痛、心肌梗死、脑出血而危及生命。

(三) 心理护理

针对患者经常出现恐惧、紧张、烦躁的情绪(这种情绪可使交感神经兴奋,血液中儿茶酚胺水平升高,激发心肌异位兴奋灶,增加心肌负荷,加重病情)要细心、耐心,应积极疏导;对其提出的各种问题要耐心解答;对该病的治疗效果及预后要积极肯定;对出现的一些不属于本病引起的临床症状、体征,要明确告知患者,以免增加患者不必要的心理负担。多用安慰性的语言,医务人员操作要巧、熟练、敏捷自信,要给患者以最大的信任感和安全感。要保持治疗环境安静、舒适,让患者在一个宁静、舒适的环境里治疗康复。

(四) 预防并发症

冠状动脉供血不足和缺乏运动均导致机体吸氧能力减退,肌肉萎缩和氧气代谢能力降低,从而限制了全身的运动耐力。对于卧床时间较长的患者,应定期做肢体被动活动,加强肢体的血液循环,避免血栓形成。

(五) 严格病情观察

要严密加强病情的观察,有时急性冠状动脉综合征的症状不很典型,有的患者出现反射性牙痛,也有的发生胃痛,女性常表现为不典型胸痛,老年人更多表现为呼吸困难,遇到这种情况,应当提高警惕,注意监测,行床旁心电图、心电监护、吸氧等紧急处理。

(六) 介入治疗的护理

多数患者缺乏心脏介入手术知识,容易产生恐惧心理。首先,要安慰患者,稳定患者情绪,向患者及其家属说明介入治疗的迫切性、必要性,简要介绍手术方法、术中术后的注意事项,减轻患者的恐惧心理,以利于手术顺利进行。其次,做好术前准备,双侧腹股沟及会阴部备皮,锻炼患者在床上排便等。术后平卧 24 小时,术侧肢体伸平,勿弯曲。严密观察患者的生命体征、尿量变化及管道情况,鼓励患者多饮水,促进造影剂排出。

七、文献选读

《灵枢·厥病》:"厥心痛,与背相控,善瘛,如从后触其心……腹胀胸满……痛如以锥针刺其心……色苍苍如死状……心痛间,动作痛益甚……真心痛,手足清至节,心痛甚,旦发夕死,夕发旦死。"

《诸病源候论·心病诸候》:"心为诸脏主而藏神,其正经不可伤,伤之而痛为真心痛。"

《圣济总录》:"胸膺两乳间刺痛,甚则引背胛……"

《医学正传·心腹痛》:"有真心痛者,大寒触犯心君。""有真心痛者……又曰污血冲心。"

《仁术便览·心脾痛》:"真心痛,朝发暮死……痛甚至唇口青黑。"

《仁术便览·心脾痛》:"真心痛……脉必伏。"

《医醇賸义·真心痛》:"真心痛者,水来克火,寒邪直犯君主。"

《医碥·心痛》:"心为君主,义不受邪。若邪伤其脏而痛者,谓之真心痛。其证卒然大痛,咬牙噤口,气冷,汗出不休,面黑,手足青过节,冷如冰,旦发夕死,夕发旦死,不治。不忍坐视,用猪心煎取汤,入麻黄、肉桂、干姜、附子服之,以散其寒,或可死中求生。"

《杂病源流犀烛·心病源流》:"素无心痛,卒然大痛无声,咬牙切齿,舌青气冷,汗出不休,手足青过节,冷如冰,是为真心痛。"

《类证治裁》:"真心痛……猝大痛,无声,面青气冷,手足青至节,急温散其寒,亦死中求活也。"

《杂病广要·胸痹心痛》:"心痛诸候,皆由邪气客于手心主之脉。""或真心痛者,手足青不至节,或冷未至厥,此病未深,犹有可救,必借附子理中汤加桂心、良姜,挽回生气可也。"

八、现 代 研 究

(一) 病因病机

陈可冀认为 ACS 大多是由于阴阳寒热失调、气机逆乱,导致气血瘀滞、心脉痹阻、不通而痛。钱玉凡等也强调冠心病血瘀说,认为不论气滞、寒凝、痰阻、阳虚诸因素,均可导致心血瘀阻而为胸痹。鹏程等认为,冠状动脉脂质斑块形成的主要病理基础是痰瘀,寒邪与热邪是导致冠状动脉脂质斑块形成的诱因,五脏虚损是冠状动脉脂质斑块形成的内在机制。赵喜娟等总结张荣新经验认为 ACS 正虚以气虚为主,邪实首推血瘀,说明了气虚血瘀贯穿于冠心病心绞痛的始终。吴以岭提出了中医络脉绌急与现代医学冠状动脉痉挛、血管内皮功能紊乱之间的密切关系,认为 ACS 病位在心之络脉,病机为心络郁滞、心络瘀阻、心络绌急、络虚不荣等,多为久病入络或久瘀入络的络脉之病。

陈兆洋观察到冠心病患者多表现肝经的证候,认为肝胆失疏而血行不畅,气滞则津液停留,遂生瘀血、痰浊,阻于血脉,痹而不通而成本病。陈全福等认为 ACS 发病急促,与中医"风"善动而不居、易行而无定处的特点有很大的相似性。戴国华提出心肾失调、脉滞风阻是冠心病的主要病机。金华等认为脾虚毒损血脉是 ACS 的基本病理基础。许迎春等认为毒邪与冠状动脉硬化密切相关,是导致冠心病迁延不愈、变证丛生的关键。

(二)辨证分型

2002 年国家药品监督管理局修订的《中药新药临床研究指导原则》中将心绞痛分为心血瘀阻、气虚血瘀、气滞血瘀、痰阻心脉、阴寒凝滞、气阴两虚、心肾阴虚、阳气虚衰 8 个证型。陈力等对 127 例 ACS 证候进行回顾研究,发现实证从多到少依次为瘀证、痰证、寒证、热证,其中瘀证出现的频率明显高于其他实证,达到 90.5%;虚证从多到少依次为心气虚证、心气竭证、心阴虚证、心气脱证、心肾两虚证及心血虚证,其中心气不足(包括心气虚证、心气竭证、心气脱证)出现的频率高于其他虚证,达 75.6%,而且通常两种或两种以上证候兼见,而单一证候少见。

(三)中药治疗

1. 中药方剂 郑瑾等提出由黄芪、党参、太子参、黄精、丹参、当归组方,可增强机体免疫功能,调节心肌代谢,升高血压,改善周围循环,增加心肌收缩力,抗休克,抗心衰,提高缺血心肌电的稳定性,延长缺血心肌存活时间。杜武勋等报道,芪参益气滴丸可减轻心肌梗死后炎症反应,改善症状和左心室功能,具有一定的抗心室重构作用。阳晓等研究显示,半夏白术天麻汤加减以化痰活血通络,能改善微循环,抑制血小板聚集,降低血脂,以该方佐治 ACS 62 例,取得了较满意的效果。伍世林自拟活血通络汤,由人参、三七、水蛭、地鳖虫、全蝎、蜈蚣、降香、香附等药组成。陈全福等应用含有生甘草、羌活、川芎、地龙、白附子、金银花、葛根、桑寄生、白芍等药物,具有祛风解痉、疏通心络的复方制剂治疗 ACS 40 例,治疗组心绞痛疗效、心电图疗效及临床综合疗效均优于对照组,明显降低 ACS 近期的死亡率。

2. 中成药 目前临床上用于治疗 ACS 的中成药品种繁多。通心络胶囊有利于动脉粥样硬化斑块的稳定和抑制免疫炎症,达到与他汀类药物同样的效果。麝香保心丸能轻度增加迷走神经活性,降低交感神经活性,改善自主神经的平衡和对心脏的调节,从而有效改善 ACS 患者的心肌缺血症状和心率变异。芎芍胶囊可明显降低冠状动脉介入治疗后再狭窄的发生,减少心绞痛复发,改善缺血心电图改变和血液流变学。复方丹参滴丸、速效救心丸、冰苏滴丸、三七总皂苷、川芎嗪注射液等,能扩张冠状动脉,减少氧自由基,降低血黏度,减轻内皮细胞损伤,且可增加冠状动脉再灌注治疗的安全性,减少并发症的产生。生脉注射液、参麦注射液可改善增强心肌收缩力,改善心肌顺应性与协调性,提高冠状动脉灌注压及心肌存活率。

3. 单味药 药理研究证明,赤芍、当归、川芎、丹参、三七、红花、水蛭等活血化瘀药具有抑制血小板聚集,降低血黏度,增加纤溶活性,降脂和抗动脉粥样斑块形成作用,也能调节心肌代谢,降低心肌氧耗,改善心脏功能,减轻心肌组织损失,促进病变修复及组织再生,并有抗血栓作用。

（四）针灸治疗

针灸治疗冠心病心绞痛的疗效已从临床和实验研究方面得以证实,其主要机制包括:①提高血小板活性,改善微循环;②影响血栓素 A_2（TXA_2）、前列环素（PGI_2）、内皮素（ET）、降钙素基因相关肽（CGRP）和一氧化氮（NO）等血管活性物质的水平;③抗氧自由基作用;④改善患者心功能。

参 考 文 献

1. 陈可冀.冠心病心绞痛的治疗研究述评[J].北京中医学院学报,1989,12(3):1-5.

2. 钱玉凡,谈娴娴.血府逐瘀汤加减治疗冠心病心绞痛 48 例临床观察[J].新中医,2000,32(2):42.

3. 鹏程,程丑夫,刘建和,等.冠状动脉脂质斑块中医病因病机探讨[J].中国中医药信息杂志,2008,15(9):3-4.

4. 赵喜娟,李振军.张荣新主任医师治疗冠心病心绞痛经验举隅[J].陕西中医学院学报,2006,29(1):19.

5. 吴以岭.中医络病学说与心脑血管疾病[M].北京:中国科学技术出版社,2001:7.

6. 吴以岭.从络病学说论治冠心病心绞痛[J].中国中医基础医学杂志,2001,7(4):71-74.

7. 陈兆洋.疏泄肝胆法治疗冠心病[J].中国医药学报,2002,17(6):380.

8. 陈全福,刘敏雯.急性冠脉综合征与中医"风"的关系[J].辽宁中医学院学报,2004,6(6):457.

9. 戴国华.冠心病风病说[J].山东中医药大学学报,2003,27(3):172.

10. 金华,金钊,张蕾蕾.从炎症发病机制探讨急性冠脉综合征的中医治法[J].中国中医基础医学杂志,2006,12(10):752-755.

11. 许迎春,王化良,丁晶.动脉粥样硬化从毒论治探讨[J].中医杂志,2004,45(6):4.

12. 陈力,肖政.急性冠脉综合征中医证候回顾研究[J].广州中医药大学学报,2008,25(3):248-251.

13. 郑瑾,王宗仁,马爱玲,等.芪丹通脉片对动脉粥样硬化大鼠主动脉和单个核细胞 CD40 表达的影响[J].第四军医大学学报,2004,25(6):523-526.

14. 杜武勋,朱明丹,冯利民,等.芪参益气滴丸干预急性心肌梗死后早期心室重构的临床研究[J].中国循证心血管医学杂志,2008,1(1):41-43.

15. 阳晓.半夏白术天麻汤佐治急性冠脉综合征 62 例疗效观察[J].邯郸医学高等专科学校学报,2005,18(2):112-113.

16. 伍世林.冠心病从"络"论治探讨[J].浙江中医杂志,2006:584-585.

第九节　心　　悸

一、概　　述

心悸指患者自觉心中悸动,甚至不能自主的一类症状。发生时,患者自觉心跳快而强,并伴有心前区不适感。心悸属中医学"惊悸"和"怔忡"的范畴,是心血管疾病中重要的一组疾病。它可单独发病,亦可与心血管疾病伴发,其临床表现变化很大,可以表现为危及生命的、需紧急处理的事件,也可无临床症状,仅在常规体检时才能发现。由于其发病的多样性并可导致猝死、心力衰竭等严重后果,故掌握其发生、发展规律及其治疗措施有重要临床价值。

心悸对应西医心律失常等病。心律失常因其发病机制不同,分类复杂。本节就急诊常见心律失常类型加以阐述。

二、诊断与鉴别诊断

(一)中医证候诊断

病因多与外邪侵袭,内舍于心;情志失调,心气内乱;或脏腑虚损,心脉失调有关。证属本虚标实,本虚为气血不足,心气心阳亏虚;标实为气滞、血瘀、痰火、水饮。

1. 心气不足,气阴两虚证 心烦,心悸,失眠,多梦,口燥咽干,形体消瘦,或见手足心热,潮热盗汗,两颧潮红,舌红少苔乏津,脉细数。

2. 心气不足,心阳虚衰证 心悸怔忡,心胸憋闷或疼痛,气短,自汗,畏冷肢凉,神疲乏力,面色㿠白,或面唇青紫,舌质淡胖或紫黯,苔白滑,脉弱或结或代。

3. 痰浊阻滞,痰火扰心证 发热,口渴,胸闷,气粗,咯吐黄痰,喉间痰鸣,心烦,失眠,甚则神昏谵语,或狂躁妄动,打人毁物,不避亲疏,胡言乱语,哭笑无常,面赤,舌质红,苔黄腻,脉滑数。

4. 心血瘀阻证 心悸怔忡,心胸憋闷疼痛,痛引肩背内臂,时作时止。或以刺痛为主;或以心胸憋闷为主,体胖痰多,身重困倦。舌质晦暗或有青紫斑点,脉细、涩、结、代;或舌苔白腻,脉沉滑或沉涩。

(二)西医诊断

1. 病史 既往有心脏病,心悸、眩晕、胸痛,心力衰竭症状和近期用药史。询问与某些心律失常相关的特殊情况(如心房颤动、甲状腺毒症、二尖瓣疾病、缺血性心脏病、心包炎、室壁瘤)。

2. 查体 血压、心音或杂音、心衰体征,颈静脉充盈。

3. 心电图(12 导联) 心律失常发作时的心电图记录是确诊心律失常的重要依据。检查节律是否规则,是宽还是窄 QRS 波群。

4. 动态心电图 通过 24 小时连续心电图可能记录到心律失常的发作。对不经常发作的心律失常,可应用事件记录器记录心律失常及其前后的心电图。

5. 运动试验 运动试验很少用于诊断,除非心律失常与运动有关。

6. 临床电生理检查 有创性电生理检查除能确诊缓慢性心律失常和快速心律失常的性质外,还能在心律失常发作间歇应用程序电刺激方法,判断窦房结和房室传导系统功能,诱发室上性和室性快速心律失常,确定心律失常起源部位,评价药物与非药物治疗效果,以及为手术、起搏或消融治疗提供必要的信息。

7. 其他 细胞计数、生化、快速血糖;钙离子、镁离子(特别是应用利尿剂)、心肌损伤标志物。

条件允许时:进行血培养,监测 CRP、ESR、药物水平、甲状腺功能、动脉血气、胸部 X 线片(心脏大小、肺水肿证据、心包积液)。

(三)鉴别诊断

1. 期前收缩 分为房性、交界性和室性期前收缩 3 种,是临床上引起心悸最常见的原因。正常人中有相当一部分人存在期前收缩,常在情绪激动、劳累、消化不良、过度抽烟、饮酒及饮用大量刺激性饮料后诱发,常以心悸而就诊,心电图检查有时不易发现,动态心电图检查有助于诊断。器质性心脏病患者较易出现期前收缩,多发生于运动后,且较多表现为频发期前收缩,如频发室性期前收缩形成二联律、三联律,或出现多源性及多形性期前收缩。期前收缩发生时患者常感觉突然心跳增强或心跳暂停,自己摸脉搏时突然漏跳一次。听诊发现心律不规则,第一心音多增强,期前收缩之后有长的间歇。

2. 心动过速　心动过速中常见的为阵发性心动过速,其特点为突然发作、突然中止,可持续数秒至数天不等,心律一般为规则的、快速的,心率常在 160～220 次/分钟。发作可由情绪激动、饱餐、疲劳等因素引起,亦可无明显诱因。其症状轻重与发作时心室率的快慢及持续时间的长短、原发病的严重程度有关,轻者仅表现为心悸,重者还可出现烦躁、晕厥、心绞痛,甚至发生心力衰竭与休克。阵发性心动过速包括室上性和室性两种。前者常见于无器质性心脏病者,用压迫眼球或颈动脉窦的方法可使其中止发作;而后者多见于器质性心脏病患者,且上述方法无效,但明确的诊断有赖于心电图检查。

三、处 理 原 则

(一) 血流动力学不稳定的患者

心律失常可导致严重的血流动力学下降(心脏停搏,收缩压<90mmHg,严重肺水肿,脑灌注降低),所以需要紧急纠正,通常用体外除颤。除颤首次 200J,之后按需递增。

镇静:咪达唑仑 2.5～10mg 静脉注射,可使患者镇静。注意呼吸抑制(可备用纳洛酮)。

如果再发快速心律失常或对治疗没有反应,应立即纠正低氧与二氧化碳潴留、酸中毒或低血钾,给予镁剂 8mmol(2g)持续静脉注射,并再次电击。也可以使用胺碘酮 150～300mg 静脉注射。

给予特异性抗心律失常治疗。

(二) 血流动力学稳定的患者

收入院,并且安排持续心电监测,并记录 12 导联心电图。

刺激迷走神经张力的方法(如 Valsalva 动作或颈动脉窦按压)。

四、急 救 处 理

(一) 窦性心动过速

1. 病因

(1) 生理性:体力活动、焦虑、妊娠、恐慌、激动。

(2) 药物性:阿托品、麻黄素、肾上腺素、咖啡因、甲状腺素等。

(3) 病理性:全身疾病如高热、感染、贫血、缺氧、甲状腺功能亢进症、休克等。

(4) 心血管疾病:心功能不全、心肌炎、心肌病、心包炎、急性心肌梗死等。

2. 心电图特点　窦性 P 波特点为 P_{II}、P_{III}、P_{aVF} 直立,P_{aVR} 倒置,频率 100～160 次/分钟,P-R 间期等于或大于 0.12 秒。

3. 治疗　针对病因治疗,老年人或冠心病患者必要时使用 β-受体阻滞剂。

(二) 多源性房性心动过速

1. 病因　此类心律失常常发生于严重病患,尤其是患有慢性气道阻塞性疾病,伴有低氧血症和高碳酸血症者,茶碱中毒是重要因素之一。

2. 心电图特点　至少 3 个以上不同形态的 P 波及不同的 P-R 间期。心房率 120～180 次/分钟,伴有 1:1 传导。

3. 治疗

(1) 唯一的有效治疗是治疗原发病,若与肺病相关则目标是改善缺氧与二氧化碳潴留。

(2) 积极纠正电解质紊乱。静脉注射大剂量的 Mg^{2+} 可能使患者恢复窦性心律(15g,时间 8 小时)。

(3) 如果心率持续超过 100 次/分钟且患者有症状时,维拉帕米是可选择药物之一(5mg,2 分钟重复应用,最大量为 20mg;然后为 40～120mg 口服,3 次/日)。

(4) 直流电复律和地高辛类药物无效。

(三)房室结折返性心动过速(AVNRT)

1. 病因 房室结内有不同不应期的双径路。慢-快型 96%,快-慢型 4%。

2. 心电图特点 心率 150～220 次/分钟,心律规则。常为房性或交界性期前收缩所诱发。

P 波可融于 QRS 波群内,或其起始部,或其终末部(P 波通常见不到)。

少数经快通道下传、慢通道逆传者,逆行 P 波见于 ST 段或 T 波,R-P 间期稍长,可有 R-P>P-R。

3. 治疗

(1) 兴奋迷走神经方法:诱发呕吐、压迫眼球、按摩颈动脉窦。

(2) 药物:房室结阻滞药物如腺苷、维拉帕米、普罗帕酮、毛花苷丙、β-受体阻滞剂;β-受体阻滞剂和钙结抗剂可提高转复率。

(3) 如药物治疗无效,可进行电复律。

(4) 如果频繁发作,应建议患者进行电生理评估及射频消融治疗。

(四)房室折返性心动过速(AVRT)

1. 病因 房室旁路(预激综合征)引起的大折返回路。

(1) 房室交界前传,旁路逆传形成顺传型 AVRT,又可分为快旁路(R-P<P-R)与慢旁路(R-P>P-R)。

(2) 房室交界逆传,旁路前传形成逆传型 AVRT。

2. 心电图特点

(1) 旁路顺传型心动过速(多见):①心率 150～240 次/分钟,≥200 次/分钟。②P 波为逆行性,在 Ⅱ、Ⅲ、aVF 导联倒置。逆行 P 波在 QRS 波之后,R-P≥70 毫秒,R-P/P-R<1(慢旁路顺传型 R-P>P-R)。③QRS 波为室上性,伴束支阻滞者可增宽,部分患者 QRS 波可呈电交替现象。

(2) 旁路逆传型心动过速(少见):①心率 150～250 次/分钟,多 200 次/分钟,心律绝对整齐。②逆行 P 波在 QRS 波之后,位于 R-R 间期的前半部分,鉴于 QRS 宽大畸形,故很少见到 P 波。若能见到 P 波,P_{II}、P_{III}、P_{aVF} 倒置,R-P>P-R。且有助于与室性心动过速鉴别。③QRS 波呈完全预激波图形,时间为 0.14 秒。

3. 治疗

(1) 兴奋迷走神经方法。

(2) 药物:腺苷、普罗帕酮、胺碘酮、β-受体阻滞剂。β-受体阻滞剂尤其是在其他药物禁忌时可选。

(3) 应避免使用洋地黄类和维拉帕米,因可加速旁路传导。胺碘酮缓慢注射 300mg,2～4 小时,否则是危险的。

（4）如果频繁发作，应建议患者进行电生理评估及射频消融治疗。

（五）心房扑动

1. 病因 心房内折返性回路（诱因常为电解质异常、心力衰竭）。

2. 心电图特点

（1）P波消失，代之以F波，Ⅱ、Ⅲ、aVF、V$_1$导联可见心房扑动波（F波），频率约250～350次/分钟。

（2）房室传导比例固定时，心室律一般规律均齐（窄QRS波心动过速HR固定于150次/分钟，心房扑动可能性大）；房室传导比例不固定，或存在不同程度的隐匿性传导，心室律可以不规则。

3. 治疗

（1）药物治疗：复律：对心房扑动复律有效的Ⅲ类抗心律失常药伊布利特静脉应用，明显优于索他洛尔或Ⅰ类抗心律失常药。减慢心室率：静脉应用胺碘酮优于洋地黄，但不如静脉注射钙通道阻滞剂（地尔硫草、维拉帕米）或β-受体阻滞剂。房室结阻滞剂用于抑制心房扑动的心室率往往困难，效果不如心房颤动。

（2）电复律（同步直流电复律）所需能量较低，甚至可低至25J，现临床推荐至少需要50J，达100J者可终止所有的心房扑动心律。

（3）心房调搏术：当调搏频率高于心房扑动时，每可使之穿越扑动之折返环，进而终止心房扑动心律。

（4）导管射频消融术：典型心房扑动采用线性消融三尖瓣环与下腔静脉峡部的方法，成功率高达95%。药物及射频消融均未奏效者，可以射频能量阻断房室传导，尔后植入永久起搏器，以改善心功能。

（六）心房颤动（AF）

1. 病因

（1）可逆因素：发热、严重感染、电解质紊乱、低氧、肺部疾病、手术、饮酒、甲状腺功能亢进症。

（2）全身疾病：肥胖、高血压、糖尿病。

（3）心脏疾病：冠心病、瓣膜病、心肌病、心包疾病、先天性心脏病。

（4）家族性AF。

2. 心电图特点

（1）P波消失，代之以一系列大小不同、形态各异、间隔不等的小锯齿样波（f波），心房率350～600次/分钟。

（2）心室率极不规则，HR 100～180次/分钟，很少超过200次/分钟。

3. 心房颤动（简称房颤）的分类（最新，国际统一的房颤分类方法）

（1）初发房颤：首次发现的房颤，不论其有无症状和能否自行转复。若患者有2次以上的发作，称为复发。

（2）阵发房颤：持续时间<7天的房颤，一般<48小时，多为自限性。

（3）持续性房颤：持续时间>7天的房颤，可以是心律失常的首发表现，也可由阵发性房颤反复发作发展为持续性房颤。持续性房颤一般不能自行转复，药物转复的成功率较低，需电复律。

（4）永久性房颤：为转复失败或转复后24小时内又复发的房颤。持续时间长、不适合转复或患者不愿意转复的房颤也归于此类。

4. 治疗原则 心脏复律、控制心室率、抗凝。

(1) 心脏复律

1) 药物复律:①胺碘酮:150mg(5mg/kg)10 分钟静推后 1mg/min 静脉滴注维持。最大量 2000～2400mg/d,至恢复窦律。或 200mg,3 次/日,口服,5～7 日;200mg,2 次/日,5～7 日,口服;200～300mg/d,口服。对缺血性心脏病,心功能不全者应首选。②普罗帕酮:无器质性心脏病患者,房颤复律用普罗帕酮静脉注射或口服是安全的。有报道,用普罗帕酮 450～600m 顿服,终止房颤发作的成功率较高。但首次应用最好在住院或有心电监护下进行。

2) 电复律:同步直流电复律。成功率平均 80%;病程短,左房不大(舒张末期内径≤50mm),较易转复。复律前注意:左房是否存在附壁血栓,抗凝等。复律前地西泮 20mg 静脉注射至患者入睡,取 R 波振幅最高的导联监测患者心电图,复律电量常用 100～150J。复律后抗心律失常药物继续口服一段时间,以维持窦律。

3) 射频消融:治疗阵发性 AF 成功率高,能根治部分 AF。局灶性和线性消融术是很有希望的非药物治疗方法。

4) 植入型心房除颤仪:对反复发作、药物治疗无效的患者,是一种有效和安全的措施。

5) 维持窦律:AF 复发率较高,部分患者复律后还需维持治疗。最常用的药物是胺碘酮。

(2) 控制心室率

1) β-受体阻滞剂:①美托洛尔:5mg 静脉注射,每 5～10 分钟 1 次,连用 3 次;或 12.5～50mg,2 次/日,口服。②艾司洛尔:半衰期仅 9 分钟,适合病情不稳定的患者,首剂 500μg/kg,持续静脉泵入 50～200μg/(kg·min)。

2) 钙通道阻滞剂(非二氢吡啶类):地尔硫草、维拉帕米等,对心功能、心率及传导有一定抑制作用,后者更强。

(3) 抗凝:持续性房颤的危害不仅表现在它可使患者的血液发生动力学改变,而更重要的是,由于房颤患者的心房肌会发生不规整的收缩,可在其心房壁上形成附壁血栓,而附壁血栓是引起缺血性脑卒中(脑梗死等)的重要原因。因此,房颤患者应积极地进行抗凝治疗,以预防血栓的形成。

药物可使用华法令、肝素、低分子肝素等。具体用量要根据血凝情况(尤其是国际标准化比值 INR)进行调整。

5. 禁忌

(1) 室性心动过速、2 度或是 3 度房室传导阻滞(AVB)、严重低血压、心源性休克、预激综合征、已用过 β-受体阻滞剂。

(2) 硫氮草酮:负荷量 15～20mg(0.25mg/kg)静脉注射>2 分钟,随后 5～15mg/h 维持静脉滴注;如首剂负荷量心室率控制不满意,15 分钟后再给 1 次负荷量。硫氮草酮静脉注射控制房颤的心室率效果较好,并起效快。无明显心力衰竭的房颤患者用药安全。也可以口服给药,30mg 3 次/日开始,根据心室率渐加至满意效果。

(3) 维拉帕米:5～10mg 静脉注射>2 分钟,5～30 分钟后重复注射 5～10mg。

(4) 洋地黄类(伴有心功能不全的患者首选):从未用过洋地黄类的患者,毛花苷丙首剂 0.4～0.8mg 静脉推注,2 小时后可重复 0.2～0.4mg,总量不超过 1.2mg。地高辛 0.125～

0.25mg/d 口服,如心室率控制不满意,可与倍他乐克联合用药。洋地黄类禁用于房颤合并预激综合征者。

(七) 室性心动过速(VT)

1. 病因 指起源于希氏束以下宽 QRS 波的心动过速。QRS 波时限>0.12 秒。

2. 临床表现 与室性心动过速持续时间、室性心动过速频率有关。发作时表现为心悸、胸闷、头晕、黑矇、晕厥及休克甚至阿-斯综合征。患者神志淡漠、血压下降,甚至昏迷,心率多在 130~200 次/分钟,可有肺部哮鸣音、湿啰音等肺水肿表现。

3. 心电图特征 心室率在 100~200 次/分钟,甚少超过 300 次/分钟。持续单型性室性心动过速者,节律规则,R-R 间期相差 20 毫秒以下;多型性室性心动过速节律不规则,R-R 间期相差较大,QRS 波时限一般>0.12 秒。心室夺获与室性融合波为室性心动过速的可靠证据。

4. 诊断

方法一:下列情况支持 VT 诊断

(1) 多见于器质性心脏病患者,心动过速病史相对短;心动过速不能为刺激迷走神经、腺苷或维拉帕米所终止;有血流动力学障碍。

(2) 心电图:①节律:整齐,仅在 VT 起始 15~30 秒可有节律不整表现。②QRS 波形态:呈右束支传导阻滞(RBBB)形态时,QRS 宽度>140 毫秒;呈左束支传导阻滞(LBBB)形态时,QRS 宽度>160 毫秒;须注意的是,左室特发性室性心动过速 QRS 波形态可呈轻度增宽(120~140 毫秒)。③电轴:额面电轴左偏(>-90°)或极度右偏(-90°±180°)时诊断 VT 的特异性较强。④期前收缩形态:宽 QRS 波心动过速(WCT)若与室性期前收缩形态一致,可帮助诊断。⑤V_1、V_6 导联 QRS 波形态特征:RBBB 形 WCT 若 V_1 导联 QRS 呈 R、qR 或起始 R 波宽度>30 毫秒,V_6 导联 QRS 波呈 Rs、Qrs、QS、QR、R、RS 形 R/S<1 时,支持 VT 诊断;LBBB 形 V_1 导联 QRS 波呈 rS 形,起始向量 r 波宽度>30 毫秒或呈 QS 形时 QRS 波起始点至 S 波最低点的间期>60 毫秒,V_6 导联 QRS 呈 QR、QS、QrS 或 Rr' 形时均支持 VT 诊断。⑥胸前导联 QRS 同向性:主要见于 VT。⑦房室分离:完全性房室分离,室率>房率。⑧室性融合波。⑨特发性室性心动过速:具有特征心电图改变。左室特发性室性心动过速呈右束支传导阻滞图形,电轴左偏或极度右偏,QRS 宽度一般不超过 140 毫秒;右室流出道室性心动过速呈左束支传导阻滞图形,电轴右偏或不偏,Ⅱ、Ⅲ、aVF 导联 QRS 波直立,aVL 倒置。特发性右侧游离壁 VT:LBBB+电轴左偏(-70°~-90°);特发性左侧间隔近心房处 VT:RBBB+电轴极度右偏(-110°);特发性左侧游离壁 VT:RBBB+电轴极度右偏(-130°左右)。⑩窦性心律时有束支传导阻滞,WCT 时束支传导阻滞图形与窦律时相反或 QRS 波窄于窦性心律时的 QRS 波宽度。

方法二:室性心动过速、室上性心动过速还是预激综合征合并房颤? 宽 QRS 波心动过速首先考虑室性心动过速。

Brugada 标准(按以下步骤进行分析):

是否 V_1~V_6QRS 波主波均向下? 若是,诊断室性心动过速。

是否 V_4~V_6QRS 波主波均向下? 若是,诊断室性心动过速。

胸前导联的 R-S 间期(R 波起点到 S 波最低点)是否>100 毫秒? 若是,诊断室性心动过速。

是否存在房室分离或室房传导阻滞? 若是,诊断室性心动过速。

心电轴左偏有利于室性心动过速的诊断,电轴不偏有利于室上性心动过速的诊断,电轴右偏对鉴别诊断帮助不大。

上述标准均不符合,则诊断室上性心动过速伴室内差异性传导(较少见)。

Brugada 标准诊断 VT 的敏感性为 97%,特异性为 99%。

既往有预激综合征、心动过速节律不齐者,考虑预激综合征合并房颤。

5. 治疗

首先评价血流动力学是否稳定?

血流动力学不稳定→准备电转复。

血流动力学稳定的宽 QRS 波心动过速:明确室性心动过速,按室性心动过速处理;明确室上性心动过速伴室内差异性传导,按室上性心动过速处理。

预激综合征合并房颤禁用房室结阻滞剂(腺苷、β-受体阻滞剂、钙通道阻滞剂、利多卡因、洋地黄),选择胺碘酮、普罗帕酮或电转复。

无法明确时先按室性心动过速处理。

心功能损害者只能选择电转复或胺碘酮。

应用胺碘酮之前须除外长 QT 综合征。

6. 紧急处理

(1) 恶性心律失常

1) 多型性室性心动过速:视同心室颤动(VF)行 1 次非同步电除颤,双向波能量为 150J 或 200J,如除颤后无效,可应用胺碘酮 300mg,快速静脉注射后再重复 1 次电除颤,电量同前。除颤成功,应积极纠正水、电解质及酸碱平衡紊乱,维持血钾水平大于 4.0mmol/L,血镁水平大于 1mmol/L。

2) 尖端扭转型室性心动过速:是室性心动过速的特殊类型,发作时 QRS 波的振幅与波峰呈周期性改变,宛如围绕等电位线连续扭转而得名。应先给予硫酸镁 2g 用 5% 葡萄糖注射液 40ml 稀释,缓慢静脉注射,后以 8mg/min 静脉滴注。异丙肾上腺素、阿托品可用于提高窦性心律,亦可临时用于心房、心室起搏,将心率控制在 70~100 次/分钟。β-受体阻滞剂可用于先天性 Q-T 间期延长者所致尖端扭转型室性心动过速。

注:Ⅰa、Ⅲ类抗心律失常药可使 Q-T 间期延长,不宜用。

3) 单型室性心动过速:①不伴心绞痛、肺水肿或低血压(BP<90mmHg)者,胺碘酮 150mg 缓慢静脉注射<10 分钟,如需要,10~15 分钟后重复 150mg 后 1mg/min 维持,总量不超过 2.2g/d。同步单相波能量 50J 电除颤。②伴心绞痛、肺水肿或低血压的持续单一型 VT,应行同步直流电复律,首次单相波能量 100J,如不成功可增加能量。

(2) 治疗心律失常的技术

1) 射频消融术:是在 X 线血管造影机监测下,通过穿刺股静脉、股动脉或锁骨下静脉把电极导管插到心脏里,先检查确定引起心动过速的异常结构的位置,然后在该处局部释放 100kHz~1.5MHz 的高频电流,在很小范围内产生较高温度,通过热效能使局部组织内水分蒸发,干燥坏死。此技术无痛,局部组织损伤均匀,范围小,边界清楚,易控制。

主要适用于窦房折返性心动过速、房性心动过速、心房扑动、心房颤动、房室折返性心动过速(如预激综合征)、房室结折返性心动过速(房室结双径路)、频发室性期前收缩、室性心动过速。

2) 心脏电复律:心脏电复律指在严重快速心律失常时,用外加的高能量脉冲电流通过心脏,使全部或大部分心肌细胞在瞬间同步除极,造成心脏短暂的电活动停止,然后由最高自律性的起搏点(通常是窦房结)重新主导心脏节律的治疗过程。在心室颤动时的电复律常被称为电除颤。

影响除颤成功的因素:①及时除颤,可提高成功率,在发生心室颤动1分钟内除颤,成功率高。2分钟以上除颤,成功率明显下降。②缺氧、酸中毒均使除颤无法成功。

心脏电复律分为:①非同步直流电复律:不用同步触发装置则可在任何时间放电,用于转复心室颤动。②同步直流电复律:同步触发装置能利用患者心电图中R波来触发放电,使电流仅在心动周期的绝对不应期中发放,避免诱发心室颤动。可用以转复心室颤动以外的各类异位性快速心律失常。

(3) 中医急救措施

1) 益气养阴:生脉注射液40~100ml、参麦注射液50~100ml静脉滴注或泵入。

2) 益气温阳:参附注射液50~100ml静脉滴注或泵入。

3) 活血化瘀:冠心宁20ml、丹参粉针400mg、丹红注射液20~40ml静脉滴注。

4) 针灸:取穴神门、内关、通里、丰隆等。

五、分证论治

1. 心气不足,气阴两虚证

治法:益气养阴。

方药:炙甘草汤。

炙甘草、生地黄、党参、桂枝、麦冬、阿胶、大枣、生姜、麻仁。

2. 心气不足,心阳虚衰证

治法:益气温阳。

方药:桂甘龙牡汤。

桂枝、炙甘草、生龙骨、生牡蛎。

加减:心肾阳虚甚者,治宜温通阳气,方用麻黄附子细辛汤(生麻黄、制附片、细辛、红人参)。阳虚水泛、水气凌心者,治宜温阳利水,方用苓桂术甘汤(茯苓、桂枝、炙甘草、炒白术)。

3. 痰浊阻滞,痰火扰心证

治法:理气化痰,清热安神。

方药:黄连温胆汤合导痰汤。

胆南星、半夏、陈皮、茯苓、炙甘草、枳实、黄连、竹茹、橘红、石菖蒲、生姜、大枣。

4. 心血瘀阻证

治法:活血化瘀。

方药:血府逐瘀汤。

当归、生地黄、桃仁、红花、赤芍、川芎、牛膝、枳壳、柴胡、丹参、炙甘草。

六、预防护理

(一) 一般护理

1. 迅速将患者安置在抢救室或ICU病房,心电监护,严密监测血压、心率、呼吸、血氧饱和度,卧床休息,直至病情好转后再逐渐起床活动。

2. 给氧3~4L/min。

3. 建立静脉通道，根据医嘱合理用药。

4. **药疗护理** 根据不同抗心律失常药物的作用及不良反应，给予相应的护理。如利多卡因可致头晕、瞌睡、视力模糊、抽搐和呼吸抑制，因此，静脉注射累计不宜超过 300mg/h，可用微量泵控制滴数；苯妥英钠可引起皮疹、白细胞减少，故用药期间应定期复查白细胞计数；普罗帕酮易致恶心、口干、头痛等，故宜饭后服用；奎尼丁可出现神经系统方面的改变，同时可致血压下降、QRS 波增宽、Q-T 间期延长，故给药时须定期测心电图、血压、心率，若血压下降、心率慢或节律不规则，应暂时停药。

5. 准备好除颤仪、气管插管等急救用品及急救药物，处于应急状态。

（二）病情观察

1. **心律** 当心电图或心电示波监护中发现以下任何一种心律失常，应及时与医师联系，并做好急救处理。频发性室性期前收缩（5 次/分钟以上）或室性期前收缩呈二联律；连续出现 2 个及以上多源性室性期前收缩或反复发作的短阵发性心动过速；室性期前收缩落在前一搏动的 T 波之上；心室颤动或不同程度房室传导阻滞。

2. **心率** 当听心率、测脉搏 1 分钟以上发现心音、脉搏消失，心率低于 40 次/分钟或心率高于 160 次/分钟以上的情况时，应及时报告医师并做出及时处理。

3. **血压** 如患者血压低于 80mmHg、脉压小于 20mmHg、面色苍白、脉搏细数、出冷汗、神志不清、四肢厥冷、尿量减少时，应立即进行抗休克处理。

4. **阿-斯综合征** 患者意识丧失，昏迷或抽搐，此时大动脉搏动消失，心音消失，血压测不到，呼吸停止或发绀，瞳孔放大。

5. **心脏停搏** 突然意识丧失、昏迷或抽搐，此时大动脉搏动消失，心音消失，血压为 0，呼吸停止或发绀，瞳孔放大。

七、文 献 选 读

《灵枢·经脉》："心手少阴之脉……是动则病嗌干，心痛，渴而欲饮……心所生病者……掌中热痛。""心主手厥阴心包络之脉……是动则病手心热……甚则胸胁支满，心中憺憺大动……是主脉所生病者，烦心，心痛，掌中热。"

《伤寒论·辨太阳病脉证并治》："太阳病发汗，汗出不解，其人仍发热，心下悸，头眩，身𥆧动，振振欲擗地。"

《针灸甲乙经·六经受病发伤寒热病》："热病烦心，善呕，胸中澹澹，善动而热，间使主之……虚则烦心，心惕惕不能动，失智，内关主之。心澹澹然，善惊，身热，烦心，口干，手清，逆气，呕血，时瘛，善摇头，颜青汗出不过肩，伤寒温病，曲泽主之……身懈寒，少气热甚恶人，心惕惕然，取飞扬及绝骨、跗下临泣，立已。"

《素问玄机原病式·热类》："火主于动，故心火热甚也。虽尔，此为热极于里，乃火极似水则喜惊也，反兼肾水之恐者，亢则害承乃制故也。所谓恐则喜惊者，恐则伤肾而水衰，心火自甚，故喜惊也。"

《严氏济生方·惊悸怔忡健忘门》："皆心虚胆怯之候也。治之之法，宁其心以壮其胆气，无不瘥者矣。""怔忡不已……皆心病之候。《难经》云：损其心者，益其荣，法当专补真血，真血若富，心帝有辅，无不愈者矣。""惊悸不已，变生诸证，或短气悸乏，体倦自汗，四肢浮肿，饮食无味，心虚烦闷，坐卧不安。""怔忡不已，变生诸证，舌强恍惚，善忧悲少颜色，皆心病之候。"

《丹溪手镜·悸》:"伤寒二二日,心悸而烦,小建中汤主之。"

《证治准绳·悸》:"伤寒脉结代,心动悸,炙甘草场主之……心中悸动,知真气内虚也,与炙甘草汤益虚补血气而复脉。"

《证治准绳·杂病·悸》;"有汗吐下后正气内虚而悸者,有邪气交击而悸者,有荣卫涸流脉结代者则又甚焉。"

《景岳全书·杂证谟·怔忡惊恐》:"惊有二证,有因病而惊者,有因惊而病者。如东方色青,入通于肝,其病发惊骇,及伤寒阳明证,闻木音则惕然而惊之类,此则或因岁火之盛,或因岁木之衰,或因风热之相搏,或因金木之相制,是当察客邪以兼治其标。若因惊而病者,如惊则气乱,而心无所倚,神无所归,虑无所定之类,此必于闻见夺气而得之,是宜安养心神,滋培肝胆,当以专扶元气为主治。此固二者之辨,然总之主气强者不易惊,而易惊者必肝胆之不足者也。故虽有客邪,亦当知先本后标之义。""凡治怔忡惊恐者,虽有心脾肝肾之分,然阳统乎阴,心本乎肾,所以上不宁者,未有不由乎下,心气虚者,未有不因乎精,此心肝脾肾之气,名虽有异,而治有不可离者,亦以精气互根之宜然,而君相相资之全力也。然或宜先气而后精,或宜先精而后气,或兼热者之宜清,或兼寒者之宜暖,此又当因其病情而酌用之,故用方者宜圆不宜凿也。""怔忡之类,此证惟阴虚劳损之人乃有之……若或误认为痰火而妄施清利,则速其危矣。"

《温病条辨》:"温病由口鼻而入,鼻气通于肺,口气通于胃。肺病逆传则为心包。"

八、现 代 研 究

(一) 病因病机

王振涛认为快速性心律失常的发生不外乎"虚"、"瘀"、"热",即气阴亏虚、热毒瘀血、心神失养,同时强调心神不宁为本病的主证。多数中医学者认为快速性心律失常的主要病机是心气不能主血脉,血脉运行失畅所致。气阴两虚是基础,而气滞血瘀、瘀血阻滞、痰热瘀阻等则是快速性心律失常的病理改变,二者相互影响,互为因果。

对于缓慢性心律失常,严永琴总结李松林经验认为心悸的基本病机是心、肾、脾的阳气虚弱,阴寒内盛,兼有血瘀、痰凝致使脉道不畅,鼓动无力而致脉来迟缓或结代。郭文勤认为病机以虚为本,心肾阳虚为主,病位在心,但病本在肾,当以温补心肾治之,佐以豁痰化瘀之品。李红灿认为,其病因病机主要为心气亏虚、心阳不振,而脾气亏虚、肾阳不足是导致心阳不振的主要原因。近年来,血瘀的地位越来越引起重视,何红涛等通过临床观察,发现患者多表现为阳气虚弱、心血瘀滞,属本虚标实之证。

(二) 辨证分治

关于快速性心律失常的辨证分型,金曙光分为气阴两虚型、气滞血瘀型、心肾阳虚型、温邪侵滞型和痰热内阻型,以气阴两虚兼心脉瘀阻型多见。张桂芬在临床上大体分为气血两虚型、气阴两虚型、阴虚火旺型、心阳不足型、心血瘀阻型、痰饮阻塞型、肝气郁结型、痰火扰心型、心神不宁型和阴阳两虚型。

赵永华将缓慢性心律失常分为心阳不振、心血瘀阻、气阴两虚 3 种证型。屈营等将 86 例缓慢性心律失常患者分为气阴两虚、气滞血瘀、痰湿阻遏 3 种证型。马丽红等通过 116 例回顾性分析,将缓慢性心律失常患者分气阴两虚型、脾肾阳虚型、心阳瘀阻型、痰浊闭阻型。

(三) 中药治疗

1. 中药复方 孙庆财等采用《通俗伤寒论》柴胡陷胸汤(柴胡、半夏、黄连、瓜蒌、黄芩、桔梗、枳实、生姜)为基础方治疗快速性室上性心律失常 60 例,总有效率 96.7%。易京红通过观察自拟方养心清热复脉汤(太子参、沙参、麦冬、五味子、赤芍、丹皮、黄连、川芎、丹参、甘松、枳壳、香附)治疗快速性心律失常的临床疗效,总有效率 83.7%,尤其对窦性心动过速、房性期前收缩、室性期前收缩的效果较好。

代晓红等用炙甘草汤加减治疗缓慢性心律失常 60 例,总有效率 93.33%,疗效优于服用阿托品的对照组。宁强采用麻黄附子细辛汤治疗缓慢性心律失常 60 例(其中病态窦房结综合征 42 例,房室传导阻滞 28 例),有效率 93.33%。周沛根应用参附汤治疗缓慢性心律失常 64 例,总有效率为 90.6%。齐建兴等通过三阳同补(红参、制附子、桂枝、白术、淫羊藿、鹿角霜、补骨脂、甘松、熟地黄、丹参、三七粉、细辛、黄芪)治疗缓慢性心律失常 50 例,总有效率 76%,可使心率显著提高,窦房阻滞、房室传导阻滞部分好转,心电图 ST-T 得以改善,但对气阴两虚、痰瘀阻络的患者效果欠佳。丁强用益气养阴法(西洋参、麦冬、丹参、五味子、桃仁、红花、桂枝)治疗缓慢性心律失常 42 例,总有效率 90.4%。

2. 中成药 稳心颗粒(党参、黄精、三七、甘松等)是临床上最为常用的抗心律失常中成药,可用于快速性心律失常,也可用于缓慢性心律失常,总有效率 54.3%~92.0%。多项研究表明该药物具有增加冠状动脉血流量、降低心肌耗氧量及增加氧利用率的作用趋势,还能改善心功能,增加心肌收缩力,降低血黏度,抑制血小板聚集,而对血压无明显影响。

霍有萍等使用参松养心胶囊治疗 30 例室性期前收缩,连续服药 4 周后,观察总有效率达到 73.33%。王滨等应用参松养心胶囊治疗快速性心房颤动,总有效率 93%,且不良反应较少。

韩红卫使用参麦注射液合刺五加注射液治疗老年缓慢性心律失常,总有效率 93.7%,认为能扩张冠状动脉,增加血流量,提高心肌耐氧量。沈安明等使用健心胶囊(由黄芪、苦参组成)治疗室性心律失常 96 例,有效率达 91.7%,取得了满意的效果。

3. 非药物疗法 中医在药物治疗心律失常的同时还采用推拿、水针、针刺、穴位敷贴、穴位注射、穴位埋线等非药物手段配合治疗。朱明军等针刺抗心律失常能有效调节机体的失衡状态,且有价格低廉、不良反应少的优点。段俊峰等采用推拿结合水针治疗脊源性心律失常,疗效显著。王鹏辉等采用针药结合治疗室性期前收缩取得成效。卢爱军等用穴位给药治疗心律失常也有了很大发展。

(四) 实验研究

据王本祥所著《现代中药药理学》统计,具有抗实验性心律失常药理作用的中药涉及多种功能分类的中药,如解表药(羌活、葛根)、清热解毒药(山豆根、北豆根)、清热泻火药(莲子心)、清热燥湿药(黄连、黄柏、苦参)、清热凉血药(牡丹皮)、祛风湿药(独活、槲寄生)、温里药(附子、荜茇、荜澄茄)、理气药(柿蒂、甘松)、止血药(三七)、化痰药(瓜蒌、沙棘)、止咳平喘药(洋金花)、安神药(酸枣仁、缬草)、平肝息风药(钩藤、地龙、水芹、罗布麻)、补气药(人参、西洋参、甘草)、补阳药(淫羊藿、蛇床子)、补血药(当归、何首乌)、补阴药(麦冬)和其他类药(羊角拗、福寿草、石蒜、天仙子)等。

参 考 文 献

1. 王振涛.从"虚""瘀""热"论治快速性心律失常的经验[J].江西中医药,2004,25(6):23-24.

2. 严永琴.李松林治疗心律失常的经验[J].陕西中医学院学报,2001,24(1):15-16.

3. 任建丽.郭文勤教授治疗缓慢性心律失常特色撷拾[J].中医药学刊,2004,10(22):1890-1891.

4. 李红灿.缓慢性心律失常的辨治体会[J].云南中医中药杂志,2004,25(2):13.

5. 何红涛,董燕平,李霞,等.复脉汤治疗缓慢性心律失常临床观察[J].中华实用中西医杂志,2004,4(17):2112-2113.

6. 金曙光.百合生脉汤治疗老年人快速心律失常的临床观察[J].中华现代中西医杂志,2003,1(4):335.

7. 张桂芬.中医药治疗快速心律失常的研究进展[J].现代中医,2000,47(2):48-49.

8. 赵永华.辨证论治冠心病缓慢性心律失常51例疗效观察[J].中国中医急症,2004,5(13):270.

9. 屈营,张明谦.中医辨证治疗缓慢性心律失常86例[J].辽宁中医学院学报,2005,2(7):150.

10. 马丽红,焦增绵,曲家珍,等.中医辨证治疗缓慢性心律失常116例回顾分析[J].中国中西医结合杂志,2006,7(26):646-648.

11. 孙庆财,李印珊.柴胡陷胸汤加减治疗快速性室上性心律失常60例[J].社区中医药,2007,9(16):91.

12. 易京红.养心清热复脉汤治疗快速型心律失常86例疗效观察[J].中国中医急症,2007,16(11):1323-1324.

13. 代晓红,教富娥,丛科.炙甘草汤加减治疗缓慢性心律失常临床体会[J].中国中医急症,2007,1(16):100.

14. 宁强.麻黄附子细辛汤治疗心动过缓性心律失常60例临床观察[J].湖南中医药导报,2004,10(6):29.

15. 周沛根.参附汤治疗缓慢性心律失常64例[J].陕西中医,2005,7(26):624.

16. 齐建兴,郭双庚.三阳同补治疗缓慢性心律失常50例临床观察[J].中国中医药信息杂志,2005,9(12):78.

17. 丁强.益气养阴法治疗缓慢性心律失常[J].江西中医药,200,7(36):271.

18. 霍有萍,张树林,吴相锋.参松养心胶囊治疗室性期前收缩临床观察[J].中国中医药信息杂志,2007,14(9):63-64.

19. 王滨,陈亮,吴迪.参松养心胶囊治疗快速性房颤70例临床研究[J].中医药信息,2009,26(4):58-59.

20. 韩红卫.参麦注射液合刺五加注射液治疗老年缓慢性心律失常[J].内蒙古中医药,2001(5):7.

21. 沈安明,吕军,谢轶群.健心胶囊治疗室性心律失常临床研究[J].贵阳中医学院学报,2007,29(2):36-37.

22. 朱明军,张群生,王永霞.传统方辨治心律失常概况[J].中国实验方剂学杂志,2007,13(7):70-72,封3.

23. 段俊峰,陈丽贤,范秀华,等.推拿结合水针治疗脊性心律失常的疗效观察[J].颈腰痛杂志,2003,24(5):293-294.

24. 王鹏辉,陈丽宏.室性早搏采用针药结合治疗的临床观察[J].中华中西医学杂志,2009,7(1):26-27.

25. 卢爱军,庞爱军.用穴位给药法治疗心律失常的研究现状与展望[J].时珍国医国药,2008,19(5):45-46.

第十节　薄　厥

一、概　述

薄者,迫近也,内迫气血上逆之意;厥者,不通也,阻塞流通之意。薄厥是指多由情志失调造成气血上壅,脑髓窍络蒙塞的危急重症。薄厥之名始见于《素问·生气通天论》:"阳气者,大怒则形气绝,而血菀于上,使人薄厥。"明代张介宾《景岳全书·杂证谟·厥逆》曰:"薄厥者,急迫相薄之谓,因于大怒,即气厥、血厥之属。"

本病与现代医学中的高血压急症相近。

二、诊断与鉴别诊断

(一) 中医证候诊断

多发于冬春,症见突发头痛如裂,头晕目眩,恶心呕吐,甚则呕吐如喷射状,烦躁不安。重者,或失语失明,或偏身麻木、活动不利,或肢体抽搐,或神志不清,面色苍白或红,舌质红或黯红,苔薄黄或厚腻,舌下脉络怒张青紫,脉弦或滑或紧。

1. 气逆神闭证 平素形体壮实,嗜食肥甘,突然昏倒,不省人事,口噤手握,呼吸气粗,或四肢厥冷,舌淡或隐青,苔薄腻,脉沉弦。

2. 血瘀内阻证 头部胀闷疼痛,或如针刺,固定不移,恶心呕吐,面色晦滞,头晕目眩,或颈强背直,食少纳呆,重则面苍肢冷,冷汗自出,舌质紫青,或舌体偏胖,苔白腻,脉弦滑。

3. 痰热上蒙证 起病急暴,面赤耳鸣,躁扰不宁,鼻鼾痰鸣,肢体痉挛或抽搐,头痛剧烈,恶心呕吐,或神昏谵语,甚则手足厥冷,舌质红绛,苔黄腻而干,脉弦滑数。

4. 风火扰窍证 头痛眩晕,面红目赤,两眼黑矇,烦躁不安,口苦咽干,便干尿赤,或肢体痉挛抽搐,甚则神志恍惚,舌红、苔黄燥,脉弦数有力。

5. 阴虚阳亢证 平素腰酸、耳鸣、健忘心烦,多因情志相激而剧烈头痛,眩晕恶心,躁扰不宁,便干尿赤,舌红少苔,或薄黄而干,脉弦细而数。

(二) 西医诊断

高血压急症(hypertensive emergencies)是指短时期内(数小时或数天)血压急剧升高,舒张压(DBP)>120mmHg 或收缩压(SBP)>200mmHg,伴有重要器官组织如心、脑、肾、眼底、大动脉的严重功能障碍,或不可逆性损害。

高血压急症可以发生在高血压患者,表现为高血压危象或高血压脑病;也可发生在其他许多疾病过程中,主要出现在心、脑血管病急性阶段,如脑出血、蛛网膜下腔出血、缺血性脑梗死、急性左心室心力衰竭、心绞痛、急性主动脉夹层和急慢性肾衰竭等。

1. 临床表现

(1) 血压急剧升高,舒张压(DBP)>120mmHg 或收缩压(SBP)>200mmHg,伴有心、脑、肾等重要靶器官功能紊乱,为高血压急症。

(2) 血压显著升高,但没有靶器官受损,为高血压次急症。

(3) 主要靶器官受损表现。

(4) 眼底检查:视网膜渗出、出血(以前称急进型高血压),视盘水肿(以前称恶性高血压)。

(5) 神经系统:头痛,视觉丧失,抽搐,精神错乱,嗜睡,局灶性感觉缺失,昏迷。

(6) 心脏检查:心尖搏动增强,心脏增大,心力衰竭。

(7) 肾脏改变:氮质血症,蛋白尿,少尿。

(8) 胃肠症状:恶心,呕吐。

2. 必要的急诊检查

(1) 全血细胞分析。

(2) 肾功能检查:肾损害和(或)低钾血症(弥漫性肾血管缺血,醛固酮增多症)。

（3）凝血检查：弥散性血管内凝血合并恶性高血压。

（4）胸部 X 线片：心脏扩大，主动脉夹层？肺水肿。

（5）尿常规：蛋白、红细胞±管型。

3. 其他可能的病因学检查

（1）24 小时尿：肌酐清除率，游离儿茶酚胺，甲氧基肾上腺素或 3-甲氧基-4-羟基苦杏仁酸（VMA）。

（2）心脏超声：左心室肥大，主动脉夹层形成。

（3）肾脏超声和多普勒：肾动脉大小，肾动脉狭窄。

（4）MR 肾血管造影：肾动脉狭窄。

（5）脑 CT/MR：脑出血。

（6）药物化验：可卡因、苯丙胺等。

（三）鉴别诊断

1. 原发性高血压和继发性高血压的鉴别　一旦诊断为高血压急症，必须鉴别是原发性高血压还是继发性高血压引发的高血压急症。

（1）原发性高血压引发的高血压急症，大多有家族史、饮食不当、精神因素、超重或体胖等因素，一般起病缓慢、渐进，缺乏特殊临床表现等，需做有关实验室检查，评估靶器官损害和相关危险因素。

（2）继发性高血压引发的高血压急症，可确定某些疾病或病因引起的血压升高，需鉴别是属于肾实质性高血压、或肾血管性高血压、或原发性醛固酮增多症、或嗜铬细胞瘤、或皮质醇增多症和主动脉缩窄等情况。

1）肾实质性高血压：包括急慢性肾小球肾炎、糖尿病肾病、慢性肾盂肾炎、多囊肾和肾移植后等多种肾性高血压引发的高血压急症。一般通过出现蛋白尿、血尿和贫血，肾小球滤过功能减退，肌酐清除率下降，有条件的肾组织活检，可以确诊。

2）肾血管性高血压：可通过体检在上腹部或背部肋脊角处闻及血管杂音，大剂量快速静脉肾盂造影、多普勒超声、放射性核素肾图有助于诊断，肾动脉造影可以确诊。

3）原发性醛固酮增多症：实验室检查见有低血钾、高血钠、代谢性碱中毒、血浆肾素活性减低、血浆及尿醛固酮增多者，应考虑原发性醛固酮增多症；血浆醛固酮/血浆肾素活性比值增大有较高的诊断敏感性和特异性。超声、放射性核素、CT 可确定病变性质和部位。多见肾上腺皮质腺瘤或癌肿。

4）嗜铬细胞瘤：临床表现变化多端，典型发作表现为阵发性血压升高伴心动过速、头痛、出汗、面色苍白，发作期间可测定血或尿儿茶酚胺或其代谢产物 3-甲氧基-4-羟基苦杏仁酸（VMA），如有显著增高，则提示嗜铬细胞瘤。超声、放射性核素、CT 或 MRI 等可定位诊断。

5）皮质醇增多症：根据库欣综合征和尿中 17-羟和 17-酮类固醇增多，以及地塞米松抑制试验和肾上腺皮质激素兴奋试验有助于诊断。颅内蝶鞍 X 线片、肾上腺 CT、放射性核素肾上腺扫描可确定病灶。

6）主动脉缩窄：临床表现上臂血压增高，下肢血压不高或降低，在肩胛区、胸骨旁、腋部有侧支循环的动脉搏动和杂音，腹部听诊有血管杂音。胸部 X 线检查可见肋骨受侧支动脉侵蚀引起的切迹。主动脉造影可定位确诊。

2. 与脑血管意外鉴别　高血压急症常伴发脑出血、蛛网膜下腔出血、脑梗死等脑血管意外，依据头部 CT、MRI 可以鉴别。

三、处 理 原 则

薄厥病位在脑脉,病性属本虚标实,上盛下虚,当以降逆除邪,平抑血气为先,采用醒神开窍、平肝降逆、疏通血脉为大法。

在高血压发展过程的任何阶段和其他疾病急症时,出现严重危及生命的血压升高,均需做紧急处理。及时正确处理高血压急症十分重要,可在短时间内使病情缓解,预防进行性或不可逆性靶器官损害,降低死亡率。

根据降压治疗的紧迫程度,可分为紧急和次急两类。前者需要在几分钟到几小时内迅速降低血压,采用静脉途径给药;后者需要几小时到 24 小时内降低血压,可使用快速起效的口服降压药。

四、急 救 处 理

(一) 中医

1. 针灸 神昏者先以刺络放血,以开窍复苏为急,选水沟、十宣、委中,或头维、攒竹,抽搐者可加劳宫、行间、涌泉。神识稍安后,再选太冲、曲池、足三里、三阴交、风池、丰隆,每次选 2～3 穴。手法:用三棱针点刺,泻法为主,每穴可放血 2ml。得气后持续行针 2 分钟,待血压稳定后留针 15 分钟,或应用电针仪治疗。

2. 针剂 神志昏愦者,选用醒脑静注射液 20ml,加入 5%葡萄糖注射液 250ml,每日 1 次静脉滴注;热盛者,另可加用清开灵注射液 40ml,加入 5%葡萄糖注射液 250ml,每日 2 次静脉滴注。

3. 中成药 凡厥深窍闭者,可灌服苏合香丸,每次 1 丸,每日 2 次;兼面赤痰鸣者,可灌服安宫牛黄丸,每次 1 丸,每日 2 次。凡血压持续下降,热盛腑实者,可予牛黄降压丸,每次 1 丸,每日 3 次。

(二) 西医

1. 静脉给药

(1) 硝普钠(Sodium Nitroprusside):硝普钠可用于各种高血压急症,能同时直接扩张动脉和静脉,降低前、后负荷。

开始时以 50mg/500ml 浓度每分钟 10～25μg 速率静脉滴注,立即发挥降压作用。使用硝普钠必须密切观察血压,根据血压水平仔细调节滴注速率,稍有改变就可引起血压较大波动。停止滴注后,作用仅维持 3～5 分钟。

在通常剂量下不良反应轻微,有恶心、呕吐、肌肉颤动。滴注部位如药物外渗可引起局部皮肤和组织反应。硝普钠在体内红细胞中代谢产生氰化物,长期或大剂量使用应注意可能发生硫氰酸中毒,尤其在肾功能损害患者。

(2) 硝酸甘油(Nitroglycerin):硝酸甘油主要用于急性心力衰竭或急性冠状动脉综合征时血压急症,能扩张静脉和选择性扩张冠状动脉与大动脉。

开始时以每分钟 5～10μg 速率静脉滴注,然后每 5～10 分钟增加滴注速率至每分钟 20～50μg。降压起效迅速,停药后数分钟作用消失。不良反应有心动过速、面部潮红、头痛和呕吐等。

也可选用其他硝酸酯类药物,如单硝酸异山梨酯 1～2mg/h 开始微量泵泵入,根据患者的反应调整剂量,最大剂量为 8～10mg/h,用药期间须密切观察患者的心率及血压。

（3）尼卡地平（Nicardipine）：尼卡地平主要用于高血压危象或急性脑血管病时的高血压急症。尼卡地平属于二氢吡啶类钙通道阻滞剂，作用迅速，持续时间较短，降压的同时改善脑血流量。

开始时从每分钟 0.5μg/kg 静脉滴注，逐步增加剂量到每分钟 6μg/kg。不良反应有心动过速、面部潮红等。

（4）地尔硫䓬（Diltiazem）：地尔硫䓬主要用于高血压危象或急性冠状动脉综合征，属非二氢吡啶类钙通道阻滞剂，降压的同时具有改善冠状动脉血流量和控制快速性室上性心律失常的作用。配制成 50mg/500ml 浓度，以每小时 5～15mg 速率静脉滴注，根据血压变化调整速率。不良反应有头痛、面部潮红等。

（5）拉贝洛尔（Labetalol）：拉贝洛尔主要用于妊娠或肾衰竭时高血压急症，是兼有 α-受体阻滞作用的 β-受体阻滞剂，起效较迅速（5～10 分钟），但持续时间较长（3～6 小时）。

开始时缓慢静脉注射 50mg，以后可以每隔 15 分钟重复注射，总剂量不超过 300mg，也可以每分钟 0.5～2mg 速率静脉滴注。不良反应有头晕、体位性低血压、心脏传导阻滞等。

（6）乌拉地尔（Urapidil）：为苯唑嗪取代的尿嘧啶，具有外周和中枢双重降压作用。外周主要阻断突触后 α1-受体，使血管扩张，显著降低外周阻力。同时也有较弱的突触前 α2-受体阻滞作用，阻断儿茶酚胺的收缩血管作用（不同于哌唑嗪的外周作用）；中枢作用主要通过激动 5-羟色胺 1A 受体，降低延髓心血管中枢的交感反馈调节而降压（不同于可乐定的中枢作用）。

缓慢静脉注射 10～50mg 乌拉地尔针剂，监测血压变化，降压效果应在 5 分钟内即可显示。若效果不够满意，可重复用药。持续静脉滴注或使用输液泵以维持血压稳定，输入速度根据患者的血压酌情调整。推荐初始速度为每分钟 2mg，维持速度为每小时 9mg。

注意：迅速降压是危险的，目标是在 2～4 小时将 DBP 降至 100～110mmHg，除非有合理理由需要静脉降压治疗，通常使用口服降压药。

2. 口服药物　可选用利尿剂、β-受体阻滞剂、钙通道阻滞剂、血管紧张素转换酶抑制剂和血管紧张素Ⅱ受体拮抗剂等抗高血压药物口服治疗。

（1）硝苯地平：为钙通道阻滞剂，可单独或配伍其他抗高血压药物合用，系短效、速效、作用较强的降压药。作用机制：通过减少通道开放数目，阻滞细胞外 Ca^{2+} 内流，降低细胞内 Ca^{2+} 的浓度而使血管平滑肌松弛、血压下降。口服或舌下含服 10mg，约口服后 20～30 分钟或舌下含服 3～5 分钟出现最大降压作用。容易出现血压波动大、心率加快、心悸等不良反应。因此，仅少数急需降压时应用，一般使用硝苯地平缓释或控释制剂，避免舌下含服。

（2）卡托普利：血管紧张素转换酶抑制剂，适用于各型高血压，主要作用机制为：抑制循环及局部组织中的肾素-血管紧张素系统，减少缓激肽的降解，抑制交感神经递质的释放。口服从小剂量开始，每次 6.25～12.5mg，以免血压陡降，以后每次 25mg，2～3 次/日。注意干咳、皮疹、瘙痒、嗜酸性粒细胞增多、味觉缺失等不良反应，停药可自行消失。双肾动脉狭窄患者禁用。

（3）美托洛尔：为 β-受体阻滞剂，适用于原发性高血压，以及合并冠心病心绞痛、心肌梗死后等，也可合用其他抗高血压药物。口服剂量每次 50mg，1 次/日。长期使用骤然停药，可使心绞痛加剧，甚至诱发急性心肌梗死。

（4）缬沙坦：为血管紧张素Ⅱ受体拮抗剂，较 ACEI 类药物的优点是没有咳嗽的不良反应。每次 80～160mg，每日 1 次。

（5）呋塞米：襻利尿剂，通过降低血浆容量及心排血量使血压下降，每次 20mg，每日 1 次。注意丢钾引起的低钾血症。可配伍保钾利尿剂。

注：目标将 DBP 在 2～4 小时内降至 100～110mmHg，或用 2～3 天将血压控制正常。

五、分 证 论 治

1. 气逆神闭证

治法：开窍醒神，行气化浊。

方药：苏合香丸。

2. 血瘀内阻证

治法：理气化瘀，醒脑开窍。

方药：血府逐瘀汤。

当归、生地黄、桃仁、红花、枳壳、赤芍、柴胡、甘草、桔梗、川芎、牛膝。

3. 痰热上蒙证

治法：清热化痰，开窍醒神。

方药：安宫牛黄丸。

4. 风火扰窍证

治法：平肝息风，泻火开窍。

方药：羚角钩藤汤。

羚羊角、钩藤、霜桑叶、川贝母、鲜竹茹、生地黄、菊花、白芍、茯神木、生甘草。

5. 阴虚阳亢证

治法：育阴潜阳，息风活络。

方药：镇肝熄风汤。

怀牛膝、生赭石、生龙骨、生牡蛎、生龟甲、生杭芍、玄参、天冬、川楝子、生麦芽、茵陈、甘草。

六、预 防 护 理

1. 急性起病者，立即卧床休息，以免"劳则气耗"；病情稳定后，当迅速进行肢体、语言等康复训练。

2. 饮食宜清淡，如芹菜、绿豆、苹果、柑橘等，忌暴饮暴食、肥甘厚味、浓茶烈酒及耗气动血生风化热之品。

3. 做到劳逸结合、起居有节，勿大怒大喜，解除因过度工作而致的精神紧张。

4. 应保持大便通畅，若见便秘者，应配合适当通便药物，如厕时勿过度用力，以免暴病。

5. 病室应保持肃静，空气应清新流通。

6. 病重者，应予吸氧、吸痰，做好血压、心脑监护，并注意压疮的预防。

七、文 献 选 读

《素问·生气通天论》："阳气者，大怒则形气绝，而血菀于上，使人薄厥。有伤于筋，纵，其若不容，汗出偏沮，使人偏枯。"

《素问·阴阳应象大论》："暴怒伤阴，暴喜伤阳。厥气上行，满脉去形。"

《黄帝素问宣明论方》："阳气，大怒则形气绝，而血菀于上，令人薄厥于胸中，赤茯苓汤主之。"

《丹溪心法·厥逆》："气厥者与中风相似，何以别之，风中身温，气中身冷。"

《医贯·厥》："肝藏血而主怒，怒则火起于肝，载血上行，故今血菀于上，是血气乱于胸中，相薄而厥逆也，谓之薄厥，宜蒲黄汤主之。"

《医学入门·厥》："气逆而不下行，则血积于心胸，《内经》谓之薄厥，言阴阳相薄气血奔并而成。"

《景岳全书·杂证谟·厥逆》："气厥之证有二，以气虚、气实皆能厥也……气实而厥者，其形气愤然勃然，脉沉弦而滑，胸膈喘满，此气逆证也。经曰大怒则形气绝而血菀于上，即此类也。治宜以排气饮，或四磨饮，或八味顺气散、苏合香丸之类，先顺其气，然后随其虚实而调理之。又若因怒伤气逆，气旋去而真气受损者，气本不实也；再若素多忧郁恐畏，而气怯气陷者，其虚尤可知也。若以此类而用行气开滞等剂则误矣……血厥之证有二，以血脱、血逆皆能厥也……血逆者，即经所云血之与气并走于上之谓，又曰大怒则形气绝而血菀于上之类也。夫血因气逆，必须先理其气，气行则血无不行也，宜通瘀煎或化肝煎之类主之，俟血行气舒，然后随证调理。""气并为血虚，血并为气虚，此阴阳之偏败也。今其气血并走于上，则阴虚于下，而神气无根，是即阴阳相离之候，故致厥脱而暴死。"

《张氏医通·厥》："今人皆不知厥证，而皆指为中风也。夫中风者，病多经络之受伤；厥逆者，直因精气之内夺。表里虚实，病情当辨，名义不正，无怪其以风治厥也。"

《类证治裁·厥症》："气实而厥者，形色郁勃，脉沉弦而滑，胸膈喘满，为气逆。"

《医林改错》："急躁，平素和平，有病急躁是血瘀……俗言肝气病，无故爱生气，是血府血瘀。"

八、现 代 研 究

（一）病因病机

黄建平提出，高血压急症主要由气血逆乱所致，气血病理以"升、热、动"为特点，相对这一病理过程而言，肝疏泄失常，肝不藏血是本，气血逆乱为标，内生风火热毒乃病理产物，可引发并加剧气血逆乱。气血逆乱不仅引发高血压急症证候，而且也是引起高血压急症并发症、危及生命的重要病理因素。李经华等认为高血压急症的病机多属于肝风痰火、夹气夹血、伤津灼液、冲逆向上。

（二）临床研究

1. 辨证论治　黄建平认为，遵循"急则治其标，缓则治其本"的治则，高血压急症理应从气血论治，清除"内毒"、平和气血乃救治高血压急症的关键环节。辨证应将气血津液辨证与卫气营血辨证相结合，治宜清热凉血、泻火解毒、宁心安神、息风止痉、醒神开窍，临床常采取苦寒直折、气血两清、通腑泻下等治法，以息肝风之内动、平气血之逆乱。因此临证常选用水牛角、牛黄、夏枯草、大黄、生地黄等中药组方救治高血压急症，获得满意疗效，并提示在应用本法时应注意中病即止，以免过度伤阳。张磊等以天麻钩藤饮或龙胆泻肝汤加减治疗肝阳上亢型高血压；以六味地黄丸加减治疗肝肾阴虚型高血压；以半夏白术天麻汤或茯苓杏仁甘草汤加减治疗痰湿阻络型高血压；以黄连阿胶汤加减治疗心肾不交型高血压；以金匮肾气丸加减治疗阴阳两虚型高血压有一定疗效。

2. 专方专药　李经华等认为高血压急症虽诱因很多，但多属于肝风痰火、夹气夹血、伤津灼液、冲逆向上的病机，且大多存在"肝阳冲逆上亢"之病机，因此以清开灵为主，配合中药汤剂(多包含代赭石、大黄等药物)及一般口服降压药,救治高血压急症,多获良效。王立文等将高血压急症患者60人随机分为西药组(单纯给予硝酸甘油)及中西医结合组(给予硝酸甘油+天麻素注射液),结果全部病例均达血压治疗终点,中西医结合组血压下降平稳,恶心、呕吐、眩晕、头痛发生率显著降低。李雪苓等观察养阴活血法治疗55例阴虚阳亢型原发性高血压的疗效,治疗后治疗组和对照组血压均明显下降,组间无显著性差异,但治疗组症状改善情况明显优于对照组。

(三) 实验研究

目前认为中医药降压的作用机制包括:①调节肾素-血管紧张素-醛固酮系统;②阻滞钙通道及抑制血管重构;③利尿降压作用;④保护血管内皮功能;⑤改善胰岛素抵抗、降血脂及改善血液流变学。

参 考 文 献

1. 黄建平.高血压急症从气血论治[J].上海中医药杂志,2004,38(6):8-9.

2. 李经华,郑延辰.清开灵合经方治疗高血压急症举隅[J].国医论坛,2001,16(2):27-28.

3. 张磊,赵淑凤.高血压病的中医论治[J].青岛医药卫生,2005,37(3):199-200.

4. 王立文,胡渝生,李惠敏.中西医结合治疗高血压急症临床研究[J].北京中医药大学学报(中医临床版),2008,15(6):13-14.

5. 李雪苓,韩宁林,周大勇,等.养阴活血法治疗阴虚阳亢型原发性高血压的临床研究[J].安徽中医学院学报,2007,26(4):10-12.

第十一节 暴 喘

一、概 述

暴喘是指因温热邪毒、外伤、产褥或厥脱重症等致肺气衰败而卒发的呼吸急促和窘迫症。暴喘之名始见于汉代华佗《中藏经》:"不病而暴喘促者死。"张仲景《金匮要略·痰饮咳嗽病脉证并治》:"夫病人饮水多,必暴喘满。"暴者,卒也,急也。喘者,促促气急,喝喝喘息,甚至张口抬肩,摇身撷肚。

本病与现代医学的急性肺损伤(acute lung injury,ALI)和急性呼吸窘迫综合征(acute respiratory distress syndrome,ARDS)相近。

二、诊断与鉴别诊断

(一) 中医证候诊断

1. 早期(气营两燔或阳明腑实) 呼吸急促,壮热躁动或呕血便血,或大便秘结,或腹胀,神昏谵语,舌红或红绛或紫黯,舌苔厚腻或较燥,脉沉实。

2. 中期(正气不足,邪气亢盛) 高热渐退,汗出渐多,呼吸急促,神疲倦怠,甚者神昏日重,四末不温,舌质逐渐开始变淡,苔腻及水滑苔渐现,出现虚脉。

3. 极期(正虚欲脱) 出现一派以脱证为主的临床表现,呼吸急促,神志淡漠,声低息微,汗漏不止,四肢微冷,或突然大汗不止,或汗出如油,神情恍惚,四肢逆冷,二便失禁,舌淡,苔白润,脉微弱,或舌卷而颤,脉微欲绝。

（二）西医诊断

急性肺损伤（ALI）和急性呼吸窘迫综合征（ARDS）是指由心源性以外的各种肺内、外致病因素导致的急性、进行性呼吸衰竭。ALI/ARDS 是同一病理过程的不同阶段，主要病理特征是肺微血管通透性增高，肺泡渗出，导致肺水肿及透明膜形成，渗液中富含蛋白质，可伴有肺间质纤维化。病理生理改变以肺顺应性降低、肺内分流及通气/血流比例失调为主。临床表现为呼吸频率增加、呼吸窘迫、进行性低氧血症。

1. 临床表现　主要表现为突发性进行性呼吸窘迫、气促、发绀，常伴有烦躁、焦虑、汗出等。其呼吸困难的特点是呼吸深快、费力，有紧束感，严重憋气，即呼吸窘迫，不能用通常的吸氧疗法改善，亦不能用其他原发性心肺疾病解释。早期体征可无异常，或仅在双肺闻及少量细湿啰音；后期多可闻及水泡音、管状呼吸音。

2. 辅助检查

（1）X 线胸片：早期常无明显改变，或呈轻度间质改变。病情进展后，可出现肺内实变，表现为双肺野普遍密度增高，透亮度减低，肺纹理增多、增粗，可见散在斑片状密度增高阴影，即弥漫性肺浸润影。

（2）动脉血气分析：典型的改变为 PaO_2 降低，$PaCO_2$ 降低，pH 升高。氧合指数（PaO_2/FiO_2）是诊断 ARDS 的必要条件，正常值为 400～500，ALI 时≤300，ARDS 时≤200。

（3）CT 改变：ALI/ARDS 患者如胸片正常，而 CT 检查常可发现斑片状的浸润阴影。

3. 诊断要点　中华医学会呼吸病学分会 1999 年制定的诊断标准如下：

（1）有原发病的高危因素。

（2）急性起病，呼吸频数和（或）呼吸窘迫。

（3）氧合指数（PaO_2/FiO_2）：ALI 时 PaO_2/FiO_2≤300；ARDS 时 PaO_2/FiO_2≤200；（无论 PEEP 值多少）。

（4）正位 X 线胸片显示双肺均有斑片状阴影。

（5）肺动脉楔压（PCWP）≤18mmHg 或临床上能除外心源性肺水肿。

凡符合以上 5 项可诊断 ALI 或 ARDS。

（三）鉴别诊断

1. 与心源性肺水肿鉴别的要点（表5）

表5　心源性肺水肿与急性呼吸窘迫综合征的鉴别

	心源性肺水肿	急性呼吸窘迫综合征
病史	多有心系疾患	严重感染、急性创伤、脱证、急性脾心痛等
发病	急剧，端坐呼吸	较急，能平卧
咳痰	大量粉红色泡沫痰	早期痰少，合并感染者可有痰
体征	两肺有大量湿啰音	湿啰音较少
X 线胸片	心脏扩大，肺上叶血形阴影自肺管	心脏、肺门不大，双肺浸管扩张，蝶润影，支气管充气征多见门向周围扩散，支气充气征少
治疗反应	对强心利尿及扩管反应好	对治疗反应差
吸氧反应	可纠正低氧血症	无法纠正低氧血症
毛细血管楔压	大于 $16cmH_2O$	正常或降低

临床上常有急性呼吸窘迫综合征伴心力衰竭者,对此类患者要密切动态观察,全面考虑,方能作出诊断。

2. 与急性肺栓塞的鉴别 急性肺栓塞突然起病,可有剧烈胸痛、呼吸困难、发绀、咯血、晕厥等症状,以及急性肺动脉高压、右心功能不全和左心搏量急剧下降体征。血浆 D-二聚体对急性肺栓塞诊断敏感度高达 92％～100％,其含量＜500μg/ml 时,可基本排除急性肺栓塞。

三、处 理 原 则

暴喘病在肺,证候特点为"邪实壅肺",以"毒瘀内阻,热入营血;阳明腑实,毒扰心神"为基本病机。因此"实者泻之"、"客者除之"、"留者攻之"为主要治则,降气平喘为主要治法。

四、急 救 处 理

(一)纠正低氧

高浓度吸氧,使 SaO_2≥90％,PaO_2达到 60mmHg。轻症者可使用面罩给氧,不能改善者则需尽早使用机械通气。

(二)针灸

肺气壅闭者主穴取大椎、风门、肺俞,手法为点刺,不留针,起针后加火罐。痰多气壅者,加天突、膻中,手法为泻法。热毒炽盛者,取少商以三棱针针刺放血,或十宣点刺放血。喘而欲脱者,艾灸百会、涌泉、足三里、肺俞。

(三)搐鼻法

用搐鼻散或通散关撒入或吹入患者鼻腔内,使之喷嚏。必要时可隔 15～30 分钟重复 1 次。

(四)针剂

瘀血内阻者,选用复方丹参注射液 20ml,加入 5％葡萄糖注射液 500ml 内,每日 1 次,静脉滴注。热毒内盛者,选用痰热清注射液 30ml 加入 5％葡萄糖注射液 500ml 内,每日 1 次,静脉滴注。暴喘欲脱者,可选用参附注射液 10～20ml,加入 5％葡萄糖注射液 20ml 内静脉注射;或选用生脉注射液、参麦注射液。

(五)中成药

热毒炽盛者,可选用安宫牛黄丸或至宝丹或紫雪丹,每次 1 粒,每日 1～2 次。喘促欲脱者,可选用六神丸,每次 10 粒,每日 3～4 次。

五、分 证 论 治

1. 早期(气营两燔和阳明腑实)
治法:解毒清营,凉血通腑。
方药:犀角地黄汤合承气类方。
水牛角、生地黄、赤芍、牡丹皮、生大黄、枳实、芒硝。
阳明腑实甚者,重用大黄;瘀血明显者,可加用地鳖虫、水蛭;神昏者,当合用安宫牛黄丸、局方至宝丹等。
中药注射剂:①清热解毒:清开灵注射液 60～120ml;②清热化痰:鱼腥草注射液 100～200ml;③活血化瘀:丹参注射液 10～20ml。

2. 中期(正气不足,邪气亢盛)

治法:扶正祛邪。

方药:生脉散合犀角地黄汤。

人参、麦冬、五味子、水牛角、金银花、赤芍、牡丹皮等。

气虚阳虚明显者,加炮附子,肉桂等;有阳脱之象者,重用人参,加炮附子、山茱萸;出现阴伤者,加鲜石斛、生山药、白茅根等;出现阴脱者,重用五味子或山茱萸。

中药注射剂:①益气养阴:生脉注射液 50～100ml,参麦注射液 50～100ml;②回阳固脱:参附注射液 50～100ml;③清热解毒:清开灵注射液 20～60ml;④清热化痰:鱼腥草注射液 50～100ml;⑤活血化瘀:丹参注射液 10～20ml。

3. 极期(正虚欲脱)

治法:扶正固脱。

方药:生脉散合参附汤。

人参、麦冬、五味子、山茱萸、制附子。

气阳欲脱明显者,重用人参、制附子,加肉桂粉冲服;阴脱明显者,重用山茱萸、麦冬,减制附子的用量。

中药注射剂:①益气养阴:生脉注射液 100～200ml,参麦注射液 100～200ml;②回阳固脱:参附注射液 50～100ml。

六、预 防 护 理

1. 尽早认识暴喘的初期表现,早期施治,并密切观察病情变化,注意体温、脉搏、呼吸、血压、神志、血气分析等。

2. 采用适当体位,将无病变或病变轻微的肺侧处于低位,也可采用俯卧位,保持呼吸道通畅,促进排痰或吸痰。

3. 合理氧疗,一般需高浓度吸氧,但不超过 24 小时,其余可予低浓度吸氧。

七、文 献 选 读

《素问·大奇论》:"肺之雍,喘而两胠满。"

《诸病源候论》:"肺主气,邪乘于肺则肺胀,胀则肺管不利,不利则气道涩,故气上喘逆。"

《太平圣惠方》:"夫产后虚喘者,由脏腑不和,气血虚损,败血冲心,上搏于肺,肺主气,血冲于肺,气与血并,故令虚喘也。"

《仁斋直指方》:"诸有病笃,正气欲绝之时,邪气盛行壅逆而为喘。"

《三因极一病证方论》:"夫五脏皆有上气喘咳,但肺为五脏之华盖,百脉取气于肺,喘既动气,故以肺为主。"

《正体类要》:"喘咳,若出血过多,面黑胸胀,或胸膈痛而发喘者,乃气虚血乘于肺也,急用二味参苏饮。"

《医林绳墨》:"喘促太盛,冷汗自出,四肢逆冷,呼吸不能顺利者,必死之兆也,警之慎之。"

《证治准绳》:"喘者,促促气急,喝喝息数,张口抬肩,摇身撷肚。""产后喉中气急喘促者,因所下过多,营血暴竭,卫气无主,独聚肺中,故令喘也,此名孤阳绝阴,为难治。恶露不快,散血停凝,上熏于肺,故令喘急,宜夺命丹、参苏饮、血竭散。"

《张氏医通》:"暴喘腹胀,大便实者,方可用药。加以溏泄,必死勿治。此阴火暴逆于手足太阴,所以喘胀。肾气失守,所以便溏。其人虽强,不久当呕血而死。"

《血证论》:"若内有瘀血,气道阻塞,不得升降而喘。"

八、现代研究

相关内容可参见下篇第一章第五节"急性呼吸窘迫综合征"。

第十二节 急 心 衰

一、概 述

既往有或没有心系疾病,突然出现喘憋、呼吸困难,心悸、气短,全身大汗,甚至不能平卧,尿量减少、下肢浮肿或伴头晕、乏力、四肢不温的中医急症,称为急心衰。临床可归属于心悸、怔忡、水肿、喘证、痰饮、真心痛、心痹、虚劳、痰证等疾病范畴。其中以心悸、怔忡、喘证和水肿最为多见。

临床上因心力衰竭时的心率加快、心肌收缩力代偿性增强及心律失常,可表现为心悸、怔忡;左心衰竭引起的呼吸困难则表现为喘证;右心衰竭出现的肢体浮肿则同水肿病证。现代医学属于急性心力衰竭的临床综合征。

二、诊断与鉴别诊断

(一) 中医证候诊断

1. 阳衰气脱证 喘悸不休,烦躁不安,或表情淡漠,意识模糊,汗出如雨或如油,四肢厥冷,尿少浮肿,面色苍白,舌青紫,水滑,脉微欲绝或疾数无力。

2. 阳虚水泛证 心悸气喘,动则喘甚,形寒肢冷,尿少浮肿,腰酸乏力,腹胀纳呆,舌体胖大有齿痕,舌苔水滑或白腻水滑,脉沉细或结代。

(二) 西医诊断

1. 临床表现 典型表现是突发严重的呼吸困难,呼吸频率30~40次/分钟,端坐呼吸,烦躁不安,口唇发绀,大汗淋漓,濒死感,频繁咳嗽,咳出大量泡沫样稀痰或粉红色泡沫痰。甚至发作为心源性休克,面色苍白,口唇青紫,四肢湿冷,尿量明显减少,意识模糊。

2. 体征 初起血压升高,脉搏快而有力,不能得到及时有效的治疗,则血压下降,脉搏细数,进入休克期以致死亡,部分患者表现为心脏停搏。听诊早期双肺广泛干性啰音和喘鸣音,吸气相、呼气相均有窘迫;肺水肿发生后两肺布满湿啰音和咕噜音;心率增快,舒张期奔马律,可闻及第3心音,P_2音亢进,心界向左扩大。

3. 辅助检查

(1) 心电图:多为不正常心电图,常见窦性心动过速或各种心律失常,可提示急性心肌缺血、心肌劳损、心包炎,以及先前存在的心室肥大和扩张性心肌病等。心电图 V_1 导联 P 波终末电势($PTFV_1$)>-0.04mm·s。

(2) 胸部 X 线检查:早期肺间质水肿,上肺静脉充盈,肺门血管模糊,小叶间隔增厚(出现 Kerleey A 线或 B 线);肺泡水肿,肺门有蝴蝶形大片阴影,并向周围扩展,心界扩大。可与肺部感染相鉴别。

（3）实验室检查：对于因呼吸困难而就诊的患者，BNP用于排除和明确诊断急性心力衰竭（AHF）。推荐诊断基线 NT-proBNP＞300pg/ml，或BNP＞100pg/ml 以上具有诊断急性心力衰竭的临床意义。

（4）心脏超声：评价和检测左心和右心功能，对心包病变、心脏瓣膜结构病变，以及急性心肌梗死导致腱索、乳头断裂、心包压塞、心肌节段性室壁运动异常等均可诊断。多普勒技术还可评价肺动脉高压，检测左室前负荷等。

4. 诊断要点　根据病史、症状和体征评估疑似急性心力衰竭者，进行心电图、胸部X线检查、生化标记物（BNP）和多普勒超声心动图及其他影像学检查，以确定急性心力衰竭的诊断；进一步评估心功能，评价心力衰竭的类型；必要时选择血管造影、血流动力学检测、PAC等有创检查；如正常则考虑其他诊断。

（三）鉴别诊断

1. 心源性哮喘与支气管哮喘　心源性哮喘多见于中年以上，有高血压、慢性心脏瓣膜病、冠心病、陈旧性心肌梗死或伴有糖尿病等病史，发作时必须坐起，重症者肺部布满干湿啰音，甚至咯粉红色泡沫痰；支气管哮喘多见于青少年有过敏史，缓解时如常人，突然发作，不一定非强迫坐起，咳出白色黏痰后，呼吸困难可缓解，肺部听诊以哮鸣音为主。BNP可作为心源性哮喘与肺源性哮喘的鉴别方法，BNP小于100pg/ml时可除外急性心力衰竭，大于500pg/ml可诊断急性心力衰竭。

2. 急性左心衰竭与急性肺栓塞　两者均表现为严重的呼吸困难。急性肺栓塞多有相关病史，如妊娠、手术史、长期卧床病史、深静脉血栓形成、服用避孕药，可见于各个年龄段，主要表现为呼吸困难，可伴有咳嗽、咯血、胸痛等，但不同于急性左心衰竭患者，多可平卧，肺底啰音多较局限，可伴有下肢的疼痛、监护难以纠正的低氧血症，D-二聚体水平小于500μg/L可除外，螺旋CT、核素肺灌注-通气扫描、肺动脉造影可明确诊断。

三、处 理 原 则

本病病性为"本虚标实，虚实夹杂"，治则为"急则治其标，补虚祛邪"，治法为"回阳固脱，温阳利水，扶正为主，兼以祛邪"。

四、急 救 处 理

（一）一般处理

立即进行监测，快速了解病史及体检，迅速明确病因及诱因。

监测项目：体温、呼吸频率、心率、血压、心电图、出入量、血氧饱和度。

检查项目：反复检测肾功能、肝功能、血常规、血气分析、脑钠素；必要时考虑有创性监测中心静脉压。

1. 体位　依据严重程度，患者取坐位或半坐位，下肢下垂，以减少回心血量。低血压者，采取平卧位。

2. 氧疗　保持气道通畅，高流量给氧，可将氧气通过50％～70％乙醇溶液湿化后吸入，以降低泡沫的表面张力，改善肺通气功能。对于低氧血症（血氧饱和度低于95％）患者和神志清楚有自主呼吸的急性肺水肿，给予面罩持续气道正压通气或无创正压通气（CPAP/NIPPV），维持血氧饱和度在正常范围（95％～98％）。如经药物及无创通气，仍有低氧血症，神志不清，或心脏停搏的患者，采用气管插管，机械通气。

3. **病因治疗** 调整血糖;控制感染;调节水、电解质紊乱;抗缺血;对症处理。

(二) 药物治疗

1. **吗啡的应用** 烦躁不安、呼吸困难的急性左心衰竭患者,早期应用吗啡,3mg 静脉注射,必要时 15 分钟后可以重复使用。主要不良反应为呕吐,可用阿托品纠正。

2. **利尿剂的应用** 对于存在液体潴留,或肺淤血、肺水肿的患者,首先选择注射静脉襻利尿剂,达到快速减轻症状的目的。根据潴留的程度,剂量个体化,一般从小剂量开始,依照治疗后的反应,逐渐增加剂量,密切检测肾功能和电解质,注意补充丢失的钾、镁。呋塞米 10～40mg 或托拉塞米 10～40mg 静脉注射。

3. **血管扩张剂的使用** 依据血压的不同,治疗原则不同;对于收缩压大于 100mmHg 者,直接选用选择性血管扩张药,硝酸异山梨醇酯 20mg 以 1～2mg/h 泵入,监测血压变化,保证收缩压大于 90mmHg,或收缩压下降 30mmHg;对于收缩压 85～100mmHg 者,选择正性肌力药或血管扩张药;收缩压小于 85mmHg 者,首先明确有无容量不足,若有,先补充容量,在此时可首先用生脉注射液 20～40ml 静脉推注,然后 100ml 以 20ml/h 泵入,益气扶正升压,必要时使用升压药,多巴胺[>5μg/(kg·min)]或去甲肾上腺素,如无效考虑机械辅助治疗或正性肌力药物。多数急性心力衰竭患者,如表现为低灌注,血压仍可维持正常,使用利尿剂后,仍有充血症状,谨慎选用血管扩张剂,改善外周循环,减轻前负荷。

硝酸酯制剂特别适用于急性冠状动脉综合征伴有急性心力衰竭者。在严密监测血压的基础上,硝酸甘油 10μg/min,或硝酸异山梨醇酯 10mg/h 开始,逐渐增加到能够耐受的最大剂量,一般以平均动脉压下降 10mmHg、收缩压不低于 90～100mmHg 为宜。硝酸酯制剂的不良反应是易产生耐药性,特别是大剂量静脉注射时,作用时间为 16～24 小时。

对于严重急性心力衰竭,如高血压引起的急性心力衰竭,以后负荷压力为主,二尖瓣反流时,推荐使用硝普钠,小剂量使用逐渐加大剂量[0.3μg/(kg·min),1μg/(kg·min),5μg/(kg·min)],停用前应逐渐减量,避免反跳。对严重肝肾功能不全者,避免使用该药。

4. **氨茶碱** 对于解除支气管痉挛有效,心源性哮喘与支气管哮喘难以鉴别时可应用。0.25mg 加入 5% 葡萄糖注射液 100ml 中静脉滴注。

5. **正性肌力药物** 洋地黄类药物适用于心房颤动伴心室率快,或心脏扩大伴左心室收缩功能不全,治疗目标主要是控制心室率。如近 2 周未用过洋地黄制剂,可立即给予毛花苷丙 0.2～0.4mg 缓慢静脉推注,必要时 2～4 小时重复 0.2～0.4mg,当日总量小于 0.8mg。急性心肌梗死发病 24 小时内,尽可能不用洋地黄制剂。

多巴酚丁胺:起始剂量 2～3μg/(kg·min)持续静脉泵入,根据血流动力学检测逐步增加到 15～20μg/(kg·min),病情转好后应逐渐减量,不可骤然停药。急性心力衰竭伴低血压时,更适宜选用多巴胺。多巴胺的使用:大剂量的多巴胺[>5μg/(kg·min)]有升压作用,适用于急性心力衰竭伴有低血压;中等剂量的多巴胺[3～5μg/(kg·min)]可以作为正性肌力药物使用;对于失代偿性心力衰竭伴有低血压、少尿的患者,小剂量的多巴胺[<2μg/(kg·min)]能够改善肾血流量。

6. **重组 B 型利钠肽** 是一种内源性激素,具有扩张血管、利尿利钠、降低血管前后负荷、抑制肾素-血管紧张素-醛固酮系统和交感神经等作用,可以有效改善 AHF 血流动力学障碍。1～2μg/kg 负荷量后,以 0.01～0.03μg/(kg·min)持续泵入。

7. **钙增敏剂** 左西孟坦主要有两种作用机制,加强收缩蛋白对钙离子的敏感性,从而具有正性肌力的作用,以及促进平滑肌钾通道的开放导致外周血管扩张。

8. 其他药物的使用注意 急性心力衰竭不主张使用钙通道阻滞剂治疗,包括硫氮䓬酮、维拉帕米和二氢吡啶类钙通道阻滞剂。一般心力衰竭早期,没有使用 ACEI 类药物的适应证。但对于急性心肌梗死高危患者,ACEI 可使其获益,通常在早期,临床情况稳定,肾功能正常时,小剂量开始,逐渐加量。小剂量利尿剂合并最大剂量硝酸酯制剂控制心力衰竭效果最优。β-受体阻滞剂在急性左心衰竭期间为禁忌。

(三) 主动脉内球囊反搏术的适应证

急性心肌梗死、心源性休克、不稳定心绞痛患者,血流动力学不稳定,心功能较差;以及进行高危经皮腔内冠状动脉成形术(PTCA)、进行体外搭桥术或非体外搭桥术的患者,提供血流动力学支持。

五、分 证 论 治

1. 阳衰气脱证

治法:益气固脱,回阳救逆。

方药:参附龙牡汤合真武汤。

人参、干姜、煅龙牡、白术、茯苓、炙甘草、山茱萸。

静脉输液治疗:参附注射液、生脉注射液静脉滴注。

2. 阳虚水泛证

治法:温阳利水,泻肺平喘。

方药:真武汤合葶苈大枣泻肺汤。

茯苓、炒白术、炙甘草、制附片、赤芍、生姜、葶苈子、大枣。

静脉输液治疗:参附注射液静脉滴注。

六、护 理 与 预 防

1. 休息 急性心力衰竭急性期卧床休息,尽量减少体力活动。不仅要注意体力的休息,还要注意精神的放松和休息,待心力衰竭控制后,有计划地逐步进行心脏康复。

2. 控制饮食摄入量 可流食、半流食逐步过渡到普食,选择有营养容易消化的食品,限制食盐的摄入量,减少水钠潴留,减轻心脏负荷。

3. 出入量的精确记录 急性期保证出量大于入量,水肿消退后,保持体重的稳定。

4. 保持大便的通畅,避免排便用力所诱发的急性左心衰竭。

七、文 献 选 读

《素问·平人气象论》:"颈脉动喘疾咳,曰水……足胫肿曰水。"

《素问·阴阳别论》:"三阴结谓之水。"

《素问·评热病论》:"水者阴也……真气上逆,故口苦舌干,卧不得正偃,正偃则咳出清水也。诸水病者,故不得卧,卧则惊,惊则咳甚也。"

《素问·逆调论》:"夫不得卧,卧则喘者,是水气之客也。"

《素问·水热穴论》:"水病,下为胕肿大腹,上为喘呼,不得卧者,标本俱病。"

《金匮要略·水气病脉证并治》:"心水者,其身重而少气,不得卧,烦而躁,其人阴肿。""心下坚,大如盘,边如旋杯,水饮所作。"

《金匮要略·痰饮咳嗽病脉证并治》:"水在心,心下坚筑,短气,恶水,不欲饮。""夫病人饮水多，必暴喘满。凡食少饮多，水停心下，甚者则悸，微者短气。"

《华佗神医秘传·华佗治怔忡神方》："怔忡之症，扰扰不宁，心神恍惚，惊悸不已，此肝肾之虚，心气之弱也。"

《医学正传·怔忡惊悸健忘证》："夫所谓怔忡者，心中惕惕然动摇而不得安静，无时而作者是也。惊悸者，蓦然而跳跃惊动，而有欲厥之状，有时而作者是也。"

《明医指掌·惊悸怔忡健忘证》："始则为惊悸，久而心虚停饮，水气乘心，胸中渗漉，虚气流动，水既上乘，心火恶之，心自不安，故快快然而怔忡也。"

《医学入门·惊悸怔忡健忘》："怔忡因惊悸日久而成。"

《医理真传》："问曰：怔忡起于何因？答曰：此心阳不足，为阴邪所干也。夫心者，神之主也。心君气足，则百魅潜；心君气衰，则群阴并起。今病人心内怔忡，怔忡者，不安之象也。阳虚之人，心阳日亏，易为阴邪所侮，上侮故心不安，觉有忡之者，忡乃自下而上之谓，明明阴邪自下而上为殃，非大补心阳不可……亦有水停心下而作悸者，悸亦心动不安之貌，与怔忡相同。"

《医门法律·胀病》："胀病与水病，非两病也。水气积而不行，必至于胀。胀病亦不外水裹、气结、血凝……明乎此，则有培养一法，补益元气是也。招纳一法，升举阳气是也。解散一法，开鬼门、洁净府是也……治气之原有三：一曰肺气，肺气清，则周身之气肃然下行也；一曰胃气，胃气和，则胸中之气亦易下行也；一曰膀胱之气，膀胱之气旺，则能吸引胸中之气下行也。"

八、现代研究

(一)病因病机

黄平东回顾中医古籍，认为心力衰竭的病机为心气虚—血瘀—水停(心)阳虚(心气虚加重)。毛春燕认为充血性心力衰竭的病机可以用"虚""瘀""邪"三字来概括。宋耀鸿认为充血性心力衰竭发病多为各种原发病直接或间接损伤心体(阴)，进而影响"心主血"的功能，病理发展始则多为气阴两虚、心营不畅，进而气虚阳衰，或阴损及阳，而致"阴阳两虚，心脉瘀滞"，成为心力衰竭的病理生理基础，且尤以心阳(气)亏虚、心脏鼓动减弱、营运无力为其病理变化的主要方面。邓铁涛认为"五脏皆致心衰，非独心也"，在心力衰竭的病理演变中，脾与心的关系最为密切。马艳东等认为心力衰竭的发病部位在胸，涉及脏腑主要是心肺两脏，肺气不足、血脉瘀滞是心力衰竭的主要病机。

(二)中医治疗

1. 辨证论治 马立人将急性左心衰竭分为3型：①心血瘀阻型：治则应活血化瘀、降气平喘，方药采用化瘀定心汤(当归、丹参、川芎、红花、延胡索、五灵脂、葶苈子、车前子、大枣)；②气阴不足，心血瘀阻型：治则应益气养阴、活血化瘀，方药给予人参、寸冬、五味子、玉竹、丹参、川芎、红花、仙鹤草、琥珀、葶苈子、车前子、大枣；③亡阳欲脱，水饮凌心型：治则应回阳固脱，方药采用太子参、附子、肉桂、山茱萸，急煎频服，待汗止、手足转温，气喘较平，再加沉香、椒目、葶苈子、车前子、北五加皮。除上述药物外，配合针灸能收到更好疗效，常选用内关、肺俞、足三里针刺。而对于急性全心衰竭也分3型：①心阳气虚，瘀血阻滞型：治以温心阳、益心气、活血化瘀，方药由党参、白术、茯苓、桂枝、当归、丹参、川芎、红花、赤芍、车前子、葶苈子、炙甘草组成；②心脾阳虚，瘀血阻滞型：治以温阳健脾、化瘀利水，方药由党参、白术、茯苓、桂枝、附子、葶苈子、车前子、泽泻、猪苓、当归、鳖甲、丹参、川芎、红花、大枣组成；③心脾肾阳俱虚型：治以回阳救逆、化瘀利水，方药由红参、白术、干姜、附子、肉桂、茯苓、泽泻、葶苈子、车前子、三棱、文术、鳖甲、椒目、大枣组成。孔庆福等中医辨证施治联合卡托普利治疗急性重症病毒性心肌炎伴心力衰竭72例，分型为心脾两虚、气阴两虚、脾肾阳虚，分别给予归脾汤、甘草汤及真武汤加减，均伍用卡托普利治疗，治疗后NYHA分级、心肌酶学指标、心电图ST段改善、心功能、运动耐量试验中部分指标疗效治疗组均优于对照组（$P<0.05$）。

2. 专病专方　刘金民等在西医常规治疗的基础上加用健心汤（生黄芪、太子参、熟附子、仙茅、红花、川芎、葶苈子、茯苓、香附、桂枝）治疗充血性心力衰竭患者33例，结果显示能有效增加左心室射血分数，减小左室舒张末期容积和左心房内径，改善患者心室重塑。安海英等治疗49例心力衰竭患者，证实益气温阳、活血利水法对心力衰竭患者神经内分泌的调节作用与血管紧张素转换酶抑制剂部分相似，有可能改善心力衰竭患者的心室重构。

参 考 文 献

1. 黄平东.中医古籍对心力衰竭的论述探要[J].中医药学刊,2003,21(4):392-393.
2. 毛春燕.中医对充血性心力衰竭的认识及治疗对策[J].河北中医,2002,24(11):823-824.
3. 宋耀鸿.充血性心力衰竭中医药治法探讨[J].江苏中医药,2003,24(10):4-5.
4. 葛鸿庆,赵梁,郝李敏.邓铁涛教授从脾论治慢性充血性心力衰竭之经验[J].上海中医药杂志,2002,36(4):9-10.
5. 马艳东,杨艳玲.浅谈肺在心力衰竭发生发展和治疗方面的重要作用[J].河北中医,2001,23(1):58.
6. 马立人.急性心力衰竭的中医救治体会[J].医药论坛杂志,2003,24(18):74-75.
7. 孔庆福,宋树芝,谢学英,等.中医辨证施治联合卡托普利治疗急性重症病毒性心肌炎并心力衰竭的临床研究[J].中国中西医结合杂志,2001,21(7):513-515.
8. 刘金民,沈承玲,赵海滨.健心汤对充血性心力衰竭患者血清细胞因子的干预作用[J].中国中医急症,2004,13(1):5-6.
9. 安海英,黄丽娟,金敬善,等.益气温阳和活血利水法对充血性心力衰竭患者神经内分泌系统的影响[J].中国中西医结合杂志,2002,22(5):349-352.

第十三节　暴　　吐

一、概　　述

暴吐是属"呕吐"范围的急症，是指邪毒犯胃，胃失和降，使胃气暴逆上冲而引起的急性呕吐，呕吐胃内容物多而频数，以发病快、病程短为特点。《医宗金鉴·呕吐哕》谓："食入即吐，谓之暴吐"。《病机汇论》曰："其症食已暴吐，渴欲饮水……气上冲胸而发痛，其治当降气和中。"本病病位主要在胃，涉及大肠、小肠、脾及肝胆。病性以邪实为主，因"邪毒犯胃或饮食所伤，胃气上逆"所致。

二、诊断与鉴别诊断

(一) 中医证候诊断

1. 寒湿犯胃证　起病急骤，呕吐清涎不止，口淡无味，腹中雷鸣，腹痛腹泻，四末欠温，或伴有恶寒头痛，舌质淡，苔薄白，脉浮紧。

2. **邪毒犯胃证** 恶心呕吐,频作不止,上腹部嘈杂不适,或有发热,或有腹泻,舌红,苔腻,脉滑。

3. **饮食停滞证** 呕吐酸腐,频吐不止,嗳气厌食,吐后稍缓,或伴腹泻,或大便秘结,舌质红,苔厚腻,脉滑或弦滑。

(二) 西医诊断

1. **急性胃炎或胃肠炎** 有不洁饮食史,或集体发病,或进食刺激性食物、药物、饮酒等病史,进食后半小时到数小时发病,表现为突发呕吐,呕吐物为胃内容物,伴上腹部不适、疼痛、反酸或腹泻等症状,体格检查腹部柔软,上腹部常有轻度压痛,血常规白细胞计数升高或正常。

2. **急性胆囊炎** 既往有"胆囊炎"病史,诱因为高脂饮食,以右上腹持续疼痛伴恶心、呕吐并伴有发热为主,少数患者有轻度黄疸,体格检查右上腹有压痛,墨菲征阳性,血常规白细胞计数或中性粒细胞百分比升高,肝胆 B 超有助于诊断。

3. **急性胰腺炎** 骤发频繁呕吐,伴有上腹部疼痛剧烈而持久,疼痛部位以上腹部偏左呈束带状,发热、恶心或黄疸,大多数有胆囊炎、胆结石病史,以暴饮暴食、饮酒、高脂饮食为诱因。血、尿淀粉酶水平明显升高,B 超提示胰腺肿大。

4. **急性幽门梗阻** 呕吐于进食早期发生,伴上腹痛,呕吐后腹痛缓解,予胃肠减压及支持对症治疗后梗阻和呕吐可消失。病因有十二指肠壶腹部溃疡、幽门区肿瘤、幽门周围淋巴结肿大压迫等。

5. **急性肠梗阻** 以呕吐、腹痛、肛门停止排便排气为临床特征,呕吐程度与肠梗阻的位置有关。高位小肠梗阻呕吐频繁而剧烈,呕吐物为胃内容物或胆汁样液体;低位肠梗阻呕吐不剧烈,腹痛、腹胀明显。呕吐物为粪质样,带恶臭味,呕吐后腹痛不减轻,腹部检查可见肠型,压痛明显,可根据临床特点、腹部体征以及腹部 X 线平片(见多发液平)与其他腹部疾患引起的腹痛、呕吐鉴别。

6. **急性心肌梗死** 急性下壁心肌梗死以及大面积心肌梗死出现循环衰竭者可以出现突然呕吐,伴有冷汗出、胸痛及濒死感。一般既往有冠心病病史,心电图的动态改变及心肌酶谱测定可确诊。当疼痛位于剑突下时,注意与急性胃炎鉴别。

7. **代谢性酸中毒(酮症酸中毒、尿毒症)** 突然恶心,呕吐,以不能进饮食为主要消化道症状,不伴有腹痛或轻微腹部不适,腹部无阳性体征。有糖尿病或慢性肾脏病及肾衰竭病史,血气分析及血糖、血酮体、尿酮体,或血清尿素氮、肌酐及肌酐清除率等有助于诊断。

8. **高血压脑病及颅脑疾病引起的高颅压** 突然喷射性呕吐,伴随血压急剧升高、头痛剧烈。伴有或无神经系统病理征。予降血压、降颅压治疗后症状改善。

9. **食物、药物中毒** 有进食不洁食物或进食过量药物、毒物史,或有群体发病,出现呕吐、恶心,或伴有发热,腹部不适或腹痛等症状,根据流行病学调查、临床表现及实验室检查确诊。

三、处 理 原 则

中医:暴吐的主要病机是邪气犯胃、胃失和降、胃气上逆,治疗当祛邪和胃、降逆止呕。

西医:止呕;调节水、电解质及酸碱平衡;对症治疗导致呕吐的原发病;必要时给予静脉营养支持。

四、急 救 处 理

（一）病因治疗

根据病因治疗，包括抗感染、解除梗阻、降低颅内压、改善心脑供血、及时清除药物或毒物、降糖排酮、清除体内的代谢产物等措施。

（二）止呕

1. 多巴胺受体拮抗剂　常用药物有甲氧氯普胺 10mg，肌内注射或静脉推注。用于一般呕吐。

2. 5-羟色胺(5-HT)受体拮抗剂和激动剂　昂丹司琼(枢复宁)和格雷司琼(凯特瑞)，目前已广泛用于化疗、放疗引起的恶心呕吐及呕吐重症。

3. 吩噻嗪类药　常用药为氯丙嗪、异丙嗪等以镇静止吐。

（三）并发症的治疗

主要针对水电解质紊乱、酸碱平衡失调、急性胃黏膜损害等。水电解质紊乱及酸碱失衡的治疗，根据脱水情况、化验结果等予补充血容量，补充电解质，纠正代谢性酸中毒或碱中毒，保护胃黏膜，防止病情恶化。

五、分 证 论 治

1. 寒湿犯胃证

治法：温中化湿，和胃降逆。

方药：理中丸合藿朴夏苓汤。

党参、白术、干姜、甘草、藿香、半夏、赤茯苓、杏仁、生薏苡仁、白蔻仁、猪苓、泽泻、淡豆豉、厚朴。

2. 邪毒犯胃证

治法：化浊泻热，和胃止呕。

方药：连朴饮。

黄连、厚朴、石菖蒲、制半夏、栀子、淡豆豉、芦根。

3. 饮食停滞证

治法：消食导滞。

方药：枳实导滞丸。

大黄、枳实、神曲、茯苓、黄芩、黄连、白术、泽泻。

六、预 防 护 理

（一）预防

1. 注意饮食卫生，不食用未煮熟及不洁、生冷、辛辣食物。

2. 不暴饮暴食。

（二）护理

1. 呕吐时患者体位应采用侧卧位或头取侧位，尤其是意识障碍者要避免呕吐物误吸窒息和吸入性肺炎。

2. 饮食宜清淡，忌生冷油腻，药食宜从少量渐进。

七、文 献 选 读

《伤寒明理论·呕吐》:"大抵伤寒表邪欲传里,里气上逆则为呕也。是以半表半里证,多云呕也。伤寒三日,三阳为尽,三阴当受邪。其人反能食而不呕,此为三阴不受邪。是知邪气传里者,必致呕也。"

《三因极一病证方论·呕吐叙论》:"呕吐虽本于胃,然因亦多端,故有寒热饮食血气之不同,皆使人呕吐……且如气属内因则有七种不同,寒涉外因则六淫分异皆作逆,但郁于胃则致呕,岂拘于忧气而已。况有宿食不消,中满溢出,五饮聚结,随气番吐,痼冷积热,及瘀血凝闭,更有三焦漏气走哺,吐利泄血,皆有此证,不可不详辨也。"

《脉因证治·呕吐哕》:"有中毒而呕者,解毒治之;有酒家呕,解酒治之。""胸中有宿食或痰饮或停水,关沉而伏者,宜吐之。"

《景岳全书·杂证谟·呕吐》:"凡病呕吐者,多以寒气犯胃,故胃寒者十居八九,内热者十止一二,而外感之呕则尤多寒邪……凡实邪在胃而作呕者,必有所因,必有见证。若因寒滞者,必多疼痛;因食滞者,必多胀满;因气逆者,必痛胀连于胁肋;因火郁者,必烦热燥渴,脉洪而滑;因外感者,必头身发热,脉数而紧。"

《石室秘录·腑治法》:"呕吐之证,人以为胃虚,谁知出于肾虚。无论食入即出是肾之衰。凡是吐证,无非肾虚之故。故呕吐不治肾,未窥见病之根也……肾火生脾,脾土始能生胃,胃气一转,吐呕始平。"

《临证指南医案·呕吐》:"今观先生之治法,以泄肝安胃为纲领,用药以苦辛为主,以酸佐之。如肝犯胃而胃阳不衰有火者,泄肝则用芩、连、楝之苦寒。如胃阳衰者,稍减苦寒,用苦辛酸热。此其大旨也。若肝阴胃汁皆虚,肝风扰胃呕吐者,则以柔剂滋润养胃,熄风镇逆。若胃阳虚,浊阳上逆者,用辛热通之,微佐苦降。若但中阳虚而肝木不甚亢者,专理胃阳,或稍佐椒梅。若因呕伤,寒郁化热,灼胃津则用温胆汤加减。"

《南病别鉴·湿热论》:"肺胃不和,最易致呕。盖胃移热于肺,肺不受邪,还归于胃,呕恶不止。若以治肝胆之呕治之,误矣。故必用川连以清湿热,苏叶以通肺胃,则投之立愈。以肺胃之气,非苏叶不能通也。分数轻者,以轻剂能治上焦之疾故耳。"

《证治汇补·呕吐》:"诸阳气浮,无所依从,呕咳上气,此阴虚成呕,不独胃家为病。所谓无阴则呕也。"

《医学心悟·呕吐哕》:"至于食入反出,因为有寒。若大便秘结,须加血药以润之。润之不去,宜蜜煎导而通之。盖下窍开,上窍即入也。""若拒格饮食,点滴不入者,必用姜水炒黄连以开之,累用累效。"

《幼幼集成》:"大凡呕吐不纳药食者,最难施治。盖药入即吐,安能有功。予治此法,先堵其鼻孔,使之不闻药气,煎好之汤药,斟出澄清,冷热得中,止服一口即停之半日之久,再服一口,又停之良久,服二口,停之少顷则任服不吐矣。斯时胃口已安,焉能作吐?此等之法,不但幼科可用,即方脉亦当如此。"

《类证治裁·呕吐》:"有声有物为呕,有物无声为吐,有声无物为哕。昔人以呕属阳明,吐属太阴,哕属少阳;东垣以三者俱属脾胃虚;洁古从三焦分别三因。""呕吐诸药不效,当用镇重之品,以坠其上逆之气。""呕而绝粒者,取生鹅血热饮;每食必吐者,煮羊血熟食之,皆立止。"

八、现 代 研 究

(一)中药治疗

王尧用大黄甘草汤治疗急重呕吐 86 例,其中反射性呕吐 49 例,中枢性呕吐 31 例,原因不明 6 例。中医辨证属于邪犯胃脘 9 例,食浊停积 14 例,痰饮内阻 7 例,肝胃不和 12 例,脾胃虚弱 16 例,阴津亏虚 20 例,未分型 8 例。方药为大黄 6～30g,甘草 6～20g,佩兰 6～15g。腑实明显者,加芒硝 3～20g;邪犯胃脘者,加藿香、紫苏、半夏、陈皮;脾虚者,加党参、白术、山药;阴津亏虚者,加西洋参、麦冬、五味子等。结果 6 例服药后 24 小时内呕吐止,能进少量饮食;23 例 48 小时呕吐缓解或基本停止,能进少量饮食,病情稳定好转;7 例无效。其中 1 剂止吐 36 例,2 剂止吐 24 例,3 剂止吐 15 例,4 剂止吐 4 例。

刘宝瑛采用小半夏汤加减治疗多种原因所致呕吐,结果 25 例非妊娠呕吐患者中治愈 21 例。周宜强等使用旋覆代赭汤加味(旋覆花、姜半夏、党参、生姜、代赭石、麦芽、炙甘草、大枣)防治介入化疗引起的呕吐,观察组与恩丹西酮对照组止吐有效率分别为 70% 和 80%,无统计学差异,具有同样的预防呕吐作用。

(二)中西医结合治疗

元启祥等采用西药联合针刺的方法治疗急性呕吐,西药采用静脉滴注氯丙嗪、维生素 B_6;肌内注射爱茂尔;同时针刺双侧内关、双侧足三里和中脘穴,疗效显著。张新龙等在使用枢丹与胃复安基础上加用半夏泻心汤防治顺铂联合化疗所致恶心呕吐 90 例,总有效率达到 77.8%,优于单纯枢丹与胃复安组的 35.6%。陈国祥自拟和胃止呕汤(吴茱萸、黄连、陈皮、法半夏、生姜、大枣、茯神、白术、神曲)联合昂丹司琼治疗化疗呕吐,疗效优于单用昂丹司琼。

参 考 文 献

1. 王尧. 大黄甘草汤治疗急重呕吐 86 例[J]. 辽宁中医杂志,1991,18(5):77-78.
2. 刘宝瑛. 小半夏汤治疗呕吐 38 例临床观察[J]. 山西中医学院学报,2007,8(5):40.
3. 周宜强,韩照予. 旋覆代赭汤加味预防肿瘤介入化疗所致呕吐的临床观察[J]. 上海中医药大学学报,2005,19(1):27-28.
4. 元启祥,杨诏涵,刘玥. 中西医结合治疗急性神经性呕吐 2 例[J]. 北京中医,2006,25(5):297.
5. 张新龙,王根发. 半夏泻心汤防治顺铂联合化疗所致恶心呕吐 90 例[J]. 江西中医药,2007,38(10):28.
6. 陈国祥. 和胃止呕汤治疗肿瘤化疗所致呕吐 58 例疗效分析[J]. 中国新医学论坛,2008,8(2):85.

第十四节 暴 泻

一、概 述

暴泻是属"泄泻"的急症,指脾胃突然受邪,大肠传导失职,阑门失约,水谷杂下,暴注下迫的一种急症,又称"暴注"、"注下"、"洞泄"等。本病特点为突发腹泻不止,一日数次,甚则数十次,多伴腹痛、雷鸣。起病快,变化多,损伤人体正气,甚则亡津脱液,伤阴耗阳,表现为口渴思饮、两目下陷、皮肤皱褶、小便短少或无尿、四肢厥冷等危象。

暴泻病位在脾胃和大肠、小肠,与肝肾关系密切。病性以邪实为主。四季皆可发病,但以夏秋季节多见。主要病机为肠胃受邪,大肠传导失职,水谷不分,暴注下迫而成。

西医学的急性肠炎、食物中毒等病可参照本篇内容。

二、诊断与鉴别诊断

(一) 中医证候诊断

1. 寒湿暴泻证　暴注下迫,泻下清稀如水样,腹痛肠鸣,脘腹胀满,或兼见恶寒发热,头晕头痛,肢体酸痛,舌质淡,苔薄白水滑或白腻,脉濡缓。

2. 湿热暴泻证　泻下急迫,或泻下黏着不爽,粪便臭秽,肛门灼热,烦热口渴,小便短赤,脘腹嘈杂,口苦而黏,舌质红或舌边尖红,苔厚腻或薄黏,脉滑数或濡数。

3. 食滞暴泻证　腹痛腹泻,泻下粪便臭如败卵,或伴有不消化食物,泻后痛减,肠鸣辘辘,脘腹痞满,嗳腐酸臭,嘈杂反酸,不思饮食,舌质红或淡,苔垢浊或厚腻,脉滑。

(二) 西医诊断

1. 急性细菌性痢疾　为急性腹泻的主要病因之一,夏秋季多见,有不洁饮食史。发病急,泻下快,为稀便或脓血黏液便,伴腹痛、里急后重、发热、恶心呕吐等。大便镜检有红白细胞,痢疾杆菌培养阳性,可确定诊断。

2. 食物中毒　不洁饮食(过期食物、海鲜、生扁豆等)后群体发病,腹泻伴呕吐、腹痛,或有里急后重。通过残留食物、吐泻物查找污染源有助于诊断。常见有沙门菌属、金黄色葡萄球菌、变形杆菌、嗜盐菌等。

3. 霍乱和副霍乱　夏秋季多发,有疫区或患者接触史,无年龄差别。呕吐、泻下大量米泔水样排泄物,或有轻度腹痛或阵发性腹部绞痛,无发热,迅速出现脱水、休克征象。大便悬滴镜检见特异性鱼跃运动的细菌,碱性蛋白胨水增菌培养阳性。

4. 病毒性肠炎　季节性流行,儿童多见。急性发病,腹泻伴有呕吐,大便呈稀水样、无脓血黏液,镜检阴性。病情较轻,病程自限。免疫电镜可见病毒颗粒,酶联免疫吸附试验、放免法粪便中抗原抗体效价增高,致病源主要有轮状病毒、腺病毒、诺沃克病毒。

5. 阿米巴痢疾　成人多见,非季节性散发。起病或急或慢,腹泻大便量多,黯红或果酱样,伴有右下腹隐痛,全身症状较轻,大便培养阴性,保温新鲜大便找到阿米巴滋养体或抗阿米巴治疗有效可帮助诊断。

6. 结肠易激综合征　腹泻与便秘交替,黏液便、无脓血,泻前腹痛,便后腹痛可缓解。急性发作,与精神、情绪及寒冷等因素有关,早餐后多发。诊断须经大便镜检、X线造影、内镜检查排除器质性病变及滥用泻药所致。

三、处 理 原 则

中医:暴泻的主要病机是胃肠受邪,大肠失于传导,水湿不化,清浊不分而暴下,治当渗湿化滞、分清止泻。

西医:扩容补液,调节水、电解质及酸碱平衡紊乱,根据病因对症治疗。

四、急 救 处 理

(一) 调节水、电解质及酸碱平衡紊乱

1. 脱水的治疗

(1) 轻度脱水:体液丢失 5% 左右。血压正常,表现为乏力、淡漠,尿量正常。按体重约

25ml/kg 补充 0.9%氯化钠注射液,亦可口服补液盐或静脉补液。

(2)中度脱水:体液丢失约 5%~10%。血压偏低,心率快,皮肤弹性差,伴烦躁、恶心,尿量减少。测定血钠<130mmol/L,静脉补水量约 25~40ml/kg,补盐量每千克体重约 0.75g,可给予 3%~5%高渗盐水 200~500ml 和(或)补充 500ml 胶体液。

(3)重度脱水:体液丢失约 10%~15%。休克状态,血压降低,心率及呼吸增快,少尿或无尿。宜快速补液,高渗脱水,可静脉输注 5%葡萄糖注射液,口服或鼻饲清水;低渗脱水,给予晶体液与胶体液结合,并根据盐的丢失量,补充 3%~5%的高渗盐水;等渗脱水,以补充"平衡液"为主、胶体液为辅,补液量约 40~60ml/kg。

2. 纠正酸中毒:当血气分析 pH<7.15,在补液的基础上补碱,补充 5%碳酸氢钠溶液 250~500ml。

3. 根据离子的丢失情况补充钾离子、镁离子和钙离子。

(二)针对病因的治疗

抗炎,抗病毒,保护胃肠黏膜,调节肠道菌群。

(三)中成药

口服藿香正气口服液,或葛根芩连颗粒、香连丸。

五、分 证 论 治

1. 寒湿暴泻证

治法:温中散寒,化湿止泻。

方药:藿香正气散。

藿香、紫苏叶、茯苓、白术、陈皮、大腹皮、半夏、厚朴、泽泻、甘草。

表邪重者,加荆芥、防风以增强疏风散寒之力;湿邪偏重者,可用胃苓汤(《丹溪心法》)。

2. 湿热暴泻证

治法:清热利湿,燥湿止泻。

方药:葛根芩连汤。

葛根、黄芩、黄连、甘草。

湿邪偏重者,可加苍术、厚朴燥湿宽中;夹食滞者,加焦神曲、焦山楂以消食导滞;感受暑热者,改用黄连香薷饮(《类证活人书》)。

3. 食滞暴泻证

治法:消食导滞,化浊止泻。

方药:枳实导滞丸或木香槟榔丸。

枳实、大黄、黄芩、黄连、神曲、白术、茯苓、泽泻;木香、槟榔、青皮、陈皮、莪术、枳壳、黄连、黄柏、大黄、香附、牵牛。

六、预 防 护 理

(一)预防

1. 加强饮食卫生及水源管理。

2. 注意个人饮食卫生,对于疫区注意隔离。

(二)护理

1. 监测生命体征,监测尿量,防止休克及肾衰竭。

2. 饮食宜以清淡流质饮食为主,可以予糜粥养护胃气。忌食生冷、辛辣、厚味之品。

七、文 献 选 读

《伤寒论》:"脉浮而迟,表热里寒,下利清谷者,四逆汤主之。""少阴病,下利脉微者,与白通汤;利不止,厥逆无脉,干呕烦者,白通加猪胆汁汤主之。服汤脉暴出者死,微续者生。""下利清谷,里寒外热,汗出而厥者,通脉四逆汤主之。"

《严氏济生方·泄泻论治》:"大抵滑泄一证,最忌五虚。五虚者,脉细、皮寒、少气、前后泄利、饮食不入,得此必死。其有生者,浆粥入胃,泄注止则虚者活,诚哉斯言也。"

《脉因证治·泄》:"脉疾身多动,声音响亮;暴注下迫,此阳也,热也;脉沉细疾,目睛不了了,饮食不下,鼻准气息,此阴也,寒也。"

《医学正传·泄泻》:"故知风寒湿热皆能使人泄泻,但湿热良多,而风寒差少耳。《原病式》曰:泻白为寒,青红黄赤黑为热也……又大便完谷不化而色不变,吐利不腥秽,水液澄澈清冷,小便清白不涩,身冷不污,脉迟而微者,皆寒证也。凡谷肉消化者,无问色及他证,便断为热。夫寒泻而谷消化者,未之有也。"

《明医指掌·脾胃证》:"不善摄生者,饮食不节,寒暑不调,喜怒失常,劳役无度,未有不损其脾胃也……故损其脾者,调其饮食,适其寒温,此调理脾胃之良法也。"

《证治准绳·吐利》:"盖暴于旦夕者为霍乱,可数日久者为吐利。"

《证治准绳·少阴病下利》:"盖三阴自利居多。然自利家身凉脉静为顺,身热脉大为逆。大抵下利脱气为难治。盖邪盛正虚,邪壅正气下脱,多下利而死。"

《证治准绳·泄泻》:"大抵此证,本胃气弱,不能化食,夺食则一日而可止。夫夺食之理,为胃弱不能克化,食则为泄,如食不下,何以作泄。更当以药滋养元气令和。候泻止,渐与食。"

《先醒斋医学广笔记·泄泻》:"长夏湿热气行,又岁湿太过,民病多泄。当专以风药,如羌活、防风、升麻、柴胡、白芷之属,必二三剂,缘风能胜湿故也。"

《医贯·泄利并大便不通论》:"先师治气暴脱而虚,顿泄不知人事,口眼俱闭,呼吸甚微几欲绝者,急灸气海,饮人参膏十余斤而愈。"

《景岳全书·杂证谟·泄泻》:"泄泻之暴病者,或为饮食所伤,或为时气所犯,无不由于口腹,必各有所因,宜察其因而治之。""盖五夺之中,惟泻最急,是不可见之不早也。""大泻如倾,元气渐脱者,宜速用四味回阳饮或六味回阳饮主之。凡暴泻如此者,无不即效。"

《温疫明辨·自利》:"时疫自利,皆热证也。其所利之物,与内虚内冷者自别。冷利之色淡,热利之色正黄,甚有深黄败酱者。冷利稀薄,热利稠粘。虚冷利散而不臭,热利臭而多沫。虚冷易出,热症努圊。冷利缓,热利暴注下迫而里急。此辨时疫热利与诸冷利之大概也。时疫初起,有手足厥冷、恶寒、呕吐、腹痛、自利者,全似太阴寒症。辨其为疫,只在口中秽气作粘,舌上白苔粗厚,小便黄,神清烦躁,即可知非寒中太阴,是时疫发于太阴也。""时疫……传里舌黄谵妄而自利者,按其心下至少腹有硬痛处,与大承气汤,无硬痛处,小承气、小陷胸、大柴胡选用。此在下其热不必以结为主,故虽无硬痛,亦主大黄。"

《时病论·暑泻》:"考暑泻之证,泻出稠粘,小便热赤,脉来濡数,其或沉滑,面垢有汗,口渴喜凉,通体之热,热似火炎,宜以清凉涤暑法,用却燔蒸,譬如商飚,飒然倏动,则炎歊自荡无余矣。若夹湿者,口不甚渴,当佐木通、泽泻。如湿盛于暑者,宜仿湿泻之法可也。"

《医学读书记·泄痢不同》:"痢与泄泻,其病不同,其治亦异。泄泻多起寒湿,寒则宜温,湿则宜燥。痢病多成湿热,热则宜清,湿则宜利也。虽泄泻亦有热症,然毕竟寒多于热;痢疾亦多寒证,然毕竟热多于寒。"

《重订广温热论·湿火之症治》:"如舌苔黄厚而滑,脉息沉数,中脘按之微痛不硬,大便不解,此粘腻湿热与有形渣滓相搏。按之不硬,多败酱色溏粪,宜用小陷胸汤合朴黄丸,或枳实导滞丸,缓化而行。重者合神芎导水丸或陆氏润字丸等,磨荡而行。设使大剂攻下,走而不守,则必宿垢不行,反行稀水,徒伤正气,变成坏症。"

《张氏医通·泄泻》:"夏暑暴泻如水,周身疼痛汗出,脉弱少气,甚至加吐,此名紧病,浆水散。盛暑逼于外,阴冷伏于其中,非连理汤不可。"

八、现 代 研 究

(一)中药治疗

宾树清将 117 例急性肠炎患者随机分为实验组 60 例和对照组 57 例,两组均给予基础治疗,对照组给予思密达治疗方案,实验组在此基础上给予葛根芩连汤加减(基本方:葛根、黄芩、黄连、金银花、荷叶、白扁豆、甘草、车前子)口服。实验组总有效率 96.7%,显著优于对照组的 86.0%。孙桂芝等随机将 120 例腹泻型肠易激综合征患者分为治疗组和对照组各 60 例,治疗组服用参苓白术散合痛泻要方加减,对照组口服丽珠肠乐和谷维素治疗,结果参苓白术散合痛泻要方加减治疗肠易激综合征总有效率(91.5%)及治愈率(63.33%)明显高于对照组的 55% 和 30%。陈会芳采用痛泻要方加味配合中药灌肠治疗溃疡性结肠炎 30 例,总有效率 90%,明显高于单纯口服中药的 80%。此外,卢晟报道加味痛泻要方(白术、防风、木香、白芍、炙甘草)对于急性放射性肠炎有预防作用。罗文用清热解毒祛湿颗粒(木棉花、槐花、金银花、菊花、桑叶、白茅根、夏枯草)联合蒙脱石散治疗小儿湿热泻 30 例,总有效率为 86.7%,优于单用蒙脱石散的 76.7%。

(二)针灸推拿

高丽英以快速针刺天枢(双侧)、足三里(双侧)为主治疗 108 例急性肠炎,病情较重者 50 例针刺 2 次,其余病例均针刺 1 次,108 例患者均治愈。赵晓慧用同样方法治疗 91 例,病情较重者 41 例针刺 2 次,2 天后治愈,其余针刺 1 次痊愈。王晓升用推拿方法治疗寒湿泻患儿 69 例,治愈 60 例,占 87%;有效 8 例,占 11.6%;无效 1 例,占 1.4%;总有效率为 98.6%。

参 考 文 献

1. 宾树清. 中西医结合治疗急性肠炎患者 117 例疗效观察[J]. 吉林医学,2010,31(12):1616.

2. 孙桂芝,叶桦,阎逆修. 参苓白术散合痛泻要方加减治疗肠易激综合征 60 例[J]. 当代医学,2011,17(7):161.

3. 陈会芳. 痛泻要方加味配合中药灌肠治疗溃疡性结肠炎疗效观察[J]. 长春中医药大学学报,2010,26(3):389-390.

4. 卢晟. 加味痛泻要方预防急性放射性肠炎临床分析[J]. 中外医疗,2011(14):37-38.

5. 罗文. 清热解毒祛湿颗粒治疗小儿湿热泻 30 例疗效观察[J]. 新中医,2011,43(1):88-89.

6. 高丽英,李世泽. 中西医结合治疗急性肠炎 108 例[J]. 中国农村医学,1995(7):53.

7. 赵晓慧. 中西医结合治疗急性肠炎[J]. 工企医刊,2009,22(4):46.

8. 王晓升. 中医推拿治疗小儿寒湿泻的临床体会[J]. 按摩与导引,2008,24(11):35-36.

第十五节 急 性 胃 痛

一、概 述

急性胃痛是由于外邪侵袭，饮食不节（洁），或毒物损伤所引起的以上腹部近心窝处突发性疼痛为主的病症。在历代医籍中有"胃脘痛"、"心下痛"、"胃心痛"等论述。其病机特点为"邪实凝滞，肠腑络脉细急或腑气不通"或"中脏虚寒，腑络失养"。急性发作者病性多属实证，亦可邪实与正虚并见。

二、诊断与鉴别诊断

（一）中医证候诊断

1. 冷寒凝滞证 脘腹猝痛，时作时止，腹胀雷鸣，冷汗出，恶寒，口淡无味，或呕吐清涎，小便清长，大便结或溏泄，舌质紫黯，苔白腻，脉沉紧。

2. 腑实内结证 脘腹阵痛，痛势急迫，胸脘痞满，拒按，口苦口黏，心烦嘈杂，呕吐嗳腐，吐后减轻，厌食，矢气臭秽，肛门灼热，大便不爽或急迫下利，小便短赤，舌质红，苔黄腻，脉滑数或濡数。

3. 气滞血瘀证 脘腹胀痛如针刺或刀割，连及两胁，或痛有定处，拒按，入夜痛甚，伴有呃逆、嗳气频作，善叹息，嘈杂吞酸，痛引少腹，得嗳气、矢气后减轻，舌质黯，苔薄白，脉弦。

4. 中脏虚寒证 腹痛绵绵，时作时止，喜热恶寒，痛时喜按，饥饿及劳累后加重，神疲气短，怯寒肢冷，大便溏薄，舌质淡，苔白，脉沉细。

（二）西医诊断

1. 急性胃炎 有暴饮暴食或进食变质食物史，上腹痛，或伴有恶心、呕吐、腹泻等症，剑突下压痛，无反跳痛及肌紧张。症状可自行缓解，白细胞计数正常或增高。

2. 急性胰腺炎 有胆道疾患或蛔虫病史，以暴饮暴食、酗酒、创伤、感染为诱因，发作时上腹部剧烈疼痛，以胀痛为甚，呈带状分布，可向腰背及左肩胛下放射。严重者，可伴发全身症状，甚至出现多脏器衰竭。血尿淀粉酶、脂肪酶水平增高，B超胰腺组织肿大或兼胰腺周围液性暗区。

3. 急性胃肠穿孔 有或无胃肠溃疡病史，突发上腹痛，迅速遍及全腹，呈板状腹，肠鸣音消失，肝浊音界缩小或消失。立位腹平片可见膈下游离气体。

4. 急性胆囊炎 有或无胆囊炎、胆结石病史，饮食油腻为诱因，右上腹胆囊区疼痛向右肩背部放射，同时伴有恶心、呕吐及上腹胃脘部疼痛，查体有上腹部压痛，墨菲征阳性。腹部B超可见胆囊肿大，胆壁不光滑，或有强回声团后伴声影。

5. 急性幽门梗阻 上腹部疼痛，伴有呕吐隔夜饮食或棕绿色酸臭胃内容物，查体胃脘部可听到振水音。立位腹平片可看到胃泡水平面增大。

6. 急性下壁心肌梗死 患者多有心脏病或高脂血症病史，疼痛绞急如割，痛彻胸背，伴有憋闷、濒死感，汗出，发作时患者会立即静止不动，心电图ST-T段异常，心肌酶异常。病情重，预后差，救治不及时，随时有生命危险。

三、处 理 原 则

中医：实证以祛邪缓急，通腑止痛。虚实夹杂当以温中理脏，缓急止痛。

西医:抗炎、制酸、保护胃黏膜;解痉止痛。针对病因的治疗。

四、急 救 处 理

(一) 初步急救

根据症状和体征初步鉴别,不能排除急性心肌梗死、急性胰腺炎、急性胃肠穿孔、急性梗阻性疾病等危重症时,先以抢救生命为主,稳定生命体征。

(二) 进一步观察及根据必要的理化检查结果,进行针对病因的治疗

(三) 对症支持治疗

1. 禁饮食或清淡饮食,防止病情加重。

2. 液体支持,调节水、电解质和酸碱平衡紊乱,必要时给予静脉营养。

3. 有感染表现者予抗感染治疗。

4. 病因明确可解痉止痛或镇痛治疗,肌内注射盐酸消旋山莨菪碱注射液 10mg 或阿托品注射液 0.5g,甚至盐酸哌替啶注射液 50mg。

(四) 中医中药

1. 针灸

处方:内关、中脘、足三里。嗳气胁痛者,加丘墟、太冲;胀闷者,加建里、章门;呕吐酸水者,加丘墟、胆俞。

方法:内关、中脘、足三里均施以消法,体弱者用平补平泻法。留针 20 分钟。寒证加艾炷灸中脘、足三里。

2. 按摩法　在第 2～4 胸椎棘突处用手指按压,有时可立即止痛。或用轻快的一指禅推法和摩法于上脘、中脘、下脘、气海、天枢等进行操作,然后揉按这些穴位,并同时揉按足三里、脾俞、胃俞和内关穴各 10 分钟。

3. 中成药

(1) 胃苏冲剂:1 包,冲服,每日 3 次。适用于食积气滞胃痛。

(2) 延胡索止痛软胶囊:2～4 粒,每日 2～4 次。

(3) 气滞胃痛冲剂:1～2 包,口服,每日 2～3 次。适用于气滞胃痛。

(4) 附子理中丸:每次 6g,每日 2 次。适用于寒性胃痛。

五、分 证 论 治

1. 冷寒凝滞证

治法:温中散寒,行气止痛。

方药:良附丸。

高良姜、香附。

外感寒湿者,以藿香正气散加减。少腹拘急冷痛者,用暖肝煎。

2. 腑实内结证

治法:通腑泻热,消导和中。

方药:大承气汤。

厚朴、枳实、生大黄、芒硝。

湿热内阻者,用连朴饮。

3. 气滞血瘀证

治法：疏肝和胃，通络止痛。

方药：金铃子散合失笑散。

延胡索、川楝子、蒲黄、五灵脂。加用柴胡、香附、枳壳、丹参、檀香、砂仁。

呃逆者，加旋覆花、代赭石以顺气降逆；泛酸者，加乌贼骨、煅瓦楞子。

4. 中脏虚寒证

治法：温运脾阳，散寒止痛。

方药：黄芪建中汤。

黄芪、白芍、桂枝、炙甘草、生姜、大枣、饴糖。

泛吐痰涎者，加陈皮、姜半夏、白术以健脾化痰；嘈杂反酸者，加煅瓦楞子、吴茱萸；内寒盛者，加理中汤。

六、预 防 护 理

1. 密切观察患者疼痛的部位、性质及程度，发现腹痛剧烈并伴有四肢厥冷、大汗淋漓、面色苍白时，宜随时通知医师，监测生命体征。

2. 对频繁呕吐的老年患者，协助头侧位，拍背，防止误吸。

3. 发作时禁饮食或以少量流食，避免刺激性食物。

4. 宜保暖，避免情志刺激。

七、文 献 选 读

《素问·举痛论》："寒气客于肠胃之间，膜原之下，血不得散，小络急引故痛，按之则血气散，故按之痛止……寒气客于肠胃，厥逆上出，故痛而呕也。"

《素问·六元正纪大论》："木郁之发……民病胃脘当心而痛。"

《三因极一病证方论·不内外因心痛证》："其脏寒生蛔致心痛者，心腹中痛，发作肿聚，往来上下，痛有休止，腹热，涎出。"

《丹溪治法心要·心痛》："胃口有热而作痛者，非栀子不可。""病久成郁，郁生热而成火，故用山栀为君。"

《医学正传·胃脘痛》："致病之由，多由纵恣口腹，喜好辛酸，恣饮热酒煎煿，复餐寒凉生冷，朝伤暮损，日积月深，自郁成积，自积成痰，痰火煎熬，血亦妄行，痰血相杂，妨碍升降，故胃脘疼痛。"

《明医指掌·心痛证》："热厥心痛者，其人必纵酒，蓄热在胃，偶遇寒郁而发。""若久而成郁，郁则蒸热，热久必生火。"

《万病回春·饮食》："伤食者，只因多餐饮食，脾虚运化不及，停于胸腹。""饮食劳逸，触忤非类，使脏气不平，痞隔于中，食饮遁注，变乱肠胃，发为疼痛；或因啖生冷果实，中冷不能消散，结而为积，还食还发，名积心痛。"

《证治准绳·心腹痛》："外吸凉风，内食冷物，寒气客于肠胃之间则卒然而痛……服寒药多致脾胃虚弱，胃脘痛。"

《症因脉治·外感胃脘痛》："偶值时令暴寒，心下闷痛，恶寒肢冷，二便清利，口吐冷沫，此寒邪入胃，凝结痰饮食积，卒然暴痛之症也。""若时令暴热，心下忽绞痛，手足虽冷，头额多汗，身虽恶寒，口燥舌干，大便虽泻，溺色黄赤，此湿热所伤之症也。"

《症因脉治·腹痛论》："痛在胃之下，脐之四旁，毛际之上，名曰腹痛。痛在脐上，则曰胃痛而非腹痛。”

《景岳全书·杂证谟·心腹痛》：“凡三焦痛证,惟食滞、寒滞、气滞者最多,其有因虫、因火、因痰、因血者,皆能作痛。大都暴痛者多有前三证,渐痛者多由后四证……拒按者为实……暴痛者多实……胀满畏食者为实……痛剧而坚,一定不移者为实。”“盖寒则凝滞,凝滞则气逆,气逆则痛胀由生。”“然因食因寒,亦无不皆关于气,盖食停则气滞,寒留则气凝。”

《医法圆通·胃痛》：“因胃阳不足,复感外寒生冷食物,中寒顿起而致者,其人必喜揉按,喜热饮,或口吐清水,面白唇青。”“因湿生积热与肠胃素有伏热,过食厚味而生热,气郁不舒而生热所致者,其人定多烦躁,唇红气粗,大便坚实。”

《医学三字经·心腹痛胸痹》：“通之之法,各有不同。调气以和血,调血以和气,通也。上逆者使之下行,中结者使之旁达,亦通也。虚者助之使通,寒者温之使通,无非通之之法也。”

《临证指南医案·胃脘痛》：“初病在经,久痛入络,以经主气,络主血,则可知其治气治血之当然也。凡气既久阻,血亦应病,循行之脉络自痹,而辛香理气、辛柔和血之法,实为对待必然之理。”

八、现 代 研 究

(一) 辨证论治

徐九思认为,胃痛的病机以寒邪、食积、气滞、热郁、血瘀为多见,乃属实证,治宜祛邪为主;胃阴亏虚、脾胃虚寒乃属虚证,治宜养正为先。范国华把胃痛分成气滞、血瘀和虚证三大类型,采取调气以和血、和血以调气、调气以温中的治则,以六郁汤为基本方加减治疗胃痛,疗效甚佳。马玉芳等介绍了李遇春治疗胃痛临床用药的学术经验,概括胃痛的常见病因有3种,即滞、虚和瘀。李遇春认为气滞是胃痛发病早期常见病因,胃痛长期不愈或反复发作,久病入络,即可形成瘀血,这是胃痛反复发作、缠绵难愈的关键所在,所以在治疗上运用丹参饮理气活血可取得很好疗效。李健以“调气以和血,调血以和气,补气以温中,和血以养阴”为法,用调和气血法来治疗胃痛,取得很好效果。张世筠等研究表明,胃痛患者除肝阳化风、血虚生风外,其余各型肝证的总积分均高于正常人,即肝证越严重则越易罹患胃痛,可见胃痛与中医肝证有着较为密切的关系。庞嘉言等记述了杨贵荣的经验,认为胃痛当首责之于肝,因肝之疏泄功能失常,气机升降失调,脾胃运化失司,胃失和降,不通则痛,故发胃痛,所以在临证治疗胃痛时常常以柴胡疏肝散为主方进行加减,收到较好疗效。王志强等记载岳在文认为胃痛虽然病位在胃,而脏腑则与肝有密切关联,在治疗上主张重在调肝,以疏肝和胃、疏肝泄热和柔肝和胃为治疗胃痛的大法。周长庆、韩玉全将辛开苦降法用以治疗胃痛,以左金丸为主方进行加减,取得很好效果。

(二) 针灸和外治法

高阳等用针刺合谷、足三里、内关治疗急性胃痛,与肌内注射山莨菪碱进行对比,结果针刺镇痛效果不逊于山莨菪碱,而且针刺镇痛在起效时间、对抗复发、减少毒副反应方面优于山莨菪碱。龙建武等用梅花磁针灸综合疗法治疗胃痛,结果在50例患者中,梅花磁针点按治疗完毕,疼痛立即消失24例,好转9例。徐国林等用隔姜灸分别灸中脘、足三里、内关、公孙、行间和脾俞、胃俞、中脘、章门、足三里、内关、阴陵泉治疗寒滞肝脉和脾胃虚寒胃痛,结果总有效率达100%。胡家才采用神阙贴敷贴神阙穴治疗30例胃痛,取得很好疗效。任建新采用推拿法治疗急性胃痛100例,结果症状消失79例,占79%,症状缓解18例,占18%,症状好转3例,占3%。

参 考 文 献

1. 徐九思.胃痛论治[J].光明中医,2009,24(10):2018.
2. 范国华.张子俊副主任医师治疗胃痛经验拾萃[J].甘肃中医,2004,17(7):12-13.
3. 马玉芳,龙一梅.李遇春教授应用丹参饮治疗胃痛经验[J].实用中医内科杂志,2005,19(6):513.
4. 李健.调和气血治疗胃痛临床浅探[J].实用中医内科杂志,2005,19(4):366.
5. 张世筠,王先春,周群清,等.肝证与胃痛患病关系辨析[J].中医药学刊,2004,22(6):1055-1056.
6. 庞嘉言,陈斌.杨贵荣治疗胃痛经验[J].实用中医内科杂志,2006,20(1):22.
7. 王志强,岳慧.岳在文治疗胃痛经验述略[J].中医药学刊,2004,22(6):986-987.
8. 周长庆."辛开苦降"法在胃痛中的应用[J].中国社区医师,2004,20(12):37.
9. 韩玉全.辛开苦降治胃痛[J].青岛医药卫生,2004,36(6):433.
10. 高阳,彭小菊,苗萌,等.针刺治疗急性胃痛40例疗效分析[J].山东中医杂志,2006,25(10):685-686.
11. 龙建武,高贺瑜.梅花磁针灸综合疗法治疗胃痛50例临床观察[J].针灸临床杂志,2005,21(2):36.
12. 徐国林,于翠华,王大志.辨证施灸治疗胃痛30例[J].中医外治杂志,2005,14(2):44.
13. 胡家才.神阙贴敷脐治疗胃痛30例观察[J].浙江中医杂志,2007,42(4):244.
14. 任建新.推拿治疗急性胃痛100例临床观察及体会[J].按摩与导引,2004,20(6):16.

第十六节 急 性 腹 痛

一、概 述

急性腹痛是由于腹中脏腑失和,气机不畅,脉络绌急而引起的胃脘至耻骨毛际部位突发的疼痛。急性腹痛的主要病机为"邪实壅滞,不通则痛"。其病性以实为主,或虚实夹杂。腹部所居脏腑较多,又是手足三阴经、足少阳经、足阳明经及冲脉、任脉、带脉循行所过之处,因此有关脏腑经脉受病,均可发生。严重者可致阴竭阳脱,危及生命,病情复杂,临证需仔细鉴别。

二、诊断与鉴别诊断

(一) 中医证候诊断

1. **寒凝气滞证** 腹痛阵作,发则急骤,遇寒加重,得热得矢气则舒,口不渴,或喜热饮,小便清利,大便溏薄,或少腹拘急冷痛,喜温喜按,四肢厥冷,舌质淡,苔白腻,脉沉紧。

2. **热结腑实证** 腹满脘痞,胀痛拒按,发热,口苦口黏,或口渴引饮,大便秘结或热结旁流或黏滞不爽,小便黄,舌质红,苔黄腻或黄燥,脉弦滑数或洪数。

3. **气滞血瘀证** 腹部疼痛剧烈,或刺或绞,痛处不移,或胀满,上至胸胁,下至少腹,或入夜更甚,大便不爽,小便涩痛,舌质紫黯,苔薄,脉弦涩。

(二) 西医诊断

1. **急性肠炎、痢疾** 有进食不洁食物史,腹痛,伴有腹泻、恶心、发热,或有里急后重,血常规白细胞计数升高,便常规可见白细胞或红、白细胞。

2. **急性阑尾炎** 本病是外科常见病、多发病,可见于任何年龄,但以青壮年多见。典型者为转移性右下腹痛,即起始于上腹或脐周,数小时后腹痛转移并固定于右下腹。部分病例一开始即感右下腹痛。胃肠症状见纳差、恶心、呕吐、便秘或腹泻。全身症状可有恶寒、发热、全身不适等。右下腹固定性压痛是最重要的体征。尚可有不同程度的反跳痛与肌紧张。结肠充气试验与足跟下落刺激试验均有助于诊断。右下腹B超及钡灌肠造影可协助诊断。

3. 嵌顿性腹股沟疝 多数患者有腹股沟区包块反复出现病史,在行走、站立或劳动时疝内容物可突出,休息或平卧时可回纳腹腔。当疝环较狭小而腹内压骤然增高时,腹内容物强行通过疝囊颈而进入疝囊即可导致嵌顿。腹股沟区肿块不能回纳并出现疼痛。腹痛呈阵发性,并进行性加重。出现绞窄后则转为持续性腹痛。可伴恶心、呕吐、腹胀等肠梗阻表现。早期腹部体征不明显,嵌顿时间长则出现腹胀、肠型、蠕动波、肠鸣音亢进等肠梗阻体征。若出现肠绞窄则有局部或全腹压痛、反跳痛、肌紧张等腹膜刺激征。腹股沟区X线片有一定帮助,若见局部皮下有肠襻、内有液平可确诊。B超检查亦有一定诊断价值。

4. 急性输卵管卵巢炎 突感下腹剧痛,常为双侧,也可以一侧疼痛为主。发热与下腹痛构成本病的典型症状,常为高热。可有阴道出血、白带增多等妇科症状及膀胱直肠激惹症状,如尿频、尿急、便秘、腹泻等。下腹压痛、反跳痛、肌紧张。宫颈摇举痛,双侧附件增厚、压痛。炎性肿块形成时,可触及附件肿块。血白细胞及中性粒细胞增多,血沉增快。B超示输卵管增粗。可探及炎性包块及盆腔积液。

5. 异位妊娠破裂 多数患者在发病前有短期停经史,一般在6周左右。阴道出血为短期停经后的不规则出血,深褐色,量少于月经。突感下腹一侧撕裂样疼痛,可迅速扩散至全下腹乃至全腹,但仍以病变处最重。常伴恶心、呕吐、肛门坠胀和排便感。内出血症状,如心慌、晕厥、出冷汗、尿少,甚至休克。面色苍白、脉细速、血压下降。下腹压痛、反跳痛,以患侧为重。阴道后穹隆饱满、触痛,宫颈举痛。子宫一侧可触及肿块,触痛明显。经阴道后穹隆或经腹壁腹腔穿刺可抽出黯红色不凝固血液。放射免疫测定法测定尿或血清中HCG含量是确定早期妊娠的灵敏方法。B超可见病变的输卵管增粗,有异常回声,可见腹腔及盆腔积液。

6. 卵巢囊肿扭转 卵巢囊肿易发生扭转。当瘤体中等大小、重心偏于一侧,在体位改变或妊娠期、产后子宫位置改变时,更易诱发囊肿扭转。突感下腹一侧剧痛,持续性,阵发性加重。伴恶心、呕吐。扭转可自行复位,症状亦随之缓解。下腹部压痛、肌紧张。妇科B超可确诊。

7. 急性肠梗阻 由于各种原因引起肠腔狭小,因而使肠内容物通过障碍,如寄生虫、粪便、肿瘤堵塞肠腔,以及肠壁炎性增生或粘连带牵拉所致肠腔狭窄等,导致机械性肠梗阻。机械性肠梗阻表现为阵发性绞痛,如腹痛转为持续性剧痛,则有肠坏死的可能。呕吐早期为反射性,多为胃内容物,晚期为逆流性,或呕粪。高位梗阻时,呕吐出现早且频繁;低位梗阻时,呕吐出现迟而少,呕吐物呈棕褐色或血性,提示肠管血运障碍。高位梗阻时以上腹胀为主,低位梗阻则全腹胀明显。完全性肠梗阻患者不再排气、排便;可出现全腹压痛、反跳痛和肌紧张。肠鸣音亢进有气过水声或金属音。X线检查可见肠腔积气及液平。结肠梗阻可行钡灌肠检查以助诊断。

8. 急性胃肠穿孔 空腔脏器破裂或穿孔可见于胃、小肠、大肠、胆囊、阑尾等空腔脏器破裂或穿孔,导致弥漫性腹膜炎,引起全腹疼痛、板状腹。立位腹平片可见膈下游离气体。

9. 腹型过敏性紫癜 过敏性紫癜是一种微血管变态反应性出血性疾病。腹型过敏性紫癜患者的腹部症状突出。发病前1~3周常有上呼吸道感染史,另外,食物、药物、花粉等可诱发。下腹部或脐周阵发性绞痛或钝痛,有时相当剧烈。可伴恶心、呕吐、消化道出血等。腹壁柔软,无明确而固定的压痛点,无反跳痛。病程中反复出现紫癜为本病特点。血常规嗜酸性粒细胞计数增多。毛细血管脆性试验约半数患者阳性,可有肾功能损害。

10. 急性肠系膜上动静脉阻塞　腹痛突然发生,部位不定,相当剧烈,早期为阵发性,以后可转为持续性。伴有恶心、呕吐甚至血便。早期腹部体征轻微,与严重腹部症状形成鲜明对比是其特点。若缺血持续存在,则出现肠坏死以后的弥漫性腹膜炎体征。腹穿可抽出血性液体。血白细胞计数及中性粒细胞百分比明显升高。选择性肠系膜上动静脉造影对确诊及治疗有重要意义。

三、处 理 原 则

中医:急性腹痛属于腑病,腑以通为顺,如《医学真传·心腹痛》所云:"所痛之部,有气血阴阳之不同,若概以行气消导为法,漫云通者不痛,夫通则不痛,理也。但通之之法,各有不同。调气以和血,调血以和气,通也;下逆者使之上行,中结者使之旁达,亦通也;虚者助之使通,寒者温之使通,无非通之之法也。若必以下泄为通,则妄矣。"

西医:尽快鉴别导致腹痛的原因,对症处理。

四、急 救 处 理

(一) 鉴别病因

根据症状及体格检查结果进一步做相应的实验室及影像学检查,明确病因。

(二) 止痛

在除外"外科急腹症"、"妇科急症"的基础上,给予解痉止痛或镇痛治疗,肌内注射盐酸消旋山莨菪碱注射液 10mg 或阿托品注射液 0.5g;甚至盐酸哌替啶注射液 50mg。

(三) 抗感染

因感染者,抗感染治疗,选用针对革兰阴性杆菌和厌氧菌感染的抗生素。

(四) 液体治疗

丢失液体者,补充水、电解质。禁食者,给予静脉营养。

(五) 中医中药

1. 针灸　全腹痛取内关、支沟、照海、腕骨、巨阙、足三里、公孙,脐腹痛取阳陵泉、太冲、足三里、中脘、关元、天枢,用强刺激手法,留针 15 分钟;食积加气海、隐白、内庭;寒者,加隔姜灸神阙、巨阙、关元或温针灸。

2. 中成药　附子理中丸用于寒凝气滞腹痛;气滞胃痛颗粒用于气滞血瘀腹痛。

五、分 证 论 治

1. 寒凝气滞证

治法:温中行气,散寒止痛。

方药:良附丸合百合乌药汤。

高良姜、制香附、百合、乌药。

若中脏素虚,寒邪内侵,可用大建中汤以温中缓急。

2. 热结腑实证

治法:通腑泻热,和中止痛。

方药:大承气汤合小陷胸汤。

大黄、芒硝、枳实、厚朴、半夏、黄连、瓜蒌。

3. 气滞血瘀证

治法:理气化瘀,通络止痛。

方药:膈下逐瘀汤。

五灵脂、当归、川芎、桃仁、牡丹皮、赤芍、乌药、延胡索、甘草、红花、香附、枳壳。

血蓄下焦,肠结者,可用桃核承气汤。

六、预防护理

1. 避免进食不洁饮食,不暴饮暴食及进食寒冷或辛辣等刺激性食物。
2. 注意保暖及生活调适。
3. 在腹痛病因未查明前,宜嘱患者留院观察,以免病情变化延误治疗。
4. 对腹痛重症要监测生命体征,监测尿量,做好相应的记录。
5. 根据病情禁食,或进流质、半流质饮食。

七、文献选读

《丹溪手镜·心腹痛》:"脾心痛,状若死,终日不得休息,取行间、太冲。"

《丹溪心法·心脾痛》:"心痛,即胃脘痛,虽日数多,不吃食,不死;若痛方止便吃物还痛,必须三五服药后方吃物。痛甚者,脉必伏,用温药附子之类,不可用参术。诸痛不可补气。""大凡心膈之痛,须分新久,若明知身受寒气,口吃寒物而得病者,于初得之时,当与温散或温利之药;若日病得之稍久则成郁,久郁则蒸热,热久必生火,《原病式》中备言之矣。若欲行温散温利,宁无助火添病耶。古方中多以山栀子为热药之向导,则邪易伏,病易退,正易复而病安。然病安之后,若纵恣口味,不改前非,病复作时,反咎医之失,良可叹哉。大概胃口有热而作痛者,非山栀子不可,须佐以姜汁,多用台芎开之。""凡治此证,必要先问平日起居何如,假如心痛,有因平日喜食热物,以致死血留于胃口作痛,用桃仁承气汤下之;以物柱按痛处则止者,挟虚,以二陈汤加炒干姜和之。心痛,用山栀并劫药止之,若又复发,前药必不效,可用玄明粉一服立止。"

《古今医统大全·脾痛候》:"大抵人病胸膈心腹疼痛,动辄饮食劳倦所伤,则脾气为之郁滞,或犯寒暑湿热及食积痰气,脾受之而作心痛,此脾痛也……凡脾家作痛,每每停聚不散,或满或胀,或不思食,膈间水声,食物相触则作疼痛,其有乍作乍止,来去无定,呕吐清水,面白无常者,虫病也。虽云知其脾气作痛,亦当察其所伤之殊而分治之。病止之后,尤当调养脾胃正气,节慎起居饮食,不使复伤,可谓标本兼统而不遗矣。"

《临证指南医案》:"心病引背,口涌清涎,肢冷气塞脘中。此为脾厥心痛,病在络脉,例用辛香……脾厥心痛者,用良姜、姜黄、莪术、丁香、草果、厚朴治之;以其脾寒气厥,病在脉络,为之辛香以开通也。重按而病稍衰者,用人参、桂枝、川椒、炙草、白蜜治之,以其心营受伤,攻劫难施,为之辛苦以化阳也。"

八、现代研究

(一)中药治疗

娄灿荣治疗胆道疾病引起的急性腹痛 30 例,用生大黄粉保留灌肠,排便后按常规予抗生素、654-2 静脉滴注,口服中药大柴胡汤或茵陈胆道汤加减,灌肠 1～2 分钟大便通利后腹痛即刻缓解,平均治愈时间 4～5 天。马洪青用速效救心丸舌下含服 4～6 粒治疗急性腹痛,10～30 分钟后迅速缓解腹痛,总有效率 100％。

(二) 针灸推拿

康小明以针刺中脘、上巨虚、外陵,治疗急性脘腹痛 40 例,止痛时间最短 2 分钟,最长 10 分钟,总有效率 100％。李汝安用指压足三里、内关,配穴外关、肩井治疗急腹痛 87 例,止痛时间最短 3 分钟,最长 10 分钟,有效率 89.65％。江山等根据经络走向和脏腑的表里关系,用力按压厥阴俞、心俞、背俞、膈俞、肝俞、胆俞等穴,治疗 61 例急性腹痛患者,总有效率 88.5％。郭振刚针刺全息生物穴治疗胆绞痛 60 例,缓解 49 例,有效 7 例,总有效率 93.3％,止痛时间为 0.5～2 分钟。

参 考 文 献

1. 娄灿荣,孙承芝.生大黄粉灌肠治疗胆道痛征[J].中医杂志,1995(12):728.

2. 马洪青.速效救心丸治疗急性腹痛[J].新药与临床,1994,13(6):382.

3. 康小明.针刺治疗急性脘腹痛 40 例[J].陕西中医,1995,16(7):318.

4. 李汝安.指针对急腹痛 87 例即时止痛观察[J].云南中医中药杂志,1988(4):234-235.

5. 江山,陈新.手法止痛治疗胆系外科急腹痛 61 例[J].福建中医药,1996(3):58-59.

6. 郭振刚,耿焕英,张玉华,等.针刺全息生物肝穴治疗胆绞痛 108 例[J].中国针灸,1999(11):671-672.

第十七节 呕 血

一、概 述

呕血属中医血证范畴,其血由胃而来,经呕吐而出,颜色黯红或鲜红,多夹有食物残渣,并常伴有脘胁胀闷疼痛。呕血多因胃中积热,或肝郁化火,脉络瘀滞,逆乘于胃,阳络损伤所致;亦有部分因中气虚寒、血失统摄而致。

呕血又称吐血。古代曾将有声者称为呕血,无声者称为吐血。但实际上呕血与吐血不易区别,故一般统称为呕血。《医学入门·血类·呕血》说:“呕血与吐血无大异,成盆无声者为吐,成碗有声者为呕。”清代何梦瑶《医碥·吐血》亦曰:“吐血即呕血,旧分无声曰吐,有声曰呕,不必。”

呕血主要见于西医的上消化道出血,其中胃溃疡、十二指肠溃疡、肝硬化引起食管或胃底静脉曲张破裂最常见,食管炎、胃炎、胃癌、食管癌以及某些全身性疾病如血液病、尿毒症、应激性溃疡等都可引起呕血,均可参照本章治疗。

二、诊断与鉴别诊断

(一) 中医证候诊断

呕血由胃而来,经呕吐而出。其诊断要点如下:

1. 病史 患者以往多有胃脘痛、鼓胀、胃癌、肝癌等病史。

2. 诱因 多因情绪激动,饮食不节、不洁及进食辛辣刺激、坚硬食物而诱发。

3. 临床症状和体征 恶心,呕血,血色多黯红,常夹有食物残渣;重时频繁呕吐,呕血鲜红,伴黑便或便血。神情紧张,汗出,面色无华或青灰,舌质淡黯,脉滑数或芤数。

根据以上病史、诱因和临床症状,一般可以对呕血作出诊断。证候一般分为 8 大类型:

1. 热伤营血证 发热烦躁,呕血色红,面赤目赤,口干唇红,夜不得卧,大便秘结,小便赤热,舌质红绛,脉洪大。

2. 湿热中阻证 脘腹胀满,恶心呕逆,呕血色红,或夹食物残渣,量多,或紫黯呈块,口苦,小便色赤,便秘或黑便,口臭,舌红,苔黄腻,脉滑数。

3. 肝火犯胃证 呕血色红或带紫,胸胁胀痛,口苦咽干,寐少梦多,心烦易怒,舌质红绛,脉弦数。

4. 积滞伤胃证 胃脘胀满,甚则疼痛,嗳腐吞酸,呕血色红,夹有不消化食物,大便不爽,苔厚腻,脉滑。

5. 瘀阻胃络证 胃脘疼痛,痛有定处而拒按,痛如针刺或刀割,呕血紫黯,舌质紫,脉涩。

6. 寒郁中宫证 胃痛隐隐,泛吐清水,喜热饮,纳食减少,呕血淡紫,便溏色黑,形寒畏冷,甚者手足不温,舌质淡,脉软弱。

7. 阴虚火旺证 胃痛隐隐,呕血色红,面色潮红,盗汗,口渴,烦躁不安,头晕心悸,耳鸣,少寐,大便黑,舌红少苔,脉细数。

8. 气虚血亏证 胃痛绵绵,时作时止,痛时喜按,遇劳后更甚,呕血、便血,或鼻齿衄血,皮肤紫斑,面色㿠白,头晕,心悸,夜寐不宁,神疲乏力,舌质淡,脉细无力。

(二)西医诊断

1. 临床表现 呕血的临床表现主要取决于出血量和出血速度。一次出血量不超过 400ml 时,因轻度血容量减少可由组织液与脾贮血所补充,并不引起全身症状。短时间内失血量超过 1000ml 或循环血量的 20%,除呕血、便血外,可出现周围循环衰竭的表现,而周围循环衰竭又是急性大出血导致死亡的直接原因。

(1)呕血和黑便:是上消化道出血所致呕血的特征性表现。上消化道出血均有黑便,但不一定有呕血。出血部位在幽门以上者常伴呕血,但若出血量小、出血速度较慢,亦可无呕血;反之,幽门以下病变如果出血量大、速度快,血液可反流入胃,除黑便外,也可有呕血。

呕吐物多为棕褐色,呈咖啡渣样。但如出血量大、速度快、未经胃酸充分混合即呕出,则为鲜红色或兼有血块。黑便多呈柏油样,黏稠而发亮,系血红蛋白中的铁经肠内细菌作用与肠道硫化物相结合而形成。但如出血量大,血液在肠内推进较快,粪便可呈黯红甚至鲜红色。

(2)失血性周围循环衰竭:急性大量出血,由于循环血容量迅速减少而导致周围循环衰竭,临床表现为头昏、乏力、心悸、口渴、肢体发冷、心率加快、血压偏低等。严重者呈休克状态,表现为烦躁不安、面色苍白、四肢厥冷、血压下降(收缩压<80mmHg)、心率加快(>120次/分钟)、脉压差变窄(<25～30mmHg)、尿量减少。病情进一步发展,皮肤可由苍白而逐渐发绀并出现花斑,血压明显下降,尿量进一步减少或无尿,精神委靡,意识模糊甚至昏迷。老年患者因有脑动脉硬化,神志模糊或意识障碍更为明显。

(3)发热:呕血后,多数患者在 24 小时内出现低热,一般不超过 38.5℃,发热可持续3～5 天,然后降至正常。可能与血容量减少、贫血、周围循环衰竭、血红蛋白分解产物吸收等因素导致体温调节中枢功能障碍有关。但必须除外感染灶引起的发热,以免延误治疗。

（4）氮质血症：呕血后常有轻度氮质血症，多为肠源性氮质血症，一般无特异性症状，或仅有头昏、乏力、食欲不振等。

（5）其他：肝硬化门静脉高压引起的食管胃底静脉曲张破裂出血，由于出血后出现周围循环衰竭、丢失大量蛋白、贫血和缺氧等，促使肝细胞损害加重，可诱发或加重腹水和肝性脑病。老年患者多有动脉粥样硬化，在急性上消化道出血后，易发生心、脑并发症，出现心绞痛、心律失常、心力衰竭，甚至心肌梗死、脑血栓形成等。

2. 辅助检查

（1）呕吐物及粪便隐血试验呈强阳性。

（2）血象：呕血后 3～5 小时，红细胞计数、血红蛋白含量及血细胞比容开始减少，呈正细胞型正色素性贫血；白细胞计数常升高；血小板计数亦可升高。但门静脉高压脾亢进者出血后，贫血加重，白细胞和血小板进一步减少。

出血后，骨髓有明显代偿性增生，可暂时出现大细胞性贫血，周围血片可见晚幼红细胞与嗜多染性红细胞。出血 24 小时内血中网织红细胞即见增多，至出血后 4～7 天可高达 5%～15%，以后逐渐降至正常。如持续升高，则常提示有继续出血的可能。

肝功能试验结果异常，血常规白细胞及血小板减少等有助于肝硬化诊断。

（3）血尿素氮测定：呕血后血尿素氮水平常升高，由于病情进展不同，分为肠源性、肾前性和肾性氮质血症 3 种。呕血后，血液蛋白分解产物在肠道被吸收，致使血中尿素氮水平升高，称为肠源性氮质血症，一般于一次出血后数小时血尿素氮水平开始升高，约 24～48 小时可达高峰，出血停止后 3～4 天即可恢复正常。肾前性氮质血症是由于失血性周围循环衰竭造成肾血流量暂时性减少，肾小球滤过率减低，影响肾的排泄功能，致使血中尿素氮水平增高，在补充足够血容量或纠正休克后，血中尿素氮水平即可降至正常。如出血停止 4 天以上，经过补足血容量、纠正休克，血中尿素氮水平持续升高，甚至出现少尿、无尿症状，应考虑肾性氮质血症，这是由于严重而持久的休克或原有肾脏病变基础，导致肾小管变性或坏死而发生急性肾衰竭。

（4）胃镜检查：为诊断呕血的首选检查方法。胃镜检查在直视下顺序观察食管、胃、十二指肠球部直至降段，从而判断出血病变的部位、病因及出血情况。多主张在出血后 24～48 小时内进行，称急诊胃镜检查。一般认为这可大大提高出血病因诊断的准确性，因为有些病变如急性糜烂出血性胃炎，可在短短几天内愈合而不留痕迹；有些病变如血管异常在活动性出血或近期出血期间才易于发现；对同时存在 2 个或多个病变者，可确定其出血所在。急诊胃镜检查还可根据病变的特征判断是否继续出血，或估计再出血的危险性，并同时进行内镜止血治疗。在急诊胃镜检查前需先纠正休克、补充血容量、改善贫血。如有大量活动性出血，可先插胃管抽吸胃内积血，并用 0.9% 氯化钠注射液灌洗，以免积血影响观察。

（5）X 线钡餐检查：X 线钡餐检查目前已多为胃镜检查所替代，故主要适用于有胃镜检查禁忌证或不愿进行胃镜检查者，但对经胃镜检查出血原因未明，疑病变在十二指肠降段以下小肠段，则有特殊诊断价值。检查一般在出血停止数天后进行。

（6）其他检查：选择性动脉造影、放射性核素铬标记红细胞扫描。吞棉线试验及小肠镜检查等主要适用于不明原因的小肠出血。

3. 出血病因和部位诊断

（1）临床与实验室检查提供的线索：有慢性、周期性、节律性上腹痛多提示出血来自消化性溃疡，特别是在出血前加剧，出血后减轻或缓解，更有助于消化性溃疡的诊断。有服用非甾体抗炎药等损伤胃黏膜的药物或应激状态者,可能为急性糜烂出血性胃炎。过去有病毒性肝炎、血吸虫病或酗酒史,并有肝病与门静脉高压的临床表现者,可能是食管胃底静脉曲张破裂出血。呕血的患者即使确诊为肝硬化,不一定都是食管胃底静脉曲张破裂出血,约有1/3的患者出血实系来自消化性溃疡、急性糜烂出血性胃炎或其他原因,故应做进一步检查,以确定病因诊断。此外,对中年以上的患者近期出现上腹痛,伴有厌食、消瘦者,应警惕胃癌的可能性。

(2) 出血量的估计:成人每日消化道出血>5~10ml粪便隐血试验阳性,每日出血量50~100ml可出现黑便。胃内储积血量在250~300ml可引起呕血。一次出血量不超过400ml时,一般不引起全身症状;出血量超过400~500ml,可出现全身症状,如头昏、心慌、乏力等。短时间内出血量超过1000ml,可出现周围循环衰竭表现。

对呕血出血量的估计,主要根据血容量减少所致的周围循环衰竭的临床表现,其中血压和心率是关键指标,需进行动态观察,综合其他相关指标加以判断。从患者的血红细胞计数、血红蛋白含量及血细胞比容测定虽可估计失血的程度,但急性出血患者不能马上反映出来,而且还会受出血前有无贫血的影响,因此只能作为参考。另外,呕血和黑便的频率与数量对出血量的估计虽有一定帮助,但在出血停止后,仍有部分血液停留在胃肠道内,故往往实际出血量比肉眼所见到的更多,应加以预计。

(3) 出血是否继续的判断:经过恰当的治疗后,出血可在短时间内停止。由于肠道内积血需经数日(约3日)才能排尽,故不能以黑便作为继续出血的指标。

临床上出现下列情况应考虑出血或再出血:①反复呕血,或黑便次数增多,粪质稀薄,伴有肠鸣音亢进;②周围循环衰竭的表现经充分补液输血而未见明显改善,或虽暂时好转而又恶化;③血红蛋白浓度、红细胞计数与血细胞比容继续下降,网织红细胞计数持续增高;④补液与尿量足够的情况下,血尿素氮水平持续或再次增高。

(三) 鉴别诊断

1. 呕血与咯血 咯血是喉部以下的呼吸器官出血,血随咳嗽而出,常有痰涎;呕血是整口吐血,时带有食物残渣,往往伴有黑便,呕血前常有上腹部不适和恶心。

2. 呕血与咳血 咳血是肺络受损所引起的病证,患者多有肺痨、支气管扩张及肺癌等肺部疾病;呕血多有胃脘痛、鼓胀、黄疸、肝癌等病史。咳血前多有胸闷、胸痛、咽痒等先兆症状;呕血前多有恶心、胃脘胀痛等先兆症状。咳血血色鲜红,血中夹痰或痰中带血;呕血多血色紫黯,常夹有食物残渣;咳血多因外感六淫及情志不畅而诱发,呕血多因饮食不节、不洁及进食辛辣刺激、坚硬食物而诱发。

3. 与下消化道出血鉴别 呕血提示上消化道出血,黑便大多来自上消化道出血,而血便大多来自下消化道出血。但是,上消化道短时间内大量出血亦可表现为黯红色甚至鲜红色血便,此时如不伴呕血,常难与下消化道出血鉴别,应在病情稳定后即做急诊胃镜检查。高位小肠乃至右半结肠出血,如血在肠腔停留时间久亦可表现为黑便,这种情况应先经胃镜检查排除上消化道出血后,再行下消化道出血的有关检查。

三、处 理 原 则

呕血一般病情较急,尤其是出血多者,往往危及生命。根据不同的证候,审证求因,辨证施治,具有十分重要的意义。止血首先要分清证候虚实,有火无火并针对其主要的病机。实者多病程短,病势急,胃脘胀痛,呕吐频作,呕血色红或紫黯,常夹有食物残渣,便血紫黑,口苦或口臭,烦躁,大便次数常增加,舌质红,苔黄,脉滑数;虚者多病程长或出血量大,气随血脱,呕血缠绵不止,时轻时重,或下血紫黯,或色黑如漆,胃脘疼痛隐隐,面色无华,神疲懒言,舌质淡,脉细弱。虚者补之,以益气摄血为主;实者泻之,以清热、泻火、凉血为主。若虚实夹杂,标本可见者,则当视其病情轻重,采用"急则治其标,缓则治其本"的原则。同时要谨遵《血证论》的四法,在止血的同时,时刻注意止血不留瘀、防止再出血、预防失血后并发症及恢复脏腑和机体的功能。

四、急救处理

(一)中医

1. 实证 胃热炽盛,灼伤阳络,脉膜破溢,血液妄行。

治法:清热泻火,凉血止血。

方药:泻心汤加味。

黄芩、黄连、大黄、乌贼骨、地榆、白及、小蓟;或加代赭石、竹茹、旋覆花、石斛、天花粉。

中成药可选用大黄粉、十灰散、三七粉、白及粉、云南白药、大黄注射液、清开灵注射液;也可选用紫地宁血散(凉血止血)每次 8g,每日 4 次,口服,或用本药 120g 加入 1500ml 冰水中,每次经胃管注入胃内 500ml 反复冲洗 2~3 次,然后再注入 200ml 胃内保留,每日 1~3次,出血停止后改为口服。

针灸选上脘、足三里、神门,便血者加三阴交、大肠俞,用泻法。

外敷疗法:以蒜泥敷涌泉穴,引热下行。

内镜下局部止血:经纤维胃镜检查,找到出血灶,选用云南白药、三七粉、大黄粉、白及粉等止血药,通过胃镜活检孔由塑料管注入。

2. 虚证 脾气亏虚,统摄无权,血液外溢。

治法:健脾益气摄血。

方药:归脾汤加味。

红参、白术、黄芪、茯苓、当归、龙眼肉、酸枣仁、远志、木香、仙鹤草、白及。

中成药:白及粉、三七粉、云南白药、归脾丸,口服,每日 2 次。生脉注射液 60~120ml,加入 5%葡萄糖氯化钠注射液 250~500ml 中静脉滴注,每日 1~2 次。

针灸选上脘、大陵、郄门、胃脘穴、足三里、神门,用补法。

内镜下局部止血:选用云南白药、三七粉、白及粉等止血药,方法同呕血实证。

(二)西医

1. 一般急救措施 患者应卧位休息,保持呼吸道通畅,避免呕血时血液吸入引起窒息,必要时吸氧。活动性出血期间禁食。注意保温。保持安静,如有烦躁不安的患者,可慎用镇静剂,但肝病患者则忌用吗啡及巴比妥类药物。严密观察体温、脉搏、呼吸、血压、尿量、呕血和便血情况及神志变化。定期复查红细胞、血红蛋白、血细胞比容、网织红细胞、血尿素氮。必要时进行中心静脉压测定。老年患者常需心电监护。

2. 积极补充血容量 补充有效血容量,改善周围循环衰竭是处理急性上消化道出血的关键措施。立即查血型和配血,尽快建立有效的静脉通道,尽快补充血容量。在配血过程中,可先输平衡液或葡萄糖氯化钠注射液。血源缺乏时,可用右旋糖酐或其他血浆代用品暂时代替输血。配血后尽快输足量全血。紧急输血指征:①改变体位出现晕厥、血压下降和心率加快;②收缩压低于 90mmHg(或较基础血压下降 25%);③血红蛋白低于 70g/L 或血细胞比容低于25%。输血量视患者周围循环动力学及贫血改善情况而定,尿量是有价值的参考指标。应注意避免因输液、输血过快、过多而引起肺水肿,原有心脏病或老年患者必要时可根据中心静脉压调节输入量。

3. 止血措施 不同原因的呕血必然带来不同的处理和预后问题。故在抗休克治疗的同时,要抓紧时间,尽早查清出血的原因与部位,然后分别给予相应处理。上消化道大出血的处理包括非手术止血疗法和手术疗法。

(1) 呕血的非手术止血疗法

1) 局部药物

A. 去甲肾上腺素液:该药可使胃内血管收缩而起止血作用,对出血糜烂性胃炎及胃十二指肠溃疡所致出血用去甲肾上腺素生理盐水口服或经胃管注入,每次100~200ml,每次30~60分钟,可重复3~4次。因可致内脏血流量减少,老年人慎用。

B. 孟氏液:孟氏液为碱式硫酸铁,与血液作用后在创面形成一种棕黑色的膜,具有强烈收敛作用,达到止血目的。常采用5%~10%的浓度,一次注入30~50ml。

C. 凝血酶:使纤维蛋白原变为纤维蛋白而起局部止血作用,用量根据出血多少而定。轻中度者2000U,2~4小时1次;重度10 000~20 000U,1~2小时1次,均以0.9%氯化钠注射液配制成10~100U/L。此外,用药同时应给予H_2受体拮抗剂或质子泵抑制剂等抑酸剂,因为低pH环境可使凝血酶失活而影响疗效。

2) 全身药物

A. 抑酸剂:无论溃疡病出血还是静脉曲张出血都需用之,目的是造成止血环境。目前采用能使人体胃内pH达到6.0以上的质子泵抑制剂奥美拉唑治疗得到了很好的疗效,方法是8mg/h的速度连续静脉滴注或40mg每12小时静脉推注1次,一般3~5天为1个疗程。

B. 生长抑素及其类似物:生长抑素为肽类激素,能收缩内脏血管,使门静脉主干血流减少,降低门静脉压,主要用于静脉曲张性出血。其类似物有施他宁和奥曲肽。施他宁的用法为250μg静脉注射,继以250μg/h持续静脉滴注24~48小时。奥曲肽推荐剂量为首剂100μg静脉推注,继以25~50μg/h持续静脉滴注。

C. 垂体加压素:用于食管、胃底静脉曲张破裂大出血,可以强烈收缩内脏血管,减少门静脉血流量,降低门静脉压。多主张用0.2U/min持续静脉滴注,视治疗反应,可逐渐增加剂量至0.4U/min。因垂体加压素可收缩冠状动脉致心绞痛,甚至心肌梗死,可同时一起静脉滴注硝酸甘油扩张冠状动脉。

D. 纠正出、凝血机制障碍的药物:血凝酶,该药物是从巴西蝮蛇毒液中提取的蛇酶制剂,具有类凝血激酶的作用,可活化凝血因子和刺激血小板凝集,具有凝血和止血的双重作用。常规用量为1~2kU,每日2次,一般静脉注射用于急性出血,如血中严重缺乏纤维蛋白、血小板等成分,则应补充后应用。对肝硬化食管静脉曲张患者,可适量补充维生素K及维生素C。

三腔管压迫止血是较为传统的止血方法,仅适用于食管胃底曲张静脉破裂出血,置管时间以不超过48小时为宜,每12~24小时放气1次,以免引起食管壁压迫坏死等并发症。由于患者痛苦大、并发症多,停用后早期再出血率高,目前已不作为首选止血措施。其应用宜限于药物不能控制出血时作为暂时止血用。

内镜检查不仅可发现出血病灶,而且可在内镜下进行局部止血疗法。内镜直视下注射硬化剂至曲张的静脉，或用皮圈套扎曲张静脉，或两种方法同时使用，从而达到止血目的，止血率较高。并发症可有胸骨后疼痛、局部溃疡或出血、瘢痕狭窄等。

3）其他：对溃疡病、急性胃黏膜病变、食管静脉曲张出血等，可局部喷洒孟氏溶液，或应用高频电凝、激光光凝止血。食管静脉曲张出血者，经内镜将硬化剂注入食管曲张静脉内能达到暂时止血目的。此法如与三腔管压迫止血法联合应用，会增强止血效果。利用选择性动脉插管技术，持续灌注少量垂体后叶素，能用以治疗食管静脉曲张出血或出血性胃炎、消化性溃疡等引起的出血。除注射药物外，还可行动脉栓塞术，使局部血管闭塞止血。国内近年已开展经皮肝穿刺选择性胃左静脉栓塞术来治疗食管静脉曲张出血。

（2）呕血的手术治疗：手术治疗一般是在出血部位已经明确，且经非手术治疗无效时才加以考虑。手术指征与手术方法的选择必须依据呕血原因、患者全身情况以及对保守治疗的反应等综合分析而定。

五、分 证 论 治

血得热则妄行，故呕血一证，初起大多由热迫血上行，虽有胃热和肝火之别，但两者均属实证。呕血量多或日久不愈者，每易由实证转为虚证，而出现中气虚弱、气虚血亏，以致脾肾两虚等虚损证候。亦有出血量多，正气已虚而热邪未清，或脉络瘀滞等虚实夹杂的证候。临床辨证时，应当仔细观察病情，分清虚实，结合病情标本缓急确立治则，进行治疗。

1. 热伤营血证

治法：清热解毒，凉血止血。

方药：犀角地黄汤，或加用清营汤。

水牛角、地黄、芍药、牡丹皮。或加大青叶、紫草、鲜藕汁、鲜荷叶、西瓜翠衣。

2. 湿热中阻证

治法：清热化湿，凉血止血。

方药：泻心汤合四生丸。

大黄、黄连、黄芩、四生丸。或加葛黄丸。

3. 肝火犯胃证

治法：泻肝清胃，凉血止血。

方药：龙胆泻肝汤。

龙胆、黄芩、栀子、泽泻、木通、车前子、当归、生地黄、柴胡、生甘草。

可加白茅根、仙鹤草、茜草根、大黄、花蕊石散、三七。

4. 积滞伤胃证

治法：消积导滞，和胃止血。

方药：保和丸加味。

山楂、神曲、莱菔子、半夏、陈皮、茯苓、连翘。或加茜草根、墨旱莲、藕节、牡丹皮、赤芍、三七。

5. 瘀阻胃络证

治法：活血化瘀，理气止痛。

方药：血府逐瘀汤合失笑散。

柴胡、枳实、芍药、甘草、桃仁、红花、生地黄、当归、川芎、牛膝、桔梗。或加茜草、小蓟、三七。

6. 寒郁中宫证

治法:温阳健脾,养血止血。

方药:黄土汤加味。

灶心黄土、白术、附子、阿胶、地黄、黄芩、甘草。或加炮姜、三七、花蕊石、侧柏叶。

7. 阴虚火旺证

治法:滋阴清热,凉血止血。

方药:玉女煎加味。

石膏、知母、地黄、麦冬、牛膝。或加牡丹皮、侧柏叶、白茅根、墨旱莲、藕节、紫珠草、党参,或合生脉散。

8. 气虚血亏证

治法:健脾益气,补气摄血。

方药:归脾汤加味。

人参、茯苓、白术、甘草、黄芪、当归、龙眼肉、酸枣仁、远志、木香。或加炮姜、阿胶。或急用独参汤、参附汤益气固脱,并可加三七粉、云南白药等止血。

六、预 防 护 理

1. 安静卧床,保温,防止着凉或过热,避免不必要的搬动,呕血时应立即将患者的头偏向一侧,以免血液呛入气管而造成窒息。

2. 给予精神安慰,解除患者恐惧心理。

3. 饮食护理。在呕血、恶心、呕吐和休克的情况下应禁食。血止后,应给予流质或半流质饮食,宜少量多餐,以防再出血。昏迷的患者,应给予无蛋白质饮食,饮食不要过热,以免血热妄行,呕血不止。给予清淡富有营养的食物如蔬菜、豆类以及水果等,对防止出血和康复有一定帮助。

4. 平时应积极锻炼身体,增强体质;避免情志刺激,调摄生活起居;饮食适宜,防止暴饮暴食,忌辛辣刺激之品及过量饮酒。对素有胃脘痛病史的患者,不要劳倦过度,应有节律地工作与休息,尤其在季节冷暖交替时,防止感凉诱发。彻底治疗原发疾病,如胃病、肝病等。

七、文 献 选 读

《素问·厥论》:"太阳厥逆,僵仆,呕血……阳明厥逆,喘咳身热,善惊衄呕血。"

《素问·举痛论》:"怒则气逆,甚则呕血及飧泄。"

《河间六书·上溢》:"心火热极,则血有余,热气上,甚则为血溢。"

《严氏济生方·吐衄》:"血气俱热,血随气上,乃吐衄也。"

八、现 代 研 究

有研究者治疗溃疡病上消化道出血 69 例,其中十二指肠球部溃疡 34 例,胃溃疡 25 例,慢性胃炎 6 例,复合性溃疡 4 例,使用半夏泻心汤加减(半夏、黄连、黄芩、大黄、白及、乌贼骨、煅瓦楞子、三七粉),临床痊愈 49 例,显效 12 例,有效 4 例,无效 4 例,总有效率 94%,平均止血日数 4.4 日。

大黄和白及是治疗消化道出血最常用的两种中药,曾有用中药大黄白及粉治疗急性上消化道出血 100 例,治愈 69 例(69%),显效 28 例(28%),无效 3 例(3%),治疗后大便隐血转阴时间平均 3.3 日;其中重度出血者 3 例,经 24 小时治疗,出血未缓解,转外科手术治疗。此外,也有用大黄白及散(生大黄、白及、蒲黄、三七、黄芪,碾末后以 0.9%氯化钠溶液调服),每日 1 次口服,治疗上消化道出血 37 例,显效 21 例,止血有效率 94.59%。有研究将上消化道出血患者 95 例随机分为 2 组,基础治疗均相同,治疗组口服生大黄粉,对照组口服西咪替丁,结果治疗组大便隐血试验平均转阴时间(3.84 日)明显短于对照组(6.89 日)。有报道在治疗原发病、补充血容量等处理的基础上,以大黄粉 5～7g,每 4～6 小时口服或经胃管注入,治疗上消化道出血 30 例,显效 17 例,有效 12 例,总有效率 96%。

由上述各位学者的研究可以看出,中医药治疗上消化道出血还是有可观的疗效,也让我们看到了中医药的发展前景。

参 考 文 献

1. 王醒华. 半夏泻心汤加减治疗上消化道出血 69 例临床小结[J]. 天津中医,1994,11(4):16-17.
2. 莫成荣,高秀英. 大黄白及粉治疗急性上消化道出血 100 例[J]. 中国中医急症,1994,3(5):211-212.
3. 林平,伍德娜. 生大黄粉治疗急性上消化道出血 95 例临床分析[J]. 福建中医药,1996,27(4):6.
4. 周洪兰,韦颖福,蒋万玲,等. 生大黄治疗急性上消化道出血疗效观察[J]. 贵阳医学院学报,2002,27(2):169.
5. 钟新林,彭红卫,刘雄. 大黄白及散治疗急性上消化道出血 37 例疗效观察[J]. 湖南中医药导报,2003,9(2):22.

第十八节 便 血

一、概 述

便血是指大便下血,或便下纯血,或血便夹杂而下,或大便前后下血,均为便血。多因外感湿热、饮食不节、情志失调、劳倦内伤等导致胃肠积热、胃肠脉络受损,或瘀血阻络、血不循经,或气不摄血、血液下溢入肠道由肛门排出体外。

便血又名血便、下血、泻血、结阴等。本篇主要讨论急性便血,出血量较大,出血势较急,病情重,并发症多,不及时处理可危及生命。

血液从肛门排出,大便带血,或全为血便,颜色呈鲜红、黯红或柏油样,均称为便血,可见于多种疾病。内伤杂病的便血,主要见于肠结核、肠伤寒、肠道肿瘤、肠道息肉或溃疡、急性出血性坏死性肠炎、钩虫病、克罗恩病、肠套叠、痔疮、肛裂、肛瘘等。另外,某些全身性疾病,如白血病、血小板减少性紫癜、血友病、遗传性毛细血管扩张症、维生素缺乏、肝脏疾病、尿毒症、流行性出血热、败血症等也可见大便下血,可参照本篇进行辨证论治。

二、诊断与鉴别诊断

(一) 中医证候诊断

1. 辨证要点

(1) 辨便血的颜色及性状:注意观察便血的颜色及性状,是辨识便血证候特点的一个重要方面。

(2) 辨病位:便血颜色黯红,或黑而量多,与大便混杂而下,其病位多在胃及小肠;便血颜色鲜红,或大便中带有血液,其病位多在大肠、直肠。

（3）辨寒热:便血一证,属于热者一般多实,常见胃脘胀闷作痛、口干而渴、喜冷畏热、舌红、脉数有力等;属寒者一般多虚,常见倦怠乏力、脘腹隐痛、食欲减退、怯寒肢冷、舌淡脉细等。有时由于病机变化复杂可出现寒热相兼的证候。

（4）辨虚实:实证常见于青壮年,或初次发病,或发病早期;多因饮食不节而诱发;便血紫黯或紫黑,或下血鲜红,常伴有胃脘胀闷而痛,口苦口干,或口中臭秽,舌燥苔黄,脉弦数或细数。虚证常见于年老体衰,大病后期,或反复便血不止者;多因劳累而诱发;便血紫黯,持续不愈,时轻时重,脘腹疼痛隐隐,面色无华,神疲懒言,舌质淡,脉细。

根据出血部位可分为远血、近血,张介宾指出:"血在便后来者其来远,远者或在小肠,或在肾……血在便前来者其来近,近者或在广肠,或在肛门。"近血根据血色清浊又可分为肠风、脏毒,《证治要诀》云:"血清色鲜红者为肠风,浊而黯者为脏毒。"

2. 便血一般可分为六大类

（1）风火熏迫证:外感风邪者,先血后便、便血色鲜或血下如溅,兼有口渴饮冷、牙龈肿痛、大便燥结等;肝经风热者,除有便血质清色鲜症状外,常见胁腹胀满、口苦多怒。舌红苔黄,脉数实。

（2）肠道湿热证:下血紫黑、晦暗不鲜,兼见脘腹胀痛、呕恶少食、大便不畅或稀溏,肛门灼痛,苔黄腻,脉濡数或滑数。

（3）热毒蕴结证:肛门肿硬疼痛流血,便血色黯不鲜,质稠或成块,腹痛,口干舌燥,大便秘结或不爽,舌红苔黄,脉滑数。

（4）脾虚不摄证:便血色红或紫黯,食少,体倦,面色萎黄,头晕目花,心悸,少寐,舌质淡,脉细弱。

（5）脾胃虚寒证:便血紫黯,甚则黑色,畏寒肢冷,喜热饮,腹部隐痛,喜按喜暖,面色不华,神倦懒言,便溏,舌质淡,苔薄白,脉细弱无力。

（6）瘀血阻络证:血色黯,甚或成块,久久不愈,多伴有肛门坠胀,兼有烦热易怒、腹痛或有包块、痛处不移,舌质紫黯,脉沉涩等。

（二）西医诊断

1. 发病特点　患者以往多有胃脘痛、鼓胀、胃癌、肝癌、结肠癌、溃疡性结肠炎等病史,可见于各个年龄组,一般起病较缓,病程或短或长;若出血量大,血势较急则病情传变迅速,可致惊厥、气脱等。

2. 临床表现　便血以大便下血为主要临床表现,可在大便前、大便后下血或血便夹杂,或单纯下血。大便色鲜红、黯红或紫黯,或呈柏油样,质稀溏,次数增多或粪血夹杂,或粪便表面附着鲜红色血液;大便隐血实验阳性;骨髓及血液学、内镜检查可明确病因。

（三）鉴别诊断

1. 痔疮　痔疮大便下血应与便血相鉴别。痔血特点是便时出血,血色鲜红,血不与大便相混或附在大便外面,多伴肛门异物感或肛门疼痛。做肛门及直肠检查时可见痔核。《张氏医通·诸血门·下血》云:"若肛门射血如线,或点滴不已者,乃五痔之血。"

2. 痢疾　痢疾多见于夏秋季节,有饮食不洁或与痢疾患者接触史,下痢赤白脓血,肛门灼热,腹痛,里急后重,小便短赤。根据便血颜色,痢疾的便血为脓血相兼,且伴有腹痛、里急后重、肛门灼热等症,二者不难鉴别。

三、处 理 原 则

便血尤其是出血量大、急骤的便血常可引起休克等严重并发症,其处理当以止血为要,所谓急则治其标、缓则治其本,治标以止血为急务,治本当审因施治,根据不同病因治火、治气、治血;此外,便血有反复发作的特点,故急诊便血当以促进止血、预防复发、防止休克为总的处理原则。

四、急 救 处 理

1. 患者应卧床,活动性出血期间暂禁食,及时清除血迹、血块,消除患者恐惧心理;立即建立静脉通道,进行补液治疗。

2. 监测出血征象,动态观察呕血、黑便或便血的变化,监测意识状态、脉搏、呼吸、心电图、血压、肢体温度、皮肤和甲床色泽、静脉充盈情况、尿量、中心静脉压、血氧饱和度。定期复查红细胞计数、血红蛋白、血细胞比容等。

3. 肠道湿热便血可选用大黄注射液清热凉血,每 100ml 加 5% 葡萄糖注射液 250ml 静脉滴注,每日 1 次;或清开灵注射液清热解毒,每次 30~40ml 加 5% 葡萄糖注射液 250ml 静脉滴注,每日 1 次。气虚不摄便血可选用生脉注射液益气养阴,每次 60~120ml,加入 5% 葡萄糖氯化钠注射液 250~500ml 中静脉滴注,每日 1~2 次。

4. 局部止血 止血药物可应用云南白药、白及粉、三七粉、大黄粉等;可经直肠镜或乙状结肠镜发现出血病灶,可局部应用止血药物、电凝、激光等治疗;经造影导管超选择性动脉灌注血管加压素或栓塞物可以有效止血,对出血原因尚不明确或经药物等治疗无效的下消化道出血具有诊断和治疗价值;患者出血量多,其他治疗方法不能止血时可急诊手术。

5. 针灸 根据虚则补之、实则泻之的原则,针刺曲池、大椎、大陵、命门、承扶、三阴交、足三里、太白、脾俞、肾俞、大肠俞、长强、承山、百会、气海、关元。属实属热者,用泻法以清热泻火,凉血止血;属虚寒者,用补法或温针,或艾条灸百会、气海、关元、足三里、命门等以健脾补肾、益气固摄。

6. 对症治疗 烦躁不安者,可应用镇静药物;发热患者,可给予物理降温。

7. 如患者发生休克,可参照厥脱治疗。

五、分 证 论 治

1. 风火熏迫证
治法:外感风邪者宜清火养血;肝经风热者宜疏肝泻热。
方药:槐角丸或泻青丸。
槐角、地榆、黄连、黄芩、黄柏、生地黄、当归、川芎、防风、荆芥、侧柏叶、枳壳、乌梅、生姜;或龙胆、大黄、川芎、当归、羌活、炒栀子、防风、竹叶。

2. 肠道湿热证
治法:清化湿热,凉血止血。
方药:地榆散合槐角丸加减。
地榆、茜草、槐角、栀子、黄芩、黄连、茯苓、防风、枳壳、当归。
可酌情选用清脏汤或脏连丸。

3. 热毒蕴结证

治法：清热解毒，凉血止血。

方药：黄连解毒汤。

大黄、黄连、黄芩、黄柏、栀子、赤芍、枳壳、连翘、防风、甘草。

或可加地榆、荆芥、槐角、牡丹皮、黄芩、土茯苓、地肤子、薏苡仁、槟榔。

4. 脾虚不摄证

治法：益气摄血。

方药：归脾汤加味。

党参、茯苓、白术、甘草、当归、黄芪、酸枣仁、远志、龙眼肉、木香、阿胶、槐花、地榆、仙鹤草。

5. 脾胃虚寒证

治法：健脾温中，养血止血。

方药：黄土汤加味。

灶心土、炮姜、白术、附子、甘草、地黄、阿胶、黄芩、白及、乌贼骨、三七、花蕊石。

6. 瘀血阻络证

治法：行气活血，化瘀止血。

方药：膈下逐瘀汤加减。

桃仁、牡丹皮、红花、赤芍、乌药、延胡索、当归、川芎、五灵脂、枳壳、香附、甘草、花蕊石、童便。

六、预 防 护 理

1. 尽量使患者安静休息，保持室内整洁、空气流通，适宜静心养神，免使心火妄动扰血。指导患者便时切勿努责，以免损伤血络，再次出血。

2. 注意饮食有节，起居有常，劳逸适度，出血期间严格禁食或进食流质饮食，予清淡、易于消化、富有营养的食物，如新鲜蔬菜、水果、瘦肉、蛋类等，忌食辛辣香燥、油腻炙煿之品，戒除烟酒。

3. 调节情志，避免情绪波动，消除恐惧及忧虑等不良情绪，肝郁犯胃证者尤应注意开导，使之心情舒畅，气机条达，气血循行常道而不外溢。脾胃虚寒证者注意防寒保暖，尤其注意脘腹保暖，防止脾胃虚弱再受外邪侵袭。

4. 密切观察患者神色、血压、脉象、呼吸、体温、舌质及便血量，若出现头昏、心慌、汗出、面色苍白、四肢湿冷、脉芤或细数等，应积极救治，以防产生厥脱之证。

七、文 献 选 读

《素问·阴阳别论》："结阴者，便血一升，再结二升，三结三升。"

《灵枢·百病始生》："阳络伤则血外溢……阴络伤则血内溢。"

《景岳全书·杂证谟·血证》："便血之于肠澼，本非同类。盖便血者，大便多实而血自下也。"

《张氏医通·下血》："不可纯用寒凉，必加辛散为主，久之不愈，宜理胃气，兼升举药，故大便下血，多以胃药收功，不可徒用苦寒也。"

八、现 代 研 究

药理研究证实,大黄有收敛止血作用,止血成分主要为大黄酚,对外出血和内出血均有明显止血作用,可使凝血时间缩短,降低毛细血管的通透性,改善毛细血管脆性。血余炭有止血祛瘀作用,动物实验证实血余炭能缩短出血和凝血时间及血浆再钙化时间。侧柏叶、槐花均为苦寒凉血止血之品,为治疗实证便血之要药。徐伟祥由此自拟二黄止血方(大黄 6g、黄连 3g、血余炭 3g、侧柏叶 10g、槐花 10g)治疗便血并随症加减,250 例患者中显效 165 例,有效 80 例,无效 5 例,有效率为 98%。服药后停止便血时间最短 2 天,最长 6 天,平均治疗天数为 6 天。朱泽等用大黄加味治疗实证便血 51 例(大黄 10～35g,黄连 10～20g,黄芩 5～20g,升麻 10～25g,地榆 10～25g,茜草 10～20g),根据体质强弱、年龄大小选择各药剂量。对照组 50 例常规服用槐角丸、止血敏、抗感染等药。结果观察组显效 48 例,有效 3 例,无效 0 例,平均治愈天数 3.4 天;对照组显效 16 例,有效 26 例,无效 8 例,平均治愈天数 4.9 天,观察组优于对照组。曾丽英用泻心汤加味治疗便血 50 例,方药组成为大黄、茜草各 15g,栀子、藕节、侧柏叶、黄连各 10g,黄芩、地榆各 12g,随症加减,治愈 45 例,好转 4 例,无效 1 例。张惠珍用便血合剂治疗肛肠病实证便血 121 例,与止血敏片和氨必仙胶囊进行对照,总有效例数 108 例,总有效率 89.3%,对照组 80 例,总有效率 79.1%,治疗组总有效率明显高于对照组,同时在治疗过程中未见明显毒副作用。阳文飞用补中益气汤加减治疗便血(黄芪 30g,党参、地榆各 15g,白术、柴胡、黄芩、甘草各 10g,当归、槐米各 12g,升麻、陈皮各 6g),血虚肠燥者加大黄 10g、枳壳 10g、生地 15g,血虚乏力者加阿胶、血余炭各 10g,脾胃双虚加茯苓 10g、苡米 15g,脾胃虚寒加灶心土 15g、白及 10g,脾肾双亏加熟地 15g、女贞子 10g,结果观察组(36 例)优于西药组(28 例)。韩锋等用二白二地汤治疗便血 52 例(白头翁、生地、生地榆、炒白糖),并根据证型调整比例,肠道湿热型为白头翁∶生地∶生地榆∶炒白糖＝2∶1∶1∶1,脾胃虚寒型为白头翁∶生地∶生地榆∶炒白糖＝2∶1∶1∶4,结果痊愈 39 例,好转 10 例,无效 3 例,总有效率为 94.23%。

张云用自拟方剂口服及灌肠治疗溃疡性结肠炎便血,基本方为山药 30g,地榆炭 20g,茜草炭 15g,蒲黄炭 15g,三七 15g,赤石脂 30g,甘草 10g。初发型症见便血紫红、腹痛拒按、里急后重、舌红、苔黄腻,为大肠湿热,加大黄炭 12g、黄连 12g、白头翁 15g;复发型多久病体质消瘦、面色无华、便血血色淡红或血水样便、舌淡、苔薄白、脉弱,为脾肾阳虚,加补骨脂 15g、茯苓 20g、焦白术 15g。痊愈后口服补脾益肠丸 2 个月以巩固疗效。治疗 1～3 日,便血量、排便次数明显减少;血便消失时间 3～8 日;21 日均痊愈。观察 1～3 年复发 2 例,仍用前方治疗痊愈。

孙明媚等用双黄连锡类散(双黄连 3g 配以锡类散 1g 加入 0.9%氯化钠注射液中)温热后保留灌肠治疗便血 38 例,痊愈 34 例,占 89.5%,有效 3 例,占 7.9%,无效 1 例,占 2.6%,总有效率为 97.4%。鞠丽娟等用猪棕炭麻油(猪棕炭 15g,麻油 30ml)治疗直肠炎便血 110 例,经过 2～4 个疗程,102 例痊愈,占 92.73%;6 例显效,占 5.45%;2 例无效,占 1.82%,总有效率 98.18%。

参 考 文 献

1. 徐伟祥.二黄止血方治疗便血 250 例[J].上海中医药杂志,1997(7):27.
2. 朱泽,孙富海,李长江.大黄加味治疗实证便血 51 例[J].吉林中医药,2002,22(1):19.

3. 曾丽英.泻心汤加味治疗便血50例[J].新中医,1997,29(6):46-47.

4. 张惠珍.便血合剂治疗肛肠病实证便血121例疗效观察[J].云南中医中药杂志,2002,23(2):30-31.

5. 阳文飞.补中益气汤加减治疗便血的临床观察[J].四川中医,2002,20(7):48.

6. 韩锋,哈森高娃.二白二地汤治疗便血52例体会[J].现代中西医结合杂志,2001,10(9):840.

7. 张云.中药口服及灌肠治疗溃疡性结肠炎便血25例[J].河北中医,2008,30(3):3.

8. 孙明娟,张颖.双黄连锡类散治疗便血38例[J].辽宁中医杂志,1996,23(11):511.

9. 鞠丽娟,张洪刚.猪棕炭麻油治疗直肠炎便血110例[J].浙江中医杂志,2005,13(1):155.

第十九节　急　黄

一、概　述

黄疸是以目黄、身黄、小便黄为特征的病证,其中以目睛黄染为主要特征。急黄是指由于湿热疫毒炽盛或外感天行疫疬之邪深入营血、内陷心包引起的以急骤黄疸为主症的内科急症。其特点是猝然起病,身目俱呈金黄色,黄疸迅速加深,其色如金,高热,烦渴,胸腹胀满,恶心呕吐,尿少色如柏汁,甚则神昏谵语,烦躁抽搐,吐衄,便血,或肌肤斑疹,舌绛苔黄燥,脉弦滑或数。其中由天行疫疬之邪而引起的急黄,具有很强的传染性。

急黄一名,首见于《诸病源候论·黄疸诸候·急黄候》:"脾胃有热,谷气郁蒸,因为热毒所加,故卒然发黄,心满气喘,命在顷刻,故云急黄也。有得病即身体面目发黄者,有初不知是黄,死后乃身目黄者。其候,得病但发热心战者,是急黄也。"急黄为黄疸病中的危重证,发病急,并发症多,病情凶险,死亡率高。

现代医学的急性黄疸性肝炎、重症肝炎、亚急性重型肝炎等,均可参照本病救治。其中由外感天行疫疬之邪引起的急黄,具有很强的传染性,男女老幼均可发病,可造成局部或较大范围的流行。

二、诊断与鉴别诊断

(一) 中医证候诊断

1. 辨证要点

(1) 洞察白睛:急黄以目黄、身黄、小便黄为主,其中尤以目睛黄染最为重要,亦最早出现,是辨证的最关键之点。检查目睛黄染一定要仔细,要在明亮处,不可将沉着的浅黄色的脂肪误认为黄疸,白睛的黄疸分布普遍而均匀。

(2) 重视疫情:天行疫疬之邪是本病的中医传染源,如发现急黄患者,尤其是出现"皆相染易,无问大小,病状相似"的情况,要加以重视,且有助于急黄的诊断和辨证治疗。

(3) 注意出血倾向:急黄合并出血提示预后不良,应密切注意,警惕大出血。要了解急黄出血的一般规律,初见齿龈、鼻腔出血,或皮肤瘀斑,继之出现呕血、便血。如患者有出血倾向,脉见浮数而洪大者,要考虑有大出血的可能。

2. 急黄一般可分为三大类型

(1) 热毒炽盛证:高热烦渴,黄疸鲜明,迅速加深,胃纳锐减,胸闷腹胀,恶心呕吐,便秘尿赤,舌质红绛,苔黄厚燥,脉滑数。

(2) 热入营血证:高热不退或高热夜甚,重度黄疸,黄色鲜明,鼻衄、齿衄、皮下瘀斑、呕血便血,烦躁谵语,舌质红绛,苔黄燥少苔,脉细数。

（3）**热陷心包证**：高热不退或高热夜甚,重度黄疸,黄色鲜明,神昏,发狂,抽搐,舌质红绛,苔黄燥少苔,脉弦细数。

（二）西医诊断

1. **发病特点** 急性起病,常有明确之因,可发于各年龄段。

2. **病因诊断** 患者有疫区居住史或疫水接触史,或服用具有肝毒性的药物、毒物史及酗酒史等。

3. **临床表现** 急黄发病急骤,高热烦渴,黄疸鲜明,迅速加深,胃纳锐减,胸闷腹胀,恶心呕吐,便秘尿赤,舌质红绛,苔黄厚燥,脉滑数;甚则高热不退或高热夜甚,重度黄疸,黄色鲜明,鼻衄、齿衄、皮下瘀斑、呕血便血,烦躁谵语。重症见高热不退或高热夜甚,重度黄疸,黄色鲜明,神昏,发狂,抽搐。

4. **辅助检查** 血白细胞计数及中性粒细胞百分比均有增高。

肝功能检查:谷丙转氨酶水平明显升高,常高于 500～2000U/L,血清胆红素水平升高,常高于 170mmol/L,磺溴肽钠（BSP）试验明显潴留。凝血酶原时间明显延长,大于正常对照的 1/3。血氨水平常见不同程度的增高,出现昏迷时明显升高。

（三）鉴别诊断

1. **肝癌** 肝癌患者 B 超、CT 等检查显示肝脏有实性占位性病变（肿瘤）,或肝脏穿刺病理结果查见肝癌细胞。肝癌患者若血中结合胆红素水平显著升高,尿胆红素阳性,见皮肤瘙痒、大便呈白陶土色,为阻塞性黄疸;血清结合胆红素与非结合胆红素水平均升高,以结合胆红素为主,尿胆红素阳性,尿胆原水平增高,为肝细胞性黄疸。

2. **肝内胆汁淤积综合征** 本病临床常见,特别是胆汁淤积型肝炎患者,黄疸可以很深,血清 BIL＞171μmol/L,甚至可达 500μmol/L 以上,易误诊为重型肝炎。但本病有三分离的特点:①黄疸深而消化道及全身症状轻;②黄疸深而血清转氨酶水平不很高;③黄疸深而凝血酶原时间延长不明显,凝血酶原时间活动度常在 40％以上,出血倾向不明显。患者多有皮肤瘙痒,粪色变浅,血清碱性磷酸酶（ALP）及 γ-谷氨酰转肽酶（γ-GT）活性明显升高,而发生肝衰竭及腹水者少见,预后一般较好。

3. **萎黄** 萎黄又称虚黄,由饥饱劳倦、食滞虫积或病后失血等致。病势不急。病机为脾胃虚弱,气血亏虚,肌肤失去濡养。临床以肌肤萎黄不泽、目睛及小便不黄、眩晕、心悸、少寐、大便不实等为主要表现。

三、处 理 原 则

急黄病情复杂且多变,应高度警惕,严密观察,分秒必争。其处理原则可概括为:

（一）细察病因

急黄乃多种病因所致之内科急症,审明病因,对急黄之治疗至关重要。若系热毒炽盛所致,清热解毒退黄并重;若为时令疫疠所致,当立即隔离;若热毒内陷心包,当清热解毒、醒脑开窍并重。

（二）综合救治

急黄之症,虽有轻重之别,但均属危重证候,且可迅速逆变,乃至死亡。因此,必须采用多种投药办法,积极进行综合救治,将标本、先后、缓急统一起来,力求辨证确切,用药有力,措施及时。

四、急救处理

急黄是内科之急症,且属于传染病范畴,要早发现,及时住院,有传染性者及时隔离。

1.24 小时监测生命体征。

2. 卧床休息及吸氧,应予低脂、低盐饮食,适当增加葡萄糖进量,出现昏迷时,严格限制蛋白质摄入量,纠正氨中毒,补充维生素 B、维生素 C 等。

3. 避免使用对肝损害较大的药物,慎用镇静剂、利尿剂等,防止出现电解质紊乱及酸碱平衡紊乱。

4. 清热解毒开窍。茵栀黄注射液 100ml 加入 5％葡萄糖注射液 500ml 中,静脉滴注,每日 1 次。醒脑静注射液 20～40ml 加入 10％葡萄糖注射液 500ml,静脉滴注,每日 1 次。

五、分证论治

1. 热毒炽盛证

治法:清热泻火,解毒退黄。

方药:甘露消毒丹或清瘟败毒饮合茵陈蒿汤。

茵陈、栀子、大黄、黄柏、黄芩、车前子、猪苓、茯苓、滑石、通草、石菖蒲等。

有呕逆者,加生姜、竹茹;脘腹胀闷者,加枳实、厚朴、莱菔子;有胁痛者,加川楝子、郁金、延胡索。

2. 热入营血证

治法:清营解毒,凉血止血。

方药:清营汤或犀角地黄汤合茵陈蒿汤。

水牛角、黄连、栀子、土茯苓、金银花、连翘、玄参、茵陈、大黄、栀子。

有鼻衄、齿衄等,可加仙鹤草、地榆炭、三七等;有神昏者,可加石菖蒲。

3. 热陷心包证

治法:清热解毒,醒脑开窍。

方药:清营汤或羚角钩藤汤,灌服紫雪丹或神犀丹。

水牛角、生地黄、金银花、连翘、玄参、竹叶、茵陈等。

有神昏者,加远志、石菖蒲;便秘者,加大黄。

在此 3 型的基础上,再随证加减。在辨证论治的原则下,充分发挥祛除邪热的特殊作用,是阻断毒邪蔓延,扭转病势,帮助患者度过极期的重要措施。在急性重症肝炎的治疗过程中,加强祛除邪热的途径有:

(1) 掌握苦寒攻下的早期应用指征及急下指征,及时苦寒攻下,荡涤热毒秽浊之邪,急下存阴。一般来说,大便每日保持在 2～4 次为宜,代表药物为大黄、玄明粉(后下或冲服),加强攻下之力。

(2) 强化清热解毒。清热解毒药宜大量持久地应用,并由传统的口服苦寒重剂扩大为口服与静脉用药并举的方式,以增强苦寒直折热毒之功,代表药如茵陈、栀子、败酱草、虎杖、金钱草等,其中茵陈用量应大。

六、预防护理

急黄的护理主要是饮食护理及防止传染。严格隔离,卧床休息。调节情志,保持乐观情绪,"怒则伤肝","肝喜条达"。

饮食护理:限制蛋白质的摄入量,给予高热量、易吸收的食物,增加维生素 B、维生素 C 的摄入;中后期可逐渐增加蛋白质的摄入量,鼓励多进食碳水化合物;恢复期可用茵陈 50g,煎水代茶饮。可常服茯苓粥、山药粥等健脾养胃,促进本病的康复。

七、文 献 选 读

《素问·平人气象论》:"溺黄赤安卧者,黄疸……目黄者曰黄疸。"

《灵枢·论疾诊尺》:"寒热身痛而色微黄,齿垢黄,爪甲上黄,黄疸也。"

《素问·六元正纪大论》:"民病寒热,嗌干黄瘅,鼽衄饮发。"

《诸病源候论·黄疸诸候·急黄候》:"脾胃有热,谷气郁蒸,因为热毒所加,故卒然发黄,心满气喘,命在顷刻,故云急黄也。有得病即身体面目发黄者,有初不知是黄,死后乃身目黄者。其候,得病但发热心战者,是急黄也。"

《备急千金要方》:"凡遇时行热病,多必内瘀发黄。"

八、现 代 研 究

富有中医特色的多途径给药,多种治疗方法联用,无疑是提高急黄疗效的重要措施。多途径给药包括:①中药汤剂口服;②中药高位保留灌肠;③针刺疗法;④中药贴敷穴位;⑤穴位注射疗法;⑥药物敷脐疗法。中药汤剂是传统的给药方式。中药高位保留灌肠在肝衰竭的治疗中具有独特疗效,灌肠中药多选用清热利湿、利胆退黄、通腑泄浊、醒脑开窍类药物,作用是多方面的:①中药保留灌肠可避免药物久服败胃的缺点,以避免加重患者上消化道的症状;②中药灌入结肠后,既可在局部发挥通腑排毒作用,又可经肠黏膜吸收,经过直肠上静脉、肠系膜下静脉进入门静脉,不经胃酸及消化酶破坏,直达肝脏并进入体循环发挥全身治疗作用;③保留灌肠经肛门给药,药物可刺激直肠壁的自主神经,引起反射性肠蠕动,促进肠腔内的粪便排泄。灌肠后大便排出可减轻患者的腹胀;阻碍胆红素的肠肝循环,减少胆红素的重吸收;促进尿素氮和肌酐等有毒物质排出体外。针刺疗法可用传统方式或电针进行穴位治疗,电针的刺激强度可调控性好,选择治疗穴位依据《圣济总录》治疗急黄的太冲、涌泉、水沟、百会、肝俞。中药贴敷穴位后可经局部皮肤吸收,通过循环直达病所而发挥作用。穴位注射药物,可起到针刺和药物的双重作用。敷脐法是将中药填敷脐中,脐部敏感度高,渗透力强,药物易于穿透、弥散而被吸收。中医认为脐为神阙穴,可总理人体诸经百脉,联系五脏六腑,使药力经脉络迅速渗透到各个组织器官,达到治疗疾病的目的。以中医辨证理论为基础,合理运用中药,同时采取多途径给药方式是目前提高中医治疗急黄临床疗效切实有效的方法。

重型肝炎是肝炎分型中最危重的类型,根据起病的缓急及有无慢性肝病基础,临床上可分为急性、亚急性和慢性重型肝炎。单纯的西医治疗比较棘手,病死率高,预后差,是目前的医学难题之一。许多研究资料显示,在西医综合治疗的基础上,加用中医药治疗重型肝炎,在提高存活率、防治并发症方面有较好的疗效。

(一)经方加减

1. 茵陈蒿汤加减 谭姿英将 70 例重型肝炎患者随机分成治疗组 38 例和对照组 32 例。两组均予西医常规处理,治疗组加服茵陈蒿汤加减(含茵陈、栀子、大黄、田基黄等),结果治疗组的总有效率优于对照组($P < 0.01$)。

2. 大承气汤加减　杨大国等将 188 例重型肝炎患者随机分成治疗组 98 例和对照组 90 例。两组均给予西医常规治疗,治疗组加服赤芍承气汤(由赤芍、厚朴、枳实、元明粉、生大黄等药物组成),结果治疗组疗效优于对照组($P<0.05$)。

3. 茵陈蒿汤合小承气汤加减　罗彬等将 58 例重型肝炎患者随机分成治疗组 30 例和对照组 28 例。两组均采用西医综合治疗,治疗组加服茵陈蒿汤合小承气汤加减(含大黄、栀子、生地、枳实、厚朴、茵陈等药物)。结果治疗组总有效率为 76.67%,而对照组总有效率仅为 57.14%。

4. 大黄牡丹汤加减　张文才等将 197 例重型肝炎患者随机分成治疗组 100 例和对照组 97 例,两组均采用综合疗法治疗,治疗组加服大黄牡丹汤加减(含大黄、牡丹皮、桃仁、冬瓜子、芒硝、赤芍等药物)。根据中医辨证分为两型:湿热疫毒型(服上方)和非湿热疫毒型(上方去芒硝)。结果治疗组在症状、体征改善所需时间、TBIL 下降水平、存活率等方面均明显优于对照组($P<0.05$ 或 $P<0.01$)。

(二) 辨证分型或分期治疗

刘定奇将 48 例重型肝炎患者随机分为治疗组 28 例和对照组 20 例,两组均给予西医常规治疗,治疗组加用中医辨证治疗。热毒炽盛者,治以解毒化瘀汤加减;热迫心营者,治以凉血散瘀汤加减,同时送服安宫牛黄丸;湿浊内闭者,治以菖蒲郁金汤合小陷胸汤加减。结果治疗组疗效优于对照组($P<0.05$)。史永进按病程将重型肝炎分为 3 期,在西医治疗的基础上分别给予中药并随症加减。认为黄疸高峰期热毒炽盛、邪陷营血、胆汁郁滞多见,治以泻火解毒汤合犀角地黄汤及茵陈蒿汤加减;黄疸消退期证属余邪未清、瘀血阻滞,治以茵陈四苓散合膈下逐瘀汤加减;疾病末期邪毒已消、正气未复,治以参苓白术散合四物汤加减。结果总生存率为 60.9%,显示分期辨证给药疗效显著。

(三) 单味中药

赵洁等将符合慢性重型肝炎早期(中医营血证)诊断的 77 例患者随机分为治疗组 37 例和对照组 40 例,均给予重型肝炎基础治疗的同时,治疗组给予鲜生地汁口服,对照组给予血液净化治疗。分别于第 1、2 周末检测 ET、TNF-α 及 IL-1 水平。结果两组 ET 水平均明显下降,组间比较无明显差异;但治疗组 TNF-α 水平有明显降低。

(四) 中成药

马素平等采用益气活血颗粒联合西医综合疗法治疗 36 例慢性重型肝炎患者,与单用西医综合治疗的 31 例进行比较,结果治疗组的好转率明显优于对照组($P<0.05$)。

(五) 静脉滴注治疗

李君喜等采用鱼金注射液配合西医常规治疗慢性重型肝炎 60 例,对照组仅用西医常规治疗,结果治疗组在降低 TBIL 及并发症发生率方面均优于对照组($P<0.05$)。

(六) 保留灌肠治疗

王顺民等将 68 例重型肝炎患者随机分为治疗组 35 例和对照组 33 例,对照组采取西药常规加清热利湿退黄、活血等中药治疗,治疗组在对照组治疗的基础上加用排毒醒肝汤进行保留灌肠治疗。结果治疗组在生存率、黄疸消退方面均明显优于对照组($P<0.01$)。

(七) 多途径给药治疗

党中勤等采用中医多途径给药(口服、静脉滴注、保留灌肠、贴敷穴位、穴位注射等)配合西医常规疗法治疗重型肝炎 46 例,与单用西医常规治疗的 32 例作对照,结果治疗组疗效优于对照组($P<0.05$)。

总之,针对现代医学的不足,合理引入中医药的治疗,达到两种医学均达不到的疗效,起到"优势互补"的作用。

参 考 文 献

1. 党中勤,武西芳,吴秀霞,等.中医多途径给药为主治疗重型肝炎 46 例分析[J].中医药学刊,2003,21(1):152,160.

2. 张薇薇,袁学华,尹盛强,等.自拟退黄汤保留灌肠治疗慢性重型肝炎 57 例[J].中西医结合肝病杂志,2004,14(5):305.

3. 刘士敬,朱倩.中医急黄病与急性重型肝炎[J].光明中医,1999,14(80):11.

4. 谭姿英.茵陈蒿汤治疗重型肝炎 38 例疗效观察[J].中华医药卫生杂志,2004,1(1):69-71.

5. 杨大国,吴其恺,邓欣,等.通里攻下法治疗重型肝炎的临床研究[J].中国全科医学,2006,9(9):755-756.

6. 罗彬,康小明.中西医结合治疗重型肝炎 30 例[J].陕西中医,2005,26(9):876-877.

7. 张文才,赵华,牛国地,等.大黄牡丹汤加减治疗重型肝炎疗效观察[J].湖北中医杂志,2003,25(3):10.

8. 刘定奇.中西医结合治疗重型肝炎 48 例[J].时珍国医国药,2006,17(11):2356-2357.

9. 史永进.中西医结合治疗重型肝炎 128 例[J].中华现代医学与临床杂志,2003,3(16):384.

10. 赵洁,贾建伟,高丽英,等.鲜生地治疗慢重肝营血症临床观察[J].辽宁中医杂志,2006,33(8):952-953.

11. 马素平,赵文霞,张永艳,等.益气活血颗粒合单重血浆置换治疗慢重肝 36 例[J].辽宁中医杂志,2006,33(2):183-184.

12. 李君喜,李清芬.鱼金注射液治疗慢性重型肝炎 60 例[J].陕西中医,2003,24(7):599-600.

13. 王顺民,王荣忠,张继慧,等.排毒醒肝汤灌肠治疗重型肝炎 35 例疗效观察[J].中国中西医结合急救杂志,2006,13(6):381.

第二十节　急 性 胆 胀

一、概　　述

急性胆胀是指急性起病,进展迅速,以右胁部剧烈疼痛为主要临床表现的内科急症。其特点是突然发生的右胁肋部的剧烈疼痛,疼痛性质多为绞痛、灼痛、刺痛,甚则痛引右侧肩背。

本病首见于《灵枢·胀论》:"胆胀者,胁下痛胀,口中苦,善太息。"叶天士《临证指南医案》首载胆胀医案,为后世临床辨证治疗积累了经验。本病起病急,疼痛剧烈,常伴有恶心呕吐,亦可出现黄疸等症状,男女老幼皆可发病,但多发于中年肥胖女性,一年四季均可罹患。

西医的急性胆囊炎、急性胆总管炎、胆石症及胆道蛔虫症等,其临床表现与本病相似,可参照本病进行救治。

二、诊断与鉴别诊断

(一) 中医证候诊断

1. 辨证要点　急性胆胀发病急,病势重,当急辨其虚实,随证治之。起病较急,病程较短,胀痛持续不解,痛处拒按,口苦发热,苔厚脉实者,多属实;病程较长而急性发作,胁痛隐隐,胀而不甚,时作时止,或绵绵不休,遇劳则发,苔少脉虚者,多属虚。

2. 急性胆胀一般可分为四大类型

(1) 邪蕴肝胆证:初起寒热往来,口苦咽干,右胁肋部疼痛,呈绞痛、胀痛或牵痛,心烦喜呕,甚则呕胆汁,不欲饮食,腹软,舌质淡,苔薄,脉弦紧或弦数。

(2) 肝胆湿热证:右胁疼痛,伴恶寒发热,身目俱黄,大便黏滞,小便黄浊,舌质红,苔黄腻或厚,脉弦滑或洪数。

(3) 毒热壅盛证:右胁灼痛,恶寒高热,腹胀而满,口干渴,小便短赤,大便燥结,舌质红或绛,苔黄燥或有芒刺,脉弦滑或细数。

(4) 气滞血瘀证:右胁刺痛较剧,痛有定处而拒按,面色晦暗,口干口苦,舌质紫黯或边有瘀斑,脉弦细涩。

(二) 西医诊断

1. 发病特点

(1) 常有饱食油腻、恼怒、劳累、受凉等诱发因素。

(2) 一年四季均可发生,男女老幼均可罹患,以中年肥胖女性多见。

2. 临床表现　本病多突然起病,疼痛较剧烈,以右胁肋部的刺痛、绞痛、胀痛为主,常向右肩背部放射,疼痛拒按;也有波及腰腹者,伴嗳气、矢气、胃中灼热;或伴有恶心呕吐,甚则吐出胆汁,危重者伴有黄疸、厥脱等危象。B超检查、腹部 X 线平片、CT 等检查可显示胆总管扩张情况、结石、炎症等,有助于诊断。

(三) 鉴别诊断

1. 胃脘痛　胃脘痛是当心而痛,疼痛部位多局限在心窝部,任何年龄均可发病;而急性胆胀疼痛部位多在右胁部,中年肥胖女性多见。

2. 真心痛　从部位及疼痛性质看,真心痛疼痛突发而剧烈,且在左前胸部,伴有"手足青至节";而胆胀痛在右胁,疼痛较轻且以胀为主。

3. 急性脾心痛　急性脾心痛多有胁痛,恶心呕吐,可伴有黄疸,与本病极为相似,血清淀粉酶及超声检查可作鉴别。

三、处理原则

1. 急性胆胀的治疗原则为疏肝利胆,行气止痛。临床当辨其虚实,随证治之,实者宜疏肝利胆通腑,虚者宜补中疏通,根据虚损的差异,合用滋阴或益气温阳等法,以扶正祛邪。

2. 急性胆胀为危急重症,病情进展迅速,治疗不当,易致死亡,因此当积极进行中西医综合救治,根据其标本、缓急、虚实,采取及时合理的治法。

四、急救处理

1. 卧床休息,饮食应以低脂、低盐为主,适当补充能量,注意水、电解质平衡。避免使用对肝有较大损害的药物。重症患者需要 24 小时监测生命体征。合理应用抗生素。

2. 针灸治疗　针刺主穴:胆囊穴、阳陵泉、肝俞、胆俞、日月、期门。配穴:呕吐者,加内关、足三里;黄疸加至阳;发热者,加曲池、大椎。毫针泻法。胆道蛔虫病加用迎香透四白为治疗经验穴。

3. 中成药治疗　茵栀黄注射液 40～80ml 加入 5％葡萄糖注射液 250～500ml,每日 1次,静脉滴注。

五、分 证 论 治

1. 邪蕴肝胆证

治法：和解少阳，疏肝利胆。

方药：小柴胡汤。

柴胡、半夏、党参、甘草、黄芩、生姜、大枣。

伴嗳气、呕吐者，加代赭石、炒莱菔子；伴胆石者，加鸡内金、金钱草、海金沙。

2. 肝胆湿热证

治法：清热利湿，疏肝利胆。

方药：龙胆泻肝汤。

龙胆、栀子、党参、柴胡、车前子、泽泻、当归、川木通、生地黄、甘草。

黄疸重者，加金钱草、茵陈；疼痛重者，加川楝子、延胡索。

3. 毒热壅盛证

治法：清营解毒，透热利胆。

方药：清营汤。

水牛角、生地黄、金钱草、茵陈、牡丹皮、丹参、玄参、赤芍、黄连、金银花、连翘、大黄。

口渴喜饮者，加天花粉、麦冬；恶心呕吐者，加半夏、竹茹。

4. 气滞血瘀证

治法：疏肝利胆，理气活血。

方药：四逆散合失笑散。

柴胡、枳实、白芍、甘草、炒五灵脂、生蒲黄。

口苦心烦者，加龙胆、黄芩；脘腹胀甚者，加枳壳、木香；恶心呕吐者，加半夏、竹茹。

六、预 防 护 理

以卧床休息为主，但胆石症患者要适当活动。给予高热量、易吸收的食物，如新鲜蔬菜、水果、瘦肉等，忌食辛辣香燥、油腻之品，戒除烟酒。增加维生素的摄入，鼓励患者多饮水。调节情志，避免情绪波动。密切观察患者神志、血压、脉象、呼吸、体温，若出现头昏、心慌、汗出肢冷、面色苍白、脉芤或细数等，应积极救治，防止产生厥脱之证。

七、文 献 选 读

《灵枢·胀论》："胆胀者，胁下痛胀，口中苦，善太息。"

八、现 代 研 究

1976 年全国中西医结合治疗胆系疾病会议，制定诊疗标准将本病分为气郁型、湿热型及脓毒型。全国各地对本病的分型虽不完全按照此标准，但也大同小异。下面我们重点从急性胆囊炎、急性胆石症着手探讨各家的治疗特点。

（一）急性胆囊炎治疗的研究

金晓丽等认为急性胆囊炎的病机为不通则痛，在大柴胡汤和小承气汤的基础上自拟疏肝清胆汤（柴胡、黄芩、白芍、生大黄、川楝子、延胡索、炒山栀、枳实、厚朴、姜半夏）配合西药治疗急性胆囊炎 80 例，根据大便次数调整生大黄用量，高热者加龙胆，黄疸者加茵陈、过路黄、荷包草,恶心呕吐严重者加姜半夏、黄连,有胆结石者加金钱草、海金沙、鸡内金,疗程为10天。中药治疗组痊愈率、显效率均高于西医治疗的40例。证实中西药联合应用治疗急性胆囊炎,与单纯使用西药相比,疗效肯定,减少了手术的痛苦及术后并发症。但临床治疗应密切观察病情,保守治疗无效时应尽快转手术治疗。

赵春明在西药常规治疗基础上加大柴胡汤合茵陈蒿汤加味治疗急性胆囊炎,中药方剂为柴胡15g、黄芩10g、半夏15g、赤芍15g、白芍30g、大黄12g、枳实10g、栀子15g、茵陈30g、郁金12g。高热者,柴胡改30g、黄芩改15g,加白花蛇舌草30g;恶心呕吐明显者,加竹茹15g、生姜15g;疼痛剧烈者,白芍改60g,可加延胡索10g、川楝子15g;伴胆结石者,加金钱草30g、海金沙30g、牡蛎30g、鸡内金15g;舌红口干渴者,加生地黄30g。调整大黄用量,使大便次数控制在每日2～4次。治疗组62例,治疗7～15天(平均10.3天),治愈43例,显效11例,有效7例,无效1例,总有效率98.4%;对照组40例,治疗10～18天(平均12.6天),治愈22例,显效7例,有效6例,无效5例,总有效率为87.5%。两组比较,治疗组疗效明显优于对照组($P<0.01$)。

(二)胆石症的临床与实验研究

单药大黄有致泻、收敛止血、解痉利胆、利尿、健胃助消化等诸多作用。实验证明,大黄素能解除乙酰胆碱所致的痉挛,其解痉作用较罂粟碱强4倍。大黄可促进胆汁的分泌,并能使其中的胆红素和胆汁酸含量增加。对胆石症患者进行B超观察表明,生大黄有松弛括约肌,加强胆囊收缩,扩张胆管,驱除胆道异物的作用,且有抗菌作用,不良反应小,故为胆道疾患的首选药物。

党中勤主张治疗胆石症要辨病辨证相结合,辨病一是按结石成分分为胆固醇结石(密度较胆汁低,较易溶解,治疗宜利湿化痰、疏肝利胆)、胆色素结石(密度较胆汁高,难以溶解,治疗宜软坚散结、疏肝利胆)、混合性结石(兼有以上两类结石的特点,两法并用);二是按结石所在位置分为肝内胆管结石、胆囊结石、肝外胆管结石,并结合结石大小、形状及胆道系统的功能情况综合分析确定是以溶石或排石为主,还是溶排并举。辨证分型是根据四诊辨证为气滞型(以舒肝利胆为主,兼化痰软坚散结、健脾和胃)、湿热型(以清热利胆为主,兼化痰软坚散结、健脾和胃)、脓毒型(中药解毒排脓,配合西药治疗,必要时行手术)。他同时主张内服中药治疗的同时,加上中医传统的外治法,如中药保留灌肠、中药耳压疗法、芥籽泥冷敷、解痉止痛膏敷贴、疏肝利胆散敷脐等,还有中医的特色疗法针灸推拿等。徐建军等用四逆散加减治疗胆石症62例,其中痊愈38例,显效12例,有效8例,无效4例,总有效率为93.5%。华刚等用逍遥散加减(柴胡、当归、白术、川楝子、大黄、白芍、茯苓、鸡内金、金钱草等)治疗胆石症48例,治愈16例,好转24例,无效8例,总有效率为83.33%。逍遥散作用平和,以之为主方,取其舒肝解郁安脾之意。陈礼华等用大柴胡汤加减治疗胆石症80例,主方为柴胡15g、黄芩15g、大黄10g、枳实12g、白芍20g、郁金20g、茵陈15g、鸡内金15g、芒硝6g、金钱草30g,腹痛频频者加延胡索25g、川楝子20g,发热、舌绛苔黄者加金银花30g、黄连10g、栀子12g,结果治愈36例,好转27例,无效17例,总有效率为78.75%。龙明照等用胆腑舒胶囊(由金钱草、大黄、青皮、木香、水蛭、海金沙等组成)治疗湿热内蕴、痰瘀内阻型胆石症42例,服药3个月后,显效8例,有效30例,无效4例,总有效率为90.47%。

参 考 文 献

1. 金晓丽,任列钰.自拟疏肝清胆汤配合西药治疗急性胆囊炎80例[J].中国中医急症,2009,11

(11):1886.

2. 赵春明.大柴胡汤合茵陈蒿汤加味为主治疗急性胆囊炎 62 例[J].光明中医,2010,4(4):640-641.

3. 董兴海,陈刚.茵陈蒿汤经透皮给药治疗胆绞痛的研究[J].中华消化杂志,1997,17(3):141.

4. 郑显理.我国胆石病的治疗策略——排、溶、碎、取并举[J].中国中西医结合杂志,1992,12(1):47.

5. 徐建军,陈建永,潘锋.四逆散加减治疗胆石症疗效观察[J].中国中西医结合消化杂志,2006,14(4):264.

6. 华刚,管爱芬.逍遥散加减治疗胆石症 48 例[J].光明中医,2006,21(3):封四.

7. 陈礼华,沈慧琴,洪光明.大柴胡汤加减治疗胆石症 80 例[J].实用中医内科杂志,2007,21(4):67.

8. 龙明照,吴玲,龙凤昌,等.清热利湿、祛痰消瘀法治疗胆石症的临床研究[J].贵阳中医学院学报,2002,24(4):53.

9. 李严生,许向前.党中勤教授治疗胆石症的经验[J].中医学报,2010,1(1):49-50.

10. 董昆山,王秀琴,董一凡.现代临床中药学[M].北京:中国中医药出版社,1998:340.

第二十一节 急性脾心痛

一、概　述

急性脾心痛是指胰腺本气自病导致的以突然腹痛、恶心、呕吐、发热、黄疸等为主要表现的一种常见的内科急症。病重者,腹痛难忍,呈阵发性加剧,脘腹胀闷,呕吐剧烈,壮热不退,甚者喘促,面色苍白,四肢厥冷,脉微欲绝。

本病始见于《黄帝内经》,《灵枢·厥病》曰:"厥心痛,痛如以锥针刺其心,心痛甚者,脾心痛也。"本病可以发于任何年龄,但以青壮年居多,一年四季均可发病。本病又称"心胃痛"、"脾痛"、"脾厥心痛"、"心脾痛"等。

其腹痛、恶心、呕吐、发热、黄疸等表现,与西医的急性胰腺炎症状相似,故急性胰腺炎可参阅本篇进行救治。

二、诊断与鉴别诊断

(一) 中医证候诊断

1. 辨证要点

(1) 辨脾心痛之虚实:脾心痛虽多表现为邪热实证,但若失治误治,正气不支,邪毒内陷,伤阴损阳,亦有表现为厥脱等虚证者。

实证:腹痛剧烈,全腹作痛,按之痛甚,或伴见口干口苦、恶心呕吐、烦渴不欲饮等。

虚证:腹痛绵绵,喜温喜按,呕恶身热,烦渴多汗,面色㿠白,肢冷抽搐或冷汗淋漓。

(2) 辨脾心痛之轻重:脾心痛之轻重,当视其症状如疼痛程度、气息及汗出变化、神志有无异常、尿之有无等而定。一般而论,腹痛较轻,气粗声高,神志清晰,有尿者为轻症;腹痛剧烈,大汗淋漓,气粗息微,神志模糊,无尿者为重症。

2. 急性脾心痛一般可分为五大类

(1) 肝郁气滞证:上腹部胀闷疼痛,时发时止,痛及两胁,伴恶心,呕吐苦黄水,口苦,嗳气,大便秘结,或低热,舌红苔薄黄,脉弦数。

(2) 胆胰湿热证:中上腹胀闷疼痛,阵发性加剧,疼痛拒按,伴恶心,呕吐,发热,烦渴不欲饮,便干尿赤,或黄疸,口苦口腻,舌质红赤,苔黄腻或黄燥,脉弦滑数。

（3）热毒炽盛证：腹痛加剧，按之痛甚，拒按，且出现寒战高热、黄疸以及肌肤紫斑，严重者可发生厥脱，便秘尿黄，舌质红绛，苔黄燥，脉弦数。

（4）瘀热互结证：腹部刺痛拒按，痛有定处，或有包块，或皮肤青紫有瘀斑，口干不渴，小便短赤，大便燥结，舌质红或有瘀斑，脉弦数或涩。

（5）蛔虫上扰证：持续性上腹部疼痛，伴阵发性钻顶样疼痛，痛引肩背，甚则大汗淋漓，四肢厥冷，伴低热、呕吐清涎，或有吐蛔史，舌淡红苔薄白，脉弦紧。

（二）西医诊断

1. 发病特点

（1）患者素有胆疾、胃病或蛔虫病史。

（2）多因暴饮暴食、酗酒、情绪激动等诱发。

2. 临床表现

（1）呈突然发作的中上腹或左上腹疼痛，向左侧腰背部放射，可阵发性加剧，痛如针刺、刀割，拒按或可触及包块，伴恶心、呕吐、发热。呕吐物多为饮食物，或兼夹胆汁，或血液，脘腹胀满。严重者，出现寒战高热、黄疸、腹痛加剧以及肌肤紫斑，甚或发生厥脱。

（2）腹部触诊可有腹肌绷急拒按，按之痛甚。与腹痛程度不相称。病重者可扪及肿块，甚则腹部肌肤紫斑。

3. 相关检查

（1）血、尿淀粉酶：大多数患者在症状发作后 6～12 小时，血清淀粉酶水平升高，48 小时开始下降，持续 3～5 天，超过 500 温氏（Winslow）单位应考虑本病。尿淀粉酶水平增高稍晚，一般在发病后 12～24 小时，持续 1～2 周，每小时排量超过 350～1000 温氏（Winslow）单位有诊断价值。但淀粉酶水平的高低不一定反映病情轻重。

（2）周围血象：白细胞计数常升高，80%的患者白细胞计数在$(10～25)\times10^9$/L，严重病例可出现核左移现象。

（3）超声检查：对诊断和鉴别水肿型和出血型急性胰腺炎有一定帮助。

（4）CT 检查：对评估急性胰腺炎的严重程度、附近器官是否累及，可提供详细资料。

（三）鉴别诊断

1. **急性胆胀** 急性胆胀局限于右胁下，以剧烈绞痛为主症，常突然发病，阵发性加剧，向右肩胛部放射，多伴见寒战发热，恶心呕吐，厌食油腻。胆俞多有压痛。B超示胆囊增大，胆囊壁粗糙。

2. **真心痛** 真心痛虽可见上腹部剧痛，但以突发剧烈的胸骨后疼痛、憋闷压迫感为主。严重者，心痛彻背，背痛彻心，手足青至节。发病年龄多在 40 岁以上。既往多有卒心痛病史。心电图、血清标志物均有明显异常，血、尿淀粉酶正常，胰腺 B 超、CT 无异常。

3. **急性胃痛** 急性胃痛亦可见上腹部疼痛，可伴有恶心、呕吐，但其腹痛以钝痛、隐痛为常见，疼痛部位局限，且疼痛程度一般不如脾心痛之剧烈，多伴有嗳气吞酸、腹胀厌食。血、尿淀粉酶及胰腺 B 超、CT 均正常。

三、处 理 原 则

1. 本病多属邪热实证，亦有虚火为患之时，因此治疗时需明辨虚实，实者泻之，虚者补之。一般病程短暂，若失治误治，或邪毒炽盛，变证、险证蜂起，易危及患者生命。需严密观察患者生命体征及病情变化，及时对症处理。

2. 若属出血坏死型急性胰腺炎或经内科治疗后疗效差者,排除手术禁忌后,予以手术治疗。

四、急 救 处 理

1. 保持安静,重症患者需禁食,必要者胃肠减压;开通静脉通路,保持水、电解质及酸碱平衡;密切监测患者体温、呼吸、脉搏、血压、神志、腹痛等变化情况。

2. 利湿退黄　茵栀黄注射液 50～100ml 加入葡萄糖氯化钠注射液或 0.9% 氯化钠注射液或 10% 葡萄糖注射液,静脉滴注,每日 1～2 次。

3. 清热解毒开窍　清开灵注射液 40～120ml 加入等渗液体稀释,静脉滴注;或醒脑静注射液 20ml 加入等渗液体,静脉滴注,每日 1 次。

4. 益气养阴固脱　生脉注射液 50～100ml 加入 5% 葡萄糖注射液 500ml 中静脉滴注,每日 2～4 次,直到脱离厥脱状态;或选用参麦注射液,用法与生脉注射液同。

5. 益气回阳固脱　参附注射液 20～40ml 静脉推注,1～2 小时 1 次,直到脱离厥脱状态。

6. 针灸治疗

(1) 体针:取足三里、下巨虚、内关;中脘、梁门、阳陵泉、地机;脾俞、胃俞、中脘。呕吐重者,加天突;腹胀明显者,加巨虚。强刺激,得气后留针 1 小时,急性期每日 2～3 次。针刺后接通电针。

(2) 耳针:取胆区、胰区、交感、神门,用强刺激手法,留针 30 分钟。每日 3 次,或埋针。最主要的目的是镇痛止呕、通经导滞。

五、分 证 论 治

1. 肝郁气滞证
治法:疏肝解郁,理气止痛。
方药:柴胡疏肝散。
柴胡、枳实、延胡索、郁金、白芍、厚朴、半夏、木香。
大便不通者,用大黄;腹胀满者,加大腹皮;呕吐者,加姜竹茹、代赭石;食积者,加莱菔子、焦山楂、神曲。

2. 胆胰湿热证
治法:清热利湿止痛。
方药:龙胆泻肝汤。
龙胆、泽泻、川木通、车前子、当归、柴胡、生地黄、黄芩、栀子、生甘草。
腹痛甚、大便不通者,加大黄、芒硝、延胡索等;呕吐频繁者,加服红灵丹;高热不退者,加服甘露消毒丹;有黄疸者,加茵陈、金钱草。

3. 热毒炽盛证
治法:清热解毒,佐以通络。
方药:大承气汤。
大黄、厚朴、枳实、芒硝。
高热不退者,加服安宫牛黄丸;黄疸较重者,加茵陈、金钱草;肌肤紫斑明显者,可加水牛角、生地黄、牡丹皮、玄参等。

4. 瘀热互结证

治法:清热祛瘀通腑。

方药:桃仁红花煎合大承气汤。

牡丹皮、赤芍、黄芩、大黄、当归、川芎、延胡索、厚朴、芒硝、桃仁、红花、丹参。

腹部有包块者,加穿山甲、皂角刺、三棱、莪术;热重者,加金银花、蒲公英、连翘。

5. 蛔虫上扰证

治法:寒温兼施,安蛔驱虫。

方药:乌梅丸。

乌梅、细辛、干姜、黄连、当归、附子、蜀椒、桂枝、人参、黄柏。

痛甚者,加延胡索、白芍;呕吐者,加法半夏、苏梗、竹茹。

六、预防护理

急性脾心痛的轻症患者一般不需禁食,宜给予流质或半流质饮食,但应禁食肥甘、生冷、黏腻及刺激性食物,少食多餐,忌暴饮暴食、酗酒。重症患者则应禁食,同时还应进行胃肠减压术。

要密切观察病情变化,监测体温、呼吸、脉搏、血压等变化,注意皮肤色泽、肤温、腹痛等情况的改变,发现问题,及时报告,采取必要的措施以阻止病势逆变。

平时要调节情志,保持心情舒畅,避免郁怒。

手术患者要做好各种手术护理。

七、文献选读

《圣济总录·脾心痛》:"治脾心痛如刺,白术汤……治脾心痛,木香三棱散方……治脾心痛,痛则胀痛如锥刺,吴茱萸汤方。"

《三因极一病证方论》:"脾心痛者,如针刺其心腹,蕴蕴然气满。""治宜诃子散、复元通气散、白术汤,或一服饮加高良姜、香附等。"

《丹溪手镜·心腹痛》:"脾心痛,状若死,终日不得休息,取行间、太冲。"

《丹溪心法·心脾痛》:"假如心痛,有因平日喜食热物,以致死血留于胃口作痛。"

《古今医鉴》:"夫胃脘心脾痛者,或因身受寒邪,口食冷物,内有郁热,素有顽痰死血,或因恼怒气滞,虫动作痛,种种不同。"

八、现代研究

根据其症状及其所描述的解剖部位,急性脾心痛属西医学的急性胰腺炎范畴。急性胰腺炎的发病机制比较复杂,至今仍没有被完全阐释。正常情况下,胰液中的酶原绝大部分不具有活性,只有在十二指肠中被激活后才有消化功能。当各种致病因素作用于胰腺时,胰酶不能正常排泄,各种胰酶相继在胰管或腺泡内激活,导致胰腺及其周围组织自身消化、水肿、出血甚至坏死。新的研究表明,胰腺小动脉及其分支之间无吻合口存在,故胰腺组织对缺血高度敏感。这一发现加深了胰腺微循环障碍对急性胰腺炎发生和发展的认识。急性胰腺炎时血流动力学发生改变,如血液黏稠度增高、红细胞聚集、红细胞变形能力下降,加重了胰腺的血液循环障碍,促使病情恶化,可使水肿型胰腺炎向出血坏死型胰腺炎转化。

西医认为解除胰管阻塞是本病的根本目标。治疗方面,经过多年临床证实,外科治疗的疗效不尽如人意,应谨慎使用,严格掌握适应证;内科保守治疗是国内外之内外科医家的共识,主要措施包括禁食、胃肠减压、营养支持、维持水电解质和酸碱平衡、止痛,以及应用抑酸剂、抗生素、生长抑素及其类似物等。

近年来,中医药在急性胰腺炎的治疗中疗效显著,起着越来越重要的作用,应用较多的有以下几种方法:

(一) 通腑攻下法

当急性脾心痛的临床证候表现为典型的阳明腑实证时可用此法。这也是目前被研究并且运用最多的中医治疗方法。现代研究表明此类方药有增强胃肠道运动功能,改善腹腔器官血供和毛细血管通透性,促进炎症、内毒素吸收,防治细菌移位,抑制全身炎性反应,保护组织器官的作用。颜开明用大承气汤治疗本病72例,痊愈53例。贾国强等用胃肠减压常规治疗后,早用生大黄每天15g开水浸泡,约150ml,每天分2次注入胃管内及保留灌肠(根据患者病情及大便次数调整大黄剂量),根据病情连用5～7天,结果有效率达90.12%。

(二) 清热解毒法

张丽认为清热解毒剂可缓解胰腺和胰周组织坏死程度,减轻局部和全身的炎性反应,从而降低重要器官功能障碍的发生率;另一方面有激活和恢复肠道功能及减少肠道细菌移位的作用,减少感染的发生,缩短了预防性抗生素的使用时间,后者对减少菌群失调和真菌感染的发生有重要意义。

(三) 活血化瘀法

此法通常联合通里攻下法和清热解毒法。现代药理研究表明此类药有增强肠壁和腹腔脏器血供,改善微循环和血液流变性,抗炎、促进腹膜炎症吸收和抑酶、抗氧化作用。张志华用膈下逐瘀汤治愈30例,基本方为当归12g、五灵脂12g、桃仁12g、红花5g、枳壳10g、赤芍药12g、丹皮12g、甘草5g、乌药6g、制香附12g、延胡索12g、川芎12g。兼肝胆湿热型:去甘草、乌药,加黄芩10g、茵陈30g、元明粉12g(冲服)、生栀子12g。兼脾胃热结型:去当归、枳壳,加生大黄12g(后入)、元明粉12g(冲服)、生地黄12g。兼蛔虫上扰型:去红花、五灵脂、甘草,加使君子15g、槟榔30g、黄连3g、元明粉12g(冲服)。兼肝郁气滞型:去桃仁,加柴胡12g。

总之,中医药治疗急性胰腺炎疗效确切,与西药合用能起到很好的协同治疗,对减少并发症的发生等具有重要意义,但在临床上缺乏统一的分型与施治标准,缺乏明确的疗效判定标准和观察指标。因此,我们要从临床实践工作着手,尽快寻找治疗急性脾心痛的可靠且重复好的客观指标,从而适应现代医学发展的需求。

参 考 文 献

1. 颜开明.大承气汤治疗急性胆源性胰腺炎72例[J].陕西中医,2003,24(1):39.
2. 贾国强,阳丹才让,张伟.生大黄在高海拔地区重症急性胰腺炎治疗中的临床观察[J].陕西中医,2006,26(9):1045-1101.
3. 张丽.中西医结合治疗急性胰腺炎57例临床分析[J].中国现代医药杂志,2009,8(17):115.
4. 夏庆,蒋俊明.活血化瘀清热解毒治疗急性胰腺炎的机理研究综述[J].四川中医,2000,18(6):14-16.
5. 张志华.中西医结合治疗急性胆源性胰腺炎临床观察[J].上海中医药杂志,2001(7):21.

第二十二节 疫 毒 痢

一、概 述

疫毒痢是指感受湿热疫毒,蕴结肠胃,耗气损血,病情危重的急性痢疾,具有传染性。疫毒痢始见于宋代陈自明《妇人大全良方》:"又有一方一郡之内,上下传染,疾状相似……治疫毒痢者……"又称"疫痢"、"时疫痢"。

本病发病急骤,病情较剧,突然高热,寒战,烦渴,腹痛急剧,痢下脓血,里急后重明显,亦有起病即全身症状较重,先出现高热、昏迷、抽搐、喘促甚或面灰肢冷、脉弦数或微细欲绝,继见下利赤白脓血或灌肠后发现脓血便。

本病病位在肠胃,正不胜邪,常出现五脏受累之危候,其中与心、肝、脾、肾的关系密切。病性以邪实为主。发病较急,病程多短。

本病多发于夏秋季,男女老幼皆可罹患,但10岁以下儿童更易发生。

西医学的重型及中毒性细菌性痢疾可参照本篇内容诊治。

二、诊断与鉴别诊断

(一) 中医证候诊断

疫毒痢一般可分为三大类:

1. 热毒炽盛证 发病急骤,壮热恶寒,腹痛剧烈,里急后重明显,痢下脓血,口渴烦躁,舌质红绛,苔黄燥,脉濡滑数。

2. 热毒内闭证 高热,烦躁,神昏谵妄,痢下脓血,舌质红绛,苔黄腻焦躁,脉弦滑数。

3. 热盛动风证 壮热不退,烦躁谵妄,手足抽搐频发,下痢脓血,舌质红绛,苔黄燥起刺,脉弦数。

(二) 西医诊断

依据流行病学史、症状体征及实验室检查进行综合诊断,确诊则需依赖病原学检查。

1. 近期有不洁饮食史或与细菌性痢疾患者密切接触史。

2. 急性腹泻伴有发冷、发热、腹痛、里急后重,排黏液脓血便,左下腹有压痛。

3. 血象 白细胞总数和中性粒细胞增加。

4. 粪便常规 黏液脓血便。镜检有大量白细胞(≥15个/高倍视野)、脓细胞与红细胞;粪便培养分离到痢疾杆菌;粪便免疫检测示痢疾杆菌抗原阳性。

其中,重型细菌性痢疾表现为:有严重全身中毒症状及肠道症状。起病急、高热、恶心、呕吐,剧烈腹痛及腹部(尤为左下腹)压痛,里急后重明显,脓血便,便次频繁,甚至失禁。病情进展快,失水明显,易发生休克。

中毒型细菌性痢疾多见于儿童,起病急骤,全身中毒症状明显,而肠道症状不明显,极易误诊。根据临床表现不同分为3型,即休克型(主要表现为周围循环衰竭,口唇及肢端青紫,皮肤呈花斑状,血压降低,少尿或无尿,不同程度的意识障碍)、脑水肿型(颅压增高,血压升高,嗜睡,反复呕吐、惊厥,面色苍白,继而昏迷,呼吸衰竭)及混合型(以上两型的综合表现,最为严重)。

（三）鉴别诊断

1. **病毒性腹泻** 多见于2岁之内儿童。起病急，伴有上呼吸道感染症状，大便呈水样或蛋花汤样，可有少量黏液，无腥臭味。粪便细菌培养阴性。

2. **阿米巴痢疾** 起病较慢，大便次数较多，但无里急后重，大便有血和黏液，呈紫红色果酱样，新鲜大便黏液镜检可以找到阿米巴滋养体。

3. **出血性小肠炎** 发病急，有腹痛、腹胀、呕吐等症状。大便呈血水便，晚期常常出现休克。粪便培养阴性，X线检查有助于诊断本病。

4. **流行性乙型脑炎** 其流行季节与中毒型痢疾相同。在中毒型痢疾缺乏肠道症状时，二者相似。流行性乙型脑炎起病后进展相对较缓，循环衰竭少见，意识障碍及脑膜刺激征明显，脑脊液检查蛋白含量及白细胞计数增高，乙脑病毒特异性IgM阳性可资鉴别。

5. **霍乱与副霍乱** 于流行季节来自疫区，有食用水产品史，出现急性呕吐和腹泻、水量多，呈淘米水样，粪便的细菌培养可以帮助诊断。

6. **其他细菌性食物中毒** 因进食被沙门菌、金黄色葡萄球菌、副溶血弧菌、大肠埃希菌等病原菌或它们产生的毒素污染的食物引起。有集体发病病史，确诊有赖于从可疑食物及患者呕吐物、粪便中检出同一细菌或毒素。

三、处 理 原 则

本病病机在胃肠，六腑以通为用，故治疗原则是"通因通用"。

四、急 救 处 理

（一）中医治疗

1. **针灸** 针刺上巨虚、天枢、气海、足三里、合谷等穴，平补平泻，并取小肠、大肠、直肠下端、神门、交感等耳穴；或配少商、尺泽、十宣等，三棱针点刺放血，每穴1～2ml，虚证取上巨虚、天枢、足三里，用灸法。

2. **刮痧** 用钱币或瓷匙，蘸油少许，在脊背、肋间或肘、膝等处，自上而下，自里向外刮之。先轻后重，以皮肤出现黯红色痧痕为度。

3. **药物灌肠** 先行清洁灌肠，直至流出液为清水为止，再以白头翁汤加减保留灌肠。

4. **静脉用药** 根据病情选用醒脑静注射液、清开灵注射液、生脉注射液或参附注射液入葡萄糖注射液或0.9%氯化钠注射液中静脉滴注，每日1～2次。

（二）西医治疗

应及时采取以对症治疗为主的综合抢救治疗措施，主要有抗感染、降温镇静、纠正循环衰竭和防治呼吸衰竭等紧急措施。

1. **一般治疗** 消化道隔离至临床症状消失，大便培养连续2次阴性。毒血症状重者必须卧床休息。饮食以流食、易消化饮食为主，忌食生冷、油腻及刺激性食物，可给予口服补液盐（ORS），必要时ORS和静脉输液同时应用，以保证足够水分、电解质及酸碱平衡。

2. **病因治疗** 对症状比较严重的患者，抗生素治疗可缩短病程、减轻病情和缩短排菌期。但近年志贺菌对各种药物及抗生素的耐药性逐年增长，并呈多重耐药性，因此对于抗生素的选择，应根据当地流行菌株药敏试验或大便培养的结果进行选择。抗生素治疗的疗程一般为3～5天，常用药物有以下几种：

（1）喹诺酮类药物：常作首选，但儿童、孕妇及哺乳期患者应慎用。常用环丙沙星，儿童每次 15mg/kg,成人每次 500mg,每日 2 次,或每次 1g,每日 1 次,口服,疗程均为 5 天。其他如左氧氟沙星、加替沙星等也可选用,不能口服者可静脉滴注。

(2) 二线药物:主要为三代头孢类抗生素。头孢曲松每次 50～100mg/kg,每日 1 次稀释后静脉滴注,疗程 2～5 天。也可用阿奇霉素,儿童每次 6～20mg/kg,成人每次 1～1.5g,1 次/天,疗程 1～5 天,口服给药。

二线用药只有在志贺菌菌株对环丙沙星耐药时才考虑应用。给予有效抗菌治疗 48 小时内许多症状会得到改善,包括便次减少、便血和发热症状减轻,食欲好转。48 小时无症状改善,则提示可能对此抗生素耐药。

(3) 黄连素:因其有减少肠道分泌的作用,故在使用抗生素时可同时使用,每次 0.1～0.3g,3 次/天,7 天为 1 个疗程。

3. 对症治疗

(1) 休克型

1) 迅速扩充血容量以纠正酸中毒:快速给予葡萄糖氯化钠注射液、5％碳酸氢钠溶液及低分子右旋糖酐等液体,补液量及成分视脱水情况而定,休克好转后则继续静脉输液维持。

2) 改善微循环障碍:本病主要为低排高阻型休克,可予抗胆碱类药物(如山莨菪碱),成人每次 20～60mg,儿童 0.5～2mg/kg,每 5～15 分钟静脉注射 1 次,直至面色红润、肢体转暖、尿量增多及血压回升,即可减量渐停。如经上述治疗效果不佳,可改用酚妥拉明、多巴胺或间羟胺等,以改善重要脏器的血流灌注。

3) 保护重要脏器如心、脑、肾的功能。

4) 短期内使用肾上腺皮质激素。

5) 有早期 DIC 表现者可给予肝素抗凝等治疗。

(2) 脑型

1) 改善脑水肿,可给予 20％甘露醇,每次 1～2g/kg,快速静脉滴注,每 4～6 小时注射 1 次以减轻脑水肿;应用血管活性药物以改善脑部微循环,同时给予肾上腺皮质激素有助于改善病情。

2) 防治呼吸衰竭,保持呼吸道通畅,及时吸痰,给氧,如出现呼吸衰竭可使用呼吸兴奋剂,必要时应用人工呼吸机。

高热可引起惊厥而加重脑缺氧及脑水肿,故应给予物理降温,必要时给予退热药,将体温降至 38.5℃以下;高热伴烦躁、惊厥者,可采用亚冬眠疗法,予氯丙嗪和异丙嗪各 1～2mg/kg 肌内注射;反复惊厥者,可用地西泮、苯巴比妥钠肌内注射后水合氯醛灌肠;毒血症状严重者,在强有力抗菌治疗的基础上,可以给予小剂量肾上腺皮质激素;腹痛剧烈者,可用颠茄片或阿托品。

五、分 证 论 治

1. 热毒炽盛证

治法:清热解毒,凉血止痢。

方药:白头翁汤。

白头翁、黄连、黄柏、秦皮。可加地榆、牡丹皮、赤芍。

2. 热毒内闭证

治法:清热解毒,凉血开窍。

方药:牛黄承气汤。

安宫牛黄丸、生大黄。

3.热盛动风证

治法:清热解毒,凉血息风。

方药:玳瑁郁金汤。

玳瑁、木通、栀子、竹沥、郁金、连翘、牡丹皮、生姜汁、鲜菖蒲汁、鲜竹叶卷心、灯心草。

若高热、神昏较重者,加安宫牛黄丸清心开窍,亦可用清开灵注射液或醒脑静注射液滴注。

六、预 防 护 理

1. 隔离特护,嘱患者卧床休息,调节情志。

2. 忌食肥甘、生冷、辛辣食物。

3. 重点观察患者体温、呼吸、脉搏、血压、神志、出入量等变化,并做好相应记录。

七、文 献 选 读

《素问·太阴阳明论》:"食饮不节,起居不时者,阴受之……入五脏则䐜满闭塞,下为飧泄,久为肠澼。"

《素问·至真要大论》:"少阳司天,火淫所胜……民病……泄注赤白。""厥阴之胜……少腹痛,注下赤白。""少阴之胜……呕逆躁烦,腹满痛溏泄,传为赤沃。"

《素问·六元正纪大论》:"太阳司天之政……四之气,风湿交争……民病……注下赤白。"

《备急千金要方·热痢》:"大凡痢有四种,谓冷、热、疳、蛊:冷则白,热则赤,疳则赤白相杂……蛊则纯痢瘀血。"

《症因脉治》:"长幼相似,沿门合境,一齐发作,下痢脓血,或下纯血,或下黄水,或下紫血水,身热头痛,胸满不食,此疫痢之症也。"

《痢证汇参》:"疫痢之证,运气所致。或流衍之纪,雨湿连绵;或二火司公,赫义用事,湿热大作;或燥金行令,燥火时行,三者皆成疫痢。此所谓之天行疫痢也。"

八、现 代 研 究

由于抗生素的广泛应用导致痢疾杆菌耐药性的增多,中医药治疗细菌性痢疾的优势逐渐显现出来,其研究得到更多的重视。

中药的现代药理研究多为单味药研究,其中白头翁有明显的杀灭痢疾杆菌的作用,为首选药物。白头翁除杀菌作用外,还有镇惊、镇痛、抗痉挛的作用。白头翁汤中黄芩、黄连、黄柏均有抗痢疾杆菌的作用,故为临床首选方剂。郑耀坪等用芍药汤加减治疗急性痢疾,发现用药后中药组在体温恢复正常时间、症状改善、大便培养转阴时间方面明显优于西药组,两者有统计学差异,认为该方具有抑菌或杀菌、减轻毒素的作用,符合中医学治病求因的原则,且中药配伍不产生耐药性,无肠道菌群失调现象。除了经典方剂外,现代医家还结合临床经验创立了一些有效的方剂。如王左等用白头翁、秦皮、马齿苋、凤尾草、红藤、败酱草、赤芍、甘草制成200ml的秦皮合剂,每次25ml,每日4次,治疗30例急性细菌性痢疾,总有效率86.6%,大便阳性转阴性率66.7%。王万福用菌痢复方治疗37例急性痢疾,其中3天痊愈者 24 例,6 天痊愈者 7 例,9 天痊愈者 6 例,大便细菌培养全部转阴。谷风吉自拟通腑止痢汤治疗急性痢疾 68 例,全部治愈,方中含枳实、厚朴、山楂、金银花、白头翁、槟榔、大黄、甘草、滑石,随症加减。

中药直肠给药也取得较好的疗效。直肠给药可以使药液直接被直肠黏膜吸收,起效较快。曾冲自制菌痢汤(金银花、白头翁、黄连、秦皮、大黄、炒地榆、乌梅、仙鹤草、山楂)灌肠,治疗 36 例急性痢疾,总有效率 91.6%。

针灸疗法在治疗菌痢上有自己的优势,可以配合中西药物治疗。有学者通过临床检验和动物实验观察到,针后血中免疫球蛋白、总补体、特异性抗体较针前明显增加,认为针刺能激发和增强机体的免疫功能。

参 考 文 献

1. 杨绍基,任红.传染病学[M].第 7 版.北京:人民卫生出版社,2008.
2. 蔡宝昌,赵国平.中西医结合治疗传染病[M].上海:上海科学技术出版社,2006.
3. 陈灏珠.实用内科学[M].第 12 版.北京:人民卫生出版社,2005.
4. 任继学.中医急诊学[M].上海:上海科学技术出版社,1997.
5. 邓耀坪,金妙文.芍药汤加减治疗急性菌痢疗效观察[J].江苏中医,1991(12):6-7.
6. 王左,毛锦梅,梅珍.秦皮合剂治疗急性菌痢 30 例临床疗效观察[J].中成药研究,1985(11):21.
7. 王万福."菌痢复方"治疗细菌性痢疾 37 例[J].江苏中医药,1984(3):24.
8. 谷风吉.自拟通腑止痢汤治愈急性菌痢 68 例[J].黑龙江中医药,1988(4):18.
9. 曾冲.菌痢汤灌肠治疗菌痢 36 例[J].云南中医杂志,1986(3):26.

第二十三节 时 疫 霍 乱

一、概　　述

霍乱是指因饮食不洁、感受疫疠之邪,损伤胃肠,升降失司,清浊相干引起的以骤起剧烈吐泻米泔水样物,目眶凹陷,小腿转筋,津气严重耗损,甚至因厥脱而毙为特点的烈性疫病类疾病。

霍乱病名出自《灵枢·五乱》等篇。因其"挥霍之间,便致缭乱",故名霍乱,又名时疫霍乱、真霍乱。

本病的临床表现是:起病急骤,来势凶险,上吐下泻交作,吐泻物如米泔水样,无腹痛,常迅速出现津液损伤、肢冷脉微等脱象,且有强烈的传染性。

本病一年四季均可发生,以夏秋季多发。病位在胃肠,发病初起阶段以邪实为主,到中后阶段常常呈现出邪气未去,而津液亡失、阳气虚脱的虚实夹杂的病理特点。

西医学的霍乱可以参考本篇进行辨证论治。急性胃肠炎、细菌性食物中毒属于类霍乱范畴,虽然不在本篇讨论内容当中,但治疗上也可以参照。

二、诊断与鉴别诊断

(一) 中医证候诊断

时疫霍乱一般可分为五大类:

1. **热证**　骤起剧烈吐泻,吐出物腥臭酸腐,泻出物呈黄水样或米泔水样,热臭难闻,身热头痛,口渴心烦,小腿转筋,小便短赤,舌苔黄腻,脉滑数或濡数。

2. 寒证 骤发剧烈吐泻,吐泻物为清水样或米泔样,甚少臭秽,口不渴或渴喜热饮,胸脘痞闷,形寒肢冷,舌苔白腻,脉濡弱或沉细。

3. 亡阴证 吐泻频急,神疲蜷缩,目眶凹陷,指螺皱瘪,口渴引饮,心烦气促,尿少尿闭,舌质干红,脉微细数。

4. 亡阳证 吐泻频急,四肢厥冷,汗出身凉,呼吸微弱,声低气怯,精神委顿,舌淡苔白,脉微欲绝。

5. 毒秽证(干霍乱) 发热,猝然腹中绞痛,痛甚如刀劈,欲吐不得吐,欲泻不得泻,烦躁闷乱,甚则面色青惨,昏迷,四肢逆冷,头汗如雨,舌淡苔白,脉象沉伏。

(二)西医诊断

霍乱流行期间,凡临床上发现有泻吐症状者,应取粪便或呕吐物标本,尽快进行排除霍乱的粪便细菌学检查。症状典型者可先按霍乱处理。

1. 诊断标准

(1)凡有腹泻、呕吐等症状,大便培养霍乱弧菌阳性者。

(2)霍乱流行期在疫区有典型霍乱症状而大便培养阴性无其他原因可查者。双份血清凝集素试验,滴度4倍上升者可诊断。

(3)疫源检索中发现粪便培养阳性前5日内有腹泻表现者,可诊断为轻型霍乱。

2. 疑似标准

(1)凡有典型霍乱症状的首发病例,在病原学检查未确诊前。

(2)霍乱流行期曾接触霍乱患者,有泻吐症状而无其他原因可查者。

(三)鉴别诊断

1. 与细菌性腹泻鉴别 细菌性腹泻一般由非 O1 群弧菌和产生肠毒素的大肠杆菌(ETEC)引起。O1 群弧菌引起的腹泻多伴剧烈腹痛和发热,1/4 患者粪便呈血性;大肠杆菌引起的腹泻一般病程较短。两者与霍乱的鉴别有赖于病原学检查。

2. 与细菌性痢疾鉴别 如果部分粪便呈洗肉水样或痢疾样,则需与细菌性痢疾鉴别,后者多伴腹痛和里急后重,粪便量少,呈脓血样。

3. 与急性砷中毒相鉴别 急性砷中毒以急性胃肠炎为主要表现,粪便为黄色或灰白水样,常带血,严重者尿量减少,甚至尿闭及循环衰竭等。检查粪便或呕吐物砷含量可明确诊断。

4. 与各种细菌性食物中毒相鉴别 金黄色葡萄球菌、变形杆菌、蜡样芽孢杆菌及副溶血弧菌引起的食物中毒起病急,常集体发病,先吐后泻,排便前有阵发性腹痛,粪便常为黄色水样,偶带脓血。

三、处 理 原 则

1. 按甲类传染病隔离治疗。危重患者应先就地抢救,待病情稳定后在医护人员陪同下送往指定的隔离病房。确诊与疑似病例应分开隔离。

2. 轻度脱水患者,以口服补液为主。

3. 中、重度脱水患者,须立即进行静脉输液抢救,待病情稳定后改为口服补液。

4. 在液体治疗的同时,给予抗菌药物治疗以减少腹泻量和缩短排菌期。可根据药品来源及引起流行的霍乱弧菌对抗菌药物的敏感性,选定一种常用抗菌药物,至粪便培养检查转阴。

四、急救处理

(一) 保持安静,开通静脉通路

(二) 中药治疗

1. 有霍乱患者吐泻极重,猝然腹痛,或欲吐不吐,欲泻不泻,面色青惨,四肢厥冷,脉象沉伏,迅即出现厥脱之象,应急以宣通壅滞、辟浊解秽,可先用烧盐探吐:用盐一撮,置刀上用火炙透,再用童便和服取吐。配合刺十宣穴放血(用三棱针)。此外,还可结合熨灸的方法,即用炒盐一包熨其心腹,取艾灸神阙、天枢、中脘、气海各穴。出现休克时,可静脉滴注抗休克的中药针剂如生脉注射液或参麦注射液益气养阴固脱,参附注射液益气回阳固脱。

2. 腹痛转筋 由于津液骤亡,不能濡养筋脉手足,以致腹部、全身肌肉出现抽搐挛缩。可以急用下列方法:木瓜 100g,吴茱萸 10g,煎水内服;或用烧酒 200ml 化入樟脑 15g,取其用力摩擦转筋坚硬处;或针刺承山、阳陵泉、曲池、天枢等穴位。

(三) 西医补液疗法

1. 静脉补液 基本原则是早期、快速、足量、先盐后糖、先快后慢、纠酸补钙、见尿补钾。

一般入院后最初 2 小时应快速输液以纠正低血容量休克及酸中毒,轻度脱水 24 小时输液量应为 2000～4000ml,先输入 0.9％氯化钠注射液或平衡盐液,后输葡萄糖溶液。中度脱水 24 小时输液量 4000～8000ml,先快速滴入 0.9％氯化钠注射液或平衡盐液,血压恢复正常后酌情减速,改为 3：2：1 液体(5％葡萄糖注射液 3 份,0.9％氯化钠注射液 2 份,11.2％乳酸钠溶液或 1.4％碳酸氢钠溶液 1 份)静脉滴入。重度脱水 24 小时输液量 8000～12 000ml,先用 0.9％氯化钠注射液或平衡盐液,快速、足量补液是关键,但应同时注意观察颈静脉充盈情况和肺部反复听诊,避免肺水肿的发生,血压正常后改用 3：2：1 液体。

碳酸氢钠的补充能迅速纠正酸中毒,也是治疗成功的重要条件,乳酸盐和醋酸盐可代替碳酸氢钠。在补液、纠酸的同时,也应重视钾盐的补充,可由静脉或口服给予,静脉补液 500ml 加 10～15ml 的氯化钾溶液。

2. 口服补液 配方可按每 1000ml 水内加葡萄糖 20g、氯化钠 3.5g、碳酸氢钠 2.5g 和氯化钾 1.5g。由于急性霍乱患者口服氯化钠溶液不易吸收,但可以吸收葡萄糖,葡萄糖的吸收又可促进钾、钠、碳酸氢盐和水分的吸收,因此对轻症或中症患者可以仅给予口服补液治疗。因使用方便,效果好,价格低,世界卫生组织推荐使用口服补液,特别是在发展中国家更为适用。口服液体的量为:在第 1 个 6 小时成人每小时约 700ml,儿童每小时 250ml,以后每 6 小时口服量按前一个 6 小时出液量的 1.5 倍计算。

(四) 抗菌治疗

抗菌药物的应用可明显缩短腹泻时间,减少腹泻次数,缩短排菌时间。但抗菌药物不能代替补液治疗,只能作为辅助治疗之一。

四环素,成人每 6 小时口服 0.5g,儿童每 6 小时口服 12.5mg/kg,连服 4 天。多西环素,成人每日 200mg,小儿每日 6mg/kg,分 2 次口服。由于霍乱弧菌已有部分对四环素耐药,强力霉素和米诺环素可以应用,强力霉素顿服 200～300mg 或首日 200mg,次日 100mg,疗效与四环素相仿,而且对有肾衰竭者比较安全。环丙沙星,成人每次 250～500mg,每日 2 次口服,也可静脉滴注 200mg,每日 2 次,连用 3 日。磺胺类药物复方新诺明,每次 2 片,每日 2 次,疗程 3～4 天。诺氟沙星,成人每次口服 0.2g,每日 3 次,疗程为 3 天。红霉素等也可应用。

（五）对症治疗

频繁呕吐可给予阿托品 0.5mg 皮下注射或甲氧氯普胺 10mg 肌内注射；肌肉痉挛可静脉缓注 10％葡萄糖酸钙溶液，热敷按摩；周围循环衰竭患者在大量补液纠正酸中毒后，若血压仍不回升，可用间羟胺或多巴胺。尿毒症者应严格控制液体入量，禁止蛋白质饮食，加强口腔及皮肤护理，必要时透析治疗。补液 12 小时后仍剧烈腹泻且中毒症状严重者，可酌情给予地塞米松 10～40mg，小儿 10～20mg，静脉滴注。高热者可给予物理降温或药物降温。

五、分 证 论 治

1. 热证

治法：清热化湿，芳香化浊。

处方：蚕矢汤或燃照汤。

晚蚕砂（包）、木瓜、薏苡仁、制半夏、黄连、大豆黄卷、黄芩、通草、吴茱萸、焦栀子；酒黄芩、焦栀子、制厚朴、佩兰、滑石、白蔻仁（后下）、炒淡豆豉。

如脘闷吐甚，汤药难进，可以先服玉枢丹；若脘痞，干呕较甚，加用竹茹，重用川朴、白豆蔻；若热甚者，可用白虎汤、竹叶石膏汤、甘露消毒丹，以清泻暑热之邪；若夹食滞者，加用焦六曲、焦山楂，以消食导滞；小便短少，加通草；若手足厥冷，腹痛自汗，口渴，口唇指甲青紫，小便黄赤，是为热伏于内，真热假寒，重用石膏、竹叶、天花粉。

2. 寒证

治法：温中化湿。

方药：藿香正气散合附子理中丸。

藿香、茯苓、苍术、半夏、陈皮、木香、厚朴、大腹皮、白芷、紫苏、桔梗、附子、干姜。

若表现为寒热错杂，兼见心烦、口渴、舌苔黄者，加黄连以配干姜；呕逆甚，脉沉伏者，为脾胃阳气大虚，阴寒上逆，加吴茱萸、肉桂、丁香以温中降逆；若大汗淋漓，四肢厥冷，如阳气既虚而阴津亦不足者，则可用通脉四逆汤合猪胆汁汤以反佐从治，既通其阳，又顾其阴；若阴寒较甚，既吐且利，手足厥逆，转筋拘急者，加用吴茱萸、木瓜，或加重附子量以温经通络。

3. 亡阴证

治法：益气生津。

方药：生脉散。

人参、麦冬、五味子。

或可加用大定风珠。

若疲软乏力明显，可以加用西洋参、白芍补益气阴；声嘶，可加用诃子以固肾开音；呕吐剧烈，加用竹沥、竹茹、半夏；腹泻明显，可用五味子、乌梅以涩肠止泻；口渴甚，用竹沥水频饮，以清热生津；呼吸急促，用五味子、鹅管石以补肾纳气；少尿，甚至尿闭，忌用渗利之品，当以麦冬、生地黄、玄参益水之源。现代可用淡盐水口服。

4. 亡阳证

治法：回阳救逆。

方药：通脉四逆汤或参附汤。

干姜、附子、炙甘草、人参。

若兼见面赤烦躁，是阴寒盛于下而虚阳迫于上的表现，可加葱白，即取白通汤之意，以驱阴通阳;若下利不止,面赤,干呕而烦躁,厥逆无脉者,是为阴寒极盛、格阳于外之候,可以加用葱白、人尿、猪胆汁,是在温阳药中反佐以咸寒苦降之品,以防对热药的格拒。腹痛甚者,加白芍以和阴缓急止痛;大汗不止者,加山茱萸以敛汗固脱;呕吐剧烈,加用散寒止呕的生姜;下利而四肢厥冷,脉微欲绝,病情严重者,可以重用干姜,以加强其温阳通里的效果;如见下利,利忽自止,四肢厥逆,恶寒,脉微不显,是为阴液内竭之象,可于四逆汤中加人参,取益气救逆、回阳复阴之功。

5. 毒秽证

治法:避秽解毒,利气宣阳。

方药:玉枢丹或行军散。

腹胀较重,欲便不能,加用乌药、沉香、厚朴以破气散滞;若小便不通,加用冬葵子、滑石以利尿通浊。

六、预 防 护 理

1. 嘱患者卧床休息,调节情志,帮助患者建立战胜疾病的信心。
2. 忌食肥甘、生冷、辛辣之品。
3. 密切注意患者体温、呼吸、脉搏、血压、神志等变化,并做好相应记录。

七、文 献 选 读

《灵枢·五乱》:"清气在阴,浊气在阳,营气顺脉,卫气逆行,清浊相干,乱于胸中,是谓大悗……乱于肠胃,则为霍乱。"

《诸病源候论·霍乱病诸候》:"霍乱者,由人温凉不调,阴阳清浊二气有相干乱之时,其乱在于肠胃之间者,因遇饮食而变发。"

《医学入门》:"但此疾夏秋为甚……其标因外感四气,或日间感热,夜间受冷,或内素郁热,外又感寒,一时阴阳错乱。"

八、现 代 研 究

近年来,现代医学在药物治疗霍乱方面进展不明显,关于霍乱的研究主要集中在霍乱弧菌耐药、霍乱弧菌检测技术、疫苗的进展和中医药的相关研究等方面。此处仅简述中医药研究相关进展。

霍乱引起的剧烈吐泻使水、电解质突然大量丢失,迅速形成严重脱水,血容量迅速下降,内脏灌注不足,微循环衰竭而导致休克,因此出现"脉微"、"脉微欲绝"、"手足厥冷"等休克的典型临床表现。现代药理研究证实,《伤寒论》中回阳救逆法已成为中医救治休克的一个极重要而有效的治法。其中的四逆汤、人参四逆汤、通脉四逆加猪胆汁汤具有抗休克作用。四逆汤有强心、升压作用,有保护小肠、阻断致休克不可逆发展的肠道因素形成的作用,对垂体-肾上腺皮质系统功能有兴奋作用,调整胃肠功能,缓解平滑肌的痉挛,有较强的镇痛作用,对腹泻、腹痛均有效。四逆加人参汤可改善微循环,使各脏器灌注情况改善,改善网状内皮系统吞噬活性,提高机体免疫力。通脉四逆加猪胆汁汤(人参、甘草、干姜、附子、猪胆汁)抗休克和调整胃肠功能的作用比四逆汤更强,而且具有明显的抗菌作用。可以进一步研究以指导临床治疗。心脉灵注射液(人参皂苷、猪胆汁、附子总碱、干姜挥发油、甘草次酸)动物实验有升压作用,对内毒素休克有明显的保护作用,改善血流,增强组织的血流灌注量。

参 考 文 献

1. 杨绍基,任红.传染病学[M].第7版.北京:人民卫生出版社,2008.
2. 蔡宝昌,赵国平.中西医结合治疗传染病[M].上海:上海科学技术出版社,2006.
3. 陈灏珠.实用内科学[M].第12版.北京:人民卫生出版社,2005.
4. 吴银银,黄永生.中医外感病证临床研究[M].北京:人民卫生出版社,2009.
5. 徐素琴,陈月萍.霍乱弧菌检测技术的进展与探讨[J].实用医技杂志,2005,12(12):3512-3513.
6. 李同宪,姚春丽.《伤寒论》中回阳救逆法治疗霍乱的机理初探[J].河北中医,2001,23(10):791-792.
7. 陶虹,李小粤,刘朝晖.心脉灵注射液对内毒素休克大鼠海马组织NOS活性的影响[J].北京中医药大学学报,1999,(1):61-62.

第二十四节 急 淋

一、概 述

急淋是指突然出现小便频急,淋沥不尽,尿道涩痛,欲出未尽,小腹拘急,痛引脐中的一种病证。关于淋证之名,首见于《黄帝内经》,有"淋"、"淋溲"、"淋满"等病证。晋代的《脉经》已采用刺足少阴和横骨穴的方法治疗"尿有余沥";《针灸甲乙经》记载,针灸治疗本病证在《针灸甲乙经》中即有记载,如"小便难,水胀满,出少,胞转不得溺,曲骨主之"。明确表明属于淋证者则见于《备急千金要方》,已将淋证分为气淋、石淋、劳淋、血淋等数型,并分别予以选穴灸治;《外台秘要》认为,灸足大趾前节上及中封等穴对本证有效。及宋代,在《太平圣惠方》中,中极、小肠俞等9个穴位的主治包含本证;《医心方》则认为灸足外踝中央和脐中,对气淋、热淋等有良效;《扁鹊心书》强调以灸食窦、关元来治疗本证。至元代,《卫生宝鉴》用灸气门来治疗"诸淋"。明清时期的《神应经》、《医学纲目》、《针灸聚英》、《针灸大成》、《类经图翼》、《针灸集成》等则汇总了诸家的经验和成方。

急淋的称谓,可见于清代邹存淦《外治寿世方·淋症》,其云:"急淋阴肿,泥葱(半斤)煨热,杵烂贴脐上。"其后以"急淋"论治者鲜见。随着中医急诊学的发展,"急淋"已作为常见中医急证,有了较为系统的临床辨治方案。

急淋的病位在肾与膀胱,其病因以湿热为主。湿热邪气蕴结膀胱,气化失司,水道不利而发为本病。若湿热邪毒客于膀胱,小便灼热刺痛,则为热淋;膀胱热盛,热伤阴络,迫血妄行,则为血淋;湿热久蕴,煎熬水液,尿液凝结,聚为砂石,则为石淋。

本证之急性者,相当于现代西医学之尿石病的急性发作、急性尿路感染等。

二、诊断与鉴别诊断

(一) 中医证候诊断

1. 湿热下注,炼液成石证 小便艰涩,尿中时有沙石排出,或排尿突然中断,尿道疼痛,痛引下腹会阴,连及大腿内侧,或腰腹绞痛难忍,尿中带血,重时恶心呕吐,舌红苔薄黄,脉弦或带数。

2. 湿热蕴结,气化不利证 小便频数,尿急,溺色黄赤,少腹拘急胀痛,或有畏寒发热,口干口苦,或大便干结,舌苔黄腻,脉濡数。

3. 湿热伤络证 尿急尿频,小便热涩或刺痛,尿色深红如"洗肉水",排尿不畅,痛引脐中,舌红苔黄,脉数。

4. 虚火灼络证 尿色淡红,神疲乏力,腰膝酸软,面色无华,尿急尿频不重,舌淡红,苔薄白,脉细数。

(二) 西医诊断

1. 临床表现

(1) 急性膀胱炎:尿频、尿急、尿痛等尿路刺激征,而全身症状不明显。

(2) 急性肾盂肾炎:起病急,除尿路刺激征外,还可有发热、头痛、全身酸痛、恶心、呕吐等全身症状。局部症状有腰痛、肾区叩痛,肋脊角有压痛。

(3) 慢性肾盂肾炎急性加重:分为急性期和慢性期,急性期症状与急性肾盂肾炎相同,慢性期可见贫血表现,肾功能检查异常。

2. 实验室检查

(1) 尿细菌学检查:①正规清洁中段尿(要求尿停留在膀胱中 4～6 小时以上)细菌定量培养,菌落数 $>10^5$/ml(如为球菌,菌落数 >200 个/ml);②清洁离心中段尿沉渣白细胞 >10 个/高倍视野,有尿路感染症状。

具备以上①②两项可以确诊。如无第②项,则应再做尿菌计数复查,如菌落数仍大于 10^5/ml,且两次的细菌相同,可以确诊。

该标准是诊断泌尿系感染的可靠指标,特异性达 99%,但敏感性只有 51%,故有些泌尿系感染患者易被漏诊,所以如有以下情况就可确诊为泌尿系感染:①较严重的膀胱刺激征的妇女而尿中又有较多白细胞,菌落数 $≥10^2$/ml,且病菌为大肠杆菌或腐生寄生球菌;②男性有脓尿,大肠杆菌计数 $≥10^2$/ml;③短期留置尿管的患者,细菌数为 $10^3～10^4$/ml。

(2) 做膀胱穿刺尿培养,细菌阳性(不论菌数多少),亦可确诊。

(3) 尿细菌数为 $10^4～10^5$ ml 者,应复查,如仍为 $10^4～10^5$ ml,需结合临床表现来诊断或做膀胱穿刺尿培养来确诊。

(三) 鉴别诊断

1. 上、下泌尿系感染的鉴别 具备了上述泌尿系感染标准,兼有下列情况者:

(1) 尿抗体包裹细菌检查阳性者,多为肾盂肾炎,阴性者多为膀胱炎。

(2) 膀胱灭菌后的尿标本细菌培养结果阳性者为肾盂肾炎,阴性者为膀胱炎。

(3) 参考临床症状,有发热(38℃)或腰痛,肾区叩压痛或尿中白细胞、管型者,多为肾盂肾炎。

(4) 经治疗后,症状已消失,但又复发者多为肾盂肾炎(多在停药后 6 周内);用单剂量抗菌治疗无效,或复发者,多为肾盂肾炎。

(5) 经治疗后,仍有肾功能不全表现,能排除其他原因所致者;或 X 线肾盂造影有异常改变者,为肾盂肾炎。

2. 急、慢性肾盂肾炎的鉴别

(1) 尿路感染病史在 1 年以上,经抗菌治疗效果不佳,多次尿细菌定量培养均阳性或频繁复发者,多为慢性肾盂肾炎。

(2) 经治疗症状消失后,仍有肾小管功能(尿浓缩功能等)减退,能排除其他原因所致者,为慢性肾盂肾炎。

(3) X 线造影证实有肾盂肾盏变形,肾影不规则甚至缩小者,为慢性肾盂肾炎。

3. 尿道综合征(尿频-排尿困难综合征) 应具备下列 3 条。

(1) 女性患者有明显的排尿困难、尿频,但无发热、白细胞增多等全身症状。

(2) 多次尿细菌培养,菌落数<10^5/ml。

(3) 尿中白、红细胞增加不明显,<10 个/HP。

4. 尿路感染复发 应具备下列 2 条。

(1) 经治疗症状消失,尿菌阴转后在 9 周内症状再现。

(2) 尿细菌数>10^5/ml,且菌种与上次相同(菌种相同而且为同一血清型,或药敏谱相同)者。

5. 重新发生的尿路感染(再感染) 应具备下述 2 条。

(1) 经治疗后症状消失,尿菌转阴后,症状再现(多在停药 6 周后)。

(2) 尿菌落数>10^5/ml,但菌种(株)与上次不同者。

三、处 理 原 则

症状明显者,应卧床休息。多饮水以增加尿量,促使细菌及炎性渗出物排出体外。碱化尿液以减轻症状和增强药效。

四、急 救 处 理

(一)病因治疗

对于慢性肾盂肾炎,首先明确导致慢性不愈的因素,如尿路流通不畅、下尿道炎症、女性膀胱颈梗阻及阴部的感染灶、糖尿病及其他不利因素,并予以纠正。

(二)抗感染治疗

1. 抗生素选用原则 根据病情轻重可口服、肌内注射或静脉滴注。选用对致病菌敏感的药物:一般首选对革兰阴性杆菌有效的抗生素,选用在尿或肾内浓度高的药物;膀胱炎仅要求尿中浓度高的抗生素就有效,可行单剂量抗菌疗法,磺胺甲噁唑(SMZ)2.0g、甲氧苄啶(TMP)0.4g、碳酸氢钠 1.0g 一次顿服,亦可用诺氟沙星(FPA)0.6g 一次顿服,治愈率 90%以上;但对于肾盂肾炎则要求抗生素在组织和血清中的浓度均高。单一药物失败、严重感染、混合感染、耐药菌株出现时,宜联合用药。

2. 症状严重的肾盂肾炎宜静脉给予抗生素,氨苄西林 2.0g 每 4 小时 1 次,头孢噻肟或头孢哌酮 2.0g 每 8 小时 1 次。无效或有复杂因素者,可联用两种或两种以上抗生素治疗。

3. 抗生素疗程 症状性尿路感染一般为 10~14 天,或用药至症状完全消失、尿检阴性后再继续用药 3~5 天,停药后 6 周内尿培养 3 次,若均阴性,可认为临床治愈。切忌过早停药和停药后不追踪观察,使感染复发或转为慢性。

五、分 证 论 治

1. 湿热下注,炼液成石证

治法:利湿通淋,化积排石。

方药:石韦散。

石韦、金钱草、海金沙、王不留行、车前子。

尿痛剧烈者,加白芍、甘草以缓急止痛;尿中带血者,加小蓟、生地黄、白茅根以凉血止血。

中成药可选用石淋通片或者排石颗粒。

针刺穴位可选中极、膀胱俞、委阳、内关,用泻法。

2. 湿热蕴结,气化不利证

治法:清热利湿通淋。

方药:八正散。

萹蓄、瞿麦、车前子、滑石、生大黄、栀子、甘草梢、灯心草。

伴寒热、口苦者,加柴胡、黄芩、黄柏、金银花;伴有血尿者,加大蓟、小蓟、白茅根、仙鹤草,或用蒲公英煎水频服。

中成药可选用八正合剂、三金片或热淋清胶囊。

静脉滴注可选用清开灵注射液。

针刺穴位可选膀胱俞、中极、阴陵泉,用泻法。

3. 湿热伤络证

治法:清热通淋,凉血止血。

方药:小蓟饮子。

生地黄、小蓟、滑石、蒲黄、淡竹叶、藕节、当归、栀子、炙甘草。

血瘀痛甚者,冲服三七粉、琥珀粉以化瘀通淋止血。

中成药可选用分清五淋丸、热淋清胶囊或金钱草冲剂。

静脉滴注可选鱼腥草注射液。

针刺穴位可选中极、膀胱俞、血海、三阴交、劳宫,用泻法。

4. 虚火灼络证

治法:滋阴降火,补虚止血。

方药:知柏地黄汤。

知母、黄柏、熟地黄、山茱萸、山药、茯苓、牡丹皮、泽泻。

血虚较甚者,加阿胶、墨旱莲;出血重者,加小蓟、仙鹤草。

中成药可选知柏地黄丸。

针刺穴位可选中极、膀胱俞、血海、三阴交、复溜、太溪、足三里、气海,用补法。

六、预　防　护　理

1. 注意多饮水,不憋尿,尤其是孕妇。
2. 尽量避免刺激性食物、饮酒。
3. 注意个人卫生,洗澡用淋浴方式,房事前后要小便。
4. 按照医师指示服药,勿因症状消失而自行停药。

七、文　献　选　读

《素问·六元正纪大论》:“初之气,地气迁,阴始凝,气始肃,水乃冰,寒雨化。其病中热胀,面目浮肿,善眠,鼽衄嚏欠呕,小便黄赤,甚则淋。”

《金匮要略·消渴小便利淋病脉证并治》:“淋之为病,小便如粟状,小腹弦急,痛引脐中。”

《中藏经·论诸淋及小便不利》:“诸淋与小便不利者,皆由五脏不通,六腑不和,三焦痞涩,荣卫耗失。冒热饮酒,过醉入房,竭散精神,劳伤气血。或因女色兴而败精不出,或因迷宠不已而真髓多输。或惊惶不次,或思虑未宁,或饥饱过时,或奔驰方定,或隐忍大小便,或发泄久兴。或寒入膀胱,或暑中胞囊。伤兹不慎,致起斯疾。"

《外台秘要·五淋方》:"《集验》论五淋者,石淋、气淋、膏淋、劳淋、热淋也。"

《严氏济生方·淋闭论治》:"淋之为病,种凡有五,气、石、血、膏、劳是也。"

《证治要诀·淋闭》:"小便涩痛,常急欲溺,及去点滴,茎中痛不可忍者,此五淋病。"

《普济方·小便淋秘门》:"夫卒淋者,缘下焦有热,传于膀胱。其候卒然小腹急痛,小便淋沥数涩痛,故谓之卒淋。"

《医灯续焰·小便淋闭》:"淋者大抵皆三焦气化不及,热迫膀胱,令水道涸涩之所成也。劳、气、血、膏、石,虽分五种,其病机,必因劳动火,火盛搏气,甚及于血。血转为膏,膏转为石。自清而浊,自薄而浓,自柔而坚,自无形而渐有形。亦熬汁成膏,煮水结盐之义。"

《景岳全书·杂证谟·淋浊》:"治淋之法……凡热者宜清,涩者宜利,下陷者宜升提,虚者宜补,阳气不固者宜温补命门。"

《续名医类案·淋浊》:"徐灵胎曰:治淋之法,有通有塞,要当分别。有瘀血停积,塞住尿管者,宜先通;无瘀积而虚滑者,宜峻补。"

《顾氏医镜·症方发明·淋》:"凡治五淋,总宜壮水滋阴渗湿,分利小便为主。"

八、现 代 研 究

(一) 病因病机

多数中医学者认为急性期多属湿热蕴结下焦,膀胱气化不利。唐英总结何立群经验,认为湿热存在于尿路感染全过程,尿路感染的根本原因是正气不足、抗邪无力,并且认为正虚和湿热与瘀血产生有一定关联。

(二) 治则治法

张亚琦总结麻金木教授治疗尿路感染经验,在急性尿路感染及慢性尿路感染急性发作期,主张清热解毒、利湿通淋之法贯穿治疗始终,刘宝厚也有类似经验。宋伟等认为尿路感染在急性期中医辨证以实证、热证为主,治疗应以清利为主,常选用清热解毒、清热利湿中药。史耀勋等总结于敏治疗尿路感染经验,急性期治以清热通淋。李彦生根据肺与肾在水液代谢方面上相互影响,从肺论治淋证。马元总结姜良铎经验,分析三焦是水液代谢在中医整体思辨的关键而从三焦论治淋证。

(三) 临床研究

张韬对中药与抗菌药物随机对照治疗尿路感染的有效性进行 Meta 分析,结果显示中药治疗尿路感染比单纯使用抗菌药物的临床有效率更高,复发率更低。

1. 辨证施治 戴云总结龚丽娟经验,将尿路感染分为 3 型辨治:①膀胱湿热证:见于急性尿路感染、慢性尿路感染急性发作期患者,治以清热利湿通淋,常以八正散加减用药;②阴虚湿热证:见于急性尿路感染恢复期、急性转入慢性期以及慢性尿路感染患者,治以滋肾清利,多以知柏地黄汤加减用药;③脾肾两虚证:多见于慢性肾盂肾炎,治以培补脾肾,常用四君子汤加味组方。施傲听应用白花蛇舌草为主配合黄柏、车前草、薏苡仁等为基本方辨证加味治疗尿路感染 36 例,总有效率为 83.19%。

2. 专病专方 杨静等治疗尿路感染 129 例,治疗组用八正散合五味消毒饮加减治疗,对照组用西医治疗,治疗组治愈率优于对照组。黄国林使用五淋散加味治疗急性下尿路感染,总有效率为 93.3%。杨耀忠用二仙汤合滋肾通关汤加减治疗绝经后女性复发性尿路感染,总有效率为94.3%。王冬梅等报道,用银花泌炎灵片治疗急性尿路感染有良好疗效。陈飞等选择抗生素加用肾安胶囊治疗尿路感染,发现肾安胶囊通过抑菌及利尿冲刷细菌,减轻抗生素毒副作用,并起到协同抑菌及杀菌作用。

3. 其他中医疗法 李静等采用针刺治疗老年女性急性尿路感染,可以消除炎症,减少炎症代谢产物的渗出,缓解毒素对尿道的刺激作用,起效迅速且简便安全,效果满意。余育承等报道以食盐敷脐治疗急性尿路感染有佳效。

参 考 文 献

1. 唐英.何立群治疗慢性尿路感染经验[J].中医杂志,2007,48(4):309.

2. 张亚琦.麻金木教授治疗尿路感染经验[J].云南中医中药杂志,2007,28(12):2.

3. 杨扬,甘培尚.刘宝厚教授治疗尿路感染的经验[J].中国中西医结合肾病杂志,2005,6(9):501.

4. 宋伟,董征,宋维明.中医治疗尿路感染的体会[J].河北中医,2004,26(6):430.

5. 史耀勋,卢建军,田谧,等.于敏教授治疗尿路感染经验管窥[J].中华中医药学刊,2007,25(9):1776.

6. 李彦生.淋证从肺论治机制探析[J].国医论坛,2007,22(5):19.

7. 马元,姜良铎.通利三焦治疗淋证经验总结[J].中国中医药信息杂志,2006,13(10):84-86.

8. 张韬,陶红.中药与抗菌药物随机对照治疗尿路感染的系统评价[J].中国药房,2010,21(27):2569-2572.

9. 戴云.龚丽娟治疗尿路感染经验[J].光明中医,2007,22(2):30.

10. 施傲听.白花蛇舌草为主加味治疗尿路感染36例[J].实用中医内科杂志,2005,19(6):576.

11. 杨静,苏宗泽,李华萍,等.八正散合五味消毒饮治疗尿路感染的临床观察[J].四川中医,2003,21(1):29-30.

12. 黄国林.五淋散加味治疗急性下尿路感染30例临床观察[J].中医药导报,2006,12(8):51-52.

13. 杨耀忠.二仙通关汤治疗更年期后女性复发性尿路感染[J].中医文献杂志,2007,10(2):42.

14. 杨耀忠.滋肾通关理气活血法治疗复发性尿路感染疗效观察[J].实用中医药杂志,2007,23(7):434.

15. 王冬梅,陈立军.银花泌炎灵片治疗急性尿路感染30例临床观察[J].中医药临床杂志,2006,23(3):28.

16. 王冬梅,王涛,唐锐先.鱼腥草注射液治疗小儿尿路感染的疗效观察[J].吉林医药学院学报,2006,7(2):88-89.

17. 陈飞,赵石,沈颖.肾安胶囊治疗尿路感染176例疗效观察[J].中国中西医结合肾病杂志,2006,7(10):573.

18. 李静,赖新生.尿道感染治验[J].中国中医急症,2005,14(7):634.

19. 余育承,郑秀东,郝建荣.食盐敷脐法治疗急性尿路感染[J].新中医,2005,37(1):92.

第二十五节 急 性 肾 风

一、概 述

急性肾风是因感受六淫外邪或疮疡肿毒所扰,适值肾气不足,外邪、疮毒乘虚内陷,损及脏腑,影响肺肾气化敷布功能,导致水津失布,水液潴留,泛溢肌肤,引起肢体、头面、眼睑浮肿,尿赤短涩,头痛目眩等症的疾病。其病位在肺肾,涉及脾、肝、三焦、膀胱。如《素问·水热穴论》云:"肾者至阴也,至阴者盛水也,肺者太阴也,少阴者冬脉也,故其本在肾,其末在肺,皆积水也。"《素问·至真要大论》云:"诸湿肿满,皆属于脾。"《素问·阴阳别论》云:"三阴结,谓之水。"《素问·大奇论》云:"肝满肾满肺满皆实,即为肿。"

肾风之名,首见于《素问·风论》:"以冬壬癸中于邪者为肾风","肾风之状,多汗恶风,面疮然浮肿,脊痛不能正立,其色炲,隐曲不利,诊在肌上,其色黑。"《素问·奇病论》云:"帝曰:有病疮然如有水状,切其脉大紧,身无痛者,形不瘦,不能食,食少,名为何病?岐伯曰:病生在肾,名为肾风。肾风而不能食善惊,惊已心气痿者死。"任继学在1990年《悬壶漫录》中提出"急性肾风"病名,并有专篇论述。其后的一些中医急症论著中,多以肾风、急性肾风命名进行论治。

急性肾风发病急,变化快,常在数日内酿成危候。其发病之因,内因先天禀赋不足,或后天饮食失节,水中劳作,或房劳过度,致使正气亏虚,阴阳失调;外受风、寒、湿、热邪毒侵淫,内虚邪陷,阻碍肺肾主水布津功能,水液不循常道,渗溢肌肤而发病。本病相当于西医急性肾小球肾炎或急性肾衰竭。

二、诊断与鉴别诊断

(一)中医证候诊断

1. 风寒证 眼睑浮肿,目如卧蚕,肿势迅速蔓延四肢及全身,尤以面部肿势为重,恶寒无汗,骨节酸痛,发热不高或不发热,小便短少,舌苔薄白,脉浮紧有力。

2. 风热证 突然眼睑及面部浮肿,继则四肢肿胀,发热恶风,咽喉肿痛,或乳蛾溃烂,小便短赤,舌边尖红,苔薄黄或薄腻,脉浮数或滑数。

3. 寒湿证 四肢或全身浮肿,按之没指,小便短,全身神疲,纳呆腹胀,大便溏软,舌苔白腻,脉象沉缓。

4. 热毒证 皮肤疮疡或脓疱溃烂,面浮肢肿,小便短赤或如浓茶样,发热或不发热,口苦心烦,舌苔薄黄或黄腻,脉滑数。

(二)西医诊断

1. 临床表现 本病发病前1～3周常有上呼吸道炎症,如扁桃体炎、咽峡炎,以及皮肤感染如丹毒、脓皮病等链球菌感染史,后者潜伏期较长,可2～4周,然后突然起病,也有在感染后数天即发病者。以水肿、血尿和蛋白尿最为多见,小儿有时在出现头痛、恶心、呕吐、抽搐、气急、心悸等症状时始被发现。病情轻重不一,轻者可毫无症状,仅尿常规略有异常,做肾活组织检查时被发现有典型的急性肾小球肾炎表现,有人称之为"亚临床型急性肾小球肾炎"。约有3%～5%的病例病情甚重,可表现为尿闭,甚至发展为急性肾衰竭,为重型急性肾小球肾炎;此型肾小球肾炎如以急性血管炎症及细胞浸润为主,多数仍能康复。

急性肾小球肾炎的主要症状如下:

(1)水肿:见于70%～90%左右的病例,轻重不等,常在清晨起床时眼睑水肿,此与平卧位置及该处组织松弛有关。下肢及阴囊部也较显著,严重时尚可有浆膜腔渗液,以胸膜腔较多。引起水肿的原因主要是肾小球毛细血管病变以及血管外的压迫,使肾血流量减少,发生滤过障碍,加之肾小管功能相对正常,以致液体回吸收相对增多。此外,少尿时摄入过量钠盐及水分常使水肿加剧。钠和水的潴留使细胞外和血管内容量扩张。部分病例的水肿与心力衰竭有关。一般水肿持续约1～2周即开始消退,重者历时较长,可达3～4周。

(2)高血压:见于70%～90%的患者,程度不一,一般为轻度或中度,成人多在150～

180/90～100mmHg 上下,经常有波动,可能与血管痉挛程度有关;少数较严重,可发展为高血压危象。高血压与水肿持续时间不完全一致,多数在 2 周左右趋于正常,小儿较成人为速;有时高血压可持续很久,是转变为慢性的先兆。引起急性肾小球肾炎高血压的原因,以往设想是由于肾小球肾炎时肾缺血,可导致肾素分泌过多而形成肾炎高血压,但测定急性肾小球肾炎患者血中肾素浓度,则多正常或偏低。因此,人们逐渐认为,肾小球滤过率降低而造成钠、水潴留,血容量增加及血管痉挛,可能为引起高血压的主要原因。

（3）尿异常

1）少尿或无尿:尿量在水肿时减少,一日尿量常在 400～700ml 上下,持续 1～2 周后逐渐增加,少尿时尿比重稍增高。在恢复期每天尿量可达 2000ml 以上。少数病例尿量明显减少,少于 300ml,以至无尿,为严重表现。

2）血尿:几乎每例都有,但轻重不等,严重时为全血尿,大多呈混浊咖啡色。很可能是由于红细胞穿过受损的肾小球和(或)肾小管周围的毛细血管壁移行至肾单位。肉眼血尿持续时间不长,大多在数天后转为镜下血尿,此后可持续很久,但一般在 6 个月以内消失,也有持续 2 年才完全恢复。

3）蛋白尿:阳性率达 95％以上,常为轻、中等度蛋白尿,大量者较少见。蛋白尿或为毛细血管壁阴离子层丢失的结果即电荷选择性阈如,或为肾小球毛细血管的孔径增大,而使血浆中大分子蛋白经肾小球滤过膜漏出。一般病后 2～3 周尿蛋白转为少量或微量,2～3 个月多消失,成人患者消失较慢。持续性蛋白尿是转为慢性趋向的表现。

4）尿沉渣:早期除有多量红细胞外,白细胞也常增加,上皮细胞及各种管型常见。管型中以透明管型及颗粒管型最多见,红细胞管型的出现提示病情的活动性。

5）尿中纤维蛋白降解产物(FDP)和 C_3 含量常增高,尤其在利尿期。

（4）其他症状:儿童常有发热,体温有时高达 39℃,伴有畏寒。成人常感腰酸、腰痛,少数患者有尿频、尿急。患者可有恶心、呕吐、厌食、鼻衄、头痛及疲乏等症状。

2. 眼底检查　大多数患者眼底正常,少数可出现小动脉痉挛及轻度视盘水肿,与血压升高有密切关系。若有出血、渗出等表现,则很可能为慢性肾小球肾炎急性发作。

3. 血液检查　红细胞计数轻度降低,可能与水潴留后血液稀释有关。白细胞在发病初期可增多,嗜酸性粒细胞百分比也可增高,红细胞沉降率增快。在大部分病例中,血液非蛋白氮及尿素氮浓度正常,少数可偏高,而肌酐一般正常,在尿闭时两者水平均上升。血浆总蛋白量及胆固醇测定多数正常,电泳可发现白蛋白含量略见降低。70％～90％的患者血清抗"O"抗体效价升高,但正常者并不能排除链球菌感染引起的可能性,其他抗体包括抗脱氧核糖核酸分解酶抗体、抗链激酶抗体、抗透明质酸酶抗体和 DPN 酶抗体均可升高。在本病早期,血清总补体浓度(CH_{50})及 C_3 均可明显降低,以后随病情好转而恢复。另外,可有一过性冷球蛋白血症,循环免疫复合物阳性。C-反应蛋白和类风湿因子多正常或阴性。

4. 肾功能测定　表现不一,大多数患者有程度不等的肾功能不全,以肾小球滤过率的改变最为明显,内生肌酐清除率及菊粉清除率均降低,而肾血流量大多正常,肾小管功能也有改变。或许是由于肾小球毛细血管被炎症细胞浸润而使滤过面积减少,或许是由于能够可逆性收缩系膜细胞的局部血管活性物质增加,如血管紧张素Ⅱ、白三烯增加,使有效滤过面积减少,从而导致肾小球毛细血管的灌注减少。

（三）鉴别诊断

典型病例于咽峡部、皮肤等处链球菌感染后发生水肿、血尿、蛋白尿等症状,诊断多无困难。一般链球菌感染后,急性肾小球肾炎的诊断至少以下列 3 项特征中的 2 项为依据:①在咽部或皮肤病变部位检出可致肾炎的 M 蛋白型 β 溶血性链球菌 A 组;②对链球菌胞外酶的免疫反应——抗链球菌溶血素"O"(ASO)、抗链球菌激酶(ASK)、抗脱氧核糖核酸酶 B(ADNAaseB)、抗辅酶 I 酶(ANADase)、抗透明质酸酶(AH),有一项或多项呈阳性,咽部感染后 ASO 增高,皮肤感染后 AH、ADNAaseB 和 ANADase 反应阳性;③C_3血清浓度短暂下降,肾炎症状出现后 8 周内恢复正常。症状不明显者,必须详细检查,特别应反复检查尿常规方能确诊。本病应与下列疾病鉴别。

1. 其他肾小球肾炎所表现的急性肾炎综合征 无论是原发性或继发性肾小球肾炎,在上呼吸道感染后都可诱发其活动性,出现急性肾炎综合征的症状,应与链球菌感染后的肾小球肾炎鉴别。非链球菌感染后的肾小球肾炎包括感染后心内膜炎、分流性肾炎、败血症、肺炎球菌性肺炎、伤寒、二期梅毒、脑膜炎球菌血症,病毒和寄生虫感染后肾小球肾炎。继发性肾小球肾炎包括多系统疾病如系统性红斑狼疮、血管炎、过敏性紫癜等。可呈现急性肾炎综合征特征的非肾小球疾病主要包括血栓性血小板减少性紫癜、溶血性尿毒综合征、动脉硬化栓塞性肾病和急性过敏性间质性肾炎。继发性肾小球肾炎常有其他系统症状,有疑难时可做肾活组织检查,可能对诊断有帮助。

2. 少数链球菌感染后肾小球肾炎 表现为肾病综合征,应与其他肾病综合征鉴别。

3. 急进性肾小球肾炎 急进性肾小球肾炎起病常和急性肾小球肾炎相似,然而治疗及预后均不同,故对症状严重、病情急剧恶化者要高度警惕,需要时做肾活检以明确诊断。

三、处 理 原 则

急性肾小球肾炎大多可自愈,因此对轻症病例不必过多用药,注意休息、饮食并控制感染。

四、急 救 处 理

(一) 水肿及少尿

轻者不一定要用利尿药,水肿明显者用呋塞米 20～40mg,每日 3 次,严重的伴有急性肾炎综合征者可用呋塞米 80～200mg 加入 5％葡萄糖注射液 20ml 静脉注射,每日 1 次或 2 次。也可以在 20％甘露醇 250ml 中加呋塞米 80～100mg,每日静脉滴注 1 次,常可产生明显的利尿作用。

(二) 高血压及高血压脑病

轻度高血压一般可加强水、盐控制及利尿;中重度者可用利血平 0.25mg,每日 2～3 次口服,若血压急剧升高可给予利血平 1mg 肌内注射;对于血压过高、头痛剧烈,有发生高血压脑病可能者,可应用二氮嗪静脉注射,剂量为 3～5mg/kg,能扩张血管、迅速降低血压,或用酚妥拉明或硝普钠。目前都主张用血管紧张素转化酶抑制剂卡托普利、依那普利和贝那普利,既可降低全身高血压,又可降低肾小球高血压,可改善或延缓多种病因引起的轻、中度肾功能不全的进程。也可用钙通道阻滞剂,但对肾功能的影响还有不同看法;Gifedipine 认为钙通道阻滞剂能降低全身高血压,但对肾小球无保护作用;钙通道阻滞剂硝苯地平对压力传导和肾小球损伤的有害作用已证实。

若发生高血压脑病,除迅速降压外,抽搐者用地西泮 10mg 静脉注射,必要时可重复使用地西泮。也可用苯妥英钠或聚乙醛(副醛)等注射。以前使用硫酸镁注射以降低血压,效果不甚显著,若肾功能不佳,则注射后可产生高镁血症,影响神志及呼吸,因此宜慎重考虑。

(三) 急性心力衰竭

水、盐潴留为主要诱发因素,因此产生高排出量心力衰竭,治疗以减少循环血量为主,可静脉注射呋塞米以快速利尿。如肺水肿明显,可注射镇静剂或哌替啶或吗啡(小儿慎用),并静脉缓慢注射或滴注酚妥拉明 5～10mg,以扩张血管,降低心脏负荷。硝普钠也可应用。洋地黄类药物虽在心力衰竭时常用,但并非主要措施。严重心力衰竭一般治疗措施无效者,考虑单纯超滤疗法。

(四) 肾衰竭

治疗可参见"急肾衰"。

急性肾小球肾炎患者若尿中蛋白质及显微镜下血尿消除较慢或有持续倾向时,应寻找体内有无感染病灶(如扁桃体炎),并设法去除。这些办法一般在肾小球肾炎比较稳定、感染已经控制 3 个月以后进行,在清除前应采用青霉素注射。

五、分 证 论 治

1. 风寒证

治法:祛风散寒,宣肺利水。

方药:麻黄加术汤。

麻黄、桂枝、杏仁、白术、苏叶、生姜皮、茯苓皮、猪苓、泽泻、车前子、甘草。

若血压过高或对麻黄敏感者,可去麻黄,加荆芥、防风、浮萍;尿血者,加侧柏叶、小蓟、生藕节以凉血止血;纳呆、苔白腻者,加厚朴、法半夏、陈皮以理气化湿。

2. 风热证

治法:疏风清热,利水消肿。

方药:银翘散。

金银花、连翘、薄荷、浮萍、牛蒡子、板蓝根、白茅根、小蓟、车前子、泽泻、桑白皮、大腹皮。

若发热甚者,加鸭跖草、生石膏;咽喉肿痛明显者,加山豆根、苦桔梗;水肿严重者,加冬瓜皮、槟榔;小便涩痛者,加荠菜花、石韦;头痛眩晕者,加钩藤、生石决明。

3. 寒湿证

治法:燥湿利水,行气悦脾。

方药:胃苓汤。

苍术、白术、厚朴、陈皮、茯苓、猪苓、泽泻、桂枝、生姜、大枣、大腹皮、砂仁。

若口黏腻者,加藿梗、佩兰;兼脾气虚者,加党参、木香;胸闷泛恶者,加半夏、薏苡仁。

4. 热毒证

治法:清热解毒。

方药:五味消毒饮。

金银花、野菊花、蒲公英、紫花地丁、紫背天葵。

若脓毒甚者,蒲公英重用,再加用芙蓉叶、半边莲;水肿明显者,加浮萍、桑白皮、赤小豆;风盛瘙痒者,加蝉蜕、石韦、地肤子;红肿灼热者,加赤芍、牡丹皮、紫草。

六、预 防 护 理

（一）休息

休息对防止症状加重、促进疾病好转很重要。水肿及高血压症状显著才应完全卧床休息的意见各家不一致，但若稍活动即引起症状及尿常规异常加重时，则仍以卧床为宜。应避免受寒受湿，以免寒冷引起肾小动脉痉挛，加重肾缺血。

（二）饮食

在发病初期，饮食控制甚为重要，原则上给予低盐饮食并限制水入量，因大多数患者有水肿和高血压；若血压很高，水肿显著，应予以无盐饮食，每日入液量限制在1000ml以内。尿闭者应按急性肾衰竭处理，成人蛋白质每日摄入宜在30～40g，或按蛋白质0.6g/(kg·d)计算，以免加重肾脏负担。

（三）控制感染

对尚留存在体内的前驱感染如咽峡炎、扁桃体炎、脓皮病、鼻窦炎、中耳炎等应积极治疗。由于前驱感染病灶有时隐蔽，不易发现，故即使找不到明确感染病灶的急性肾小球肾炎，一般也主张用青霉素（过敏者用林可霉素）常规治疗10～14天，使抗原不至于继续侵入机体，以防止肾小球肾炎反复或迁延发展。应避免使用对肾有损害的抗生素。

七、文 献 选 读

《素问·风论》："风中五脏六腑之俞，亦为脏腑之风，各入其门户所中，则为偏风……肾风之状，多汗恶风，面痝然浮肿，脊痛不能正立，其色炲，隐曲不利，诊在肌上，其色黑。"

《素问·大奇论》："肝满肾满肺满皆实，即为肿。""肾肝并沉为石水，并浮为风水。"

《素问·水热穴论》："帝曰：肾何以能聚水而生病？岐伯曰：肾者胃之关也，关门不利，故聚水而从其类也。上下溢于皮肤，故为胕肿。胕肿者，聚水而生病也……勇而劳甚则肾汗出，肾汗出逢于风，内不得入于脏腑，外不得越于皮肤。客于玄府，行于皮里，传为胕肿，本之于肾，名曰风水。"

《金匮要略·水气病脉证并治》："风水其脉自浮，外证骨节疼痛，恶风；皮水其脉亦浮，外证胕肿，按之没指，不恶风，其腹如鼓，不渴，当发其汗。""脉浮而洪，浮则为风，洪则为气。风气相搏，风强则为隐疹，身体为痒，痒为泄风，久为痂癞；气强则为水，难以俯仰。风气相击，身体洪肿，汗出乃愈，恶风则虚，此为风水。""太阳病，脉浮而紧，法当骨节疼痛，反不疼，身体反重而酸，其人不渴，汗出即愈，此为风水。恶寒者，此为极虚，发汗得之，渴而不恶寒者，此为皮水。""诸有水者，腰以下肿，当利小便；腰以上肿，当发汗乃愈。"

《中藏经·风中有五生死论》："肾风之状，但踞坐，而腰脚重痛也。视其胁下，未生黄点者可治，不然即死矣。肾风宜灸肾俞穴也。"

《中藏经·论水肿脉证生死候》："人中百病，难疗者莫过于水也。水者，肾之制也。肾者，人之本也。肾气壮则水还于海，肾气虚则水散于皮，又三焦壅塞，荣卫闭格，血气不从，虚实交变，水随气流，故为水病。有肿于头目者，有肿于腰脚者，有肿于四肢者，有肿于双目者。有因嗽而发者，有因劳而生者，有因凝滞而起者，有因虚乏而成者，有因五脏而成者，有因六腑而来者。"

《诸病源候论·水通身肿候》："水病者，由脾肾俱虚故也。肾虚不能宣通水气，脾虚又不能制水，故水气盈溢，渗液皮肤，流遍四肢，所以通身肿也。""肾者主水，脾胃俱主土，土性克水,脾与胃合,相为表里,胃为水谷之海,今胃虚不能传化水气,使水气渗溢经络,浸渍脏腑……故水气溢于皮肤而令肿也。"

《诸病源候论·水肿病诸候》:"人身浮肿,如囊水之状,颈脉动,时咳,按肿上凹而不起也,骨节疼痛而恶风是也,脉浮大者,名曰风水也。"

《诸病源候论·诸肿候》:"肿之生也,皆由风邪寒热毒气客于经络,使血涩不通,瘀结成肿也。"

《三因极一病证方论》:"原其所因,则冒风、寒、暑、湿属外;喜怒忧思属内;饮食劳倦,背于常经,属不内外,皆成此疾。"

《丹溪心法·水肿》:"若遍身肿,烦渴,小便赤涩,大便闭,此属阳水。"

《景岳全书·杂证谟·肿胀》:"凡水肿等证,乃脾肺肾三脏相干之病。盖水为至阴,故其本在肾;水化于气,故其标在肺;水惟畏土,故其制在脾。今肺虚则气不化精而化水,脾虚则土不制水而反克,肾虚则水无所主而妄行。水不归经则逆而上泛,故传入于脾而肌肉浮肿,传入于肺则气息喘急。"

《杂病源流犀烛·肿胀源流》:"凡实,或六淫外客,或饮食内伤,阳邪急速,其至必暴,每成于数日之间。"

《医学心悟》:"大抵四肢肿,腹不肿者,表也;烦渴口燥,溺赤便秘,饮食喜凉,此属阳水,热也。"

《临证指南医案·肿胀》:"有因风、因湿、因气、因热,外来者为有余,即为阳水。""通表利小便,乃宣经气、利腑气,是阳病之治法。"

《证治汇补·水肿》:"治水之法,行其所无事,随表里寒热上下,因其势而利导之,故宜汗、宜下、宜渗、宜清、宜燥、宜温,六者之中,变化无拘。"

八、现代研究

张荒生论治急性肾炎,认为整个治疗过程应遵从退肿宜汗、血尿宜通、始终清热 3 项基本治法。李良治疗急性肾小球肾炎 986 例,发病期治以祛邪解毒、清热利水为主,恢复期治以补虚清化余邪。其中发病期分为 5 型:①风热型:治以疏风清热、宣肺行水,方选越婢加术汤加味;②风湿型:治以疏风宣肺、利水消肿,方选麻杏五皮饮加味;③湿热型:治以清热化湿、解毒利水,方以麻黄连翘赤小豆汤合五味消毒饮加减;④脾虚型:治以健脾化湿、解毒利水,方以五皮饮合胃苓汤加减;⑤阴虚型:治以养阴清热、凉血解毒利水,方以知柏地黄汤加减。总有效率为 97.16%,尤其是风热型、风湿型和湿热型疗效较好,总有效率为 100%。徐维华辨证治疗急性肾炎 60 例,方案如下:①肾阳虚夹风寒:方用真武汤合五苓散加减;②肺气虚夹风热:方用越婢加术汤加味;③肺脾郁热夹风湿:方用疔疮五味消毒饮加味。痊愈率 83.3%,与西药治疗组 50 例对照无显著性差异。蒋宇治疗 150 例急性肾小球肾炎,治疗组采用中医辨证治疗联合川芎嗪注射液静脉滴注,辨证方案如下:①风寒型:治以辛温解表、利水消肿,药用麻黄、陈皮、大腹皮、桑白皮、泽泻、生姜、炙甘草、大枣;②风热型:治以辛凉解表、清热利水,药用金银花、连翘、菊花、蒲公英、杏仁、白茅根、车前子、生甘草;③湿热型:治以清热凉血、健脾祛湿,药用白茅根、金钱草、海金沙、旱莲草、黄芪、丹参、益母草、野菊花、生甘草。结果治疗组总有效率 100%,优于对照组的 77.1%($P<0.01$)。

参 考 文 献

1. 张荒生. 中医论治急性肾炎[J]. 湖北中医杂志,2002,24(2):21-22.

2. 李良. 中医辨治急性肾炎 986 例[J]. 辽宁中医杂志,2007,34(12):1735-1736.

3. 徐维华. 中医辨证治疗急性肾炎 60 例报告[J]. 黑龙江中医药,2001,(5):11-12.

4. 蒋宇,胡庆寅. 急性肾小球肾炎的中医辨治[J]. 长春中医学院学报,2000,16(3):65-66.

第二十六节 急 肾 衰

一、概 述

急肾衰是由多种内外因素,导致肾体受损,脏真衰竭,阴液不化,五液失司,开合失职而引发水津代谢失常,溺毒入血,壅塞三焦的急危重症。中医医籍中无"肾衰"之名,但肾衰所表现出的水肿、无尿、呕吐等症状,可归属于"关格"、"呕吐"、"水肿"、"小便不利"、"水毒"等范畴。《伤寒论·平脉法》说:"关则不得小便,格则吐逆。"

本病证候特点为"邪毒害肾或伤津竭液,使肾气损伤,气化失常,水津失司,开合失职,三焦壅滞";病性为因实致虚,或因虚致实,虚实互存。

本病多见于外伤及水肿、癃闭、肾风、淋证之晚期。西医学的肾衰竭可参照本病论治。

二、诊断与鉴别诊断

(一) 中医证候诊断

1. 邪毒内侵,三焦壅滞证　小便短赤或闭塞不通,喘促痰多,胸脘痞闷,恶心欲吐,或呕吐痰涎,口渴不欲饮,口苦口黏,或有溺臭,大便秘结,不发热或发低热,神志模糊,舌质红,苔灰白或黄腻、厚浊,脉滑数。

2. 肾气亏虚,气化失常证　小便短少,或无尿,或尿多清长,咽干思饮,手足心热,少气乏力,全身疲乏,腰膝酸软,大便不畅,舌淡红少津,少苔,脉沉细无力。

(二) 西医诊断

1. 临床表现

(1) 少尿期:少尿或无尿,可持续 2～3 天至 3～4 周;水、钠潴留造成水肿、胸水、腹水,严重者出现肺水肿并心力衰竭、血压升高、脑水肿,表现为头痛、呕吐甚则嗜睡、昏迷等症。因电解质紊乱,诱发心律失常,疲乏无力,神情淡漠,抽搐,甚至癫痫。因代谢性酸中毒,表现为恶心、呕吐、疲乏嗜睡及呼吸深大,甚至心肌收缩无力,血压下降。

(2) 多尿期:少尿期后尿量渐增加至 400ml/d 以上,甚至可达 3000～5000ml/d。多尿期 1 周后,血尿素氮和血肌酐水平开始下降,尿毒症症状逐渐改善。但因大量水分及电解质随尿排出,故可出现脱水及低钾血症、低钠血症等。

(3) 恢复期:随着尿量恢复正常,肾功能及各项生化指标亦趋于正常,可有无力、消瘦、贫血等症状。低比重尿将持续一段时间。少数患者肾功能永久损害,可能发展为慢性肾衰竭。

2. 理化检查

(1) 血肌酐、尿素氮:逐日升高。

(2) 血常规:急性肾衰竭后期可见红细胞计数及血红蛋白含量降低。合并感染者,白细胞计数增高。

(3) 尿常规:低比重尿。可有红细胞、尿蛋白、尿管型,尿沉渣可见管型,表明急性肾小管坏死。根据尿液细胞学检查可了解部分导致急性肾衰竭的病因。

（4）生化检查：主要表现有高钾、低钠、高磷、低钙。

（5）动态血气分析：pH 下降，血 HCO_3^- 水平下降，呈代谢性酸中毒。

（6）影像学检查：双肾增大，有别于慢性肾衰竭的双肾缩小。

3. 诊断要点

（1）有诱发急性肾衰竭的病因，如严重感染、大手术、大出血、复合外伤、休克、误输血、毒物接触史及免疫性疾病等。

（2）肾功能急剧恶化，血肌酐水平逐日升高，每日升高≥44.2μmol/L，血尿素氮水平明显升高。

（3）在纠正和排除急性血容量不足、脱水、尿路梗阻等因素后，24 小时尿量＜400ml，或无少尿，但血肌酐及血尿素氮水平显著升高，代谢产物积聚，临床出现尿毒症症状。

4. 其他特点

（1）尿比重相对固定于 1.010～1.012，尿渗透浓度＜350mmol/L。

（2）肾衰指数＞1，滤过钠排泄分数＞1%。

（三）鉴别诊断

1. 急性肾衰竭（ARF）与慢性肾衰竭（CRF）的鉴别（表 6）

表 6　急性肾衰竭（ARF）与慢性肾衰竭（CRF）的鉴别

	ARF	CRF
既往病史	急性病病史	慢性病病史或毒物损伤或不明
贫血	早期无	有
低钙血症	早期无	有
高磷血症	早期无	有
神经病变	无	有
肾脏体积	正常或增大	基本都缩小

2. 肾前性氮质血症与急性肾小管坏死（ATN）的鉴别（表 7）

表 7　肾前性氮质血症与急性肾小管坏死（ATN）的鉴别

	肾前性氮质血症	急性肾小管坏死
病史	有失水、失液史	有重症感染、休克等病史
尿比重	＞1.025	＜1.015
尿渗透浓度	＞500mmol/L	＜350mmol/L
尿/血肌酐比值	37～45	＜20
肾衰指数	＜1	＞1

三、处 理 原 则

（一）一般处理

吸氧，监护生命体征、监测 24 小时尿量及血气分析。

（二）治疗措施

积极控制原发病，纠正休克，控制感染，处理创伤部位。

四、急救处理

（一）一般处理

吸氧，监护生命体征，监测 24 小时尿量及血气分析。

（二）治疗措施

1. 积极控制原发病，纠正休克，控制感染，处理创伤部位。

2. 少尿期的治疗

（1）直接用利尿剂或渗透性利尿：呋塞米或托拉塞米注射液静脉注射，根据病情可试用甘露醇渗透利尿。

（2）补足容量，改善肾灌注不良。但要注意控制液体入量，维持体液平衡，以"量出为入"为原则。少尿期患者应严格计算 24 小时出入量，以确定当日补液量。

$$每日入液量 = 前 1 天显性失液量（尿量、大便量、呕吐、出汗、引流及创面渗液等）+ 不显性失液量（呼吸及皮肤蒸发失水约 800ml）- 代谢内生水量（约 300ml）$$

重病患者应在监测中心静脉压的基础上扩容、保持体液平衡。

（3）血压偏低者，应用血管活性药物，同时扩张肾血管，改善肾血流。可用小剂量多巴胺 $2 \sim 4\mu g/(min \cdot kg)$ 泵入。

（4）血液滤过法（CRRT）：床边持续经静-静脉血液滤过法，可以滤出多余水分，清除中分子物尿毒素，但电解质保留，减轻肺水肿，改善心肾功能。连续性血液滤过或透析指征：若急性肾衰竭无尿或少尿已 2 天或以上，尿素氮 $>25mmol/L$，血肌酐 $>442\mu mmol/L$，血钾 $>6.5mmol/L$，或有明显中毒表现，或水肿严重，有肺水肿或脑水肿先兆者，严重的酸中毒，$HCO_3^- < 12mmol/L$，当予血液滤过或透析疗法。

（5）纠正电解质失衡

高钾血症的处理：尽量避免食用含钾较多的食物或药物、纠正酸中毒、控制感染、彻底清创等使患者的血钾控制在小于 6mmol/L。对轻度高钾血症患者可口服钠型阳离子交换树脂 $15 \sim 20g$，每日 3 次。当血钾 $>6.5mmol/L$ 时应紧急处理：①排钾利尿剂利尿；②高糖加胰岛素（4g：1U）静脉滴注；③补钙，10% 葡萄糖酸钙溶液稀释后静脉推注或静脉滴注；④补碱，5% 碳酸氢钠溶液 $100 \sim 200ml$ 静脉滴注；⑤难以纠正者，透析或连续性血液滤过。

低钙血症、高磷血症的处理：低钙血症如出现抽搐等症状，可临时给予静脉补钙；高磷血症以预防为主，如供给足够热量、避免高磷饮食。

低钠血症的处理：绝大部分为稀释性，故应控制水分摄入，严重者给予高渗氯化钠静脉滴注。

（6）纠正代谢性酸中毒：当 $HCO_3^- < 12mmol/L$，或 $pH < 7.15$ 时补碱，给予 5% 碳酸氢钠溶液 $100 \sim 250ml$，静脉滴注，并动态监测。对难以纠正者应进行血液滤过或血液透析治疗。

3. 多尿期的治疗　应注意补充血容量，多尿期早期不宜停止血液滤过。尿量增至 2500ml/d 以上时，入液总量改为尿量的 2/3，其中半量补充 0.9% 氯化钠注射液，半量补充 5%~10% 葡萄糖注射液。调节酸碱、水、电解质平衡。

4. 营养支持　根据病情应用全静脉高营养或胃肠高营养，给予高热量优质蛋白质饮食，补充必需氨基酸。

5. 中药通腑降浊法　单味大黄煎剂灌肠，或根据辨证，用复方煎剂直肠点滴。

(1) 虚证：制附子 15～30g，酒大黄(后下)15～30g，黄芪 30～60g，芒硝 10～20g，益母草 15～30g。煎剂 100ml，或辨证加减。

(2) 实证：生大黄(后下)15～30g，败酱草 15g，徐长卿 12g，皂荚子 9g，生牡蛎(先煎)30g。浓煎取汁 100ml 直肠点滴，每日 1 次，连续 10 天为 1 个疗程。

五、分 证 论 治

1. 邪毒内侵，三焦壅滞证

治法：泄浊解毒，疏利三焦。

方药：黄连解毒汤合疏凿饮子。

黄连、黄芩、黄柏、栀子、泽泻、赤小豆、商陆、羌活、大腹皮、椒目、木通、秦艽、槟榔、茯苓皮等。

中上二焦积热，烦躁多渴，大便秘结者，加凉膈散。伴有脓毒症者，可选用血必净注射液静脉滴注。

针刺穴位可选中极、膀胱俞、阴陵泉，用泻法。耳穴可选肾、内分泌、三焦。

灌肠疗法可选用：①生大黄(后下)、败酱草、徐长卿、皂角、生牡蛎，浓煎取汁 100ml，保留灌肠，每日 1 次。②用大黄、丹参、牡蛎、蒲公英、槐花、地榆，加水 400ml，浓缩至 200ml，分 2 次保留灌肠，每日 1 次。

2. 肾气亏虚，气化失常证

治法：扶正补虚，温阳化气。

方药：金匮肾气丸。

熟地黄、山茱萸、山药、泽泻、牡丹皮、茯苓、桂枝、附子。

小便清长者，加缩泉丸。

静脉注射可选用参附注射液合生脉注射液或参麦注射液联合应用。

灌肠疗法可选用附子、黄芪、生大黄、生牡蛎、败酱草，煎汤 100ml，保留灌肠 1 小时，每天 1～2 次。

灸法可选大艾炷灸神阙、关元。

六、预 防 护 理

1. 特级护理，准确记录 24 小时出入量，并注意观察每小时尿量。

2. 密切注意病情变化。如体温、呼吸、脉搏、血压、舌脉变化及伴发病象，详加记录，有变化及时报告。尤其是对尿液色、质、量、气味的观察。

3. 加强饮食调理，给予优质蛋白及高热量饮食。

4. 注意对患者的皮肤、口腔、尿道口护理，避免感染。

七、文 献 选 读

《仁斋直指方论·小便不通方论》："肾主水，膀胱为之腑。水潴于膀胱而泄于小肠，实相通也。然小肠独应于心者，何哉？盖阴不可以无阳，水不可以无火，水火既济，上下相交，此荣卫之所以流行，而水窦开阖所以不失其司耳。惟夫心肾不济，阴阳不调，故内外关格而水道涩，传送失度而水道滑……虽然，小肠之与膀胱，心肾所主固也。然《素问》有云：水之本在肾，其末在肺。则知天一之水，自上而下，相为贯通，亦犹心肾之不可升降也。"

《兰室秘藏·小便淋闭论》:"关则不得小便……分在气在血而治之,以渴与不渴而辨之。如渴而小便不利者,是热在上焦肺之分,故渴而小便不利也。夫小便者,是足太阳膀胱经所主也,长生于申,申者西方金也,肺合生水,若肺中有热,不能生水,是绝其水源也……如不渴而小便不通者,热在下焦血分,故不渴而大躁,小便不通也。热闭于下焦者,肾也,膀胱也,乃阴中之阴,阴受热邪,闭塞其流……寒在胸中,遏绝不入,热在下焦,填塞不便。"

《丹溪心法·小便不通》:"惟夫心肾不交,阴阳不调,故内外关格而水道涩。"

《医贯·噎膈论》:"关格者……此寒从少阴肾经而入,阴盛于下,逼阳于上,谓之格阳之证。"

八、现 代 研 究

(一)少尿期的治疗

赵延红等认为,少尿期的治疗是治疗急性肾衰竭的关键,湿、热、瘀、毒为本期的病机核心,清热解毒、泻热逐水、活血化瘀、通腑泻浊为本期治疗的大法。薛红良治疗 42 例急性肾衰竭患者,在西医对症治疗基础上进行辨证,气虚证、气阴两虚证者分别静脉滴注参麦注射液,阳气亏虚证者静脉滴注参附注射液,所有患者均予静脉滴注丹参注射液,同时进行中药保留灌肠,基本方由生大黄、煅龙牡、紫丹参组成,随证加减。结果治愈 28 例,好转 12 例,无效 2 例,总有效率为 95.2%,其中阳气亏虚证的预后普遍较差。

1. 清热解毒法 盛爱华等用尿毒清治疗二氯化汞所致豚鼠急性肾功能不全和 100 例人流出血热所致急性肾功能不全,发现该药能降低豚鼠和人血肌酐、尿素氮值,增加豚鼠 3 小时平均尿量。陈彩焕等治疗肾综合征出血热合并急性肾衰竭 32 例,除按常规治疗外加用中药(金银花、槐花、蒲公英、煅牡蛎、生大黄)进行结肠透析,治疗组总有效率 100%,对照组总有效率 86.17%($P < 0.05$)。吴立萍等在透析的基础上加用参麦注射液和自配中药清毒液(生大黄、制附子、生牡蛎、蒲公英、黄芪、益母草、枳实)保留灌肠治疗 51 例急性中毒性肾损害,15 天内 BUN、SCr、尿量恢复正常,肾衰指数小于 2,治愈率达 91.1%($P < 0.05$)。

2. 通腑泻浊法 杨巧凤等用通腑泻下汤(大黄、芒硝、车前子、泽泻、白茅根)保留灌肠治疗流行性出血热急性肾衰竭 30 例,总有效率为 93%,高于对照组($P < 0.01$)。张丽华等用复方大黄灌肠液(大黄、生牡蛎、赤芍、白花蛇舌草、丹参、败酱草、薏苡仁)治疗急性肾衰竭患者 30 例,于睡前保留灌肠,总有效率为 93.3%($P < 0.05$)。

3. 活血化瘀法 蒋茂剑等用肾复康胶囊(生大黄、冬虫夏草、水蛭、败酱草、三七)治疗 38 例急性肾小管坏死所致的老年急性肾衰竭,总有效率 95%,而对照组总有效率 72.2%($P < 0.05$)。李建萍等报道周嫦昆用自拟活血化瘀解毒汤(益母草、白茅根、连翘、法夏、茯苓、竹茹、车前子、大黄、黄连、丹参、苏叶)为基础随症加减治疗急性肾衰竭,取得一定的疗效。杨运喜等治疗 98 例肾病综合征出血热急性肾衰竭患者,在基础治疗的同时加用通腑化瘀滋阴汤(生大黄、芒硝、丹参、丹皮、赤芍、桃仁、生地、玄参、麦冬、白茅根),对照组给予甘露醇粉,结果治疗组总有效率 89.8%、死亡率 10.2%,对照组总有效率 76.9%、死亡率 23.1%($P < 0.05$)。

(二)多尿期的治疗

李贵明用真武汤合实脾饮加减方治疗肾病综合征并急性肾衰竭患者(脾肾阳虚者)6 例,均得到缓解。喻生保等用中药固肾汤系列方剂防治大剂量顺铂化疗引起的肾脏损害 52 例,总有效率 96.2%,而西药水化利尿总有效率为 93.3%。刘海虹等选用生脉饮合增液汤治疗 36 例老年急性肾衰竭,不仅提高了生存率而且能控制消化道出血。

（三）恢复期治疗

此时药物治疗无特异性。肾功能恢复是一个缓慢长期的过程,在恢复期间除了需要注意营养支持外,避免使用损害肾脏的药物。

参 考 文 献

1. 赵延红,刘秉仁. 急性肾功能不全的中医治疗[J]. 现代中医药,2004(2):30-31.
2. 薛红良. 42 例急性肾功能衰竭的中医治疗观察[J]. 浙江中医学院学报,2003,27(2):37-38.
3. 盛爱华,吴培俊. 中药尿毒清治疗急性肾功能不全的临床和实验研究[J]. 时珍国药研究,1997,8(2):147-148.
4. 陈彩焕,焦兆龙. 中西医结合治疗肾综合征出血热合并急性肾功能衰竭 32 例[J]. 实用中医药杂志,2003,19(3):134.
5. 吴立萍,沈驹华,何婕. 中西医结合治疗急性中毒性肾损害疗效观察[J]. 中国中西医结合急救杂志,2005,12(2):118.
6. 杨巧凤,李艳,李保军,等. 中西医结合治疗流行性出血热急性肾功能衰竭 30 例[J]. 实用中医药杂志,2002,18(1):27.
7. 张丽华,苏贵强. 复方大黄灌肠液治疗急性肾功能衰竭 30 例[J]. 中国药业,2002,11(11):60.
8. 蒋茂剑,陆家武,张来凤,等. 从消瘀散毒论治老年急性肾小管坏死[J]. 中国中医药信息杂志,2005,12(2):66-67.
9. 李建萍,钱锐. 周嬅昆老师运用活血化痰法治疗疑难病经验[J]. 内蒙古中医药,2002,21(2):18-19.
10. 杨运喜,吕宗科,曾云波. 中西医结合治疗肾综合征出血热急性肾功能衰竭 98 例[J]. 实用中医内科杂志,2004,18(6):522.
11. 李贵明. 中西医结合治疗肾病综合征并急性肾功能衰竭的临床观察[J]. 中国厂矿医学,2002,15(5):421-422.
12. 喻生保,辛小红,邓勇. 化疗不良反应的中医治疗[J]. 实用中西医结合临床,2003,3(4):44.
13. 刘海虹,何玉中. 中西医结合治疗老年急性肾功能衰竭 36 例[J]. 辽宁中医杂志,2005,32(1):62.

第二十七节 头 痛

一、概 述

头痛是以患者自觉头部疼痛为主要特征的常见病症和症状,一般指外眦、外耳道与枕外隆凸连线以上部位的疼痛。头痛可见于多种急慢性疾病中,若起病急骤,疼痛剧烈者,按急症处理。急性头痛有外感和内伤之分,外邪有风寒、风热、风湿之不同,内伤有肝阳上亢、瘀血内阻、痰浊上犯之异,阻遏清阳,不通则痛。

现代医学中的感染发热性疾病、脑血管意外、血管神经性头痛、颅内占位性病变、三叉神经痛等,可参照本篇治疗。

二、诊断与鉴别诊断

（一）中医证候诊断

患者自觉头部（包括前额、额颞、顶枕部位）疼痛,性质可为掣痛、跳痛、灼痛、胀痛或重痛。按部位,中医可分太阳、阳明、少阳、太阴、厥阴、少阴之不同。常见证候有以下几种:

1. 风寒头痛　头痛较甚或连及项背,恶风寒,口不渴,舌苔薄白,脉浮或浮紧。

2. 风热头痛　头痛而胀,甚则头痛如裂,发热恶风,面红耳赤,口渴欲饮凉,便秘、尿黄,舌苔黄,脉象浮数。

3. 风湿头痛　头痛如裹,肢体困重,胸闷,小便不利,大便溏薄,舌苔白腻,脉象濡。

4. 肝阳头痛　头痛头晕,心烦易怒,睡眠不宁,口苦面赤,耳鸣,舌苔黄,脉弦有力。

5. 痰浊头痛　头痛昏蒙,胸脘痞闷,呕恶痰涎,纳食呆滞,舌苔白腻,脉滑或弦滑。

6. 瘀血头痛　头痛如刺,痛有定处,固定不移,舌质紫黯或有瘀斑,脉象沉细。

(二)西医诊断与鉴别诊断

按国际头痛协会(HIS)(ICHD-Ⅱ,2004)区分原发性头痛和继发性头痛。

1. 原发性头痛

(1) 偏头痛:临床特点多为发作性单侧头痛,少数可见双侧疼痛,常伴恶心、呕吐和(或)畏光、畏声,发作前可有视觉、感觉和运动等先兆,呈自发缓解、反复发作,间歇期正常,多见于女性,于白天发作,无明显节律性,多有阳性家族史。

(2) 丛集性头痛:是发生于眶、眶上、颞或与上述部位任何结合部位的重度、严格的单侧头痛发作,每次持续15分钟至3小时不等,频率从隔日1次到每日8次不等,在疼痛侧可见下列1项或多项:结膜充血、流泪、流涕,前额和面部出汗,瞳孔缩小,上睑下垂,眼睑水肿。多见于男性,呈周期性发作。

(3) 紧张性头痛:双侧紧束样或压迫性头痛,常为轻中度头痛,不伴恶心、呕吐,头部触诊可有颅周压痛。

(4) 原发性三叉神经痛:其特点是局限于三叉神经1支或多支分布区域的短暂电击样疼痛,突发突止,常由洗漱、剃须、抽烟、说话或刷牙等触发因素诱发,疼痛间歇期变异很大。

2. 继发性头痛

(1) 急性出血性脑血管意外:常在劳累或情绪激动时突然剧烈头痛,伴有恶心呕吐或不同程度的意识障碍,脑膜刺激征阳性。CT检查发现蛛网膜下腔高密度影或腰穿脑脊液呈血性,镜检见大量红细胞,明确为蛛网膜下腔出血;如伴有肢体瘫痪和相应体征,CT示脑实质和(或)脑室内高密度影,则为脑出血。

(2) 急性缺血性脑卒中:常急性起病,伴神经功能缺损症状和体征,CT提示低密度缺血灶影。

(3) 高血压:常为枕部疼痛,晨起较重,发生高血压脑病或危象时,血压急剧上升,常有剧烈头痛,及时恰当控制血压,头痛即可缓解。

(4) 脑膜炎和脑炎:感染和炎性反应仅累及软脑膜称脑膜炎。呈急性起病,发热、头痛,伴恶心、呕吐,脑膜刺激征阳性。脑脊液压力增高,白细胞计数及蛋白质含量增加。病原体侵犯脑实质所引起的炎性反应为脑炎。常有前驱感染病史,有弥漫性的脑实质受损的神经系统体征和症状。脑脊液检查正常或白细胞计数及蛋白质含量轻度升高,脑电图见弥漫性高幅慢波,头颅CT检查见片状低密度影,血清学检查阳性。

(5) 脑脓肿:常可发现其他感染灶,如邻近的耳鼻或继发于远处如肺、皮肤等的感染灶。有全身中毒症状和颅内压增高,体格检查有局部神经受损体征,脑脊液压力增高,白细胞计数及蛋白质含量增加,头颅CT及MRI检查可确定诊断。

(6) 颅内肿瘤:头痛的程度因颅内肿瘤的部位、大小、性质而不同。随着病情发展,颅内压增高,头痛加重,查体可有局部神经受损体征,影像学检查可明确诊断。

(7) 头部外伤后头痛：包括急性硬膜下血肿和硬膜外血肿，慢性硬膜下积液，脑震荡综合征。均有明确的外伤病史，除脑震荡综合征无神经系统体征及影像学检查阳性指征外，结合 CT 及 MRI 头颅检查，可明确诊断。

(8) 低颅压性头痛：表现为枕颞部位的钝痛，坐位加剧，卧位减轻，脑脊液压力降低。

(9) Tolosa-Hunt 综合征：即痛性眼肌麻痹，表现为一侧眼眶后的持续性钻痛，头痛减轻或头痛时发生同侧眼肌麻痹，以动眼神经最常受累，滑车神经、展神经及三叉神经也可受累。糖皮质激素有效，但易复发。

(10) 枕神经痛：表现为一侧的从枕部或乳突后向头顶后，或颈、耳前后放射，疼痛呈针刺或刀割样，持续约数秒，枕大神经或枕小神经走行处有明显压痛点。

(11) 五官及口腔科疾病：具有相关各科疾病的症状和体征。

三、处 理 原 则

急性头痛多疼痛剧烈难忍，应"急则治其标"，缓急镇痛为先，以通为法，分型论治，随经选药。

四、急 救 处 理

1. 明确诊断后，立即按有关疾病进行治疗。

2. 镇痛的对症处理　复方玄胡止痛片 4 片，每日 2 次，口服；阿司匹林 25mg，每日 2 次，口服；或萘普生 550mg，每日 2 次，口服。口服药无效的剧烈头痛可予强镇痛剂布桂嗪 100mg 或哌替啶 50mg，肌内注射。

3. 特殊类型头痛的治疗　①Tolosa-Hunt 综合征，泼尼松 20mg，每日 3 次。②枕神经痛、三叉神经痛：卡马西平 100mg，每日 3 次，口服；苯妥英钠 100mg，每日 3 次，口服。③局部封闭疗法：风池穴（枕大神经痛）或翳明穴（枕小神经痛）注射 2% 普鲁卡因溶液 2ml，维生素 B_{12} 500μg，地塞米松 5mg。

4. 针刺镇痛　急性头痛当针刺。前额痛：头维、阳白、攒竹、合谷、列缺。颞部痛：太阳、风池、外关、中渚。枕部痛：天柱、后溪、风府、申脉。巅顶痛：百会、上星、后溪、太冲。先强刺激，得气后留针。

五、分 证 论 治

1. 风寒头痛

治法：疏风散寒。

方药：川芎茶调散。

川芎、荆芥、白芷、防风、羌活、清茶、薄荷叶、细辛、甘草。

2. 风热头痛

治法：疏风清热。

方药：芎芷石膏汤。

川芎、白芷、生石膏、菊花、羌活、藁本。

苦痛者，加细辛；热盛者，加栀子、黄芩、连翘、薄荷；大便秘、小便赤者，加大黄、芒硝。

3. 风湿头痛

治法：祛风胜湿。

方药:羌活胜湿汤。

羌活、独活、藁本、川芎、防风、甘草、蔓荆子。

若经中有寒湿,身重,腰沉沉然,加汉防己,或附子、川乌等。

4. 肝阳头痛

治法:平肝潜阳。

方药:天麻钩藤饮。

天麻、钩藤、生石决明、黄芩、栀子、川牛膝、杜仲、益母草、桑寄生、夜交藤、朱茯神。

5. 痰浊头痛

治法:化痰降逆。

方药:半夏白术天麻汤。

半夏、白术、天麻、苍术、陈皮、茯苓、干姜、黄柏、泽泻、人参。

6. 瘀血头痛

治法:活血化瘀。

方药:通窍活血汤。

川芎、赤芍、桃仁、红花、麝香、黄酒、老葱、鲜姜。

六、预 防 护 理

1. 调畅情志,忌恼怒。

2. 饮食清淡,忌辛辣、酒浆、厚味肥腻之品。

3. 应注意头痛的部位、疼痛性质、瞳孔、颈肌、体温、血压、舌苔、脉象变化,以及是否有呕吐、抽搐、昏迷等,及时观察和记录。

4. 保持环境安静,光线适度。

5. 高热头痛予冷毛巾敷,寒性头痛可用盐炒附子包在纱布内频擦痛处。

6. 呕吐者予止吐或针刺内关,口含糖姜片。

7. 抽搐者取平卧位,头偏向一侧,解开衣领和裤带,及时止痉,用纱布包裹压舌板置于口齿间,以防咬伤舌头。

8. 昏迷时取平卧位,头偏向一侧,定时翻身,按摩受压部位,口腔护理,皮肤护理。可予开窍醒神剂或针刺水沟、涌泉、十二井穴放血。

七、文 献 选 读

《素问·五脏生成》:"是以头痛巅疾,下虚上实,过在足少阴、巨阳,甚则入肾。"

《素问·风论》:"新沐中风,则为首风……首风之状,头面多汗恶风,当先风一日则病甚,头痛不可以出内,至其风日则病少愈。"

《丹溪心法·头痛》:"头痛多主于痰,痛甚者火多,有可吐者,可下者。""头痛须用川芎,如不愈各加引经药,太阳川芎、阳明白芷、少阳柴胡、太阴苍术、少阴细辛、厥阴吴茱萸。如肥人头痛,是痰湿,宜半夏、苍术;如瘦人,是热,宜酒制黄芩、防风。"

《症因脉治·头痛论》:"头痛之症,或在半边,或在两边,或痛二三日,或痛七八日,甚则数日之外,痛止仍如平人,偶一触犯,则痛立至。如气怯神衰,遇劳即痛,痛连鱼尾,此气虚痛也;五心烦热,时常牵引刺痛,此血虚痛也;口渴唇焦,二便赤涩,此积热痛也;恶心呕吐,此痰饮痛也;恼怒即发,痛引胁下,此肝火攻冲痛也。"

《医宗金鉴·头痛眩晕总括》:"头痛,属痰、属热、属湿、属风、属气,或兼气虚血虚。因风而痛谓之头风,头眩晕。因热而痛晕者,则烦渴。因气郁而痛晕者,则志意不申。因痰而痛晕者,则呕吐痰涎。因湿而痛晕者,则头重不起。因虚而痛者,则更痛更晕也。"

八、现代研究

现代文献报道多见于偏头痛或血管神经性头痛、紧张性头痛中,分证论治。偏头痛多用活血通络、搜风剔络法,祛痰化浊法,疏肝泻火、平肝潜阳或暖肝散寒法,祛风散邪、通络止痛法,也有外治法报道。紧张性头痛多用祛风散寒、活血化瘀,平肝疏肝、活血化瘀,或清热化痰,或交通心肾,也有外治之法。已有多种中成药上市。

第二十八节 眩 晕

一、概 述

眩晕为急诊常见病证,是患者的一种自觉症状。眩即眼花或眼前发黑,视物模糊;晕即头晕,感觉自身或周围景物旋转而站立不稳,因二者同时并见,故统称为眩晕。轻者闭目而止,重者如坐舟船,旋转不定,不能站立,常伴有恶心、呕吐、汗出、面色苍白等症状。现代医学中,高血压、脑动脉硬化、耳源性眩晕、贫血等以眩晕为主症者,可参考本节辨证施治。

二、诊断与鉴别诊断

(一) 中医证候诊断

头晕目眩为主要表现,轻者闭目即止,重者如坐舟船;常伴恶心,呕吐,汗出,面色苍白,眼球震颤,耳鸣耳聋;起病一般较缓,逐渐加重,常反复发作。主要分为以下几种证型:

1. 肝阳上亢证 头晕目眩,常因烦劳或恼怒而加剧,急躁不安,面色时见潮红,失眠多梦,舌红,苔黄,脉弦数。

2. 痰浊中阻证 头晕目眩,头重如蒙,兼见胸闷、恶心、少食,多寐,身体倦怠,舌苔白腻,脉滑。

3. 瘀血阻脑证 头晕目眩,失眠健忘,或见头痛,面唇紫黯,精神不振,心悸,舌有瘀斑、瘀点,脉象弦涩。

4. 气血亏虚证 眩晕时作,遇劳则甚,心悸失眠,面色无华,唇甲淡白,神疲乏力,食少便溏,舌质淡红,脉象细弱。

(二) 西医诊断

1. 周围性眩晕 约占眩晕的 85%,主要因前庭周围部(前庭感受器包括半规管、耳石器,前庭神经的颅外段)病变所致,表现为旋转性眩晕,起病急,程度剧烈,持续时间短,常伴有耳鸣、听力减退等耳蜗症状及恶心、呕吐、面色苍白、出汗等自主神经症状。常由前庭和前庭神经病变引起,如梅尼埃病、迷路炎、内耳药物中毒、乳突炎、前庭神经损伤,耳咽管堵塞及外耳盯聍等。

2. 中枢性眩晕 约占眩晕的 15%,由于与眩晕有关的中枢神经部位受损(前庭神经颅内段,前庭神经核以及与前庭神经核有关的传入、传出纤维,小脑、中脑、丘脑、颞叶等)所致。

眩晕程度较轻,一般表现为摇晃、走路不稳、持续时间较长,可能伴有其他中枢神经系统损害症状。常见于颅内血管病变、感染性病变、占位性病变等。

(三)鉴别诊断

头昏:为持续性的头部昏昏沉沉感、不清醒感、沉重感,多伴有头痛、精神差、乏力等症状,常与情绪波动及劳累有关,常见于神经症或慢性躯体疾病。

三、处 理 原 则

处理原则不外补虚泻实,调整阴阳。实者多予平肝息风、化痰清火、活血通络;虚者补益气血、滋养肝肾;虚实夹杂,宜标本兼顾。

四、急 救 处 理

对症处理:减轻患者眩晕感,常用药物有抗组胺药物和苯二氮䓬类药物。①当恶心或呕吐消失后,不应再使用前庭抑制药物,以免延长中枢代偿过程。②用药物对症性缓解恶心呕吐适用于下列情况:急性周围性前庭病变;靠近前庭神经核的急性脑干病变;预防运动病。前庭抑制药:苯海拉明 50mg,每 6 小时 1 次,口服;地西泮 5~10mg,肌内注射或静脉注射;异丙嗪 25mg,每 4~6 小时 1 次,口服,呕吐者予甲氧氯普胺 20mg 肌内注射。梅尼埃病可予利尿药氢氯噻嗪、氨苯蝶啶和乙酰唑胺。

注射液可选用:天眩清注射液 600mg 加入 5% 葡萄糖注射液或 0.9% 氯化钠注射液 250ml 中静脉滴注,每日 1 次。刺五加注射液 40~60ml 加入 10% 葡萄糖注射液 250ml 静脉滴注,每日 1 次。灯盏细辛注射液 40ml 加入 0.9% 氯化钠注射液 250ml 静脉滴注,每日 1 次。

五、分 证 论 治

1. 肝阳上亢证

治法:平肝潜阳,清火息风。

方药:天麻钩藤饮。

天麻、钩藤、生决明、栀子、黄芩、川牛膝、杜仲、益母草、桑寄生、夜交藤、朱茯神。

2. 痰浊中阻证

治法:化浊祛痰。

方药:半夏白术天麻汤。

半夏、白术、天麻、陈皮、茯苓、甘草、生姜、大枣、蔓荆子。

3. 瘀血阻脑证

治法:活血化瘀通窍。

方药:通窍活血汤。

赤芍、川芎、桃仁、红枣、红花、老葱、鲜姜、人工麝香。

4. 气血亏虚证

治法:补养气血,健运脾胃。

方药:归脾汤。

白术、当归、白茯苓、黄芪、龙眼肉、远志、酸枣仁、木香、甘草、人参、生姜、大枣。

六、预防护理

1. 注意精神调护，解除精神紧张，舒畅情志。
2. 保持室内外环境清洁安静，及时开窗换气。
3. 严密观察，记录神色、呕吐物、大小便、脉象、舌象的变化，注意监测血压。

七、文献选读

《素问玄机原病式·五运主病》："诸风掉眩，皆属肝木。掉，摇也，眩，昏乱旋运也，风主动故也。所谓风气甚而头目眩运者，由风木旺，必是金衰不能制木，而木复生火，风火皆属阳，多为兼化，阳主互动，两动相搏，则为之旋转。"

《医学从众录·眩晕》："盖风非外来之风，指厥阴风木而言，与少阳相火同居，厥阴气逆，则风生而火发，故河间以火风立论也。风生必挟木势而克土，土病则聚液而成痰，故仲景以痰饮立论，丹溪以痰火立论也。究之肾为肝母，肾主藏精，肾虚则脑海空而头重，故《内经》以肾虚及髓海不足立论也。其言虚者，言其病根；其言实者，言其病象。理本一贯。"

八、现代研究

现代中医学家提倡要把西医的辨病与中医的辨证相结合，许多医家对不同疾病所致眩晕的特点进行了深入研究及经验总结。如颈椎病眩晕常见痰浊中阻，风阳上扰；高血压眩晕多见阴虚阳亢，血络瘀滞；脑动脉硬化性眩晕多见痰瘀互结，肝阳上亢；耳源性眩晕则多从风、痰、虚、瘀着手；等等。

第二十九节 卒 中 风

一、概 述

卒中风是以突然昏仆、不省人事、半身不遂、口舌歪斜，或不经昏仆，仅以半身不遂、言语謇涩或不语、口舌歪斜、偏身麻木为主要临床表现的常见急诊病证，起病急骤，变化多端。本病四季均可发生，但以冬春季节尤为多见；好发于 40 岁以上中老年人群，近年由于社会进步发展，生活节奏加快，生活压力加大，使其发生有年轻化趋势。该病具有发病率高、复发率高、致死率高、致残率高的特点，给患者造成了严重的身心痛苦，给社会、家庭造成了严重的负担。

中风理论源于《黄帝内经》，形成于东汉《金匮要略》，发展于金元两代，成熟于明清时期。目前认为卒中风的病位在脑，与心、肝、脾、肾密切相关；主要病因病机是正气虚弱、内伤积损，情志内伤、气滞血瘀或化火生风，饮食不节、痰浊内生。在情志过激、劳倦内伤、用力过度或气候骤变等诱因作用下，以致脏腑功能失调，阴阳失衡，气血逆乱，脑脉闭塞，或血逆脑脉之外，产生风（肝风）、火（肝火、心火）、痰（风痰、痰热）、气（气逆）、虚（阴虚、气虚）、瘀（血瘀）等毒邪，致使脑髓受损，神机失用而发病。其病性属本虚标实，急性期病性属虚实夹杂，上盛下虚，以邪实为主。

现代医学的急性脑血管疾病主要包括脑出血、缺血性脑卒中、蛛网膜下腔出血等，有中风表现者，可参照本篇辨证施治。

二、诊断与鉴别诊断

(一)中医证候诊断

临证以突然昏仆、不省人事、半身不遂、口舌歪斜,或仅以半身不遂、口舌歪斜、言语謇涩、偏身麻木为主症。发病急骤,或渐进发展变化。病前常有眩晕,头痛,或耳鸣,或黑蒙,肢体麻木或乏力等先兆症状。年龄多在 40 岁以上,常有头痛、眩晕、消渴、麻木或心悸等病症,有烟酒嗜好,肥胖痰湿体质,肝阳亢盛体质,因劳累、恼怒、酗酒、受凉等因素而诱发。

临证宜以神昏与否,区分中经络、中脏腑之不同。

1. 中经络　多急性起病,可见半身不遂、偏身麻木、头晕目眩、口舌歪斜、言语不利或不语、心烦易怒、口苦咽干、面红目赤、腹胀便秘、小便黄赤等症,舌质淡红或红、紫黯、瘀斑瘀点,舌苔薄白腻或薄黄、黄厚腻,脉象弦滑。

2. 中脏腑　可分闭脱二证。①闭证主症:神昏,半身不遂,或见肢体强痉拘急,身热,甚则肢体抽搐,四肢厥冷,可见鼻鼾痰鸣、躁扰不宁、便秘等症,舌质红绛或淡胖,舌苔黄腻而干或白腻,脉弦滑数或沉实有力。②脱证主症:神昏,肢体瘫软,手撒肢冷,汗出,重则周身湿冷、二便自遗,舌萎,舌质紫黯,舌苔白腻,脉沉缓或沉微。

(二)西医诊断与鉴别诊断

1. 缺血性脑卒中与脑出血　好发年龄多在 40 岁以上,均有高血压、动脉硬化、糖尿病及血脂异常等病史,有抽烟、嗜酒个人生活史。前者多发生于安静状态下,可突然发生也可缓慢进展,且可见心脏病史和体征(心房颤动、附壁血栓、卵圆孔未闭、心内膜炎、瓣膜病);后者多发生于情绪激动、运动及过度劳累状态,小面积脑出血和脑梗死临床表现多相似,而大面积脑梗死和大量脑出血均可见意识障碍,临床难以区分,尽早进行 CT 扫描可以鉴别。脑梗死早期可无影像学改变、24～48 小时可见低密度灶影,脑出血在早期即可见高密度灶影。

2. 蛛网膜下腔出血与脑出血　均可见头痛、呕吐、意识障碍,原发性脑室出血与重症蛛网膜下腔出血临床难以鉴别,小脑出血、尾状核头部出血等因无明显肢体瘫痪易与蛛网膜下腔出血(SAH)混淆,以上情况根据头颅 CT 容易鉴别。

3. 颅内感染与蛛网膜下腔出血　均有头痛、呕吐、脑膜刺激征,但颅内感染多为慢性或亚急性起病,有前驱发热或全身感染征象,脑脊液检查呈明显炎性改变,脑 CT 提示蛛网膜下腔没有血性高密度影。

4. 脑肿瘤　少部分脑肿瘤可发生瘤卒中,形成瘤内或瘤旁血肿,CT 示明显水肿而一般脑出血早期水肿不明显,可合并 SAH;癌瘤颅内转移、脑膜癌症或中枢系统白血病也可见血性脑脊液。根据详细病史和头颅 CT 及 MRI 影像学检查可以鉴别。

5. 中毒及代谢性疾病　突发的大量脑出血导致患者迅速进入昏迷状态,未见到明显的神经功能缺损体征,与中毒或严重代谢疾病相似,依据病史、体征、相关实验室检查、头颅 CT 可以明确有无脑出血。

三、处理原则

本病为本虚标实、上盛下虚之证,急性期虽有本虚,但以标实为主,治疗以"急则治其标"、"甚者独行"为先,依据不同证型辨证施治,多采用平肝息风、化痰通腑、清热涤痰、醒神开窍等法。脱证宜扶正固脱,内闭外脱宜醒神开窍、扶正固脱兼用。神志昏迷、病情严重的患者,应中西医结合救治。

四、急 救 处 理

一般应保持患者安静,卧床休息,尽可能避免不必要的搬动。保持呼吸道通畅,摘除义齿。呕吐患者,应头侧位以利于呕吐物引流;昏迷患者,尽可能保持侧卧位,以利于口腔分泌物引流,防止误吸,并防止舌根后坠。可间断吸氧,保持呼吸道湿化,必要时依据血气分析,及时机械通气。建立静脉通道,缺血性脑卒中可选用苦碟子、血栓通、丹参酮等活血化瘀针剂静脉滴注;脑出血患者可选用清开灵注射液静脉滴注。脱证患者予参附注射液或生脉注射液或参麦注射液,宜选用0.9%氯化钠注射液,保持营养及水、电解质平衡。

体温升高者,可予冰袋、冰帽、酒精擦浴等物理降温。

吞咽功能障碍者,宜流质或半流质饮食;严重吞咽功能障碍及昏迷患者,宜留置胃管行胃肠营养。

严密观察体温、脉搏、呼吸、血压等生命体征,注意瞳孔和意识变化。必要时监测血糖变化。

加强护理,保持肢体功能位;注意定时翻身,防止压疮,注意拍背,吸痰,防止肺部、口腔、皮肤感染,有感染者针对性选用抗生素治疗。

收缩压>180mmHg、舒张压>120mmHg时,酌情予降压干预治疗,依据具体病情酌情选用呋塞米利尿,硝苯地平舌下含化,亚宁定静脉持续泵入。

神昏者予醒脑静注射液20ml静脉滴注,每日1次,同时胃管注入安宫牛黄丸。

颅内压增高患者应予20%甘露醇125ml,每日4次或每日3次静脉滴注,可配合襻利尿剂如呋塞米、托拉塞米等静脉推注,或选用甘油果糖静脉滴注。

合并应激性消化道出血可予大黄粉6g,每日2次,口服,或予奥美拉唑40mg,静脉推注。

五、分 证 论 治

1. 中经络

治法:化痰通络。

方药:化痰通络汤。

法半夏、橘红、枳壳、川芎、红花、远志、石菖蒲、茯神、党参、丹参、炙甘草。

大便数日不通、腹胀满、苔黄厚者,合用星蒌承气汤。

针刺穴位:上肢可选合谷、曲池、臂中、内关、肩髃等;下肢可选风市、足三里、丰隆、三阴交、阳陵泉、太冲等。

2. 中脏腑

(1) 闭证

治法:清热化痰,醒神开窍。

方药:羚羊角汤合安宫牛黄丸。

羚羊角粉、桑根白皮、木通、旋覆花、葳蕤、升麻、茯神。灌服安宫牛黄丸。

针刺可用石氏醒脑开窍针法:选内关、合谷、百会、足三里、水沟、三阴交,每日1～2次。刺血术:取曲池、十宣、水沟、金津、玉液,每次2～3穴,每穴放血2ml。

(2) 脱证

治法:益气回阳救逆。

方药:参附汤加龙骨、牡蛎。

人参、附子、生龙骨、生牡蛎。

六、预 防 护 理

急性期宜卧床休息,病情稳定后,早期进行肢体、语言康复训练。

病室宜安静,空气流畅清新,防止感冒。保持二便通畅,神志昏迷者当注意皮肤、口腔清洁护理。下肢适度被动运动,防止静脉血栓形成。

留置胃管的患者,应抬高头部床位30°～45°,避免食物反流,导致吸入性肺部感染。

重症患者应予心电、血氧监护。常规吸氧、吸痰。定时翻身,防止发生压疮。

调节情志,移情易性,解除精神紧张。注意饮食合理搭配。

七、文 献 选 读

《灵枢·热病》:"偏枯,身偏不用而痛,言不变,志不乱,病在分腠之间……益其不足,损其有余,乃可复也。"

《金匮要略·中风历节病脉证并治》:"邪在于络,肌肤不仁;邪在于经,即重不胜;邪入于腑,即不识人;邪入于脏,舌即难言,口吐涎。"

《素问玄机原病式·火类》:"由乎将息失宜,而心火暴甚,肾水虚衰,不能制之,则阴虚阳实,而热气怫郁,心神昏冒,筋骨不用,而卒倒无知也。"

《景岳全书·杂证谟·非风》:"非风一证,即时人所谓中风证也。此证多见卒倒,卒倒多由昏愦,本皆内伤积损颓败而然,原非外感风寒所致。"

八、现 代 研 究

卒中风的中医药现代研究主要包括中风症状和证候规范化研究、中风证候演变规律的研究、中风先兆证的研究、中风病的预防及治法和治疗方药研究几个方面,尤其是治法和治疗方药研究最为广泛和深入,中药单药针剂及复方针剂的研制和应用为中风急救提供了便捷有效的用药途径,体现了中风病现代治疗所强调的时间观念。自20世纪80年代以来,对活血化瘀法及方药进行了广泛研究,用于缺血性中风的治疗得到了一致肯定;清开灵注射液的研制及清热解毒法的应用,创立了"毒损脑络"学说,推动了中风病因病机学说的发展;化痰通腑法的运用,以星蒌承气汤治疗中风常见证型痰热腑实证,取得了较好疗效。这些研究成果均提高了中医药治疗卒中风的临床疗效。

参 考 文 献

1. 任丽,曹晓岚,王芳.中风病毒损脑络释义[J].中华中医药学刊,2008,26(8):55-56.
2. 王莹莹.中风病急性期通腑法干预的规律研究[D].北京:中国中医科学院,2007.

第三十节 卒 口 僻

一、概 述

卒口僻是指突发一侧口眼㖞斜、闭眼不能、口角下垂,或见耳后疼痛、耳鸣、流泪等症,又称为"吊线风"、"口眼㖞斜"、"面瘫"。中医学认为该病因正气亏虚,络脉空虚,风邪乘虚入侵,致气血痹阻,筋脉失养,导致该侧肌肉弛缓无力,受健侧牵拉而成㖞僻。

二、诊断与鉴别诊断

(一) 中医证候诊断

主要分以下几种证型:

1. 风寒阻络证　突发口眼㖞斜,眼睑闭合不全,伴恶风寒,面部发紧,得热则舒,舌苔薄白,脉浮紧。

2. 风热阻络证　突然口眼㖞斜,眼睑闭合不全,可见口苦、咽干,耳后热痛,舌边尖红,舌苔薄黄,脉浮数。

3. 痰瘀阻络证　口眼㖞斜,面色滞黯,颜面麻木,面部僵硬,头重,舌质紫黯,舌苔白腻,脉滑。

(二) 西医诊断

1. 发病突然,多有面部受凉病史。

2. 患者有颜面不适感,部分有耳后疼痛,说话不便,面部僵硬感,洗脸、漱口时发现口角歪斜、额纹消失等,或被他人发现。

3. 检查可见患侧鼻唇沟变浅,口角低垂,额纹消失,鼓气时漏气,眼裂增宽,流泪、眼睑闭合不全,闭目时眼球向上转而露出白色巩膜(Bell 现象)。舌前 2/3 味觉减退,或听觉过敏、乳突压痛、外耳道感觉迟钝、外耳道或鼓膜疱疹等。

4. 起病后数小时或 1～2 天面肌麻痹达到高峰,持续 1～2 周开始恢复,长期治疗恢复不完全者,可有患侧面肌挛缩,使口角反牵到病侧,鼻唇沟加深,眼裂变小,部分患者可继发面肌痉挛性抽动。

5. 无其他脑神经障碍。

(三) 鉴别诊断

1. 格林-巴利综合征　常有双侧面神经麻痹,且有四肢运动感觉障碍,脑脊液细胞蛋白分离现象。多有上呼吸道或肠道感染史。

2. 莱姆病(Lyme 病)　为蜱传染的螺旋体疾病,在感染后可见关节痛、游走性红斑,相继出现脊髓神经根炎,可致单侧或双侧面神经麻痹,应用间接荧光免疫法测定螺旋体抗体(B,b)IgG,抗体阳性支持莱姆病诊断。

3. 腮腺炎或腮腺肿瘤　颌后化脓性淋巴结炎与肿瘤,可累及面神经而致其麻痹,但有腮腺局部体征,可资鉴别。

4. 脑干内病变所致面神经麻痹　其特点是多合并有其他脑神经及传导束损害的症状和体征。

三、处 理 原 则

急性期以疏风热、散风寒、通络活血为治疗原则。

四、急 救 处 理

(一) 西药处理

阿司匹林片 0.5～1.0g,口服,每日 3 次。肾上腺皮质激素:泼尼松 30mg,顿服,每日 1

次,1周后减量停药;严重者可用 60~120mg/d,大剂量用药 2~3 天逐渐减量,总疗程 2~3 周。也可予地塞米松 10mg,静脉滴注 7~10 天,后改口服。B 族维生素:维生素 B_1 100mg,肌内注射,每日 1 次,或 20mg,每日 3 次,口服;维生素 B_{12} 100~300μg,肌内注射,每日 1 次。扩血管药:地巴唑 10mg,每日 3 次,口服。可考虑予抗病毒药物。

(二)物理治疗

超短波透热及红外线照射治疗。

(三)保护暴露角膜及防止结膜炎

可采用眼罩、滴眼药水或涂眼药膏。

五、分 证 论 治

1. 风寒阻络证

治法:疏风散寒,通络和营。

方药:小续命汤。

麻黄、桂枝、防风、防己、杏仁、黄芩、人参、甘草、大枣、川芎、白芍、大附子、生姜。

2. 风热阻络证

治法:疏风清热通络。

方药:银翘散。

连翘、金银花、苦桔梗、薄荷、竹叶、生甘草、芥穗、淡豆豉、牛蒡子。

3. 痰瘀阻络证

治法:化痰祛瘀,养血通络。

方药:牵正散。

白附子、白僵蚕、全蝎。

六、预 防 护 理

树立信心,避风寒,可热敷患处。

七、文 献 选 读

《灵枢·经筋》:“足阳明之筋……卒口僻,急者目不合。”

《医学纲目》:“凡半身不遂者,必口眼㖞斜,亦有无半身不遂而㖞斜者。”

八、现 代 研 究

卒口僻的现代研究较多,疗效肯定,除了辨证施治外,涉及专方专药、针灸、电针、膏药外敷等多种方法。多采取针药并治的综合治疗方法。

第三十一节 痉 病

一、概 述

痉病是以项背强急、四肢抽搐,甚至角弓反张为主要临床表现的常见病症。痉病古称“痉痓”,俗称“抽风”。其发病分内外二因,外因风寒湿邪壅阻经脉或温毒内袭,热极生风;内因多由于津血亏虚,筋脉失于濡养,或肝阳素亢,风阳上扰所致。其病势凶猛,变化迅速。现代医学中,脑部感染性疾病、脑血管疾病、各种原因所致高热惊厥,以及破伤风表现为抽搐者,依此辨证论治。

二、诊断与鉴别诊断

(一)中医证候诊断

邪实患者可见头痛、项背强急、四肢抽搐、口噤不语,甚则角弓反张,或见发热;有金疮史者,还可见面容苦笑,甚则面色青紫、呼吸急迫、大汗淋漓等;虚证见抽搐时作、项背强急、头晕目眩、神疲乏力等症。常见以下几种证型:

1. 邪壅经络证　头痛、项背强急,恶寒发热、无汗或有汗,甚则口噤不语、四肢抽搐,舌苔薄白,脉象浮紧。

2. 热甚发痉证　发热,胸闷,心烦急躁,项背强急,龄齿,手足挛急,神昏谵语,腹胀便秘,舌红苔黄,脉弦数。

3. 金疮痉

(1)实证:①轻症:头晕乏力,烦躁不安,咀嚼无力,苦笑面容,四肢活动不利,反射亢进,舌苔腻,脉弦紧;②重症:全身肌肉强直性痉挛,牙关紧闭,苦笑面容,头项强直,角弓反张,面色青紫,呼吸急迫,大汗淋漓,舌苔白腻,脉弦紧。

(2)虚证:项背强直,四肢抽搐,头晕目眩,或见自汗、神疲,舌淡红,苔薄少津,脉细。

(二)西医诊断

1. 多突然发病,以项背强急,四肢抽搐,甚至角弓反张为其主要证候特征。

2. 发病前多有热病或内伤虚证的发病史。

3. 或可发现颈项部肌张力增强,以及可引出凯尔尼格征、巴宾斯基征等病理反射。

4. 测体温、血压及血常规,必要时做脑脊液检查。

5. 须通过 CT 等检查以与脑部肿瘤相鉴别。

(三)鉴别诊断

1. 脑卒中　半身不遂,口舌歪斜或见神昏失语,或见抽搐,头颅 CT 等影像学检查可资鉴别。

2. 癫痫　发作时意识丧失,口吐白沫,两目上视,喉发怪声,四肢抽搐,结合脑电图检查及病史不难确诊。

3. 晕厥　可见短暂的意识丧失,一般无四肢抽搐、项背强直等症。

三、处　理　原　则

痉病多发病急骤,病情复杂多变,故当急以镇痉止抽为先,再予审证求因,多治以清热解毒、清热开窍、柔肝息风、养血息风、育阴潜阳之法,佐以疏经通络、镇静安神之品。

四、急　救　处　理

(一)中医处理

1. 针刺　少商、十宣、水沟,三棱针点刺放血;选合谷、水沟、足三里、三阴交、大椎、太冲、血海、丰隆、曲池,毫针刺法,以泻为主。

2. 针剂　醒脑静注射液 30ml 加入葡萄糖注射液 250ml 静脉滴注,或清开灵注射液

40ml 加入 5‰葡萄糖注射液 500ml 中静脉滴注,每日 1～2 次。

3. 中成药 玉枢丹,每次 2～3 粒,每日 2～4 次,口服,或保留灌肠。止痉散 1～2g,每日 2～3 次,口服。安宫牛黄丸 1 丸,每 4 小时 1 次,口服。

(二)西医处理

1. 伤口未愈合者,及时彻底行清创术,以防止破伤风杆菌在腐败组织中的繁殖。清创术应在镇静、肌松剂、抗毒素和抗生素应用 1～2 小时后进行。术后以 3％过氧化氢溶液或 1∶4000 的高锰酸钾溶液湿敷,伤口不行缝合和包扎,较深的伤口应在创口周围以 1 万～2 万 U 的抗毒素浸润后再行扩创。

2. 破伤风抗毒素(TAT) 使用前应行皮试,皮试阴性患者,成人或年长儿童 1 次静脉滴注 1 万～10 万 U,新生儿或幼儿给予 1500～10 000U。对无法行彻底清创术者,1 次用 5 万～10 万 U,也可连续多次给药。如有破伤风人免疫球蛋白(TIG)可以替代 TAT 使用。

3. 给予有效的抗生素治疗。

4. 镇静、抗惊厥治疗 ①地西泮:成人 40～60mg,分 4～6 次肌内注射,中重型可用至 100～400mg(2～8mg/kg),分次静脉注射或滴注。儿童每次 0.5～1mg,3～4 次/天。②苯巴比妥:成人 0.1～0.2g(儿童 3～5mg/kg),每 8～12 小时 1 次,肌内注射。或苯巴比妥与地西泮交替使用。10％水合氯醛 20～25ml 鼻饲或 20～40ml 灌肠,4～5 小时 1 次。

五、分 证 论 治

1. 邪壅经络证

治法:祛风散寒,燥湿和营。

方药:羌活胜湿汤。

羌活、独活、藁本、防风、甘草、川芎、蔓荆子、生姜。

2. 热甚发痉证

治法:泻热存阴,息风止痉。

方药:羚角钩藤汤。

羚角片、霜桑叶、京川贝、鲜生地黄、双钩藤、滁菊花、茯神木、生白芍、生甘草、淡竹茹。

3. 金疮痉

(1) 实证

治法:祛风化痰定痉或祛风解毒定痉。

方药:玉真散。

南星、防风、白芷、天麻、羌活、白附子。

重症用五虎追风丸配服安宫牛黄丸。

(2) 虚证

治法:益气滋阴养血。

方药:大定风珠。

生白芍、阿胶、生龟甲、干地黄、麻仁、五味子、生牡蛎、麦冬、炙甘草、鸡子黄、鳖甲。

六、预 防 护 理

痉病属危重症,患者应居单人房间,避免声光风及噪声震动等外界刺激,必要时氧气吸入、气管切开、吸痰、机械通气。

应专人护理,注意肢体抽搐情况及神志、瞳孔、发热、二便变化。

防止窒息、骨折、压疮等并发症。

饮食清淡,易于消化。

七、文 献 选 读

《灵枢·经筋》:"经筋之病,寒则反折筋急。"

《金匮要略·痉湿暍病脉证》:"太阳病,发热无汗,反恶寒者,名曰刚痉";"太阳病,发热汗出,而不恶寒,名曰柔痉";"太阳病,其证备,身体强几几然,脉反沉迟,此为痉,栝楼桂枝汤主之";"太阳病,无汗而小便反少,气上冲胸,口噤不得语,欲作刚痉,葛根汤主之";"痉为病,胸满,口噤,卧不着席,脚挛急,必齘齿,可与大承气汤。"

《诸病源候论·金疮病诸候》:"夫金疮痉者……营卫伤穿,风气得入五脏,受寒则痉。其状口急背直,摇头马鸣,腰反折,须臾大发,气息如绝……不及时救者,皆死。"

《景岳全书·杂症谟·痉证》:"痉之为病,即《内经》之痉病也,以痉作痉,盖传写之误耳。其证则脊背反张,头摇口噤,戴眼项强,四肢拘急,或见身热足寒,恶寒面赤之类皆是也。""愚谓痉之为病,强直反张病也。其病在筋脉,筋脉拘急,所以反张;其病在血液,血液枯燥,所以筋挛。"

《温热经纬·薛生白湿热病篇》:"湿热证三四日即口噤,四肢牵引拘急,甚则角弓反张,此湿热侵入脉隧中,宜鲜地龙、秦艽、威灵仙、滑石、苍耳子、丝瓜络、海风藤、酒炒黄连等味。"

八、现 代 研 究

现代医学之流行性乙型脑炎和流行性脑脊髓膜炎均可出现项背强直(脑膜刺激征)、四肢抽搐,甚则角弓反张,属于中医痉病范畴。多按温病卫气营血理论辨证施治。流行性乙型脑炎主要治以清热解毒,养阴息风;热结阳明者用诸承气汤加安宫牛黄丸、紫雪丹;痰热蒙窍依据痰热偏盛之不同,分别选用牛黄抱龙丸、苏合香丸、玉枢丹、安宫牛黄丸;热邪劫阴,肝风内动可选用三甲复脉汤、大定风珠之类。流行性脑脊髓膜炎的治疗主要是清热解毒。此外,近年对面肌抽搐、多发性抽动症也有较多报道。

参 考 文 献

1. 罗文明.诸痉项强皆属于湿之临症运用[J].实用中医内科杂志,1992(4):22-23.

2. 郭俊田.流行性乙型脑炎的防治[J].基层医学论坛,2003,7(1):35-36.

3. 王永炎,王志国,张志斌.当代中医诊治疫病范例——疫痉[J].北京中医药大学学报,2005,28(5):21-22.

第三十二节 痫 病

一、概 述

痫病是以突然昏倒、不省人事、口吐涎沫,两目上视,肢体抽搐,脊背强直,喉发怪声,良久乃醒,醒后则如常人为主要临床特征的一种疾病,俗称"羊痫风"。其病位在脑,多因先天禀赋受损,风痰相挟,气血凝滞所致,由于惊恐恼怒、劳伤过度而诱发。本病起病急骤,见抽搐昏仆之急症，故在发作期间均按急症处理。

二、诊断与鉴别诊断

（一）中医证候诊断

1. 发作期

（1）发作类型

1）大发作：发作时症状典型、明显，发作之前多有先兆，发作醒后全如常人，多见于青少年。

2）小发作：时间极短，症状不典型，呈突觉发呆，茫然若失，呼之不应，偶见头项四肢的小抽搐，俄顷即醒，不能回忆。

3）持续发作：发作持续不休，中间无清醒间歇。

4）发如狂：常在大发作后，突然出现无意识的动作，呆默，脱衣，出走，伤人，幻觉。

（2）常见证型

1）风痰内扰证：起病突然，昏仆，不省人事，四肢抽搐，口吐白沫，牙关紧闭，喉发怪声，醒后如常人，舌苔白腻，脉弦滑。发后常有头痛，眩晕，胸闷不适，短暂意识障碍。

2）痰火上扰证：除上述典型症状外，可见口苦而干，心烦失眠，便秘尿赤，舌红苔黄，脉弦滑而数。

3）瘀血内停证：症见上述表现，又见头痛头晕，失眠，舌质紫黯、瘀斑，脉弦涩。

2. 间歇期　常神倦乏力，饮食不振，恶心呕吐，神情呆滞或健忘不寐，腰膝酸软，大便干结，舌质红，脉弦细。

（二）西医诊断

（1）起病多急骤，发作前常有眩晕、胸闷、叹息等先兆症状。

（2）突然仆倒，不省人事，两目上视，口吐涎沫，四肢抽搐，或口中怪叫，移时苏醒，除疲乏无力外，一如常人。

（3）多有先天因素或家族史，尤其病发于幼年者与此关系密切。

（4）每因惊恐、劳累、情志过极、饮食不节或不洁、或头部外伤、或劳欲过度等诱发。

（5）脑电图检查有阳性表现，必要时做颅脑 CT、MRI 检查有助于诊断。

（三）鉴别诊断

1. 晕厥　因脑部短暂缺血引起。表现为短暂的意识丧失，常有头昏、胸闷、心悸、黑矇等症状先兆，可有排尿、直立、疼痛等刺激因素。而癫痫发作表现为突然发作、突然中止，可与晕厥鉴别。

2. 短暂脑缺血发作　表现为短暂的神经功能缺失，或跌倒发作，常伴神经系统局灶症状和体征，一般在 24 小时左右完全恢复，可发展为卒中。

3. 癔症　癔症性抽搐常有情绪因素，意识不丧失，发作时瞳孔对光反射不消失，历史事件较长，经暗示治疗、劝慰及针刺治疗可终止发作。

三、处 理 原 则

豁痰息风，开窍定痫，先治其标控制发作，采用药效快而作用强的药物，尽快解除昏迷和抽搐的危急症状。

杜绝生痰动风之源，以治其本。痫病之作，与风、痰、气血关系密切，当发作控制后，应采取杜绝生痰动风之源,防止复发,治疗以调理脏腑,平顺气机,健脾化痰,补益肝肾,养心安神为法。

四、急 救 处 理

(一) 一般处理

对全身性强直-阵挛发作患者,应扶持卧床,防止跌伤,解开衣领和腰带,保持呼吸道通畅,将头部偏向一侧,利于分泌物引流,防止吸入气道而窒息;迅速将手帕或毛巾塞入上下臼齿之间,以免舌被咬伤。不可用力按压患者四肢,以防造成骨折。对自动症患者应防止其自伤或伤人。

(二) 中医处理

应采取中医综合治疗措施,选用投药方便、效果较佳的中成药和针灸等急救措施。

1. 开窍复苏

通关开窍:通关散少许,吹入鼻内,取嚏开窍,用于昏仆抽搐实证,脱证及孕妇慎用。或用棉纤、鹅毛等取嚏开窍。

针刺:取水沟、风池、内关、照海等穴,强刺激开窍复苏。

药物开窍:定痫丸,每次 1~3 丸,每日 1~2 次,化后吞服或鼻饲,清热化痰,息风定痫。

2. 息风解痉 医痫丸每次 6g,每日 2 次,化后吞服或鼻饲,对昏仆抽搐有效。紫雪丹、至宝丹每次各 1 丸,化后吞服或鼻饲,每日 2~3 次。

(三) 西医处理

一次性发作者,可予苯巴比妥钠 0.2g 肌内注射,同时做病因检查。

癫痫持续状态:地西泮 10~20mg 静脉注射,速度不超过 2mg/min,以免抑制呼吸,抽搐停止即可停药,可重复给药,或 40~60mg 加入 5% 葡萄糖注射液 500ml 缓慢静脉滴注或给予苯巴比妥钠 0.1~0.2g 肌内注射;异戊巴比妥钠 0.5g 加入 25% 葡萄糖注射液 40ml 中,速度小于 0.1g/min,抽搐停止,深睡状态即可停药;氯硝西泮 1~4mg 缓慢注射,起效快,维持时间长(24 小时),但呼吸抑制作用较地西泮强。10% 水合氯醛 20~30ml 加入等量 0.9% 氯化钠注射液保留灌肠。

给药的同时注意呼吸是否通畅,必要时吸痰,甚则人工呼吸、气管切开,物理降温,及时纠正电解质紊乱和酸碱平衡,有脑水肿者予甘露醇脱水治疗,选择有效抗生素,预防肺部感染。抽搐停止后,予苯巴比妥钠 0.1g 肌内注射,每日 2 次,清醒后改为口服抗癫痫药物,并进一步检查病因。

五、分 证 论 治

(一) 发作期

1. 风痰内扰证

治法:息风豁痰,清心定痫。

方药:定痫丸。

天麻、川贝母、法夏、云苓、茯神、胆南星、石菖蒲、全蝎、僵蚕、琥珀粉、灯心草、陈皮、远志、丹参、麦冬、朱砂粉、竹沥、姜汁。

2. 痰火上扰证

治法:清肝泻火,化痰开窍。

方药:涤痰汤合龙胆泻肝汤。

茯苓、人参、甘草、橘红、胆南星、半夏、竹茹、枳实、石菖蒲、龙胆、黄芩、栀子、泽泻、木通、车前子、当归、生地黄、柴胡。

3. 瘀血内停证

治法:活血逐瘀。

方药:血府逐瘀汤。

当归、生地黄、桃仁、红花、枳壳、赤芍、柴胡、甘草、桔梗、川芎、牛膝。

（二）间歇期

治法:健脾和胃,宁心安神。

方药:香砂六君丸加连翘、远志。

广木香、砂仁、党参、白术、茯苓、炙甘草、炒广皮、制半夏、连翘、远志。

六、预 防 护 理

详察病情变化,发作时应注意神志、抽搐频度、脉息快慢、瞳孔、二便及呕吐物,防止咬伤唇舌,常翻身防压疮,保持清洁安静,宜进清淡饮食。平时忌恼怒,勿劳作。

七、文 献 选 读

《严氏济生方·癫痫论证》:"夫癫痫病者……发则旋晕颠倒,口眼相引,目精上摇,手足抽搐,脊背强直,食顷乃苏。原其所自,皆由惊恐,脏器不平,郁而生涎,闭塞诸经,故有是证。或在母腹中受惊,或幼小受风寒暑湿,或因饥饱失宜,逆于脏器而得之者,各随所感,施以治法。"

《医学正传·癫狂痫证》:"痫病独主乎痰,因火动之所作也。治法:痫宜乎吐,狂宜乎下,癫则宜乎安神养血,兼降痰火。""大法:行痰为主药,用黄连、南星、栝楼、半夏,寻火寻痰分多少,治无不愈者。有热者,用凉药以清心。有痰者,必用吐,吐后用东垣安神丸及平肝之药青黛、柴胡、川芎之类。"

《医学纲目·癫痫》:"癫痫即头眩也。痰在膈间则眩微不仆;痰溢膈上,则眩甚仆倒在地而不知人,名曰癫痫……凡癫痫仆倒时,口中作声,将省时吐涎沫,省后又复发,时作时止而不休息……"

《证治准绳·癫狂痫总论》:"痫病发则昏不知人,眩仆倒地,不省高下,甚至瘛疭抽掣,目上视,或口眼㖞斜,或口作六畜之声。"

八、现 代 研 究

痫病的现代研究较多,病因病机主要为风、火、痰、瘀、虚几个方面。治疗以辨证论治或专方专药为主。临床主要分型有风痰闭阻、痰火内盛、心肾亏虚等证型,分别治以息风豁痰、清肝豁痰、滋养心肾等,多合用镇潜平肝之法,以及活血化瘀,或兼顾心脾肾之亏虚。

参 考 文 献

1. 吴素芹. 癫痫方源流发展与组方配伍规律探讨[D]. 济南:山东中医药大学,2002.
2. 徐天朝. 癫狂病因病机及证治规律研究[D]. 北京:北京中医药大学,2008.

第三十三节 癫 病

一、概 述

癫病是以精神抑郁、表情淡漠、沉默痴呆、语无伦次、静而少动为特征的一种心理精神疾患。癫病主要包括了现代医学的精神分裂症抑郁型和抑郁症,可见于年龄 16 岁以上的人群。

二、诊断与鉴别诊断

(一) 中医证候诊断

沉默痴呆、语无伦次、静而多喜,多有家族史,或有七情内伤史,或患郁证、失眠而突发本病,不同年龄及性别均可发病,但以青壮年女性多见。常见证型如下:

1. 痰气郁结证 精神抑郁,表情淡漠,沉默痴呆,语无伦次,喃喃自语,心烦不寐,或多疑虑,或秽洁不分,不思饮食,大便溏软,舌白白腻或黄腻或浊腻,脉象弦滑或濡滑。

2. 心脾两虚证 神思恍惚,魂梦颠倒,善悲欲哭,言语无序,心悸易惊,面白神疲,纳呆,舌质淡,或见胖大、齿痕,舌苔薄白,脉象细弱。

(二) 西医诊断

抑郁发作的诊断如下:

1. 以心境低落为主要表现,从闷闷不乐到悲观欲绝,甚至木僵。

2. 伴有相应的思维和行为减少,以下症状至少存在 4 项:①兴趣丧失,无愉快感;②精力减退,有疲乏感;③精神运动性迟钝或激越;④自责、内疚,自我评价过低,缺乏自信;⑤联想困难或自觉思考能力下降;⑥反复出现想死的念头或自杀、自伤行为;⑦睡眠障碍,可为入睡困难、早醒或睡眠过多;⑧食欲缺乏或体重下降;⑨性欲下降。

(三) 鉴别诊断

排除器质性抑郁综合征,如痴呆、甲状腺功能减退;利血平、毒品戒断等药源性所致者;精神分裂症患者因幻觉和妄想所致抑郁状态,强迫症、恐惧症、焦虑症等神经症,应激相关障碍、创伤后应激障碍以及亲人亡失所致过度悲伤反应等。

三、处 理 原 则

初期多为实证,以痰气郁结为主,治以解郁化痰;后期多心脾两虚,治以补气养血。应结合心理治疗。西医治疗主要有药物治疗、电休克治疗及心理治疗。

四、急 救 处 理

宜中西医结合治疗。精神科专科治疗。选择性 5-羟色胺再摄取抑制剂(SSRS)抗抑郁效果肯定,常用药物有文拉法辛、米塔扎平、度洛西汀、艾司西酞普兰等,具有抗焦虑和抑郁双重功效,可选择使用。严重抑郁症患者随时可能发生自杀行为,应及时电休克(ECT)治疗,疗效肯定。

五、分 证 论 治

1. 痰气郁结证

治法：理气解郁，化痰开窍。

方药：顺气导痰汤加石菖蒲、郁金。

橘红、茯苓、姜半夏、甘草、胆星、木香、香附、枳实、石菖蒲、郁金。

2. 心脾两虚证

治法：益气健脾，养血安神。

方药：养心汤。

黄芪、茯苓、茯神、当归、川芎、半夏曲、甘草、柏子仁、酸枣仁、远志、五味子、人参、肉桂。

六、预 防 护 理

本病除药物治疗外，应加强心理治疗，舒畅情志，避免烟酒，忌食刺激、辛辣之品，劳逸适度，起居有节；加强护理，避免自杀等意外发生；避免从事危险性较大的工作；注意关心照顾，尊重患者，切勿讥讽嘲笑或恶言相伤，以免加重病情。

七、文 献 选 读

《素问·脉要精微论》："衣被不敛，言语善恶，不避亲疏者，此神明之乱也。"

《医学正传·癫狂痫证》："大抵狂为痰火实盛，癫为心血不足……治法……狂宜乎下，癫则宜乎安神养血，兼降痰火。"

《医家四要·病机约论·癫狂者审阴阳之邪并》："癫疾始发，志意不乐，甚则精神痴呆，言语无伦，而睡于平时，乃邪并于阴也……盖癫之为病，多因谋为不遂而得。"

《证治汇补·癫狂》："二症之因，或大怒而动肝火，或大惊而动心火，或痰为火升，升而不降，壅塞心窍，神明不得出入……若抚撑大笑，言出不伦，左顾右盼，如见神灵，片时正性复明，深为极悔，少顷状态如故。此膈上顽痰……痰少降则正性复明，痰复升则又举发，名之曰癫。法当利肺安心，安神滚痰丸主之。"

八、现 代 研 究

现代研究多将癫病归属抑郁症范畴，一般认为其病性为本虚标实，初期为邪实，中期为虚实夹杂，后期以虚为主。邪实即气滞、痰盛、血瘀，正虚即气血津液亏虚，脑神、脏神功能下降。常见证型有肝气郁结，痰气交阻，瘀血阻遏，肾精不足，心肾不交等。治疗当补虚泻实，调情易志。实证者，分别采用舒肝解郁、理气止痛、清肝泻火、涤痰开窍、活血化瘀等法。虚证者，当治以舒肝解郁、滋阴清热、养心健脾、重镇安神或养心安神等。强调调情易志。除辨证论治外，也包括专方专药，以及中药单味及有效成分的药理研究，亦取得可喜成绩。

参 考 文 献

1. 徐天朝. 癫狂病因病机及证治规律研究[D]. 北京：北京中医药大学，2008.

2. 张葆青. 小儿癫痫中医文献与证治研究[D]. 济南：山东中医药大学，2004.

第三十四节 狂 病

一、概 述

狂病是以精神亢奋,狂躁不安,骂詈毁物,动而多怒,甚则持刀伤人为特征的常见精神病。狂病以青壮年尤其是女性多见,多因五志过极,或先天遗传,致痰火壅塞、闭塞心窍,神机错乱而发。狂病主要包括了现代医学的情感性精神障碍躁狂症以及精神分裂症。

二、诊断与鉴别诊断

(一) 中医证候诊断

患者多有七情内伤和家族史,或患郁证、失眠之疾而突然发病的病史。

以精神错乱、哭笑无常、勃然大怒,动而多怒,喧扰不宁,躁妄骂詈,不避亲疏,逾垣而上,登高而歌,弃衣而走,甚则持刀伤人为临床特征。以青壮年发病居多,且女性多于男性,少年老年均可发病。常见证型如下:

1. **痰火扰神证** 素有性情急躁易怒,头痛失眠,两目怒视,面红耳赤,烦躁,突然狂乱,骂詈号叫,不避亲疏,逾垣上屋,气力逾常,不食不眠,舌红绛,苔多黄腻,脉弦滑数。

2. **阴虚火旺证** 狂症日久,其势较缓,时而狂躁,情绪焦虑不安,失眠烦躁,形瘦面赤,手足心热,神疲,口干便难,舌质红,少苔或无苔。

3. **气血凝滞证** 癫狂日久,易怒,多言妄语,躁扰不宁,或呆滞少言,头痛心悸,面色晦暗,舌质紫黯或有瘀斑,苔薄黄或薄白,脉弦涩。

(二) 西医诊断

1. **情感性精神障碍躁狂发作的诊断**

(1) 以心境高涨为主要临床相,从高兴愉快到欣喜若狂,或仅以易激惹为主。

(2) 伴有相应的思维和行为的明显增加:①注意力不集中或随境转移;②言语增多;③思维奔逸、联想加快或意念飘忽不定;④自我评价过高或夸大;⑤精力充沛,无疲惫感,活动增多,难以安静,或不断改变计划和行动;⑥鲁莽行为;⑦睡眠减少;⑧性欲亢进。

(3) 病程持续1周以上。如有情感障碍家族病史,有助于诊断。

情感障碍躁狂发作的诊断,需要排除器质性躁狂综合征,如麻痹性痴呆、甲状腺功能亢进症、脑部肿瘤等;需要排除药源性原因,如皮质激素、酒精、毒品;另外,需要与功能性精神障碍,如精神分裂症、急性精神病性障碍加以区分。

2. **精神分裂症的诊断** 全面而详细的病史收集,细致的观察,以及全面的精神检查、体格检查和实验室检查加上严谨的临床思考,是精神分裂症的临床诊断基础。

(1) 症状标准:至少有以下2项,并非继发于意识障碍、智能障碍、情感高涨或低落。①反复出现的言语性幻听;②明显的思维松弛、思维破裂、言语不连贯,或思维贫乏,或思维内容贫乏;③思想被插入、被撤走、被播散,思维中断或强制性思维;④被动、被控制、被洞悉体验;⑤思维逻辑倒错、病理性象征性思维或语词新作;⑥情感倒错或情感淡漠;⑦紧张综合征、行为怪异或行为愚蠢;⑧明显的意志减退或缺乏。

(2) 严重标准:自知力障碍,社会功能严重受损或无法进行有效交谈。

(3) 病程标准:①符合上述标准至少持续1个月(单纯型另有规定);②若同时符合精神

分裂症和情感性精神障碍的症状标准,当情感症状减轻到不能满足心境障碍症状标准时,分裂症状需继续满足精神分裂症状标准至少 2 周以上,方可诊断为精神分裂症。同时应排除器质性精神障碍、精神活动性物质和非成瘾物质所致精神障碍。尚未缓解的分裂症患者,若罹患上述两类疾病,应并列诊断。

（三）鉴别诊断

1. 分裂情感性精神障碍和带有精神症状的心境障碍的鉴别　精神分裂症要么根本不出现符合诊断标准的情感发作,要么出现在精神症状之后,或仅仅短暂共存于精神症状。

2. 妄想性障碍　精神分裂症的妄想怪异,常有幻觉。

3. 人格障碍　患者虽有情感、思维、言语和人际交往的问题,但不能达到精神病的程度。

4. 需要排除的精神障碍　①分裂样障碍,如症状超过 1 个月应排除分裂样障碍;②短暂发作性障碍:有明显的应激事件,急性起病;③诈病:应了解既往病史,仔细观察。

5. 躯体疾患及药物所致精神症状　应结合病史、体检、实验室及影像学检查加以区别。

6. 谵妄　患者有意识障碍,注意力损害明显,有昼轻夜重、病情波动的特点,体格检查和实验室检查提示有躯体疾病的证据。脑电图检查可见弥漫性慢波,并同认知功能障碍的严重性相平行。

三、处 理 原 则

狂病宜降火豁痰以治标,调整阴阳,恢复神机以治本;同时加强护理,防止意外。

四、急 救 处 理

狂病急性期治疗宜中西医结合,送精神病专科治疗。主要有药物、心理及其他治疗(电休克主要用以控制急性兴奋躁动、自伤自杀、紧张木僵、违拗拒食者及部分难治性精神分裂症;附加的精神药物治疗包括加用抗焦虑的苯二氮䓬类,碳酸锂、丙戊酸钠、卡马西平用于减少攻击行为、躁动不安,三环类抗抑郁剂、SSRI 类用于精神分裂症有抑郁症状尤其有自杀倾向者)。

药物的选用:非典型抗精神病药作为一线用药,具有广谱疗效,可有效控制阳性症状,对认知缺陷及阴性症状也有疗效,对顽固性精神分裂症疗效更好,如奥氮平、利培酮等。典型抗精神病药及氯氮平作为二线用药,对阳性症状疗效较好,但对其他症状疗效欠佳,如氯丙嗪、奋乃静、氟哌啶醇等。

五、分 证 论 治

1. 痰火扰神证

治法:清肝泻火,涤痰醒神。

方药:程氏生铁落饮。

天冬、麦冬、贝母、胆南星、橘红、远志肉、石菖蒲、连翘、茯苓、茯神、玄参、钩藤、丹参、辰砂。

2. 阴虚火旺证

治法:滋阴降火,安神定志。

方药:二阴煎合定志丸。

生地黄、麦冬、酸枣仁、甘草、玄参、黄连、茯苓、木通、人参、茯苓、石菖蒲、远志。

3. 气血凝滞证

治法:活血化瘀,醒神开窍。

方药:癫狂梦醒汤。

桃仁、柴胡、香附、木通、赤芍、半夏、腹皮、青皮、陈皮、桑皮、苏子、甘草。

六、预 防 护 理

急性期治疗后,患者精神症状逐渐消失,自知力恢复,接触和交流改善,故应在巩固期和维持期加强心理治疗。药物治疗应与心理社会干预和家庭心理教育密切结合,依据患者具体情况、病情阶段及生活状况制订方案措施。

七、文 献 选 读

《素问·宣明五气》:"五邪所乱,邪入于阳则狂。"

《素问·至真要大论》:"诸躁狂越,皆属于火。"

《素问·阳明脉解》:"病甚则弃衣而走,登高而歌,或至不食数日,逾垣上屋,所上之处,皆非其素所能也……"

《灵枢·癫狂》:"狂始生,先自悲也,喜忘苦怒善恐者,得之忧饥……狂始发,少卧不饥,自高贤也,自辩智也,自尊贵也,善骂詈,日夜不休……狂言、惊、善笑、好歌乐、妄行不休者……狂,目妄见、耳妄闻……狂者多食,善见鬼神……"

《张氏医通·神志门》:"狂之为病,皆有物阻过极,故猖狂刚暴,若有邪附,妄为不避水火,骂詈不避亲疏,或言未尝见之事,非力所能,病反能也。""上焦实者,从高抑之,生铁落饮;阳明实则脉浮,大承气汤去厚朴加当归、铁落饮,以大利为度;在上者,因而越之,来苏膏或戴人三圣散涌吐,其病立安,后用洗心散、凉膈散调之。"

八、现 代 研 究

狂病目前多中西医结合救治。中医多从痰火气血着手,治以祛痰、泻火、降气、活血化瘀、平肝镇惊,急性期以化痰开窍、清热降火、镇惊安神为主。近年有报道以大黄片(每日用量约 40g 生大黄)治疗取得较好疗效。

参 考 文 献

1. 徐天朝.癫狂病因病机及证治规律研究[D].北京:北京中医药大学,2008.

2. 王学清.狂证从阳明热盛论治[J].福建中医药,1987(6):18.

3. 曾天德.仲景学说之神志病证诊治规律及其对后世医家的影响研究[D].北京:北京中医药大学,2010.

第三十五节　痴　　呆

一、概 　 述

痴呆是智能减退,以呆傻愚笨为主要临床表现的脑的器质性疾病;中医又有"呆证"、"健忘"等称谓,以成年人尤其是老年人多见。痴呆主要包括 Alzheimer 病(AD)和血管性痴呆(VD)。

痴呆病位在脑,与心肝脾肾功能失调相关。多因情志内伤,久病耗损或年迈体衰,以致气血瘀滞,痰瘀互阻,或痰蒙心神或痰火扰心,加之气血不足,肾精亏虚,以致脑髓失养,髓减脑消,神机失用而为患。

二、诊断与鉴别诊断

(一) 中医证候诊断

病情无论轻重均以记忆力减退为主要表现。轻症患者可见善忘,神情淡漠,寡言少语,反应迟钝;重症则表现为终日不语,或闭门独居,或喃喃自语,言辞颠倒,或举动不经,忽笑忽哭,或不欲饮食,数日不知饥饿,不识家门,易于走失等。常见证型如下:

1. 肝阳上亢证 智能减退,神情呆钝,言语颠倒或错乱,神情焦虑或忧郁多疑,声高气粗,多言善语,坐卧不宁,头晕目眩,心烦不寐,或见半身不遂,口舌歪斜,言语謇涩,肢体麻木,舌质红,苔薄黄,脉弦或弦滑数。

2. 心火亢盛证 智能减退,神情呆钝,善忘颠倒,言语错乱,强哭强笑,心神不安,心悸胸闷,面红耳赤,口干咽燥,多梦少寐,小便短赤,舌尖红赤,苔黄,脉弦数。

3. 痰瘀互阻证 智能减退,神情呆钝,遇事多忘,言语错乱或颠倒或见喃喃自语,强哭强笑,或见半身不遂,言语謇涩,口舌歪斜,半身麻木,食欲不振,舌质紫黯或见瘀斑、瘀点,舌苔白厚腻,脉象滑。

(二) 西医诊断

目前痴呆诊断标准较多,尚无统一,各标准均有所长。

此附 ICD-10(国际疾病分类)草案第 10 版,1992 年修订的诊断标准:①记忆力和思考力两方面的减退导致日常生活障碍;②新情报的铭记、保持、回忆发生障碍;③由于痴呆的进行,以前记忆的、熟知的事情不能想起;④与单纯的记忆障碍不同,可出现思考力、推理能力的障碍和观念的停滞;⑤出现情报处理过程的障碍,同时,不能对复杂的刺激作出反应,如与他人的复杂会话感到困难;⑥提出话题感到困难;⑦痴呆的诊断必须在意识清楚时进行;⑧有时有痴呆和谵妄重叠出现的时候。

确诊痴呆,上述症状和障碍至少应存在 6 个月。

ICD-10 的 Alzheimer 性痴呆的诊断标准:①存在上述所述痴呆表现。②潜隐起病,缓慢性进展。疾病进展过程中可出现明显高台期。③无临床依据或特殊检查的结果能够提示精神障碍是由其他可引起痴呆的全身性疾病或脑的疾病所致(如甲状腺功能减低、高钙血症、维生素 B_{12} 缺乏症、神经梅毒、烟酸缺乏症、正压性脑积水或硬膜下血肿)。④缺乏突然性、卒中样发作,在疾病早期无局灶性神经系统损害的体征,如轻瘫、感觉缺失、视野缺损及运动协调不良(但会在疾病晚期出现)。

ICD-10 的血管性痴呆诊断标准:①存在如上所述痴呆表现。但认知功能的损害常常不平均,可能有记忆丧失、智能损害,而自知力和判断力保持较好。②突然起病或阶段性进展。③性格改变,如情绪不稳、强哭强笑。短暂意识混乱或谵妄发作,人格相对保持完整。④反映不同部位病变的高级认知能力的改变,局灶性损害的证据。脑血管疾病的证据。

(三) 鉴别诊断

1. 痴呆与假性痴呆的鉴别 后者主诉各种不适症状,总是强调问题,诉说记忆障碍,但能排除全身的统一的病史。有明确的发病时间,发病较急,进展快,夜间不加重,病感明显,忧郁或狂躁。临床表现:①悲观、自责、妄想、抑郁,可见全身症状;②没有信心,兴趣低下,不爱活动;③反复同一难度的检查,结果不一致;④对检查不能诚实回答,常说"不明白";⑤行动、情感障碍与认知障碍程度不相关。而前者主诉多含糊不清,不集中。没有明确的发病时间,进展缓慢,夜间加重,精神不佳,一般无病感,有循环及代谢疾病等。临床表现:①有局灶性症状等;②明显的即时或短期记忆障碍等认知障碍;③反复检查结果一定;④说话断断续续,对检查诚实;⑤行动、情感障碍与认知障碍程度呈相关性。

2. 痴呆与良性老年性遗忘的鉴别 后者于生理性增长过程中出现,病程呈非进行性,主要表现为记忆力、思考力不同程度的减退。前者是脑部病理过程所致,呈进行性,认知功能明显减退,同时有定向力、社会活动障碍以及人格的改变、幻觉与妄想。

3. 痴呆与老年性谵妄的鉴别 谵妄常由脑外疾病(诸如多种躯体疾病,全身感染,缺氧,低血糖,电解质紊乱,骨折,外伤,手术,肝肾衰竭,慢性阻塞性肺疾病等)导致脑干网状激活系统功能障碍所致。临床上谵妄主要表现为意识障碍,注意力不集中,睡眠-觉醒周期紊乱,定向力障碍,思维不连贯,紧张焦虑,精神运动性紊乱,可发生错觉和幻觉。一般病情进展较快,症状波动明显,呈朝轻暮重的特点,病程较短,经对症处理后意识很快恢复正常。而痴呆是由脑部器质性病变所致,以在意识清醒状态下出现多种形式的智能障碍为主,合并谵妄时,智能障碍明显加重,意识发生障碍,或见局灶性神经症状和体征,一般病程较长,进行性加重,症状波动不明显,在合并谵妄后经积极治疗,智能也仅能恢复到原先水平。

4. 痴呆与老年性抑郁症的鉴别 老年性抑郁症是一种精神疾病,临床表现以情绪抑郁为主,情绪低落,可有失眠、食欲不振、精神委靡、注意力不集中、工作效率下降等,病情一天之内可有波动,常有朝轻暮重的特征,抗抑郁治疗有效。而痴呆则以记忆障碍为主要表现,多种形式的认知障碍,常伴失语、失用、失认等皮质受损症状,无明确的发病界限,病情呈进行性加重,症状波动不明显。

5. 痴呆与帕金森病所致痴呆、Pick 病痴呆、正压性脑积水性痴呆及癫痫性智能障碍的鉴别,可通过病史、临床表现及体征、影像学检查等加以诊断。

三、处 理 原 则

痴呆多为本虚标实、虚实夹杂之证,治疗宜分清虚实轻重主次,或先本后标,或先标后本,或标本同治。虚在肝肾,髓海不足,心神失养;实在痰浊、瘀血,心肝火亢。急诊所见以虚中夹实为多。同时注意心理治疗。

四、急 救 处 理

急诊处理主要针对难以控制的精神病性症状和激越,可予非典型抗精神病药物治疗。如喹硫平(12.5mg,每日 2 次起始,可用至 0.1～0.3g/d)、利培酮(起始 0.5mg,每日 1 次,可用至 1～3mg/d)、奥氮平(起始 2.5mg,每日 1 次,可用至 5～10mg/d)。心境稳定剂如卡马西平、丙戊酸盐等可治疗患者的激越行为。

五、分 证 论 治

1. 肝阳上亢证
治法:平肝潜阳,镇静安神。

方药:天麻钩藤饮或镇肝熄风汤。

天麻、钩藤、生石决明、栀子、黄芩、川牛膝、杜仲、益母草、桑寄生、夜交藤、朱茯神;怀牛膝、生代赭石、生龙骨、生牡蛎、生龟甲、生杭芍、玄参、天冬、川楝子、生麦芽、茵陈、甘草。

2. 心火亢盛证

治法:清心泻火,安神定志。

方药:泻心汤或黄连解毒汤。

大黄、黄连、黄芩;黄连、黄芩、黄柏、栀子。

3. 痰瘀互阻证

治法:化痰活血,开窍醒神。

方药:导痰汤合桃红四物汤。

半夏、橘红、茯苓、枳实、南星、甘草、当归、川芎、生地黄、赤芍、桃仁、红花。

六、预 防 护 理

积极预防,早期诊断,早期预防,延缓病情的发生和发展,包括积极控制危险因素,稳定血压,积极治疗原发病如冠心病、糖尿病等,控制血脂,提高自身免疫力等。饮食、生活、情绪的调节。护理方面注意患者饮食、营养和日常清洁卫生,督促参加社会活动并自己料理生活;勿让患者独处或单独外出。经常检测生命体征、出入量。预防并及早发现各种并发症如肺炎、压疮等。指导患者配合治疗,及时服药及康复训练。进行各种心理护理。指导患者家属对患者进行正确的康复训练和护理。

七、文 献 选 读

《灵枢·海论》:"髓海不足,则脑转耳鸣,胫酸眩冒,目无所见,懈怠安卧。"

《景岳全书·杂证谟·癫狂痴呆》:"痴呆证,凡平素无痰,而或以郁结,或以不遂,或以思虑,或以惊恐,而渐致痴呆。"

《辨证录》:"大约其始也,起于肝气之郁;其终也,由于胃气之衰。肝郁则木克土,而痰不能化;胃衰则土不制水,而痰不能消。于是痰积于胸中,盘踞于心外,使神明不清,而成呆病矣。"

《石室秘录》:"呆病……虽有祟凭之,实亦胸腹之中无非痰气……痰气最盛,呆气最深。""治呆之奇法,治痰即治呆也。"

八、现 代 研 究

痴呆目前认为是全身性疾病,病位在脑,病因以内因为主,病理以虚为本,以实为标。1990 年 5 月中华全国中医学会老年医学会与内科学会制定了《老年呆病的诊断、辨证分型及疗效评定标准》,促进了痴呆病的规范化研究。证候分类主要是虚实两大类。虚主要是髓海不足,肝肾亏虚,脾肾亏虚;实证包括心肝火旺,痰浊阻窍,气滞血瘀等。治疗多辨证论治,或专方专药,并且已经有成药上市,针灸治疗也有报道,主要涵盖了现代医学的 AD 和 VD 两大类疾病,出现了可喜的苗头。

参 考 文 献

1. 洪芳,腾龙,何建成. 老年性痴呆的常见证候和证候要素的现代文献研究[J]. 中华中医药学刊,

2011,29(10):30.

2. 闫敬来.中医药治疗老年痴呆相关文献的用药规律研究[D].武汉:湖北中医学院,2007.

3. 周霞.健忘证防治方药的中医文献研究[D].济南:山东中医药大学,2002.

第三十六节 紫 癜

一、概 述

紫癜亦称紫斑,是常见的出血性疾病,小儿多见,临床上以血液溢于皮肤、黏膜之下,小者如针尖样,大者则成瘀点、瘀斑,皮疹颜色初起淡红或鲜红,压之不退色,数日后转成淡紫、淡青而逐渐消退。急性起病时,常伴有鼻衄、齿衄、便血、尿血或呕吐、腹痛、关节肿痛等症状。本病属于中医学"血证"的斑疹、葡萄疫、肌衄范畴。

现代医学根据病因将紫癜分为血管性紫癜、血小板异常性紫癜和凝血机制障碍性紫癜等,其中以过敏性紫癜和血小板减少性紫癜常见。

二、诊断与鉴别诊断

(一) 中医证候诊断

1. 过敏性紫癜 过敏性紫癜一般分为热伤血络、瘀血阻络、气虚血亏3型,以热伤血络最为常见。

(1) 热伤血络证:病程较短,紫癜色红或红紫,出没迅速,皮肤瘙痒或起风团,身热面赤,五心烦热,咽喉肿痛,口渴,溲赤便干,尿血,舌质红或红绛,苔薄黄,脉数。

(2) 瘀血阻络证:病程较长,反复发作,出没迟缓,紫癜色紫黯或紫红,关节痛及腹痛,面部及下眼睑青黯,皮肤粗糙,白睛布紫或紫红色血丝,咽干,舌体黯或有瘀斑,苔薄白或薄黄,脉涩或弦。

(3) 气虚血亏证:紫癜反复,迁延不愈。紫癜隐约散在,色较淡,劳累后加重,神疲倦怠,心悸气短,蛋白尿,舌淡红,薄白苔或少苔,脉虚细。

2. 血小板减少性紫癜

(1) 肝肾阴虚证:紫癜呈黯红色,下肢多见。经期提前,量多色黯红,鼻、齿龈出血,便血,尿血,出血量大而猛,色黯红,可伴见手足心热,盗汗,口干、便干,舌红绛少苔或光苔,脉细数或弦细数。因常伴有高血压或糖尿病等激素合并症,故可伴见肝肾阴虚阳亢的表现,如头晕目眩、耳鸣、腰酸、腿软、梦遗、急躁、多梦等。

(2) 气血两虚证:起病徐缓,紫癜色淡红而稀疏,时隐时现,月经后延,龈衄多见,出血量少,色浅而渗血不止,伴见头晕、乏力、心悸、气短、自汗,活动后诸症加重,舌淡苔白,脉沉细无力。

(3) 血热妄行证:起病急骤,出血量大而猛,紫癜色鲜红而密集,舌红,苔黄或黄腻,脉数有力。无气、血、阴、阳虚损见症,常可伴见畏寒、发热、咽痛等外感症状。

(4) 脾肾阳虚证:在气血两虚型基础上伴见畏寒怕冷,面色㿠白,舌体胖大有齿痕,脉沉迟,还可见腹胀、便溏、浮肿、腰酸等脾肾阳虚表现。

(5) 阴阳两虚证:病势较急,出血部位广泛而严重,既可见畏寒、便溏,又可见五心烦热、盗汗,多表现为上热下寒,阳虚、阴虚症状杂见。均为久治不愈患者。

(二) 西医诊断及鉴别诊断

1. 过敏性紫癜

(1) 诊断标准

1) 近期内有病毒、细菌、寄生虫感染或食品、药物等过敏史。病前数天至 3 周常有上呼吸道感染史。

2) 反复出现皮肤紫癜,可有腹痛、便血(腹型)、关节肿痛(关节型)及血尿、浮肿(肾型)。紫癜对称分布于四肢伸侧及臀部,可有斑丘疹、荨麻疹、血管神经性水肿,以至小血疱,可有坏死及溃疡,多次发作后遗留色素沉着。

3) 出血时间、凝血时间、血小板计数、血块收缩时间均为正常。毛细血管脆性试验阳性。

4) 排除其他原因所致的血管炎及紫癜。

(2) 鉴别诊断:非典型病例,尤其在紫癜出现之前即有腹痛、便血、关节痛及尿改变者应与下列疾病进行鉴别。

1) 单纯皮肤型与血小板减少性紫癜相鉴别:后者主要为皮肤黏膜出血,不规则分布,无关节肿痛及肾炎等症状(结缔组织疾病所致者除外),出血时间延长,血块收缩不佳,血小板计数减少,骨髓中巨核细胞异常。

2) 关节型与风湿热相鉴别:若关节肿痛发生在紫癜之前并伴有发热,需与风湿热相鉴别。后者在关节症状出现前后常有环状红斑或皮下结节。血沉增快,抗“O”多阳性。

3) 腹型需与急性阑尾炎、坏死性小肠炎相鉴别:急性阑尾炎的腹痛为麦氏点持续性疼痛,进行性加剧。局部有肌紧张、压痛及反跳痛,外周血白细胞及嗜中性粒细胞增高。坏死性小肠炎患者全身中毒症状重,伴有腹胀、压痛及反跳痛,外周血白细胞及嗜中性粒细胞增高,大便中有脓细胞及红细胞。

2. 血小板减少性紫癜

(1) 诊断标准

1) 广泛出血累及皮肤、黏膜及内脏。

2) 多次化验检查血小板计数减少。

3) 脾不大。

4) 骨髓检查巨核细胞数增多或正常,有成熟障碍。

5) 泼尼松或脾切除治疗有效。

6) 排除其他继发性血小板减少症。

(2) 鉴别诊断

1) 再生障碍性贫血:表现为发热、贫血、出血三大症状,肝、脾、淋巴结不大,与特发性血小板减少性紫癜伴有贫血者相似,但一般贫血较重,白细胞总数及中性粒细胞多减少,网织红细胞不高。骨髓红、粒系统生血功能减低,巨核细胞减少或极难查见。

2) 急性白血病:ITP 特别需与白细胞不增高的白血病鉴别,通过血涂片中可见各期幼稚白细胞及骨髓检查即可确诊。

3) 过敏性紫癜:为对称性出血斑丘疹,以下肢为多见,血小板不少,一般易于鉴别。

4) 红斑狼疮:早期可表现为血小板减少性紫癜,有怀疑时检查抗核抗体及狼疮细胞(LEC)可助鉴别。

5) Wiskortt-Aldrich 综合征:除出血及血小板减少外,合并全身广泛湿疹并易于感染,血小板黏附性减低,对 ADP、肾上腺素及胶原不发生凝集反应。属隐性遗传性疾病,男婴发病,多于 1 岁以内死亡。

6) Evans 综合征:特点是同时发生自身免疫性血小板减少和溶血性贫血,Coomb & acutes 试验阳性,病情多严重,多数患者经激素或脾切除治疗有效。

7) 血栓性血小板减少性紫癜,见于任何年龄,基本病理改变为嗜酸性物栓塞小动脉,以前认为是血小板栓塞,后经荧光抗体检查证实为纤维蛋白栓塞。这种血管损害可发生在各个器官。临床上表现为血小板减少性出血和溶血性贫血,肝脾肿大,溶血较急者可发热,并有腹痛、恶心、腹泻甚至出现昏迷、惊厥及其他神经系症状。网织红细胞增加,周围血象中出现有核红细胞。血清抗人球蛋白试验一般阴性。可显示肾功能不良,如血尿、蛋白尿、氮质血症、酸中毒。预后严重,肾上腺皮质激素仅有暂时缓和作用。

8) 继发性血小板减少性紫癜:严重细菌感染和病毒血症均可引起血小板减少。各种脾肿大疾病、骨髓受侵犯疾病、化学和药物过敏和中毒(药物可直接破坏血小板或抑制其功能,或与血浆成分合并,形成抗原复合物,继而产生抗体,再由抗原抗体发生变态反应,破坏血小板。变态反应开始时可见寒战、发热、头痛及呕吐等)、溶血性贫血均可伴有血小板减少,应仔细检查,找出病因,以与特发性血小板减少性紫癜鉴别。

三、处 理 原 则

消除致病因素及对症治疗。

四、急 救 处 理

(一) 过敏性紫癜

1. 消除致病因素　清除感染灶是治愈本病的关键一环,尤其是扁桃体炎及其他部位的慢性感染灶应及时处理。有寄生虫感染者应服祛虫药。慎用或禁食可能导致本病的药物及食品。

2. 一般治疗

(1) 抗组胺类药物:此类药物能降低机体对组胺反应和毛细血管通透性,可能减轻症状。常用药物为盐酸苯海拉明、布可利嗪、氯苯那敏及阿司咪唑等。

(2) 改善血管通透性药物:维生素 C 及路丁,维生素 C 以大剂量 5～15g/d 静脉注射疗效较好,持续用药 5～7 日。

(3) 肾上腺糖皮质激素:可抑制抗原抗体反应,改善毛细血管通透性。对软组织肿胀、关节肿痛及腹痛症状的改善,以及对肾病型和镜下血尿疗效较好。用法:泼尼松 30～40mg/d,顿服或分次口服。严重者可用氢化可的松 100～200mg/d,或地塞米松 5～15mg/d,静脉滴注。

(4) 对症治疗:腹痛较重者可予阿托品或山莨菪碱(654-2),口服或皮下注射;关节痛者可酌情用止痛药;呕吐严重者可用止吐药;伴发呕血、血便者,可用奥美拉唑等治疗。

(5) 如上述治疗效果不佳或近期内反复发作者,可酌情使用:①免疫抑制剂:如硫唑嘌呤、环孢素、环磷酰胺等;②抗凝疗法:适用于肾型患者,初以肝素钠 100～200U/(kg·d)静脉滴注或低分子肝素皮下注射,4 周后改用华法林 4～15mg/d,2 周后改用维持量 2～5mg/d,2～3 个月。

(6) 中药治疗

1) 银黄口服液:每次 10～20ml,每日 3 次。主治热伤血络证兼咽红肿痛热盛者。

2）银翘解毒丸：每次 1 丸，每日 2 次。适应证同上。

3）防风通圣丸：每次 6g，每日 2～3 次。适用于热伤血络证伴发热恶寒、皮肤瘙痒、关节肿痛及大便燥结者。

4）八珍益母丸：每次 1 丸，每日 2 次。适用于气虚血亏证。

5）单验方：紫草根 30g 每日煎服。红枣 10～20 个，煎汤服用或食用，每日 3 次。

（7）针灸：针灸主穴：曲池、足三里；备：合谷、血海。先用主穴，效果不理想时加备穴。有腹痛者加刺三阴交、太冲、内关。

本病西医尚无理想方法，主要为对症治疗。糖皮质激素不能缩短病程，亦不能预防复发，对肾脏并发症的发生率也无降低作用。由于本病发生多数与上呼吸道感染有关，使用激素易招致感染，有加重本病的可能，较长期应用会导致恶性循环。对严重腹痛、关节痛及血管神经性水肿可采用糖皮质激素作为对症治疗。对严重呕吐及便血者可给予静脉输液；对上呼吸道急性感染可选用适当抗生素。若感染灶持续存在，紫癜经久不愈或反复发作，可采用手术方法去除感染灶，如修补龋齿、扁桃体摘除术等，可根治本病。中医药治疗本病疗效肯定，在缩短病程、防止复发等方面优于西药治疗。无论证型如何，解毒治法应贯穿于整个疾病的始终。

（二）血小板减少性紫癜

1. 肾上腺皮质激素（简称激素） 激素是西医治疗 ITP 的首选药物，作用机制为：抑制抗体生成，抑制抗原抗体反应，抑制单核-巨噬细胞系统，以减少血小板的过多破坏，减少脾脏对致敏血小板的清除作用；此外能降低毛细血管脆性，改善出血症状；同时也有刺激骨髓造血的作用。常用剂量：泼尼松 1～2mg/kg，2～4 周，超过 4 周不管有无疗效均应减量，逐渐减至维持量 5～10mg/d 后，再维持 3～6 个月逐渐停药。在出血严重、血小板计数低于 10×10^9/L 时，亦可选用甲基强的松龙或地塞米松冲击治疗，或氢化可的松每日静脉滴注 200～300mg。

多数患者用药后疗效迅速出现，数天后出血即停止，血小板数上升，60％～70％的病例可缓解。但停药后复发率高，不良反应如高血压、糖尿病、激素性溃疡出血等常见。去除有自愈倾向的急性型，维持长期缓解率者小于 20％。

2. 脾切除 这是西医治疗 ITP 的一种重要方法，在急性型或慢性型急性发作期的 ITP 患者，出现颅内出血先兆，有危及生命体征时，有条件者也作为紧急抢救手段之一。脾切除的指征：①正规糖皮质激素治疗无效，病程迁延 3～6 个月；②皮质激素维持量需大于 30mg/d；③有糖皮质激素使用禁忌证；④^{51}Cr 扫描脾区放射指数增高。

3. 免疫抑制剂 适用于激素疗效不佳，不能切脾或切脾疗效不佳者，为三线药，有效率在 10％～20％。目前常用的是长春新碱、环磷酰胺和硫唑嘌呤。长春新碱抑制单核-巨噬细胞的吞噬功能，每周静脉注射 1～2mg 连用 4 周，一般在 1 周左右血小板数上升，但大多数患者在停药后作用不持久。对难治性 ITP，可采用长春新碱溶于 1000ml 0.9％氯化钠注射液中，缓慢静脉滴注 6～8 小时，疗效优于一般静脉注射。环磷酰胺每日 1.5～3mg/kg，分 3 次口服，或 0.3～0.6g/m² 静脉注射，每 3～7 天 1 次。也可每日口服硫唑嘌呤 1～3mg/kg，但常需 2 个月以上方可见效。要注意这类药物的毒副作用，用药要慎重。

4. 急症的处理 适用于：①血小板低于 20×10^9/L 者；②出血严重、广泛者；③疑有或已发生颅内出血者；④近期将实施手术或分娩者。

（1）血小板输注：成人按 10～20 单位/次给予，根据病情可重复使用（从 200ml 循环血中单采所得的血小板为 1 单位血小板)。有条件的地方尽量使用单采血小板。

(2) 静脉注射免疫球蛋白 0.4g/kg,静脉滴注,4～5 日为 1 个疗程。1 个月后可重复。作用机制与单核-巨噬细胞 Fc 受体封闭、抗体中和及免疫调节等有关。

(3) 大剂量甲泼尼龙,1g/d,静脉注射,3～5 次为 1 个疗程,可通过抑制单核-巨噬细胞系统而发挥治疗作用。

(4) 血浆置换 3～5 日内连续 3 次以上,每次置换 3000ml 血浆,也有一定疗效。

慢性型慢性期患者可用中成药:①人参归脾丸:功能健脾益气,养血止血。适于气血两虚型患者,每日 3 次,每次 1 丸。②乌鸡白凤丸:功能、主治、适应证同人参归脾丸。每日 2 次,每次 1 丸。③知柏地黄丸:功能滋阴清热,凉血止血。适于肝肾阴虚型患者,每日 2 次,每次 1 丸。④金匮肾气丸:功用补肾助阳,填精补血。适于脾肾阳虚型患者,每日 2 次,每次 1 丸。

五、分 证 论 治

(一) 过敏性紫癜

1. 热伤血络证

治法:清热解毒,凉血祛风。

方药:银翘散合犀角地黄汤。

连翘、金银花、苦桔梗、薄荷、竹叶、生甘草、芥穗、淡豆豉、牛蒡子、芦根、芍药、生地黄、牡丹皮、犀角屑(用代用品,如水牛角)。

皮疹严重者,加紫草、蝉蜕清热透疹;皮肤瘙痒者,加地肤子、白鲜皮;咽痛中,加牛蒡子;腹痛者,加白芍、甘草;胃脘不适者,加甘草、大枣;鼻衄者,加藕节、侧柏叶;尿血者,加大小蓟、白茅根;蛋白尿者,加益母草。

2. 瘀血阻络证

治法:活血化瘀,解毒祛风。

方药:桃红四物汤。

当归、川芎、生地黄、赤芍、桃仁、红花。

可选加紫草、蒲公英、黄芩等清热透疹之品,以祛余邪。关节痛者,加乳香、没药;腹痛者,加延胡索、川楝子;蛋白尿者,加益母草。

3. 气虚血亏证

治法:补气养血,佐以凉血解毒。

方药:八珍汤。

人参、茯苓、炒白术、炙甘草、当归、川芎、生地黄、赤芍。

可适当加紫草、白茅根、茜草等增强凉血解毒之功效。蛋白尿明显者,加黄芪、益母草;尿血重者,加女贞子、墨旱莲。

(二) 血小板减少性紫癜

1. 肝肾阴虚证

治法:滋阴清热,凉血止血。

方药:知柏地黄丸合二至丸。

知母、黄柏、熟地黄、山茱萸、牡丹皮、茯苓、泽泻、山药、女贞子、墨旱莲。

出血严重者,可酌加白茅根、藕节、仙鹤草、土大黄;肝肾阴虚阳亢者,去补骨脂,加煅龙牡、川芎、龟甲。

2. 气血两虚证

治法：益气健脾，摄血止血。

方药：归脾汤。

白术、当归、白茯苓、黄芪、龙眼肉、远志、酸枣仁、木香、甘草、人参、生姜、大枣。

月经淋漓不止者，可加山茱萸、五味子，以养肝收涩止血；龈衄者，可加五倍子配藕节，能收涩止血不留瘀；肌衄者，可加仙鹤草、紫草以补虚止血。

3. 血热妄行证

治法：清热解毒、凉血止血。

方药：犀角地黄汤。

芍药、生地黄、牡丹皮、犀角屑（用代用品，如水牛角）。

鼻衄者，加黄芩、牛膝、牡丹皮，清肺热以引火下行；齿衄者，加生石膏（先煎）、黄连以清胃热以止血；便血者，加槐角、地榆，清热利湿止血；尿血者，加大小蓟、藕节以清热利尿，凉血止血；剧烈头痛、呕吐，口腔大血疱，往往是脑出血先兆，为本病危症，需立即抢救，除紧急切脾或输血小板、静脉滴注免疫球蛋白、大剂量激素冲击外，可酌情加服安宫牛黄丸或至宝丹或三七粉 3g、云南白药 3g 吞服。

4. 脾肾阳虚证

治法：温补脾肾，填精补血。

方药：右归丸。

熟地黄、山药、山茱萸、枸杞、鹿角胶、菟丝子、杜仲、当归、肉桂、制附子。

若血崩有寒者，加艾叶、炮姜、血余炭、五味子以温中止血；伴面色㿠白、头晕、乏力者，可加炙黄芪、党参以加强补气健脾之力；便黑者，可加伏龙肝、白及粉分冲以收涩止血。

5. 阴阳两虚证

治法：宁络止血，固脱收涩，塞流先治其标，止血后再澄源与复旧。

方药：塞流可用十灰散。

大蓟、小蓟、荷叶、侧柏叶、白茅根、茜草根、栀子、大黄、牡丹皮、棕榈皮各等份，烧灰存性。

澄源复旧可用知柏地黄汤合十全大补汤。

知母、黄柏、熟地黄、山茱萸、牡丹皮、茯苓、泽泻、山药、人参、肉桂、川芎、白术、炙甘草、黄芪、当归、白芍。

大失血出现休克表现时，急用参附汤回阳固脱；崩漏不止者，可加乌贼骨、艾叶炭收涩止血；便血不止者，可加伏龙肝、白及粉、三七粉、生大黄粉化瘀止血；咳血不止者，可加代赭石引血下行；龈衄不止者，可用五倍子、炙甘草，煎水频繁漱口。

因为瘀血是贯穿本病发展全过程的病理现象，出血与紫癜本身即属瘀血范畴，故不单列瘀血内阻一型。

六、预 防 护 理

（一）过敏性紫癜

经常参加体育锻炼，增强体质，预防感冒，积极清除感染灶，禁用与本病发生有关的食品及药物。

（二）血小板减少性紫癜

因为急性型ITP的发生与病毒感染有关,故预防病毒感染是关键,平素可常冲服板蓝根冲剂预防。发病期间应卧床休息,密切观察,避免外伤。慢性型慢性期ITP患者,应注意避免过劳及外感。两者是加重病情,由慢性期转为急性发作期的诱因。

七、文 献 选 读

《丹溪心法》:"斑属风热挟痰而作,自里而发于外,通圣散中消息,当以微汗散之,切不可下。内伤斑者,热之病发于外,微汗以散之,若下之非理。疹属热与痰,在肺清肺火降痰,或解散出汗,亦有可下也。发则多痒或不仁者,是兼风兼温之殊,色红者,兼火化也。黄瓜水调伏龙肝去红点斑。戴云:斑有色点而无头粒者是也;疹浮小有头粒者,随出即收,收则又出是也,非若斑之无头粒者,当明辨之。"

《医学入门》:"赤疹因热气乘之,稍凉则消;白疹因寒气折之,稍暖则消。似白似赤,微黄隐于肌肉之间,四肢重着,此脾经风热挟湿也,多因沐后感风与汗出解衣而得。"

《证治汇补》:"疹有头粒,或如粟米,或如蚊迹,或随出随没,或没而又出。又有红点隐密于皮肤不透出者,为瘾疹;颗粒显透于皮肤者,为沙疹。证各不同,而初起必兼鼻塞流涕,声重咳嗽,头疼胸闷,发热自汗;更有风邪壅肺,气急鼻扇,咳不能卧。先用润肺利邪之剂。后变潮热而头不疼,胸膈已快,惟咳嗽气急如故,此因本气素虚。肺邪虽解,阴虚火旺,脉数大者,宜滋阴清肺,不可误投参、酸敛。"

八、现 代 研 究

（一）辨证施治

徐文化等将紫癜分4型:湿热蕴郁、阴虚内热、气虚失液、瘀血阻滞,用抗癜汤(黄柏、黄芩、地龙、甘草、秦艽、乌梅、大黄、丹皮、仙鹤草、赤芍、灵芝草、蝉蜕)加减治疗,共治108例,痊愈56例,显效39例,有效10例,无效3例。皇甫燕将小儿过敏性紫癜分3型:①风热型治宜清热解毒、凉血止血,方用连翘败毒散加减;②脾气虚弱型治宜益气健脾、养血止血,方用四君子汤加减;③脾肾两虚型治宜补肾健脾、养血止血,方用六味地黄汤加减。

（二）专病专方

支献峰等自拟紫癜汤(紫草、茜草、蝉蜕、犀角、银花、葛根、连翘、生地、丹皮、赤芍、丹参、芦根、甘草)治疗过敏性紫癜60例,总有效率为95%,平均治疗18.5天。钟启凤用自拟凉血清癜汤(连翘、僵蚕、蝉蜕、生地、紫草、川芎、仙鹤草、大黄)治疗过敏性紫癜32例,痊愈29例,显效3例。黄朝阳用生地榆甘草汤(生地榆、生甘草)治疗过敏性紫癜421例,结果67例治愈后复发1次,53例曾复发数次,余全部治愈。陈小丹用凉血活血法(水牛角、仙鹤草、生地、丹皮、赤芍、连翘、桃仁、黑栀子、侧柏叶、荆芥炭、地龙、红花)治疗过敏性紫癜36例,结果治愈33例,好转3例,用药时间最短5天,最长30天。冯健清用蠲敏消斑汤(水牛角、生地、丹皮、焦山栀、牛膝、黄柏、槐花炭、茜草炭、赤芍、乌梅、防风、五味子、蝉蜕、生甘草)治疗过敏性紫癜29例,结果18例1个疗程痊愈,11例1个疗程显效,>2个疗程痊愈。白海涛用雷公藤多苷治疗儿童过敏性紫癜27例,2周后检测发现IgA、IgE、IL-4、IL-5、IL-6水平以及$CD4^+/CD8^+$比值与治疗前急性期相比均下降,认为雷公藤多苷主要通过抑制辅助性$CD4^+$T细胞功能,改善$CD8^+$T细胞功能而产生免疫抑制效应。周建华等用火把花根片治疗儿童过敏性紫癜肾炎,缓解率达到100%,完全缓解率58.8%,高于雷公藤多苷片。

（三）中西医结合

张林治疗过敏性紫癜 28 例,西医治疗包括口服强的松、敏迪、维生素 C,外用炉甘石洗剂;中医治疗采用清热凉血、活血化瘀的方法,以茜草根、紫草根、赤芍、白芍、白茅根、生地、槐花、三七粉、丹皮为基本方,28 例全部治愈,平均治疗 20 天。郑碧忠治疗过敏性紫癜 50 例,中医治疗以芍药甘草汤加减;同时给予赛庚啶或酮替芬联合强的松,病情较重者加用地塞米松,结果痊愈 46 例,无效 4 例。傅晓骏治疗过敏性紫癜 31 例,中医治疗以丹参四藤饮(赤丹参、银花藤、络石藤、海风藤、鸡血藤)为基本方,另服维生素 C 和复方路丁片,总有效率 87%。

参 考 文 献

1. 徐文化,朱凤琴,程素华.抗癜汤治疗紫癜 108 例[J].中医研究,1998,11(2):37.

2. 皇甫燕.小儿过敏性紫癜的病机和治疗[J].浙江中医学院学报,1998,22(3):2.

3. 支献峰,郭志才,郭建华.紫癜汤治疗过敏性紫癜 60 例[J].江西中医药,1998,29(4):34.

4. 钟启凤.凉血消癜汤治疗过敏性紫癜 32 例[J].江苏中医.1998,19(6):26.

5. 黄朝阳.生地榆甘草汤治疗过敏性紫癜[J].中医药信息,1998,(3):36.

6. 陈小丹.凉血活血法治疗过敏性紫癜 36 例[J].中医药杂志,1998,4(8):26.

7. 冯健清.蠲敏消斑汤治疗过敏性紫癜[J].长春中医学院学报.1998,14(3):27.

8. 白海涛.雷公藤多甙对儿童过敏性紫癜免疫功能的干预作用[J].实用儿科临床杂志,2002,17(4):335-336.

9. 周建华,黄爱霞,刘铜林,等.火把花根片治疗儿童过敏性紫癜肾炎的临床研究[J].中国中西医结合杂志,2004,24(5):418-421.

10. 张林.中西医结合治疗过敏性紫癜 28 例[J].四川中医,1998,16(2):23.

11. 郑碧忠.中西医结合治疗过敏性紫癜 50 例[J].辽宁中医杂志,1998,25(1):27.

12. 傅晓骏.丹参四藤饮治疗过敏性紫癜肾炎 31 例[J].陕西中医,19(10):438.

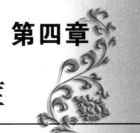

第四章

外科(含皮科)急症

第一节 肠 痈

一、概 述

肠痈是中医外科的常见急症,属内痈范畴,病位在阑门。肠痈以转移性右下腹痛为主要临床表现;以邪蚀肠腑,肉腐成脓为病机。根据临床症状不同,又称缩脚肠痈、小肠痈、盘肠痈、大肠痈等。本病好发于青壮年,每逢季节交替,寒温突然变化时高发。

西医的急性阑尾炎可参照本病治疗。

二、诊断与鉴别诊断

(一) 中医证候诊断

1. 气机郁滞证　面白无华,形寒微热,突发腹痛,痛无定处,或绕脐而痛,恶心纳呆,嗳气反胃,腹泻或便秘,舌苔薄白,脉弦微紧。右下腹压痛,拒按,右侧足三里穴与上巨虚穴之间压痛。

2. 瘀久蕴热证　面红气粗,憎寒壮热,右下腹痛,固定不移,痛无休止,时有加重,腹痛拒按,皮紧而韧,足不得伸,大便秘结或便闭,舌苔浊腻,脉洪数。右侧足三里穴与上巨虚穴之间压痛。

3. 热毒炽盛证　面红而赤,但热无寒,口渴喜冷饮,烦躁不安,全腹疼痛,皮紧如木,大汗如洗,舌苔黄腻,脉洪大。甚则出现痈毒内陷走黄,形成变证,或肠痈自右下腹或右腰部破皮而出。

(二) 西医诊断

1. 临床表现　初起胃脘不适或绕脐而痛,痛无定处,伴恶心、呕吐或腹泻;继而出现右下腹疼痛(故称转移性疼痛)。

2. 体格检查　麦氏点或右下腹固定性压痛,可有反跳痛,不同程度的腹肌紧张,肠鸣音可减弱或消失。结肠充气试验、腰大肌试验、闭孔试验可能阳性。

3. 辅助检查　血常规白细胞计数轻、中度升高,中性粒细胞百分比明显升高。尿常规正常或有少量白细胞及红细胞。B超检查有助于该病的诊断。

(三) 鉴别诊断

1. 伏梁(克罗恩病)　该病为秽浊之邪阻结伏于肠道,阻滞气血运行,秽浊与气血搏结日久而成。以反复发作,腹痛和腹部包块为主要临床表现的积聚性疾病。

2. 急性心腹痛(上消化道急性穿孔)　本病为平素脾胃虚寒,吞酸嗳气,发作有时,复加饮食不节,肝气犯胃,气血瘀闭所致。症见突发上腹痛,迅速蔓延全腹,面色苍白,肢冷汗出,病情危重,病势凶险。

3. 石淋 该病为湿热之邪蕴结于下焦,煎熬尿浊杂质,结为砂石,停阻于肾系所致,常见腹痛、腰痛、尿频、尿急、尿中带血及放射性疼痛。腰部叩击痛是其鉴别要点。

4. 异位妊娠破裂 有明确的闭经史,突发腹痛,无转移性疼痛,常有不规则阴道出血,发病时伴有面色苍白、晕厥等危重证候,尿妊娠试验阳性。

5. 肠覃(卵巢囊肿蒂扭转) 因气血凝滞胞络所致。该病常有宫旁或少腹肿块,平素无疼痛,每因劳累及剧烈运动后发作右下腹或左下腹痛。

三、处 理 原 则

1. 节制饮食,严重者应禁食。
2. 卧床休息,减少运动,充分休息。
3. 病情较重不能进食者,适当静脉补液。

四、急 救 处 理

本病初起,单纯性阑尾炎或伴有局限性腹膜炎,无高热,腹痛范围局限时,中药、针灸,内服、外治可收到较好疗效,但如有腹膜炎范围扩大,体温升高,应及时中转手术,以免出现变证。如患者就诊较晚,腹痛超过3天,已出现阑尾周围脓肿或脓肿破溃,如无败血症症状(内陷走黄)时仍可中医药治疗或中西医结合治疗,并可取得满意疗效。

五、分 证 论 治

1. 气机郁滞证

治法:行气活血,通腑化滞。

方药:大黄牡丹皮汤。

生大黄(后下)、牡丹皮、桃仁、冬瓜仁、芒硝。

气滞重者,加枳实、厚朴;食滞重者,加槟榔、莱菔子;热重者,加金银花、败酱草;痛甚者,加延胡索、川楝子;湿重者,加生薏苡仁。

中药针剂可选双黄连注射液或银黄注射液静脉滴注。

针刺穴位可选足三里、上巨虚、阑尾穴、曲池、天枢、内关,脘腹胀满者加中脘、气海以理气消胀,用泻法,或用电针治疗,强刺激。

2. 瘀久蕴热证

治法:清热解毒,通里攻下。

方药:大柴胡汤合大黄牡丹皮汤。

柴胡、黄芩、枳实、厚朴、大黄、牡丹皮、桃仁、冬瓜仁、芒硝。

可加金银花、蒲公英、败酱草、赤芍、皂角刺等以助清热解毒、凉血散结之力。

中药针剂可选双黄连注射液或清开灵注射液静脉滴注。

针刺穴位可选上巨虚、天枢、阑尾穴、丰隆、内庭、曲池、合谷,热甚者加大椎以泻热,便秘者加腹结、支沟以调理大肠气机,用泻法,也可用电针治疗,强刺激。

也可外敷如意金黄散;或将上述中药渣用纱布袋装后外敷亦可。

3. 热毒炽盛证

治法:通里攻下,清热凉血。

方药:增液承气汤合阑尾清解汤。

生大黄、玄参、枳实、厚朴、金银花、蒲公英、冬瓜仁、延胡索、川楝子、牡丹皮、木香、甘草。

大热大渴者,加生石膏、天花粉;右下腹包块者,加皂角刺、穿山甲。

中药针剂可选清开灵注射液或银黄注射液静脉滴注。

针刺选穴同蕴热期,加血海;痢不止者,加大肠俞;小便不利者,加中极、膀胱俞;大汗淋漓、烦躁不安者,加内关、关元。

可用如意金黄散或金黄膏外敷痛处,也可用中药渣装袋外敷。

六、预 防 护 理

1. 肠痈发病与饮食不节、寒温不适有密切关系,在预防上应饮食有节、寒温适度,特别是在季节变化之际更要注意预防。

2. 肠痈发病后,轻者要清淡饮食,禁忌生冷油腻,充分休息;对病情严重者要禁止肠道营养,由静脉补充液体,卧床休息。

七、文 献 选 读

《素问·厥论》:"少阳厥……发肠痈。"

《金匮要略·疮痈肠痈浸淫病脉证并治》:"肠痈之为病,其身甲错,腹皮急,按之濡如肿状,腹无积聚,身无热,脉数,此为肠内有痈脓。""肠痈者,少腹肿痞,按之即痛,如淋,小便自调,时时发热,自汗出,复恶寒。其脉迟紧者,脓未成,可下之,当有血;脉洪数者,脓已成,不可下也。"

八、现 代 研 究

(一) 中药内服

王兴林将老年性急性阑尾炎分为4型进行治疗:①瘀滞型:治以阑尾化瘀汤(延胡索、川楝子、木香、桃仁、红花、丹皮、银花、红藤、地丁、大黄、甘草);②成脓型:治以阑尾清化汤(延胡索、川楝子、丹皮、红藤、地丁、蒲公英、败酱草、赤芍、大黄、芒硝、甘草);③脓肿型:治以阑尾化瘀排脓汤(川楝子、桃仁、红藤、皂刺、穿山甲、丹皮、银花、厚朴、蒲公英、大黄、三棱、莪术、甘草);④毒溃型:原则上以手术为好,术后可用清热解毒、行气活血之剂。其中,中医药在热毒较盛和阳明腑实方面疗效较佳。

胡小六对48例阑尾炎进行治疗:①急性单纯性阑尾炎和化脓性阑尾炎:治以清热通腑、行气活血,药用大黄、芒硝、连翘、银花、红藤、延胡索、木香、桃仁、丹皮;②阑尾周围脓肿:治以清热解毒、化瘀消痈,选用金银花、蒲公英、紫花地丁、白花蛇舌草、大黄、川楝子、丹皮、赤芍;③阑尾溃烂穿孔合并腹膜炎:治以清热解毒、通腑排脓,药用银花、连翘、黄芩、生地、玄参、生甘草、大黄、紫花地丁、野菊花、蒲公英、冬瓜子。结果治愈46例,占95.8%,无效2例,占4.2%。郭恒全用中药辨证配合手术治疗阑尾炎120例,结果手术治愈率为100%,在术后住院时间、切口感染率等方面优于对照组($P<0.01$),认为此法具有恢复快、并发症少等优点。

(二) 中药外用

凌元仁等使用大黄牡丹汤合红藤煎剂保留灌肠治疗急性阑尾炎56例,临床治愈38例(67.86%),显效13例(23.21%),无效5例(8.93%)改为手术治疗,总有效率91.07%。黄遇化等采用生大黄、白芷、凤尾草、败酱草保留灌肠联合生大黄、白芷、氮酮外敷麦氏点治疗

54 例急性阑尾炎,治愈率 83.3%,优于对照组($P<0.05$)。

(三)内外合治

一些研究者采用内外合治的方法对阑尾炎进行中医综合治疗。肖兵等采用止痛膏(浙贝母、白芷、大黄、樟脑、冰片、麝香、薄荷脑、广木香)与铁箍散(大青叶、芙蓉叶、黄连、大黄、黄柏、明矾、五倍子、铜绿、没药、黄丹、乳香、胆矾、川楝子、花椒、蜂蜡)外敷,配合肠痈汤(大黄、丹皮、桃仁、芒硝、红藤、败酱草)内服及微波照射治疗阑尾炎 38 例,治愈率 97.3%。方殿壁采用中医内外合治阑尾炎,首先给予巴黄丸(巴豆霜、大黄粉)口服,然后进行辨证:瘀滞型给予阑尾炎Ⅰ号(当归、赤芍、青皮、金银花、连翘、桃仁、丹皮、败酱草、冬瓜子、延胡索、大黄);毒热型给予阑尾炎Ⅱ号(金银花、连翘、公英、地丁、丹皮、败酱草、赤芍、大黄);蕴热型根据就重不就轻的原则给予阑尾炎Ⅱ号每天 2 剂。同时进行外治,包括仙人掌捣碎敷患处和针刺疗法,对波动感较明显的阑尾脓肿及早穿刺抽脓。共治疗 123 例,治愈 108 例,好转 15 例,无 1 例死亡。王兴梅等使用针灸加中药口服治疗阑尾炎,针灸主穴取阑尾穴,配穴取合谷穴,中药内服大黄牡丹皮汤加味(大黄、丹皮、桃仁、芒硝、冬瓜仁、赤芍、当归、乳香、没药、双花、连翘、甘草),100 例患者中治愈 74 例,好转 20 例,无效转手术治疗 6 例。王文对 48 例阑尾炎术后患者进行穴位按压(天枢、上巨虚、大肠俞、支沟、曲池、合谷),对于术后肠蠕动恢复有明显效果。

参 考 文 献

1. 王兴林. 老年性急性阑尾炎中医早期诊断与治疗[J]. 甘肃科技,2005,21(6):148-149.

2. 胡小六. 中医中药治疗阑尾炎 48 例分析[J]. 中国误诊学杂志,2010,10(16):3971.

3. 郭恒全. 手术配合中药治疗阑尾炎 120 例[J]. 现代中医药,2009,29(1):29.

4. 凌元仁,施成瑶,刘慧瑛. 中药保留灌肠治疗急性阑尾炎 56 例[J]. 实用中医内科杂志,2005,19(2):181.

5. 黄遇化,沈瑜. 中药保留灌肠加麦氏点外敷治疗急性阑尾炎 54 例[J]. 中国中医急症,2001,10(1):57-58.

6. 肖兵,赵静,郭宏. 止痛膏与铁箍散配合中药内服治疗阑尾炎 38 例[J]. 陕西中医,2008,29(9):1177-1178.

7. 方殿壁. 中医药治疗阑尾炎 123 例小结[J]. 中国临床医药实用杂志,2000(9):60.

8. 王兴梅,刘作功,杨杰. 针灸加中药口服治疗阑尾炎 100 例疗效分析[J]. 山东医药,2003,43(17):22.

9. 王文. 中医穴位按压法对阑尾炎患者术后肠蠕动恢复的疗效观察[J]. 黑龙江医药科学,2010,33(5):105.

第二节 急性心腹痛

一、概 述

急性心腹痛是外科常见的卒腹痛之一,是胃疡的严重并发症。本病好发于青壮年,男多于女,每逢秋冬或冬春季节交替时高发。病位在胃,平素脾胃虚寒,腹痛有时,复因寒温不适、情志不遂而诱发本病。中医学散在记载于胃脘痛、厥心痛、厥逆、脏结之论述中。《素问·至真要大论》载:"厥心痛,汗发呕吐,饮食不入……"又如《灵枢·癫狂》载"厥逆为病也,足暴清,胸若将裂,肠若将以刀切之,烦而不能食,脉大小皆涩。"是对此病证和脉的描述。

西医的胃、十二指肠溃疡急性穿孔可参照本病治疗。

二、诊断与鉴别诊断

(一) 中医证候诊断

1. 气机骤闭证(穿孔期)　自腹痛发作开始 1 天之内。突发腹痛,腹壁拘挛如板状、手不得近,辗转不安或屈膝蜷卧,面色苍白,四肢逆冷,身无大热,舌黯苔薄,脉弦紧或细数,甚或脉微欲绝。

2. 邪毒蕴热证(闭孔期)　发病后 3~5 天。上腹疼痛逐渐减轻,但仍有上腹痛及右下腹痛,口干渴,纳差无力,面红身热,小便短赤,大便秘结,舌质红,苔黄腻,脉滑数。

3. 正复邪退证(恢复期)　本期腹痛基本消失,但仍有胃脘部隐痛,发作有时,泛酸纳差,舌淡苔薄,脉沉少力。

(二) 西医诊断

1. 临床表现　突发上腹部剧烈疼痛,状如刀割,若暴裂,迅速向全腹蔓延,伴面白唇青,胸闷气促或蜷曲而卧,辗转反侧,烦躁不安,冷汗淋漓,四肢厥冷,恶心、呕吐,不能进食。

2. 检查　体格检查可见肝浊音界缩小或消失;立位腹平片示膈下游离气体;腹腔穿刺可吸出含有消化液的游离液体,有时可有食物残渣;肠鸣音消失。

(三) 鉴别诊断

1. 肠痈　典型症状是转移性右下腹痛,疼痛在右下腹时,上腹疼痛消失,一般无全腹痛。当肠痈破溃后也可有全腹疼痛,但无严重的腹皮紧、拘急如木板状的体征。

2. 急性脾心痛　可有严重的上腹、左上腹或全腹痛,疼痛逐渐加重,且以左上腹及左侧腹为主。血、尿淀粉酶水平增高,是该病的诊断依据。

3. 急性胆胀　此病多为右上腹及右季肋部疼痛,但有时与十二指肠穿孔相混淆。该病发作时白细胞计数常明显升高,多有高热,腹痛范围较局限。B超对该病具有诊断价值。

三、处 理 原 则

该病发病急、变化快,病情危重,由于疼痛刺激、邪毒内侵可迅速出现厥逆或脱证,需紧急处理。由于该病素有宿疾,在急救的同时需治疗宿疾。

四、急 救 处 理

(一) 胃肠减压

胃肠减压是治疗该病的必要手段之一,可减少胃内容物进入腹腔,减轻腹腔内感染,使胃处于空虚状态,促进穿孔闭合。

(二) 禁食水

由于穿孔,胃内容物进入腹腔,会加重腹腔感染,故患者在穿孔闭合前不能进食。

(三) 全胃肠外营养

由于患者不能经胃进食,需要由静脉补充营养,一般需要 3~5 天。

(四) 半坐位

半坐位是患者发病后的体位,可缓解疼痛,并将感染局限在下腹部。

(五) 清热解毒

清开灵注射液 60ml 加入葡萄糖氯化钠注射液 1000ml 内静脉滴注,每日 1 次。

（六）治疗宿疾

使用治疗胃疡的药物静脉给药或直肠给药。

（七）必要时及时手术治疗

五、分 证 论 治

1. 气机骤闭证（穿孔期）

治法：行气开闭，缓急止痛。（有厥逆与虚脱者，宜回阳救逆、益气固脱）

方药：大柴胡汤。

柴胡、黄芩、枳壳、杭芍、生大黄。

煎汁 200ml 保留灌肠，每 6 小时 1 次。单味大黄末冲调后保留灌肠，每 4 小时 1 次。

痛甚者，加延胡索、川楝子；瘀重者，加桃仁、蒲黄；腹胀者，加莱菔子、槟榔、芒硝。

针刺穴位可选足三里、中脘、天枢、梁门、内关、梁丘、大肠俞、胃俞。若有厥逆或虚脱者，加关元、气海以回阳救逆、益气固脱；腹胀重者，加刺支沟、丰隆以理气消胀、泻热通便。

电针治疗可选中脘、天枢、梁门，辅穴取足三里、内关，高频、强刺激，每次 20 分钟，每 4 小时 1 次。

厥逆及脱证者，用生脉注射液静脉推注，缓减后改静脉滴注。

2. 邪毒蕴热证（闭孔期）

治法：清热解毒，通里泻热。

方药：大柴胡汤或凉膈散。

大黄、朴硝、甘草、栀子、薄荷、黄芩、连翘。

水煎服，每日 1 剂。口服或保留灌肠。

3. 正复邪退证（恢复期）　本期经前两期治疗后，穿孔已闭，毒邪已清，胃肠功能基本恢复，表现出穿孔前之慢性胃疡之证，治疗可参照胃疡相关证治。

六、预 防 护 理

1. 对于溃疡病要注重系统内科治疗，保持饮食有节、寒温适宜；切忌暴饮暴食、妄动肝火、劳作无度。

2. 对于穿孔期的患者必须密切注意病情变化，随时监测生命体征，防止出现休克。

3. 保持胃肠减压通畅是治疗本病的重要环节，注意记录胃肠减压物的性状及数量。

4. 闭孔期胃管注入中药或口服中药后，必须注意注药或服药后有无腹痛加重症状，如出现应立即停止经胃入药，改为直肠给药。

七、文 献 选 读

《素问·至真要大论》："厥心痛，汗发呕吐，饮食不入……"

《灵枢·癫狂》："厥逆为病也，足暴清，胸若将裂，肠若将以刀切之，烦而不能食，脉大小皆涩。"

八、现 代 研 究

齐放对 42 例胃、十二指肠溃疡穿孔病例采取胃肠减压，维持水、电解质及酸碱平衡，补充营养，应用有效抗生素及抑制胃酸分泌药物，以及分 3 期中医辨证论治的中西医结合保守治疗方法,治愈 38 例占 90%,失败 4 例均中转手术治愈。肖凡采用针刺配合中药治疗胃、十二指肠溃疡穿孔 23 例,发病 24~48 小时采用针刺治疗(主穴取双足三里、中脘,依症配气海、关元、合谷、内关、脾俞、人中、十宣等穴),发病 48 小时以后经胃管分次缓慢灌注加减大柴胡汤(柴胡、枳实、白芍、黄芩、生姜、败酱、生大黄),经治疗后痊愈 18 例、显效 3 例、有效 1 例、无效 1 例,总有效率 95%。姜涛等对 56 例上消化道溃疡穿孔患者施行腹腔镜下穿孔修补联合复方大承气汤灌肠、针刺足三里治疗,效果满意。

参 考 文 献

1. 齐放.中西医结合保守治疗胃十二指肠溃疡穿孔体会[J]. 现代中西医结合杂志,2009,18(13):1512-1513.

2. 肖凡.针刺配合中药治疗胃十二指肠溃疡穿孔 23 例[J].湖南中医学院学报,1999,19(1):56,69.

3. 姜涛,马本明,田德利,等.腹腔镜下修补联合中医中药治疗上消化道溃疡穿孔 56 例[J].滨州医学院学报,2010,33(2):158-159.

第三节　肠　　结

一、概　　述

肠结是外科急诊常见的、死亡率较高的卒腹痛之一,因其表现不同,又称之为关格、腹痛、腹胀。病位在大、小肠。症见腹痛时作时止、腹胀如鼓、恶心呕吐、大便不通和排气停止,即痛、吐、胀、闭四大临床表现。中医学认为,小肠与大肠皆属六腑,六腑者以通为用,传化物而不藏,故"泻而不藏"、"实而不能满",以通降为顺,以滞塞为病。凡导致肠腑气机壅滞者,皆可诱发此病。

西医的急性肠梗阻可参照本病治疗。

二、诊断与鉴别诊断

(一) 中医证候诊断

本病病因复杂,分型繁多,但无论哪种致病因素诱发本病,早期都表现为肠腑气机壅滞,传导失司。如处理不当或迁延日久,最终可造成肠腑血瘀内停,肠络受损,肠管坏死而危及生命。因此在临床急诊工作中关键在于辨别该病有无肠腑血瘀内停、肠络受损之证候,即辨别气机壅滞性肠结还是脉络瘀阻性肠结。

1. 气机壅滞证　腹痛时作时止,痛无定处,腹皮不紧,恶心、呕吐,呕吐发生或早或晚,腹胀或轻或重,腹中转气或雷鸣或辘辘有声,无矢气,便闭,腹中无痞块,体外无狐疝,身无热,舌淡苔白,脉弦紧。

2. 脉络瘀阻证　发病突然,腹痛拒按,痛无休止,痛位不移,腹皮紧,手不可近,恶心、呕吐,腹胀如鼓,腹中转气停止,由如雷鸣变为寂静无声,无矢气,便闭、便下恶血或鲜血,腹中或有痞块或有肠型,身热或厥逆,舌红有瘀斑,苔黄腻或燥或舌光无苔。

(二) 西医诊断

1. 临床表现　突发腹痛,早期时痛时止,痛无定处,或似有定处,晚期可痛无休止,固定不移,恶心、呕吐,腹胀,无排气、排便。

2. 辅助检查　立位腹平片可见肠内气液平面或胀气肠襻,对肠结有诊断价值。

（三）鉴别诊断

1. 急性脾心痛　腹痛多在上腹部、左上腹部,痛无休止,严重者也可有全腹痛,但是腹中无转气雷鸣,血、尿淀粉酶水平升高。

2. 石淋　腹痛呈刀割样,时作时止,并向会阴部放射,可有恶心、呕吐,痛处可有叩击痛,可有血尿。

三、处理原则

肠结是一种复杂、疑难疾病,在诊断上不仅要明确是否有肠结,还要鉴别肠结的性质、程度、部位、有无肠管血运障碍。以上是选择治疗方法的依据。如出现以下症状,应考虑有肠绞窄之可能,应手术治疗:①发病突然,腹痛剧烈,持续性疼痛伴阵发性加剧,或腹痛牵涉腰背疼痛者;②腹胀严重或腹胀不对称者;③早期出现休克或经一般抗休克治疗,症状无好转者;④发病后有脉数、发热、白细胞计数增高者;⑤腹痛固定,且有腹膜炎体征者;⑥腹腔出现移动性浊音或腹穿有血性腹水者;⑦肠鸣音由亢进转为减弱或消失而症状无缓解者;⑧排出血样大便者;⑨X线检查示腹部有孤立胀气肠襻者。

在使用非手术治疗时,需严格掌握中医非手术治疗的适应证,区分肠管有无血运障碍,如发现有血运障碍应中转手术。如见腹痛发作频率减少、无痛期延长、腹胀减轻,视为有效,可继续非手术治疗。在用总攻疗法时,要掌握适应证,总攻的量与度一般掌握在完全性肠梗阻总攻 3 次无缓解且有加重趋势应中转手术;或掌握在完全性肠梗阻非手术治疗 32～48 小时无缓解时应做好术前准备,一旦症状加重应立即手术。

四、急救处理

（一）胃肠减压

在于减轻腹胀,降低肠腔压力,便于肠管休息,促进肠管恢复;也可经胃管给药;并防止呕吐,预防吸入性肺炎。

（二）全静脉内营养

以补充热量,纠正水、电解质代谢紊乱及酸碱平衡失调。

五、分证论治

1. 气机壅滞证

（1）中药汤剂

治法:行气导滞,通里攻下。

方药:大承气汤。

生大黄、芒硝、枳实、厚朴。

用法:水煎 200ml,胃管注入后闭管 30～60 分钟,或直肠保留灌肠,每日 2 剂。肠结之病使用中药汤剂必须浓煎、量少,胃管注入时必须吸尽胃内残留胃液,便于中药吸收。

因气滞者,加木香、炒莱菔子;因寒凝者,加生巴豆、干姜、附子;因热结者,加赤芍;因湿阻者,加甘遂、牛膝;因食积者,加焦三仙、鸡内金、炒莱菔子、槟榔;因虫团者,加乌梅、细辛、川椒、黄连。

（2）中药针剂:可选用双黄连注射液静脉滴注。

（3）针灸治疗

1）体针

取穴：足三里、大横、大肠俞、内关、气海、血海。因寒凝者，加关元、中脘；因热结者，加曲池、支沟；因水湿者，加阴陵泉；因食积者，加梁门、内庭；因虫积者，加阳陵泉、四缝。

操作：除内庭、四缝穴外均用直刺、提插或捻转泻法，内庭、四缝沿皮刺。留针30分钟，每4～6小时1次。

2）电针

取穴：天枢、足三里。

操作：腹穴接阴极，下肢穴接阳极，中频刺激，留针20～30分钟。

3）耳针

取穴：交感、大肠、小肠。

操作：耳针固定或王不留行粘膏固定在穴位上，间断指压。

（4）颠簸疗法：患者取膝胸位，医师双人治疗时分立于患者两侧，两人将双手置于患者脐水平，将患者托起，以双膝离床为度，迅速落下，反复进行多次，逐渐加大幅度，颠簸后左右晃动患者腹部，再重复以上治疗。每次5～10分钟。单人治疗时，医师站在患者身后，双手从背后置于患者脐水平，进行上述操作。

（5）按摩疗法：患者仰卧于治疗床上，术者以双手置于患者腹部，按摩患者腹部四周，手法要轻柔，以患者能耐受为度，反复进行。每次5～10分钟，间隔1小时重复1次。

（6）总攻疗法：总攻疗法是将几种治疗措施在一定的时间内联合应用，使其产生协同作用，发挥最大的治疗效果。但只适用于气机壅滞型，脉络瘀阻型禁止使用。当第1次总攻治疗失败后，应分析原因，修正方案，经3～4小时后再进行第2次。中病即止。如3次总攻治疗后无效，应停止使用。不同原因的肠结，可选用不同的总攻方案（表8～表10）。

表8　粘连性肠梗阻总攻方案

时　间	措　施
准备阶段（1～2小时）	胃肠减压；静脉输液
7:00	中药(辨证方)1剂200ml由胃管注入后闭管
8:00	电针：天枢(阴极)、足三里(阳极)，15分钟
8:30	腹部按摩10～15分钟，先顺时针，后逆时针
9:00	中药(辨证方)第2煎500ml，加芒硝30g灌肠

表9　小肠扭转总攻方案

时　间	措　施
准备阶段（30～60分钟）	胃肠减压；静脉输液
7:00	腹部颠簸法15分钟
7:15	中药(辨证方)1剂200ml胃管注入后闭管，腹部按摩10～15分钟
7:30	电针，可调波，留针20～30分钟，天枢(阴极)、足三里(阳极)
7:45	第2次腹部颠簸疗法15分钟
8:00	第2次腹部按摩疗法15分钟
8:30	中药(辨证方)第2煎500ml，加芒硝30g灌肠

表 10 蛔虫性肠梗阻总攻方案

时 间	措 施
准备阶段(1~2 小时)	胃肠减压,静脉输液
7:00	中药(辨证方)1 剂 200ml,由胃管注入后闭管
8:00	腹部按摩 10~15 分钟
8:30	电针:大横(阴极)、足三里(阳极),15 分钟
9:00	中药(辨证方)第 2 煎 500ml 灌肠

(7) 润下法:植物油或液状石蜡 60ml 胃管注入或口服每日 2~3 次。对食积、虫团、燥屎引起的肠结有疗效。

2. 脉络瘀阻证 本型为伴有血运障碍的肠结或各型肠结的晚期,肠管常有不同程度的坏死。病情严重,治宜活血通络、缓急止痛,切忌攻伐,为手术治疗做好术前准备。

治法:缓急止痛,行气活血。

处理:

(1) 针灸

取穴:足三里、天枢、内关、气海、血海。

操作:直刺、提插或捻转,泻法;或加用电针,中、强刺激。

(2) 颠簸疗法:方法如前,但仅用于该病早期。

(3) 按摩法:方法及适应证同上。

六、预 防 护 理

1. 密切注意病情变化情况,记录 24 小时出入量,以及血压、脉搏、体温、呼吸变化。
2. 记录呕吐次数、量、性状与颜色的改变。有胃管者,记录胃液的量与性状改变。
3. 注意腹痛发作的次数与间隔时间。
4. 记录服药及其他治疗后有无排气及排便。
5. 避免暴饮暴食或餐后剧烈运动,做到起居有时,饮食有节。
6. 注意做到定时排便,防治便秘。
7. 注意治疗腹外疝和观察腹外疝的变化。

七、文 献 选 读

《灵枢·四时气》:"腹中常鸣,气上冲胸,喘不能久立,邪在大肠。"

《寿世保元·大便秘》:"闭结有五,曰风闭、气闭、热闭、寒闭、湿闭也。"

《医贯》:"关者,下不得出也;格者,上不得入也。"

八、现 代 研 究

(一) 中药口服

刘德军等用大承气汤加味或合用桃红四物汤随症加减,治疗急性肠梗阻 64 例,治愈 55 例,有效 6 例,无效 3 例,总有效率 92%。梁俊丽采用泛影葡胺加复方大承气汤(川朴、炒莱菔子、枳实、桃仁、赤芍、大黄、芒硝)治疗粘连性肠梗阻 30 例,29 例造影剂在注药后 8~48

小时内进入结肠,提示梗阻已基本解除,继续保守治疗成功,避免了不必要的手术而再次造成肠粘连等并发症,1例经及时手术治疗痊愈出院。吴双滨等采用加味大承气汤结合碘水造影治疗粘连性肠梗阻,通过胃管内注入泛影葡胺和加味大承气汤,将治疗与诊断相结合,通过造影剂的动态观察能够更客观地判断治疗效果,也为需转手术患者适宜手术时机的选择提供了一个确切的客观指标。

(二)中药灌肠

连建中治疗早期炎性肠梗阻68例,采用西医保守治疗加增液承气汤灌肠的治疗组治愈率97.62%,平均治愈时间11.6天,疗效优于对照组(P<0.05)。唐锐采用自拟灌肠方(大黄、芒硝、桃仁、厚朴、冬瓜仁、枳实、败酱草、炒白芍)治疗粘连性肠梗阻68例,有效率为95.59%。马业俊等用大承气汤灌肠加肠镜治疗低位肠梗阻,认为对于一些非机械性肠梗阻的患者是一种疗效确切的治疗手段。石兰岚等全面收集了中药保留灌肠治疗粘连性肠梗阻的随机对照试验,共纳入17个随机对照试验,共1641例患者,经Meta分析发现,中药保留灌肠组较西医治疗组治疗粘连性肠梗阻的总有效率较高,而且不良反应少,复发率低。

(三)内外合治

任列钰等治疗粘连性肠梗阻64例,采用自拟复方大承气汤(芒硝、桃仁、厚朴、生大黄、枳实、赤芍、丹参、红花、党参、沙参)保留灌肠,同时加用针灸(天枢、足三里、上巨虚、下巨虚、中脘),经治后治疗组64例中治愈率64.1%,优于对照组(P<0.05)。郭宏珺等治疗粘连性肠梗阻66例,采用内服通腹防粘汤(厚朴、莱菔子、大黄、赤芍、枳壳、芒硝、桃仁、炙黄芪、白术、丹参、甘草)联合中药(白芷、小茴香、檀香、大黄、赤芍、厚朴、木香、枳实、大腹皮、芒硝)神阙穴外贴等外治方法,总有效率95.4%。张玉峰以自拟粘连松解汤(大黄、厚朴、枳实、芒硝、莱菔子、瓜蒌、黄芩、牡丹皮、赤芍、桃仁、焦槟)配合针刺治疗粘连性肠梗阻86例,总有效率90.5%,疗效优于对照组(P<0.05)。

参 考 文 献

1. 刘德军,王永平,杨永俊.中西医结合治疗急性肠梗阻的体会[J].中医药学报,2003,31(5):40-41.
2. 梁俊丽.泛影葡胺加中药大承气汤治疗粘连性肠梗阻[J].中国实用医药,2010,5(5):147-148.
3. 吴双滨,潘志贵.加味大承气汤结合碘水造影治疗粘连性肠梗阻[J].中医药信息,1995(5):44.
4. 连建中.中药灌肠联合西药治疗早期炎性肠梗阻的临床疗效观察[J].吉林医学,2010,31(15):2227-2228.
5. 唐锐.中药灌肠治疗粘连性肠梗阻68例[J].云南中医中药杂志,2009,30(5):40.
6. 马业俊,吴为雄.中药大承气汤加肠镜治疗低位肠梗阻[J].现代消化及介入诊疗杂志,2002,7(3):66.
7. 石兰岚,吴远鹏,杨拯,等.中药保留灌肠治疗粘连性肠梗阻疗效的Meta分析[J].辽宁中医药大学学报,2010,12(11):107-110.
8. 任列钰,徐国荣,陈尔单.中药灌肠合针灸治疗粘连性肠梗阻64例[J].浙江中医杂志,2009,44(11):808.
9. 郭宏珺,孟祥东,范文慧.神阙穴外贴中药内服治疗粘连性肠梗阻66例[J].陕西中医,2007,28(9):1222-1223.
10. 张玉峰.中医综合治疗粘连性肠梗阻疗效观察[J].中国误诊学杂志,2010,10(7):1566-1567.

第四节 丹 毒

一、概 述

丹毒是中医外科急诊的常见病。因其发病特征与颜色而得名,又称"流火"、"游火"、"赤游丹";由于发生部位不同而命名不一,发生在颜面者称"大头瘟"、"抱头火丹",发生在下肢者则称"腿游风"。本病病位在皮肤,好发部位是下肢,夏、秋季高发,且多反复发作,久之可成为"大脚疯"。

西医的网状淋巴管炎可参照本病治疗。

二、诊断与鉴别诊断

(一) 中医证候诊断

1. 风热毒蕴证　发于头面,恶寒发热,皮肤鲜红灼热,肿胀疼痛,甚则出现水疱,目不得睁,舌质红,苔薄黄,脉浮数。

2. 湿热毒蕴证　发于下肢或胁下腰胯,除典型皮损外,可有憎寒壮热,口苦咽干,舌红,苔黄腻,脉弦数或洪数。

3. 胎火蕴毒证　发于新生儿,壮热烦躁,皮损多在臀部,游走不定。

(二) 西医诊断

1. 临床表现　先有恶寒、发热,头痛、身痛,肢体疼痛的全身症状,1～2日内出现局部症状。局部皮损红若涂丹,中央稍浅,且迅速向四周蔓延。消退时,先由中央退色,呈黯红或黯黄色,以后逐渐消退,可留有色素沉着;不留斑痕。

2. 常有足癣病史。

(三) 鉴别诊断

1. 发　局部皮损红、肿、热、痛,但红色较黯,中央颜色较深,界限不清,呈漫肿,中央部易发生坏死,形成脓肿溃疡。全身症状出现在局部症状之后。

2. 漆疮　有接触过油漆或过敏性物质史,局部红肿,丘疹,水疱,界限不清,以痒为主,疼痛次之,全身症状不明显。

三、处 理 原 则

本病相当于现代医学的皮肤、黏膜的网状淋巴管炎,多由丹毒链球菌引起,病情较急,处理不当也可引起败血症,常需急诊处理。青霉素族抗生素对其有较好疗效。新生儿丹毒时可酌情使用,以增加疗效。发生于下肢的丹毒,常由足癣引起,且易复发,需坚持治疗足癣,预防复发。

四、急 救 处 理

充分休息,清淡饮食。发生在面部者半坐位,发生在下肢者平卧时患肢抬高 15°～20°。

五、分 证 论 治

1. 风热毒蕴证
治法:散风清热,解毒凉血。

处理:

(1) 中药针剂:清开灵注射液 60ml 或双黄连注射液 300～500mg 加入 5％葡萄糖注射液 1000ml 内静脉滴注。

(2) 中药汤剂:方用普济消毒饮。

黄芩、黄连、甘草、玄参、板蓝根、马勃、牛蒡子、僵蚕、升麻、柴胡、桔梗、陈皮、人参、连翘。水煎服,日服 1 剂,2 次分服。

表证重者,加薄荷、野菊花;热毒重者,加栀子;血热重者,加牡丹皮、赤芍;舌苔腻者,减人参。

(3) 针灸

取穴:曲池、合谷、委中、风池、风门。若热盛者,加刺大椎以泄热;若心烦者,加刺内关以宁心除烦。

操作:除大椎外均可直刺,提插或捻转。用泻法。

(4) 外敷法:如意金黄散或玉露散冷开水调敷患处。也可用鲜野菊花叶、鲜蒲公英、鲜地丁草捣烂外敷。

2. 湿热毒蕴证

治法:清热解毒,健脾利湿。

处理:

(1) 中药针剂:清开灵注射液 40ml 或双黄连注射液 300～500mg 加入 5％葡萄糖注射液 1000ml 内静脉滴注。

(2) 中药汤剂:发于胸胁者,用龙胆泻肝汤;发于下肢者,用萆薢渗湿汤合五神汤。

龙胆泻肝汤:龙胆、黄芩、山栀子、泽泻、木通、车前子、当归、生地黄、柴胡、生甘草。

萆薢渗湿汤合五神汤:萆薢、薏苡仁、土茯苓、滑石、牡丹皮、泽泻、通草、黄柏、茯苓、车前子、金银花、牛膝、紫花地丁。

(3) 外敷法:外用如意金黄散或岐黄膏。

(4) 熏蒸法:可用上述汤剂熏洗,湿毒重者加苦参、蛇床子、木瓜等,每日 2～3 次,每次 20～30 分钟。

(5) 砭镰法:局部消毒后,用七星针或三棱针沿皮损周围叩击皮肤。以微出血为度,放血泄毒。

3. 胎火毒蕴证

治法:泻火凉血,清热解毒。

处理:

(1) 内服犀角地黄汤合黄连解毒汤。

水牛角、生地黄、芍药、牡丹皮、黄连、黄芩、黄柏、栀子。

(2) 外敷金黄膏或玉露散。

六、预 防 护 理

1. 积极治疗足癣及皮肤、黏膜破损。

2. 发作时宜清淡饮食,多饮开水,忌辛辣、油腻之品。

3. 卧床休息,抬高患肢。

4. 反复发作的丹毒应坚持治疗,查明原因,防止形成大脚疯(象皮腿)。

七、文 献 选 读

《圣济总录》:"热毒之气暴发于皮肤间,不得外泄,则蓄热为丹毒。"

《医宗金鉴》:"小儿赤丹之证,皆由胎毒所致。"

八、现 代 研 究

(一) 中药口服

陆康福自拟棱莪二丹红酱汤(组成:三棱、莪术、丹参、牡丹皮、红藤、败酱草、金银花、紫花地丁、薏苡仁、草薢等)治疗下肢丹毒急性期患者,用三妙散(组成:苍术、黄柏、牛膝,水煎浓缩后用蜂蜜适量炼蜜为膏)治疗恢复期患者,32 例中痊愈 30 例、有效 1 例、无效 1 例,总有效率 96.88%,远期随访 32 例患者中有 1 例复发。刘金玲以草薢渗湿汤加减(组成:草薢、薏苡仁、黄柏、赤茯苓、牡丹皮、泽泻、牛膝)治疗下肢丹毒,初起时酌加金银花、连翘、蝉蜕、荆芥穗、薄荷、紫花地丁、败酱草、当归,5～6 天后症状减轻酌加当归、川芎、桃仁、红花、丹参、地龙、土鳖虫,丹毒反复发作、淋巴回流障碍形成象皮腿者酌加蒲黄、五灵脂、穿山甲、地龙、土鳖虫、僵蚕等。治疗 40 例,治愈 38 例,有效 1 例,无效 1 例。闫爱春等将 70 例复发性网状淋巴管炎患者随机分为治疗组 36 例和对照组 34 例,对照组采用左氧氟沙星静脉滴注,治疗组在此基础上加服中药(金银花、连翘、蒲公英、紫花地丁、赤芍、丹皮、络石藤、黄芩、泽兰、泽泻、龙胆、酒大黄),连续观察 14 天,治疗组治愈率和总有效率分别为 61.11% 和 83.33%,优于对照组的 38.24% 和 55.88%。郭士全自拟解毒化瘀汤(金银花、连翘、蒲公英、紫花地丁、玄参、丹参、赤芍、败酱草、当归、蜈蚣、甘草)治疗下肢丹毒 102 例,体温升高者加石膏、知母、栀子,局部色变紫黑者加水蛭、桃仁、红花,局部色黑欲溃烂者加血竭、白芷、黄芪,水肿者加茯苓、猪苓、泽泻,总有效率 98.04%,1 年随访 86 例仅有 3 例复发。董文启以凉血解毒、利湿功效的中药(基本方:黄柏、牛膝、黄连、金银花、赤芍、牡丹皮、紫花地丁、蒲公英、鸭跖草、草薢、薏苡仁、车前草)随证加减治疗下肢丹毒 16 例,1 周内治愈 14 例,有效 2 例。

(二) 中药外治

邓艳霞自拟中药二黄祛毒酊(生大黄、黄柏、白茅根、白芷、生甘草浸泡于乙醇溶液)外用,治疗 200 例,治愈 180 例,好转 18 例,无效 2 例(合并丝虫病 1 例,合并静脉淤积性皮炎 1 例),总有效率 99.00%。李娟等以消炎软膏(组成:芙蓉叶、生大黄、生天南星、升麻)外用治疗 104 例下肢丹毒,治疗 15 天时体温、白细胞计数下降至正常,下肢红斑、肿胀、灼热、疼痛消失者 102 例,其余 2 例在 16～30 天时缓解。孙朝军以金黄散(组成:天花粉、姜黄、大黄、黄柏、白芷、天南星、陈皮、苍术、甘草)连续外敷 7 天,治疗 36 例下肢丹毒,总有效率 91.67%。

(三) 中药内外并用

郭宏珺等用铁箍散软膏(大青叶、芙蓉叶、黄连、大黄、黄柏、明矾、五倍子、铜绿、没药、黄丹、乳香、胆矾、川楝子、花椒、蜂蜡)和止痛膏(浙贝母、白芷、大黄、樟脑、冰片、麝香、薄荷脑、木香)外敷,加用微波照射,同时加服中药(金银花、野菊花、紫花地丁、蒲公英、连翘、牛膝、车前子、赤小豆、薏苡仁、丹参、赤芍、大黄)治疗下肢丹毒 32 例,5 天治愈率 93.75%,总有效率 100%。何春红等以四妙散口服配合栀黄膏外敷治疗下肢丹毒 48 例,口服基本方为苍术、黄柏、生薏苡仁、牛膝、牡丹皮、赤芍、草薢、生地黄、白茅根、生甘草,外敷栀黄膏以栀子、大黄、黄柏共研细末并用凡士林调制而成,总有效率100%。邓志刚采用口服三妙活血汤加味(薏苡仁、金银花、连翘、苍术、赤芍、地龙、防己、黄柏、土鳖虫、牛膝),同时外用三黄消斑洗剂(黄连、黄芩、大黄、芒硝)治疗下肢丹毒50例,2周总有效率96.00%。

(四)针灸治疗

田家耐以患部周围和委中络脉刺血,并针刺足三里、阴陵泉治疗下肢丹毒60例,一般3～6次即愈,痊愈58例,其中3次治愈者31例,4～5次治愈者21例,6次治愈者6例,无效2例。李岩等采用火针刺络放血法治疗下肢复发性丹毒28例,全部治愈,随访1年无复发。熊健等采用"三通四联"疗法,即以电针微通,以灸法(以特定电磁波治疗仪代替)温通,以刺血拔罐法强通,治疗38例下肢丹毒全部痊愈,随访1～3年无复发。

参 考 文 献

1. 陆康福. 下肢丹毒32例治验[J]. 国医论坛,2004,19(5):33.
2. 刘金玲. 草薢渗湿汤治疗下肢丹毒40例[J]. 天津中医,2001,18(3):49.
3. 闫爱春,王成梁. 中西医结合治疗复发性网状淋巴管炎36例疗效观察[J]. 四川中医,2007,25(12):97-98.
4. 郭士全. 解毒化瘀汤治疗下肢丹毒临床观察[J]. 河北中医,2000,22(2):97-98.
5. 董文启. 凉血解毒利湿法治疗下肢丹毒的疗效观察[J]. 四川中医,2007,25(12):87-88.
6. 邓艳霞. 自拟二黄祛毒酊湿敷治疗下肢丹毒200例[J]. 中医外治杂志,2008,17(4):17.
7. 李娟,夏兆芳. 外用消炎膏治疗下肢丹毒[J]. 医学创新研究,2006,3(1):82.
8. 孙朝军. 金黄散外敷治疗下肢丹毒[J]. 江西中医药,2006,37(3):54.
9. 郭宏珺,杨志光,杨健,等. 铁箍散与止痛膏配合中药内服治疗下肢丹毒32例[J]. 陕西中医,2007,28(8):1035-1037.
10. 何春红,王彦林. 中药治疗丹毒33例[J]. 陕西中医,2003,24(5):442-443.
11. 邓志刚. 中药内服外洗治疗下肢丹毒的临床观察[J]. 光明中医,2009,24(8):1499-1500.
12. 田家耐. 刺血为主治疗丹毒流火60例[J]. 中国民间疗法,1997(1):22.
13. 李岩,周震,刘保红,等. 火针刺络放血治疗下肢复发性丹毒28例[J]. 中国针灸,2008,28(1):60.
14. 熊健,闵羿,杨星宇. "三通四联"疗法治疗下肢丹毒38例[J]. 中国针灸,2007,27(11):821-822.

第五节 毒 蛇 咬 伤

一、概 述

毒蛇咬伤是指被毒蛇咬伤后,蛇毒侵入机体引起的一种急、危、重证。全世界每年约有50万人死于毒蛇咬伤。该病病位初起在肌肤,但可迅速侵袭神明、营血、脏腑,造成严重的全身症状,甚至死亡。中医学认为蛇毒分为风毒、火毒、风火毒3类,蛇毒侵体后,可表现为风毒内侵、火毒内淫、风火毒伤等一系列的伤神、动血和脏腑功能失调的严重证候。

西医的毒蛇咬伤也可参照本节治疗。

二、诊断与鉴别诊断

(一)中医证候诊断

1. 风毒证 局部不红、不肿,疼痛轻微,不出血;伤后3小时后可出现感觉麻木,眼睑下垂,视物不清,重听,语言謇涩,口角流涎,呼吸急促或麻痹,甚则神志昏愦,脱、厥。舌红苔薄白,早期脉浮弦,晚期脉细数。

2. 火毒证 伤口剧烈疼痛,出血,可有血疱及瘀斑,伤肢肿胀明显,心悸头晕,烦躁不安,鼻衄、肌衄、血尿、血便,舌质红绛,苔黄燥,脉洪数或滑数,晚期脉细数或结代。

3. 风火毒证 兼具上述两证的临床表现。

(二)西医诊断

1. 有明确的毒蛇咬伤史,局部有毒蛇的毒牙痕迹,呈双孔状或四孔状。

2. 伤口周围有麻木感,伤肢肿胀。

3. 被咬后,短期内出现全身中毒症状。

(三)鉴别诊断

无毒蛇咬伤:毒蛇咬伤后局部可见 2 处或 4 处大而深的毒牙痕;无毒蛇咬伤后,牙痕呈细而密的齿痕,全身症状轻或无全身症状。

三、处 理 原 则

毒蛇咬伤,病情危重,有的患者可于短时间内死亡。急救时应争分夺秒。

四、急 救 处 理

(一)及早阻止毒邪内攻

由于毒蛇咬伤后,蛇毒在 3～5 分钟内即可内攻入血,故应及早采取有效措施,阻止或延缓蛇毒进入血液。

1. 缚扎 在咬伤后就地取材早期使用,目的在于阻止蛇毒吸收,超过 12 小时者不宜使用。方法:在咬伤部位的近心端 5～10cm 缚扎,松紧适度,不可阻断动脉,造成肢体坏死;绑后,每 20 分钟松绑 1 次,每次 1～2 分钟。一般在伤口经排毒处理或口服蛇药后方可松绑。

2. 局部冷敷 热者寒之,蛇毒属风、属火,遇寒则凝,内攻减慢。方法是将患肢放入 4～7℃(不可低于 4℃,以防冻伤)的冷水中浸泡。3～4 小时后改用冰袋冷敷。一般维持 24～36 小时。

3. 伤肢休息 伤后伤肢剧烈运动,可加速毒邪内攻,故伤后切忌奔跑,只宜缓行或伤肢制动后,放低运送。

(二)排毒

1. 扩创 常规消毒后,伤口上做一 1.5cm 大小的"＋"或"＋＋"切口,深达皮下。然后从四周向伤口中心挤压,使毒血排出。

2. 吸吮 最好用拔火罐的方法或吸奶器将伤口内的毒液吸出,在没有条件的情况下也可用口吸出,每吸 1 次要用 1∶5000 的高锰酸钾溶液漱口。如吸吮者口腔黏膜有破损,不可用此法,以防止吸吮者中毒。

3. 浸泡冲洗法 用 1∶5000 的高锰酸钾溶液浸泡或反复冲洗伤口。

4. 烧灼 用火柴头 5～7 个放在伤口上点燃,烧灼 1～2 次,以破坏蛇毒。也可用火针法烧灼。

5. 针刺 局部伤口肿胀时,可用三棱针或粗针点刺八邪或八风穴向近侧沿皮刺 1cm,将患肢下垂,由近心端向远心端轻轻挤压,以助排出毒血。但被蝰蛇或尖吻蝮蛇咬伤慎用此法,以防出血不止。

6. 通利二便 "治蛇不泄,蛇毒内张;二便不通,蛇毒内攻"。故蛇伤早期可应用利尿剂、通便剂,排泄已吸收的毒素。

(三) 解毒

1. 抗蛇毒血清 根据毒蛇种类不同选用。抗蝮蛇血清8000U,抗银环蛇血清5000U,抗五步蛇血清10 000U,抗蝰蛇血清5000U,溶于葡萄糖氯化钠注射液500～1000ml中缓慢静脉滴入。使用前应做过敏试验。

2. 国产蛇药 ①季德胜蛇药:首服20片,以后每6小时10片,直至症状消失为止。②上海蛇药:针剂,1号针第1日每4小时肌内注射2ml。一般总量约20ml。必要时可取20～40ml加入5％葡萄糖注射液500ml内静脉滴注;2号针每4～6小时肌内注射2ml,一般疗程3～5日;片剂,首服10片,以后每4小时服5片,一般疗程3～5日。③南通蛇药二号片:每次5片,每6小时口服1次,首次量加倍。④广西蛇药:首服15片,每3～4小时口服10片。

3. 外用药 以上蛇药均可外敷伤口周围。还可选用:①五灵脂50g,雄黄25g,研细,酒调后外敷伤口,每日3次。②半边莲鲜草50g,捣烂外敷伤口,每日3次。③樟树叶或柚树叶300g,煎汤湿热外敷,每日3次。④胰蛋白酶2000U加入0.5％普鲁卡因溶液5～10ml中在牙痕周围注射,深达肌层;或在缚扎近端封闭。

五、分 证 论 治

1. 风毒证
治法:祛风定惊,止痉和营。
方药:玉真散。
南星、防风、白芷、天麻、羌活、白附子。
可加红花、丹参、赤芍、半边莲、紫参、紫花地丁以和营解毒;抽搐频繁者,加入全蝎、蜈蚣以搜风定惊。

2. 火毒证
治法:泻火清热,凉血止血。
方药:凉血地黄汤合黄连解毒汤。
生地黄、当归、地榆、槐角、黄连、天花粉、生甘草、升麻、赤芍、枳壳、荆芥、黄芩、黄柏、栀子。
血尿重者,加小蓟、藕节;热重者,加水牛角;蛇毒攻心者,加服安宫牛黄丸。

3. 风火毒证 可参照上述两证酌情治疗。

六、预 防 护 理

1. 加强病情监护,伤后1～3天内,注意有无肢体瘫痪、呼吸困难、皮下出血和内脏出血等变化。

2. 加强患肢护理,注意伤口变化。伤口内有断牙者应及时取出。

3. 忌食辛辣、荤腥食品,可用半边莲、半枝莲泡水代茶饮。

4. 火毒证者,伤后5～7天仍需密切观察生命体征,防止病情突变。

5. 宣传、普及毒蛇咬伤的防治知识,掌握毒蛇咬伤后的自救方法。

七、文 献 选 读

《外科理例》:"山居人被蛇伤,急用溺洗患处,拭干,以艾灸之大效。又方,独头大蒜切片置患处,以艾于蒜上灸之,每三壮换蒜,效……凡蛇毒之类所伤,依此疗之并效。"

《医宗金鉴·外科心法》:"凡蛇咬伤者,即时饮好醋一二碗,使气不随血走,以绳扎伤处两头。若昏困宜用五灵脂五钱,雄黄二钱五分,共为末,酒调二钱灌之。少时咬处出黄水,水尽则肿消,以雄黄末掺之,口合而愈。"

八、现 代 研 究

现代研究发现,中药治疗毒蛇咬伤的机制并非中药成分直接中和蛇毒,而主要是通过提高人体的解毒功能间接起作用的,排毒是其中的关键,即通过药物促使蛇毒迅速排出体外。因此,临床上用中药治疗毒蛇咬伤,一方面通过清热解毒、凉血,以缓解蛇毒对人体的损害,使火毒所致之妄行之血得以控制;另一方面,通过活血化瘀、利尿通淋,吸收消散外溢之血并尽可能排毒。

(一) 中药复方

1. 季德胜蛇药片 由蜈蚣、蟾皮、地锦草、七叶一枝花等组成。具有清热解毒、凉血止血、通脉止痛、祛风定惊之功,临床报道其治愈率高达 96.8%。

2. 青龙蛇药片 由青木香、龙胆、黄连、黄芩、黄柏、生大黄、半边莲、麦冬、天花粉、仙茅、徐长卿、虎杖等组成。现代药理研究证实,青龙蛇药片具有抗蛇毒、镇痛、抗菌、强心、利尿、止血等作用,能有效缓解毒蛇咬伤后的症状。

3. 蛇伤一号 由青木香、黄连、生大黄、僵蚕、白茅根、细辛、赤芍、甘草、毛冬青等组成。具有清热解毒、凉血止血、通脉止痛、祛风止痉功效,对各类毒蛇咬伤均有较好疗效,总有效率高达 99.8%。

(二) 单味中药

1. 桑白皮 从其中提取的桑木素是一种黄酮类化合物,具有消炎、抗过敏、抗病毒、抗菌等多种多样的药理作用,对蛇毒中的 PLA_2(PLA_2能水解各种磷脂类,增加红细胞膜的通透性,引起血管内溶血)有抑制作用,从而治疗毒蛇咬伤。

2. 墨旱莲 体外实验证实给小鼠灌胃墨旱莲的乙醇提取物,对我国蝰亚科毒蛇短尾蝮、蛇岛蝮、白眉蝮、尖吻蝮引起的急性和慢性炎症及出血均有抑制作用。

3. 虎杖 其提取物虎杖苷能增强心肌收缩力,对缺氧心肌有保护作用,可增加心排出量,增强纤溶系统活性,提高心肌对缺氧的耐受能力,减低心脏衰竭程度,因而对蛇毒引起的心肌损害有明显的抑制作用。

4. 徐长卿 给大鼠灌胃徐长卿的乙醇提取物,对舟山眼镜蛇蛇毒引起的急性和慢性炎症均有抑制作用,并能降低其毒性。

5. 其他 白花蛇舌草、半边莲、穿心莲、重楼、蜈蚣、五倍子等也具有良好的治疗毒蛇咬伤的疗效。

参 考 文 献

1. 李金荣,蓝海,韦小金,等.毒蛇咬伤 568 例临床分析[J].蛇志,2008,20(3):45.

2. 朱磊.中西医结合治疗毒蛇咬伤 93 例回顾分析[D].南京:南京中医药大学,2009.

3. 万顺如. 中草药治疗毒蛇咬伤的临床分析[J]. 蛇志,1991(2):157.

4. 黄子辉,唐兵役. 中西医结合治疗毒蛇咬伤的体会[J]. 中国当代医药,2009,16(11):23-25.

第六节 急性创伤

一、概　　述

急性创伤是指外力作用于人体造成人体脏腑、经络、四肢百骸严重损伤的急、危、重症,由于作用力的强弱及作用部位不同,所产生的临床表现不尽相同,病情复杂,处理困难。在创伤中,伤及头,轻则清窍瘀蒙,重则元神外脱;伤及胸腹内脏腑器官,轻则气机郁闭,重则阴阳乖逆;伤及经络,轻则瘀血积滞,重则气随血脱;伤及四肢筋骨,轻则伤筋动骨,重则筋断骨折。中医学将急性创伤分为伤、创、折、断4个不同概念,对于创伤的治疗积累了丰富的临床经验。《旦礼记集解》中载有:"皮曰伤,肉曰创,骨曰折,筋曰断。"本节着重讨论头部创伤、胸部创伤、腹腔创伤。

头部创伤分为脑震荡、脑海挫伤。脑震荡相当于西医的轻型闭合性颅脑损伤;脑海挫伤相当于西医的脑挫裂伤、颅内血肿或脑干损伤。

胸部创伤是指胸部在外力(钝器、利器或火器)作用下,造成的胸廓、经络、胸腔内脏的创伤。轻者伤于胸壁肌肉,而致气血失和,脉络受阻,胸痛不已,咳、唾加重,不能转侧。重者伤于经脉、脏腑,而致大动脉、心脏破裂,多气随血脱,立死不治;伤于肺者,可有瘀血乘肺之证。就诊于急诊者,多以伤肺和胸壁的创伤为主。

腹部创伤是指腹腔在外力(暴力、钝器、利器、火器)作用下所致的腹壁及腹腔内脏腑、经脉的损伤。由于腹腔内脏腑较多,功能各异,受伤后病情复杂,处理难度较大。

二、诊断与鉴别诊断

迅速判断有无威胁生命的伤害。医师应先进行快速、全面的粗略检查,及时发现并优先处理呼吸道梗阻、出血和休克3种可导致猝死的凶险情况。有心跳呼吸停止者,应先行心肺复苏。此阶段是快速检查与紧急处理同时进行。在患者窒息、出血、休克得到初步控制后进行进一步诊断检查,包括:①病史采集。询问受伤机制、受伤过程、现场情况、抢救经过以及既往史,通过病史采集以发现一些"隐蔽"部位的创伤。②负责医师应连续多次重复进行查体,以及时发现新出现的症状和体征。一般按意识状态、呼吸、脉搏、血压、头、面、口、颈、胸、腹、肛、泌尿系、脊柱、四肢的顺序依次进行。对明显的受伤部位应着重检查。急性创伤患者的X线、CT检查往往是必要的,但必须在患者一般情况允许的时候进行。对已知有多发骨折,且疑有内出血者切忌在无准备的情况下搬动,以防止骨折处大血管突然破裂,加重失血性休克甚至死亡。

(一) 头部创伤

1. 疾病诊断要点

(1) 中医四诊:伤后意识丧失,小便失禁,抽搐。尔后清醒,所发之事尽忘,或头痛、头晕、神志恍惚、恶心、呕吐;或醒后复厥,昏迷不醒,二便失禁;或有高热、半身不遂、语言謇涩、失语,甚则自耳、鼻流清水,人事不省,阴阳离决而亡。瞳仁或等大、等圆,或大小不等;对光反射迟钝或消失。舌红苔薄白或黄腻或黄燥。轻者六脉如常,重者肌肤不仁、皮热如炽,项强如弓,脉或洪数或结代或脉微欲绝。

(2)西医相关检查:头颅 CT 对颅脑挫伤具有诊断价值,对初次 CT 无阳性发现,但患者仍有症状者,需警惕颅内迟发血肿之可能,应在短期内复查。颅骨 X 线检查对颅骨骨折有诊断意义。

(3)其他诊断要点:①有明显的头部直接或间接外伤史;②伤后有一过性意识丧失,伤时所发生的事全然不知,即所谓"逆行性健忘";③有程度不同的头痛、头晕、恶心、呕吐;④脑海损伤有硬膜下血肿时可见昏迷-清醒-再昏迷的典型体征,有肢体活动不利,语言障碍,呼吸循环功能障碍;⑤如见鼻腔、耳道有异常分泌物时,为颅底骨折的表现。

2. 证候诊断要点 头部内伤病情复杂、凶险,死亡率极高,在头部外伤的全病程中可分为昏迷期、苏醒期和恢复期。昏迷期有气机壅闭证、瘀阻清窍证、痰热上蒙证、热动肝风证、元神外脱证。苏醒期有痰瘀内阻证、肝气犯胃证。恢复期有瘀阻脑络证、痰浊阻络证、肝经郁热证、肝阳上亢证、心脾两虚证、气虚血瘀证、心肾两虚证、肾精不足证、血不荣筋证、心神错乱证和机窍逆闭证。鉴于在急诊就诊者多为昏迷期,少为苏醒期,鲜有恢复期的特点,证候诊断要点可归纳为脑震荡与脑海损伤,脑震荡常表现为气机壅闭证,而脑海损伤则多为瘀阻清窍和元神外脱证,即闭证与脱证。

(1)脑震荡:伤后意识丧失时间短,多在 30 分钟以内,清醒后有"逆行性健忘",有头痛、头晕、恶心、呕吐,或神志恍惚,恐惧感,烦躁不安或嗜睡,记忆力、判断力下降,呼吸、体温无变化,瞳仁等大、等圆,对光反射灵敏,无肢体运动障碍,舌红,苔薄,脉弦微数。

(2)脑海损伤:伤后昏迷时间长,轻者数十分钟、数小时,重者数天甚至数周,严重的头痛、头晕,恶心,呕吐剧烈,兼有偏盲,偏瘫,失语,抽搐,痰涎涌盛,呼吸或加快或减慢或衰竭,鼻腔、耳道可有异常液体流出,瞳仁不等大、不等圆,对光反射迟钝,甚至双瞳散大,舌红苔黄腻,脉结代或至数不清。

3. 鉴别诊断

痫病:突然昏仆,人事不省,肢体抽搐,口吐白沫,两手握拳,双目上视,小便失禁,自行苏醒,醒后如常人。常有反复发作史。无明显头部外伤史。

(二)胸部创伤

1. 疾病诊断要点

(1)中医四诊:伤后胸部疼痛,胸满气短,咳唾引痛,不能转侧,咳嗽,咯血,甚则呼吸困难,张口抬肩,颈静脉怒张,唇甲发绀。如有开放性损伤时(开放性气胸),伤口处可见气泡或有哨笛音。伤处疼痛,痛不可近,或兼有间接压痛及传导痛,压处有骨擦音者,常提示有肋骨骨折。脉弦紧。

(2)西医相关检查:胸部 X 线检查对肋骨骨折、气胸、血胸、血气胸、心包积血、心包积液有诊断价值。胸部 CT 检查对肺部挫伤严重程度的诊断有一定的参考作用。

(3)其他诊断要点:①有明显的胸部创伤史;②伤后有局部疼痛、压痛及呼吸受限症状。

2. 证候诊断要点

(1)实证:伤后胸痛剧烈,或固定不移,或走窜疼痛,活动受限,咳嗽、胸闷、憋气,胸膈胀痛,喘促气逆,张口抬肩,舌质红,苔薄黄,脉弦紧。

(2)虚证:面色苍白,目光无神,胸闷气短,少气懒言,唇甲发绀,四肢厥冷,舌淡,苔薄,脉芤或脉微欲绝。

3. 鉴别诊断 注意闭合性气胸与张力性气胸的鉴别。闭合性气胸症状较轻,一般无循环系统症状;经抽气治疗后,病情能很快得到控制;胸部 X 线检查一般无纵隔移位。而张力性气胸,患者临床症状严重,常躁动不安,大汗淋漓,甚至休克;经胸腔穿刺吸气后,压力及症状稍减,但很快胸腔内压力继续增高,症状加重;胸部 X 线检查可见肺压迫严重,纵隔移位明显。

(三)腹部创伤

1. 疾病诊断要点

(1)中医四诊:腹部器官很多,有肝、脾、肾、胃、大肠、小肠、膀胱、胰腺和胆囊。开放性损伤容易判断,但闭合性损伤在诊断上难度很大。腹部器官虽然较多但大体上可分为两类——脏与腑。脏即肝、脾、肾、胰腺,腑则是大肠、小肠、胃、膀胱和胆囊。脏者藏精气而不泻,腑者传化物而不藏。脏为实质性器官,主藏精;脏伤则精气外泄,元气受损,表现为正虚之象。腑为空腔器官,主传化物,其间有水谷精微,也有湿浊糟粕;腑伤则腑气不通,不通则痛;腑器破裂,湿浊、糟粕随之而入,表现为邪实之象。

1)伤脏:面色苍白,声弱气微,冷汗眩冒,精神委靡,烦躁不安,受伤脏器处疼痛,可有全腹持续性疼痛,痛引肩背,痛无休止,但压痛较轻,腹皮稍紧。肾脏损伤时可有血尿,腰痛,脉细数少力,或脉微欲绝。

2)伤腑:剧烈持续性腹痛,伴阵发性加剧,辗转不安,或屈曲而卧,动则痛甚,恶心、呕吐,肠音消失,初期稍热,后期高热,小便黄赤、大便秘结或便闭,全腹压痛以受伤器官为甚,腹痛拒按,腹皮紧张如木,舌质红,苔黄腻或黄燥,脉弦紧或滑数。

(2)西医相关检查:腹部创伤中,腹腔穿刺检查和腹腔置管灌洗检查是非常有效的检查手段之一。通过腹腔穿刺检查,可辨别有无内脏损伤和损伤的器官。胃肠道破裂时,立位腹平片可见膈下游离气体;十二指肠降段以下破裂时,腰大肌轮廓不清。腹部 B 超对腹腔内实质性器官破裂的诊断有重要意义。腹部 CT 检查对腹腔内实质性器官的损伤及其程度的诊断有重要意义。腹腔内器官损伤时,血中白细胞计数会有不同程度的升高。肾脏损伤时会出现肉眼血尿或镜下血尿。

(3)其他诊断要点:①有明显的腹部外伤史。②腹部脏伤(实质性器官损伤)有程度不同的失血表现;腑伤(空腔器官损伤)则有化学性或细菌性腹膜炎的表现。③脏伤腹痛呈持续性疼痛,痛点不移,程度变化不大或无变化;腑伤则呈持续性疼痛,阵发性加剧。④脏伤消化道症状较轻或无;腑伤消化道症状突出。⑤腹穿检查:严重的脏伤,吸出的是不凝血液,严重的腑伤吸出的则是消化液。

2. 证候诊断要点与鉴别诊断

(1)虚证:脏伤及腑伤晚期皆可出现,脏伤分为肝脏损伤、脾脏损伤、肾脏损伤及胰腺损伤。

1)肝脏损伤:除脏伤之虚象外,腹痛主要在右上腹,疼痛向右肩背部放射。

2)脾脏损伤:腹痛以左上腹为主,常向左肩背部放射,疼痛常随体位变化而加剧。

3)肾脏损伤:以左或右腰部或腹部疼痛为主,并有血尿。

4)胰腺损伤:腹痛在上腹部、左上腹部及腰背部,晚期可有化学性腹膜炎表现。

(2)实证:腑伤所表现的症状。但因伤及器官不同,临床表现不一。

1)胃损伤:疼痛以上腹部为主,恶心,呕吐严重,腹痛最剧。

2)小肠损伤:疼痛以受伤部小肠为主,但常是脐周疼痛,恶心、呕吐,腹痛严重。

3)大肠损伤:腹痛以两侧腹及下腹部为重,恶心、呕吐较轻,腹胀较重,腹痛相对较轻,体温增高较早。

4）胆囊损伤：腹痛以右上腹为主。

5）膀胱损伤：腹痛以下腹部为主，多伴血尿，腹腔穿刺常可吸出尿液。

三、处 理 原 则

急性创伤多是复合性伤害，常有身体多处损伤，在处理中应遵循"甚者独行"的原则。多发性创伤的治疗要领是"先救命，后治病"。在特殊情况下，两个部位的手术可同时进行，如胸和脑的手术、腹和脑的手术等。

头部创伤如有脑海损伤、颅骨骨折，则病情十分严重，变化迅速，死亡率很高，接诊时必须在短时间内作出明确诊断。CT 检查有诊断意义。一经确诊为颅脑挫裂伤、颅内血肿、脑干出血、颅骨骨折，应及早手术治疗。如症状较轻，也要严密监视神经系统变化，复查头颅CT；如病情加重，颅内出血量增加时，应考虑手术治疗。

胸部创伤，凡伤及较大血管、心脏破裂者，多在创伤当地或运送途中死亡；能就诊者，患者多处于失血性休克状态，抢救时要争分夺秒，争取手术时机。对肺部损伤，特别是有瘀血射肺（胸部挤压综合征）者，往往出现急性呼吸窘迫综合征，在常规治疗时应进行血氧饱和度监测，凡在充分吸氧的情况下，患者仍有持续性呼吸困难、血氧饱和度下降、氧分压下降时，要警惕有成人呼吸窘迫综合征的发生，应及时给予呼吸机辅助呼吸，改善呼吸功能。对张力性气胸，经胸腔闭式引流后仍有胸腔积气者，应行手术治疗。

腹部创伤中，十二指肠损伤特别是十二指肠降段以下的损伤，由于其为腹膜后器官，伤后肠内容物不进入自由腹腔，无腹膜炎症状，疼痛轻微，部分患者伤后还能正常工作，而延误诊治。常在伤后 2～3 天就诊，主要症状是右腰部疼痛，向右肩放射、右睾丸牵涉性疼痛及严重的腹膜后感染。急诊医师必须充分注意。实质性器官严重损伤时会出现严重的休克，应一边纠正休克，一边术前准备，或纠正休克与手术同时进行。实质性器官损伤症状轻微者，可保守治疗，在此期间如出现病情突然恶化，脉率增快，血压下降，应警惕血肿破裂和再出血之可能，及时中转手术。

四、急 救 处 理

（一）头部创伤

1. 保持呼吸道通畅　清除呼吸道内的分泌物、呕吐物、血块。防止发生窒息，如有呼吸困难者，尽早使用呼吸机辅助呼吸。

2. 脱水治疗　对有颅压增高症状者，及早使用脱水治疗，减轻脑水肿，预防脑疝形成。可用 20% 甘露醇 250ml 静脉快速滴注，每 6～8 小时 1 次。

3. 冬眠疗法　对脑海损伤的患者，有高热、烦躁者应给予低温冬眠治疗。

4. 抗感染　清开灵注射液 60ml 加入 10% 葡萄糖注射液中静脉滴注。

5. 手术治疗　对 CT 检查及 X 线检查确有颅内血肿、严重的脑挫裂伤以及颅骨骨折凹陷性骨折者，应尽早手术治疗。

6. 支持治疗　头外伤昏迷者，如短时间内不能清醒，应留置胃管、尿管。留置胃管的目的在于防止呕吐，同时给予鼻饲，提供营养支持。放置尿管的目的在于观察尿量，预防其他并发症。还应开通静脉通路，给予静脉营养，但要控制补液总量。

(二)胸部创伤

1. 保持呼吸通畅,恢复肺的通气和换气功能　清除呼吸道异物和分泌物。有呼吸功能不全者,及时使用呼吸机辅助呼吸。对有开放性气胸者,应先将开放性气胸转变为闭合性气胸。方法是:伤口无菌处理后,于大棉垫上敷凡士林纱条,令患者吸气末屏住呼吸,将棉垫外敷在伤口,加压包扎。对张力性气胸,应及时行胸腔闭式引流术;对闭合性气胸,可行针吸抽气法降低胸腔内压力。

2. 及时处理心脏损伤　如有心包压塞,应及早行心包穿刺,以暂时减轻症状和明确诊断,一经确诊应及时手术治疗。

3. 处理多发肋骨骨折。

4. 有休克者,及时纠正休克。

(三)腹部创伤

1. 积极防治休克　建立静脉通路,补充血容量,为手术治疗提供条件。

2. 对胃肠道损伤者,应留置胃管,并给予持续胃肠减压。

3. 纠正水、电解质代谢紊乱和酸碱平衡失调　腹腔脏器损伤者,都有程度不同的水、电解质代谢紊乱和酸碱平衡失调,应给予纠正。

4. 抗感染　使用有效抗生素,控制感染的发生。

5. 手术治疗　凡有腹腔内空腔器官破裂及大部分实质性器官破裂者,都需要手术治疗。

五、分 证 论 治

(一)头部创伤

1. 脑震荡　气机逆乱,壅闭清窍。

治法:开窍通闭。

处理:

(1)针灸

取穴:水沟、十宣、涌泉、内关、合谷、百会、太阳。

操作:水沟、十宣、涌泉在昏迷期使用,点刺;内关、合谷直刺;百会、太阳沿皮刺。

呃逆、呕吐重者,加刺天突、足三里;眩晕重者,加刺风池、风府;失眠、健忘者,加神门、三阴交。

(2)中成药:苏合香丸,每次 1 丸,温水灌服,每日 1 次。

2. 脑海损伤　对脑海损伤,CT 检查血肿较小,症状较轻,不需手术,或术后余邪未清者,可酌情使用之。

(1)闭证:瘀血、痰浊内停,上扰清窍。

治法:化瘀涤痰,醒脑开窍。

处理:安宫牛黄丸合局方至宝丹 1~2 丸,水溶后鼻饲,每日 2~3 次。高热甚者,加紫雪散,每次 2~3g,每日 1~3 次。可配合冰袋降温。

(2)脱证:阴阳乖逆,元神外脱。

治法:补气固脱,回阳救逆。

处理:

1)中药汤剂:参附汤。

2)中药针剂:参附注射液 5~20ml,加入 25% 葡萄糖溶液 50ml 中静脉推注;或生脉注射液 20～60ml,加入 25％葡萄糖溶液 50ml 中静脉推注。

（二）胸部创伤

1. 实证　气机阻滞,瘀血内停。可分为伤气与伤血。

治法:行气导滞,活血散瘀。

处理:

（1）伤气:俗称"岔气",经检查如确无肋骨骨折、无出血者可用:①手法推拿:患者取坐位,医者立于患者背后,令助手将手臂置于患者患肢腋下向上持续牵引至脊肋关节松弛,医者轻轻按摩患者脊肋关节,发现脱位关节,令患者吸气,屏住气,医者迅速推按该关节令其复位即可;②外敷七厘散;③针刺:取穴内关、支沟,强刺激可有很好的止痛效果。

对气滞较重者,可内服加味乌药汤加减(乌药、朱砂、木香、延胡索、香附、甘草),水煎服,每日 1 剂。

（2）伤血:即瘀停胸胁,可内服:①七厘散,每日 2 次,每次 1～2 剂,黄酒送服;②复元活血汤加减(柴胡、天花粉、当归、红花、桃仁、穿山甲、大黄、甘草),水煎服,每日 1 剂,分 2 次服。

2. 虚证　心脉破损,气随血脱。

治法:益气固脱,回阳救逆。

处理:

（1）中药针剂:生脉注射液静脉滴注,用法同前。

（2）中药汤剂:参附汤。

（3）配合止血、抗休克治疗,为手术治疗创造条件,争取及早手术。

（三）腹部创伤

1. 虚证　脏器破裂,血亏气脱。肝、脾、肾损伤,如 CT、B 超检查确实破裂范围不大,出血较少,患者生命体征平稳时,可在严密监护下进行非手术治疗。

治法:止血养血,益气补虚。

处理:

（1）卧床休息,减少搬动、活动和不必要的检查(包括体格检查)。时间应维持 2 周。

（2）中药针剂:黄芪注射液 60ml 或生脉注射液 60ml,加入 5％葡萄糖溶液 500ml 中静脉滴注,每日 1 次;清开灵注射液 40～60ml,加入 5％葡萄糖溶液 500ml 中静脉滴注,每日 1 次。

（3）中药汤剂:十全大补汤。

熟地黄、白芍、当归、川芎、人参、白术、茯苓、炙甘草、黄芪、肉桂。

早期使用时应减川芎,加三七、侧柏叶等。水煎服,每日 1 剂,分 2 次服。

2. 实证　因实证为伤腑,是胃、大肠、小肠、胆囊和膀胱破裂,都会造成严重的腹膜炎,一经确诊,应在迅速、有效的术前准备后及时手术治疗。

六、预 防 护 理

1. 患者必须平卧,上身略高于下肢 15°左右,有低血压者下肢可略抬高。不可随意搬动患者。

2. 密切观察患者生命体征,记录呼吸、心率、血压、体温、瞳孔变化。密切观察各种管道(如气管插管、中心静脉导管、脑室引流管、胸腔引流管、腹腔引流管、胃管、尿管等)的使用情况,记录各引流管的引流量、性状等。

3. 对输入液体要严格按照医嘱的补液顺序、补液速度、补液量的要求进行。

4. 对有气管插管、静脉导管、各种引流管者,要加强护理,防止医源性感染。

5. 加强患者的营养支持,防止患者在病程中的负氮平衡。

七、文献选读

《血证论》:"刀伤出血与吐衄不同,刀伤乃平人被伤出血,既无偏阴偏阳之病,故一味止血为要,止得一分血,则保得一分命。"

《医林改错》:"要知初病伤人何妨,不能伤脏腑,不能伤筋骨,不能伤皮肉,所伤者无非气血。气有虚实,实者邪气实,虚者正气虚。"

《伤科补要》:"咽喉者乃气出之道也。或被伤或自刎,其症迅速,急则可救,乘其气未绝而身未冷,急用油线缝合,掺止痛散,将止血絮止其血……月余可愈。"

八、现代研究

当今学者在现代科学技术的支持下,对过去外伤性肝破裂、外伤性脾破裂必须手术治疗的金科玉律进行了改进,在严密生命指征监护下对比较小的肝破裂、脾破裂进行非手术治疗,保存了脾的生理功能,提高了患者的生活质量。

参 考 文 献

1. 胡斌,邓剑,王福才.非手术治疗腹部外伤性肝破裂65例体会[J].中国现代医生,2007,45(21):56.
2. 陈玉杰.创伤性脾破裂非手术治疗探讨[J].当代医学,2010,16(1):12-13.
3. 穆如颖,冯英强,范敏,等.外伤性肝脾破裂的非手术治疗[J].中国现代医生,2008,46(31):576-577.

第七节 烧 伤

一、概 述

烧伤是指火焰、沸水、蒸气、化学物质、放射物质及电击作用于人体,而引起的损伤。中医称为"水火烫伤"、"火烫伤"、"汤烫伤"。其病位轻者在皮肉,重者或在气血或在脏腑。皆因火热之邪炽盛,灼伤皮肉、筋骨,内攻气血、脏腑,导致阴阳乖逆、脏腑衰败,甚至阴阳离决。中医学对烧伤的治疗积累了大量的临床经验,很多外用药在临床上行之有效。对严重烧伤的治疗,早期在于纠正阴阳乖逆,后期是治疗皮损。

西医的烧伤也可参照本病治疗。

二、诊断与鉴别诊断

(一) 中医证候诊断

本病为火毒灼伤健康之体,内攻脏腑,非内邪所为,邪实而正不虚,但火邪可迅速导致正气耗尽,营血内燔,阴阳离决,邪实正衰,故本病亦可以虚实而论。

1. 实证 皮红燎泡,壮热烦躁,口渴引饮,或狂躁不眠,干呕腹胀,小便短赤,大便秘结,舌质红绛,苔黄燥起刺,脉洪数或细数。

2. **虚证** 皮开肉焦,神志昏愦,面色青惨,呼吸浅促,肢冷脉绝。或病程日久,正气亏损,疮面色淡,新肉不生,形体消瘦,神疲乏力,心悸怔忡,舌质淡,苔薄白,脉沉细无力。

(二) 西医诊断

1. 了解烧伤原因、时间,现场急救与处理过程,既往的健康状况。

2. 了解局部皮损深度、面积和全身情况,判断烧伤程度。

(1) 烧伤深度的判断:现在普遍采用的烧伤分级是三度四分法,即Ⅰ度、Ⅱ度、Ⅲ度,Ⅱ度中又分为浅、深两部分。

Ⅰ度烧伤:表面潮红,灼热,疼痛,无水疱。

浅Ⅱ度烧伤:局部大而薄的水疱,疱内液体澄清,基底潮红,疼痛明显。

深Ⅱ度烧伤:局部水疱较小而厚,疱浆混浊,水疱基底苍白或红白相间,疼痛轻微。

Ⅲ度烧伤:表面肌肤焦化,或皮革样变,无水疱,无疼痛,皮温降低。

(2) 烧伤程度判断

轻度烧伤:总面积在9%的Ⅱ度烧伤。

中度烧伤:总面积在10%～29%或Ⅲ度烧伤面积在10%以下。

重度烧伤:总面积在30%～49%或Ⅲ度烧伤面积在10%～19%。或烧伤面积不足30%,但有阴阳乖离,厥逆及脱证者;或有中、重度吸入性损伤者。

特重烧伤:总面积在50%以上的烧伤,或Ⅲ度烧伤面积在20%以上者。

(3) 全身情况:严重烧伤者,可出现烦渴引饮,神昏谵语,高热烦躁,喘促胸闷,表情淡漠,厥逆虚脱。

(4) 辅助检查:严重烧伤常伴有程度不同的水、电解质代谢紊乱和酸碱平衡失调,急性肾衰竭及呼吸衰竭。

1) 血常规检查:可见白细胞总数增高,血细胞比容增高。

2) 肾功能检查:可见尿素氮、血肌酐水平升高。

3) 尿常规检查:可见血红蛋白尿。

4) 血气分析:有呼吸道灼伤者,可出现严重CO_2潴留。

(三) 鉴别诊断

1. **呼吸道灼伤** 除烧伤外,尚有呼吸困难,喘息不安,口唇、爪甲青紫,张口抬肩。

2. **放射物质灼伤** 神疲乏力,少气懒言,恶心纳呆,伤口经久不愈,肉芽晦暗。

三、处 理 原 则

本病早期治疗主要是判断烧伤深度、严重程度及全身情况,以决定治疗方法,在治疗中以纠正休克为首,有心跳骤停者,当先心肺复苏。休克基本纠正后,再进行创伤的处理。在处理创伤时,正确应用抗生素,控制感染和正确运用暴露、包扎等方法处理创面是防止感染性休克和创面早日愈合的关键一环。对于消灭创面,西医有用鸡皮和猪皮等异种植皮法,值得借鉴。

四、急 救 处 理

(一) 迅速脱离致伤源,进行初步处理

创面衣服应剪掉,切忌脱掉而损伤皮肤。如被化学物质烧伤,应立即用大量清水反复冲洗创面,并远离现场,防止吸入有毒气体。有心跳骤停者,应就地进行心肺复苏术。

（二）保持呼吸道通畅

火焰及化学烧伤易造成吸入性损伤导致呼吸道梗阻,是造成患者早期死亡的重要原因,如发现患者有呼吸道梗阻时,应立即行气管切开,无条件时,可用粗针刺入环甲膜,以保持呼吸道通畅。

（三）建立静脉通路,制订补液计划

对中度以上的烧伤患者应及早建立静脉通路,迅速补充血容量以纠正厥、脱(休克)。根据烧伤严重程度,估计补液总量。对中度以上烧伤者,伤后的第 1 个 24 小时,每 1％烧伤面积每千克体重补充胶体及电解质液量 1.5ml(小儿 2.0ml);另加水分需要量 2000ml,胶体和平衡盐溶液的比例一般为 0.5：1,严重者 0.75：0.75。补液速度开始时应快,伤后 8 小时补入总补液量的 1/2,另一半在后 16 小时补入,能口服者尽量口服。伤后第 2 个 24 小时的补液量应是第 1 个 24 小时的 1/2。

（四）防治感染

静脉输入足量广谱抗生素,或清开灵注射液 60ml 加入葡萄糖氯化钠注射液 500ml 中静脉滴注。

（五）创面处理

1. 暴露法 是将经清创后的伤面直接暴露在空气中,适用于面部、会阴部、臀部、躯干等不易包扎的部位和其他部位的深度烧伤,以及创面污染严重、清创不彻底的大面积烧伤的患者。创面可使用具有活血止痛、清热解毒、收敛生肌的中药制剂,如虎杖浸液、地榆油、紫草油等。

2. 包扎法 适用于污染轻、清创彻底的四肢浅Ⅱ度烧伤、体表的小面积烧伤、小儿烧伤、有躁动及需要转送或需要植皮的患者。方法是:清创后用无菌敷料包扎,创面敷料厚度应达 3～5cm,面积必须超过创面 5cm,肢体关节固定于功能位,各指、趾间要有纱布相隔。深Ⅱ度与Ⅲ度烧伤 3～5 天后应改用暴露法,包扎期间应密切注意体温、血象变化,疼痛的轻重,渗液的多少,有无臭味,以判断伤口有无感染。

（六）大面积烧伤或污染严重的烧伤必须注射破伤风抗毒素

五、分 证 论 治

1. 实证(邪实伤正,毒攻脏腑)

治法:清热泻火,凉血养阴。

方药:黄连解毒汤合清营汤。

黄连、黄芩、黄柏、栀子、水牛角、生地黄、玄参、金银花、竹叶心、连翘、丹参、麦冬。

热重者,加生石膏;传心而神昏谵语者,加安宫牛黄丸;传肺而咳喘者,加川贝母、鱼腥草;传肝而抽搐者,加钩藤、决明子、僵蚕;传肾而尿少、尿闭者,加木通、泽泻;传脾而腹胀、便秘者,加大黄、厚朴、大腹皮。

2. 虚证(邪实正竭,阴阳乖离,或余毒未尽,气血俱虚)

治法:扶阳救逆,益气固脱。

方药:早期用参附汤合生脉饮。

人参、附子、沙参、麦冬、五味子、甘草。

后期用八珍汤。

人参、云苓、白术、甘草、当归、川芎、地黄、白芍。

中药针剂可选参附注射液静脉滴注;或用生脉注射液静脉注射,直到厥逆或脱证缓解后,改用生脉注射液静脉缓滴。若有反复,可重复作用。

针刺对烧伤早期即有厥逆、脱证者可用之,可选水沟、十宣、合谷、曲池、太冲、内关、关元、气海,水沟、十宣、太冲点刺放血,合谷、曲池、内关、关元、气海直刺。合谷、曲池用泻法;内关、关元、气海用补法。水沟、十宣、太冲不留针,合谷、曲池、内关、关元、气海留针 20～30 分钟。

六、预 防 护 理

1. 保持烧伤病房内的环境安静、清洁与空气流通,温度适宜。
2. 严密观察患者的情志、神态、寒热、饮食、大小便、脉搏变化,并及时记录。
3. 用药后注意观察创面反应,有不良反应时应及时查明,正确处理。
4. 对吸入性损伤或有气管插管的患者,必须做好呼吸道的护理。
5. 饮食宜易消化、富有营养,多吃新鲜蔬菜,忌食辛辣之物。
6. 普及防火教育,掌握火场自救、互救知识。

七、文 献 选 读

《外科启玄》:"重则至死,轻则为疮,皮焦肉卷。"
《洞天奥旨》:"轻则害在皮肤,重则害在肌肉,尤甚者害在脏腑。"

八、现 代 研 究

(一) 内服药

葛欣将烧伤患者分为 4 期进行治疗:①初期(厥逆期):轻者主要清热养阴,用银花甘草汤加味;重者宜凉血活血,用凉血四物汤加减。②中期(正盛邪实期):以清热解毒为主,应用黄连解毒汤合白虎汤加减。③晚期(正虚邪实期):必须扶正以祛邪,滋养肾阴,透营转气,用清营汤合犀角地黄汤加减。④恢复期(正虚邪退期):治疗重在养阴益气,兼以清利余热,用八珍汤加减。治疗 81 例,其中 79 例治愈,2 例出现并发症后转院治疗。

曹方洪等以自制华佗烧伤药(大黄、大青叶、血竭、明矾、麝香)治疗烧伤,显示该药具有增强抗菌效果、保护创面、止痛等作用。胡健武等发现口服大黄粉联合基础疗法治疗大面积烧伤合并消化道反应和胃肠黏膜出血,效果优于常规疗法。

(二) 外治法

1. 膏剂 贺润明等用解毒烧伤膏(生地、大黄、黄柏、地榆、丹皮)治疗 498 例烧伤患者,可促进创面的愈合。王喜庆等运用烧烫宁软膏(双花、紫草、虎杖、苦参、五倍子、蒲黄、冰片、薄荷脑、芝麻油、蜂蜡等)治疗烧伤 638 例,有 463 例单用烧烫宁而获痊愈,其余 175 例采用创面涂药外加抗生素、补液等综合疗法治愈。

2. 散剂 刘玺用烫伤散(寒水石、生石膏、赤石脂、炉甘石、黄连、冰片)治疗烫伤 100 例,表明其有镇痛及控制感染的作用。刘钥华用金黄散(黄芩、黄连、黄柏、大黄、赤小豆、石菖蒲、苍术、白芷、南星、粉葛、陈皮、野菊花、芙蓉花)外敷治疗烧伤感染 22 例,除 2 例因感染严重而加用抗生素治疗外,其余全部有效。

3. 酊剂 张跃英等用肤奇平酊剂(黄芩、黄连、黄柏、栀子、白蔹、刘寄奴、丹参、地龙、乳香、炉甘石、仙鹤草、葵花瓣)治疗小面积烧伤30例,结果痊愈26例,好转3例,无效1例,创面愈合率97%。方佛友用中药烧伤涂抹酊剂(黄连、黄芩、黄柏、儿茶、冰片)治疗烫伤创面116例,结果115例痊愈,1例死亡。

4. 汤剂或水剂　陈洁生用加味二妙液(苍术、黄柏、防风、荆芥穗、雄黄、苦参、虎杖、甘草)治疗烧伤150例,创面愈合时间短于京万红。王宝祥用烧伤愈肤液(土茯苓、大黄、紫草、制乳香、制没药、栀子、姜黄、连翘、当归、白芥子、虎杖、白芷、黄芪、冰片)治疗烧烫伤406例,结果浅Ⅱ度平均9天治愈,深Ⅱ度平均15天治愈,Ⅲ度脱痂时间平均24天,未见痂下感染或积液,创面1期或2期愈合。尚卫政等用自制烧伤金黄液(大黄、虎杖、樟树叶、猪胆汁)治疗Ⅱ度烧伤,结果显示烧伤金黄液与湿润烧伤膏比较具有抑菌强、刺激性小、创面感染率低、愈合快、动物实验对肝肾无毒性等优点。

5. 油剂　邓建光用五黄烧伤油纱布(黄芩、黄连、黄柏、黄山栀、生大黄、冰片、炉甘石、麻油)治疗深Ⅱ度烧伤80例,结果全部痊愈,愈合时间为(18±3.4)天,优于磺胺嘧啶银。

参 考 文 献

1. 葛欣.烧伤败血症的中医辨证施治[J].辽宁中医药大学学报,2010,12(6):205-206.

2. 曹方洪,张强,王帮泰,等.华佗烧伤药治疗烧伤518例临床分析[J].中国中西医结合外科杂志,2000,6(1):21.

3. 胡健武,李传吉,闰红梅,等.大黄粉口服防治大面积烧伤并发症疗效观察[J].中国中西医结合急救杂志,2000,7(1):38.

4. 贺润明,张晓红,张振录,等.解毒烧伤膏治疗498例烧伤患者的临床观察[J].中华烧伤杂志,2003,19(2):93.

5. 王喜庆,张峻岗.烧烫宁软膏治疗烧伤638例[J].中国中西医结合外科杂志,2003,9(4):331.

6. 刘玺.烫伤散治疗烫伤100例体会[J].黑龙江医学,2003,7(1):77.

7. 刘钥华.金黄散加减外敷治疗烧伤感染22例[J].四川中医,1998,16(3):43.

8. 张跃英,张亚鹏.肤奇平酊剂治疗小面积烧伤30例[J].中医外治杂志,2001,10(4):47.

9. 方佛友.中药烧伤涂抹酊剂治疗烫伤创面116例[J].安徽中医临床杂志,1996,8(3):144.

10. 陈洁生.加味二妙液治疗烧伤150例临床观察[J].广州中医药大学学报,2003,20(2):122.

11. 王宝祥.烧伤愈肤液治疗烧烫伤406例[J].山东中医杂志,2001,20(4):217.

12. 尚卫政,潘幼军,何文英,等.烧伤金黄液治疗Ⅱ度烧伤创面的临床与实验研究[J].中国中西医结合杂志,1999,19(12):731.

13. 邓建光.五黄烧伤油纱布治疗深Ⅱ度烧伤80例[J].湖南中医杂志,2003,19(5):40.

第八节　冻　伤

一、概　述

冻伤是机体在寒邪作用下产生的损伤,是寒冷地区的常见病。因其症状、程度和部位不同,又称"冻疮"、"冻烂疮"、"冻风"、"冻裂"和"冻僵"等。病位轻则在皮,中则在肌,重则伤及脏腑,甚至可危及生命。冻伤是因寒邪客于肌肤,使气血凝滞于皮肉、搏结于气血而成。中医对该病的诊断与治疗积累了丰富的经验,并且有良好的治疗效果,对临床工作有指导意义。

西医的冻伤可参照本病治疗。

二、诊断与鉴别诊断

(一) 中医证候诊断

冻伤为机体触犯严寒之气以致气血凝滞、脏腑功能失调,若素体气血不足,更易受寒邪侵袭,故冻伤可分为虚证与实证,实为邪气实,虚为正气虚。

1. 实证 可分为寒盛血凝证和瘀滞化热证。

受冻部位冰凉麻木,冷痛,肤色青紫,肿胀散漫,或有水疱、血疱,感觉迟钝或消失,形寒肢冷、得暖则舒,舌黯苔白,脉沉细。化热后可见疮面黯红微肿,溃烂腐臭,脓汁稠厚,筋骨裸露,发热口渴,便秘溲赤,舌黯红,苔黄,脉细数。

2. 虚证 虚者可分阳虚、气虚、血虚或兼而有之。

四末不温,恶寒倦怠,感觉麻木,昏昏欲睡,面色苍白,呼吸微弱,或四肢厥逆,甚而僵直,面色无华,脓水淋漓不敛,头晕目眩,舌淡苔白,脉沉微细或虚大无力。

(二) 西医诊断

冻伤分为局部冻伤与全身冻伤。

1. 全身冻伤 俗称冻僵,病情严重,发生在人体处于寒冷环境中,且超过人体调节能力而出现的全身体温降低。患者感觉迟钝,神志模糊昏迷甚至死亡。

2. 局部冻伤 局部冻伤的伤情在复温后出现症状,一般分为3度:①一度冻伤:仅伤及表皮,受冻部位红肿充血,灼痛,瘙痒或麻木;②二度冻伤:伤及真皮,伤部剧痛,但感觉迟钝,红肿严重,可有水疱或血疱;③三度冻伤:伤及皮肤全层、肌肉甚至骨骼,局部苍白或紫黑,感觉、运动功能丧失,甚至指、趾脱落。

三、处 理 原 则

急救冻伤的关键在于脱离寒冷环境和复温。在复温过程中,皮肤一般呈炎性反应,损伤较轻,但深部组织的冻结伤虽经复温,而损伤并未因此终止,还会出现新的病变,突出的是微循环的改变。这是由于复温后冻区微血管显著扩张,甚至破裂和血液瘀滞,毛细血管通透性增加,出现水肿和水疱,严重者可发生弥漫性血栓形成,导致组织坏死,称之为"冻融性损伤",与复温方式有一定关系。一般认为快速复温能减少冻伤组织的损害。注意复温浸泡时,水温不宜过高,水温过高会增加缺血情况下冻伤部位的代谢量,造成更多的损伤。同理,已复温的患者不宜再温浴和按摩,否则会增加组织坏死或增加感染机会。

四、急 救 处 理

(一) 解冻

中止致冻源,迅速撤离寒冷环境,移入暖房(22~25℃室温),脱去潮湿寒冷的衣服。

(二) 复温

主张快速、恒温,将患者置入40~42℃的温水中浸泡15~30分钟。快速复温以体温快速接近正常、甲床潮红有温感为度。水温不宜过高,浸泡时间不宜太长,否则反而有害。

(三) 活血化瘀

复方丹参液、川芎嗪注射液、脉络宁注射液等静脉滴注;或使用肝素1~2mg/kg溶入10%~20%的葡萄糖溶液内滴注,每6小时1次。有出血倾向者停用。

(四) 冻伤局部的处理

一度冻伤:选用羌活、甘遂、甘草各 30g 煎汤浸泡洗浴,每日 3 次;药浴法:取干姜、肉桂、附子各 20g 煎汤,在 40～41℃的温度下浸浴。

二度冻伤:无菌条件下,用注射器吸尽水疱或血疱内液体(若已形成胶冻样物,可待其逐渐吸收)后用无菌敷料包扎。也可选用马勃膏、红油膏、冻疮膏外敷。

三度冻伤:面积小者,外敷红油膏,后期改用白玉膏;面积大者,如无溃烂,也可用包扎法(同烧伤的早期包扎处理)。如有溃烂者,应行多口切开引流,但不主张早期清创,因为冻伤与烧伤不同,冻伤后真实坏死界限往往比早期烧伤面积要小,而烧伤则反之。

(五) 抗感染

对严重冻伤者,应早期使用足量的广谱抗生素,以预防和控制感染。

(六) 二度以上冻伤者,应注射破伤风抗毒素

五、分 证 论 治

1. 实证(寒客肌肤,筋脉凝结,经络瘀阻)

治法:温经散寒,活血化瘀。

方药:当归四逆汤合桃红四物汤。

当归、赤芍、川乌、桂枝、细辛、桃仁、红花、生地黄、川芎、丹参、生姜。水煎服,服时加适量黄酒,每日 1 剂,分 2 次服。

如有化热者,可减川乌,合仙方活命饮加减。

2. 虚证(体虚中寒,气血不足,真阳耗竭)

治法:回阳救逆,益气养血。

方药:四逆加人参汤合人参养荣汤。

附子、甘草、人参、干姜、白芍、当归、陈皮、黄芪、桂心、白术、熟地黄、五味子、茯苓、远志。水煎服,每日 1 剂,分 2 次服。服时加适量黄酒。

六、预 防 护 理

1. 全身冻伤者,要注意保暖,室温宜在 20～25℃。
2. 受伤部位严禁火烤、热烫。
3. 保持受伤部位的清洁、干燥,未溃发痒者切忌搔破,防止继发感染。
4. 伤肢适当抬高,以利血液与淋巴回流。
5. 冻伤部位禁用有色药物,以免影响对伤情的观察。
6. 冬季寒冷季节,注意防寒与保温,鞋、袜、手套和耳套不要过紧,否则会影响血液循环,增加冻伤机会。

七、文 献 选 读

《医宗金鉴》:"此证触犯严寒之气,伤及皮肉着冻,以致气血凝结,肌肉硬肿,僵木不知痛痒。即在着冻之处,垫衣搓接,令气血活动,次用冷水频洗觉热,僵木处通活如故则已……若暴冻即着热,或进暖屋,或用火烘汤泡,必致肉死损形,轻则溃烂,重则骨脱筋连。"

八、现 代 研 究

（一）内服药

黄景等用桂枝汤加减（桂枝、赤芍、白芍、炙甘草、生姜、大枣、酒）内服治疗冻伤 43 例，用药 5～10 剂后全部治愈。王燕用阳和汤加减内外结合治疗冻疮 93 例，获满意疗效。内服药：熟地、白芥子、鹿角胶、干姜、麻黄、肉桂、羌活、独活、川芎、防风；外洗药：上方加花椒、蛇麻、蜈蚣、白芷、防风、附子。

（二）外用药

1. 煎剂　丁华自拟冻疮泡洗方（桂枝、川椒、川乌、草乌、附子、干姜、鸡血藤、当归、红花、肉桂、麻黄、细辛；若冻疮已溃烂渗出，则去川椒、干姜、麻黄、细辛，加白及、甘草、苍术、黄柏）治疗冻疮患者 236 例，189 例治愈无复发，39 例第 2 年重复用药全部治愈。刘艳用甘草桂枝桔皮汤（甘草、桂枝、桔皮）外洗治疗冻伤 153 例，总有效率达 98%。应芳芹应用芫花甘草汤外洗治疗冻疮 87 例，总有效率达 98.9%。张致等用中药熏洗（透骨草、伸筋草、海桐皮、络石藤、艾叶、苏木、红花、鸡血藤、延胡索、五灵脂，上肢冻疮加桑枝等，下肢加独活、川牛膝）治愈冻疮 300 例。

2. 酒剂、酊剂　管汾用冻疮酊（松香、腊梅花等）治疗冻疮 681 例，有效率 94%。许仲英用云南白药酊治疗冻疮 261 例，有效率达 98%，大部分患者 1 周内显效。黄兴川用桂苏酒（桂枝、苏木、细辛、艾叶、当归、生姜、花椒、樟脑、辣椒）治疗冻疮 93 例，全部治愈。马俊玲用冻康灵（鲜姜、桂枝、红花、当归、肉桂、苍术、辣椒、白芍、苦参、甘草、附片、鸡血藤）治疗未破溃冻伤患者 120 例，100%有效。顾渭臣用冻疮酊（当归、红花、王不留行、川芎、桂枝、徐长卿、补骨脂、细辛）治疗冻疮 76 例痊愈。刘新民用复方乌头酊（生川乌头、生草乌头、桂枝、细辛、红花、芒硝、樟脑）涂擦患处，治疗冻疮 20 例，全部治愈。杨应成用六味冻疮酊（生姜、胡椒、朝天椒、黄柏粉、葱白、茄根等）治疗 106 例患者，全部治愈。

3. 膏剂　王天祥用复方当归软膏治疗冻疮 166 例，全部治愈。复方当归软膏 1 号方用当归浸膏、干姜粉、羊毛脂、薄荷脑等配制而成，适用于红斑水疱期；2 号方用当归浸膏、血竭、硼酸、鱼肝油等治疗糜烂期并有感染者。韩国柱用复方红花软膏治疗冻疮 78 例，有效率达 93.6%。复方红花软膏含红花、当归、紫草的粗提物，对于未溃或已溃之冻疮皆有效。吴亚旭自制冻疮乳膏（细辛、川椒、桂枝、秦艽、白芷、三七、生大黄、丹参、生甘草、樟脑）外涂治疗 36 例患者，均痊愈。李扬镇用鳄油配以冰片、樟脑等制成乳膏，在患处涂药，有效率 100%。

4. 霜剂、涂膜剂　竺忠英自制中药冻疮霜（当归、延胡索、红花）治疗冻疮，总有效率 97.5%。陈玲等研制了冻疮涂膜剂（尖辣椒、红花、氢溴酸山莨菪碱、樟脑、苯酚、维生素 E、烟酸），治疗 17 例，全部有效。杨晓波等自制冻疮涂膜剂（干辣椒、醋酸洗泌泰、樟脑、干姜等）治疗冻疮 131 例，总有效率为 88.5%。

参 考 文 献

1. 黄景，叶德超.桂枝汤治疗冻伤 43 例疗效观察[J].四川中医，1985,3(1):20.

2. 王燕，付建华.阳和汤治疗冻疮[J].陕西中医学院学报，1999,22(3):30.

3. 丁华.中药泡洗治疗冻疮 236 例[J].中医外治杂志，1999,8(4):20.

4. 刘艳.甘草桂枝桔皮汤外洗治疗冻伤 153 例[J].中国民间疗法，1999(12):17.

5. 应芳芹,王丹红,姜占波.芫花甘草治疗冻疮 87 例[J].中国民间疗法,1999(12):32.

6. 张致,董玮.中药熏洗治疗冻疮 300 例[J].中医外治杂志,1997,6(1):38.

7. 管汾.冻疮酊治疗冻疮 681 例临床疗效总结[J].江苏中医杂志,1987,8(2):20.

8. 许仲英.云南白药酊治疗冻伤 261 例临床疗效观察[J].中成药研究,1988(1):20.

9. 黄兴川.桂苏酒治疗冻疮 93 例临床疗效观察[J].黑龙江中医药,1998(6):25.

10. 马俊玲,高斌,杨同享,等.冻康灵的制备和应用[J].中草药,1993(5):276.

11. 顾渭臣.冻疮酊治疗冻疮 76 例疗效观察[J].中级医刊,1994,29(12):47.

12. 刘新民.复方乌头酊治疗冻疮 20 例[J].甘肃中医,1995,8(1):17.

13. 杨应成.六味冻疮酊外擦治疗冻疮 106 例[J].中医外治杂志,1997,6(10):38.

14. 王天祥.复方当归软膏治疗冻疮 166 例[J].中西医结合杂志,1985(12):755.

15. 韩国柱,张崇璞,张永刚,等.复方红花软膏治疗冻疮疗效观察[J].中华皮肤科杂志,1986,19(6):347.

16. 吴亚旭.冻疮乳膏治疗冻疮体会[J].中医外治杂志,1999,18(6):30.

17. 李扬镇,汪桐.复方鳄油冻疮膏治疗冻疮 136 例[J].安徽中医学院学报,2000,19(1):20.

18. 竺忠英.中药冻疮霜的制备及疗效观察[J].人民军医,1990(1):54.

19. 陈玲,过家骅.冻疮涂膜剂的制备及临床观察[J].江苏药学与临床研究,1997,5(2):35.

20. 杨晓波,齐杰,林青,等.冻疮涂膜剂治疗冻疮 131 例疗效观察[J].云南中医中药杂志,1992,13(4):16.

第九节　缠腰火丹

一、概　　述

缠腰火丹是中医皮肤科常见的急诊病证之一。因其形状、生长部位不同而名称各异,所以又称"蛇串疮"、"蜘蛛疮"、"蛇丹"等。发于腰及胸腹者,称缠腰火丹。病位在皮。好发于体质虚弱者、老年人或正气虚于一时之人,四季皆发,以春、秋季发病率更高。

西医的带状疱疹可参照本病治疗。

二、诊断与鉴别诊断

(一) 中医证候诊断

1. 肝经郁热证　皮疹色红,疱壁紧张,灼热刺痛,常伴口苦咽干,烦躁易怒,小便短赤,大便秘结,舌质红,苔黄腻,脉弦滑数。

2. 脾虚湿蕴证　疱色较淡,疱壁较松,疼痛较剧,夜半尤甚,食少腹胀,倦怠乏力,大便时溏,舌质淡或胖大,苔白厚腻,脉沉缓或滑。

(二) 西医诊断

1. 本病常发生于体质虚弱或大病刚愈时。

2. 有典型疹形,疱疹小而紧簇,疱浆混浊,基底黯红,疹间皮肤色红成片,沿神经走行分布,但局限于身体一侧,不过中线,疼痛呈静息痛,疹退后仍疼痛隐隐。

(三) 鉴别诊断

1. 湿疮　呈多形性红疹,丘疹与疱疹并存,渗液,呈对称性分布。

2. 热疮　好发于皮肤黏膜交界处,皮疹为针尖大小疱疹,常为一群,1 周左右痊愈,易复发。

三、处 理 原 则

缠腰火丹相当于西医的带状疱疹,是由水痘-带状疱疹病毒侵犯神经而引起。病毒进入人体后,长期潜伏于脊髓后根神经节的神经元内,当宿主的细胞免疫功能低下时,病毒被激活而活化发病。所以老年人、体质虚弱及免疫功能低下者易患此病。特别是恶性肿瘤患者更容易感染此病,部分患者在局部发疹数日内,全身出现水痘样皮疹,伴有高热,可并发肺炎、脑炎,病情加重时可致死亡,称为泛发性带状疱疹。故对病情严重的带状疱疹,如有恶性肿瘤,应特别注意。同时对患此病者,应检查免疫系统的功能。

四、急 救 处 理

1. 清开灵注射液 40ml 加入 5%葡萄糖注射液 500ml 内静脉滴入,每日 1 次。

2. 金黄油、紫草油或青黛散外敷皮损。

3. 服用或肌内注射镇痛剂。

4. 穴位注射　取穴:阿是穴;操作:0.5%普鲁卡因溶液 5ml 加维生素 B_1 100mg、阿昔洛韦 0.2g,皮损两端各注射半量,每日 1 次,3 天为 1 个疗程。

5. 充分休息,必要时可使用镇静剂。

五、分 证 论 治

1. 肝经郁热证

治法:疏肝泻火,解毒止痛。

方药:龙胆泻肝汤。

龙胆、栀子、茯苓、生地黄、黄芩、泽泻、木通、车前子、当归、柴胡、生甘草。水煎服,每日 1 剂,分 2 次服。

生于头面者,加野菊花;发于上肢者,加姜黄;发于下肢者,加牛膝;血热者,加牡丹皮、赤芍;热毒重者,加大青叶、板蓝根;年老体虚者,加黄芪。

针灸可选外关、曲泉、太冲、血海、侠溪、阿是穴,心烦者加郄门、期门,便秘者加支沟。阿是穴施刺络拔罐法,每穴以少量出血为佳;太冲点刺;余穴直刺。各穴均用泻法。

2. 脾虚湿蕴证

治法:健脾利湿,清热解毒。

方药:参苓白术散。

党参、白术、茯苓、山药、炙甘草、白扁豆、莲子肉、薏苡仁、桔梗、砂仁。水煎服,每日 1 剂,分 2 次服。

湿盛者,加茵陈;气滞者,加柴胡、枳壳。

针刺可选足三里、阴陵泉、脾俞、中脘、阿是穴,大便溏泄者加刺天枢以调理胃肠。阴陵泉、中脘直刺用泻法,足三里、脾俞直刺用补法,留针 20 分钟。阿是穴施局部围刺。

六、预 防 护 理

1. 发病后应充分休息,进清淡、易消化的食物。

2. 保持皮损的清洁、干燥,预防继发感染。

3. 加强锻炼,增强体质。

4. 预防感冒,防止病毒感染。

七、文 献 选 读

《外科启玄》:"此疮生于皮肤间,与水窠相似,淡红且痛,五七个成攒,亦能荫开。"

《医宗金鉴·外科心法要诀》:"干者色红赤,形如云片,上起风粟,作痒发热,此属肝心二经风火,治宜龙胆泻肝汤;湿者色黄白,水疱大小不等,作烂流水,较干者多疼,此属脾肺二经湿热,治宜除湿胃苓汤。"

八、现 代 研 究

(一)中药治疗

1. 口服中药　刘建明以龙胆泻肝汤加味治疗缠腰火丹70例,均获痊愈,其中8例5天内痊愈,42例6~10天内痊愈,20例11~14天痊愈。敬开军采用内服消丹败毒散(槐花、黄柏、忍冬藤、制乳香、制没药、蜈蚣)治疗缠腰火丹46例,治愈41例,好转4例,未愈1例,总有效率97.83%。

2. 外用中药　王正苹采用民间验方蛇蜕液外擦患处治疗缠腰火丹90例,全部患者局部症状均消失,有效率达100%。李金芳以妙神散(荞麦面、小麦面、硫黄)浓茶水调和抹患处,治疗本病34例,32例痊愈,2例好转,效果满意。

(二)针灸疗法

彭靖远采用火针加罐治疗缠腰火丹75例,治疗组皮疹消退平均时间为3.4天,对照组为6.1天,治疗组治愈率优于对照组(P<0.05)。曹鸿斌等用火针治疗缠腰火丹30例,结果痊愈25例占83.3%,有效4例占13.3%,无效1例占3.4%,总有效率96.6%。赵春梅以刺络拔罐治疗缠腰火丹40例,临床治愈33例占82.50%,中断治疗7例占17.50%,总有效率82.50%。

参 考 文 献

1. 刘建明.龙胆泻肝汤加味治疗缠腰火丹70例[J].中国中医急症,2003,12(4):312.
2. 敬开军.消丹败毒散治疗缠腰火丹46例[J].河北中医,2010,32(5):672.
3. 王正苹.民间验方蛇蜕液治疗缠腰火丹90例[J].中国民族民间医药杂志,2002(58):283.
4. 李金芳.妙神散治疗缠腰火丹32例[J].天津中医学院学报,2001,20(3):556-557.
5. 彭靖远.火针加罐治疗缠腰火丹75例[J].中医研究,1999,12(6):55-56.
6. 曹鸿斌,杨世录.火针治疗缠腰火丹30例临床观察[J].中国针灸,1996(10):34-35.
7. 赵春梅.刺络拔罐治疗缠腰火丹40例[J].针灸临床杂志,2008,24(10):74-75.

第十节　隐　　疹

一、概　　述

隐疹是急诊中常见疾病,是以皮肤上出现瘙痒性风团,发无定处,骤起骤退,消退后不留痕迹为主要临床特征的皮肤科疾病。病位在皮。因其形态、发病特征和疹形不同,中医又称之为风疹块、游风、时疫疙瘩、鬼饭疙瘩。四季皆可发生,但以春季多发。

西医的荨麻疹可参照本病治疗。

二、诊断与鉴别诊断

（一）中医证候诊断

1. 风热袭表证 风团鲜红，灼热剧痒，伴有发热、恶寒、咽喉肿痛，遇热则甚，舌红苔薄白或薄黄，脉浮数。
2. 风寒束表证 皮疹色白，遇寒则甚，得暖则减，口不渴，舌淡苔白，脉浮紧。
3. 血虚风燥证 反复发作，迁延日久，午后或夜间加剧，伴心烦易怒、口干、手足心热，舌红少津，脉沉细。

（二）西医诊断

1. 发病诱因 常与进食某种食物、天气突变、精神紧张有关。
2. 发病特点 突然发作，皮损为大小不等、形状不一的风团或丘疹，界限清楚。皮损时起时没，剧痒难忍，发无定处，退后不留痕迹。可反复发作。
3. 伴随症状 部分病例可有腹痛、腹泻、发热、关节疼痛、胸闷、喘促等症。少数病例有过敏性休克发生。

（三）鉴别诊断

1. 漆疮 在发病前均有明显的油漆接触史，多在接触后的短时间内出现暴露或接触部位的皮肤损害，如红斑、痘疹、水疱、皮疹。
2. 风瘙痒 是一种先以皮肤瘙痒剧烈，搔抓后引起抓痕、血痂、皮肤增厚、苔藓样变等皮肤损害的皮肤病。

三、处 理 原 则

急性隐疹如反复发作，应查明可能的过敏原，如治疗效果不满意时，可适当配合抗组胺药如赛庚啶、阿司咪唑等。在使用皮质激素治疗后，停药时要注意逐渐减药的原则。在治疗较重的隐疹时，可使用10%葡萄糖酸钙溶液10ml静脉缓推，每日1次。

四、急 救 处 理

1. 发病急、皮疹多、伴高热者，可给予中药针剂双黄连粉剂3～6g加入5%葡萄糖注射液500ml中静脉滴注。
2. 对伴随症严重的患者，如高热、水肿、胸闷、关节痛、喘促（喉头水肿）等，应给予激素治疗：泼尼松1mg/(kg·d)，总量不超过60mg，分4次口服，连续2日；继之0.75mg/(kg·d)，分4次口服，连续3日；再0.5mg/(kg·d)，分4次口服，连用3日后即可停药。
3. 对有过敏性休克的患者，应给予脱敏及抗休克治疗。

五、分 证 论 治

1. 风热袭表证
治法：疏风清热。
方药：银翘散。
金银花、连翘、桔梗、竹叶、薄荷、牛蒡子、荆芥穗、淡豆豉、生甘草。水煎服，每日1剂，分2次服。

痒甚者,加白鲜皮、地肤子;咽喉肿痛者,加马勃、玄参。

针刺可选大椎、曲池、血海、风门、风池。大椎点刺放血后,加拔火罐;余穴直刺,用泻法。

2. 风寒束表证

治法:疏风散寒。

方药:荆防败毒散。

羌活、独活、柴胡、前胡、枳壳、茯苓、荆芥、防风、桔梗、川芎、甘草。水煎服,每日1剂,分2次服。

针刺可选风门、肺俞、曲池、血海,直刺,用泻法。

3. 血虚风燥证

治法:养血祛风。

方药:四物消风饮。

生地黄、当归、赤芍、川芎、荆芥、薄荷、蝉蜕、柴胡、黄芩、甘草。水煎服,每日1剂,分2次服。

发热者,加地骨皮;痒甚者,加僵蚕。

针刺可选足三里、血海、三阴交、膈俞、脾俞、气海、风门。足三里、脾俞、气海直刺,用补法;血海、三阴交、膈俞直刺,平补平泻;风门斜刺,用泻法。

六、预防护理

1. 加强身体锻炼,增强机体抗病能力。
2. 反复发作的隐疹应检查过敏原,尽量避免接触可能过敏的物质。
3. 注意天气变化,随时增减衣服,避免汗出当风。勿食腥燥动风之物,保持心情舒畅。

七、文献选读

《诸病源候论》:"夫人阳气外虚则多汗,汗出当风……人皮肤虚,为风邪所折,则起隐疹;邪气客于皮肤,复逢风寒相折,则起风瘙隐疹。"

《外科心法》:"瘖瘟俗名鬼饭疙瘩,由汗出受风,或露卧乘凉,风邪多中表虚之人。初起皮肤作痒,次发扁疙瘩,形如豆瓣,堆累成片,日间痒甚者宜秦艽牛蒡汤,夜间痒甚者宜当归饮子。"

《外科大成》:"游风者,由风热壅滞,荣卫不宣,则善行而数变矣。"

八、现代研究

(一)病因病机

张志礼认为本病初发多属实证,久病则多为虚证,而风邪是本病的主要外因。王卫认为人之皮毛乃营卫荣养、护卫之处,若因阳气虚弱,卫外不固,营卫不和,而致气血不运,肌无所养,则易发病。张艳芳认为本病的发生,由内外病因相应而致,外由风寒湿热,内因"夙根"或肺脾肾虚,其中尤以肺脾失调为主。

(二)辨证论治

骆文郁等认为荨麻疹的病机为营卫失和,治法宜调和营卫,应以桂枝汤作为基本处方治疗,并适当配伍疏风药、除湿药。张志礼将本病分为以下4型:①风热型;多见于急性荨麻疹。辨证为风热袭表、肺卫失宣,治以辛凉透表、宣肺清热,方以"荆防方"加减。②风寒型:

多见于寒冷性荨麻疹。辨证为风寒束表、肺卫失宣,治以辛温解表、宣肺散寒,方以"麻黄方"加减。③阴血不足,血虚受风型:多见于慢性荨麻疹。辨证为阴血不足、风邪束表,治以滋阴养血、疏散风邪,方以当归饮子加减;④脾肺两虚,风寒束表型:多见于慢性荨麻疹。辨证为脾肺两虚、卫气不固,治以健脾益肺、益气固表,方以玉屏风散合多皮饮加减。

陈汉章将本病分为7型治疗:①风邪袭表:治宜疏风散寒、解表透疹,方选荆防败毒散加减。②邪侵肺卫:治宜清热宣肺、解表透疹,方用麻杏石甘汤加减。③邪陷少阳:治宜开达膜原、辟秽化浊,方选达原饮加减。④邪入阳明:升降散证,治宜透郁泻热、升清降浊,方用升降散加减;葛根芩连汤证,治宜解表清热、透疹止痒,方选葛根芩连汤加减。⑤肾阴亏损:治宜滋补肝肾、祛风止痒,方用六味地黄丸加减。⑥血虚风燥:治宜养血祛风,方选当归饮子加减。⑦情志内伤:治宜疏肝理气,方选逍遥散加减。

龚国根据荨麻疹的临床特征辨证分型如下:①风热型:治宜祛风清热,方用消风散加减;②风寒型:治宜祛风散寒,方用桂枝麻黄各半汤加减;③肠胃型:治宜祛风解表、通腑泄热,处方为荆芥、防风、制大黄、苍术、苦参、生甘草、茵陈蒿、生山栀子;④血虚型:治宜养血祛风,方用四物汤加味。

吴干银认为急性荨麻疹治在肺,肠胃型荨麻疹调肝脾,慢性荨麻疹以治肾为主。①急性荨麻疹:属风寒束肺者,可用解表化饮汤加减;属风热犯肺者,用银翘散加减。②肠胃型荨麻疹:治以疏肝解郁调脾法,方用逍遥散加味。③慢性荨麻疹:偏肾阳虚者,用肾气丸加减;偏肾阴虚者,用大补阴丸加减。

(三) 专病专方

王联庆应用荆防四物汤(荆芥、防风、当归、川芎、牡丹皮、栀子、浮萍、生地黄、赤芍、地肤子、白鲜皮、何首乌、胡麻仁)治疗风热型荨麻疹60例,总有效率98.3%。刘和平应用扶正祛风汤(黄芪、防风、白术、熟地黄、当归、荆芥、蝉蜕、桂枝、黄芩、白芍、川芎、甘草)治疗荨麻疹265例,其中风寒型78例,有效率96.1%;风热型81例,有效率96.2%;血虚型106例,有效率91.5%,总有效率94.6%。

(四) 外治法

朱越洋等用消疹散敷贴穴位治疗急性荨麻疹52例,总有效率100%。具体方法如下:①药物组成:蝉蜕、细辛、防风各等量,研成细末,加入适量冰片。②用法:取消疹散0.2~0.4g置于麝香壮骨膏中,外贴曲池、大椎、悬钟、梁丘穴。风寒型,加列缺;风热型,加外关(除大椎外均为双侧);腹痛、腹泻,加神阙。每日1次,外治期间停用其他任何药物。

(五) 针灸治疗

赵爱文等取双侧后溪穴针刺治疗急性荨麻疹56例,总有效率为94.6%。王光鼎采用温针加灸治疗急性荨麻疹,取穴为合谷、曲池(温针)、足三里(温针)、太冲、血海、风市、风池、百会、大椎、中脘(灸)、神阙(灸),治疗114例,总有效率96.49%。

参 考 文 献

1. 王萍,张凡,韩冰.张志礼治疗荨麻疹经验[J].中国医药学报,2000,15(4):51-52.

2. 王卫.气血营卫与皮肤疾病[J].新疆中医药,1997,15(2):2-3.

3. 张艳芳.肺脾理论与过敏性疾病[J].上海中医药杂志,1997(9):16-17.

4. 骆文郁,刘世琼.调和营卫是治疗荨麻疹的关键[J].中国中医基础医学杂志,2001,7(2):53-54.

5. 罗光浦,肖红丽,李东海,等.陈汉章教授治疗荨麻疹经验介绍[J].新中医,2002,34(4):10-11.

6. 赵佩玲.龚国辨证治疗荨麻疹 26 例[J].北京中医,1996(4):6.

7. 吴干银.荨麻疹从脏腑辨治经验[J].江苏中医,1991,12(12):24-25.

8. 王联庆.荆防四物汤治疗荨麻疹 60 例[J].陕西中医,1997,18(10):452.

9. 刘和平.自拟扶正祛风汤治疗荨麻疹 265 例临床观察[J].北京中医,2000(4):25-26.

10. 朱越洋,马锦森."消疹散"外治荨麻疹 52 例[J].江苏中医,1994,15(3):19.

11. 赵爱文,田昌.后溪穴治疗急性荨麻疹 56 例[J].中国针灸,2004,24(9):640.

12. 王光鼎,王恒.温针加灸治疗急性荨麻疹 114 例[J].云南中医学院学报,1995(1):45-46.

附篇

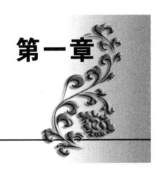

第一章

针刺疗法

针刺疗法是以经络学说为基础,以调整经络、刺激腧穴为基本手段,以激发营卫气血的运行,发挥和阴阳、养脏腑、通经脉的作用,从而达到解除病痛的目的。

1. 使用器具　常用毫针。

2. 针刺方法　穴位消毒后,一般用直刺、斜刺、随皮刺、透刺等法,依据不同取穴而定。一般留针15~25分钟。

3. 补泻手法　常用捻转提插补泻法。针刺补泻强度以得气、耐受为度。

4. 针刺常用穴位

百会

经脉:督脉。

定位:正坐,在后发际中点上7寸处;或于头部中线与两耳尖连线的交点处取穴。

操作:平刺0.5~0.8寸。

水沟

经脉:又名人中,属督脉。

定位:仰靠或仰卧,于人中沟的上1/3与中1/3交点处取穴。

操作:向上斜刺0.3~0.5寸,或用指甲按掐。

大椎

经脉:督脉。

定位:俯伏或正坐低头,于第7颈椎棘突下凹陷中取穴。

操作:斜刺0.5~1寸。

风池

经脉:足少阳胆经。

定位:在项后,与督脉相平,当胸锁乳突肌与斜方肌上端之间的凹陷中取穴。

操作:向对侧眼睛方向斜刺0.5~0.8寸。

内关

经脉:手厥阴心包经。

定位:仰掌,于腕横纹上2寸,当掌长肌腱与桡侧腕屈肌腱之间取穴。

操作:直刺0.5~1寸。

合谷

经脉:手阳明大肠经。

定位:在第1、2掌骨之间,约当第2掌骨桡侧之中点取穴。简单取法:以一手的拇指指骨间关节横纹,放在另一手的拇指、示指之间的指蹼缘上,屈指当拇指尖尽处是穴。

操作:直刺 0.5～0.8 寸。

膻中

经脉:任脉。

定位:在两乳头之间,胸骨中线上,平第 4 肋间隙,仰卧取穴。

操作:平刺 0.3～0.5 寸。

关元

经脉:任脉。

定位:脐下 3 寸,腹中线上,仰卧取穴。

操作:直刺 0.5～1 寸。

足三里

经脉:足阳明胃经。

定位:在膝下 3 寸,跨胫骨前嵴外侧 1 横指,当胫骨前肌上,屈膝或平卧取穴。

操作:直刺 0.5～1.5 寸。

涌泉

经脉:足少阴肾经。

定位:蜷足时,在足心前 1/3 的凹陷中取穴。

操作:直刺 0.5～0.8 寸。

素髎

经脉:督脉。

定位:在面部,鼻尖的正中央取穴。

操作:向上斜刺 0.3～0.5 寸。

气海

经脉:任脉。

定位:在下腹部,前正中线上,当脐中下 1.5 寸取穴。

操作:直刺 0.8～1.2 寸,孕妇慎用。

关元

经脉:任脉。

定位:在下腹部,前正中线上,当脐中下 3 寸取穴。

操作:直刺 0.5～1 寸,针前排尿,孕妇禁针。

十宣

经脉:属上肢奇穴。

定位:在手十指尖端,距指甲游离缘 0.1 寸,每侧 5 个点取穴。

操作:浅刺 0.1 寸,或点刺出血。

太冲

经脉:足厥阴肝经。

定位:在足背侧,当第 1、2 跖骨间隙的后方凹陷处取穴。

操作:直刺 0.5～0.8 寸。

曲池

经脉:手阳明大肠经。

定位:在肘横纹外侧端,屈肘,当尺泽与肱骨外上髁连线中点处取穴。

操作:直刺 0.8～1.2 寸。

神阙

经脉:任脉。

定位:在腹中部,脐中央,仰卧取穴。

操作:禁刺;宜灸。

神门

经脉:手少阴心经。

定位:在腕部,腕掌侧横纹尺侧端,尺侧腕屈肌腱的桡侧凹陷处取穴。

操作:直刺 0.3～0.4 寸。

中脘

经脉:任脉。

定位:在上腹部,前正中线上,当脐上 4 寸取穴。

操作:直刺 0.8～1.2 寸。

巨阙

经脉:任脉。

定位:在上腹部,前正中线上,当脐上 6 寸取穴。

操作:直刺 0.5～1 寸。

定喘

经脉:背部之经外奇穴。

定位:在背部,在第 7 颈椎棘突下,旁开 0.5 寸取穴。

操作:直刺 0.5～1 寸。可灸。

天突

经脉:任脉。

定位:在颈部,当前正中线上,胸骨上窝中央取穴。

操作:先直刺 0.2 寸,然后将针尖朝向下方,沿胸骨柄后缘、气管前缘缓慢向下刺入 0.5～1 寸。

列缺

经脉:手太阴肺经。

定位:在前臂桡侧缘,桡骨茎突上方,腕横纹上 1.5 寸,当肱桡肌与拇长展肌腱之间取穴。

操作:向肘部斜刺 0.2～0.3 寸。

外关

经脉:手少阳三焦经。

定位:在前臂背侧,当阳池与肘尖的连线上,腕背横纹上 2 寸,尺骨与桡骨之间取穴。

操作:直刺 0.5～1 寸。

阳陵泉

经脉:足少阳胆经。

定位:在小腿外侧,当腓骨头前下方凹陷处取穴。

操作:直刺或斜向下刺 1～1.5 寸。

环跳

经脉:足少阳胆经。

定位:在股外侧部,侧卧屈股,当股骨大转子最凸点与骶管裂孔连线的外 1/3 与中 1/3 交点处取穴。

操作:直刺 2～2.5 寸。

肩髃

经脉:手阳明大肠经。

定位:在肩部,三角肌上,臂外展或向前平伸时,当肩峰前下方凹陷处取穴。

操作:直刺或向下斜刺 0.5～1.2 寸。

髀关

经脉:足阳明胃经。

定位:在大腿前面,当髂前上棘与髌底外侧端的连线上,屈股时,平会阴,于缝匠肌外侧凹陷处取穴。

操作:直刺 0.6～1.2 寸。

地仓

经脉:足阳明胃经。

定位:在面部,口角外侧,上直瞳孔处取穴。

操作:直刺 0.2～0.3 寸,或向颊车方向平刺 0.5～0.7 寸。

颊车

经脉:足阳明胃经。

定位:在面颊部,下颌角前上方约 1 横指,当咀嚼时咬肌隆起、按之凹陷处取穴。

操作:直刺 0.3～0.4 寸,或向地仓方向斜刺 0.5～0.7 寸。

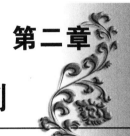

第二章
中医急诊常用方剂

二陈汤(《太平惠民和剂局方》)

【组成】半夏　橘红　茯苓　甘草(加乌梅,生姜)

【功效】燥湿化痰,理气和中(主治湿痰咳嗽)。

【方歌】二陈夏橘草茯苓,乌梅生姜一并存;燥湿祛痰兼行气,湿痰咳喘此为宗。

二妙散(《丹溪心法》)

【组成】黄柏　苍术

【功效】清热燥湿(主治湿热下注)。

【方歌】二妙散中苍柏兼,若云三妙牛膝添;痿痹足疾堪多服,湿热得清病自痊。

三子养亲汤(《韩氏医通》)

【组成】白芥子　苏子　莱菔子

【功效】降气消食,温化寒痰(主治寒痰咳喘)。

【方歌】三子养亲祛痰方,芥苏莱菔共煎汤;大便实硬加熟蜜,冬寒更可加生姜。

三仁汤(《温病条辨》)

【组成】杏仁　滑石　通草　白蔻仁　竹叶　厚朴　生薏苡仁　半夏

【功效】宣畅气机,清利湿热(主治湿温初起或暑温夹湿,邪在气分)。

【方歌】三仁杏蔻薏苡仁,夏朴通草竹叶存;加入滑石渗湿热,身重胸闷属湿温。

大建中汤(《金匮要略》)

【组成】蜀椒　干姜　人参(内胶饴)

【功效】温中补虚,降逆止痛(主治中阳衰弱,阴寒内盛)。

【方歌】大建中汤蜀椒姜,配以参饴建中阳;脘腹剧痛有头足,呕不能食急煎尝。

大承气汤(《伤寒论》)

【组成】大黄　厚朴　枳实　芒硝

【功效】峻下热结(阳明腑实证)。

【方歌】大承气汤用硝黄,配伍枳朴泻力强;阳明腑实大便秘,峻下热结第一方。

大柴胡汤(《金匮要略》)

【组成】柴胡　黄芩　芍药　半夏　枳实　大黄　生姜　大枣

【功效】和解少阳,内泻阳明(主治少阳阳明合病)。

【方歌】大柴胡汤用大黄,枳芩夏芍枣生姜;少阳阳明同合病,和解攻里效无双。

大黄牡丹汤(《金匮要略》)

【组成】大黄　牡丹　桃仁　冬瓜子　芒硝

【功效】泻热消肿,破瘀散结(主治肠痈初期)。

【方歌】大黄牡丹消肿汤,桃仁瓜仁加芒硝;肠痈初期腹按痛,泄热破瘀散结方。

小青龙汤(《伤寒论》)

【组成】麻黄　芍药　细辛　干姜　甘草　桂枝　半夏　五味子

【功效】解表散寒,温肺化饮(主治风寒客表,水饮内停)。

【方歌】小青龙汤桂芍麻,干姜辛夏草味加;风寒外束内停饮,散寒蠲饮平喘佳。

小建中汤(《伤寒论》)

【组成】芍药　桂枝　炙甘草　生姜　大枣　饴糖

【功效】温中补虚,和里缓急(主治虚劳里急腹痛)。

【方歌】小建中汤芍药多,桂枝甘草姜枣和;更加饴糖补中气,虚劳腹痛服之瘥。

小陷胸汤(《伤寒论》)

【组成】黄连　半夏　瓜蒌

【功效】清热化痰,宽胸散结(主治痰热结胸)。

【方歌】小陷胸汤连夏蒌,宽胸散结涤痰优;痰热内结痞满痛,苔黄脉滑此方求。

小柴胡汤(《伤寒论》)

【组成】柴胡　黄芩　半夏　人参　甘草　生姜　大枣

【功效】和解少阳,疏肝和胃(主治伤寒少阳证)。

【方歌】小柴胡汤和解供,半夏人参甘草从;更用黄芩加姜枣,少阳百病此方宗。

小蓟饮子(《严氏济生方》)

【组成】生地黄　小蓟　滑石　通草　蒲黄　淡竹叶　藕节　当归　栀子　甘草

【功效】凉血止血,利尿通淋(主治下焦热结之血淋)。

【方歌】小蓟饮子藕蒲黄,木通滑石生地襄;归草黑栀淡竹叶,血淋热结服之康。

天麻钩藤饮(《杂病证治新义》)

【组成】天麻　钩藤　石决明　栀子　黄芩　川牛膝　杜仲　益母草　桑寄生　夜交藤　朱茯神

【功效】平肝息风,清热安神(主治肝阳偏亢,上窜内扰)。

【方歌】天麻钩藤杜决明,寄生牛膝与栀芩;夜藤茯神益母草,阳亢眩晕与耳鸣。

五苓散(《伤寒论》)

【组成】猪苓　泽泻　白术　茯苓　桂枝

【功效】利水渗湿,温阳化气(主治表邪未解,内停水湿)。

【方歌】五苓散治太阳府,泽泻二苓与白术;桂枝化合兼解表,小便通利水饮除。

少腹逐瘀汤(《医林改错》)

【组成】小茴香　干姜　延胡索　没药　当归　川芎　官桂　赤芍　蒲黄　五灵脂

【功效】活血祛瘀,温经止痛(主治少腹瘀血积块疼痛)。

【方歌】少腹逐瘀小茴香,官桂延胡没芎归;赤芍蒲黄五灵脂,瘀寒腹痛赖干姜。

丹参饮(《时方歌括》)

【组成】丹参　檀香　砂仁

【功效】活血祛瘀,行气止痛(主治血瘀气滞)。

【方歌】心腹诸痛有妙方,丹参砂仁加檀香;气滞血瘀两相结,瘀散气顺保安康。

六味地黄丸(《小儿药证直诀》)

【组成】熟地黄　山茱萸　山药　泽泻　牡丹皮　茯苓

【功效】滋阴补肾（主治肾阴不足）。

【方歌】六味地黄益肾肝，茱薯丹泽地苓当；腰膝酸软头眩晕，三补三泻是良方。

玉女煎（《景岳全书》）

【组成】生石膏　熟地黄　麦冬　知母　牛膝

【功效】清胃滋阴（主治胃热阴虚）。

【方歌】玉女煎用熟地黄，膏知牛膝麦冬襄；肾虚胃火合为病，烦热牙痛齿衄尝。

玉屏风散（《医方类聚》）

【组成】黄芪　白术　防风

【功效】益气固表止汗（主治表虚卫阳不固）。

【方歌】玉屏风散术芪防，脾虚气弱汗多尝；守中实卫还疏表，补散兼施义须详。

四君子汤（《太平惠民和剂局方》）

【组成】人参　白术　茯苓　甘草

【功效】补气健脾（主治脾胃气虚）。

【方歌】参术苓草四君汤，补气健脾推此方；食少便溏体羸瘦，甘平益胃效相当。

四逆汤（《伤寒论》）

【组成】附子　干姜　甘草

【功效】回阳救逆（主治少阴病，四肢厥逆或太阳病误汗亡阳）。

【方歌】四逆干姜生附甘，脉沉微细主阴寒；自利腹痛口不渴，三阴厥逆总相参。

四磨汤（《严氏济生方》）

【组成】人参　槟榔　沉香　天台乌药

【功效】行气降逆，宽胸散结（主治七情所伤，肝气郁结）。

【方歌】四磨汤治七情侵，人参乌药沉香槟；四味浓磨煎汤服，破气降逆喘自平。

生脉散（《医学启源》）

【组成】人参　麦冬　五味子

【功效】益气生津，敛阴止汗（主治气阴不足）。

【方歌】生脉麦味与参施，热伤气阴此方医；气短神疲口干渴，益气生津法最宜。

失笑散（《太平惠民和剂局方》）

【组成】五灵脂　蒲黄

【功效】活血祛瘀，散结止痛（主治瘀血停滞）。

【方歌】失笑灵脂共蒲黄，等分作散醋煎尝；恶露不行少腹痛，祛瘀止痛效非常。

白虎汤（《伤寒论》）

【组成】知母　石膏　甘草　粳米

【功效】清热生津（主治伤寒阳明经证）。

【方歌】白虎汤用石膏知，甘草粳米四般施；伤寒经证气分热，清热生津用莫迟。

瓜蒌薤白半夏汤（《金匮要略》）

【组成】瓜蒌　薤白　半夏　白酒

【功效】通阳散结，祛痰宽胸（主治胸痹而痰浊较甚）。

【方歌】栝蒌薤白加白酒，胸痛彻背厥疾瘳；再加半夏化痰结，功力又更胜一筹。

半夏白术天麻汤（《医学心悟》）

【组成】半夏　白术　天麻　茯苓　橘红　甘草　生姜　大枣

【功效】燥湿化痰息风(主治风痰上扰)。

【方歌】半夏白术天麻汤,苓草橘红大枣姜;眩晕头痛风痰证,热盛阴亏切莫尝。

竹叶石膏汤(《伤寒论》)

【组成】竹叶　石膏　半夏　麦冬　人参　甘草　粳米

【功效】清热生津,益气和胃(主治伤寒解后,余热尚盛,气阴两伤)。

【方歌】竹叶石膏汤麦冬,夏草粳米人参从;热病后期热尚炽,气阴两伤此方中。

血府逐瘀汤(《医林改错》)

【组成】桃仁　红花　当归　生地黄　川芎　赤芍　牛膝　桔梗　柴胡　枳壳　甘草

【功效】活血祛瘀,行气止痛(主治胸中血瘀,血行不畅)。

【方歌】血府当归生地桃,红花赤芍枳壳草;柴胡芎桔牛膝等,血化下行不作痨。

苇茎汤(《备急千金要方》)

【组成】苇茎　薏苡仁　冬瓜子　桃仁

【功效】清肺化痰,逐瘀排脓(主治肺痈)。

【方歌】千金要方苇茎汤,桃苡冬瓜三仁襄;毒热蕴肺结成痈,清热排脓效力强。

良附丸(《良方集腋》)

【组成】高良姜　香附

【功效】温中祛寒,行气止痛(主治肝郁气滞,胃有寒凝)。

【方歌】良姜香附等分研,姜汁为丸或水煎;脘腹诸疼因寒滞,清凉方法莫沾边。

补中益气汤(《脾胃论》)

【组成】黄芪　甘草　人参　当归　橘皮　升麻　柴胡　白术

【功效】补中益气,升阳举陷(主治脾胃气虚发热,气虚下陷)。

【方歌】补中参草术归陈,芪得升柴用更神;劳倦内伤独功擅,气虚下陷亦堪珍。

补阳还五汤(《医林改错》)

【组成】黄芪　当归尾　赤芍　地龙　川芎　桃仁　红花

【功效】补气活血通络(主治中风后遗症)。

【方歌】补阳还五芪归芎,桃红赤芍加地龙;半身不遂中风证,益气活血经络通。

青蒿鳖甲汤(《温病条辨》)

【组成】青蒿　鳖甲　生地　知母　丹皮

【功效】养阴透热(主治温病后期,邪伏阴伤)。

【方歌】青蒿鳖甲地知丹,热自阴来仔细看;夜热早凉无汗出,养阴透热服之安。

苓桂术甘汤(《金匮要略》)

【组成】茯苓　桂枝　白术　甘草

【功效】温阳化饮,健脾利湿(主治痰饮,中阳不足)。

【方歌】苓桂术甘化饮剂,健脾温阳化水气;饮邪上逆冲胸胁,水饮下行眩晕去。

炙甘草汤(《伤寒论》)

【组成】甘草　生姜　人参　生地黄　桂枝　阿胶　麦冬　麻仁　大枣

【功效】益气滋阴,养血复脉(主治气虚血弱脉结代,或虚劳肺痿)。

【方歌】炙甘草汤参桂姜,麦地阿枣麻仁襄;心动悸兮脉结代,虚劳肺痿服之良。

参附汤(《正体类要》)

【组成】人参　附子

【功效】回阳救逆,益气固脱(主治阳气暴脱的厥脱证)

【方歌】又有参附合为剂,回阳救脱挽危亡。

真武汤(《伤寒论》)

【组成】茯苓　芍药　白术　生姜　附子

【功效】温阳利水(主治脾肾阳虚,水气内停;太阳病误汗,阳虚水动)。

【方歌】真武汤壮肾中阳,苓芍术附加生姜;小便不利下肢肿,温阳利水有效方。

桂枝汤(《伤寒论》)

【组成】桂枝　芍药　甘草　生姜　大枣

【功效】解肌发表,调和营卫(主治外感风寒表虚证)

【方歌】桂枝汤治太阳风,芍药甘草姜枣同;解肌发表调营卫,风寒表虚正可用。

逍遥散(《太平惠民和剂局方》)

【组成】柴胡　当归　白芍　白术　茯苓　甘草　薄荷

【功效】疏肝解郁,养血健脾(主治肝郁血虚,脾失健运)。

【方歌】逍遥散用当归芍,柴苓术草加姜薄;加味逍遥丹栀入,或加地黄黑逍遥。

桑菊饮(《温病条辨》)

【组成】桑叶　菊花　杏仁　连翘　薄荷　桔梗　甘草　苇根

【功效】疏风清热,宣肺止咳(主治太阴风温,但咳,身不甚热,微渴者)。

【方歌】桑菊饮中杏桔翘,芦根甘草薄荷饶;疏风宣肺轻宣剂,风温咳嗽服之消。

理中丸(《伤寒论》)

【组成】人参　干姜　甘草　白术

【功效】温中祛寒,补气健脾(主治中焦虚寒、阳虚失血、小儿慢惊)。

【方歌】理中汤主理中乡,甘草人参术干姜;呕利腹痛阴寒盛,或加附子总扶阳。

银翘散(《温病条辨》)

【组成】连翘　金银花　桔梗　薄荷　淡竹叶　生甘草　荆介穗　淡豆豉　牛蒡子(鲜苇根汤煎)

【功效】辛凉透表,清热解毒(主治温病初起)。

【方歌】银翘散主风热疴,竹叶荆牛豉薄荷;甘桔芦根凉解法,发热咽痛服之瘥。

麻黄汤(《伤寒论》)

【组成】麻黄　桂枝　杏仁　甘草

【功效】发汗散寒,宣肺平喘(主治外感风寒表实证)。

【方歌】麻黄汤中用桂枝,杏仁甘草四般施;发汗解表平喘咳,伤寒无汗服之宜。

旋覆代赭汤(《伤寒论》)

【组成】旋覆花　人参　生姜　代赭石　甘草　半夏　大枣

【功效】温胃化痰,降逆止噫(主治胃气虚弱,痰浊内阻)。

【方歌】仲景旋覆代赭汤,半夏参甘大枣姜;噫气不除心下痞,虚中实证此方尝。

羚角钩藤汤(《通俗伤寒论》)

【组成】羚角片　桑叶　川贝　生地　钩藤　菊花　茯神木　白芍　生甘草　淡竹茹

【功效】清热凉肝,化痰息风(主治热极动风)。

【方歌】羚角钩藤茯菊桑,贝草竹茹芍地黄;高热躁扰昏痉厥,热极生风急煎尝。

清营汤（《温病条辨》）

【组成】犀角　地黄　玄参　竹叶心　麦冬　丹参　黄连　金银花　连翘

【功效】清营解毒，透热养阴（主治热入营分）。

【方歌】清营犀地丹玄参，银翘连麦竹叶心；邪热传营舌干绛，透热传营法堪遵。

葛根芩连汤（《伤寒论》）

【组成】葛根　黄芩　黄连　甘草

【功效】解表清里（主治外感表证未解，邪热入里）。

【方歌】葛根黄芩黄连汤，再加甘草共煎尝；邪陷阳明成热利，清里解表保安康。

犀角地黄汤（《备急千金要方》）

【组成】犀角　生地　芍药　牡丹皮

【功效】凉血解毒，养阴行瘀（主治温热病热入血分、杂病血热迫血妄行等）。

【方歌】犀角地黄芍药丹，血升胃热火邪干；斑黄阳毒皆可治，热入营血服之安。

第三章

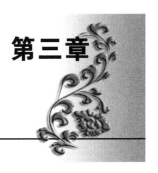

技 能 操 作

胸腔穿刺术

一、目　　的

1. 抽取胸腔液体,进行诊断检查。
2. 大量胸腔积液、积气所致呼吸困难及循环障碍时,放出积液或积气以减轻症状。
3. 向胸腔内注射药物进行治疗。

二、适 应 证

1. 外伤性血气胸。
2. 诊断性穿刺。
3. 胸腔积液。

三、禁 忌 证

1. 病情垂危者。
2. 有严重出血倾血,大咯血。
3. 严重肺结核及肺气肿者。

四、方 法 步 骤

1. 患者反向坐在椅子上,健侧臂置于椅背,头枕臂上,病侧臂伸过头顶。或取斜坡卧位,病侧手上举、枕于头下或伸过头顶,以张大肋间。

2. 穿刺部位宜取实音处。一般在肩胛角下第7～8肋间或腋中线第5～6肋间穿刺。包裹性积液者,应根据叩诊实音区、X线或超声检查定位穿刺。

3. 进针应沿下一根肋骨上缘缓慢刺入。当穿过壁层胸膜时,针尖抵抗感突然消失,然后接上注射器,放开夹胶管的钳子后即可抽液。注射器卸离乳胶管时,应将管子夹闭,以防空气进入。

4. 抽液结束后拔出针头,用无菌纱布封盖固定。

五、注 意 事 项

1. 抽吸液体时不可过快、过多,第1次抽吸液量不超过700ml,以后每次一般不超过1000ml。

2. 局部麻醉应充分,固定好穿刺针,避免刺破肺组织。夹紧乳胶管避免气体进入胸腔。

3. 穿刺过程中患者出现头晕、面色苍白、出汗、心悸、气短时,立即停止操作并给予适当处理。

4. 抽液后患者应卧床休息,必要时复查胸片,观察有无气胸等并发症。

腹腔穿刺术

一、目 的

1. 明确腹腔积液的性质,找出病原,协助诊断。

2. 适量抽出腹水,以减轻患者腹腔内的压力,缓解腹胀、胸闷、气急、呼吸困难等症状,减少静脉回流阻力,改善血液循环。

3. 向腹膜腔内注入药物。

4. 注入一定量的空气(人工气腹)以增加腹压,使膈肌上升,间接压迫两肺,减小肺活动,促进肺空洞的愈合,在肺结核空洞大出血时,人工气腹可作为一项止血措施。

二、适 应 证

1. 腹水原因不明,或疑有内出血者。

2. 大量腹水引起难以忍受的呼吸困难及腹胀者。

3. 需腹腔内注药或腹水浓缩再输入者。

三、禁 忌 证

1. 广泛腹膜粘连者。

2. 有肝性脑病先兆、包虫病及巨大卵巢囊肿者。

3. 大量腹水伴有严重电解质紊乱者禁忌大量放腹水。

4. 精神异常或不能配合者。

四、方 法 步 骤

1. 部位选择

(1) 脐与耻骨联合上缘间连线的中点上方 1cm、偏左或右 1~2cm。此处无重要器官,穿刺较安全,且容易愈合。

(2) 左下腹部穿刺点:脐与左髂前上棘连线的中 1/3 与外 1/3 交界处。此处可避免损伤腹壁下动脉,肠管较游离不易损伤。放腹水时通常选用左侧穿刺点,此处不易损伤腹壁动脉。

(3) 侧卧位穿刺点:脐平面与腋前线或腋中线交点处。此处穿刺多适用于腹膜腔内少量积液的诊断性穿刺。

2. 体位参考　根据病情和需要可取坐位、半卧位、平卧位,并尽量使患者舒服,以便能够耐受较长的操作时间。对疑为腹腔内出血或腹水量少者行实验性穿刺,取侧卧位为宜。

3. 穿刺步骤　①消毒、铺巾;②局部麻醉;③穿刺;④术后处理。

五、注 意 事 项

1. 有肝性脑病先兆、卵巢囊肿、包虫病者,禁忌行腹腔穿刺放腹水。

2. 术中密切观察患者,如有头晕、心悸、恶心、气短、脉搏增快及面色苍白等,应立即停止操作,并进行适当处理。

3. 放液不宜过快、过多,肝硬化患者一次放液量一般不超过 3000ml,过多放液可诱发肝性脑病和电解质紊乱。放液过程中要注意腹水的颜色变化。

4. 放腹水时若流出不畅,可将穿刺针稍做移动或稍变换体位。

5. 术后嘱患者平卧,并使穿刺孔位于上方,以免腹水继续漏出;对腹水量较多者,为防止漏出,在穿刺时即应注意勿使自皮肤到腹膜壁层的针眼位于一条直线上,方法是当针尖通过皮肤到达皮下后,即在另一手协助下,稍向周围移动一下穿刺针头,尔后再向腹腔刺入。如遇穿刺孔继续有腹水渗漏时,可用蝶形胶布或火棉胶粘贴。大量放液后,需束以多头腹带,以防腹压骤降,内脏血管扩张引起血压下降或休克。

6. 注意无菌操作,以防止腹腔感染。

7. 放液前后均应测量腹围、脉搏、血压,检查腹部体征,以视察病情变化。

腰椎穿刺术

一、目 的

1. 脑和脊髓炎症性病变的诊断。
2. 脑和脊髓血管性病变的诊断。
3. 区别阻塞性和非阻塞性脊髓病变。
4. 气脑造影和脊髓腔碘油造影。
5. 早期颅高压的诊断性穿刺。
6. 鞘内给药。
7. 蛛网膜下腔出血放出少量血性脑脊液以缓解症状。

二、适 应 证

1. 诊断性穿刺 用以测定脑脊液压力(必要时进行脑脊液的动力学检查)。进行脑脊液常规、生化、细胞学、免疫学和细菌学等检查,并可向蛛网膜下腔注入造影剂,进行空气或碘水脊髓造影等。

2. 治疗性穿刺 用以引流血性脑脊液、炎性分泌物或造影剂等,或向蛛网膜下腔注入各种药物。在某些脑膜炎、脑蛛网膜炎、正压性脑积水和脑炎时,也可放取适量脑脊液以降低颅内压和改善临床症状。

三、禁 忌 证

病情危重者或败血症及穿刺部位的皮肤、皮下软组织或脊柱有感染时,均不宜进行穿刺,后者因穿刺后可将感染带入中枢神经系统。此外,颅内占位性病变,特别是有严重颅内压增高或已出现脑疝迹象者,以及高颈段脊髓肿物或脊髓外伤的急性期,也属禁忌,因前者可引起脑疝,后者可加重脊髓的受压,均可引起呼吸甚至心跳停止而死亡。

四、方　法　步　骤

1. 嘱患者侧卧于硬板床上,背部与床面垂直,头向前胸部屈曲,两手抱膝紧贴腹部,使躯干呈弓形;或由助手在术者对面用一手抱住患者头部,另一手挽住双下肢腘窝处并用力抱紧,使脊柱尽量后凸以增大椎间隙,便于进针。

2. 确定穿刺点　以髂后上棘连线与后正中线的交会处为穿刺点,一般取第 3～4 腰椎棘突间隙,有时也可在上一或下一腰椎间隙进行。

3. 常规消毒、局部麻醉。

4. 穿刺　成人进针深度约为 4～6cm,儿童则为 2～4cm。当针头穿过韧带与硬膜时,可感到阻力突然消失而有落空感。此时可将针芯慢慢抽出(以防脑脊液迅速流出,造成脑疝),即可见脑脊液流出。

5. 在放液前先接上测压管测量压力。正常侧卧位脑脊液压力为 0.69～1.764kPa 或 40～50 滴/分钟。若了解蛛网膜下腔有无阻塞,可做 Queckenstedt 试验,即在测定初压后,由助手先压迫一侧颈静脉约 10 秒,然后再压另一侧,最后同时按压双侧颈静脉。正常时压迫颈静脉后,脑脊液压力立即迅速升高 1 倍左右,解除压迫后 10～20 秒,迅速降至原来水平,称为 Queckenstedt 试验阴性,示蛛网膜下腔通畅。若压迫颈静脉后,不能使脑脊液压力升高,则为 Queckenstedt 试验阳性,示蛛网膜下腔完全阻塞。若施压后压力缓慢上升,放松后又缓慢下降,示有不完全阻塞。凡颅内压增高者,禁做此试验。

6. 撤去测压管,收集脑脊液 2～5ml 送检;如需做培养时,应用无菌操作法留标本。

7. 术毕,将针芯插入后一起拔出穿刺针,覆盖消毒纱布,用胶布固定。

8. 术后患者去枕俯卧(如有困难则平卧)4～6 小时,以免引起术后低颅压头痛。

五、注　意　事　项

1. 严格掌握禁忌证,凡疑有颅内压升高者,必须先做眼底检查,如有明显视盘水肿或有脑疝先兆者,禁忌穿刺。凡患者处于休克、衰竭或濒危状态以及局部皮肤有炎症、颅后窝有占位性病变者,均禁忌穿刺。

2. 穿刺时患者如出现呼吸、脉搏、面色异常等症状时,应立即停止操作,并做相应处理。

3. 鞘内给药时,应先放出等量脑脊液,然后再等量转换性注入药液。

骨髓穿刺术

一、目　　　的

1. 采取骨髓液进行骨髓象检查,协助诊断血液系统疾病、传染病及寄生虫病。

2. 了解骨髓造血情况,作为应用抗癌药物及免疫抑制药的参考。

3. 通过骨髓穿刺进行骨髓腔输液、输血、注射药物或进行骨髓移植。

二、适　应　证

1. 各种原因所致的贫血和各类型的白血病、血小板减少性紫癜、多发性骨髓瘤、转移瘤、骨髓发育异常综合征、骨髓纤维化、恶性组织细胞病等。

2. 某些寄生虫病,如疟疾、黑热病等可检测寄生虫。

3. 长期发热,肝、脾、淋巴结肿大均可行骨髓穿刺检查,以明确诊断。

4. 骨髓穿刺又可观察某些疾病的疗效。

三、禁 忌 证

1. 血友病患者禁做骨髓穿刺。

2. 局部皮肤有感染、肿瘤时不可穿刺。

四、分 类

1. 髂嵴穿刺术。

2. 椎骨棘突穿刺术。

3. 胸骨穿刺术。

五、方 法 步 骤

1. 穿刺部位选择 ①髂前上棘:常取髂前上棘后上方1~2cm处作为穿刺点,此处骨面较平,容易固定,操作方便安全;②髂后上棘:位于骶椎两侧、臀部上方骨性突出部位;③胸骨柄:此处骨髓含量丰富,当上述部位穿刺失败时,可做胸骨柄穿刺,但此处骨质较薄,其后有心房及大血管,严防穿透发生危险,较少选用;④腰椎棘突:位于腰椎棘突突出处,极少选用。

2. 体位 胸骨及髂前上棘穿刺时取仰卧位。髂后上棘穿刺时应取侧卧位。腰椎棘突穿刺时取坐位或侧卧位。

3. 常规消毒皮肤,戴无菌手套,铺消毒洞巾,用2%利多卡因溶液做局部浸润麻醉直至骨膜。

4. 将骨髓穿刺针固定器固定在适当长度上(髂骨穿刺约1.5cm,肥胖者可适当放长,胸骨柄穿刺约1.0cm),以左手拇指、示指固定穿刺部位皮肤,右手持针于骨面垂直刺入(若为胸骨柄穿刺,穿刺针与骨面成30°~40°角斜行刺入),当穿刺针接触到骨质后则左右旋转,缓缓钻刺骨质,当感到阻力消失,且穿刺针已固定在骨内时,表示已进入骨髓腔。

5. 将内栓退出1cm,拔出针芯,接上干燥的20ml注射器,用适当力度缓慢抽吸,可见少量红色骨髓液进入注射器内,骨髓液抽吸量以0.1~0.2ml为宜;取下注射器,将骨髓液推于玻片上,由助手迅速制作涂片5~6张,送检细胞形态学及细胞化学染色检查。

6. 如需做骨髓培养,再接上注射器,抽吸骨髓液2~3ml注入培养液内。

7. 如未能抽得骨髓液,可能是针腔被皮肤、皮下组织或骨片填塞,也可能是进针太深或太浅,针尖未在髓腔内,此时应重新插上针芯,稍加旋转或再钻入少许或再退出少许,拔出针芯,如见针芯上带有血迹,再行抽吸可望获得骨髓液。

8. 抽吸完毕,插入针芯,轻微转动拔出穿刺针,随即将消毒纱布盖在针孔上,稍加按压,用胶布加压固定。

六、注 意 事 项

1. 穿刺针进入骨质后避免摆动过大,以免折断。

2. 胸骨柄穿刺不可垂直进针,不可用力过猛,以防穿透内侧骨板。

3. 抽吸骨髓液时,逐渐加大负压;做细胞形态学检查时,抽吸量不宜过多,否则使骨髓液稀释,但也不宜过少。

4. 骨髓液抽取后应立即涂片。

5. 多次干抽时应进行骨髓活检。

6. 注射器与穿刺针必须干燥,以免发生溶血。

7. 术前应做出凝血时间、血小板等检查。

气管切开术

气管切开术系切开颈段气管,放入金属气管套管。气管切开术是解除喉源性呼吸困难、呼吸功能失常或下呼吸道分泌物潴留所致呼吸困难的一种常见手术。目前,气管切开有 4 种方法,即气管切开术、经皮气管切开术、环甲膜切开术、微创气管切开术。临床医师均应掌握这一抢救技能。

一、适　应　证

1. 喉阻塞。

2. 下呼吸道分泌物潴留。

3. 预防性气管切开。

4. 取气管异物。

5. 颈部外伤者。

二、禁　忌　证

1. Ⅰ度和Ⅱ度呼吸困难。

2. 呼吸道暂时性阻塞,可暂缓气管切开。

3. 有明显出血倾向时要慎重。

三、气管切开术过程

1. 体位　一般取仰卧位,肩下垫一小枕,头后仰,使气管接近皮肤,暴露明显,以利于手术;助手坐于头侧,以固定头部,保持正中位。常规消毒,铺无菌巾。

2. 麻醉　采用局麻。沿颈前正中,上自甲状软骨下缘、下至胸骨上窝,以 1‰普鲁卡因溶液浸润麻醉,对于昏迷、危重或窒息患者,若患者已无知觉也可不予麻醉。

3. 切口　多采用直切口,自甲状软骨下缘至接近胸骨上窝处,沿颈前正中线切开皮肤和皮下组织。

4. 分离气管前组织　用血管钳沿中线分离胸骨舌骨肌及胸骨甲状肌,暴露甲状腺峡部,若峡部过宽,可在其下缘稍加分离,用小钩将峡部向上牵引,必要时也可将峡部夹持切断缝扎,以便暴露气管。分离过程中,两个拉钩用力应均匀,使术野始终保持在中线,并经常以手指探查环状软骨及气管是否保持在正中位置。

5. 切开气管　确定气管后,一般于第 2~4 气管环处,用尖刀片自下向上挑开 2 个气管环(切开 4~5 环者为低位气管切开术),刀尖勿插入过深,以免刺伤气管后壁和食管前壁,引起气管食管瘘。可在气管前壁上切除部分软骨环,以防切口过小,放管时将气管壁压进气管内,造成气管狭窄。

6. 插入气管套管 以弯钳或气管切口扩张器撑开气管切口,插入大小适合、带有管芯的气管套管;插入外管后,立即取出管芯,放入内管,吸净分泌物,并检查有无出血。

7. 创口处理 将气管套管上的带子系于颈部,打成死结以牢固固定。切口一般不予缝合,以免引起皮下气肿。最后用一块开口纱布垫于伤口与套管之间。

四、注 意 事 项

1. 气管切开术的效果如何,与适应证的选择是否恰当有关。故术前应妥为考虑,并应与有关医护人员充分协作,而患者家属的谅解也是必不可少的。

2. 对于过度烦躁不安或呼吸困难较为严重的患者,若估计手术中困难较多,应争取先置入气管镜或气管内插管,使呼吸通畅,待患者较平静,恐惧心情也大为减轻后,再做气管切开,就可以平稳地进行操作,减少并发症和手术危险。我们考虑,这一点要尽量争取做到。

3. 选用合适的套管,切口不得低于第5气管环,剥离时仅循白线列入到气管前壁,而不向气管两侧剥离。患者头部始终保持正中位,切开气管环时要由下而上用刀尖挑开。注意不要伤及气管后壁。这些都是防止手术并发症发生的有效措施。

4. 手术过程中若因呼吸道阻塞,静脉扩张,以致容易出血,则应迅速找到气管,切开后使呼吸通畅,出血常可自行停止。若先忙于止血,呼吸仍未通畅,往往既不易止血,又拖延手术时间,使呼吸困难更为加重。

5. 窒息或气管切开后呼吸已停止,应积极进行人工呼吸及必要的心脏按摩,以争取挽回患者生命。若气管切开后心跳尚好,做人工呼吸后,多可恢复自主呼吸。

6. 手术后要注意气管套管位置是否合适,套管口径是否合适,伤口有无感染。套管不合适及伤口感染是发生致命性出血的两个重要因素。

清 创 术

清创术是指对新鲜开放性污染伤口进行清洗去污、清除血块和异物、切除失去生机的组织、缝合伤口,使之尽量减少污染,甚至变成清洁伤口,达到一期愈合,以利于受伤部位功能和形态的恢复。

一、适 应 证

8小时以内的开放性伤口应行清创术,8小时以上而无明显感染的伤口,如伤员一般情况好,亦应行清创术。

二、禁 忌 证

如伤口已有明显感染,则不做清创,仅将伤口周围皮肤擦净,消毒周围皮肤后,敞开引流。

三、术 前 准 备

1. 清创前须对伤员进行全面评估,如有休克,应先抢救,待休克好转后争取时间进行清创。

2. 如颅脑、胸腹部有严重损伤,应先予处理。如四肢有开放性损伤,应注意是否同时合并骨折,摄 X 线片协助诊断。

3. 应用止痛和术前镇痛药物。

4. 如伤口较大、污染严重,应预防性应用抗生素,在术前 1 小时、术中、术毕分别用一定量的抗生素。

5. 注射破伤风抗毒素,轻者用 1500U,重者用 3000U。

四、麻　醉

上肢清创可用臂丛神经或腕部神经阻滞麻醉;下肢可用硬膜外麻醉。较小较浅的伤口可使用局麻;较大、复杂严重的则可选用全麻。

五、手术步骤

1. 清洗去污　分清洗皮肤和清洗伤口两步。

(1) 清洗皮肤:用无菌纱布覆盖伤口,再用汽油或乙醚擦去伤口周围皮肤的油污。术者按常规方法洗手、戴手套;更换覆盖伤口的纱布,用软毛刷蘸消毒皂水刷洗皮肤,并用冷开水冲净;然后换另一只毛刷再刷洗一遍,用消毒纱布擦干皮肤。两遍刷洗共约 10 分钟。

(2) 清洗伤口:去掉覆盖伤口的纱布,以 0.9% 氯化钠注射液冲洗伤口,用消毒镊子或小纱布球轻轻除去伤口内的污物、血凝块和异物。

2. 清理伤口　施行麻醉,擦干皮肤,用碘酊、酒精消毒皮肤,铺盖消毒手术巾准备手术。术者重新用乙醇溶液或苯扎溴铵溶液泡手,穿手术衣、戴手套后即可清理伤口。

对浅层伤口,可将伤口周围不整皮肤缘切除 0.2~0.5cm,切面止血,清除血凝块和异物,切除失活组织和明显挫伤的创缘组织(包括皮肤和皮下组织等),并随时用无菌盐水冲洗。对深层伤口,应彻底切除失活的筋膜和肌肉(肌肉切面不出血,或用镊子夹镊不收缩者,表示已坏死),但不应将有活力的肌肉切除,以免切除过多而影响功能。为了处理较深部伤口,有时可适当扩大伤口和切开筋膜,清理伤口,直至比较清洁和显露血循环较好的组织。

如同时有粉碎性骨折,应尽量保留骨折片;已与骨膜游离的小骨片则应予清除。

浅部贯通伤的出入口较接近者,可将伤道间的组织桥切开,变两个伤口为一个。如伤道过深,不应从入口处清理深部,而应从侧面切开处清理伤道。

伤口如有活动性出血,在清创前可先用止血钳钳夹,或临时结扎止血。待清理伤口时重新结扎,除去污染线头。渗血可用温盐水纱布压迫止血,或用凝血酶等局部止血剂止血。

3. 修复伤口　清创后再次用 0.9% 氯化钠注射液清洗伤口。再根据污染程度、伤口大小和深度等具体情况,决定伤口是开放还是缝合,是一期还是延期缝合。未超过 12 小时的清洁伤口可一期缝合;大而深的伤口,在一期缝合时应放置引流条;污染重的或特殊部位不能彻底清创的伤口,应延期缝合,即在清创后先于伤口内放置凡士林纱布条引流,待 4~7 日后,如伤口组织红润,无感染或水肿时,再做缝合。

头、面部血运丰富,愈合力强,损伤时间虽长,只要无明显感染,仍应争取一期缝合。

缝合伤口时,不应留有死腔,张力不能太大。对重要的血管损伤应修补或吻合;对断裂的肌腱和神经干应修整缝合。显露的神经和肌腱应以皮肤覆盖;开放性关节腔损伤应彻底清洗后缝合;胸腹腔的开放性损伤应彻底清创后,放置引流管或引流条。

六、术中注意事项

1. 伤口清洗是清创术的重要步骤,必须反复用大量 0.9% 氯化钠注射液冲洗,务必使伤口清洁后再做清创术。选用局麻者,只能在清洗伤口后麻醉。

2. 清创时既要彻底切除已失去活力的组织,又要尽量爱护和保留存活的组织,这样才能避免伤口感染,促进愈合,保存功能。

3. 组织缝合必须避免张力太大,以免造成缺血或坏死。

七、术 后 处 理

1. 根据全身情况输液或输血。

2. 合理应用抗生素,防止伤口感染,促使炎症消退。

3. 注射破伤风抗毒素;如伤口深、污染重,应同时肌内注射气性坏疽抗毒血清。

4. 抬高伤肢,促使血液回流。

5. 注意伤肢血运、伤口包扎松紧是否合适、伤口有无出血等。

6. 伤口引流条,一般应根据引流物情况,在术后 24~48 小时内拔除。

7. 伤口出血或发生感染时,应立即拆除缝线,检查原因,进行处理。

心肺复苏技术操作

一、一旦有心脏停止,依照以下程序操作

1. 确定有无反应,轻轻拍击患者肩膀,并且大声叫他,此评价应该在 10 秒内完成。

2. 寻求援助。

3. 让患者仰面躺在硬而平坦的板面上。

4. 打开患者的气道,并确定已无呼吸。

5. 捏紧患者的鼻孔,给予 2 次全力的呼吸。

6. 如果患者胸部未能随通气而起伏,则打开口腔,清除阻塞的气道,再予以人工呼吸。

7. 确定已无脉搏,将 2 指放在咽部,再向远端移行至咽部与胸锁乳突肌之间的沟中,触摸颈动脉搏动,约需 5~10 秒。

二、操 作 过 程

1. 开放气道(A) ①将床放平,(软床)胸下垫胸外按压板,将患者放置于仰卧位,去枕,解开衣领、腰带,暴露胸部;②清理呼吸道,取下活动义齿;③开放气道(仰头抬颏法)。

2. 应用简易呼吸器(B) ①将简易呼吸器连接氧气,8~10L/min(有氧源情况下);②一手固定面罩;③另一手挤压简易呼吸器,吹气 2 次,每次持续 1 秒,吹气量以见到胸部起伏为宜。

3. 胸外按压(C) ①确定按压部位:胸骨下部。一手掌根部放于按压部位,另一手平行重叠于手背上,手指并拢,只以掌根部接触按压部位,双臂位于患者胸骨的正上方,双肘关节伸直,利用上身重量垂直下压,以胸骨下陷 4~5cm 为宜,而后迅速放松,反复进行。按压时间与放松时间大致相同,按压频率 100 次/分钟左右。②胸外按压与人工呼吸比例为 30:2,操

作 5 个循环后再次判断颈动脉搏动及人工呼吸(判断时间为 10 秒),如已恢复,进行下一步生命支持(如颈动脉搏动及人工呼吸未恢复,继续上述操作 5 个循环后,再次判断)。

气管内插管术

一、适 应 证

1. 呼吸心脏停搏行心肺复苏。
2. 呼吸衰竭、呼吸肌麻痹和呼吸抑制者行机械通气。
3. 气道阻塞时保持呼吸道通畅,消除气管内分泌物。
4. 为气管内麻醉及气管内给药提供条件。

二、禁 忌 证

1. 绝对禁忌证　颈椎骨折、喉头水肿、急性喉炎、喉头黏膜下血肿时,插管损伤可引起严重出血;除非急救,禁忌气管内插管。
2. 相对禁忌证　呼吸道不全梗阻者有插管适应证,但禁忌快速诱导插管。并存出血性血液病(如血友病、血小板减少性紫癜等)者,插管损伤易诱发喉头声门或气管黏膜下出血或血肿,继发呼吸道急性梗阻,因此宜列为相对禁忌证。主动脉瘤压迫气管者,插管可能导致主动脉瘤破裂,宜列为相对禁忌证。

三、插管前的准备

1. 选择合适的气管导管　成人导管内径(ID)的选择:经口腔气管导管在男性一般需用内径 8.0~9.0mm 的导管,女性需用内径 7.0~8.0mm 的导管。
2. 准备合适的喉镜、导管内导丝、吸引管、牙垫、注射器等。
3. 准备麻醉面罩和通气装置。
4. 听诊器、血氧饱和度监测仪。

四、经口腔明视气管内插管方法

借助喉镜在直视下暴露声门后,将导管经口腔插入气管内。

1. 将患者头后仰,双手将下颌向前、向上托起以使口张开,或以右手拇指对着下齿列、示指对着上齿列,借旋转力量使口腔张开。
2. 左手持喉镜柄将喉镜片由右口角放入口腔,将舌体推向左侧后缓慢推进,可见到悬雍垂。将镜片垂直提起前进,直到会厌显露,挑起会厌以显露声门。
3. 如采用弯镜片插管则将镜片置于会厌与舌根交界处(会厌谷),用力向前上方提起,使舌骨会厌韧带紧张,会厌翘起紧贴喉镜片,即显露声门。如用直镜片插管,应直接挑起会厌,声门即可显露。
4. 以右手拇指、示指及中指如持笔式持住导管的中、上段,由右口角进入口腔,直到导管接近喉头时再将管端移至喉镜片处,同时双目经过镜片与管壁间的狭窄间隙监视导管前进方向,准确轻巧地将导管尖端插入声门。借助管芯插管时,当导管尖端入声门后,应拔出管芯后再将导管插入气管内。导管插入气管内的深度成人为 4~5cm,导管尖端至门齿的距离约 18~22cm。

5. 插管完成后,要确认导管已进入气管内再固定。确认方法有:

(1) 按压胸部时,导管口有气流。

(2) 人工呼吸时,可见双侧胸廓对称起伏,并可听到清晰的肺泡呼吸音。

(3) 如用透明导管时,吸气时管壁清亮,呼气时可见明显的"白雾"样变化。

(4) 患者如有自主呼吸,接麻醉机后可见呼吸囊随呼吸而张缩。

(5) 如能监测呼气末 $ETCO_2$ 则更易判断,$ETCO_2$ 图形有显示则可确认无误。

五、气管内插管的并发症

1. 牙齿脱落,口腔、鼻腔、咽喉部黏膜损伤出血,下颌关节、杓状软骨脱位,喉头水肿,声音嘶哑。

2. 剧烈咳嗽,憋气,喉及支气管痉挛,血压升高。

3. 心律失常、心动过缓、心搏骤停。

4. 气管呼吸阻力增加(过细、过软、压迫、扭折)。

5. 插管过深误入支气管内,引起通气不足、缺氧或一侧肺不张。

6. 导管消毒不严,术后肺部并发症。

重 症 监 护

一、概 述

重症监护室(intensive care unit,ICU)是集中各有关专业的知识和技术,以及先进的监测和治疗设备,对重症病例的生理功能进行严密监测和及时有效治疗的专门单位。产生于第二次世界大战时期,自 20 世纪 50 年代以后,重症监护日渐受到人们的重视,60 年代初期发展起来的冠心病监护病房(CCU)大大降低了急性心肌梗死的死亡率。近 30 年来,重症监护室的迅速发展是患者分级护理、科学化管理的产物。对于急、危、重症及大手术后的患者进行严密监护和记录,为及时有效的治疗提供了科学的保证,明显提高了危重患者的抢救成功率及生活质量。它是一个临床多学科协同进行工作的场所,故 ICU 中的医护人员必须职责分明、组织有序、工作紧张、配合默契、技术熟练、操作规范,以确保 ICU 工作的高效率和高成功率。

ICU 的建立使得危重患者术后得到了持续的监护和及时的治疗,增加了高危患者手术的安全性,降低了一系列严重并发症的发生率和死亡率。我国的危重监护专科建立于 20 世纪 70 年代后期至 80 年代初期,并迅速发展,到目前多数医院已先后建立了规模不一的 ICU。

二、监测与治疗设备

1. 血压计 包括汞柱或弹簧血压计、电子测压仪及超声多普勒血压计。

2. 心电图机及心电监护仪 是监测心电活动可靠而实用的方法。心电压力监护仪可连续监测心电波形、心率、动脉压、肺动脉压、左房压等。新型监护仪还可测定每搏排出量。

3. 呼吸监测仪 监测呼吸频率、潮气量、通气量等。

4. 肺动脉漂浮导管（Swan-Ganz 导管） 用于监测肺动脉压（PAP）、肺动脉楔压（PAWP）、中心静脉压（CVP）、心排出量（CO）等。

5. 简易血氧计（脉冲血氧饱和度仪） 夹在耳垂或手指上，持续监测血氧饱和度及脉搏。

6. 床旁 X 线机。

7. 小型化验室 包括血气分析仪、生化测定仪，以及测定血常规、尿常规、血细胞比容等的必要设备。

8. 呼吸机 呼吸机的种类很多，功能也不完全相同，一般将呼吸机分为定压型和定容型两大类。现在已发展为定压型、定压定容型、定时型、间歇指令呼吸（IMV）型、持续气道正压（CPAP）型、定时限压恒流型（婴幼儿型）、负压型、高频通气型等多种类型的呼吸机。功能齐全的呼吸机应配有空气混合器（可精确调节氧浓度）、有效的湿化器、呼吸监测装置和可靠的报警装置，具有辅助呼吸、控制呼吸、间歇正压呼吸（IPPV）、间歇指令呼吸（IMV）、持续气道正压通气（CPAP）、呼气末正压通气（PEEP）等多种呼吸方式。

9. 除颤器 是一种用高能电脉冲直接或经胸壁作用于心脏的机器，用于治疗多种快速心律失常，使其转为窦性心律的治疗仪器。对快速心律失常可用同步电复律，对心室颤动可用非同步电复律。

10. 起搏器 对心动过缓、Ⅲ度房室传导阻滞（Ⅲ AVB）等紧急情况，可经导管进行心房内起搏。心脏手术中安置心外膜电极的患者，可进行心室起搏或房室顺序起搏。

11. 超声雾化吸入器。

12. 输液泵及注射泵 可控制危重患者的液体及药物的输入速度。目前电动输液泵可精确调节输液速度在 1～900ml/h 范围内，并带有报警装置。

13. 主动脉内气囊反搏泵（器） 用于治疗心源性休克及心脏手术后低心排血量综合征。

14. 常用器械 如气管切开包、喉镜、气管内插管全套用具、静脉切开包、胸穿包及胃肠减压器等。

三、人 员 配 备

1. ICU 医师的基本技术要求 包括以下几个方面：心肺脑复苏的能力；呼吸支持的能力（气管插管、机械通气等）；能进行心电监测并有识别处理心律失常及有创血流动力学监测的能力；紧急心脏临时起搏的能力；对各种化验结果作出快速反应并立即给予反馈的能力；多个脏器功能支持的能力；进行全肠道外营养的能力；微量输液的能力；掌握各种监测技术以及多种操作技术的能力；在输送患者过程中生命支持的能力（有吸氧，使用呼吸机、心电监测的能力）；有对各个医学专业疾病进行紧急处理的能力。

ICU 医师与患者之比为（1～2）：1。

2. ICU 护士的基本技术要求 不仅要有多专科医疗护理及急救基础知识，更要强调对病情系统认识的能力，还应掌握各种监护仪器的使用、管理、监测参数和图像的分析及其临床意义。ICU 护士与患者的数字比例为（2～3）：1。

ICU 病室可以设化验员 1 名，负责常规化验检查。技术员 1 名，负责贵重仪器的维修、保护及病室内部消毒工作。

四、循环系统的监护

心电图是危重患者的常规监测项目。监测心电图的临床意义主要是了解心率的快慢，心律失常类型的诊断，心肌缺血的诊断等。血流动力学监测，尤其是有创性监测，可以实时反映患者的循环状态，并可根据测定的心排出量和其他参数计算出血流动力学的全套数据（表11），为临床诊断、治疗和预后的评估提供可靠的依据。

表 11　血流动力学参数及计算方法

参　　数	计 算 方 法	正 常 值
动脉血压		
收缩压（SBP）		90～140mmHg
舒张压（DBP）		60～90mmHg
平均动脉压（MAP）		70～105mmHg
中心静脉压（CVP）		6(1～10)mmHg
肺毛细血管楔压（PCWP）		9(5～16)mmHg
心排出量（CO）		5～6L/min
心脏指数（CI）	CO/BSA（体表面积）	2.8～4.2L/(min·m²)
每搏排出量（SV）	CO/HR	60～90ml/brat
每搏指数（SI）	SV/BSA	40～60ml/(beat·m²)
左室做功指数（LVSWI）	$\dfrac{SI(MAP-PCWP)\times1.36}{100}$	45～60g·m/m²
右室做功指数（RVSWI）	$\dfrac{SI(MAP-CVP)\times1.36}{100}$	5～10g·m/m²
外周血管总阻力（TPR）	$\dfrac{(MAP-CVP)\times80}{CO}$	90～150kPa·s/L (900～1500dyn/s·cm⁻⁵)
肺血管阻力（PVR）	$\dfrac{(PAP-PCWP)\times80}{CO}$	15～25kPa·s/L (150～250dyn/s·cm⁻⁵)

（一）监测项目

1. 心率与心律　可用听诊器听，同时注意心音及杂音的变化。用心电监护仪监测，以便对心律失常作出及时而准确的判断，心率应控制在120次/分钟以下，心率过快易致心排出量下降及心肌疲劳。

2. 动脉血压　动脉血压是监测血流动力学的基本指标之一，一般可通过监测仪器进行监测，也可用袖带式血压计测定，其缺点是不能连续测压，且当有明显的外周血管收缩及低心排出量时，该法可能很不准确。必要时须行动脉置管直接测压法，可经桡动脉、股动脉或足背动脉置管测压，包括收缩压、舒张压及平均动脉压，压力波形在一定程度上反映了心排血量的高低。压力导管应接三通开关，以便含肝素的0.9％氯化钠注射液冲洗导管，防止血栓形成。该法属创伤性监测，可出现血栓、血肿、感染等症，需注意预防。

3. 中心静脉压　通过穿刺置管，测定上、下腔静脉或右心房的压力，即中心静脉压（CVP）。可监测血容量、血管张力和右室充盈压，有助于判断输血、输液量或心功能状态。一般CVP降低主要见于血容量不足，CVP增高见于心力衰竭、心包压塞、肺栓塞、慢性阻塞性肺疾病及张力性气胸等。

4. **房室压**　可用心导管直接测得,是监测心功能最可靠的依据。右心衰时,右室舒张末压力升高;左心衰时,左室舒张末压力升高。

5. **肺动脉导管监测**　即将肺动脉漂浮导管自颈静脉或贵要静脉插入,经腔静脉、右心房、右心室、肺动脉至肺毛细血管楔入部位。可同时测得中心静脉压(CVP)、右房压(RAP)、肺动脉楔压(PAWP)、肺动脉压(PAP)、心排出量(CO)、心脏指数(CI),从而全面判断左、右心功能。自肺小静脉抽取混合静脉血做血气分析,对评价肺功能有重要的意义。

6. **血流量**　常用指标有每搏排出量(SV)、每搏指数(SI)、心排出量(CO)和心脏指数(CI)等,是反映心脏血流动力学状态最常用、最有效的手段之一。既往主要采用染料稀释法、热法、同位素法等,现主要采用超声心动图、心阻抗图等间接方法,具有简单易行、无创伤、多次重复及连续观察等优点。

7. **外周血管阻力**　又称后负荷,后负荷增高表示外周血管痉挛,心脏负担增加。持续性后负荷增高将会导致心力衰竭。其计算公式为:

$$总外周血管阻力(SVR) = \frac{MAP - RAP}{CO}$$

MAP 为平均动脉压,以 RAP 为右房压,CO 为心排出量。

(二) 急性循环功能不全的监护

外科危重患者多数伴有急性循环功能不全,如低血压休克、心律失常、低心排血量综合征等,处理不当死亡率极高。应严密监视,重点护理,及时而正确地诊治十分重要。

1. **休克**　休克是一种急性循环功能不全综合征,导致的原因很多,其中在外科监护病房的常见原因有:①低血容量性休克,见于大量出血、失水、高热患者;②感染性休克,见于胆系感染、腹膜炎、败血症;③心源性休克,常继发于术后心肌梗死、心律失常、心包压塞;④神经源性休克,常由外伤剧痛、严重脊髓损伤、麻醉意外等引起。

(1) 休克的监护:休克患者除测量肢端皮肤温度、心率、血压、脉压外,准确的方法为通过 Swan-ganz 导管测定中心静脉压(CVP)、右心房压(RAP)、肺动脉压(PAP)、肺动脉楔压(PAWP)、肺动脉阻力(PAR),从而得出体循环阻力(SVR)、心排出量(CO)及心脏指数(CI)。一般低血容量性休克脉压下降明显,感染性休克脉压常无明显改变。根据血流动力学,休克可分为:①暖休克(高排低阻型):其特点是体循环阻力低,中心静脉压高及心脏指数高;②冷休克(低排高阻型):其特点是体循环阻力高,中心静脉压低及心脏指数低。

(2) 休克的治疗原则:休克治疗的目的是改善全身组织的循环功能,恢复及维护机体的正常代谢,密切观察病情,特别注意心、脑、肾、肺的功能。给予氧气吸入,尽快建立静脉通道,积极寻找引起休克的原因并予以治疗。对不同类型的休克,针对其病理生理变化给予不同治疗。

2. **心律失常**　外科重症监护室(SICU)中心律失常患者比较常见,因此必须持续严密监测心电图。考虑心律失常对血流动力的严重影响,应立即采用药物、电击复律等方法及时纠正。心律失常的诊断依赖于心电图,常见有窦性心动过速、心动过缓、窦性停搏及窦房传导阻滞、室上性心动过速、心房颤动和心房扑动、房室传导阻滞、室性期前收缩、室性心动过速、心室颤动再灌注性心律失常等。治疗主要包括病因和对症治疗。

3. **低心排血量综合征**　低心排血量综合征(LCOS)是体外循环心脏手术后的严重并发

症,也可见于心脏停搏复苏后的患者。表现为低血压、酸中毒、少尿或无尿、中心与周围温差增大等。治疗原则:①调整心脏前负荷,降低后负荷。前者需补充血容量,输入晶体、胶体和全血,应用利尿剂,以减少血容量;降低后负荷用硝普钠 0.3～0.4mol/min,用容积式输液泵静脉滴注维持(每 4～6 小时更换 1 次),使收缩压维持在 80mmHg 左右。酚妥拉明可降低体循环和肺循环血管的阻力,增加心排出量。②加强心肌收缩力,改善心功能,稳定心率和纠正心律失常。多巴胺和多巴酚丁胺同时应用,增加心排出量和升高血压,如心率<60 次/分钟或>130 次/分钟应用强心苷,如毛花苷丙。③纠正酸中毒。碳酸氢钠溶液静脉滴注,不宜多用,只要血 pH>7.20、HCO_3^->10mmol/L,就不必快速大量地输入碳酸氢钠溶液。纠正低排状态后,酸中毒会随之好转。

五、呼吸系统的监护

呼吸功能监测是监测术后肺的通气功能和氧合功能。急性肺通气功能衰竭在术后患者较多见,术后肺部并发症是引起死亡的主要原因之一。手术前肺功能异常者较易发生术后肺部并发症,术前肺功能正常者的术后肺部并发症的发生率约为 3%,而异常者为 70%。因此正确认识和监测术后肺功能改变,对于预测术后肺部并发症有重要意义。主要监测肺通气功能、氧合功能和呼吸机械功能,以帮助判断肺功能的损害程度、治疗效果以及组织器官对氧的输送和利用状况。常用的呼吸功能监测参数见表 12。

表 12 常用呼吸功能监测参数

参 数	正常值	参 数	正常值
潮气量(VT,ml/kg)	5～7	血氧饱和度(SaO_2,%)	96～100
呼吸频率(RR,BPM)	12～20	肺内分流量(QS/QT,%)	3～5
无效腔量/潮气量(VD/VT)	0.25～0.40	肺活量(VC,ml/kg)	65～75
二氧化碳分压($PaCO_2$,mmHg)	35～45	最大吸气力(MIF,cmH_2O)	75～100
氧分压(PaO_2,mmHg)	80～100		

(一) 监测项目

1. 体征 观察患者的胸腹式呼吸幅度、频率,有无呼吸困难及缺氧表现,注意口唇肢端颜色,双肺呼吸音听诊,观察有无皮下气肿等。

2. 监测指标

(1) 呼吸频率(RR):RR 正常为 12～20 次/分钟,成人一般为 12～15 次/分钟,婴幼儿较成人快。如呼吸过快,常见原因有伤口疼痛、呼吸道异常、吸痰时间过长或速度过快、呼吸器与自主呼吸不同步、血气胸压迫肺组织等;如呼吸过缓,则考虑患者有无神经系统的并发症、呼吸性碱中毒及应用吗啡等抑制呼吸的药物等。

(2) 潮气量(VT):是平静时每次呼出或吸入的气体量。自然呼吸时成人 VT=5～7ml/kg,机械通气时 VT=10～15ml/kg,可通过呼吸机上的流量传感器显示。

(3) 每分钟通气量(MV):是指每分钟平均吸入气量。$MV=VT\times RR$。正常人静息时为 5～8L,如通气不足,表现为呼吸表浅、胸廓运动度变小、呼吸音减低、烦躁、大汗淋漓等。见于:①气道阻塞;②胸腔积液;③麻醉药、肌松药、镇静药等的作用。

(4) 气道阻力:主要用于监测呼吸道功能。气道阻力=气道内外压力差(cmH_2O)/流速(L/s),正常值为 2～3cmH$_2$O/(L·s),如在同一机械通气条件下气道阻力逐渐减小,说明治疗有效,气道阻塞缓解或肺水肿减轻;如气道阻力增加,常见于气管导管内径太小或导管太长、气管狭窄、支气管痉挛、呼吸道分泌物增多。

(5) 气道压力(P$_{aw}$):由潮气量和气道阻力所决定,此二者无论何者增高,气道压力均升高,反之亦然。一般成人吸气压为 12～15cmH$_2$O。

(6) 肺顺应性:反映肺和胸廓的弹性程度,是胸腔和肺扩张程度的指标。肺顺应性＝容量改变/压力改变(L/cmH$_2$O),正常值为 0.072～0.11L/cmH$_2$O。降低见于肺水肿、肺实质炎症、肺泡表面活性物质减少等,呼吸衰竭患者恢复过程中肺顺应性增加,提示病情有改善。

3. 血气监测　血气分析对危重患者是很有价值的监测手段,尤其是应用呼吸机的患者,更是不可缺少的监测项目。包括利用血气分析监测动脉血氧分压(PaO$_2$),动脉血氧饱和度(SaO$_2$),动脉血二氧化碳分压(PaCO$_2$)。

(1) PaO$_2$:在呼吸空气时正常值为 10.7～13.3kPa(80～100mmHg),随年龄增长而降低,公式为:PaO$_2$＝(100－年龄/3)mmHg。当 PaO$_2$<8kPa(60mmHg)时,提示有严重缺氧,应用面罩加大吸氧,如血气不能改善,应辅助呼吸。

(2) PaCO$_2$:是反映通气功能与酸碱平衡的重要指标,正常值为 4.67～6.0kPa(35～45mmHg)。当 PaCO$_2$<4.67kPa,提示通气过量与呼吸性碱中毒;PaCO$_2$>6.0kPa,提示通气不足与呼吸性酸中毒。

(3) SaO$_2$:正常值>95％,<80％为低氧血症。SaO$_2$反映氧与血红蛋白结合的程度。目前多数监护仪都带有血氧饱和度仪,通过血氧传感器可持续监测 SaO$_2$。

(4) 肺内分流量(QS/QT):是指心排出量的分流部分与心排出量的百分比,即 QS/QT。正常人<5％,正常值(3.65±1.69)％。分流量越大,低氧血症越明显。分流量的大小反映肺弥散功能障碍的程度。临床上此值若<20％,可不做特殊处理;若>20％说明有慢性呼吸系统疾病;>33％提示预后严重,常见于动静脉瘘、肺不张、支气管炎、肺实变及ARDS 等。

(二) 呼吸功能不全的治疗

1. 保持呼吸道通畅　保持呼吸道通畅是改善肺通气功能、预防肺部并发症的重要措施。它关系到重要脏器的保护和患者能否顺利康复。必须积极去除病因,如抗感染、预防舌后坠。对麻醉未清醒的患者严密观察,必要时用钳牵拉患者舌头至口外或采取其他措施;一旦误吸应积极采取有效措施清除误吸物;加强呼吸道湿化,对大手术后清醒患者常规协助并鼓励其咳痰,并根据病情给予定时雾化吸入,以利痰液咳出;对支气管痉挛常规用地塞米松、二氢丙茶碱或氨茶碱等药物。

2. 氧疗　氧疗在 SICU 中是不可缺少的一个治疗环节,但必须根据缺氧程度确定给氧方法。轻度缺氧 PaCO$_2$<7.33kPa(55mmHg),循环稳定时不一定总是给氧治疗;中度缺氧PaCO$_2$<5.3kPa(40mmHg),应用单侧鼻导管持续低流量吸氧;重度缺氧 PaCO$_2$<4.7kPa(35mmHg),宜给高流量吸氧,但必须无高碳酸血症。对Ⅰ型呼吸衰竭患者氧疗不能达到疗效或缺氧症状严重时,可用肺导管给氧,方法为:在患者咳喘吸气时先将鼻导管插入气管,然后从鼻导管内再插入肺导管,尽可能深达肺内。如插鼻导管困难时,可用纤维支气管镜引导送入鼻、肺导管,或用套针经环甲膜穿刺送入肺导管,给氧流量为 2L/min。能使动脉血氧分压达 13.3kPa(100mmHg)左右。对低氧血症并发Ⅰ型呼吸衰竭时应控制性给氧,以维持

$PaCO_2$在 6.7～8.0kPa(50～60mmHg)为宜。

氧疗的方法:依据氧传送系统,可分为高流量系统和低流量系统。

(1) 高流量系统:所谓高流量系统是指该装置供给的气体,其流率超过患者吸气的峰流率。患者吸气的峰流率很难测定,又因吸气的峰流率相当于患者4倍的每分通气量,故传送的总流量需4倍患者的每分通气量。常用的有文丘里(Venturi)面罩、机械气雾系统等,为维持FiO_2稳定,应调节氧与空气的比例,见表13。

表 13　高流量系统 FiO_2 的调节与流量关系

系　统	FiO_2	氧/空气	氧流量(L/min)	总流量(L/min)
文丘里面罩	0.24	1/25	4	104
	0.28	1/10	4	44
	0.31	1/7	6	48
	0.35	1/5	8	48
	0.40	1/3	8	32
	0.50	1/1.7	12	32
机械气雾	0.60	1/1	12	24
	0.70	1/0.6	12	19

(2) 低流量系统:所谓低流量系统是总的流量并非完全由供氧的装置供给,因而吸入一定氧的同时还吸入一定量的空气。FiO_2取决于氧的流量、患者的解剖无效腔,贮气装置以及患者的呼吸频率、潮气量、每分通气量。因此FiO_2不稳定,也不易控制,适用于不需要精确FiO_2的患者。常用的方法有鼻导管吸氧、面罩吸氧、带贮气囊的面罩吸氧。其FiO_2由以下公式决定:

$$FiO_2 = 20 + 4 \times 氧流量(L/min)$$

低流量系统并非只能提供低浓度的氧治疗,事实上它可提供24%～99%的FiO_2,因人们熟悉、操作简便、患者易于接受而普遍应用于临床。低流量系统中氧流量与FiO_2的关系见表14。

表 14　低流量系统中氧流量与 FiO_2 的关系

吸氧方式	氧流量(L/min)	FiO_2	吸氧方式	氧流量(L/min)	FiO_2
鼻导管	1	24	贮氧装置面罩	6	60
	3	32		7	70
	5	40		8	80
面罩	5～6	40		9	>80
	6～7	50		10	>80
	7～8	60			

(3) 氧疗法注意事项

1) 积极治疗病因。

2）确保呼吸道通畅，要有足够的通气量。

3）一定要持续给予，逐渐降低浓度，直至缺氧病因消除而终止，不可用"间歇给氧法"，尤其是对存在慢性肺疾病的患者。

4）确保室内湿度在 50％ 左右，吸入氧最好用恒温（45℃）湿化瓶，否则应间歇雾化吸入。

5）长期吸氧者，严防氧中毒，氧浓度一定要小于 40％。

6）用鼻导管或鼻塞吸氧者，每 12 小时更换管或塞，并经常清洁鼻孔；用面罩吸氧者，用酒精棉球擦拭，每日 1 次。

3. 机械通气　机械通气的基本原理在于建立一个大气与肺泡压力差，达到肺的通气。其最突出的特点就是减少机体呼吸功耗，改善通气与换气。

（1）机械通气的适应证与禁忌证

1）适应证：急性呼吸衰竭、慢性呼吸衰竭、ARDS、肺水肿、哮喘持续状态、阻塞性睡眠呼吸暂停、外科手术后呼吸衰竭、体外循环术后、呼吸功能不全者纤维支气管镜检查、颈部和气管手术等。

2）禁忌证：巨大肺大泡、高压气胸及纵隔气肿未行引流、大咯血、急性心肌梗死、活动性肺结核（病变范围不大时可使用，若同时合并肺气肿或肺大泡或多次发生气胸，不宜使用）、低血压休克未纠正者。

（2）通气方式

1）辅助/控制（A/C）通气：A/C 方式结合了控制通气与辅助通气的特点，预先设定一个可保证机体所需通气量的最低的呼吸频率。如患者自主呼吸频率大于或等于该频率，则控制部分不工作；如患者自主呼吸频率低于该频率，则呼吸自动转为控制通气方式。该方式能允许患者建立起自己的自发呼吸频率，也能在自主呼吸停止时保证必要的通气，因此这种方式既舒适又安全。

2）同步间歇指令通气（SIMV）：是自主呼吸与辅助通气的结合，即 SIMV＝A/C＋自主呼吸。在 SIMV 状态下，如果患者的自主吸气能力达到预先设定的触发敏感度的阈值，则引发一次指令通气，然后在自主呼吸阶段患者可经呼吸机回路做完全自由的呼吸，如患者自主吸气消失或不足以启动机械送气，呼吸机将提供强制性通气。目前新型呼吸机设计中均选用此方式。

3）呼气末正压通气（PEEP）：是指人为地使呼气末气道及肺泡内压保持高于大气压的水平，其作用是恢复正常功能残气量，使肺血管阻力下降，扩张萎缩的肺泡，从而改善分流。用于重度弥散功能障碍的患者，如体外循环术后的灌注肺、ARDS 及肺水肿等。最佳 PEEP 压力为 $0\sim15cmH_2O（0\sim1.47kPa）$。

4）间歇正压通气（IPPV）：也称机械控制通气，主要用于无自主呼吸的患者。选用潮气量 $8\sim10ml/kg$，频率 $12\sim14$ 次/分钟，吸∶呼为 1∶2，气道压维持于 $15\sim25cmH_2O（1.47\sim2.45kPa）$，单纯低氧血症患者吸入氧浓度调至 $60％\sim80％$，高碳酸血症患者氧浓度开始＜40％。

5）压力支持通气（PSV）：是一种辅助通气方式。用于呼吸肌功能减弱者，可减少患者呼吸做功；作为撤离呼吸机的一种手段；可与 SIMV、CPAP 合用，以保证患者的通气量和氧合；对于有人机对抗者，应用 PSV 易于使呼吸协调，减少镇静剂和肌松剂的用量。

6）持续气道正压通气（CPAP）：是指在自主呼吸基础上人为施加一定程度的气道内压

以辅助呼吸,可锻炼呼吸肌功能。CPAP 与 PEEP 的区别是:前者是在自主呼吸基础上,整个呼吸周期均施以一定程度的正压;后者则是在 IPPV 机械通气基础上,呼气末施以一定程度的正压。两者都是为了达到防止气道和肺泡萎缩,增加功能残气量,改善肺顺应性的作用。

7)高频通气(HFV):是指成人频率>60 次/分钟的通气,潮气量约等于无效腔量,机制尚不清楚。目前世界上使用的均为高频喷射通气(HFJV),一般频率为 60~120 次/分钟,潮气量 1.5~2.0ml/kg;气道压维持于 5cmH$_2$O(0.49kPa)。此方式对心排出量影响较小,适用于心功能不良、血压低的患者。

(3)呼吸机的参数设置和调节步骤

1)确定通气方式:如 A/C 或 SIMV 等。

2)设定通气参数:①FiO$_2$:根据病情确定 FiO$_2$ 的大体数值,以后根据动脉血气结果调整 FiO$_2$ 时间,通气时不超过 50%;②潮气量(VT):10~15ml/kg;③每分通气量(MV)=VT×RR(L/min);④呼吸频率(RR)为 12~15 次/分钟;⑤吸呼之比一般为 1:2;⑥PEEP 设为 4cmH$_2$O,但有的患者不需加用;⑦敏感度为 2~5cmH$_2$O;⑧加温湿化罐内水的温度设在 33~35℃后确定报警上下限和气道压安全阀。各种呼吸机的报警参数不同,应根据说明书调节。气道压安全阀或压力上限一般调在维持正压通气之上 5~10cmH$_2$O。

(4)气管插管和气管切开的护理

1)气管插管的护理:①注意气管导管插入的深度,严防导管进入右侧支气管或滑出。②头稍后仰,减轻导管对咽喉的压迫,并定时转动头部,以变换导管压迫点。③牢固固定气管插管,以防随呼吸运动而上下滑动,损伤气管黏膜。④加强口腔护理,定时清洁口腔。⑤每2~3 小时放气囊内气体 1 次,每次 3~5 分钟,放气前应将口咽部分泌物吸净。⑥加强气管内及口腔吸痰:吸痰管要选择长短、粗细、硬度适宜的透明硅橡胶管,其内径小于气管内径的 1/2,其长度比导管长 4~5cm。严格无菌操作,吸痰时戴无菌手套,无菌吸痰管只用 1 次,口鼻与气管内应绝对分开,一次吸痰时间应<15 秒。吸痰前吸入高浓度氧 1~2 分钟,吸痰后吸入纯氧 1~2 分钟,然后调 FiO$_2$ 至吸痰前水平。吸痰动作要轻柔,插管时保持管内无负压,插至所吸的深度后,放开负压,边旋转边吸引。吸痰前最好进行肺部超声雾化吸入。每次吸痰前先向气管内冲入 3~5ml 湿化液(0.9%氯化钠注射液或 0.9%氯化钠注射液与 5%碳酸氢钠溶液对半液,两者均利于痰被吸出,后者可预防黏稠痰液结痂)。⑦准备拔管前,先吸净气管及口鼻腔内分泌物,给气囊放气。⑧拔管后严密观察病情变化,注意有无呼吸困难、气喘、喉痉挛等情况,及时吸氧,雾化吸入。

2)气管切开的护理:①固定好气管套管,严防翻身时脱出,系带松紧应适宜,能容一指为宜。②气管套管与呼吸机连接后适当固定支撑管道,防止套管被压或随呼吸机的运动而使套管滑动,进而刺激咳嗽或压迫黏膜导致血管破裂引起大出血。③定时清洗消毒内管。注意气管切口及周围皮肤有无感染、湿疹,观察颈部有无皮下气肿。切口处敷料每日更换 1次,局部皮肤用 75%乙醇溶液消毒。加强气道湿化,雾化吸入每 6 小时 1 次,吸痰前气管内滴注无菌 0.9%氯化钠溶液 3~5ml,起冲洗、湿润、促进分泌物引流的作用。

(5)撤呼吸机的指标:①患者神志清,一般情况好;②循环功能稳定,停机观察中无缺氧表现;③行机械通气的病因已控制;④吸氧浓度<40%时,动脉血气结果正常;⑤自主呼吸时,潮气量>8ml/kg,每分通气量为 6~8L,呼吸频率<20 次/分钟。

六、肾功能的监测与保护

目前常用的肾功能监测方法多为间断性,难以反映实时的生理状态。但监测肾功能的动态变化不仅能评价肾本身的功能状态,而且在评估全身的组织灌注、体液平衡状态及心血管功能等方面都有重要价值。尤其在重、危症患者中,肾功能的监测更为重要。因为监测肾功能的动态改变可以及时发现肾功能不全的早期征兆,以便采取治疗或预防措施,避免发生急性肾衰竭。比如,在 ICU 抗生素的应用与肾功能之间常常发生矛盾,如能及早发现某些抗生素的肾毒性,则可及时更换。从目前的医疗能力来讲,急性肾衰竭是可以治疗的,但在发生多器官功能障碍或衰竭时,肾衰竭可严重影响对其他器官功能的治疗,死亡率也明显增加。

七、水、电解质和酸碱平衡的调控

体液和酸碱的动态平衡是维持人体内环境稳定和正常生理功能的必要条件。正常人对体液和电解质的需求,或体内电解质含量及酸碱度的改变,具有很强的自身调节功能,可以根据正常生理功能的反应及时补充所需体液和排泄生理代谢所产生的酸性物质,故一般不易发生失衡。但在危重症患者,因某种病因或病理生理改变,使其自身调控能力受到限制或完全丧失,这不仅可使原发病加重或恶化,而且可引起相应器官的功能障碍,严重者可危及患者的生命。酸碱失衡还涉及多系统的相互交叉影响,不仅可使生理功能发生障碍,而且可影响机体对药物治疗的反应。如在电解质紊乱时容易发生心律失常,在严重酸中毒时对血管活性药物很不敏感。维持人体水、电解质和酸碱平衡的主要任务是:根据生理和病态对体液和电解质的需求,以及临床监测所获得的实际参数,维持体液和电解质出入量的平衡;维持血管内液晶体和胶体渗透压的正常和稳定;维持酸碱平衡稳定,避免发生呼吸性或代谢性酸碱失衡。

八、营　养　支　持

各种创伤、感染、器官功能障碍等,使患者都处于应激状态,因修复创伤和恢复器官功能所需能量明显增加,结果引起代谢亢进。但危重患者往往不能正常地摄取营养,如果不给予营养支持,势必引起营养状态的恶化,这对病情的恢复是十分不利的。营养支持的目的是有效供给患者能量和营养物质,促进患者对能量的利用,而患者有效利用能量更为重要。因为,只有患者能利用和消耗能量,才有可能修复创伤和恢复器官功能。但首先要供给患者足够的营养物质和代谢所必需的氧,这需要根据患者对能量的储存情况、营养不良的程度、所处代谢状态及耐受能力来判断患者对能量的需求,同时根据治疗后的反应(即营养状态的评定)来调整。

九、病情的评估

ICU 主要收治那些经过严密监测和积极治疗后有可能恢复的各类危重症患者。进一步说,所收患者是否需要 ICU 中的监测、治疗和护理;在 ICU 中是否能够获得普通病房所不能达到的疗效。在临床工作中,对病情严重程度的评估及其转归的预测难度很大,目前还没有统一的方法。一般来说,根据患者生理功能紊乱的程度,可将病情粗略地分为 4 级:Ⅰ级病例为无须经常观察病情,也不需做任何有创性监测者。Ⅱ级病例指患者的生理功能尚未稳定,为了防止意外发生,需要严密监测者。Ⅲ级指目前患者的生理功能虽然基本稳定,但随时有可能发生突发性危险,必须进行有创性监测和加强护理者。Ⅳ级病例为病情严重程度已达到必须进行较复杂的监测和特殊治疗措施,方能使病情改善者。Ⅲ~Ⅳ级病例都必须收入 ICU 治疗。但这种方法没有客观指标,容易受到经验和条件的影响。

治疗干预评分系统(therapeutic intervention scoring system,TISS)是根据患者所需要采取的监测、治疗、护理和诊断性措施进行评分的方法。病情越重,所采取的监测治疗及检查的措施越多,TISS 评分越高。TISS 对于评价病情严重程度和治疗效果都具有一定价值,一般认为,积分为 40 分以上者都属于高危患者。TISS 简单易行,但未考虑到患者的年龄和既往健康状况,不同水平的医疗单位所采取的监测和治疗方法也不一致。

急性生理及慢性健康评估Ⅱ评分系统(acute physiology and chronic health evaluation,APACHEⅡ)是目前比较广泛采用的评估方法。APACHEⅡ由急性生理改变和慢性健康状况两部分组成,包括 12 项常规监测的生理指标,加上年龄和既往健康等状况,而每项评分是根据入住 ICU 第 1 个 24 小时测定值进行评定。生理指标正常者为 0 分,高于或低于正常值都要加分,异常的程度不同,分值也有区别。因此,积分越高病情越重,预后也越差。APACHEⅡ评分大于 24 的死亡率在 90% 以上,而小于 10 的死亡率几乎接近 0。但 A-PACHEⅡ并未能考虑入住 ICU 之前的治疗情况,有的患者可能因入住 ICU 之前的治疗而使病情改善、积分降低,则不能反映患者真正的危险性。

第四章

实验室诊断

1. 血红蛋白测定和红细胞计数

(1) 参考值

1) 血红蛋白

男:120~160g/L;女:110~150g/L;新生儿:100~190g/L。

2) 红细胞计数

男:(4.0~5.5)×10^{12}/L;女:(3.5~5.0)×10^{12}/L;新生儿:(6.0~7.0)×10^{12}/L。

(2) 临床意义:贫血时血红蛋白与红细胞的减少程度可不一致。

1) 红细胞和血红蛋白减少:单位容积循环血液中红细胞数、血红蛋白量低于参考值低限,称为贫血。临床上根据血红蛋白减低的程度将贫血分为4级。轻度:男性低于120g/L,女性低于110g/L但高于90g/L;中度:60~90g/L;重度:30~60g/L;极重度:<30g/L。

贫血可分为3类:

A. 红细胞生成减少,见于造血原料不足(如缺铁性贫血、巨幼细胞贫血)、造血功能障碍(如再生障碍性贫血、白血病等)、慢性系统性疾病(慢性感染、恶性肿瘤、慢性肾病等)。

B. 红细胞破坏过多,见于各种溶血性贫血。

C. 失血,如各种失血性贫血。

2) 红细胞和血红蛋白增多

A. 相对性红细胞增多:见于大量出汗、连续呕吐、反复腹泻、大面积烧伤等。

B. 绝对性红细胞增多:可分为继发性和原发性两类。①继发性:生理性增多见于新生儿、高山居民、登山运动员和重体力劳动者。病理性增多见于阻塞性肺气肿、肺源性心脏病、发绀型先天性心脏病。②原发性:真性红细胞增多症。

2. 白细胞计数及白细胞分类计数

(1) 参考值

1) 白细胞总数

成人:(4~10)×10^9/L;儿童:(5~12)×10^9/L;新生儿:(15~20)×10^9/L。

2) 分类计数

中性杆状核:0.01~0.05;中性分叶核:0.50~0.70;嗜酸性粒细胞:0.005~0.05;嗜碱性粒细胞:0~0.01;淋巴细胞:0.20~0.40;单核细胞:0.03~0.08。

(2) 临床意义:白细胞计数高于10×10^9/L称白细胞增多,低于4×10^9/L称白细胞减少。白细胞总数的增、减主要受中性粒细胞的影响。

1) 中性粒细胞

A. 中性粒细胞增多:见于:①感染:化脓性感染为最常见的原因;还见于某些病毒感

染、某些寄生虫感染。②严重组织损伤:如较大手术后、急性心肌梗死后较常见。③急性大出血、溶血。④其他:如中毒、类风湿关节炎及应用某些药物如皮质激素等。

B. 中性粒细胞减少:见于:①某些感染:病毒感染是常见的原因;②某些血液病,如再生障碍性贫血、粒细胞缺乏症及恶性组织细胞病等;③药物及理化因素的作用;④自身免疫性疾患;⑤脾功能亢进,如肝硬化等。

C. 中性粒细胞的核象变化:中性粒细胞的核象是指粒细胞的分叶状况,反映粒细胞的成熟程度。

a. 核左移:周围血中杆状核增多,并可出现晚幼粒、中幼粒及早幼粒等细胞,称为核左移。常见于各种病原体所致的感染、大出血、大面积烧伤、大手术、恶性肿瘤晚期等。

b. 核右移:正常人血中的中性粒细胞以 3 叶者为主,若中性粒细胞分叶过多,大部分为 4~5 叶或更多,则称为核右移。核右移常伴白细胞总数减少,为骨髓造血功能减退或缺乏造血物质所致。常见于巨幼细胞贫血、恶性贫血,若在疾病进行期突然发现核右移,提示预后不良。

D. 中性粒细胞的中毒性改变:常见于各种严重感染、中毒、恶性肿瘤及大面积烧伤等。

2) 淋巴细胞

A. 淋巴细胞增多:见于:①感染性疾病:主要为病毒感染,如麻疹、风疹等;也可见于某些杆菌感染,如结核病、百日咳、布鲁菌病。②某些血液病。③急性传染病的恢复期。

B. 淋巴细胞减少:主要见于应用糖皮质激素、烷化剂,接触放射线,免疫缺陷性疾病等。

3. 网织红细胞计数

(1) 参考值

成人:0.005~0.015(0.5%~1.5%),绝对值(24~84)×10⁹/L;新生儿:0.03~0.06(3%~6%)。

(2) 临床意义

1) 反映骨髓造血功能状态:溶血性贫血、急性失血性贫血时,网织红细胞显著增多;网织红细胞减少表示骨髓造血功能减退,见于再生障碍性贫血、骨髓病性贫血(如白血病)。

2) 贫血疗效观察:贫血患者,给予有关抗贫血药物后,网织红细胞计数增高说明治疗有效;反之,说明治疗无效。

4. 红细胞沉降率测定 红细胞沉降率简称血沉,是指在一定条件下红细胞沉降的速度。

(1) 参考值

成年男性:0~15mm/h;成年女性:0~20mm/h(魏氏法,Westergren)。

(2) 临床意义

1) 生理性增快:妇女月经期、妊娠,老年人。

2) 病理性增快:见于:①各种炎症:如细菌性急性炎症、风湿热和结核病活动期;②损伤及坏死、心肌梗死等;③恶性肿瘤;④各种原因导致的高球蛋白血症,如多发性骨髓瘤、感染性心内膜炎、系统性红斑狼疮、肾炎、肝硬化等;⑤贫血。

5. 血小板计数(PC 或 plt)

(1) 参考值:(100~300)×10⁹/L。

(2) 临床意义:血小板计数低于 100×10⁹/L 为血小板减少,见于再生障碍性贫血、急性白血病、原发性血小板减少性紫癜、脾功能亢进等。血小板计数高于 400×10⁹/L 为血小板增多。血小板反应性增多见于脾摘除术后、急性大失血及溶血之后。原发性增多见于真性红细胞增多症、原发性血小板增多症、慢性粒细胞性白血病等。

6. 蛋白质代谢检查

（1）血清总蛋白和白蛋白/球蛋白（A/G）比值测定

1）参考值

血清总蛋白（双缩脲法）：60～80g/L；白蛋白（溴甲酚绿法）：40～55g/L；球蛋白：20～30g/L；A/G 比值：1.5：1～2.5：1。

2）临床意义

A. 肝脏疾病：肝炎、肝硬化、肝癌等慢性肝病常出现白蛋白减少、球蛋白增加、A/G 比值减低。A/G 比值倒置（A/G＜1）见于肝功能严重损害。

B. 肝外因素

a. 低蛋白血症：见于蛋白质摄入不足或消化不良；蛋白质丢失过多，如肾病综合征、大面积烧伤等；消耗增加，如恶性肿瘤、甲状腺功能亢进症、重症结核等。

b. 高蛋白血症：是指血清总蛋白高于 80g/L 或球蛋白高于 35g/L，亦称高球蛋白血症。主要因球蛋白增加引起，尤其以 γ 球蛋白增高为主，见于肝硬化、恶性淋巴瘤、慢性炎症、自身免疫性疾病、浆细胞病等。

（2）血氨测定

1）参考值

全血：33～83μmol/L 或 60～150μg/L（直接显色法）。

血清：22～45μmol/L 或 40～80μg/dl（酶法）。换算成 SI 单位因素：0.587。

2）临床意义

血氨升高见于：①严重肝损害：血氨升高是诊断肝性脑病的依据之一；②肝外因素，如上消化道大出血、休克、尿毒症等。

7. 胆红素代谢检查（表15）

表 15 健康人及 3 种黄疸实验室检查鉴别表

	血清胆红素定量（μmol/L）			尿液		粪便	
	总胆红素	非结合胆红素	结合胆红素	尿胆原	尿胆红素	颜色	粪胆原
健康人	3.4～17.1	1.7～10.2	0～6.8	1：20(−)	(−)	黄褐色	正常
溶血性黄疸	↑↑	↑↑	轻度↑或正常	强(+)	(−)	加深	增加
阻塞性黄疸	↑↑	轻度↑或正常	↑↑	(−)	(+)	变浅或灰白色	↓或消失
肝细胞性黄疸	↑↑	↑	↑	(+)或(−)	(+)	变浅或正常	↓或正常

8. 肝脏病常用的血清酶检查

（1）血清氨基转移酶测定

1）参考值

比色法（Karmen 法）：丙氨酸氨基转移酶（ALT）5～25 卡门单位，天门冬氨酸氨基转移酶(AST)8～28 卡门单位。

连续监测法(37℃)：ALT 10～40U/L，AST 10～40U/L；ALT/AST≤1。

2）转氨酶升高的临床意义

A. 肝脏疾病

a. 急性病毒性肝炎时，ALT 与 AST 均显著升高，以 ALT 升高更加明显，是诊断病毒性肝炎的重要检测项目。急性重症肝炎 AST 明显升高，但在病情恶化时，黄疸进行性加深，酶活性反而降低，即出现"胆-酶分离"现象，提示肝细胞严重坏死，预后不良。

b. 慢性病毒性肝炎时，转氨酶轻度上升或正常。

c. 肝硬化时，转氨酶活性正常或降低。

d. 非病毒性肝病，转氨酶轻度升高或正常。

B. 心肌梗死：急性心肌梗死后 6～8 小时，AST 增高，与心肌坏死范围和程度有关，4～5 天后恢复正常。

（2）碱性磷酸酶（ALP）

1）参考值

ALP（磷酸对硝基苯酚连续监测法，30℃）：成人 40～110U/L，儿童＜250U/L。

2）临床意义：ALP 增高见于：①胆道阻塞；②急、慢性肝炎；③肝胆系统以外疾病，如纤维性骨炎、佝偻病、骨软化症、成骨细胞瘤等。

9. 病毒性肝炎标志物检测

（1）甲型肝炎病毒标志物检查

1）抗-HAV IgM：于 HAV 感染 1 周后产生，在血中持续 3～6 个月，是早期诊断甲型肝炎的特异性抗体。

2）抗-HAV IgG：代表着抗-HAV 总抗体，病愈后可长期存在，对流行病学调查和接种疫苗效果的观察有重要意义。

（2）乙型肝炎病毒标志物检测

1）HBsAg 及抗-HBs 测定：HBsAg 具有抗原性，不具有传染性。HBsAg 是感染 HBV 的标志，见于 HBV 携带者或乙肝患者。抗-HBs 一般在发病后 3～6 个月才出现，是一种保护性抗体。抗-HBs 阳性，见于注射过乙型肝炎疫苗或曾感染过 HBV，目前 HBV 已被清除者，对 HBV 已有了免疫力。

2）抗-HBc 测定：抗-HBc 不是中和抗体，而是反映肝细胞受到 HBV 侵害的可靠指标，主要有 IgM 和 IgG 两型。抗-HBc IgM 阳性，是诊断急性乙型肝炎和判断病毒复制的重要指标，并提示有强传染性。

抗-HBc IgG 在机体感染 HBV 后 1 个月左右开始升高，能反映抗-HBc 总抗体的情况。其阳性高滴度，表明患有乙型肝炎且 HBV 正在复制；抗-HBc IgG 阳性低滴度，则是 HBV 既往感染的指标。抗-HBc IgG 可在体内长期存在，有流行病学意义。

3）HBeAg 及抗-HBe 测定：HBeAg 阳性表示有 HBV 复制，传染性强。抗-HBe 多见于 HBeAg 转阴的患者，它意味着 HBV 大部分已被清除或抑制，是传染性降低的一种表现。抗-HBe 并非保护性抗体，它不能抑制 HBV 的增殖。

HBsAg、HBeAg 及抗-HBc 阳性俗称"大三阳"，提示 HBV 正在大量复制，有较强的传染性；HBsAg、抗-HBe 及抗-HBc 阳性俗称"小三阳"，提示 HBV 复制减少，传染性已降低。

（3）丙型肝炎病毒标志物检测

1）丙型肝炎抗体的检测：丙型肝炎抗体是有传染性的标志而不是保护性抗体。

2）HCV-RNA 的检测：HCV 感染后 1～2 周即可从血中检出 HCV-RNA，HCV-RNA 阳性提示 HCV 复制活跃，传染性强，治愈后很快消失。

10. 血清尿素氮(BUN)测定

（1）参考值

成人：3.2～7.1mmol/L；儿童：1.8～6.5mmol/L。

（2）临床意义：血清尿素氮可反映肾小球滤过功能，各种肾脏疾病都可以使 BUN 增高，而且常受肾外因素的影响。

1）肾前性因素：①肾血流量不足：见于脱水、心功能不全、休克、水肿、腹水等；②体内蛋白质分解过剩，见于急性传染病、脓毒血症、上消化道出血、大面积烧伤、大手术后和甲状腺功能亢进症等。肾前性因素引起 BUN 增高时，其他肾功能指标多正常。

2）肾脏疾病：如慢性肾炎、肾动脉硬化症、严重肾盂肾炎、肾结核和肾肿瘤的晚期均可出现 BUN 升高。对尿毒症的诊断及预后估计有重要意义。

3）肾后性因素：尿路结石、前列腺肥大、泌尿生殖系统肿瘤等疾病，可引起尿路梗阻，造成肾小管内高压，肾小管内尿素逆扩散入血液，而使 BUN 升高。

11. 血肌酐(Cr)测定

（1）参考值

全血肌酐：88～177μmol/L。

（2）临床意义：在控制外源性肌酐摄入的情况下测定血中 Cr 浓度可反映肾小球的滤过功能，敏感性优于血尿素氮，是评价肾功能损害程度的重要指标。

12. 血浆二氧化碳结合力(CO_2CP)测定

（1）参考值：22～31mmol/L(50～70vol%)。

（2）临床意义

1）CO_2CP 降低

A. 代谢性酸中毒：常见于酸性代谢产物排泄减少，如各种原因所致的急、慢性肾功能不全；酸性产物生成过多，如糖尿病酮症酸中毒、饥饿性酮中毒、休克所致的乳酸中毒；碱离子损失过多，如剧烈腹泻、肠瘘等丢失大量碱性肠液。

B. 呼吸性碱中毒：各种原因引起呼吸加深、加快，通气、换气过度。见于脑炎、支气管哮喘、癔症等。

2）CO_2CP 增高

A. 呼吸性酸中毒：常见于慢性肺源性心脏病、慢性阻塞性肺气肿、广泛肺纤维化等疾病。

B. 代谢性碱中毒：常见于急性胃炎、幽门梗阻、妊娠反应等所致的剧烈而频繁的呕吐，胃酸大量丢失，导致代谢性碱中毒。

13. 血糖测定

（1）参考值

空腹血糖（葡萄糖氧化酶法）：血浆 3.3～5.6mmol/L（60～100mg/L）；血清 3.9～6.1mmol/L(70～110mg/L)。

（2）临床意义

1）生理性变化：血糖升高见于餐后 1～2 小时、高糖饮食、剧烈运动及情绪激动等，常为一过性；血糖降低见于饥饿、剧烈运动等。

2）病理性变化

A. 血糖升高：①糖尿病；②其他内分泌疾病，如甲状腺功能亢进症、嗜铬细胞瘤、肾上腺皮质功能亢进等；③应激性高血糖：如颅内高压。

B. 血糖降低：如胰岛细胞瘤或腺癌、胰岛素注射过量等；缺乏抗胰岛素的激素，如生长激素、甲状腺激素、肾上腺皮质激素等。

14. 无机离子检查

（1）血清钾测定

1）参考值：3.5～5.1mmol/L。

2）临床意义

A. 血清钾增高：见于：①肾排钾减少，如急、慢性肾功能不全及肾上腺皮质功能减退等；②摄入或注射大量钾盐，超过肾脏排钾能力；③严重溶血或组织损伤；④组织缺氧或代谢性酸中毒时，大量细胞内的钾转移至细胞外。

B. 血清钾降低：见于：①钾盐摄入不足，如长期低钾饮食、禁食或厌食等；②钾丢失过多，如严重呕吐、腹泻或胃肠减压，应用排钾利尿剂及肾上腺皮质激素。

（2）血清钠测定

1）参考值：136～146mmol/L。

2）临床意义

A. 血清钠增高：可因过多地输入含钠盐的溶液、肾上腺皮质功能亢进、脑外伤或急性脑血管病等所致。

B. 血清钠降低：临床上较常见。见于：①胃肠道失钠，如幽门梗阻、呕吐、腹泻，以及胃肠道、胆道、胰腺手术后造瘘、引流等；②尿钠排出增多：见于严重肾盂肾炎、肾小管严重损害、肾上腺皮质功能不全、糖尿病及应用利尿剂治疗等。

（3）血清氯化物测定

1）参考值：98～106mmol/L。

2）临床意义

A. 血清氯化物降低：低钠血症常伴低氯血症。但当大量损失胃液时，才以失氯为主而失钠很少；若大量丢失肠液时，则失钠甚多而失氯较少。低氯血症还见于大量出汗、长期应用利尿剂等引起氯离子丢失过多。

B. 血清氯化物增高：见于过量补充 $NaCl$、$CaCl_2$、NH_4Cl 溶液，高钠血症性脱水，肾功能不全、尿路梗阻或心力衰竭等所致的肾脏排氯减少。

（4）血清钙测定

1）参考值：2.25～2.75mmol/L。

2）临床意义

A. 血清钙降低：常见于：①钙摄入不足和吸收不良；②成骨作用增加：如甲状旁腺功能减退等；③钙吸收障碍：如维生素 D 缺乏；④肾脏疾病：如慢性肾炎累及肾小管时影响钙的回吸收，血磷升高而血钙降低。

B. 血清钙增高：可见于：①摄入钙过多及静脉用钙过量；②溶骨作用增强，如甲状旁腺功能亢进症、多发性骨髓瘤、骨转移癌及骨折后。

15. 淀粉酶（AMS）测定

(1) 参考值

血清：800～1800U/L；尿液：1000～12 000U/L。

(2) 临床意义：急性胰腺炎时，血、尿淀粉酶明显升高有诊断意义。

16. 心肌损伤常用酶检测（AST 见肝脏病检查）

血清肌酸激酶（CK）及其同工酶测定

(1) 参考值

琼脂糖电泳法：健康人血清中各肌酸激酶同工酶占肌酸激酶总活力的百分率为：CK-BB 0%；CK-MB 0%～3%；CK-MM 97%～100%；CK-Mt 0%；CK-MB 的阳性决定水平为 5%。

免疫抑制法测定 CK-MB 或 CK-B（包括非 M-CK）：血清中正常水平 CK-MB 小于 10U/L；CK-MB/总 CK 小于 5%。急性心肌梗死时 CK-MB 大于 15U/L（做测定空白）。如不做空白时，CK-MB 大于 25U/L，CK-MB/总 CK 在 6%～25%。CK-BB 异常增高时或某些肿瘤时，非 M-CK（CK-B）/总 CK 大于 30%（非 M-CK 即为非 M 亚基的肌酸激酶，在计算上 CK-MB 活力以一半计）。

琼脂糖电泳法测定 CK-MM 亚型：CK-MM1（57.7 ± 4.7）%；CK-MM2（26.5 ± 5.3）%；CK-MM3（15.8 ± 2.5）%。

(2) 临床意义

①急性心肌梗死（AMI）：发病后数小时即开始增高，是 AMI 早期诊断的敏感指标之一；②各种原因引起的骨骼肌病变与损伤，均可引起 CK 及其同工酶活性升高。

17. 肿瘤标志物检测

血清甲胎蛋白（AFP）测定

(1) 参考值

参考值是 $0\sim13.6\mu g/L$。注意不同的检测设备和检测技术，其参考值可能是不一样的。

(2) 临床意义

1) 原发性肝癌：AFP 是目前诊断原发性肝细胞癌最特异的标志物，但也有 10%～30% 的患者，AFP 不增高或增高不明显。

2) 病毒性肝炎、肝硬化：AFP 也可升高（常$<200\mu g/L$）。

3) 孕妇血清中 AFP 异常升高，有可能为胎儿神经管畸形。

4) 其他：生殖腺胚胎性肿瘤、胃癌、胰腺癌等，血中 AFP 也可增加。

18. 尿比重　尿比重的高低，主要取决于肾小管的浓缩稀释功能。正常人在普通膳食情况下，尿比重波动在 1.015～1.025。

尿比重病理性增高见于急性肾小球肾炎、糖尿病、蛋白尿、失水等；尿比重减低见于尿崩症、慢性肾小球肾炎、急性肾衰竭和肾小管间质疾病等；比重固定，常在 1.010 左右，称为等张尿，见于肾实质严重损害。

19. 尿蛋白　当尿液用常规定性方法检查蛋白呈阳性或定量检查超过 150mg/24h 者，称为蛋白尿。病理性蛋白尿见于：①肾脏疾病；②继发性肾损害；③肾外疾病。

20. 尿酮体　尿酮体包括乙酰乙酸、β羟丁酸和丙酮，一般检查法为阴性。

糖尿病酮症酸中毒时，尿酮体呈强阳性反应，妊娠呕吐、重症不能进食等可导致脂肪分解加强，均可致尿酮体阳性。

21. 化学检查　隐血试验阳性常见于消化性溃疡的活动期、胃癌、钩虫病以及消化道炎症、出血性疾病等。消化性溃疡隐血试验呈间断阳性，消化道癌症呈持续性阳性。

服用铁剂,食用动物血或肝类、瘦肉以及大量绿叶蔬菜时,可出现假阳性。口腔出血或消化道出血被咽下后,可呈阳性反应,临床应注意。

22.漏出液和渗出液(表 16)

表 16　漏出液与渗出液的鉴别要点

鉴别点	漏出液	渗出液
原因	非炎症所致	炎症、肿瘤或物理、化学刺激
外观	淡黄,浆液性	不定,可为黄色、脓性、血性、乳糜性
透明度	透明或微混	多混浊
比重	<1.018	>1.018
凝固	不自凝	能自凝
黏蛋白定性	阴性	阳性
蛋白质定量	25g/L 以下	30g/L 以上
葡萄糖定量	与血糖相近	常低于血糖水平
细胞计数	常$<100\times10^6/L$	常$>500\times10^6/L$
细胞分类	以淋巴、间皮细胞为主	不同病因,分别以中性粒细胞或淋巴细胞为主
细菌检查	阴性	可找到致病菌
细胞学检查	阴性	可找到肿瘤细胞

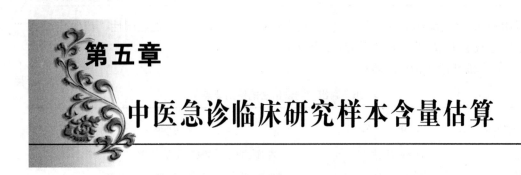

第五章
中医急诊临床研究样本含量估算

第一节　计量资料样本含量估算

通过观察个体,用定量的办法测量某项指标数量大小所得到的资料,称为计量资料。这类资料,一般有度量衡单位,可用数值大小表示。在一定区间内,只要观察个体足够多,其测得数值可以在数轴上连接起来,故也成为连续性资料。如测量患者的身高(cm)、体重(kg)、血压(mmHg)、血液中胆固醇含量(mmol/L)等。对这一类资料的常用描述性指标有平均数、标准差、中位数、最小值、最大值等。推断分析有 t 检验、方差分析等。设计方案有单组设计、两组平行对照设计、两组交叉对照设计、多组设计等。

一、单组设计

(一) 设计方法

在临床试验中,没有对照组的开放设计称为单组设计。单组设计的分析目标有两种,一种是治疗组数据与标准公认值的比较;另一种是基线数据和治疗后数据的分析比较。

例1:已知北京市某社区 50~70 岁男性的平均收缩压为 158mmHg,用新型降压药物干预 100 位该社区男性 1 个月,平均收缩压降为 148mmHg,问该新型降压药物是否有显著的降压疗效?(测得的具体数据从略)

解答:在本例中只测定了 1 组(100 例)服用新型降压药物后的血压数值,属于计量资料,对高血压患者未按任何因素进行分组,此为"单组设计",需给定标准值或理论值(本例为某社区 50~70 岁男性的平均收缩压为 158mmHg)方可进行假设检验,这是单组设计治疗组数据与标准公认值比较的典型设计方法。

例2:用新型降压药物治疗 100 位男性高血压患者 1 个月,治疗前的平均收缩压为 158mmHg,治疗后的平均收缩压降为 148mmHg,问该新型降压药物是否有显著的降压疗效?(测得的具体数据从略)

解答:在本例中只测定了一组(100 例)服用新型降压药物前后的血压数值,属于计量资料,对高血压患者未按任何因素进行分组,此为"单组设计",需对治疗前后的血压差值进行比较分析,这是单组设计基线数据和治疗后数据分析比较的典型设计方法。

(二) 样本含量估算方法

1. 与标准公认值比较,双侧检验的公式

$$n = \frac{2(Z_{1-\alpha/2} + Z_{1-\beta})^2 \sigma^2}{\delta^2}$$

公式中：

（1）n 代表样本含量。

（2）$Z_{1-\alpha/2}$ 和 $Z_{1-\beta}$ 需要查阅 Z 值表。

（3）σ 代表总体标准公认数据的标准差。

（4）δ 代表具有临床意义的两组差值。

2. 与标准公认值比较，单侧检验的公式

$$n=\frac{2(Z_{1-\alpha}+Z_{1-\beta})^2\sigma^2}{\delta^2}$$

公式中：

（1）n 代表样本含量。

（2）$Z_{1-\alpha}$ 和 $Z_{1-\beta}$ 需要查阅 Z 值表。

（3）σ 代表总体标准公认数据的标准差。

（4）δ 代表具有临床意义的两组差值。

3. 与基线比较，双侧检验的公式

$$n=\frac{(Z_{1-\alpha/2}+Z_{1-\beta})^2\sigma^2}{\delta^2}$$

公式中：

（1）n 代表样本含量。

（2）$Z_{1-\alpha/2}$ 和 $Z_{1-\beta}$ 需要查阅 Z 值表。

（3）σ 代表治疗前后数据差值的标准差。

（4）δ 代表治疗前后均数差值。

4. 与基线比较，单侧检验的公式

$$n=\frac{(Z_{1-\alpha}+Z_{1-\beta})^2\sigma^2}{\delta^2}$$

公式中：

（1）n 代表样本含量。

（2）$Z_{1-\alpha}$ 和 $Z_{1-\beta}$ 需要查阅 Z 值表。

（3）σ 代表治疗前后数据差值的标准差。

（4）δ 代表治疗前后均数差值。

（三）举例

例 1：已知北京某社区 50～70 岁男性的平均收缩压为 158mmHg，标准差为 18，用药物 AAA 干预，如果平均收缩压下降 10mmHg 则认为有临床意义，取 $\alpha=0.05$，Power＝90％，双侧检验，需要多少病例数？

$$n=\frac{2(Z_{1-\alpha/2}+Z_{1-\beta})^2\sigma^2}{\delta^2}=\frac{2\times(1.96+1.28)^2\times18^2}{10^2}\approx35$$

该研究需要至少 35 例受试者。

例 2：用药物 AAA 治疗老年期收缩压，治疗前平均收缩压为 158mmHg，希望治疗后平均降低收缩压 10mmHg，估计差值的标准差为 15，取 $\alpha=0.05$，Power＝90％，双侧检验，需要多少病例数？

$$n=\frac{(Z_{1-\alpha/2}+Z_{1-\beta})^2\sigma^2}{\delta^2}=\frac{(1.96+1.28)^2\times15^2}{10^2}\approx24$$

该研究需要至少 24 例受试者。

二、两组平行对照设计

（一）设计方法

在临床试验中,研究者通常希望通过治疗药物与安慰剂或阳性对照药物比较,来评价治疗药物的有效性和安全性。其典型的研究目的通常包括:①治疗药物的疗效与安慰剂比较是否存在着有意义的临床差异;②治疗药物的疗效是否不低于现有的公认有效药物;③治疗药物的疗效是否优于现有的公认有效药物;④治疗药物是否与现有公认有效药物有同等疗效。

两组平行对照设计常用以下两种设计方案:

1. 完全随机成组设计 也称为完全随机单因素两水平设计,即将合格受试对象完全随机分为 A、B 两组。

例:一位研究者欲研究新型降压药品 AAA 治疗高血压的作用,和安慰剂进行对照,该如何设计?

解答:本例是一个典型的安慰剂对照试验,属于随机单因素两水平设计。将合格受试对象完全随机分为两组,一组使用新型降压药品 AAA 治疗,另一组使用安慰剂治疗即可。设计模式见图 10:

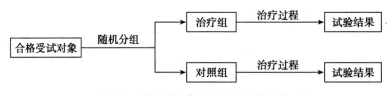

图 10 随机单因素两水平设计模式图

2. 随机区组设计 它是将全部受试对象按某个或某些重要的属性(即区组因素,如多中心临床试验中的中心,血压的轻度、中度和重度等)分为若干个区组,在每个区组中随机分配两个受试因素。

例:一位研究者欲研究新型降压药品 AAA 治疗高血压的作用,和临床有效药品贝那普利进行对照,欲考察新型降压药品的临床疗效是否不劣于贝那普利,该研究将在 4 个中心进行,应如何设计?

解答:本例是一个典型的多中心随机对照试验,属于随机区组设计。需要将合格受试对象按中心分为 4 个区组,然后把每个中心中的受试对象随机分为 2 组,一组使用新型降压药品 AAA 治疗,另一组使用贝那普利治疗。设计模式见图 11。

（二）样本含量估算方法

1. 差异性检验,两组病例数相等,双侧检验的公式

$$n=\frac{(Z_{1-\alpha/2}+Z_{1-\beta})^2(\sigma_1^2+\sigma_2^2)}{\delta^2}$$

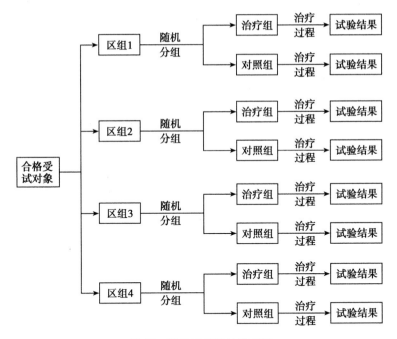

图 11　随机区组设计模式图

公式中：

(1) n 代表每组样本含量。

(2) $Z_{1-\alpha/2}$ 和 $Z_{1-\beta}$ 需要查阅 Z 值表。

(3) σ_1 代表第 1 组的标准差。

(4) σ_2 代表第 2 组的标准差。

(5) δ 代表具有临床意义的两组差值。

2. 差异性检验，两组病例数相等，单侧检验的公式

$$n=\frac{(Z_{1-\alpha}+Z_{1-\beta})^2(\sigma_1^2+\sigma_2^2)}{\delta^2}$$

公式中：

(1) n 代表每组样本含量。

(2) $Z_{1-\alpha}$ 和 $Z_{1-\beta}$ 需要查阅 Z 值表。

(3) σ_1 代表第 1 组的标准差。

(4) σ_2 代表第 2 组的标准差。

(5) δ 代表具有临床意义的两组差值。

3. 差异性检验，两组病例数不等，双侧检验的公式

$$n_1=\frac{(Z_{1-\alpha/2}+Z_{1-\beta})^2(\sigma_1^2+\sigma_2^2)(1+1/K)}{\delta^2}$$

$$n_2=Kn_1$$

公式中：

(1) n_1 代表第 1 组样本含量。

(2) $Z_{1-\alpha/2}$ 和 $Z_{1-\beta}$ 需要查阅 Z 值表。

(3) σ_1代表第 1 组的标准差。

(4) σ_2代表第 2 组的标准差。

(5) δ代表具有临床意义的两组差值。

(6) K代表两组病例数的比值。

(7) n_2代表第 2 组样本含量。

4. 差异性检验,两组病例数不等,单侧检验的公式

$$n_1=\frac{(Z_{1-\alpha}+Z_{1-\beta})^2(\sigma_1^2+\sigma_2^2)(1+1/K)}{\delta^2}$$

$$n_2=Kn_1$$

公式中:

(1) n_1代表第 1 组样本含量。

(2) $Z_{1-\alpha}$和$Z_{1-\beta}$需要查阅 Z 值表。

(3) σ_1代表第 1 组的标准差。

(4) σ_2代表第 2 组的标准差。

(5) δ代表具有临床意义的两组差值。

(6) K代表两组病例数的比值。

(7) n_2代表第 2 组样本含量。

5. 非劣效性检验或优效性检验,两组病例数相等的公式

$$n=\frac{(Z_{1-\alpha}+Z_{1-\beta})^2(\sigma_1^2+\sigma_2^2)}{(\varepsilon-\delta)^2}$$

公式中:

(1) n 代表每组样本含量。

(2) $Z_{1-\alpha}$和$Z_{1-\beta}$需要查阅 Z 值表。

(3) σ_1代表第 1 组的标准差。

(4) σ_2代表第 2 组的标准差。

(5) δ代表具有临床意义的低限或高限。

(6) ε代表两组的实际差值。

6. 非劣效性检验或优效性检验,两组病例数不等的公式

$$n_1=\frac{(Z_{1-\alpha}+Z_{1-\beta})^2(\sigma_1^2+\sigma_2^2)(1+1/K)}{(\varepsilon-\delta)^2}$$

$$n_2=Kn_1$$

公式中:

(1) n_1代表第 1 组样本含量。

(2) $Z_{1-\alpha}$和$Z_{1-\beta}$需要查阅 Z 值表。

(3) σ_1代表第 1 组的标准差。

(4) σ_2代表第 2 组的标准差。

(5) δ代表具有临床意义的低限或高限。

(6) ε代表两组的实际差值。

(7) K代表两组病例数的比值。

(8) n_2 代表第 2 组样本含量。

7. 等效性检验,两组病例数相等的公式

$$n = \frac{(Z_{1-\alpha} + Z_{1-\beta/2})^2 (\sigma_1^2 + \sigma_2^2)}{(\delta - |\varepsilon|)^2}$$

公式中:

(1) n 代表每组样本含量。

(2) $Z_{1-\alpha}$ 和 $Z_{1-\beta/2}$ 需要查阅 Z 值表。

(3) σ_1 代表第 1 组的标准差。

(4) σ_2 代表第 2 组的标准差。

(5) δ 代表具有临床意义的低限或高限(低限和高限的绝对值相同)。

(6) ε 代表两组的实际差值。

8. 等效性检验,两组病例数不等的公式

$$n_1 = \frac{(Z_{1-\alpha} + Z_{1-\beta/2})^2 (\sigma_1^2 + \sigma_2^2)(1 + 1/K)}{(\delta - |\varepsilon|)^2}$$

$$n_2 = K n_1$$

公式中:

(1) n_1 代表第 1 组样本含量。

(2) $Z_{1-\alpha}$ 和 $Z_{1-\beta/2}$ 需要查阅 Z 值表。

(3) σ_1 代表第 1 组的标准差。

(4) σ_2 代表第 2 组的标准差。

(5) δ 代表具有临床意义的低限或高限(低限和高限的绝对值相同)。

(6) ε 代表两组的实际差值。

(7) K 代表两组病例数的比值。

(8) n_2 代表第 2 组样本含量。

(三) 举例

例 1:一项临床试验研究新型降压药品 AAA 治疗高血压的作用,和安慰剂进行对照。如果新型降压药品 AAA 能够比安慰剂平均多降低收缩压 10mmHg,则认为有推广价值。已知安慰剂降低收缩压的标准差为 8mmHg,估计新型降压药品 AAA 降低收缩压的标准差为 15mmHg。1∶1 平行对照设计,选用 $\alpha = 0.05$,Power $= 90\%$,双侧检验,需要多少样本含量?

$$n = \frac{(Z_{1-\alpha/2} + Z_{1-\beta})^2 (\sigma_1^2 + \sigma_2^2)}{\delta^2} = \frac{(1.96 + 1.28)^2 \times (8^2 + 15^2)}{10^2} \approx 31$$

该研究每组需要至少 31 例受试者。

例 2:一项临床试验研究新型降压药品 AAA 治疗高血压的作用,和安慰剂进行对照。如果新型降压药品 AAA 能够比安慰剂平均多降低收缩压 10mmHg,则认为有推广价值。已知安慰剂降低收缩压的标准差为 8mmHg,估计新型降压药品 AAA 降低收缩压的标准差为 15mmHg。3∶1 平行对照设计,选用 $\alpha = 0.05$,Power $= 90\%$,双侧检验,需要多少样本含量?

$$n_1 = \frac{(Z_{1-\alpha/2} + Z_{1-\beta})^2 (\sigma_1^2 + \sigma_2^2)(1 + 1/K)}{\delta^2}$$

$$= \frac{(1.96 + 1.28)^2 \times (8^2 + 15^2) \times (1 + 1/3)}{10^2} \approx 41$$

$$n_2 = Kn_1 = 3 \times 41 = 123$$

该研究第 1 组需要至少 41 例受试者,第 2 组需要至少 123 例受试者。

例 3:一项临床试验研究新型降压药品 AAA 治疗高血压的作用,和临床有效药品贝那普利进行对照。如果 AAA 降低收缩压能力低于贝那普利 10mmHg,则有临床意义,认为该新药没有推广价值。估计 AAA 实际降低收缩压能力最多低于贝那普利 5mmHg。已知贝那普利降低收缩压的标准差为 18mmHg,估计新型降压药品 AAA 降低收缩压的标准差也为 18mmHg。1∶1 平行对照非劣效设计,选用 $\alpha = 0.05$,Power$=90\%$,双侧检验,需要多少样本含量?

$$n = \frac{(Z_{1-\alpha} + Z_{1-\beta})^2 (\sigma_1^2 + \sigma_2^2)}{(\varepsilon - \delta)^2} = \frac{(1.65 + 1.28)^2 \times (18^2 + 18^2)}{[(-5) - (-10)]^2} \approx 223$$

该研究每组需要至少 223 例受试者。

例 4:一项临床试验研究新型降压药品 AAA 治疗高血压的作用,和临床有效药品贝那普利进行对照。如果 AAA 降低收缩压能力与贝那普利相差 10mmHg,则认为有临床意义。估计 AAA 实际降低收缩压能力与贝那普利相差最多 5mmHg。已知贝那普利降低收缩压的标准差为 18mmHg,估计新型降压药品 AAA 降低收缩压的标准差也为 18mmHg。1∶1 平行对照等效设计,选用 $\alpha = 0.05$,Power$=90\%$,双侧检验,需要多少样本含量?

$$n = \frac{(Z_{1-\alpha} + Z_{1-\beta/2})^2 (\sigma_1^2 + \sigma_2^2)}{(\delta - |\varepsilon|)^2} = \frac{(1.65 + 1.65)^2 \times (18^2 + 18^2)}{(10 - |5|)^2} \approx 283$$

该研究每组需要至少 283 例受试者。

三、两组交叉对照设计

(一) 设计方法

当研究者关心的试验因素有两个水平(即 A、B 两组),而且希望这两个水平要先后作用于每一个受试对象,于是受试者和试验顺序就成了两个重要的非试验因素。将全部 $2n$ 个受试对象完全随机均分为两组,用随机的方法决定其中一组接受 A、B 两种处理的先后顺序,另一组接受处理的顺序正好相反。例如,随机的结果为:甲组接受试验的 A、B 两种处理的先后顺序为先 A 后 B,则乙组应先 B 后 A,这种安排试验的方法叫"两组交叉对照设计"。

例:一位研究者欲研究新型降压药品 AAA 治疗高血压的作用,和安慰剂进行对照,由于研究经费有限,希望通过一种设计模式,既可以保证一定的把握度,又可以减少样本含量,该如何设计?

解答:两组交叉对照设计是一种在临床试验中常用的设计模式,与随机平行对照设计比较,该设计在相同把握度下,需要较少的受试对象。但是,应用该设计方法的前提有两个,一是所治疗疾病在停药后基本会恢复到用药前的状态;二是需要中间停药时间(洗脱期)的长度基本清楚。分析本例,原发性高血压具有停药后血压会恢复到用药前状态的特征,这一恢复时间大约需要 4 周;两个条件同时满足,因此,本例可以应用两组交叉对照设计。将合格受试对象完全随机分为 A、B 两组,A 组先服用新型降压药品 AAA 2 周,洗脱 4 周后服用安慰剂 2 周;B 组反之。设计模式见图 12:

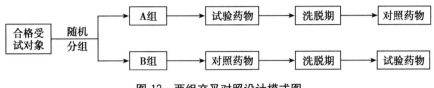

图 12　两组交叉对照设计模式图

(二)样本含量估算方法

1. 差异性检验,双侧检验的公式

$$n=\frac{(Z_{1-\alpha/2}+Z_{1-\beta})^2\sigma^2}{2\delta^2}$$

公式中:

(1) n 代表每组样本含量。

(2) $Z_{1-\alpha/2}$ 和 $Z_{1-\beta}$ 需要查阅 Z 值表。

(3) σ 代表差值的标准差。

(4) δ 代表具有临床意义的两组差值。

2. 差异性检验,单侧检验的公式

$$n=\frac{(Z_{1-\alpha}+Z_{1-\beta})^2\sigma^2}{2\delta^2}$$

公式中:

(1) n 代表每组样本含量。

(2) $Z_{1-\alpha}$ 和 $Z_{1-\beta}$ 需要查阅 Z 值表。

(3) σ 代表差值的标准差。

(4) δ 代表具有临床意义的两组差值。

3. 非劣效性检验或优效性检验的公式

$$n=\frac{(Z_{1-\alpha}+Z_{1-\beta})^2\sigma^2}{2(\varepsilon-\delta)^2}$$

公式中:

(1) n 代表每组样本含量。

(2) $Z_{1-\alpha}$ 和 $Z_{1-\beta}$ 需要查阅 Z 值表。

(3) σ 代表差值的标准差。

(4) ε 代表两组的实际差值。

(5) δ 代表具有临床意义的低限或高限。

4. 等效性检验的公式

$$n=\frac{(Z_{1-\alpha}+Z_{1-\beta/2})^2\sigma^2}{2(\delta-|\varepsilon|)^2}$$

公式中：

(1) n 代表每组样本含量。

(2) $Z_{1-\alpha}$ 和 $Z_{1-\beta/2}$ 需要查阅 Z 值表。

(3) σ 代表差值的标准差。

(4) δ 代表具有临床意义的低限或高限(低限和高限的绝对值相同)。

(5) ε 代表两组的实际差值。

(三) 举例

例1：一项临床试验研究新型降压药品 AAA 治疗高血压的作用,和安慰剂进行对照,两组平行交叉对照设计。A 组先服用新型降压药品 AAA 2 周,洗脱 4 周后服用安慰剂 2 周；B 组反之。如果新型降压药品 AAA 能够比安慰剂平均多降低收缩压 10mmHg,则认为有推广价值。估计新型降压药品 AAA 和安慰剂降低收缩压差值的标准差为 15mmHg。选用 $\alpha=0.05$,Power$=90\%$,双侧检验,需要多少样本含量？

$$n=\frac{(Z_{1-\alpha/2}+Z_{1-\beta})^2\sigma^2}{2\delta^2}=\frac{(1.96+1.28)^2\times15^2}{2\times10^2}\approx12$$

该研究每组需要至少 12 例受试者。

例2：一项临床试验研究新型降压药品 AAA 治疗高血压的作用,和临床有效药品贝那普利进行对照,两组平行交叉对照非劣效性设计。如果 AAA 降低收缩压能力低于贝那普利 10mmHg,则有临床意义,认为该新药没有推广价值。估计 AAA 实际降低收缩压能力最多低于贝那普利 5mmHg。估计新型降压药品 AAA 和贝那普利降低收缩压差值的标准差为 15mmHg。选用 $\alpha=0.05$,Power$=90\%$,双侧检验,需要多少样本含量？

$$n=\frac{(Z_{1-\alpha}+Z_{1-\beta})^2\sigma^2}{2(\varepsilon-\delta)^2}=\frac{(1.65+1.28)^2\times15^2}{2\times[(-5)-(-10)]^2}\approx39$$

该研究每组需要至少 39 例受试者。

例3：一项临床试验研究新型降压药品 AAA 治疗高血压的作用,和临床有效药品贝那普利进行对照,两组平行交叉对照等效设计。如果 AAA 降低收缩压能力与贝那普利相差 10mmHg,则认为有临床意义。估计 AAA 实际降低收缩压能力与贝那普利相差最多 5mmHg。估计新型降压药品 AAA 和贝那普利降低收缩压差值的标准差为 15mmHg。选用 $\alpha=0.05$,Power$=90\%$,双侧检验,需要多少样本含量？

$$n=\frac{(Z_{1-\alpha}+Z_{1-\beta/2})^2\sigma^2}{2(\delta-|\varepsilon|)^2}=\frac{(1.65+1.65)^2\times15^2}{2\times(10-5)^2}\approx50$$

该研究每组需要至少 50 例受试者。

(四) 应用说明

本节所涉及的样本含量估算方法不但适用于上文所提到的计量资料两组交叉对照设计,同时也适用于：

1. 计量资料两组配对设计　该设计方法的基本模式是,把 $2n$ 个受试者按照某些重要的非试验因素(如同性别、年龄±5 岁、同病情等)配成 n 对,把每一对随机分为治疗组和对照组。

2. 计量资料两组交叉配对设计　该设计方法的基本模式是,把 $2n$ 个受试者按照某些重要的非试验因素(如同性别、年龄±5岁、同病情等)配成 n 对,用随机的方法决定每对中的一个接受试验处理的顺序,另一个接受试验处理的顺序正好相反。

3. 计量资料随机区组配对设计　该设计方法的基本模式是,将全部受试对象按某个或某些重要的属性(即区组因素,如多中心临床试验中的中心)分为若干个区组,在每个区组中,再按照某些重要的非试验因素(如同性别、年龄±5岁、同病情等)配成 n 对,把每一对随机分为治疗组和对照组。

四、多组平行对照设计

(一) 设计方法

在临床试验中所考察的试验因素只有一个,并且该试验因素的水平数(组数) $k \geqslant 3$ 时,叫做多组平行对照设计,又称为单因素多水平设计(Multiple-Sample One-Way ANOVA),其目的是考察各组观察指标总体均数之间的差别是否有统计学意义(stimultaneous comparison)。

例:一位研究者欲研究新型降压药品 AAA 低剂量组和高剂量组治疗高血压的作用,和安慰剂进行对照,该如何设计?

解答:本例可设计成一个典型的多组平行对照试验。将合格受试对象完全随机分为 3组,第 1 组患者服用低剂量新型降压药品;第 2 组患者服用高剂量新型降压药品;第 3 组患者服用安慰剂。设计模式见图 13:

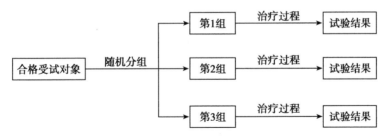

图 13　多组平行对照设计模式图

(二) 样本含量估算方法

公式:

$$n = \frac{\lambda}{\Delta}$$

其中:

$$\Delta = \frac{1}{\sigma^2} \sum_{i=1}^{k} (u_i - u_0)^2$$

λ 值查表 17:

公式中:

(1) n 代表每组样本含量。

(2) σ 代表标准差。

(3) k 代表组数。

（4）u_i 代表各组的平均数。

（5）u_0 代表各组平均数的平均数。

表 17　λ 值表

K=i	Power=$1-\beta$=0.8		Power=$1-\beta$=0.9	
	α=0.01	α=0.05	α=0.01	α=0.05
2	11.68	7.85	14.88	10.51
3	13.89	9.64	17.43	12.66
4	15.46	10.91	19.25	14.18
5	16.75	11.94	20.74	15.41
6	17.87	12.83	22.03	16.47
7	18.88	13.63	23.19	17.42
8	19.79	14.36	24.24	18.29
9	20.64	15.03	25.22	19.09
10	21.43	15.65	26.13	19.83
11	22.18	16.25	26.99	20.54
12	22.89	16.81	27.80	21.20
13	23.57	17.34	28.58	21.84
14	24.22	17.85	29.32	22.44
15	24.84	18.34	30.04	23.03
16	25.44	18.82	30.73	23.59
17	26.02	19.27	31.39	24.13
18	26.58	19.71	32.04	24.65
19	27.12	20.14	32.66	25.16
20	27.65	20.56	33.27	25.66

（三）举例

用 4 种药品治疗高血压,已知 4 种药品降低收缩压的平均数分别为 $u_1=8.25$,$u_2=11.75$,$u_3=12$,$u_4=13$。各药品降低收缩压的标准差都是 3.5。选用 $\alpha=0.05$,Power=90%,双侧检验,需要多少样本含量?

$$u_0=\frac{u_1+u_2+u_3+u_4}{4}=\frac{8.25+11.75+12+13}{4}=11.25$$

$$\Delta=\frac{1}{\sigma^2}\sum_{i=1}^{k}(u_i-u_0)^2$$

$$=\frac{1}{3.5^2}\times[(8.25-11.25)^2+(11.75-11.25)^2+(12-11.25)^2+(13-11.25)^2]$$

$$=1.0510$$

查表,$\lambda=14.18$

$$n=\frac{\lambda}{\Delta}=\frac{14.18}{1.0510}\approx14$$

该研究每组需要至少 14 例受试者。

(四) 应用说明

在多组平行对照设计的研究中,有时研究者主要对组间的两两比较(parewise comparison)感兴趣,这时可以采用以下公式进行样本含量估算:

$$n_{ij} = \frac{(Z_{1-\alpha/(2T)} + Z_{1-\beta})^2 (\sigma_1^2 + \sigma_2^2)}{\delta_{ij}^2}$$

$$n = \max\{n_{ij}, \text{pairs}(i,j)\}$$

公式中:

(1) n_{ij} 代表任意两组中每组样本含量。

(2) T 代表两组比较的次数。

(3) $Z_{1-\alpha/(2T)}$ 和 $Z_{1-\beta}$ 需要查阅 Z 值表。

(4) σ_1 代表第 1 组的标准差。

(5) σ_2 代表第 2 组的标准差。

(6) δ_{ij} 代表任意两组具有临床意义的两组差值。

五、多组 Williams 设计

(一) 设计方法

在临床试验中,特别是在生物等效性试验中,研究者希望通过交叉对照设计研究多个治疗组的效应,称为多组 Williams 设计。常见的 Williams 设计有 3 组设计(一个 6×3 的交叉设计)和 4 组设计(一个 4×4 的交叉设计)。Williams 设计的结构有如下特点:当试验组数(k)是奇数时,Williams 设计结果是 $2k×k$ 交叉设计;当试验组数(k)是偶数时,Williams 设计结果是 $k×k$ 交叉设计。

例:一位研究者欲研究贝那普利的两个仿制品种(片和胶囊)与贝那普利的生物等效性,该如何设计?

解答:本例可设计成 1 个典型的三交叉对照试验。三交叉的处理顺序排列组合为:123、132、213、231、312、321 共 6 个序列。其中 1、2、3 可分别代表贝那普利、仿制片和仿制胶囊。如果按照我国对生物利用度等效试验的例数要求做 18 例受试者,每一个序列可以做 3 个受试者。

(二) 样本含量估算方法

1. 差异性检验,双侧检验的公式

$$n = \frac{(Z_{1-\alpha/2} + Z_{1-\beta})^2 \sigma^2}{k\delta^2}$$

公式中:

(1) n 代表每组样本含量。

(2) $Z_{1-\alpha/2}$ 和 $Z_{1-\beta}$ 需要查阅 Z 值表。

(3) σ 代表标准差。

(4) k 代表组数。

(5) δ 代表两组差值。

2. **差异性检验,单侧检验的公式**

$$n = \frac{(Z_{1-\alpha} + Z_{1-\beta})^2 \sigma^2}{k \delta^2}$$

公式中：

(1) n 代表每组样本含量。

(2) $Z_{1-\alpha}$ 和 $Z_{1-\beta}$ 需要查阅 Z 值表。

(3) σ 代表标准差。

(4) k 代表组数。

(5) δ 代表两组差值。

3. 非劣效性检验或优效性检验的公式

$$n = \frac{(Z_{1-\alpha} + Z_{1-\beta})^2 \sigma^2}{k (\varepsilon - \delta)^2}$$

公式中：

(1) n 代表每组样本含量。

(2) $Z_{1-\alpha}$ 和 $Z_{1-\beta}$ 需要查阅 Z 值表。

(3) σ 代表标准差。

(4) k 代表组数。

(5) δ 代表具有临床意义的低限或高限。

(6) ε 代表两组的实际差值。

4. 等效性检验的公式

$$n = \frac{(Z_{1-\alpha} + Z_{1-\beta/2})^2 \sigma^2}{k (\delta - |\varepsilon|)^2}$$

公式中：

(1) n 代表每组样本含量。

(2) $Z_{1-\alpha}$ 和 $Z_{1-\beta/2}$ 需要查阅 Z 值表。

(3) σ 代表标准差。

(4) k 代表组数。

(5) δ 代表具有临床意义的低限或高限（低限和高限的绝对值相同）。

(6) ε 代表两组的实际差值。

（三）举例

例1：用3种药品治疗高血压，预试验已知3种药品（A、B、C）降低收缩压的平均数分别为 $u_A = 8.25$、$u_B = 11.75$、$u_C = 12$，各药品降低收缩压的标准差都是 3.5。Williams 设计，选用 $\alpha = 0.05$，Power $= 90\%$，双侧差异性检验，需要多少样本含量？

$$n_{AB} = \frac{(Z_{1-\alpha/2} + Z_{1-\beta})^2 \sigma^2}{k \delta^2} = \frac{(1.96 + 1.28)^2 \times 3.5^2}{6 \times (8.25 - 11.75)^2} \approx 2$$

$$n_{AC} = \frac{(Z_{1-\alpha/2} + Z_{1-\beta})^2 \sigma^2}{k \delta^2} = \frac{(1.96 + 1.28)^2 \times 3.5^2}{6 \times (8.25 - 12)^2} \approx 2$$

$$n_{BC} = \frac{(Z_{1-\alpha/2} + Z_{1-\beta})^2 \sigma^2}{k \delta^2} = \frac{(1.96 + 1.28)^2 \times 3.5^2}{6 \times (11.75 - 12)^2} \approx 343$$

$$n = \max\{2, 2, 67\} = 343$$

该研究每个序列需要至少 343 例受试者。

例 2：用 3 种药品治疗高血压，预试验已知 3 种药品（A、B、C）降低收缩压的平均数分别为 $u_A = 8.25$、$u_B = 11.75$、$u_C = 12$，各药品降低收缩压的标准差都是 3.5，低限界值为 5。Williams 设计，选用 $\alpha = 0.05$，Power $= 90\%$，非劣效性检验，需要多少样本含量？

$$n_{AB} = \frac{(Z_{1-\alpha} + Z_{1-\beta})^2 \sigma^2}{k(\varepsilon - \delta)^2} = \frac{(1.65 + 1.28)^2 \times 3.5^2}{6 \times [(8.25 - 11.75) - (-5)]^2} \approx 8$$

$$n_{AC} = \frac{(Z_{1-\alpha} + Z_{1-\beta})^2 \sigma^2}{k(\varepsilon - \delta)^2} = \frac{(1.65 + 1.28)^2 \times 3.5^2}{6 \times [(8.25 - 12) - (-5)]^2} \approx 12$$

$$n_{BC} = \frac{(Z_{1-\alpha} + Z_{1-\beta})^2 \sigma^2}{k(\varepsilon - \delta)^2} = \frac{(1.65 + 1.28)^2 \times 3.5^2}{6 \times [(11.75 - 12) - (-5)]^2} \approx 1$$

$$n = \max\{8, 12, 1\} = 12$$

该研究每个序列需要至少 12 例受试者。

例 3：用 3 种药品治疗高血压，预试验已知 3 种药品（A、B、C）降低收缩压的平均数分别为 $u_A = 8.25$、$u_B = 11.75$、$u_C = 12$，各药品降低收缩压的标准差都是 3.5，等效界值为 5。Williams 设计，选用 $\alpha = 0.05$，Power $= 90\%$，等效性检验，需要多少样本含量？

$$n_{AB} = \frac{(Z_{1-\alpha} + Z_{1-\beta/2})^2 \sigma^2}{k(\delta - |\varepsilon|)^2} = \frac{(1.65 + 1.65)^2 \times 3.5^2}{6 \times (5 - |8.25 - 11.75|)^2} \approx 10$$

$$n_{AC} = \frac{(Z_{1-\alpha} + Z_{1-\beta/2})^2 \sigma^2}{k(\delta - |\varepsilon|)^2} = \frac{(1.65 + 1.65)^2 \times 3.5^2}{6 \times (5 - |8.25 - 12|)^2} \approx 15$$

$$n_{BC} = \frac{(Z_{1-\alpha} + Z_{1-\beta/2})^2 \sigma^2}{k(\delta - |\varepsilon|)^2} = \frac{(1.65 + 1.65)^2 \times 3.5^2}{6 \times (5 - |11.75 - 12|)^2} \approx 1$$

$$n = \max\{10, 15, 1\} = 15$$

该研究每个序列需要至少 15 例受试者。

六、成组序贯设计

（一）设计方法

传统的标准序贯设计方法是要求将受试者配对后随机分配到两个处理组（或同一受试者先后接受两种处理），每得到一对试验结果就进行一次统计分析，直到以一定的显著水平得出拒绝或接受零假设的结论，即可结束试验。这是一种样本量不固定的试验方法。与通常的样本量预先固定的试验方法比较，其优点是，当两组之间确实存在差异时，常可较早地得出结论，从而减少样本量，缩短试验周期。特别是在临床试验中，它可尽早地使受试者停止较差的处理，符合伦理学的要求。然而，传统序贯设计方法要求受试者逐对进入临床试验，并且只有得到该试验结果并统计分析后，才可确定是结束试验还是继续下一个试验。当得到试验结果所需的时间较长时，例如数周或数月，这种序贯设计方法就不适用了。另外，在某些情况下，也不可能每得到一对试验结果就进行一次统计分析。例如，在一个大的多中心临床试验中，临床试验是在多个不同的地区进行的，而统计分析是由一个独立的统计中心来完成，临床试验的总负责者希望每隔一段时间，例如几个月进行一次统计分析，它有助于临床试验的质量控制。在这种情况下可采用成组序贯设计方法。该方法可用于得到试验结果的时间较长及整个试验过程中分几个时间段来重复分析试验结果的情况，它不要求受试者必须配对,因此成组序贯设计方法既保留了传统序贯设计方法的优点,又避免了其局限性,且正好与期中分析相配合,因此得以较为广泛地应用。

成组序贯设计方法由 S. J. Pocock 在 1977 年首先提出,其基本方法是将整个试验划分成 N 个连续的时间段,每个时间段内都有 $2n$ 个受试者加入试验并被随机分配到 2 个处理组,每个处理组均为 n 个。当第 i 个阶段($i=1,2,\cdots,N$)试验结束后,把第 1 到第 i 个阶段的试验结果累积起来进行一次统计分析,如果拒绝零假设即可结束试验,否则继续下一阶段的试验。如果到最后第 N 个阶段结束后,仍不能拒绝零假设,则可接受零假设。

成组序贯试验过程中需要进行多次重复的显著性检验(repeated significance test),而重复显著性检验将增加犯 Ⅰ 型错误的概率,使总的显著水平(overall significance level)上升。例如,对于 10 次显著水平均为 0.05 的重复显著性检验,总的显著水平将上升到 0.19。为使总的显著水平等于期望的 α,必须把每个阶段的显著性水平进行转换,转换后的显著水平称为名义性显著水平(nominal significance level),用 α' 表示。表 18 可以用于显著性水平转换。

表 18　已知方差正态变量成组序贯试验设计表($\alpha=0.05$)

时间段 (N)	名义水平 (α')	临界值 (Z')	Δ	
			$1-\beta=0.90$	$1-\beta=0.95$
2	0.0294	2.178	2.404	2.664
3	0.0221	2.289	2.007	2.221
4	0.0182	2.361	1.763	1.949
5	0.0158	2.413	1.582	1.759
6	0.0142	2.453	1.454	1.317
7	0.0130	2.485	1.364	1.506
8	0.0120	2.512	1.282	1.415
9	0.0112	2.535	1.214	1.339
10	0.0106	2.555	1.156	1.275

(二) 样本含量估算方法

$$n_{\text{fixed}}=\frac{(Z_{1-\alpha/2}+Z_{1-\beta})^2(\sigma_1^2+\sigma_2^2)}{(u_1-u_2)^2}$$

$$n_{\max}=R_{\text{P}}(k,\alpha,\beta)n_{\text{fixed}}$$

$$n=\frac{n_{\max}}{k}$$

公式中:
(1) n 代表每个阶段中每组样本含量。
(2) $n_{\max}$ 代表每组总样本含量。
(3) n_{fixed} 代表在没有重复显著性检验情况下的每组总样本含量。
(4) $Z_{1-\alpha/2}$ 和 $Z_{1-\beta}$ 需要查阅 Z 值表。
(5) σ_1 代表第 1 组的标准差。
(6) σ_2 代表第 2 组的标准差。

（7）u_1代表第 1 组的平均数。

（8）u_2代表第 2 组的平均数。

（9）$R_p(k,\alpha,\beta)$查表 19。

表 19　双侧检验 K 次期中分析的 $R_p(k,\alpha,\beta)$ 值表

K	$1-\beta=0.8$			$1-\beta=0.9$		
	$\alpha=0.01$	$\alpha=0.05$	$\alpha=0.10$	$\alpha=0.01$	$\alpha=0.05$	$\alpha=0.10$
1	1.000	1.000	1.000	1.000	1.000	1.000
2	1.092	1.110	1.121	1.084	1.100	1.110
3	1.137	1.166	1.184	1.125	1.151	1.166
4	1.166	1.202	1.224	1.152	1.183	1.202
5	1.187	1.229	1.254	1.170	1.207	1.228
6	1.203	1.249	1.277	1.185	1.225	1.249
7	1.216	1.265	1.296	1.197	1.239	1.266
8	1.226	1.279	1.311	1.206	1.252	1.280
9	1.236	1.291	1.325	1.215	1.262	1.292
10	1.243	1.301	1.337	1.222	1.271	1.302
11	1.250	1.310	1.348	1.228	1.297	1.312
12	1.257	1.318	1.357	1.234	1.287	1.320
15	1.272	1.338	1.381	1.248	1.305	1.341
20	1.291	1.363	1.441	1.264	1.327	1.367

（三）举例

某医师设计一个包括 5 次期中分析的成组序贯临床试验,比较治疗药品 AAA 和安慰剂 BBB 的疗效。根据预试验,两组有相同的标准差,即 $\sigma_1=\sigma_2=4$,均数 $u_1-u_2=1$,选用 $\alpha=0.05$,Power$=90\%$,双侧差异性检验,需要多少样本含量?

$$n_{\text{fixed}}=\frac{(Z_{1-\alpha/2}+Z_{1-\beta})^2(\sigma_1^2+\sigma_2^2)}{(u_1-u_2)^2}$$

$$=\frac{(1.96+1.28)^2\times(4+4)}{1^2}\approx84$$

$$n_{\max}=R_P(k,\alpha,\beta)n_{\text{fixed}}=R_P(5,0.05,0.10)\times84=1.207\times84=101.4$$

$$n=\frac{n_{\max}}{k}=\frac{101.4}{5}\approx21$$

该研究每个阶段每组需要至少 21 例受试者。

七、剂量反应设计

（一）设计方法

在临床试验中,药物不同剂量的作用差别是重要的研究内容之一,其设计方法通常是多组平行对照设计。Ruberg 在 1995 年提出剂量反应设计以便分析和解决以下几个问题:①药物有无可靠的药效?②哪些剂量的药效与对照比较有显著差异?③不同剂量药效的关

系是什么？④最佳剂量是什么？前两个问题可以通过方差分析获得答案，后两个问题涉及最小有效剂量（minimum effective dose，MED）的评估。本节重点介绍评价 MED 时的样本含量估算。

（二）样本含量估算方法

$$n = \frac{2\sigma^2 \left[t_k(\alpha/2) + Z_\beta\right]^2}{\Delta^2}$$

公式中：

（1）n 代表每组样本含量。

（2）Z_β 需要查阅 Z 值表。

（3）$t_k(\alpha/2)$ 需要查阅下文 t_k 表（表 20～表 23）。

（4）σ 代表标准差。

（5）Δ 代表具有临床意义的差值。

表 20　$t_{k0.05}$ 值

df/v	$k=$ 剂量水平数								
	2	3	4	5	6	7	8	9	10
5	2.14	2.19	2.21	2.22	2.23	2.24	2.24	2.25	2.25
6	2.06	2.10	2.12	2.13	2.14	2.14	2.15	2.15	2.15
7	2.00	2.04	2.06	2.07	2.08	2.09	2.09	2.09	2.09
8	1.96	2.00	2.01	2.02	2.03	2.04	2.04	2.04	2.04
9	1.93	1.96	1.98	1.99	2.00	2.00	2.01	2.01	2.01
10	1.91	1.94	1.96	1.97	1.97	1.98	1.98	1.98	1.98
11	1.89	1.92	1.94	1.94	1.95	1.95	1.96	1.96	1.96
12	1.87	1.90	1.92	1.93	1.93	1.94	1.94	1.94	1.94
13	1.86	1.89	1.90	1.91	1.92	1.92	1.93	1.93	1.93
14	1.85	1.88	1.89	1.90	1.91	1.91	1.91	1.92	1.92
15	1.84	1.87	1.88	1.89	1.90	1.90	1.90	1.90	1.91
16	1.83	1.86	1.87	1.88	1.89	1.89	1.89	1.90	1.90
17	1.82	1.85	1.87	1.87	1.88	1.88	1.89	1.89	1.89
18	1.82	1.85	1.86	1.87	1.87	1.88	1.88	1.88	1.88
19	1.81	1.84	1.85	1.86	1.87	1.87	1.87	1.87	1.88
20	1.81	1.83	1.85	1.86	1.86	1.86	1.87	1.87	1.87
22	1.80	1.83	1.84	1.85	1.85	1.85	1.86	1.86	1.86
24	1.79	1.81	1.82	1.83	1.84	1.84	1.84	1.84	1.85
26	1.79	1.81	1.82	1.83	1.84	1.84	1.84	1.84	1.85
28	1.78	1.81	1.82	1.83	1.83	1.83	1.84	1.84	1.84
30	1.78	1.80	1.81	1.82	1.83	1.83	1.83	1.83	1.83
35	1.77	1.79	1.80	1.81	1.82	1.82	1.82	1.82	1.83
40	1.76	1.79	1.80	1.80	1.81	1.81	1.81	1.82	1.82
60	1.75	1.77	1.78	1.79	1.79	1.80	1.80	1.80	1.80
120	1.73	1.75	1.77	1.77	1.78	1.78	1.78	1.78	1.78
∞	1.739	1.750	1.756	1.760	1.763	1.765	1.767	1.768	1.768

表21　$t_{k0.025}$值

$k=$剂量水平数

df/v	2	3	4	5	6	8	10
5	2.699	2.743	2.766	2.799	2.788	2.799	2.806
6	2.559	2.597	2.617	2.628	2.635	2.645	2.650
7	2.466	2.501	2.518	2.528	2.535	2.543	2.548
8	2.400	2.432	2.448	2.457	2.463	2.470	2.475
9	2.351	2.381	2.395	2.404	2.410	2.416	2.421
10	2.313	2.341	2.355	2.363	2.368	2.375	2.379
11	2.283	2.310	2.323	2.330	2.335	2.342	2.345
12	2.258	2.284	2.297	2.304	2.309	2.315	2.318
13	2.238	2.263	2.275	2.282	2.285	2.292	2.295
14	2.220	2.245	2.256	2.263	2.268	2.273	2.276
15	2.205	2.229	2.241	2.247	2.252	2.257	2.260
16	2.193	2.216	2.227	2.234	2.238	2.243	2.246
17	2.181	2.204	2.215	2.222	2.226	2.231	2.234
18	2.171	2.194	2.205	2.211	2.215	2.220	2.223
19	2.163	2.185	2.195	2.202	2.205	2.210	2.213
20	2.155	2.177	2.187	2.193	2.197	2.202	2.205
22	2.141	2.163	2.173	2.179	2.183	2.187	2.190
24	2.130	2.151	2.161	2.167	2.171	2.175	2.178
26	2.121	2.142	2.151	2.157	2.161	2.165	2.168
28	2.113	2.133	2.143	2.149	2.152	2.156	2.159
30	2.106	2.126	2.136	2.141	2.145	2.149	2.151
35	2.093	2.112	2.122	2.127	2.130	2.134	2.137
40	2.083	2.102	2.111	2.116	2.119	2.123	2.126
60	2.060	2.078	2.087	2.092	2.095	2.099	2.101
120	2.037	2.055	2.063	2.068	2.071	2.074	2.076
∞	2.015	2.032	2.040	2.044	2.047	2.050	2.052

表22　$t_{k0.01}$值

$k=$剂量水平数

df/v	2	3	4	5	6	7	8	9	10
5	3.50	3.55	3.57	3.59	3.60	3.60	3.61	3.61	3.61
6	3.26	3.29	3.31	3.32	3.33	3.34	3.34	3.34	3.35
7	3.10	3.13	3.15	3.16	3.16	3.17	3.17	3.17	3.17
8	2.99	3.01	3.03	3.04	3.04	3.05	3.05	3.05	3.05
9	2.90	2.93	2.94	2.95	2.95	2.96	2.96	2.96	2.96
10	2.84	2.86	2.88	2.88	2.89	2.89	2.89	2.90	2.90

$k=$剂量水平数

df/v	2	3	4	5	6	7	8	9	10
11	2.79	2.81	2.82	2.83	2.83	2.84	2.84	2.84	2.84
12	2.75	2.77	2.78	2.79	2.79	2.79	2.80	2.80	2.80
13	2.72	2.74	2.75	2.75	2.76	2.76	2.76	2.76	2.76
14	2.69	2.71	2.72	2.72	2.72	2.73	2.73	2.73	2.73
15	2.66	2.68	2.69	2.70	2.70	2.70	2.71	2.71	2.71
16	2.64	2.66	2.67	2.68	2.68	2.68	2.68	2.68	2.69
17	2.63	2.64	2.65	2.66	2.66	2.66	2.66	2.67	2.67
18	2.61	2.63	2.64	2.64	2.64	2.65	2.65	2.65	2.65
19	2.60	2.61	2.62	2.63	2.63	2.63	2.63	2.63	2.63
20	2.58	2.60	2.61	2.61	2.62	2.62	2.62	2.62	2.62
22	2.56	2.58	2.59	2.59	2.59	2.60	2.60	2.60	2.60
24	2.55	2.56	2.57	2.57	2.57	2.58	2.58	2.58	2.58
26	2.53	2.55	2.55	2.56	2.56	2.56	2.56	2.56	2.56
28	2.52	2.53	2.54	2.54	2.55	2.55	2.55	2.55	2.55
30	2.51	2.52	2.53	2.53	2.54	2.54	2.54	2.54	2.54
35	2.49	2.50	2.51	2.51	2.51	2.51	2.52	2.52	2.52
40	2.47	2.48	2.49	2.49	2.50	2.50	2.50	2.50	2.50
60	2.43	2.45	2.45	2.46	2.46	2.46	2.46	2.46	2.46
120	2.40	2.41	2.42	2.42	2.42	2.42	2.42	2.42	2.43
∞	2.366	2.377	2.382	2.385	2.386	2.387	2.388	2.389	2.389

表 23　$t_{k0.005}$值

$k=$剂量水平数

df/v	2	3	4	5	6	8	10
5	4.179	4.229	4.255	4.270	4.279	4.292	4.299
6	3.825	3.864	3.833	3.895	3.902	3.912	3.917
7	3.599	3.631	3.647	3.657	3.663	3.670	3.674
8	3.443	3.471	3.484	3.492	3.497	3.504	3.507
9	3.329	3.354	3.366	3.373	3.377	3.383	3.886
10	3.242	3.265	3.275	3.281	3.286	3.290	3.293
11	3.173	3.194	3.204	3.210	3.214	3.218	3.221
12	3.118	3.138	3.147	3.152	3.156	3.160	3.162
13	3.073	3.091	3.100	3.105	3.108	3.112	3.114
14	3.035	3.052	3.060	3.065	3.068	3.072	3.074
15	3.003	3.019	3.027	3.031	3.034	3.037	3.039
16	3.957	2.991	2.998	3.002	3.005	3.008	3.010

df/v	$k=$剂量水平数						
	2	3	4	5	6	8	10
17	2.951	2.955	2.973	2.977	2.980	2.938	2.984
18	2.929	2.944	2.951	2.955	2.958	2.960	2.962
19	2.911	2.925	2.932	2.936	2.938	2.941	2.942
20	2.894	2.903	2.915	2.918	2.920	2.923	2.925
22	2.866	2.879	2.855	2.889	2.891	2.893	2.895
24	2.842	2.855	2.861	2.864	2.866	2.869	2.870
26	2.823	2.835	2.841	2.844	2.846	2.848	2.850
28	2.806	2.819	2.824	2.827	2.829	2.831	2.832
30	2.792	2.804	2.809	2.812	2.814	2.816	2.817
35	2.764	2.775	2.781	2.783	2.785	2.787	2.788
40	2.744	2.755	2.759	2.762	2.764	2.765	2.766
60	2.697	2.707	2.711	2.713	2.715	2.716	2.766
120	2.651	2.660	2.664	2.666	2.667	2.669	2.669
∞	2.607	2.615	2.618	2.620	2.621	2.623	2.623

(三) 举例

某医师设计一个剂量反应研究,设置 3 个剂量组,目标是评估出最小有效剂量(MED)。预试验提示,标准差是 45,临床有意义的差值是 25,选用 $\alpha=0.05$,Power＝80%,双侧差异性检验,需要多少样本含量?

$$n=\frac{2\sigma^2[t_k(\alpha/2)+Z_\beta]^2}{\Delta^2}$$

$$=\frac{2\times45^2\times(2.032+0.842)^2}{25^2}\approx54$$

该研究每组需要至少 54 例受试者。

八、重复测量设计

(一) 设计方法

在临床试验中,经常会遇到需要重复测量的指标,如体温的动态变化、血压的动态变化等。在治疗措施的干预下,这些指标的数值会随着时间的推移而发生动态变化。为了比较准确地描述和分析这种变化,需要在不同时点测量相应的数值,然后对这些数值进行总体分析。重复测量设计在一定程度上非常符合临床实际,因此,在临床研究中被大量采用。下面是一个典型的例子:

例:一位研究者欲研究一个新药 AAA 的退热作用,与阿司匹林对照,该如何设计?

解答:本例可设计成一个典型的重复测量设计试验。把合格的受试对象随机分为 2 组,平行对照,主要观察指标为体温。体温的测定可以在用药前、用药后半小时、1 小时、2 小时、3 小时、6 小时、12 小时、24 小时、48 小时、3 天等不同时点进行。

（二）样本含量估算方法

$$n=\frac{2\sigma^2(Z_{1-\alpha/2}+Z_{1-\beta})^2}{\delta^2}\left\{\left[\frac{1}{r}+\left(1-\frac{1}{r}\right)\rho\right]-\frac{\rho^2}{1/p+(1-1/p)\rho}\right\}$$

公式中：

（1）n 代表每组样本含量。

（2）$Z_{1-\alpha/2}$ 和 $Z_{1-\beta}$ 需要查阅 Z 值表。

（3）σ 代表标准差。

（4）p 代表每个受试者处理前观测的次数。

（5）r 代表每个受试者处理后观测的次数。

（6）ρ 取常值 0.65。

（7）δ 代表具有临床意义的差值。

（三）举例

某医师研究运动对高血压患者高胰岛素血症的影响，将高血压患者随机分为试验组和对照组，重复观测空腹血浆胰岛素，试验前基础观测 2 次，处理后重复观测 4 次。根据文献，高血压患者空腹血浆胰岛素的标准差为 10.32mU/L，其具有临床意义的最小差值为 5mU/L，重复测量设计，选用 $\alpha=0.05$，Power＝80％，双侧差异性检验，需要多少样本含量？

$$
\begin{aligned}
n&=\frac{2\sigma^2(Z_{1-\alpha/2}+Z_{1-\beta})^2}{\delta^2}\left\{\left[\frac{1}{r}+\left(1-\frac{1}{r}\right)\rho\right]-\frac{\rho^2}{1/p+(1-1/p)\rho}\right\}\\
&=\frac{2\times10.32^2\times(1.96+0.8417)^2}{5^2}\left\{\left[\frac{1}{4}+\left(1-\frac{1}{4}\right)\times0.65\right]-\frac{0.65^2}{1/2+(1-1/2)\times0.65}\right\}\\
&\approx16
\end{aligned}
$$

该研究每组需要至少 16 例受试者。

九、直线相关分析

（一）设计方法

在分析两个事物的关系时，我们常常要了解两者间的数量关系是否密切，比如年龄与收缩压的关系、低密度脂蛋白胆固醇与空腹血糖的关系、第 1 秒肺活量与最大通气量的关系等。分析两个变量数据相关性的方法称为相关分析。

说明两个变量 (x,y) 间关系密切程度的指标叫相关系数（coefficient of correlation），用 r 表示，总体相关系数用 ρ 表示。计算相关系数的基本公式是：

$$r=\frac{l_{xy}}{\sqrt{l_{xx}l_{yy}}}$$

相关系数和其他统计量一样，也有抽样误差。在总体相关系数 $\rho=0$ 的总体中随机抽样的话，也可能抽到 $|r|>0$ 的样本。因此，计算得到相关系数后，还不能根据 $|r|$ 的大小对两变量间关系的密切程度作出判断，还需要考虑由 $\rho=0$ 的总体中随机抽得差别达 $|r-\rho|$ 这么大或更大的机会有多大。如果机会较大（$P>0.05$），则 r 与 $\rho=0$ 的差别无统计学意义，我们不能认为两变量是相关的，反之，如果机会较小（$P<0.05$），则 r 与 $\rho=0$ 的差别有统计学意义，则认为两变量是相关的。这是通过相关系数的统计以及检验实现的。

（二）样本含量估算方法

1. 直线相关分析（双侧）

$$n=4\left[\frac{Z_{1-\alpha/2}+Z_{1-\beta}}{\ln\left(\frac{1+\rho}{1-\rho}\right)}\right]^2+3$$

公式中：

（1）n 代表样本含量。

（2）$Z_{1-\alpha/2}$ 和 $Z_{1-\beta}$ 需要查阅 Z 值表。

（3）ρ 代表总体相关系数。

2. 直线相关分析（单侧）

$$n=4\left[\frac{Z_{1-\alpha}+Z_{1-\beta}}{\ln\left(\frac{1+\rho}{1-\rho}\right)}\right]^2+3$$

公式中：

（1）n 代表样本含量。

（2）$Z_{1-\alpha}$ 和 $Z_{1-\beta}$ 需要查阅 Z 值表。

（3）ρ 代表总体相关系数。

3. 两样本相关系数比较（双侧）

$$n=8\left(\frac{Z_{1-\alpha/2}+Z_{1-\beta}}{z}\right)^2+3$$

$$z=\ln\left[\frac{(1+\rho_1)(1-\rho_2)}{(1-\rho_1)(1+\rho_2)}\right]$$

公式中：

（1）n 代表每组样本含量。

（2）$Z_{1-\alpha/2}$ 和 $Z_{1-\beta}$ 需要查阅 Z 值表。

（3）ρ_1 代表第 1 组总体相关系数。

（4）ρ_2 代表第 2 组总体相关系数。

4. 两样本相关系数比较（单侧）

$$n=8\left(\frac{Z_{1-\alpha}+Z_{1-\beta}}{z}\right)^2+3$$

$$z=\ln\left[\frac{(1+\rho_1)(1-\rho_2)}{(1-\rho_1)(1+\rho_2)}\right]$$

公式中：

（1）n 代表每组样本含量。

（2）$Z_{1-\alpha}$ 和 $Z_{1-\beta}$ 需要查阅 Z 值表。

（3）ρ_1 代表第 1 组总体相关系数。

（4）ρ_2 代表第 2 组总体相关系数。

（三）举例

例1：某医师研究正常人第 1 秒肺活量与最大通气量的相关性。已知总体相关系数 $\rho=$

0.70,选用 $\alpha=0.05$,Power$=90\%$,双侧检验,需要多少样本含量?

$$n=4\left[\dfrac{Z_{1-\alpha/2}+Z_{1-\beta}}{\ln\left(\dfrac{1+\rho}{1-\rho}\right)}\right]^2+3$$

$$=4\left[\dfrac{1.96+1.282}{\ln\left(\dfrac{1+0.7}{1-0.7}\right)}\right]^2+3=16.973\approx17$$

本研究至少需要 17 例样本。

例 2:某医师研究正常人第 1 秒肺活量与最大通气量的相关性(已知总体相关系数 $\rho=$ 0.70),以及总肺活量与最大通气量的相关性(已知总体相关系数 $\rho=0.40$),欲比较两个相关系数的差别,选用 $\alpha=0.05$,Power$=90\%$,单侧检验,需要多少样本含量?

$$n=8\left\{\dfrac{Z_{1-\alpha}+Z_{1-\beta}}{\ln\left[\dfrac{(1+\rho_1)(1-\rho_2)}{(1-\rho_1)(1+\rho_2)}\right]}\right\}^2+3$$

$$=8\left\{\dfrac{1.645+1.282}{\ln\left[\dfrac{(1+0.7)(1-0.4)}{(1-0.7)(1+0.4)}\right]}\right\}^2+3=90.055\approx91$$

本研究每组至少需要 91 例样本。

十、直线回归分析

(一) 设计方法

任何客观事物都不是孤立的,而是相互联系、相互制约的。在医学上,人的身高与体重、体温与脉搏次数、年龄和血压、药物剂量与疗效等均有一定的联系。说明客观事物或现象相互之间数量关系的密切程度,并用适当的统计指标表示出来,这是相关分析的任务;把客观事物或现象之间的数量关系用函数的形式表示出来,则是回归分析所要解决的问题。

相关回归分析时,通常是先将成对的原始数据 (x,y) 在直角坐标上制成点图。从点的分布情况初步看看两个变量间有无相关趋势。如果变量 y 随着变量 x 而变化,则称 x 为自变量,y 为应变量。如果各点密集在一条斜线周围,说明变量间存在一定的相关,此时可根据实测数据,用数学方法求出一条直线回归方程。

(二) 样本含量估算方法

$$n=1+m+m\varphi^2\left(\dfrac{1}{R^2}-1\right)$$

公式中:

(1) n 代表样本含量。

(2) φ 需要查阅 φ 值表,$\upsilon_1=m$。

(3) m 代表变量个数。

(4) R 代表相关系数。

在求 n_1 时,令 $\upsilon_2=\infty$,求 n_2 时,令 $\upsilon_2=n_1-m-1$,求 n_3 时,令 $\upsilon_2=n_2-m-1$,……,余仿此。直至前后 2 次计算的样本含量稳定。

(三) 举例

某医院内科欲以身高、体重、年龄和体表面积预报某市健康成人第 1 秒用力肺活量,根据文献报道,相关系数为 0.50,选用 $\alpha=0.05$,Power$=90\%$,用回归方程建立临床参考值需要多少样本含量?

$$n=1+m+m\varphi^2\left(\frac{1}{R^2}-1\right)$$

$$n_1=1+4+4\times1.96^2\times\left(\frac{1}{0.5^2}-1\right)=51.1$$

$$n_2=1+4+4\times2.06^2\times\left(\frac{1}{0.5^2}-1\right)=55.9$$

$$n_3=1+4+4\times2.06^2\times\left(\frac{1}{0.5^2}-1\right)=55.9\approx56$$

本研究至少需要 56 例样本。

第二节　计数资料样本含量估算

将观察个体按照某种属性或类别分组,然后清点各组的观察单位数目所得到的资料,称为计数资料,也称为定性资料。这类资料表现为互不相容的类别或属性,每个类别或属性只以整数表示,在数轴上不能连续表示。如性别分男与女,临床试验观察结果分阳性、阴性,血型以 A、B、AB、O 4 型分类等。

如果将观察单位按照某种属性的不同程度分类,统计各组的观察单位数目所得到的资料称为等级资料。等级资料是计数资料的一种,如临床疗效判定为痊愈、显效、有效、无效,病情分为轻、中、重等。各类或属性之间有等级、程度上的差异,也称为有序分类资料。

计数资料常用的描述性分类指标有构成比、率和相对比等。推断分析主要有卡方检验、秩和检验等。

一、单 组 设 计

(一) 设计方法

在临床试验中,没有对照组的开放设计称为单组设计。单组设计的分析目标有两种,一种是治疗组数据与标准公认值的比较;另一种是基线数据和治疗后数据的分析比较。

本节所涉及的样本含量估算方法适合于大样本计数资料的单组设计。

(二) 样本含量估算方法

1. 与标准公认值比较,双侧检验的公式

$$n=\frac{(Z_{1-\alpha/2}+Z_{1-\beta})^2[p(1-p)+p_s(1-p_s)]}{\delta^2}$$

公式中:

(1) n 代表样本含量。

(2) $Z_{1-\alpha/2}$ 和 $Z_{1-\beta}$ 需要查阅 Z 值表。

(3) p 代表试验组的率。

(4) p_s 代表标准公认率。

(5) δ 代表具有临床意义的两组差值。

2. 与标准公认值比较,单侧检验的公式

$$n=\frac{(Z_{1-\alpha}+Z_{1-\beta})^2[p(1-p)+p_{\mathrm{s}}(1-p_{\mathrm{s}})]}{\delta^2}$$

公式中：

（1）n 代表样本含量。

（2）$Z_{1-\alpha}$ 和 $Z_{1-\beta}$ 需要查阅 Z 值表。

（3）p 代表试验组的率。

（4）p_{s} 代表标准公认率。

（5）δ 代表具有临床意义的两组差值。

3. 与基线比较，双侧检验的公式

$$n=\frac{(Z_{1-\alpha/2}+Z_{1-\beta})^2 p(1-p)}{\delta^2}$$

公式中：

（1）n 代表样本含量。

（2）$Z_{1-\alpha/2}$ 和 $Z_{1-\beta}$ 需要查阅 Z 值表。

（3）p 代表试验组的率。

（4）δ 代表具有临床意义的两组差值。

4. 与基线比较，单侧检验的公式

$$n=\frac{(Z_{1-\alpha}+Z_{1-\beta})^2 p(1-p)}{\delta^2}$$

公式中：

（1）n 代表样本含量。

（2）$Z_{1-\alpha}$ 和 $Z_{1-\beta}$ 需要查阅 Z 值表。

（3）p 代表试验组的率。

（4）δ 代表具有临床意义的两组差值。

（三）举例

例1：一个新的抗肿瘤药品 AAA 进行 II 期临床试验。如果只有 20% 的肿瘤患者受益，则没有开发价值，因为已经有了类似疗效的药品。如果至少有 40% 的肿瘤患者受益，则认为有临床价值，取 $\alpha=0.05$，Power$=90\%$，双侧检验，需要多少病例数。

$$n=\frac{(Z_{1-\alpha/2}+Z_{1-\beta})^2[p(1-p)+p_{\mathrm{s}}(1-p_{\mathrm{s}})]}{\delta^2}$$

$$=\frac{(1.96+1.28)^2\times[0.4(1-0.4)+0.2(1-0.2)]}{(0.4-0.2)^2}\approx105$$

该研究需要至少 105 例受试者。

例2：一个新的抗肿瘤药品 AAA 进行 II 期临床试验。经过临床测评，假设治疗前只有 20% 的肿瘤患者可以接受大剂量化疗，如果至少有 40% 的肿瘤患者可以接受大剂量化疗，则认为有临床价值，取 $\alpha=0.05$，Power$=90\%$，双侧检验，需要多少病例数。

$$n=\frac{(Z_{1-\alpha/2}+Z_{1-\beta})^2 p(1-p)}{\delta^2}$$

$$= \frac{(1.96 + 1.28)^2 \times 0.4 \times (1 - 0.4)}{(0.4 - 0.2)^2} \approx 63$$

该研究需要至少 63 例受试者。

二、两组平行对照设计

(一) 设计方法

在临床试验中,研究者通常希望通过治疗药物与安慰剂或阳性对照药物比较,来评价治疗药物的有效性和安全性。其典型的研究目的通常包括:①治疗药物的疗效与安慰剂比较是否存在着有意义的临床差异;②治疗药物的疗效是否不低于现有的公认有效药物;③治疗药物的疗效是否优于现有的公认有效药物;④治疗药物是否与现有公认有效药物有同等疗效。

两组平行对照设计常用两种设计方案,一是完全随机成组设计,二是随机区组设计。

本节所涉及的样本含量估算方法适合于大样本计数资料的两组平行对照设计。

(二) 样本含量估算方法

1. 差异性检验,两组病例数相等,双侧检验的公式

$$n = \frac{(Z_{1-\alpha/2} + Z_{1-\beta})^2 [p_1(1-p_1) + p_2(1-p_2)]}{\delta^2}$$

公式中:

(1) n 代表每组样本含量。

(2) $Z_{1-\alpha/2}$ 和 $Z_{1-\beta}$ 需要查阅 Z 值表。

(3) p_1 代表第一组的率。

(4) p_2 代表第二组的率。

(5) δ 代表具有临床意义的两组差值。

2. 差异性检验,两组病例数相等,单侧检验的公式

$$n = \frac{(Z_{1-\alpha} + Z_{1-\beta})^2 [p_1(1-p_1) + p_2(1-p_2)]}{\delta^2}$$

公式中:

(1) n 代表每组样本含量。

(2) $Z_{1-\alpha}$ 和 $Z_{1-\beta}$ 需要查阅 Z 值表。

(3) p_1 代表第一组的率。

(4) p_2 代表第二组的率。

(5) δ 代表具有临床意义的两组差值。

3. 差异性检验,两组病例数不等,双侧检验的公式

$$n_2 = \frac{(Z_{1-\alpha/2} + Z_{1-\beta})^2 [p_1(1-p_1)/k + p_2(1-p_2)]}{\delta^2}$$

$$n_1 = k n_2$$

公式中:

(1) n_1 代表第 1 组样本含量。

(2) n_2 代表第 2 组样本含量。

(3) $Z_{1-\alpha/2}$ 和 $Z_{1-\beta}$ 需要查阅 Z 值表。

(4) p_1 代表第 1 组的率。

(5) p_2 代表第 2 组的率。

(6) k 代表两组病例数的比值。

(7) δ 代表具有临床意义的两组差值。

4. 差异性检验，两组病例数不等，单侧检验的公式

$$n_2=\frac{(Z_{1-\alpha}+Z_{1-\beta})^2\left[p_1(1-p_1)/k+p_2(1-p_2)\right]}{\delta^2}$$

$$n_1=kn_2$$

公式中：

(1) n_1 代表第 1 组样本含量。

(2) n_2 代表第 2 组样本含量。

(3) $Z_{1-\alpha}$ 和 $Z_{1-\beta}$ 需要查阅 Z 值表。

(4) p_1 代表第 1 组的率。

(5) p_2 代表第 2 组的率。

(6) k 代表两组病例数的比值。

(7) δ 代表具有临床意义的两组差值。

5. 非劣效性检验或优效性检验，两组病例数相等的公式

$$n=\frac{(Z_{1-\alpha}+Z_{1-\beta})^2\left[p_1(1-p_1)+p_2(1-p_2)\right]}{(\varepsilon-\delta)^2}$$

公式中：

(1) n 代表每组样本含量。

(2) $Z_{1-\alpha}$ 和 $Z_{1-\beta}$ 需要查阅 Z 值表。

(3) p_1 代表第 1 组的率。

(4) p_2 代表第 2 组的率。

(5) δ 代表具有临床意义的低限或高限。

(6) ε 代表两组的实际差值。

6. 非劣效性检验或优效性检验，两组病例数不等的公式

$$n_2=\frac{(Z_{1-\alpha}+Z_{1-\beta})^2\left[p_1(1-p_1)/k+p_2(1-p_2)\right]}{(\varepsilon-\delta)^2}$$

$$n_1=kn_2$$

公式中：

(1) n_1 代表第 1 组样本含量。

(2) n_2 代表第 2 组样本含量。

(3) $Z_{1-\alpha}$ 和 $Z_{1-\beta}$ 需要查阅 Z 值表。

(4) p_1 代表第 1 组的率。

(5) p_2 代表第 2 组的率。

(6) k 代表两组病例数的比值。

(7) δ 代表具有临床意义的低限或高限。

(8) ε 代表两组的实际差值。

7. 等效性检验,两组病例数相等的公式

$$n=\frac{(Z_{1-\alpha}+Z_{1-\beta/2})^2[p_1(1-p_1)+p_2(1-p_2)]}{(\delta-|\varepsilon|)^2}$$

公式中:

(1) n 代表每组样本含量。

(2) $Z_{1-\alpha}$ 和 $Z_{1-\beta/2}$ 需要查阅 Z 值表。

(3) p_1 代表第 1 组的率。

(4) p_2 代表第 2 组的率。

(5) δ 代表具有临床意义的低限或高限(低限和高限的绝对值相等)。

(6) ε 代表两组的实际差值。

8. 等效性检验,两组病例数不等的公式

$$n_2=\frac{(Z_{1-\alpha}+Z_{1-\beta/2})^2[p_1(1-p_1)/k+p_2(1-p_2)]}{(\delta-|\varepsilon|)^2}$$

$$n_1=kn_2$$

公式中:

(1) n_1 代表第 1 组样本含量。

(2) n_2 代表第 2 组样本含量。

(3) $Z_{1-\alpha}$ 和 $Z_{1-\beta/2}$ 需要查阅 Z 值表。

(4) p_1 代表第 1 组的率。

(5) p_2 代表第 2 组的率。

(6) k 代表两组病例数的比值。

(7) δ 代表具有临床意义的低限或高限(低限和高限的绝对值相等)。

(8) ε 代表两组的实际差值。

(三) 举例

例 1:一个新的抗肿瘤药品 AAA 与安慰剂对照进行 II 期临床试验。已知安慰剂可以使 10% 的患者受益。如果 AAA 能够使 20% 的肿瘤患者受益,则认为有临床价值。两组平行对照 1∶1 设计,取 $\alpha=0.05$,Power$=90\%$,双侧差异性检验,需要多少病例数?

$$n=\frac{(Z_{1-\alpha/2}+Z_{1-\beta})^2[p_1(1-p_1)+p_2(1-p_2)]}{\delta^2}$$

$$=\frac{(1.96+1.28)^2\times[0.2(1-0.2)+0.1(1-0.1)]}{(0.2-0.1)^2}\approx263$$

该研究每组需要至少 263 例受试者。

例 2:一个新的抗肿瘤药品 AAA 与安慰剂对照进行 II 期临床试验。已知安慰剂可以使 10% 的患者受益。如果 AAA 能够使 20% 的肿瘤患者受益,则认为有临床价值。两组平行对照 3∶1 设计,取 $\alpha=0.05$,Power$=90\%$,双侧差异性检验,需要多少病例数?

$$n_2=\frac{(Z_{1-\alpha/2}+Z_{1-\beta})^2[p_1(1-p_1)/k+p_2(1-p_2)]}{\delta^2}$$

$$=\frac{(1.96+1.28)^2\times[0.2(1-0.2)/3+0.1(1-0.1)]}{(0.2-0.1)^2}\approx151$$

$$n_1 = kn_2 = 453$$

该研究第 1 组需要至少 453 例受试者,第 2 组需要至少 151 例受试者。

例 3:一个新的抗肿瘤药品 AAA 与临床有效药物 BBB 对照进行临床试验。已知 BBB 可以使 30% 的患者受益。根据临床实际,设置非劣低限为 10%,估计 AAA 能够使 25% 的肿瘤患者受益。两组平行对照 1∶1 设计,取 $\alpha = 0.05$,Power=90%,非劣效性检验,需要多少病例数?

$$n = \frac{(Z_{1-\alpha} + Z_{1-\beta})^2 [p_1(1-p_1) + p_2(1-p_2)]}{(\varepsilon - \delta)^2}$$

$$= \frac{(1.65 + 1.28)^2 \times [0.25(1-0.25) + 0.3(1-0.3)]}{[(-0.05)-(-0.1)]^2} \approx 1365$$

该研究每组需要至少 1365 例受试者。

例 4:一个新的抗肿瘤药品 AAA 与临床有效药物 BBB 对照进行临床试验。已知 BBB 可以使 30% 的患者受益。根据临床实际,设置等效界限为 10%,估计 AAA 能够使 25% 的肿瘤患者受益。两组平行对照 1∶1 设计,取 $\alpha = 0.05$,Power=90%,等效性检验,需要多少病例数?

$$n = \frac{(Z_{1-\alpha} + Z_{1-\beta/2})^2 [p_1(1-p_1) + p_2(1-p_2)]}{(\delta - |\varepsilon|)^2}$$

$$= \frac{(1.65 + 1.65)^2 \times [0.25(1-0.25) + 0.3(1-0.3)]}{(0.1 - |-0.05|)^2} \approx 1732$$

该研究每组需要至少 1732 例受试者。

三、两组交叉对照设计

(一) 设计方法

当研究者关心的试验因素有两个水平(即 A、B 两组),而且希望这两个水平要先后作用于每一个受试对象,于是受试者和试验顺序就成了两个重要的非试验因素。将全部 $2n$ 个受试对象完全随机均分为两组,用随机的方法决定其中一组接受 A、B 两种处理的先后顺序,另一组接受处理的顺序正好相反。例如,随机的结果为:甲组接受试验的 A、B 两种处理的先后顺序为先 A 后 B,则乙组应先 B 后 A,这种安排试验的方法叫"两组交叉对照设计"。

本节所涉及的样本含量估算方法适合于大样本计数资料的两组交叉对照设计。

(二) 样本含量估算方法

1. 差异性检验,双侧检验的公式

$$n = \frac{(Z_{1-\alpha/2} + Z_{1-\beta})^2 \sigma^2}{2\delta^2}$$

公式中:

(1) n 代表每组样本含量。

(2) $Z_{1-\alpha/2}$ 和 $Z_{1-\beta}$ 需要查阅 Z 值表。

(3) σ 代表率的标准差。

(4) δ 代表具有临床意义的两组差值。

2. 差异性检验,单侧检验的公式

$$n = \frac{(Z_{1-\alpha} + Z_{1-\beta})^2 \sigma^2}{2\delta^2}$$

公式中：

（1）n 代表每组样本含量。

（2）$Z_{1-\alpha}$ 和 $Z_{1-\beta}$ 需要查阅 Z 值表。

（3）σ 代表率的标准差。

（4）δ 代表具有临床意义的两组差值。

3. 非劣效性检验或优效性检验的公式

$$n=\frac{(Z_{1-\alpha}+Z_{1-\beta})^2\sigma^2}{2\,(\varepsilon-\delta)^2}$$

公式中：

（1）n 代表每组样本含量。

（2）$Z_{1-\alpha}$ 和 $Z_{1-\beta}$ 需要查阅 Z 值表。

（3）σ 代表率的标准差。

（4）ε 代表两组的实际差值。

（5）δ 代表具有临床意义的低限或高限。

4. 等效性检验的公式

$$n=\frac{(Z_{1-\alpha}+Z_{1-\beta/2})^2\sigma^2}{2\,(\delta-|\varepsilon|)^2}$$

公式中：

（1）n 代表每组样本含量。

（2）$Z_{1-\alpha}$ 和 $Z_{1-\beta/2}$ 需要查阅 Z 值表。

（3）σ 代表率的标准差。

（4）δ 代表具有临床意义的低限或高限（低限和高限的绝对值相同）。

（5）ε 代表两组的实际差值。

（三）举例

例1：一个新的抗肿瘤药品 AAA 与安慰剂对照进行Ⅱ期临床试验。已知安慰剂可以使 10% 的患者受益。如果 AAA 能够使 20% 的肿瘤患者受益，则认为有临床价值。估计两组率差的标准差为 50%，两组交叉对照 1∶1 设计，取 $\alpha=0.05$，Power＝90%，双侧差异性检验，需要多少病例数？

$$n=\frac{(Z_{1-\alpha/2}+Z_{1-\beta})^2\sigma^2}{2\delta^2}=\frac{(1.96+1.28)^2\times0.5^2}{2\times(0.2-0.1)^2}\approx132$$

该研究每组需要至少 132 例受试者。

例2：一个新的抗肿瘤药品 AAA 与临床有效药物 BBB 对照进行临床试验。已知 BBB 可以使 30% 的患者受益。根据临床实际，设置非劣低限为 10%，估计 AAA 能够使 25% 的肿瘤患者受益。估计两组率差的标准差为 50%，两组交叉对照 1∶1 设计，取 $\alpha=0.05$，Power＝90%，非劣效性检验，需要多少病例数？

$$n=\frac{(Z_{1-\alpha}+Z_{1-\beta})^2\sigma^2}{2\,(\varepsilon-\delta)^2}=\frac{(1.65+1.28)^2\times0.5^2}{2\times[(-0.05)-(-0.1)]^2}\approx430$$

该研究每组需要至少 430 例受试者。

例3：一个新的抗肿瘤药品 AAA 与临床有效药物 BBB 对照进行临床试验。已知 BBB 可以使 30% 的患者受益。根据临床实际，设置等效界限为 10%，估计 AAA 能够使 25% 的肿瘤患者受益。估计两组率差的标准差为 50%，两组交叉对照 1∶1 设计，取 $\alpha = 0.05$，Power=90%，等效性检验，需要多少病例数？

$$n = \frac{(Z_{1-\alpha} + Z_{1-\beta/2})^2 \sigma^2}{2 \times (\delta - |\varepsilon|)^2} = \frac{(1.65 + 1.65)^2 \times 0.5^2}{2 \times (0.1 - 0.05)^2} \approx 545$$

该研究每组需要至少 545 例受试者。

（四）应用说明

本节所涉及的样本含量估算方法不但适用于上文所提到的计数资料两组交叉对照设计，同时也适用于：

1. 计数资料两组配对设计　该设计方法的基本模式是，把 $2n$ 个受试者按照某些重要的非试验因素（如同性别、年龄 ±5 岁、同病情等）配成 n 对，把每一对随机分为治疗组和对照组。

2. 计数资料两组交叉配对设计　该设计方法的基本模式是，把 $2n$ 个受试者按照某些重要的非试验因素（如同性别、年龄 ±5 岁、同病情等）配成 n 对，用随机的方法决定每对中的一个接受试验处理的顺序，另一个接受试验处理的顺序正好相反。

3. 计数资料随机区组配对设计　该设计方法的基本模式是，将全部受试对象按某个或某些重要的属性（即区组因素，如多中心临床试验中的中心）分为若干个区组，在每个区组中，再按照某些重要的非试验因素（如同性别、年龄 ±5 岁、同病情等）配成 n 对，把每一对随机分为治疗组和对照组。

四、多组平行对照设计

（一）设计方法

在临床试验中所考察的试验因素只有一个，并且该试验因素的水平数 $k \geqslant 3$ 时，叫做多组平行对照设计，又称为单因素多水平设计（Multiple-Sample One-Way ANOVA）。

本节所涉及的样本含量估算方法适合于大样本计数资料的多组平行对照设计。

（二）样本含量估算方法

差异性检验，双侧检验的公式

$$n_{ij} = \frac{[Z_{1-\alpha/(2T)} + Z_{1-\beta}]^2 [p_1(1 - p_1) + p_2(1 - p_2)]}{\delta_{ij}^2}$$

$$n = \max\{n_{ij}, \text{pairs}(i, j)\}$$

公式中：

（1）n_{ij} 代表任意两组中每组样本含量。

（2）T 代表两组比较的次数。

（3）$Z_{1-\alpha/(2T)}$ 和 $Z_{1-\beta}$ 需要查阅 Z 值表。

（4）p_1 代表第 1 组的率。

（5）p_2 代表第 2 组的率。

（6）δ_{ij} 代表任意两组具有临床意义的两组差值。

（三）举例

一个新型抗肿瘤药品的两个剂量组 A 组和 B 组与临床有效药品 C 组对照进行 Ⅱ 期临

床试验。已知对照药品可以使20％的患者受益。估计 A 组能使30％的肿瘤患者受益，B组能使35％的肿瘤患者受益。研究者感兴趣的是 A 组与对照组的差别以及 B 组与对照组的差别。多组平行对照 1∶1∶1 设计，取 $\alpha=0.05$，Power＝90％，双侧差异性检验，需要多少病例数？

$$n_{ij}=\frac{[Z_{1-\alpha/(2T)}+Z_{1-\beta}]^2[p_1(1-p_1)+p_2(1-p_2)]}{\delta_{ij}^2}$$

$$n_{AC}=\frac{[Z_{1-\alpha/(2\times2)}+Z_{1-\beta}]^2[p_1(1-p_1)+p_2(1-p_2)]}{\delta_{AC}^2}$$

$$=\frac{(2.24+1.28)^2\times[0.3(1-0.3)+0.2(1-0.2)]}{(0.3-0.2)^2}\approx459$$

$$n_{BC}=\frac{[Z_{1-\alpha/(2\times2)}+Z_{1-\beta}]^2[p_1(1-p_1)+p_2(1-p_2)]}{\delta_{BC}^2}$$

$$=\frac{(2.24+1.28)^2\times[0.35(1-0.35)+0.2(1-0.2)]}{(0.35-0.2)^2}\approx214$$

$$n=\max\{459,214\}=459$$

该研究每组需要至少 459 例受试者。

（四）应用说明

本节所涉及的样本含量估算方法适用于多组平行对照设计的两两比较（pairwise comparison），α 调整基于 Benferrouni 方法。本公式适合于比较所有研究者感兴趣的任意两组。但是，在临床实际上，研究者最感兴趣的可能是其中两组之间的差异，因此，样本含量估算可以针对主要感兴趣的两组进行估算。

五、多组 Williams 设计

（一）设计方法

在临床试验中，特别是在生物等效性试验中，研究者希望通过交叉对照设计研究多个治疗组的效应，称为多组 Williams 设计。常见的 Williams 设计有 3 组设计（一个 6×3 的交叉设计）和四组设计（一个 4×4 的交叉设计）。Williams 设计的结构有如下特点：当试验组数（k）是奇数时，Williams 设计结果是 $2k\times k$ 交叉设计；当试验组数（k）是偶数时，Williams 设计结果是 $k\times k$ 交叉设计。

本节所涉及的样本含量估算方法适合于大样本计数资料的多组交叉对照设计。

（二）样本含量估算方法

1. 差异性检验，双侧检验的公式

$$n=\frac{(Z_{1-\alpha/2}+Z_{1-\beta})^2\sigma^2}{k\delta^2}$$

公式中：

（1）n 代表每组样本含量。

（2）$Z_{1-\alpha/2}$ 和 $Z_{1-\beta}$ 需要查阅 Z 值表。

（3）σ 代表标准差。

（4）k 代表组数。

（5）δ 代表两组差值。

2. 差异性检验，单侧检验的公式

$$n = \frac{(Z_{1-\alpha} + Z_{1-\beta})^2 \sigma^2}{k\delta^2}$$

公式中：

（1）n 代表每组样本含量。

（2）$Z_{1-\alpha}$ 和 $Z_{1-\beta}$ 需要查阅 Z 值表。

（3）σ 代表标准差。

（4）k 代表组数。

（5）δ 代表两组差值。

3. 非劣效性检验或优效性检验的公式

$$n = \frac{(Z_{1-\alpha} + Z_{1-\beta})^2 \sigma^2}{k\,(\varepsilon - \delta)^2}$$

公式中：

（1）n 代表每组样本含量。

（2）$Z_{1-\alpha}$ 和 $Z_{1-\beta}$ 需要查阅 Z 值表。

（3）σ 代表标准差。

（4）k 代表组数。

（5）δ 代表具有临床意义的低限或高限。

（6）ε 代表两组的实际差值。

4. 等效性检验的公式

$$n = \frac{(Z_{1-\alpha} + Z_{1-\beta/2})^2 \sigma^2}{k\,(\delta - |\varepsilon|)^2}$$

公式中：

（1）n 代表每组样本含量。

（2）$Z_{1-\alpha}$ 和 $Z_{1-\beta/2}$ 需要查阅 Z 值表。

（3）σ 代表标准差。

（4）k 代表组数。

（5）δ 代表具有临床意义的低限或高限（低限和高限的绝对值相同）。

（6）ε 代表两组的实际差值。

（三）举例

例 1：一个新型抗肿瘤药品的两个剂量组 A 组和 B 组与安慰剂 C 组对照进行 Ⅱ 期临床试验。已知安慰剂可以使 20% 的患者受益。根据预试验，A 组能使 60% 的肿瘤患者受益，B 组能使 65% 的肿瘤患者受益，研究者最感兴趣的是 A 组与安慰剂组的差别，其率差的标准差为 50%，Williams 三交叉设计，选用 $\alpha = 0.05$，Power = 90%，双侧差异性检验，需要多少样本含量？

$$n_{AC} = \frac{(Z_{1-\alpha/2} + Z_{1-\beta})^2 \sigma^2}{k\delta^2} = \frac{(1.96 + 1.28)^2 \times 0.5^2}{6 \times (0.6 - 0.2)^2} \approx 3$$

该研究每个序列需要至少 3 例受试者。

例 2：一个新型抗肿瘤药品的两个剂量组 A 组和 B 组与临床有效药品 C 组对照进行临

床试验。已知 C 组可以使 40％的患者受益。根据预试验，A 组能使 60％的肿瘤患者受益，B 组能使 55％的肿瘤患者受益，非劣界值为 5％。研究者最感兴趣的是 A 组与 C 组的差别，其率差的标准差为 50％，Williams 三交叉设计，选用 $\alpha=0.05$，Power＝90％，非劣效性检验，需要多少样本含量？

$$n_{AC}=\frac{(Z_{1-\alpha}+Z_{1-\beta})^2\sigma^2}{k\,(\varepsilon-\delta)^2}=\frac{(1.65+1.28)^2\times0.5^2}{6\times[(0.6-0.4)-(-0.05)]^2}\approx6$$

该研究每个序列需要至少 6 例受试者。

例 3：一个新型抗肿瘤药品的两个剂量组 A 组和 B 组与临床有效药品 C 组对照进行临床试验。已知 C 组可以使 40％的患者受益。根据预试验，A 组能使 60％的肿瘤患者受益，B 组能使 55％的肿瘤患者受益，等效界值为 5％。研究者最感兴趣的是 A 组与 C 组的差别，其率差的标准差为 50％，Williams 三交叉设计，选用 $\alpha=0.05$，Power＝90％，等效性检验，需要多少样本含量？

$$n_{AC}=\frac{(Z_{1-\alpha}+Z_{1-\beta/2})^2\sigma^2}{k\,(\delta-|\varepsilon|)^2}=\frac{(1.65+1.65)^2\times0.5^2}{6\times(0.05-|0.6-0.4|)^2}\approx21$$

该研究每个序列需要至少 21 例受试者。

六、相对危险度平行设计

(一) 设计方法

在临床试验中，研究者经常对药物治疗疾病的相对危险度（relative risk）感兴趣。相对危险度也称为相对受益（relative benefit）或相对效应（relative effect），通常用比值比（odds radtio，OR）来表示。自从 1956 年 Cornfield 教授引入比值比的概念以来，这个指标经常被用于评价暴露与疾病结局的关系。如果比值比等于 1，提示两种暴露（治疗方法）对疾病结局的影响没有区别；比值比大于 1，提示两种暴露（治疗方法）对疾病结局的影响有区别。我们假设对于某一疾病的发生，治疗组的发生率为 P_T，对照组的发生率为 P_C，那么有：

$$OR=\frac{P_T(1-P_C)}{P_C(1-P_T)}$$

例：一位研究者欲研究新型抗血小板药品 AAA 预防脑梗死再发的作用，和阿司匹林进行对照，以相对危险度作为主要评价指标，研究该如何设计？

解答：本例可以设计成一个典型的相对危险度平行对照试验，属于随机单因素两水平设计。将合格受试对象完全随机分为两组，一组使用新型抗血小板药品 AAA 治疗，另一组使用阿司匹林治疗即可。

(二) 样本含量估算方法

1. 差异性检验，两组病例数相等，双侧检验的公式

$$n=\frac{(Z_{1-\alpha/2}+Z_{1-\beta})^2}{\log^2OR}\left[\frac{1}{P_T(1-P_T)}+\frac{1}{P_C(1-P_C)}\right]$$

公式中：

（1）n 代表每组样本含量。

（2）$Z_{1-\alpha/2}$ 和 $Z_{1-\beta}$ 需要查阅 Z 值表。

(3) OR 代表比值比。

(4) P_T 代表治疗组的率。

(5) P_C 代表对照组的率。

2. 差异性检验,两组病例数相等,单侧检验的公式

$$n=\frac{(Z_{1-\alpha}+Z_{1-\beta})^2}{\log^2 OR}\left[\frac{1}{P_T(1-P_T)}+\frac{1}{P_C(1-P_C)}\right]$$

公式中:

(1) n 代表每组样本含量。

(2) $Z_{1-\alpha}$ 和 $Z_{1-\beta}$ 需要查阅 Z 值表。

(3) OR 代表比值比。

(4) P_T 代表治疗组的率。

(5) P_C 代表对照组的率。

3. 差异性检验,两组病例数不等,双侧检验的公式

$$n_C=\frac{(Z_{1-\alpha/2}+Z_{1-\beta})^2}{\log^2 OR}\left[\frac{1}{kP_T(1-P_T)}+\frac{1}{P_C(1-P_C)}\right]$$

$$n_T=kn_C$$

公式中:

(1) n_C 代表对照组样本含量。

(2) n_T 代表治疗组样本含量。

(3) $Z_{1-\alpha/2}$ 和 $Z_{1-\beta}$ 需要查阅 Z 值表。

(4) OR 代表比值比。

(5) P_T 代表治疗组的率。

(6) P_C 代表对照组的率。

(7) k 代表两组病例数的比值。

4. 差异性检验,两组病例数不等,单侧检验的公式

$$n_C=\frac{(Z_{1-\alpha}+Z_{1-\beta})^2}{\log^2 OR}\left[\frac{1}{kP_T(1-P_T)}+\frac{1}{P_C(1-P_C)}\right]$$

$$n_T=kn_C$$

公式中:

(1) n_C 代表对照组样本含量。

(2) n_T 代表治疗组样本含量。

(3) $Z_{1-\alpha}$ 和 $Z_{1-\beta}$ 需要查阅 Z 值表。

(4) OR 代表比值比。

(5) P_T 代表治疗组的率。

(6) P_C 代表对照组的率。

(7) k 代表两组病例数的比值。

5. 非劣效性检验或优效性检验,两组病例数相等的公式

$$n=\frac{(Z_{1-\alpha}+Z_{1-\beta})^2}{(\log OR-\delta)^2}\left[\frac{1}{P_T(1-P_T)}+\frac{1}{P_C(1-P_C)}\right]$$

公式中：

(1) n 代表每组样本含量。

(2) $Z_{1-\alpha}$ 和 $Z_{1-\beta}$ 需要查阅 Z 值表。

(3) OR 代表比值比。

(4) P_T 代表治疗组的率。

(5) P_C 代表对照组的率。

(6) δ 代表非劣效或优效的界值。

6. 非劣效性检验或优效性检验，两组病例不相等的公式

$$n_C = \frac{(Z_{1-\alpha}+Z_{1-\beta})^2}{(\log OR-\delta)^2}\left[\frac{1}{kP_T(1-P_T)}+\frac{1}{P_C(1-P_C)}\right]$$
$$n_T = kn_C$$

公式中：

(1) n_C 代表对照组样本含量。

(2) n_T 代表治疗组样本含量。

(3) $Z_{1-\alpha}$ 和 $Z_{1-\beta}$ 需要查阅 Z 值表。

(4) OR 代表比值比。

(5) P_T 代表治疗组的率。

(6) P_C 代表对照组的率。

(7) k 代表两组病例数的比值。

(8) δ 代表非劣效或优效的界值。

7. 等效性检验，两组病例数相等的公式

$$n = \frac{(Z_{1-\alpha}+Z_{1-\beta/2})^2}{(\delta-|\log OR|)^2}\left[\frac{1}{P_T(1-P_T)}+\frac{1}{P_C(1-P_C)}\right]$$

公式中：

(1) n 代表每组样本含量。

(2) $Z_{1-\alpha}$ 和 $Z_{1-\beta/2}$ 需要查阅 Z 值表。

(3) OR 代表比值比。

(4) P_T 代表治疗组的率。

(5) P_C 代表对照组的率。

(6) δ 代表等效界值。

8. 等效性检验，两组病例不相等的公式

$$n_C = \frac{(Z_{1-\alpha}+Z_{1-\beta/2})^2}{(\delta-|\log OR|)^2}\left[\frac{1}{kP_T(1-P_T)}+\frac{1}{P_C(1-P_C)}\right]$$
$$n_T = kn_C$$

公式中：

(1) n_C 代表对照组样本含量。

(2) n_T 代表治疗组样本含量。

(3) $Z_{1-\alpha}$ 和 $Z_{1-\beta/2}$ 需要查阅 Z 值表。

(4) OR 代表比值比。

（5）P_T 代表治疗组的率。

（6）P_C 代表对照组的率。

（7）k 代表两组病例数的比值。

（8）δ 代表等效的界值。

（三）举例

例 1：一位研究者欲研究新型抗血小板药品 AAA 预防脑梗死再发的作用，和阿司匹林进行对照，以相对危险度作为主要评价指标。预试验提示阿司匹林可以减少 10% 的预防脑梗死再发，AAA 能够减少 20% 的预防脑梗死再发。两组平行对照 1∶1 设计，取 $\alpha=0.05$，Power＝90%，双侧差异性检验，需要多少病例数？

$$OR=\frac{P_T(1-P_C)}{P_C(1-P_T)}=\frac{0.2(1-0.1)}{0.1(1-0.2)}=2.25$$

$$n=\frac{(Z_{1-\alpha/2}+Z_{1-\beta})^2}{\log^2 OR}\left[\frac{1}{P_T(1-P_T)}+\frac{1}{P_C(1-P_C)}\right]$$

$$=\frac{(1.96+1.28)^2}{\log^2 2.25}\left[\frac{1}{0.2(1-0.2)}+\frac{1}{0.1(1-0.1)}\right]\approx278$$

该研究每组需要至少 278 例受试者。

例 2：一位研究者欲研究新型抗血小板药品 AAA 预防脑梗死再发的作用，和阿司匹林进行对照，以相对危险度作为主要评价指标。预试验提示阿司匹林可以减少 10% 的预防脑梗死再发，AAA 能够减少 20% 的预防脑梗死再发。两组平行对照 3∶1 设计，取 $\alpha=0.05$，Power＝90%，双侧差异性检验，需要多少病例数？

$$OR=\frac{P_T(1-P_C)}{P_C(1-P_T)}=\frac{0.2(1-0.1)}{0.1(1-0.2)}=2.25$$

$$n_C=\frac{(Z_{1-\alpha/2}+Z_{1-\beta})^2}{\log^2 OR}\left[\frac{1}{kP_T(1-P_T)}+\frac{1}{P_C(1-P_C)}\right]$$

$$=\frac{(1.96+1.28)^2}{\log^2 2.25}\left[\frac{1}{3\times0.2(1-0.2)}+\frac{1}{0.1(1-0.1)}\right]\approx211$$

$$n_T=kn_C=633$$

该研究治疗组需要至少 633 例受试者，对照组需要至少 211 例受试者。

例 3：一位研究者欲研究新型抗血小板药品 AAA 预防脑梗死再发的作用，和阿司匹林进行对照，以相对危险度作为主要评价指标。预试验提示阿司匹林可以减少 25% 的预防脑梗死再发，AAA 能够减少 30% 的预防脑梗死再发，非劣界值为 10%。两组平行对照 1∶1 设计，取 $\alpha=0.05$，Power＝90%，非劣效性检验，需要多少病例数？

$$OR=\frac{P_T(1-P_C)}{P_C(1-P_T)}=\frac{0.30(1-0.25)}{0.25(1-0.30)}=1.29$$

$$n=\frac{(Z_{1-\alpha}+Z_{1-\beta})^2}{(\log OR-\delta)^2}\left[\frac{1}{P_T(1-P_T)}+\frac{1}{P_C(1-P_C)}\right]$$

$$=\frac{(1.64+1.28)^2}{[\log1.29-(-0.1)]^2}\left[\frac{1}{0.30(1-0.30)}+\frac{1}{0.25(1-0.25)}\right]\approx684$$

该研究每组需要至少 684 例受试者。

例 4：一位研究者欲研究新型抗血小板药品 AAA 预防脑梗死再发的作用，和阿司匹林进行对照,以相对危险度作为主要评价指标。预试验提示阿司匹林可以减少 25% 的预防脑梗死再发,AAA 能够减少 30% 的预防脑梗死再发,等效界值为 10%。两组平行对照 1∶1 设计,取 $\alpha=0.05$,Power$=90\%$,等效性检验,需要多少病例数?

$$OR=\frac{P_T(1-P_C)}{P_C(1-P_T)}=\frac{0.30(1-0.25)}{0.25(1-0.30)}=1.29$$

$$n=\frac{(Z_{1-\alpha}+Z_{1-\beta/2})^2}{(\delta-|\log OR|)^2}\left[\frac{1}{P_T(1-P_T)}+\frac{1}{P_C(1-P_C)}\right]$$

$$=\frac{(1.64+1.64)^2}{(0.1-|\log 1.29|)^2}\left[\frac{1}{0.30(1-0.30)}+\frac{1}{0.25(1-0.25)}\right]\approx 4539$$

该研究每组需要至少 4539 例受试者。

七、相对危险度交叉设计

(一) 设计方法

在临床试验中,研究者经常对药物治疗疾病的相对危险度(relative risk)感兴趣。相对危险度也称为相对受益(relative benefit)或相对效应(relative effect),通常用比值比(odds radtio,OR)来表示。自从 1956 年 Cornfield 教授引入比值比的概念以来,这个指标经常被用于评价暴露与疾病结局的关系。如果比值比等于 1,提示两种暴露(治疗方法)对疾病结局的影响没有区别;比值比大于 1,提示两种暴露(治疗方法)对疾病结局的影响有区别。我们假设对于某一疾病的发生,治疗组的发生率为 P_C,对照组的发生率为 P_C,那么有:

$$OR=\frac{P_T(1-P_C)}{P_C(1-P_T)}$$

例:一位研究者欲研究新型治疗头痛药品 AAA 治疗 3 天预防头痛 7 天内再发的作用,和对乙酰氨基酚进行对照,以相对危险度作为主要评价指标,研究该如何设计?

解答:两组交叉对照设计是一种在临床试验中常用的设计模式,与随机平行对照设计比较,该设计在相同把握度下,需要较少的受试对象。但是,应用该设计方法的前提有两个,一是所治疗疾病在停药后基本会恢复到用药前的状态;二是所需中间停药时间(洗脱期)的长度基本清楚。分析本例,头痛具有停药后头痛会恢复到用药前的状态的特征,这一恢复时间大约需要 4 周;两个条件同时满足,因此,本例可以应用两组交叉对照设计。将合格受试对象完全随机分为 A、B 两组,A 组先服用 AAA 3 天,继续观察 7 天,洗脱 4 周后服用对乙酰氨基酚 3 天,观察 7 天;B 组反之。

(二) 样本含量估算方法

1. 差异性检验,双侧检验的公式

$$n=\frac{(Z_{1-\alpha/2}+Z_{1-\beta})^2\sigma^2}{\log^2 OR}$$

公式中:

(1) n 代表每组样本含量。

(2) $Z_{1-\alpha/2}$ 和 $Z_{1-\beta}$ 需要查阅 Z 值表。

(3) OR 代表比值比。

(4) σ 代表标准差。

2. 差异性检验,单侧检验的公式

$$n=\frac{(Z_{1-\alpha}+Z_{1-\beta})^2\sigma^2}{\log^2 OR}$$

公式中:

(1) n 代表每组样本含量。

(2) $Z_{1-\alpha}$ 和 $Z_{1-\beta}$ 需要查阅 Z 值表。

(3) OR 代表比值比。

(4) σ 代表标准差。

3. 非劣效性检验或优效性检验的公式

$$n=\frac{(Z_{1-\alpha}+Z_{1-\beta})^2\sigma^2}{(\log OR-\delta)^2}$$

公式中:

(1) n 代表每组样本含量。

(2) $Z_{1-\alpha}$ 和 $Z_{1-\beta}$ 需要查阅 Z 值表。

(3) OR 代表比值比。

(4) σ 代表标准差。

(5) δ 代表非劣效或优效界值。

4. 等效性检验的公式

$$n=\frac{(Z_{1-\alpha}+Z_{1-\beta/2})^2\sigma^2}{(\delta-|\log OR|)^2}$$

公式中:

(1) n 代表每组样本含量。

(2) $Z_{1-\alpha}$ 和 $Z_{1-\beta/2}$ 需要查阅 Z 值表。

(3) OR 代表比值比。

(4) σ 代表标准差。

(5) δ 代表等效界值。

(三) 举例

例 1:一位研究者欲研究新型治疗头痛药品 AAA 治疗 3 天预防头痛 7 天内再发的作用,和对乙酰氨基酚进行对照,以相对危险度作为主要评价指标。预试验提示对乙酰氨基酚可以减少 10% 的头痛再发,AAA 能够减少 20% 的头痛再发,标准差为 50%。两组交叉对照 1:1 设计,取 $\alpha=0.05$,Power$=90\%$,双侧差异性检验,需要多少病例数?

$$OR=\frac{P_T(1-P_C)}{P_C(1-P_T)}=\frac{0.2(1-0.1)}{0.1(1-0.2)}=2.25$$

$$n=\frac{(Z_{1-\alpha/2}+Z_{1-\beta})^2\sigma^2}{\log^2 OR}$$

$$=\frac{(1.96+1.28)^2\times 0.5^2}{\log^2 2.25}\approx 4$$

该研究每组需要至少 4 例受试者。

例2：一位研究者欲研究新型治疗头痛药品 AAA 治疗 3 天预防头痛 7 天内再发的作用，和对乙酰氨基酚进行对照，以相对危险度作为主要评价指标。预试验提示对乙酰氨基酚可以减少 30％的头痛再发，AAA 能够减少 25％的头痛再发，非劣界值为 10％，标准差为 50％。两组交叉对照 1∶1 设计，取 $\alpha=0.05$，Power＝90％，非劣效性检验，需要多少病例数？

$$OR=\frac{P_T(1-P_C)}{P_C(1-P_T)}=\frac{0.30(1-0.25)}{0.25(1-0.30)}=1.29$$

$$n=\frac{(Z_{1-\alpha}+Z_{1-\beta})^2\sigma^2}{(\log OR-\delta)^2}$$

$$=\frac{(1.64+1.28)^2\times0.5^2}{[\log1.29-(-0.1)]^2}\approx17$$

该研究每组需要至少 17 例受试者。

例3：一位研究者欲研究新型治疗头痛药品 AAA 治疗 3 天预防头痛 7 天内再发的作用，和对乙酰氨基酚进行对照，以相对危险度作为主要评价指标。预试验提示对乙酰氨基酚可以减少 30％的头痛再发，AAA 能够减少 25％的头痛再发，等效界值为 10％，标准差为 50％。两组交叉对照 1∶1 设计，取 $\alpha=0.05$，Power＝90％，等效性检验，需要多少病例数？

$$OR=\frac{P_T(1-P_C)}{P_C(1-P_T)}=\frac{0.30(1-0.25)}{0.25(1-0.30)}=1.29$$

$$n=\frac{(Z_{1-\alpha}+Z_{1-\beta/2})^2\sigma^2}{(\delta-|\log OR|)^2}$$

$$=\frac{(1.64+1.64)^2\times0.5^2}{(0.1-|\log1.29|)^2}\approx113$$

该研究每组需要至少 113 例受试者。

（四）应用说明

本节所涉及的样本含量估算方法不但适用于上文所提到的计数资料两组交叉对照设计，同时也适用于：

1. 计数资料两组配对设计　该设计方法的基本模式是，把 $2n$ 个受试者按照某些重要的非试验因素（如同性别、年龄±5 岁、同病情等）配成 n 对，把每一对随机分为治疗组和对照组。

2. 计数资料两组交叉配对设计　该设计方法的基本模式是，把 $2n$ 个受试者按照某些重要的非试验因素（如同性别、年龄±5 岁、同病情等）配成 n 对，用随机的方法决定每对中的一个接受试验处理的顺序，另一个接受试验处理的顺序正好相反。

3. 计数资料随机区组配对设计　该设计方法的基本模式是，将全部受试对象按某个或某些重要的属性（即区组因素，如多中心临床试验中的中心）分为若干个区组，在每个区组中，再按照某些重要的非试验因素（如同性别、年龄±5 岁、同病情等）配成 n 对，把每一对随机分为治疗组和对照组。

八、二项分布检验

（一）设计方法

在临床上常可遇见一些事物，其结果为两种互斥的情况之一。如一个患者的治愈或死亡，患者性别的男或女，接触某传染源者的感染或未感染等。这时如从阳性率（死亡率、感染率等）为 π 的总体中抽取许多大小为 n 的样本，则出现阳性数为 $x(x=0,1,2,\cdots)$ 的样本的分布即呈二项分布(binomialdistribution)。

临床试验中,二项分布检验常用于单组设计情况,其样本含量估算方法适合于较小样本计数资料的精确检验。

(二)样本含量估算方法

二项分布检验样本含量和临界值(criticalvalue)的估算见表 24 和表 25:

表 24 二项分布检验的样本含量和临界值($P_1-P_0=0.15$)

α	P_0	P_1	$1-\beta=80\%$		$1-\beta=90\%$	
			r	n	r	n
	0.05	0.20	3	27	4	38
	0.10	0.25	7	40	9	55
	0.15	0.30	11	48	14	64
	0.20	0.35	16	56	21	77
	0.25	0.40	21	62	27	83
	0.30	0.45	26	67	35	93
	0.35	0.50	30	68	41	96
0.05	0.40	0.55	35	71	45	94
	0.45	0.60	38	70	52	98
	0.50	0.65	41	69	54	93
	0.55	0.70	45	70	58	92
	0.60	0.75	43	62	58	85
	0.65	0.80	41	55	55	75
	0.70	0.85	39	49	54	69
	0.75	0.90	38	45	46	55
	0.80	0.95	27	30	39	44
	0.05	0.20	2	21	3	32
	0.10	0.25	5	31	6	40
	0.15	0.30	8	37	11	53
	0.20	0.35	12	44	16	61
	0.25	0.40	15	46	20	64
	0.30	0.45	19	50	26	71
	0.35	0.50	21	49	30	72
0.10	0.40	0.55	24	50	35	75
	0.45	0.60	28	53	39	75
	0.50	0.65	31	53	41	72
	0.55	0.70	31	49	44	71
	0.60	0.75	32	47	43	64
	0.65	0.80	33	45	44	61
	0.70	0.85	29	37	41	53
	0.75	0.90	25	30	33	40
	0.80	0.95	22	25	28	32

表25　二项分布检验的样本含量和临界值($P_1 - P_0 = 0.20$)

α	P_0	P_1	$1-\beta=80\%$		$1-\beta=90\%$	
			r	n	r	n
0.05	0.05	0.25	2	16	3	25
	0.10	0.30	5	25	6	33
	0.15	0.35	7	28	9	38
	0.20	0.40	11	35	14	47
	0.25	0.45	13	36	17	49
	0.30	0.50	16	39	21	53
	0.35	0.55	19	41	24	53
	0.40	0.60	22	42	28	56
	0.45	0.65	24	42	30	54
	0.50	0.70	23	37	32	53
	0.55	0.75	25	37	33	50
	0.60	0.80	26	36	32	45
	0.65	0.85	24	31	32	42
	0.70	0.90	23	28	30	37
	0.75	0.95	20	23	25	29
	0.80	1.00	13	14	13	14
0.10	0.05	0.25	2	16	2	20
	0.10	0.30	3	18	4	25
	0.15	0.35	5	22	7	32
	0.20	0.40	7	24	10	36
	0.25	0.45	9	26	13	39
	0.30	0.50	12	30	15	39
	0.35	0.55	13	29	19	44
	0.40	0.60	15	30	20	41
	0.45	0.65	16	29	24	44
	0.50	0.70	17	28	23	39
	0.55	0.75	19	29	25	39
	0.60	0.80	17	24	25	36
	0.65	0.85	16	21	24	32
	0.70	0.90	17	21	20	25
	0.75	0.95	13	15	17	20
	0.80	1.00	10	11	10	11

（三）举例

　　一个新的抗肿瘤药品 AAA 治疗某种癌症，申办者只对完全治愈率感兴趣。根据文献报道，标准治疗的完全治愈率为 10%（$P_0 = 10\%$）；预试验提示 AAA 的完全治愈率为 30%

（$P_1=30\%$）。单组设计，二项分布检验，取 $\alpha=0.05$，Power＝90%，需要多少病例数？

查表 25 得该研究至少需要 33 例样本含量，其临界值为 6。

九、Fisher's 精确检验

（一）设计方法

临床试验中，计数资料的两组比较，当四格表中有理论值小于 5 时，特别是总观察数小于 40 时，需要用 Fisher's 精确检验。其具体设计方法等同于两组平行对照设计。

（二）样本含量估算方法

Fisher's 精确检验可以通过查表 26 获得检验水平（α）为 0.05 或 0.01、把握度（Power）为 0.8 或 0.9 时不同率差的样本含量。

表 26　Fisher's 精确检验的样本含量

P_2-P_1	P_1	P_2	$\alpha=0.10$		$\alpha=0.05$	
			$\beta=0.20$	$\beta=0.10$	$\beta=0.20$	$\beta=0.10$
	0.05	0.30	25	33	34	42
	0.10	0.35	31	41	39	52
	0.15	0.40	34	48	46	60
	0.20	0.45	39	52	49	65
	0.25	0.50	40	56	54	71
	0.30	0.55	41	57	55	72
0.25	0.35	0.60	41	57	56	77
	0.40	0.65	41	57	56	77
	0.45	0.70	41	57	55	72
	0.50	0.75	40	56	54	71
	0.55	0.80	39	52	49	65
	0.60	0.85	34	48	46	60
	0.65	0.90	31	41	39	52
	0.70	0.95	25	33	34	42
	0.05	0.35	20	26	25	33
	0.10	0.40	23	32	30	39
	0.15	0.45	26	35	34	45
	0.20	0.50	28	39	36	48
	0.25	0.55	29	40	38	51
0.30	0.30	0.60	29	40	41	53
	0.35	0.65	33	40	41	53
	0.40	0.70	29	40	41	53
	0.45	0.75	29	40	38	51
	0.50	0.80	28	39	36	48
	0.55	0.85	26	35	34	45
	0.60	0.90	23	32	30	39

P_2-P_1	P_1	P_2	$\alpha=0.10$		$\alpha=0.05$	
			$\beta=0.20$	$\beta=0.10$	$\beta=0.20$	$\beta=0.10$
	0.05	0.40	16	21	20	25
	0.10	0.45	19	24	24	31
	0.15	0.50	20	28	26	34
	0.20	0.55	23	29	28	36
	0.25	0.60	24	29	30	36
0.35	0.30	0.65	24	33	31	40
	0.35	0.70	24	33	31	40
	0.40	0.75	24	29	30	36
	0.45	0.80	23	29	28	36
	0.50	0.85	20	28	26	34
	0.55	0.90	19	24	24	31
	0.60	0.95	16	21	20	25

（三）举例

一个新的抗肿瘤药品 AAA 与安慰剂对照进行Ⅱ期临床试验。已知安慰剂可以使 10% 的患者受益。如果 AAA 能够使 35% 的肿瘤患者受益,则认为有临床价值。两组平行对照 1∶1 设计,取 $\alpha=0.05$,Power=90%,双侧差异性检验,需要多少病例数?

查表 26 得,该研究每组至少需要 52 例受试者。

十、最优化两阶段设计

（一）设计方法

在临床试验中,特别是抗肿瘤药品的早Ⅱ期临床研究,由于对试验药品的临床疗效没有把握,申办者通常希望首先分阶段进行小样本的研究,如果取得预期的疗效,再进行深入研究,反之,则放弃研究,以最大程度地节约经费。最优化两阶段设计(optimal two-stage designs)是常用的设计方法之一。最优化两阶段设计样本含量估算方法适用于小样本计数资料单组设计。

例:某申办者开发了一个治疗肺癌的新药,进入临床研究阶段。因为对该药的临床疗效没有把握,为了尽早了解该药的临床疗效,希望首先进行Ⅱa 期临床试验,如何设计?

解答:本例可以通过最优化两阶段设计进行Ⅱa 期临床试验,与现有标准治疗肺癌的文献数据进行对照,可以在小的样本下尽早了解该药的基本临床疗效。其基本设计模式见图 14:

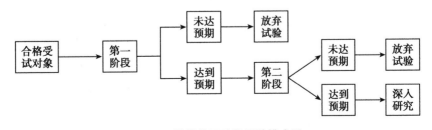

图 14　最优化两阶段设计模式图

（二）样本含量估算方法

最优化两阶段设计可以通过查表 27 和表 28 获得检验水平（α）为 0.05 或 0.01、把握度（Power）为 0.8 或 0.9 时的样本含量。

（三）举例

一个新的抗肿瘤药品 AAA 进行 Ⅱ 期临床试验。已知现有标准治疗可以使 20% 的患者受益。如果 AAA 能够使 40% 的肿瘤患者受益，则认为有临床价值。最优化两阶段设计，取 $\alpha = 0.05$，Power = 90%，需要多少病例数？

表 27　最优化两阶段设计的样本含量和临界值（$P_1 - P_0 = 0.15$）

P_0	P_1	α	β	最优化两阶段设计的样本含量和临界值			
				γ_1	n_1	γ	N
0.05	0.20	0.10	0.10	0	12	3	37
		0.05	0.20	0	10	3	29
		0.05	0.10	2	21	4	41
0.10	0.25	0.10	0.10	2	21	7	50
		0.05	0.20	2	18	7	43
		0.05	0.10	2	21	10	66
0.20	0.35	0.10	0.10	5	17	16	63
		0.05	0.20	5	22	19	72
		0.05	0.10	8	37	22	83
0.30	0.45	0.10	0.10	9	30	29	82
		0.05	0.20	9	27	30	81
		0.05	0.10	13	40	40	110
0.40	0.55	0.10	0.10	16	38	40	88
		0.05	0.20	11	26	40	84
		0.05	0.10	19	45	49	104
0.50	0.65	0.10	0.10	18	35	47	84
		0.05	0.20	15	28	48	83
		0.05	0.10	22	42	60	105
0.60	0.75	0.10	0.10	21	34	47	71
		0.05	0.20	17	27	46	67
		0.05	0.10	21	34	64	95
0.70	0.85	0.10	0.10	14	20	45	59
		0.05	0.20	14	19	46	59
		0.05	0.10	18	25	61	79
0.80	0.95	0.10	0.10	5	7	27	31
		0.05	0.20	7	9	26	29
		0.05	0.10	16	19	37	42

表 28　最优化两阶段设计的样本含量和临界值($P_1 - P_0 = 0.20$)

P_0	P_1	α	β	最优化两阶段设计的样本含量和临界值			
				γ_1	n_1	γ	N
0.05	0.25	0.10	0.10	0	9	0	13
		0.05	0.20	0	9	0	12
		0.05	0.10	0	9	0	15
0.10	0.30	0.10	0.10	1	12	1	16
		0.05	0.20	1	10	1	15
		0.05	0.10	2	18	2	22
0.20	0.40	0.10	0.10	3	17	3	19
		0.05	0.20	3	13	4	18
		0.05	0.10	4	19	5	24
0.30	0.50	0.10	0.10	7	22	7	28
		0.05	0.20	5	15	6	19
		0.05	0.10	8	24	7	24
0.40	0.60	0.10	0.10	7	18	11	28
		0.05	0.20	7	16	17	34
		0.05	0.10	11	25	12	29
0.50	0.70	0.10	0.10	11	21	11	23
		0.05	0.20	8	15	12	23
		0.05	0.10	13	24	14	27
0.60	0.80	0.10	0.10	6	11	18	27
		0.05	0.20	7	11	8	13
		0.05	0.10	12	19	15	26
0.70	0.90	0.10	0.10	6	9	11	16
		0.05	0.20	4	6	19	23
		0.05	0.10	11	15	13	18

查表 28 得,该研究第一阶段需要 19 例受试者,如果至少 4 例受试者受益,则可以进行第二阶段研究。第二阶段继续选择 5 例受试者,达到 24 例,如果至少 5 例受试者受益,则可以进行进一步的研究。

十一、灵活两阶段设计

(一)设计方法

在临床试验中,特别是抗肿瘤药品的早Ⅱ期临床研究,由于对试验药品的临床疗效没有把握,申办者通常希望首先分阶段进行小样本的研究,如果取得预期的疗效,再进行深入研究,反之,则放弃研究,以最大程度地节约经费,最优化两阶段设计(optimal two-stage designs)是常用的设计方法之一。但是,最优化两阶段设计的病例数选择有一定的局限性,1998 年,Chen 和 Ng 把这个设计方法发展成灵活两阶段设计(flexible two-stage designs),该设计对两个阶段的病例数给出了多个选择,其基本设计模式和最优化两阶段设计相同。

（二）样本含量估算方法

灵活两阶段设计可以通过查表 29 和表 30 获得检验水平（α）为 0.05 或 0.01、把握度（Power）为 0.8 或 0.9 时的样本含量。

表 29　灵活两阶段设计的样本含量和临界值（$P_1 - P_0 = 0.15$）

P_0	P_1	α	β	灵活两阶段设计的样本含量和临界值	
				γ_i/N_i	γ_j/N_j
0.05	0.20	0.10	0.10	0/15～16 1/17～22	2/30～31 3/32～37
		0.05	0.20	0/10～12 1/13～17	3/27～34
		0.05	0.10	1/17～24	4/41～46 5/47～48
0.10	0.25	0.10	0.10	2/19～25 3/26	6/44～45 7/46～51
		0.05	0.20	1/13～15 2/16～20	6/40 7/41～45 8/46～47
		0.05	0.10	2/21～24 3/25～28	9/57～61 10/62～64
0.20	0.35	0.10	0.10	6/28～31 7/32～35	15/62 16/63～65 17/66～68 18/69
		0.05	0.20	4/18～21 5/22～24 6/25	17/62～64 18/65～69
		0.05	0.10	6/31 7/32～34 8/35～38	22/82～85 23/86～89
0.30	0.45	0.10	0.10	9/31 10/32～33 11/34～37 12/38	27/75～77 28/78～80 29/81～82
		0.05	0.20	7/23 8/24～25 9/26～29 10/30	27/73 28/74～76 29/77～78 30/79～80
		0.05	0.10	11/35～36 12/37～39 13/40～42	36/98～99 37/100～102 38/103～104 39/105

续表

P_0	P_1	α	β	灵活两阶段设计的样本含量和临界值	
				γ_i/N_i	γ_j/N_j
0.40	0.55	0.10	0.10	12/30~31	37/80~81
				13/32~33	38/82~84
				14/34~35	39/85~86
				15/36~37	40/87
		0.05	0.20	11/25~26	37/78
				12/27~29	38/79~80
				13/30~31	39/81~82
				14/32	40/83~85
		0.05	0.10	16/38~39	49/104~105
				17/40~41	50/106~107
				18/42~44	51/108~109
				19/45	52/110~111
0.50	0.65	0.10	0.10	15/30	44/78~79
				16/31~32	45/80~81
				17/33~34	46/82~83
				18/35~36	47/84
				19/37	48/85
		0.05	0.20	12/23	45/77~78
				13/24~25	46/79~80
				14/26~27	47/81~82
				15/28~29	48/83
				16/30	49/84
		0.05	0.10	21/40	59/103~104
				22/41~42	60/105~106
				23/43~44	61/107
				24/45~46	62/108~109
				25/47	63/110
0.60	0.75	0.10	0.10	16/27	44/67
				17/28	45/68
				18/29~30	46/69~70
				19/31~32	47/71
				20/33	48/72
				21/34	49/73~74
		0.05	0.20	14/22~23	46/68
				15/24	47/69
				16/25	48/70~71
		0.05	0.10	20/32~33	61/90~91
				21/34	62/92
				22/36	63/93~94
				23/37	64/95
				24/38~39	65/96~97

P_0	P_1	α	β	灵活两阶段设计的样本含量和临界值	
				γ_i/N_i	γ_j/N_j
0.70	0.85	0.10	0.10	13/19	40/53
				14/20	41/54
				15/21	42/55
				16/22~23	43/56
				17/24	44/57~58
				18/25~26	45/59
					46/60
		0.05	0.20	9/13	44/56~57
				10/14	45/58
				11/15	46/59
				12/16~17	47/60
				13/18	48/61~62
				14/19	49
				15/20	63
		0.05	0.10	17/24	57/73~74
				18/26	58/75
				19/26	59/76~77
				20/27~28	60/78
				21/29	61/79
				22/30	62/80
				23/31	
0.80	0.95	0.10	0.10	8/10	24/28
				9/11	25/29
				10/12~13	26/30
				11/14	27/31
				12/15	28/32
				13/16	29/33
				14/17	30/34~35
		0.05	0.20	7/9	25/28
				8/10	26/29
				9/11	27/30
				10/12	28/31~32
				11/13	29/33
				12/14	30~34
				13/15	31/35
				14/16	
		0.05	0.10	10/12	35/40
				11/13~14	36/41
				12/15	37/42
				13/16	38/43
				14/17	39/44
				15/18	40/45~46
				16/19	41/47

表 30 灵活两阶段设计的样本含量和临界值($P_1 - P_0 = 0.20$)

P_0	P_1	α	β	灵活两阶段设计的样本含量和临界值	
				γ_i/N_i	γ_j/N_j
0.05	0.25	0.10	0.10	0/8~13	1/18
				1/14~15	2/19~25
		0.05	0.20	0/5~10	2/17~22
				1/11~12	3/23~24
		0.05	0.10	0/8~13	2/24
				1/14~15	3/25~31
0.10	0.30	0.10	0.10	1/11~17	3/24
				2/18	4/25~28
					5/29~31
		0.05	0.20	1/8~12	4/26
				2/13~15	5/27~32
					6/33
		0.05	0.10	1/12~14	6/36~39
				2/15~19	7/40~43
0.20	0.40	0.10	0.10	2/14	9/35~36
				3/15~17	10/37~38
				4/18~21	11/39~42
		0.05	0.20	2/10~12	10/33~35
				3/13~15	11/36~40
				4/16~17	
		0.05	0.10	4/18~20	13/48
				5/21~24	14/49~51
				6/25	15/52~55
0.30	0.50	0.10	0.10	4/14~16	15/40~41
				5/17~19	16/42~44
				6/20~21	17/45~46
					18/47
		0.05	0.20	3/11	16/40~41
				4/12~14	17/42~44
				5/15~16	18/45~46
				6/17~18	18/47
		0.05	0.10	6/19~20	21/55
				7/21~23	22/56~58
				8/24~26	23/59~60
					24/61~62
0.40	0.60	0.10	0.10	6/15~16	21/44~45
				7/17~19	22/46~47
				8/20	23/48~49
				9/21~22	24/50~51

P_0	P_1	α	β	灵活两阶段设计的样本含量和临界值	
				γ_i/N_i	γ_j/N_j
		0.05	0.20	5/12～13	22/44～45
				6/14	23/46～47
				7/15～16	24/48～49
				8/17～19	25/50
					26/51
		0.05	0.10	8/20	28/58
				9/21～22	29/59～60
				10/23～24	30/61～62
				11/25～26	31/63
				12/27	32/64～65
0.50	0.70	0.10	0.10	7/15	24/41～42
				8/16～17	25/43～44
				9/18	26/45
				10/19～20	27/46～47
				11/21	28/48
				12/22	
		0.05	0.20	5/10	25/42
				6/11～12	26/43～44
				7/13～14	27/45
				8/15	28/46～47
				9/16～17	29/48
					30/49
		0.05	0.10	10/19～20	33/55～56
				11/21	34/57～58
				12/22～23	35/59
				13/24～25	36/60～61
				14/26	37/62
0.60	0.80	0.10	0.10	7/12	24/35～36
				8/13～14	25/37
				9/15	26/38
				10/16～17	27/39～40
				11/18	28/41
				12/19	29/42
		0.05	0.20	5/8～9	25/35～36
				6/10	26/37
				7/11	27/38
				8/12～13	28/39～40
				9/14～15	29/41
					30/42

续表

| P_0 | P_1 | α | β | 灵活两阶段设计的样本含量和临界值 | |
				γ_i/N_i	γ_j/N_j
		0.05	0.10	11/17～18	34/48～49
				12/19	35/50～51
				13/20～21	36/52
				14/22	37/53～54
				15/23	38/55
				16/24	
0.70	0.90	0.10	0.10	6/9	18/23
				7/10	19/24
				8/11	20/25～26
				9/12/13	21/27
				10/14	22/28
				11/15～16	23/29
					24/30
		0.05	0.20	4/6	22/27
				5/7	23/28～29
				6/8	24/30
				7/9	25/31
				8/10～11	26/32～33
				9/12	27/34
				10/13	
		0.05	0.10	7/10	27/37
				8/11	28/35
				9/12～13	29/36
				10/14	30/37～38
				11/15	31/39
				12/16	32/40
				13/17	33/41

（三）举例

一个新的抗肿瘤药品 AAA 进行Ⅱ期临床试验。已知现有标准治疗可以使 20% 的患者受益。如果 AAA 能够使 40% 的肿瘤患者受益,则认为有临床价值。灵活两阶段设计,取 $\alpha=0.05$,Power＝90%,需要多少病例数?

查表 30 得,该研究第一阶段需要 18～20 例受试者,如果至少 4 例受试者受益,则可以进行第二阶段研究。第二阶段继续选择 28～30 例受试者,达到 48 例,如果至少 13 例受试者受益,则可以进行进一步的研究。其他受试者例数也可以选择。

十二、最优化三阶段设计

（一）设计方法

在临床试验中,特别是抗肿瘤药品的早Ⅱ期临床研究,由于对试验药品的临床疗效没有把握,申办者通常希望首先分阶段进行小样本的研究,如果取得预期的疗效,再进行深入研究,反之,则放弃研究,以最大程度地节约经费,最优化两阶段设计(optimal two-stage designs)是常用的设计方法之一。为了挖掘早期发现新药有没有预期疗效的可靠性,1994 年,Ensign 等把这个设计方法发展成最优化三阶段设计(optimal three-stage designs),其基本设计模式和最优化两阶段设计相同。

(二) 样本含量估算方法

最优化三阶段设计可以通过查表 31 和表 32 获得检验水平(α)为 0.05 或 0.01、把握度(Power)为 0.8 或 0.9 时的样本含量。

表 31　最优化三阶段设计的样本含量和临界值($P_1 - P_0 = 0.15$)

P_0	P_1	α	β	Stage 1 r_1/n_1	Stage 2 $r_2/(n_1+n_2)$	Stage 3 $r_3/(n_1+n_2+n_3)$
0.05	0.20	0.10	0.10	0/12	1/25	3/38
		0.05	0.20	0/10	2/24	3/31
		0.05	0.10	0/14	2/29	4/43
0.10	0.25	0.10	0.10	0/11	3/29	7/50
		0.05	0.20	0/9	3/25	7/43
		0.05	0.10	0/13	3/27	10/66
0.15	0.30	0.10	0.10	0/12	4/28	11/55
		0.05	0.20	0/9	5/27	12/56
		0.05	0.10	0/13	6/35	16/77
0.20	0.35	0.10	0.10	0/11	7/34	16/63
		0.05	0.20	0/6	6/28	18/67
		0.05	0.10	0/9	10/44	23/88
0.25	0.40	0.10	0.10	0/8	8/32	23/76
		0.05	0.20	0/6	7/26	24/75
		0.05	0.10	0/9	11/41	30/95
0.30	0.45	0.10	0.10	0/7	13/41	28/79
		0.05	0.20	0/7	9/27	31/84
		0.05	0.10	0/9	14/43	38/104
0.35	0.50	0.10	0.10	0/9	12/34	33/81
		0.05	0.20	0/5	12/31	37/88
		0.05	0.10	0/8	17/45	45/108
0.40	0.55	0.10	0.10	0/11	16/38	40/88
		0.05	0.20	0/5	14/32	40/84
		0.05	0.10	0/10	19/45	49/104
0.45	0.60	0.10	0.10	0/6	15/34	40/78
		0.05	0.20	0/5	12/25	47/90
		0.05	0.10	0/6	20/42	59/114
0.50	0.65	0.10	0.10	0/5	16/32	46/84
		0.05	0.20	0/5	12/25	47/90
		0.05	0.10	0/6	20/42	59/114

续表

P_0	P_1	α	β	Stage 1 r_1/n_1	Stage 2 $r_2/(n_1+n_2)$	Stage 3 $r_3/(n_1+n_2+n_3)$
0.55	0.70	0.10	0.10	0/7	19/34	46/75
		0.05	0.20	0/5	15/26	48/76
		0.05	0.10	0/5	23/40	64/96
0.60	0.75	0.10	0.10	0/5	21/34	47/71
		0.05	0.20	0/5	13/21	49/72
		0.05	0.10	0/5	14/23	90/98
0.65	0.80	0.10	0.10	0/5	17/26	47/66
		0.05	0.20	0/5	12/18	49/67
		0.05	0.10	0/5	8/13	74/78
0.70	0.85	0.10	0.10	0/5	14/20	45/59
		0.05	0.20	0/5	14/19	46/59
		0.05	0.10	0/5	12/17	68/72
0.75	0.90	0.10	0.10	0/5	16/21	36/44
		0.05	0.20	0/5	10/13	40/48
		0.05	0.10	0/5	8/11	55/57
0.80	0.95	0.10	0.10	0/5	5/7	27/31
		0.05	0.20	0/5	7/9	26/29
		0.05	0.10	0/5	8/10	44/45

表 32　最优化三阶段设计的样本含量和临界值($P_1-P_0=0.20$)

P_0	P_1	α	β	Stage 1 r_1/n_1	Stage 2 $r_2/(n_1+n_2)$	Stage 3 $r_3/(n_1+n_2+n_3)$
0.05	0.25	0.10	0.10	0/9	1/19	2/25
		0.05	0.20	0/7	1/15	3/26
		0.05	0.10	0/9	1/22	3/30
0.10	0.30	0.10	0.10	0/10	2/19	4/26
		0.05	0.20	0/6	2/17	5/29
		0.05	0.10	0/9	3/22	7/45
0.15	0.35	0.10	0.10	0/9	2/16	7/33
		0.05	0.20	0/5	3/17	9/41
		0.05	0.10	0/9	4/23	10/44
0.20	0.40	0.10	0.10	0/8	3/16	11/42
		0.05	0.20	0/5	4/17	12/43
		0.05	0.10	0/9	4/23	15/54
0.25	0.45	0.10	0.10	0/6	6/23	14/44
		0.05	0.20	0/5	5/17	16/48
		0.05	0.10	0/7	6/22	20/61

P_0	P_1	α	β	Stage 1 r_1/n_1	Stage 2 $r_2/(n_1+n_2)$	Stage 3 $r_3/(n_1+n_2+n_3)$
0.30	0.50	0.10	0.10	0/6	6/20	17/46
		0.05	0.20	0/5	5/15	19/49
		0.05	0.10	0/8	8/24	24/63
0.35	0.55	0.10	0.10	0/6	7/20	20/47
		0.05	0.20	0/6	8/20	19/42
		0.05	0.10	0/5	10/26	29/67
0.40	0.60	0.10	0.10	0/5	8/20	22/46
		0.05	0.20	0/5	7/16	24/48
		0.05	0.10	0/5	9/22	30/61
0.45	0.65	0.10	0.10	0/5	10/21	26/50
		0.05	0.20	0/5	7/15	24/43
		0.05	0.10	0/5	15/30	32/59
0.50	0.70	0.10	0.10	0/5	11/21	26/45
		0.05	0.20	0/5	8/15	26/43
		0.05	0.10	0/5	12/23	34/57
0.55	0.75	0.10	0.10	0/5	10/18	26/41
		0.05	0.20	0/5	9/15	28/43
		0.05	0.10	0/5	10/18	35/54
0.60	0.80	0.10	0.10	0/5	6/11	26/38
		0.05	0.20	0/5	7/11	30/43
		0.05	0.10	0/5	12/19	37/53
0.65	0.85	0.10	0.10	0/5	10/15	25/34
		0.05	0.20	0/5	10/14	25/33
		0.05	0.10	0/5	10/15	33/44
0.70	0.90	0.10	0.10	0/5	6/9	22/28
		0.05	0.20	0/5	4/6	22/27
		0.05	0.10	0/5	11/15	29/36
0.75	0.95	0.10	0.10	0/5	6/8	16/19
		0.05	0.20	0/5	9/11	19/22
		0.05	0.10	0/5	7/9	24/28

（三）举例

一个新的抗肿瘤药品 AAA 进行Ⅱ期临床试验。已知现有标准治疗可以使 20% 的患者受益。如果 AAA 能够使 40% 的肿瘤患者受益，则认为有临床价值。最优化三阶段设计，取 $\alpha=0.05$，Power $=90\%$，需要多少病例数？

查表 32 得，该研究第一阶段需要 9 例受试者，如果至少有 1 例受试者受益，则可以进行第二阶段研究。第二阶段继续选择 14 例受试者,达到 23 例,如果至少 4 例受试者受益,则可以进行进一步的研究。第三阶段继续选择 31 例受试者,达到 54 例,如果至少 15 例受试者受益,则可以进行进一步的研究。

第三节　诊断试验样本含量估算

一、设　计　方　法

诊断是治疗疾病的基础,没有正确的诊断就没有正确的治疗,新的精确诊断方法的出现,标示着医学领域的重要进步。对于一个新诊断方法,我们最关心的当然是它的诊断准确度,诊断试验(diagnostic test)正是解决这一问题的最重要的手段。

与新治疗方法的有效性研究相似,诊断准确度研究更是设计的挑战。研究开始前需要考虑很多问题,有报道把这些问题分成了 10 个步骤,即:①确定研究目标;②识别目标患者的总体;③选择患者抽样计划;④选择金标准;⑤选择准确度指标;⑥识别目标阅片者总体;⑦选择阅片者抽样计划;⑧计划数据收集;⑨计划数据分析;⑩确定样本含量。

诊断试验设计的关键是与标准诊断方法(金标准)进行比较,试验结果通常用四格表表示(表 33)。

表 33　诊断试验设计模型表

试验诊断	金标准诊断		合计
	阳性	阴性	
阳性	a	b	$a+b$
阴性	c	d	$c+d$
合计	$a+c$	$b+d$	N

根据表 33,可以计算灵敏度、特异度、误诊率、漏诊率、诊断指数等指标。

1. 灵敏度(sensitivity,Se)

$$Se=\frac{a}{a+c}\times100\%$$

2. 特异度(speciticity,Sp)

$$Sp=\frac{d}{b+d}\times100\%$$

3. 误诊率(mistake diagnostic rate,α)

$$\alpha=\frac{b}{b+d}\times100\%$$

4. 漏诊率(omission diagnostic rate,β)

$$\beta=\frac{c}{a+c}\times100\%$$

5. 诊断指数(diagnostic index,DI)

$$DI = Se + Sp$$

二、样本含量估算方法

$$n = \left[\frac{Z_{1-\alpha/2}\sqrt{2\bar{p}} + Z_{1-\beta}\sqrt{2(p_1-p)(p_2-p)/\bar{p}}}{p_1-p_2} \right]^2$$

$$p_1 = \frac{a+b}{N}$$

$$p_2 = \frac{a+c}{N}$$

$$p = \frac{a}{N}$$

$$\bar{p} = \frac{p_1+p_2-2p}{2}$$

公式中：

(1) n 代表样本含量。

(2) $Z_{1-\alpha/2}$ 和 $Z_{1-\beta}$ 需要查阅 Z 值表。

三、举 例

一个研究者计划研究超声波诊断胆囊结石的准确度,手术为金标准,预试验结果见表34,取 $\alpha=0.05$,Power$=90\%$,双侧差异性检验,需要多少病例数?

表 34 超声波诊断胆囊结石的数据

试验诊断	金标准诊断		合计
	阳性	阴性	
阳性	64	28	92
阴性	16	42	58
合计	80	70	150

$$p_1 = \frac{a+b}{N} = \frac{92}{150} = 0.61$$

$$\bar{p} = \frac{p_1+p_2-2p}{2} = \frac{0.61+0.53-2\times0.43}{2} = 0.14$$

$$n = \left[\frac{Z_{1-\alpha/2}\sqrt{2\bar{p}} + Z_{1-\beta}\sqrt{2(p_1-p)(p_2-p)/\bar{p}}}{p_1-p_2} \right]^2$$

$$= \left[\frac{1.96\sqrt{2\times0.14} + 1.28\sqrt{2(0.61-0.43)(0.53-0.43)/0.14}}{0.61-0.53} \right]^2 \approx 445$$

本设计需要观察至少 445 例受试者。

第四节 抽样调查样本含量估算

一、设 计 方 法

为了对人群中某种疾病的患病率作出估计,揭示疾病的分布规律,只对一部分有代表性的,即样本人群进行的调查称为抽样调查。根据调查的结果估计该人群的患病率水平和疾病的分布特征,这是以小窥大、以局部估计总体的方法。抽样调查也可以用于估计总体均数,如血吸虫病患者的血红蛋白含量、社区人群的平均血压等。

抽样调查的设计、资料分析比较复杂。首先,为取得有代表性的样本人群,必须采用随机抽样的方法,使目标人群(target population)中的每一个单元(个人、集合体等)都有同等机会和概率被选入作样本。其次,要有足够的样本含量,即按照计算样本大小所规定的条件确定能够保证调查研究精确度的最小样本含量。

不论采用何种方法,随机抽样是应该遵循的基本原则,同时计算各种抽样方法不可避免的抽样误差,能够客观地评价调查结果的精密度和对总体参数作出的估计。

单纯随机抽样(simple random sampling)是一种简单基本的抽样方法,即从总体 N 个单元随机抽取 n 个单元构成样本。可应用掷硬币、抽签或随机数字表、随机软件等抽取样本。

系统抽样(systematic sampling)是按照一定顺序,机械地每隔一定数量的单元抽取样本的方法。事先要决定抽样比,即总体单位数 N 与需要抽取 n 单位数的比数(n/N),然后确定抽样间隔($K=N/n$),每隔 K 个单元,抽取一个单元为样本,要求抽样的起点应在抽样比数内随机确定。

分层抽样(stratified sampling)是一种先按照总体不同的人口特征或疾病的病情分成若干层次,然后再从每个层次中做单纯随机抽样的方法。

整群抽样(cluster sampling)是从总体中直接随机抽取若干个群组,如以居委会、村、班级等为调查单位构成样本,所抽到单位内所有成员都作为研究对象。

多级抽样(multistage sampling)是在大型调查中,将上述几种抽样方法综合使用,常把抽样过程分为不同阶段进行。例如,先做分层随机抽样,再进行整群抽样,甚至还可以继续做二级整群抽样。

二、样本含量估算方法

1. 对率做抽样调查

$$n=\left(\frac{Z_{1-\alpha/2}}{\delta}\right)^2 p(1-p)$$

公式中:

(1) n 代表样本含量。

(2) δ 代表允许误差,一般取总体率可信区间的一半。

(3) p 代表可能出现的样本率中最接近 50% 的那个值,如果对总体一无所知,取 50%。

(4) $Z_{1-\alpha/2}$ 需要查阅 Z 值表。

2. 对平均数做抽样调查

$$n=\left(\frac{Z_{1-\alpha/2}\sigma}{\delta}\right)^2$$

公式中：

(1) n 代表样本含量。

(2) δ 代表允许误差，一般取总体率可信区间的一半。

(3) σ 代表标准差。

(4) $Z_{1-\alpha/2}$ 需要查阅 Z 值表。

三、举　例

例 1：为研究某地区钩虫感染率，取 $\alpha=0.05$，在 $\delta=\pm2\%$ 的范围内估计总体率，需要调查多少人？

$$n=\left(\frac{Z_{1-\alpha/2}}{\delta}\right)^2 p(1-p)=\left(\frac{1.96}{0.02}\right)^2\times0.5\times(1-0.5)=2401$$

在对总体一无所知的情况下，需要调查至少 2401 人。

例 2：在某项工作中，需要调查血吸虫病患者血红蛋白含量（g/L），根据以往经验，标准差为 30，这次希望误差不超过 5，取 $\alpha=0.05$，需要调查多少人？

$$n=\left(\frac{Z_{1-\alpha/2}\sigma}{\delta}\right)^2=\left(\frac{1.96\times30}{5}\right)^2=139$$

需要调查至少 139 人。

第五节　病因研究样本含量估算

病因学的研究关系着疾病的正确诊断、有效的预防和治疗，对疾病预后的评价也有重要意义。发现病因不明的疾病，研究与确定其病因，是一项十分复杂的任务。任何不明原因的疾病，总是先经临床医师的观察而发现的，并且要依据临床症状、体征、有关实验和特殊检查结果以及疾病的整体特性，经过综合分析，提出假说，而进行不断深入的研究和论证。病因学研究的基本过程和方法可以包括：①根据临床观察，对不明原因疾病提出病因假说。②做临床回顾性对照研究，初步寻找假说病因与疾病的相关性（病例-对照研究）。③开展前瞻性研究，证实病因（队列研究）；应用实验手段，开展实验病因学研究，进一步验证病因。上述病因学研究过程，表明临床观察只能发现病例，提出病因假说，而病因的确定需要从临床个体扩大到群体，采用临床流行病学的方法，在做好宏观研究的基础上，与基础实验微观研究相结合，才能有完整的病因研究证据和结果。

一、病例-对照研究

（一）设计方法

病例-对照研究（case-control study）是一种回顾性具有对照的调查研究方法，是分析性研究中常用的一种设计方案。调查是在患有某病的病例组和不患该病的对照组的病例中进行，调查过去或最近有无暴露于某因素的历史，而该因素被疑为与该病的发生有联系，然后比较两组的暴露情况,探索某因素与疾病是否存在联系。病例-对照研究不能确切地论证病因学因果关系。

　　病例-对照研究方法的应用始于 1926 年,20 世纪 50 年代后得以广泛应用,其对照的选择可以是配对设计,也可以是非配对设计。病例-对照研究的基本设计模式见图 15:

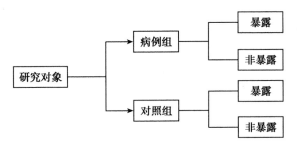

图 15　病例-对照研究设计模式图

(二) 样本含量估算方法

1. 非配对病例-对照研究

$$n=\left[\frac{Z_{1-\alpha/2}\sqrt{2u(1-u)}+Z_{1-\beta}\sqrt{f(1-f)+pq}}{f-p}\right]^2$$

$$p=\frac{fR}{1+f(R-1)}$$

$$u=\frac{f(1+R)}{2[1+f(R-1)]}$$

公式中:

(1) n 代表每组样本含量。

(2) $Z_{1-\alpha/2}$ 和 $Z_{1-\beta}$ 需要查阅 Z 值表。

(3) p 代表病例组内暴露者比例。

(4) $q=1-p$

(5) R 代表预期相对危险度。

(6) f 代表对照组内暴露者比例。

2. 1∶1 配对病例-对照研究

$$n=m/(p_0q_1+p_1q_0)$$

$$m=\left[\frac{Z_{1-\alpha/2}/2+u_{1-\beta}\sqrt{p(1-p)}}{p-0.5}\right]^2$$

$$p=\varphi/(1+\varphi)\approx R/(1+R)$$

$$p_1=\frac{p_0R}{1+p_0(R-1)}$$

公式中:

(1) n 代表每组样本含量。

(2) $Z_{1-\alpha/2}$ 和 $u_{1-\beta}$ 需要查阅 Z 值表。

(3) p_1 代表对照组阳性率。

（4）$q_0 = 1 - p_0$

（5）$q_1 = 1 - p_1$

（6）R 代表比值比。

（7）P_0 代表病例组阳性率。

3. 1：C 配对病例-对照研究

$$n = \left[\frac{Z_{1-\alpha/2}\sqrt{(1+1/C)\bar{p}\bar{q}} + u_{1-\beta}\sqrt{p_0 - q_0 + p_1 q_1/C}}{p_0 - p_1} \right]^2$$

$$n_C = Cn$$

$$\bar{p} = \frac{p_0 + Cp_1}{1 + C}$$

$$\bar{q} = 1 - \bar{p}$$

$$p_1 = \frac{p_0 R}{1 + p_0(R-1)}$$

公式中：

（1）n 代表病例组样本含量，n_C 代表对照组样本含量，C 代表倍数。

（2）$Z_{1-\alpha/2}$ 和 $u_{1-\beta}$ 需要查阅 Z 值表。

（3）p_1 代表非暴露组的患病率。

（4）$q_0 = 1 - p_0$

（5）$q_1 = 1 - p_1$

（6）p_0 代表暴露组的患病率。

（三）举例

例 1：一个研究者计划研究服用雌激素对子宫内膜癌发病的相对危险性，预试验时对照组服用雌激素的比例为 45%，暴露造成的相对危险度 $R=3$。取 $\alpha = 0.05$，Power $=90\%$，两组 1：1 非配对对照，双侧差异性检验，需要多少病例数？

$$p = \frac{fR}{1 + f(R-1)}$$

$$p = \frac{0.45 \times 3}{1 + 0.45(3-1)} = 0.7105$$

$$u = \frac{f(1+R)}{2[1 + f(R-1)]}$$

$$u = \frac{0.45(1+3)}{2[1 + 0.45(3-1)]} = 0.4737$$

$$q = 1 - p = 1 - 0.7105 = 0.2895$$

$$n = \left[\frac{Z_{1-\alpha/2}\sqrt{2u(1-u)} + Z_{1-\beta}\sqrt{f(1-f) + pq}}{f - p} \right]^2$$

$$n = \left[\frac{1.96\sqrt{2 \times 0.4737(1-0.4737)} + 1.2816\sqrt{0.45(1-0.45) + 0.7105 \times 0.2895}}{0.45 - 0.7105} \right]^2$$

$$\approx 75$$

本设计病例组与对照组至少需要各 75 例受试者。

例 2：一个研究者计划采用 1：1 配对对照研究，调查雌激素与子宫内膜癌发病的关系。

根据文献报道,用雌激素妇女的子宫内膜癌患病率为 2.01%,暴露造成的相对危险度不小于 5。取 $\alpha=0.05$,Power$=90\%$,双侧差异性检验,需要多少病例数?

$$p_1=\frac{p_0 R}{1+p_0(R-1)}$$

$$p_1=\frac{0.0201\times5}{1+0.0201(5-1)}=0.0930$$

$$q_1=1-0.0930=0.9070$$

$$p=\varphi/(1+\varphi)\approx R/(1+R)$$

$$p=5/(1+5)=0.8333$$

$$q_0=1-0.0201=0.9799$$

$$m=\left[\frac{Z_{1-\alpha/2}/2+u_{1-\beta}\sqrt{p(1-p)}}{p-0.5}\right]^2$$

$$m=\left[\frac{1.96/2+1.2816\sqrt{0.8333(1-0.8333)}}{0.8333-0.5}\right]^2=19.1268$$

$$n=m/(p_0 q_1+p_1 q_0)=19.1268/(0.0210\times0.9070+0.0930\times0.9799)=174.89$$

本设计病例组与对照组至少需要各 175 例受试者。

例 3:一个研究者计划采用 1:4 配对对照研究,调查抽烟与咽炎发病的关系。根据文献报道,抽烟者咽炎的患病率为 20.1%,暴露造成的相对危险度不小于 5。取 $\alpha=0.05$,Power$=90\%$,双侧差异性检验,需要多少病例数?

$$p_1=\frac{p_0 R}{1+p_0(R-1)}=\frac{0.201\times5}{1+0.201(5-1)}=0.5571$$

$$q_1=1-0.5571=0.4429$$

$$\bar{p}=\frac{p_0+Cp_1}{1+C}=\frac{0.201+4\times0.5571}{1+4}=0.4859$$

$$\bar{q}=1-0.4859=0.5141$$

$$n=\left[\frac{Z_{1-\alpha/2}\sqrt{(1+1/C)\bar{p}\bar{q}}+u_{1-\beta}\sqrt{p_0-q_0+p_1 q_1/C}}{p_0-p_1}\right]^2$$

$$=\left[\frac{1.96\sqrt{(1+1/4)\times0.4859\times0.5141}+1.2816\sqrt{0.201-0.799+0.5571\times0.4429/4}}{0.201-0.5571}\right]^2$$

$$\approx23$$

$$n_C=Cn=4\times23=92$$

本设计病例组与对照组至少分别需要 23 例和 92 例受试者。

二、队 列 研 究

(一) 设计方法

队列研究(cohort study)又称定群研究,是经典的前瞻性研究,指研究者对暴露因素不能控制,分组自然形成,并有同期对照,是群体研究中的常用方法。队列研究是从因到果的方法,目标疾病的发生是随访终点。队列研究的设计类型可以分为前瞻性队列研究、回顾性队列研究或历史性队列研究、历史-前瞻性队列研究。最常用、也是最有效的设计方案是前瞻性队列研究,其设计模式见图 16:

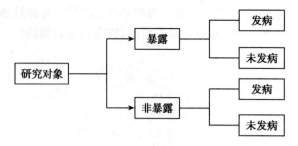

图 16　队列研究设计模式图

（二）样本含量估算方法

$$n=\left[\frac{Z_{1-\alpha}\sqrt{2pq}+Z_{1-\beta}\sqrt{p_1(1-p_1)+p_2(1-p_2)}}{p_1-p_2}\right]^2$$

$$p=(p_1+p_2)/2$$

$$q=1-p$$

公式中：

（1）n 代表每组样本含量。

（2）$Z_{1-\alpha/2}$ 和 $Z_{1-\beta}$ 需要查阅 Z 值表。

（3）p_1 代表暴露组发病率。

（4）p_2 代表非暴露组发病率。

（三）举例

一个研究者计划研究抽烟与 COPD 的关系，根据文献报道，15 年观察中，抽烟者 COPD 的发病率为 4%，不抽烟者 COPD 的发病率为 3%。本研究取 $\alpha=0.05$，Power＝90%，两组 1∶1 对照，单侧差异性检验，需要多少病例数？

$$p=(p_1+p_2)/2=(0.04+0.03)/2=0.035$$

$$q=1-p=1-0.035=0.965$$

$$n=\left[\frac{Z_{1-\alpha}\sqrt{2pq}+Z_{1-\beta}\sqrt{p_1(1-p_1)+p_2(1-p_2)}}{p_1-p_2}\right]^2$$

$$=\left[\frac{1.6449\sqrt{2\times0.035\times0.965}+1.2816\sqrt{0.04(1-0.04)+0.03(1-0.03)}}{0.04-0.03}\right]^2$$

$$\approx5784$$

本设计需要至少 5784 例受试者。